びまん性肺疾患の臨床

診断・管理・治療と症例

第4版

編集
びまん性肺疾患研究会

編集顧問
泉　孝英
坂谷光則

編集委員
長井苑子・北市正則・井上義一

編集協力
冨岡洋海・新井　徹・野間惠之・上甲　剛・清水重喜

金芳堂

執筆者一覧（執筆順）

泉　孝英	公益財団法人京都健康管理研究会中央診療所理事長／京都大学名誉教授
長井　苑子	公益財団法人京都健康管理研究会中央診療所所長
長坂　行雄	洛和会音羽病院京都呼吸器センター所長
村田　喜代史	滋賀医科大学放射線医学講座教授
久保　武	京都大学医学部附属病院放射線科
新井　徹	国立病院機構近畿中央胸部疾患センター呼吸器科医長
立川　良	神戸市立医療センター中央市民病院呼吸器内科副医長
富井　啓介	神戸市立医療センター中央市民病院呼吸器内科部長
松村　晃秀	国立病院機構近畿中央胸部疾患センター副院長
小橋　陽一郎	公益財団法人天理よろづ相談所病院医学研究所病理主任研究員
冨岡　洋海	神戸市立医療センター西市民病院呼吸器内科部長
半田　知宏	京都大学医学部附属病院リハビリテーション部／呼吸器内科
松岡　洋人	大阪府立呼吸器・アレルギー医療センター集中治療科部長
伊達　洋至	京都大学医学部附属病院呼吸器外科
井上　義一	国立病院機構近畿中央胸部疾患センター呼吸不全・難治性肺疾患研究部長
上甲　剛	公立学校共済組合近畿中央病院放射線診断科部長
北市　正則	国立病院機構近畿中央胸部疾患センター臨床検査科長
望月　吉郎	国立病院機構姫路医療センター副院長，呼吸器内科部長
植田　史朗	加古川西市民病院呼吸器内科医長
槇野　茂樹	大阪医科大学第一内科
野間　惠之	公益財団法人天理よろづ相談所病院放射線部診断部門部長
伊藤　功朗	京都大学医学部附属病院呼吸器内科助教
辻　泰佑	国立病院機構近畿中央胸部疾患センター内科医師
杉本　親寿	国立病院機構近畿中央胸部疾患センター治験管理研究室長
佐々木　信	国立病院機構姫路医療センター呼吸器内科
濱田　薫	奈良県立医科大学医学部看護学科教授
審良　正則	国立病院機構近畿中央胸部疾患センター放射線科部長
林　清二	国立病院機構近畿中央胸部疾患センター院長
田村　猛夏	国立病院機構奈良医療センター副院長
佐々木　由美子	国立病院機構近畿中央胸部疾患センターリハビリテーション医長
田口　善夫	公益財団法人天理よろづ相談所病院呼吸器内科部長
羽白　高	公益財団法人天理よろづ相談所病院呼吸器内科副部長
中原　保治	国立病院機構姫路医療センター呼吸器科医長
西山　理	近畿大学医学部呼吸器・アレルギー内科講師
平岡　範也	京都第一赤十字病院呼吸器内科部長
倉原　優	国立病院機構近畿中央胸部疾患センター内科医師
立花　暉夫	愛染橋病院内科
萩原　弘一	埼玉医科大学病院呼吸器内科教授
露口　一成	国立病院機構近畿中央胸部疾患センター臨床研究センター感染症研究部長
伊藤　穣	京都大学医学部附属病院呼吸器内科
大野　聖子	京都第一赤十字病院感染制御部
清水　重喜	国立病院機構近畿中央胸部疾患センター臨床検査科長
西村　浩一	Academic Visitor, Division of Clinical Science, St. George's Hospital Medical School
木村　弘	奈良県立医科大学内科学第二講座教授
寺田　邦彦	公益財団法人天理よろづ相談所病院呼吸器内科医員
竹内　奈緒子	国立病院機構近畿中央胸部疾患センター内科医師
金子　正博	神戸市立医療センター西市民病院呼吸器内科医長
橋本　成修	公益財団法人天理よろづ相談所病院呼吸器内科医員
和田　広	滋賀医科大学呼吸器内科／総合内科助教
中野　恭幸	滋賀医科大学呼吸器内科病院教授
守本　明枝	国立病院機構姫路医療センター呼吸器科
西尾　智尋	神戸市立医療センター西市民病院総合内科医長
黄瀬　大輔	京都大学医学部附属病院呼吸器内科医員
今井　幸弘	神戸市立医療センター中央市民病院臨床病理科部長
玉舎　学	国立病院機構近畿中央胸部疾患センター内科医師
水守　康之	国立病院機構姫路医療センター呼吸器内科
小橋　保夫	国立病院機構近畿中央胸部疾患センター内科医師
塚本　宏壮	国立病院機構姫路医療センター内科
池添　浩平	京都大学医学部呼吸器内科
宮川　倫子	医療法人社団木村内科副院長
松田　能宣	国立病院機構近畿中央胸部疾患センター内科医師
橘　和延	国立病院機構近畿中央胸部疾患センター内科教育研修部長
西村　倫太郎	千葉大学大学院医学部附属病院呼吸器内科医員
小笠原　隆	県西部浜松医療センター呼吸器科副医長
笠松　紀雄	県西部浜松医療センター呼吸器科科長，呼吸器センター長
橋爪　一光	県西部浜松医療センター院長補佐
児山　紀子	奈良県立医科大学内科学第二講座助教
笠井　孝彦	奈良県立医科大学病理診断学講座講師
渡部　悦子	国立病院機構姫路医療センター呼吸器内科
梅田　幸寛	福井大学医学部附属病院呼吸器内科助教
石﨑　武志	福井大学医学部附属病院呼吸器内科教授
能登原　憲司	倉敷中央病院病理検査科主任部長
福岡　順也	富山大学附属病院外科病理学講座教授
横山　俊秀	国立病院機構姫路医療センター呼吸器科
三村　一行	国立病院機構姫路医療センター呼吸器科
香川　智子	国立病院機構近畿中央胸部疾患センター内科医師
飴嶋　慎吾	福井大学医学部附属病院呼吸器内科講師
梅村　朋弘	福井大学医学部環境保健学助教
日下　幸則	福井大学医学部環境保健学教授
石本　英之	神戸市立医療センター西市民病院呼吸器内科，大阪市立大学医学部附属病院精神神経科
山藤　啓史	近畿大学医学部呼吸器・アレルギー内科助教
中西　正教	公立南砺中央病院内科

第3版の序

　第1版（1987年），第2版（1993年）に，続いて「びまん性肺疾患の臨床」第3版を，「診断・管理・治療と症例」と題して刊行させていただくこととした．第3版刊行に至った事由として，多数の読者の支持に加えて，第2版以来10年間におけるびまん性肺疾患の臨床研究面における大きな進歩・進展を挙げることができる．

　まず，1994年以降の胸腔鏡下肺生検（VATLB/VTLB/VATS）の開発・普及により，開胸肺生検よりはるかに容易に外科的肺生検が可能になったことがある．数多くの肺生検標本の検討は，臨床所見の集積，CTからHRCTへの進展と併せて，個々のびまん性肺疾患の臨床病理画像所見を明示することがより可能になってきた．そして，その成果の最大の反映として，長らく，わが国だけでなく，欧米においても，その概念をめぐって混迷の域にあった原因不明のびまん性間質性肺炎・肺線維症（特発性間質性肺炎：IIP）に対して，明確な概念とその構成疾患の特徴が明らかにされるようになり，2002年には国際的基準が示されることになったことがある．また，従来，膠原病肺として一括されてきた病態が個々の膠原病ごとに論議されねばならないことが意識されてきている．さらには，リンパ脈管筋腫症（LAM）のような比較的まれな疾患においても，症例の集積とともに国際的研究が進められるようになったことも一つの成果である．

　このようなびまん性肺疾患の臨床研究面における進歩を踏まえて，本書は以下のような構成とした．

　総　論：びまん性肺疾患全体に対する診断，管理・治療の基本を記載する．
　各　論：主なるびまん性肺疾患の記載にあたっては，まず疾患概念の明確化を前提として，診断，管理・治療の基本について記載するとともに，定型的な症例を提示する．
　症例編：比較的まれな疾患を中心に症例提示を行うとともに，個々の疾患についての解説を記載する．

　第1版，第2版と同様，本書第3版も1977年に発足したびまん性肺疾患研究会における討議を基盤としたものである．ここで毎回の研究会における会員各位，多数の外国人討議者の熱心な議論と多忙な臨床活動のなかで本書執筆に御協力いただいたことに，改めて謝意を表させていただきたい．

　しかし，本書を通読して思うことは，診断面での進歩に較べて，治療面での進歩の遅々たることである．生体肺移植，脳死肺移植がわが国においても行われるようになった以外，10年間における積極的進展として認められる事実は少ないことが痛感される．本書第4版においては，治療面での進歩・充実を期待したい．

　本書刊行に際し，第1版，第2版同様，金芳堂　高橋宏行氏の大変な御助力をいただいたことを記させていただきたい．

　　2003年3月

監修者・編者を代表して

泉　　孝英

第4版の序

　1977年12月に発足した「びまん性肺疾患研究会」は，37回の研究会にわたる288症例の討議の成果を踏まえて「びまん性肺疾患の臨床（監修：瀬良好澄，編集：三上理一郎，北谷文彦，泉　孝英）」を刊行したのは，1987年9月のことである．以来，1993年には第2版，2003年には第3版を発行することができた．今回，第4版を131回，715症例の検討成績の成果として刊行できることになったのは，大変喜ばしいことである．症例提供者，毎回，熱心に討議に参加された各位に謝意を表させていただきたい．

　本版も，第1版〜第3版と同様，総論，各論，症例編から構成されているが，記載内容をみるとき，35年にわたる「びまん性肺疾患研究の流れ」が語られていることを改めて認識させられることである．
　総論：診断面では，CT所見と病理組織所見の対比の集積の結果，画像所見だけで臨床診断を行うことがより容易になったことである．治療面では，初期の研究者は私にみるように多くは結核医からの転向組であっただけに「早期診断・早期治療」のセントラル・ドグマのなかで考えざるを得なかったが，より若い世代によって「病気との交際法—どのように病気とつきあっていくか—」が主流となってきたことは大きな変貌である．新たな免疫学的抑制薬，生物学的製剤の登場とも関連したことである．肺高血圧のような合併症に関する知見の普及も大きな役割を果たしている．
　各論：特発性間質肺炎についての知見の集積は，膠原病の肺病変についての詳細な研究成果を加えられてきたことは，特筆されるべき進歩と捉えることとしたい．
　症例編：第1版では，22症例が収載されていたが，第4版では37例に増加している．そして，その内容をみると1／4程度の症例は，以前には，我々にとって鑑別診断の対象疾患に浮かばなかった，想定外疾患である．

　ここで，大きく気づくことは，執筆者の所属施設が極めて多数になってきたことである．このことは，「びまん性肺疾患を取り扱うことができる施設」の増加を示すことであり，端的に，「わが国における呼吸器科の充実」を示していることである．

　第4版も第1版〜第3版と同様，出版事情の厳しい折にもかかわらず，株式会社　金芳堂のお世話になり，出版できることになった．本書刊行を担当していただいた前崎節也氏に感謝する．
　　2012年5月

編者を代表して
泉　孝英

第1版 序文

　近時びまん性陰影を呈する肺疾患が益々増加し，その診断治療に苦慮することが多くなった．1977年から始まった関西におけるびまん性肺疾患研究会は，本年6月をもって37回を数え，検討した症例は288例に達した．十二分の時間をかけて討論された症例の詳細と討論の要旨は毎回記録として会員に配布されている．この研究会の活動成果を集約し，多彩な本疾患に関する知識の集成を期して，ユニークな編集方針に基づいて構成された呼吸器病学専門書がここに出版の運びになったことは世話人の一人として欣びに堪えない．最近の診断技術や免疫学などの進歩によって得られた本疾患の新しい疾病概念と分類が解説されており，呼吸器系臨床医，研修医は勿論，一般医家の方々にも座右の書となることを確信する．

　本書の執筆は研究会のリーダーでもある三上理一郎先生を初めとする研究会幹事の先生方であり，熱気のこもる討論の雰囲気の一端が感ぜられるようである．また本書の基本をなす症例を報告された会員の諸先生のご協力と，研究会の運営の中心として努力されている泉　孝英，北谷文彦同先生の熱意とにより本書が出来たものであり，ここに探く感謝すると共に，毎年1回ご参加され，ご指導を賜っている本間日臣，山中　晃，野辺地篤郎の先生方，毎回ご参加の北川正信，土井修両先生に深甚な謝意をささげる．

　　1987年7月

国立療養所近畿中央病院名誉院長　瀬良好澄

第2版 序文

　"胸部単純X線写真上，両肺の広い範囲に散布した異常陰影を呈する疾患群"であるびまん性肺疾患についての勉強会として1977年12月に発足したびまん性肺疾患研究会10年近い症例検討の成果をまとめた"びまん性肺疾患の臨床（瀬良好澄監修，三上理一郎・北谷文彦・泉　孝英編集）"を世に問わせていただいたのは1987年9月のことである．以来6年，幸いに世のひとびとの関心をいただくことができ，改訂版の作成に着手することが出来た．

　改訂版の編集にあたっては，最近数年間におけるびまん性肺疾患研究の進歩を踏まえ，内容のよりよい充実，正確な用語・表現に努めるとともに，無駄な記載は排除することを目標として設定した．どこまで，目標が達成されたかは，自信のあるところではないが，大方の御批判，御批評を得て，本書の価値を高めることが出来ればと念願している．

　初版と同様，本書の執筆者の多くは，びまん性肺疾患研究会の熱心な参加者・討論者の臨床の第一線医である．多忙な臨床活動のなかで本書のために執筆の労をお取りいただいたことに感謝する

　　1993年9月

編者　泉　孝英

目　次

総　論

総論1　びまん性肺疾患 ―概念，研究の歴史，今後の課題―

びまん性肺疾患 ―概念，研究の歴史，今後の課題―　　　長井苑子・泉　孝英　003
- 1 びまん性肺疾患の概念　003
- 2 びまん性肺疾患研究の歴史　003
- 3 びまん性肺疾患をめぐる現状と今後の課題　005
- 4 臨床経過・予後　008

総論2　びまん性肺疾患の診断

問診，身体所見　　　長坂行雄　011
- 1 自覚症状　011
- 2 社会歴　011
- 3 既往歴　013
- 4 家族歴　013
- 5 自覚症状　013
- 6 身体所見　014
- 7 まとめ　014

総論3　びまん性肺疾患の診断：画像検査

3.1　胸部X線写真，HRCT　　　村田喜代史　016
- 1 形態診断のための画像検査　016
- 2 胸部X線写真の役割　016
- 3 胸部CT（特にHRCT）　017

3.2　核医学，FDG-PET他　　　久保　武　023
- 1 腫瘍・炎症シンチグラフィ　023
- 2 骨シンチグラフィ　024

総論4　肺機能検査

肺機能検査　　　長坂行雄　026
- 1 スパイロメトリーと肺気量分画　026
- 2 肺拡散能　027
- 3 血液ガス特にA-aDO$_2$　028
- 4 運動負荷試験　028
- 5 まとめ　028

総論5　臨床検査・血液検査

臨床検査・血液検査　　　新井　徹　030

- 1 間質性肺炎の血清マーカー ... 030
- 2 びまん性肺疾患の診断，鑑別に有用な血液検査 ... 031

総論6　気管支鏡検査

気管支鏡検査　　　　　　　　　　　　　　　　　　　立川　良・富井啓介　035
- 1 びまん性肺疾患における気管支鏡検査 ... 035
- 2 肉眼所見 ... 035
- 3 BAL ... 036
- 4 TBLB ... 039
- 5 超音波気管支鏡ガイド下針生検(EBUS-TBNA) ... 040

総論7　病理組織学的検査

7.1　びまん性肺疾患に対する外科的肺生検　　　　　　　　松村晃秀　043
- 1 外科的肺生検の適応 ... 043
- 2 外科的肺生検の手技 ... 043
- 3 生検の部位 ... 044
- 4 術後合併症と早期死亡 ... 045
- 5 まとめ ... 045

7.2　病理組織学的検査　　　　　　　　　　　　　　　　　小橋陽一郎　046
- 1 はじめに ... 046
- 2 採取部位 ... 046
- 3 組織材料の取り扱い ... 046

総論8　びまん性肺疾患の管理と治療

8.1　慢性期の管理と治療　　　　　　　　　　　　　　　　長井苑子　049
- 1 間質性肺炎の慢性期とは ... 049
- 2 慢性型間質性肺炎の治療・管理 ... 049

8.2　健康関連QOLと終末期の治療　　　　　　　　　　　　冨岡洋海　053
- 1 健康関連QOLについて ... 053
- 2 IPF患者の健康関連QOLの評価 ... 053
- 3 IPF治療と健康関連QOL ... 054
- 4 びまん性肺疾患患者の終末期医療 ... 054

8.3　薬物治療　　　　　　　　　　　　　　　　　　長井苑子・半田知宏　057
- 1 薬物治療の適応 ... 057
- 2 個々の薬剤の使用方法 ... 058

8.4　合併症，副作用対策と日常管理　　　　　　　　　　　新井　徹　062
- 1 合併症，治療に伴う有害事象 ... 062
- 2 日常管理 ... 063

8.5　酸素療法　　　　　　　　　　　　　　　　　　　　　半田知宏　065
- 1 酸素療法の適応，投与方法 ... 065

② 肺高血圧症と酸素療法		065
③ 酸素療法の有効性		066

8.6　呼吸リハビリテーション　　　　　　　　　　　　　　　　半田知宏　067
　① 呼吸リハビリテーションの適応　　　　　　　　　　　　　　　　　　067
　② 呼吸リハビリテーションの実際　　　　　　　　　　　　　　　　　　067

8.7　急性期と急性増悪の治療　　　　　　　　　　　　　　　　松岡洋人　069
　① 呼吸管理，人工呼吸　　　　　　　　　　　　　　　　　　　　　　　069
　② 薬物療法　　　　　　　　　　　　　　　　　　　　　　　　　　　　071
　③ ポリミキシンB固定化線維充填カラムによる直接血液灌流（PMX-DHP）　072

8.8　肺移植　　　　　　　　　　　　　　　　　　　　　　　　伊達洋至　076
　① はじめに　　　　　　　　　　　　　　　　　　　　　　　　　　　　076
　② 脳死肺移植　　　　　　　　　　　　　　　　　　　　　　　　　　　076
　③ 生体肺移植　　　　　　　　　　　　　　　　　　　　　　　　　　　077
　④ 成績　　　　　　　　　　　　　　　　　　　　　　　　　　　　　　077
　⑤ 脳死肺移植と生体肺移植の比較　　　　　　　　　　　　　　　　　　078
　⑥ 課題と展望　　　　　　　　　　　　　　　　　　　　　　　　　　　079

各　論

各論1　特発性間質性肺炎

1.1　特発性間質性肺炎（IIPs）の概念，定義と新分類　　　　　　井上義一　083
　① 特発性間質性肺炎の概念と定義　　　　　　　　　　　　　　　　　　083
　② IIPsの疫学　　　　　　　　　　　　　　　　　　　　　　　　　　　083
　③ IIPsを巡る名称，分類の経緯　　　　　　　　　　　　　　　　　　　083
　④ わが国での多施設共同研究体制の整備　　　　　　　　　　　　　　　084
　⑤ 研究会の貢献　　　　　　　　　　　　　　　　　　　　　　　　　　085
　⑥ IIPをめぐる国際比較とIIP診断基準第3次改訂　　　　　　　　　　　085
　⑦ アメリカ胸部疾患学会（ATS），ヨーロッパ呼吸器学会（ERS）による
　　　合意ステートメントと第4次改訂　　　　　　　　　　　　　　　　085
　⑧ 新しい国内，国際的な手引き，ガイドライン　　　　　　　　　　　　086
　⑨ IIPsの現行（2012年）分類と診断　　　　　　　　　　　　　　　　　086
　⑩ IIPsガイドラインの新しい分類（案）　　　　　　　　　　　　　　　087
　⑪ おわりに　　　　　　　　　　　　　　　　　　　　　　　　　　　　087

1.2　特発性間質性肺炎（IIPs）の画像所見　　　　　　　　　　　上甲　剛　089
　① 特発性肺線維症　　　　　　　　　　　　　　　　　　　　　　　　　089
　② 非特異的間質性肺炎　　　　　　　　　　　　　　　　　　　　　　　092
　③ 剥離性間質性肺炎　　　　　　　　　　　　　　　　　　　　　　　　093
　④ 呼吸細気管支炎関連間質性肺疾患　　　　　　　　　　　　　　　　　093
　⑤ 特発性器質化肺炎　　　　　　　　　　　　　　　　　　　　　　　　094
　⑥ 急性間質性肺炎（acute interstitial pneumonia；AIP）　　　　　　　095

7 リンパ球性間質性肺炎 lymphoid interstitial pneumonitis（LIP） ……………………………… 097
1.3 特発性間質性肺炎（IIPs）の病理組織学的所見 ………………………… 北市正則　100

各論2　特発性間質性肺炎（IIPs）の各論

2.1 特発性肺線維症（idiopathic pulmonary fibrosis；IPF） ……………… 長井苑子　113
　1 概念・病因・病態 ……………………………………………………………………… 113
　2 臨床像 …………………………………………………………………………………… 113
　3 画像所見 ………………………………………………………………………………… 115
　4 病理組織所見 …………………………………………………………………………… 117
　5 臨床経過 ………………………………………………………………………………… 118
　6 治　療 …………………………………………………………………………………… 119
2.2 特発性非特異性間質性肺炎（idiopathic NSIP） ……………………… 井上義一　123
　1 疾患概念，定義 ………………………………………………………………………… 123
　2 分　類 …………………………………………………………………………………… 123
　3 臨床症状および徴候 …………………………………………………………………… 124
　4 画像所見 ………………………………………………………………………………… 124
　5 検査所見 ………………………………………………………………………………… 126
　6 病理所見 ………………………………………………………………………………… 126
　7 診　断 …………………………………………………………………………………… 127
　8 管理，治療 ……………………………………………………………………………… 128
　9 経過予後 ………………………………………………………………………………… 129
　10 症　例 …………………………………………………………………………………… 129
2.3 呼吸細気管支炎関連間質性肺疾患（respiratory bronchiolitis-associated interstitial
**　　 lung disease；RB-ILD）** ……………………………… 望月吉郎・植田史朗・小橋陽一郎　132
　1 概念・定義 ……………………………………………………………………………… 132
　2 臨床症状 ………………………………………………………………………………… 132
　3 画像所見 ………………………………………………………………………………… 133
　4 検査所見 ………………………………………………………………………………… 133
　5 病理所見 ………………………………………………………………………………… 133
　6 診　断 …………………………………………………………………………………… 133
　7 管理・治療 ……………………………………………………………………………… 133
　8 経過・予後 ……………………………………………………………………………… 133
2.4 剥離性間質性肺炎（desquamative interstitial pneumonia；DIP） …… 新井　徹　138
2.5 特発性器質化肺炎（cryptogenic organizing pneumonia；COP） …… 富井啓介　144
2.6 急性間質性肺炎（acute interstitial pneumonia；AIP）と特発性肺線維症（IPF）の
**　　 急性増悪** ……………………………………………………………………… 富井啓介　149
　1 AIP ……………………………………………………………………………………… 149
　2 IPFの急性増悪 ………………………………………………………………………… 150

各論3　稀なIIPs/組織パターン，未分類IIPs

3.1　特発性リンパ球性間質性肺炎（idiopathic LIP）と未分類IIPs …… 井上義一・新井　徹　156
1. 特発性リンパ球性間質性肺炎（idiopathic LIP） …… 156
2. 未分類特発性間質性肺炎（unclassifiable idiopathic interstitial pneumonia） …… 160

各論4　膠原病

4.1　膠原病の臨床的側面 …… 槙野茂樹　163
1. はじめに …… 163
2. 膠原病とは …… 163
3. 膠原病の診断について …… 163
4. 膠原病と肺病変の関係について …… 164
5. 膠原病領域の近年の変化について …… 164

4.2　膠原病に伴う肺病変の画像所見 …… 野間恵之　166
4.3　膠原病に伴う肺病変の病理組織学的所見 …… 北市正則　171
1. 膠原病症例の肺病変 …… 171
2. 間質性肺疾患が存在し，膠原病近縁の病態を示す症例群について …… 175

各論5　膠原病に伴う肺病変

5.1　関節リウマチ …… 槙野茂樹　179
1. はじめに …… 179
2. 間質性肺炎以外の肺病変 …… 179
3. 間質性肺炎 …… 179
4. 薬剤性肺炎 …… 181

5.2　皮膚筋炎／多発性筋炎 …… 槙野茂樹　183
1. はじめに …… 183
2. 間質性肺炎以外の肺病変 …… 183
3. 間質性肺炎 …… 183

5.3　強皮症 …… 槙野茂樹　187
1. はじめに …… 187
2. 間質性肺炎以外の肺病変 …… 187
3. 間質性肺炎 …… 187

5.4　シェーグレン症候群 …… 伊藤功朗　191
1. シェーグレン症候群における肺病変の頻度 …… 191
2. 臨床症状 …… 191
3. 病理学的所見 …… 191
4. 間質性肺炎 …… 192
5. リンパ球性間質性肺炎 lymphocytic interstitial pneumonia（LIP） …… 193
6. 悪性リンパ腫 …… 193
7. 肺アミロイドーシス …… 194
8. 細気管支病変 …… 196

5.5 undifferentiated connective tissue disease, lung dominant connective tissue disease, その他の膠原病 ……… 辻　泰佑・杉本親寿・井上義一　198

各論6　サルコイドーシス

サルコイドーシス ……………………………………… 長井苑子　202
　1　概念・定義 …………………………………………………… 202
　2　診　断 ………………………………………………………… 202
　3　管理治療 ……………………………………………………… 205
　4　経過予後 ……………………………………………………… 207

各論7　過敏性肺炎・慢性過敏性肺炎

過敏性肺炎・慢性過敏性肺炎 ……………… 佐々木　信・望月吉郎　209
　1　概　念 ………………………………………………………… 209
　2　臨床症状 ……………………………………………………… 210
　3　画像所見 ……………………………………………………… 210
　4　検査所見 ……………………………………………………… 211
　5　BALF ………………………………………………………… 211
　6　病理組織所見 ………………………………………………… 211
　7　診　断 ………………………………………………………… 212
　8　治　療 ………………………………………………………… 212
　9　予　防 ………………………………………………………… 213
　10　hot tub lungについて ……………………………………… 214

各論8　職業性肺疾患

8.1　職業性肺疾患 ……………………………………… 濱田　薫　215
　1　概　念 ………………………………………………………… 215
　2　職業性喘息 …………………………………………………… 216
　3　じん肺 ………………………………………………………… 217
8.2　職業性肺疾患の画像所見 ………………………… 審良正則　221
　1　珪　肺 ………………………………………………………… 221
　2　混合じん肺 …………………………………………………… 223
　3　石綿肺 ………………………………………………………… 223
　4　アルミニウム肺 ……………………………………………… 223
　5　超硬合金肺 …………………………………………………… 224
　6　溶接工肺 ……………………………………………………… 224
8.3　職業性肺疾患の病理所見 ………………………… 北市正則　226
8.4　石綿肺 ……………………………………………… 林　清二　233
　1　石綿とは ……………………………………………………… 233
　2　石綿肺とは …………………………………………………… 233
　3　疫　学 ………………………………………………………… 233

- ④ 石綿吸入による線維化の機序 233
- ⑤ 石綿肺の診断 234
- ⑥ 治　療 235
- ⑦ 行政の対応 235

8.5　珪肺　　　　　　　　　　　　　　　　　　　　　田村猛夏　237
- ① 概　念 237
- ② 病　因 237
- ③ 病態生理 238
- ④ 臨床症状，検査所見 238
- ⑤ 診　断 240
- ⑥ 合併症 240
- ⑦ 治療・予後 241

8.6　他のじん肺　　　　　　　　　　　　　　　　　　半田知宏　242
- ① 慢性ベリリウム肺 242
- ② アルミニウム肺 243
- ③ インジウム肺 244
- ④ 超硬合金肺 245

各論9　薬剤性肺炎

薬剤性肺炎　　　　　　　　　　　　　　　　　　　　冨岡洋海　247
- ① 概　念 247
- ② 発症機序 247
- ③ 臨床症状・所見 248
- ④ 画像所見 248
- ⑤ 検査所見 249
- ⑥ 薬剤によるリンパ球刺激試験 drug lymphocyte stimulation test（DLST） 249
- ⑦ 薬剤性肺炎における BAL 250
- ⑧ 病理所見 251
- ⑨ 診　断 251
- ⑩ 治療・予後 251
- ⑪ 抗癌剤による薬剤性肺炎 251
- ⑫ 抗リウマチ薬による薬剤性肺炎 252
- ⑬ その他のびまん性肺疾患としての薬剤性肺障害 252

各論10　好酸球性肺炎

好酸球性肺炎　　　　　　　　　　　　佐々木由美子・北市正則・井上義一　255
- ① 慢性好酸球性肺炎 chronic eosinophilic pneumonia（CEP） 255
- ② 急性好酸球性肺炎 acute eosinophilic pneumonia（AEP） 258
- ③ CEP の症例 259

各論11 肺血管炎

肺血管炎(pulmonary vasculitis) ·· 田口善夫　261
- 1 概念, 分類 ·· 261

各論12 びまん性肺胞出血

びまん性肺胞出血 ·· 羽白　高　273
- 1 病態・病因 ·· 273
- 2 臨床経過 ·· 273
- 3 治　療 ·· 274
- 4 経過・予後 ·· 275

各論13 肺塞栓・梗塞

肺塞栓・梗塞 ·· 中原保治　276
- 1 疫　学 ·· 276
- 2 自然経過 ·· 276
- 3 臨床経過 ·· 276
- 4 治　療 ·· 277
- 5 予　後 ·· 278

各論14 ARDS

ARDS ·· 西山　理　279
- 1 概　念 ·· 279
- 2 疫　学 ·· 279
- 3 発症機序と病態 ·· 279
- 4 病理学的病期 ·· 280
- 5 診断基準 ·· 281
- 6 臨床所見および検査所見 ·· 281
- 7 画像所見 ·· 281
- 8 鑑別診断 ·· 282
- 9 治　療 ·· 282
- 10 予　後 ·· 283

各論15 悪性腫瘍とリンパ球細胞増殖性疾患

15.1 悪性腫瘍とリンパ球細胞増殖性疾患の臨床的側面 ····································· 平岡範也　286
- 1 細気管支肺胞上皮癌 bronchioloalveolar carcinoma (BAC) ··································· 286
- 2 癌性リンパ管症 lymphangitic carcinomatosis ··· 287
- 3 転移性肺腫瘍(血行性転移) ·· 288
- 4 肺のリンパ増殖性疾患 ·· 288
- 5 MALTリンパ腫 low-grade B-cell lymphoma of MALT ······································ 290
- 6 リンパ腫様肉芽腫症 lymphomatoid granulomatosis (LYG) ···································· 290

- 7 血管内リンパ腫 intravascular large B-cell lymphoma（IVL） ……… 291
- 8 キャッスルマン病 Castleman's disease …… 292
- 9 免疫不全関連リンパ増殖異常症 immunodeficiency associated lymphoproliferative disorders …… 293
- 10 成人T細胞白血病／リンパ腫 adult T-cell leukemia/lymphoma（ATLL） …… 293

15.2 びまん性肺病変をきたす悪性腫瘍とリンパ増殖性疾患の病理所見 …… 小橋陽一郎 296
- 1 はじめに …… 296
- 2 びまん性肺病変をきたす悪性腫瘍 …… 296

各論16　肺胞蛋白症

肺胞蛋白症（pulmonary alveolar proteinosis；PAP） …… 井上義一 305
- 1 概　念 …… 305
- 2 PAPの病態 …… 305
- 3 疫　学 …… 306
- 4 症状，徴候，合併症 …… 306
- 5 検査所見 …… 306
- 6 診　断 …… 308
- 7 重症度分類 …… 308
- 8 治療，管理 …… 309
- 9 新たな試験的治療 …… 310
- 10 経過，予後 …… 310
- 11 社会資源と患者支援 …… 310
- 12 症　例 …… 310

各論17　ランゲルハンス細胞組織球症

ランゲルハンス細胞組織球症 …… 杉本親寿・井上義一 312
- 1 概　念 …… 312
- 2 疫　学 …… 312
- 3 病　因 …… 313
- 4 症　状 …… 313
- 5 検査所見 …… 313
- 6 画像所見 …… 314
- 7 病理組織所見 …… 314
- 8 診　断 …… 315
- 9 治療と予後 …… 316

各論18　リンパ脈管筋腫症

リンパ脈管筋腫症（lymphangioleiomyomatosis；LAM） …… 井上義一 318
- 1 概　念 …… 318
- 2 LAMの病態 …… 318
- 3 疫　学 …… 319

- 4 症状，徴候 319
- 5 検査所見 319
- 6 診　断 320
- 7 治療，管理 321
- 8 新たな試験的治療 323
- 9 経過，予後 323
- 10 社会資源と患者支援 323
- 11 症　例 323

各論19　気管・気管支・肺アミロイドーシス

気管・気管支・肺アミロイドーシス　　　　　　　　　　　　　　　　倉原　優・林　清二　325
- 1 アミロイドーシスの疾患概念 325
- 2 呼吸器系のアミロイドーシスの分類 325
- 3 それぞれの病型の特徴，画像所見 326
- 4 診　断 328
- 5 治　療 328

各論20　肺胞微石症

肺胞微石症　　　　　　　　　　　　　　　　　　　　　　　　　立花暉夫・萩原弘一　329
- 1 はじめに 329
- 2 本症に特徴的な責任遺伝子変異 329
- 3 日本の肺胞微石症，最近の報告例 329
- 4 日本の肺胞微石症，剖検例 330
- 5 おわりに 330

各論21　誤嚥性肺炎・びまん性誤嚥性細気管支炎

誤嚥性肺炎・びまん性誤嚥性細気管支炎　　　　　　　　　　　　　　　　田口善夫　333
- 1 病　態 333
- 2 誤嚥性肺疾患の診断 334
- 3 誤嚥性肺炎 334
- 4 びまん性誤嚥性細気管支炎 diffuse aspiration bronchiolitis（DAB） 336
- 5 予　防 336

各論22　肺感染症

22.1　びまん性肺野陰影を示す肺感染症　　　　　　　　　　　　　　　　露口一成　339
- 1 非定型肺炎 339
- 2 敗血症性肺塞栓 septic emboli 340
- 3 結　核 340
- 4 非結核性抗酸菌症 342
- 5 真　菌 342

- 6 ウイルス ... 345
- 22.2 びまん性肺疾患に合併する肺感染症 ... 伊藤 穣 347
  - 1 びまん性肺疾患と呼吸器感染症 ... 347
  - 2 間質性肺炎の急性増悪と呼吸器感染症 ... 349
  - 3 免疫抑制療法中における日和見感染 ... 349
- 22.3 AIDS関連のびまん性肺疾患 ... 大野聖子 352
  - 1 ニューモシスチス肺炎 ... 353
  - 2 抗酸菌感染症 ... 356
  - 3 サイトメガロウイルス感染症 ... 357
  - 4 真菌感染症 ... 357
  - 5 細菌感染症 ... 358
- 22.4 肺感染症と肉芽腫性肺疾患の病理所見 ... 北市正則・清水重喜 360
  - 1 肺感染症の病理所見 ... 360
  - 2 肉芽腫性肺疾患の病理所見と鑑別診断 ... 362
  - 3 おわりに ... 365

各論23 慢性細気管支炎，閉塞性細気管支炎，びまん性気管支拡張症

- 慢性細気管支炎，閉塞性細気管支炎，びまん性気管支拡張症 ... 伊藤功朗 367
  - 1 びまん性汎細気管支炎 diffuse panbronchiolitis (DPB) ... 367
  - 2 閉塞性細気管支炎 bronchiolitis obliterans (BO) ... 368
  - 3 急性感染症としての細気管支炎 ... 370
  - 4 びまん性気管支拡張症 ... 371
  - 5 好酸球性細気管支炎 eosinophilic bronchiolitis ... 372

各論24 肺気腫と気腔開大性肺疾患

- 24.1 肺気腫と気腔開大性肺疾患 ... 西村浩一 374
  - 1 COPDと肺気腫 ... 374
  - 2 蜂巣肺をめぐって ... 374
  - 3 気腫合併肺線維症 combined pulmonary fibrosis and emphysema ... 375
- 24.2 肺気腫と気腔開大性肺疾患の病理所見 ... 北市正則 380
  - 1 肺気腫と気腔開大性肺疾患 ... 380
  - 2 chronic obstructive pulmonary disease (COPD)（慢性閉塞性肺疾患） ... 383
  - 3 bleb（ブレブ） ... 383
  - 4 bulla（ブラ） ... 383
  - 5 lymphangioleiomyomatosis (LAM)（リンパ脈管平滑筋腫症） ... 383
  - 6 Birt-Hogg-Dube syndrome (BHD症候群) ... 384
  - 7 combined pulmonary fibrosis and emphysema syndrome (CPFE)
    （肺線維症と肺気腫合併症候群） ... 384
  - 8 airspace enlargement with fibrosis (AEF) ... 385
  - 9 おわりに ... 387

各論25　肺高血圧症

肺高血圧症 .... 木村　弘　*389*
 1 定義と分類 *389*
 2 疫　学 *390*
 3 病因と病態生理 *390*
 4 臨床症状と身体所見 *391*
 5 診断と臨床評価 *391*
 6 呼吸器疾患に伴う肺高血圧症 *392*
 7 膠原病に伴う肺高血圧症 *392*
 8 治療と薬理メカニズム *393*
 9 予　後 *396*

症　例

症例1　亜急性に進行し，器質化肺炎の目立つびまん性肺疾患を呈したperipheral T cell lymphoma, unspecifiedの一例 .... 寺田邦彦・田口善夫・小橋陽一郎　*399*

症例2　関節リウマチに合併した慢性細気管支炎に加わったマイコプラズマ細気管支炎
　　　　　　　　　　　　　　　　　　　　　　　　　　　　　　　　　　　　伊藤功朗　*403*

症例3　多中心性キャッスルマン病(multicentric Castleman's disease)に合併した肺硝子様化肉芽腫(pulmonary hyalinizing granuloma) .... 竹内奈緒子・井上義一　*406*

症例4　肺門リンパ節腫大により中枢部の肺動脈狭窄を起こし，肺動脈圧上昇をきたしたサルコイドーシスの一例 .... 大野聖子・北市正則　*410*

症例5　縦隔の肉芽腫性炎症・線維化により，中枢部の肺動脈狭窄と肺動脈圧上昇をおこしたサルコイドーシスの一例 .... 大野聖子・北市正則　*415*

症例6　無症状で軽快し，多発性浸潤陰影を呈した壊死性サルコイド肉芽腫症(necrotizing sarcoid granulomatosis；NSG)の一例 .... 新井　徹　*421*

症例7　禁煙後も多発性嚢胞性病変の進行を認め，ステロイドが著効した剝離性間質性肺炎(desquamative interstitial pneumonia；DIP)の一例 .... 金子正博　*425*

症例8　シェーグレン症候群に合併し，肉芽腫を示した間質性肺炎の一例
　　　　　　　　　　　　　　　　　　　　　　　　　　 橋本成修・寺田邦彦・田口善夫　*428*

症例9　カレー粉への過敏性の関与が考えられたNSIPの一例 .... 新井　徹　*431*

症例10　屋根職人に発症した好酸球性肺炎 .... 大野聖子　*436*

症例11　発熱，両側多発肺野陰影と好酸球増多を示した肝原発の血管肉腫の一例
　　　　　　　　　　　　　　　　　　　　　　　　　　 和田　広・中野恭幸・北市正則　*441*

症例12　Henoch-Schönlein紫斑病(HSP)に伴った間質性肺炎の一例
　　　　　　　　　　　　　　　　　　　　　　　　　　　　　　　　守本明枝・望月吉郎　*447*

症例13　一側肺に急速に進行し経口ステロイド治療で軽快した特発性器質化肺炎
　　　　　　　　　　　　　　　　　　　　　　　　　　　　　　　　西尾智尋・冨岡洋海　*450*

症例14	咽頭痛，労作時呼吸困難と発熱で発症し，広範な多臓器浸潤と血球貪食症候群と共に急速に進行した肺浸潤を呈したEBウイルス慢性活動性感染症に続発した末梢型T細胞リンパ腫の一例	黄瀬大輔・富井啓介・今井幸弘	453
症例15	若年女性の慢性過敏性肺炎の一例	玉舎　学・井上義一・北市正則	457
症例16	多発空洞性肺病変を呈したホジキンリンパ腫の一例	水守康之・小橋陽一郎・望月吉郎	461
症例17	健診発見の特発性肺血鉄症 (idiopathic pulmonary hemosiderosis)	小橋保夫・新井　徹	464
症例18	細気管支病変の著明な夏型過敏性肺炎の一例	塚本宏壮・望月吉郎	468
症例19	発熱が持続し，PR3-ANCA陰性のウェゲナー肉芽腫症	池添浩平・寺田邦彦・田口善夫	471
症例20	シェーグレン症候群に合併したアミロイド結節，嚢胞性病変，濾胞性細気管支炎の一例	宮川倫子・望月吉郎	474
症例21	多発浸潤影をきたした肺結節性リンパ過形成 (pulmonary nodular lymphoid hyperplasia) の一例	松田能宣・橘　和延	478
症例22	pulmonary tumor thrombotic microangiopathyによる急性呼吸不全を呈した胃癌の一剖検例	新井　徹	482
症例23	両肺野に空洞を伴う結節影，浸潤影を認めた結節硬化型のホジキン病	西村倫太郎・小笠原隆・笠松紀雄・橋爪一光	486
症例24	IgG4陽性の形質細胞による肺病変を認めた多中心性キャッスルマン病	児山紀子・笠井孝彦・木村　弘	490
症例25	多発性骨髄腫に合併したびまん性胞隔型肺アミロイドーシスの一例	渡部悦子・望月吉郎	494
症例26	IgG4陽性形質細胞浸潤を伴う線維化病変を認めた慢性間質性肺炎	梅田幸寛・石﨑武志・能登原憲司・福岡順也	497
症例27	自己免疫性膵炎を合併したIgG4関連肺疾患(結節型)	横山俊秀・望月吉郎	501
症例28	生体片肺移植を行った末梢血幹細胞移植後の閉塞性細気管支炎症例	大野聖子・伊達洋至・小橋陽一郎	505
症例29	胃癌再発に伴ってびまん性肺疾患を発症したanti-synthetase syndromeの一例	伊藤功朗	510
症例30	稀少金属(レア・アース)であるlanthanoidesによるmixed dust fibrosis	三村一行・望月吉郎	513
症例31	種々の肺病変を認めた喫煙関連びまん性肺疾患の一例	杉本親寿・北市正則・井上義一	516
症例32	肺野のびまん性陰影を呈したdendriform pulmonary ossificationの一例	香川智子・新井　徹	521
症例33	インジウム肺の一例	飴嶋愼吾・梅田幸寛・梅村朋弘・日下幸則	526
症例34	シェーグレン症候群に伴う慢性下気道炎症性疾患の一例	石本英之・冨岡洋海	530

症例35	発熱，多関節痛を主訴に来院したサルコイドーシス症例 ……………………………西山　理・山藤啓史　533
症例36	サルコイドーシスに下肺野優位の慢性間質性肺炎を合併し，急性増悪を呈した一例 ………………………………………………………橘　和延　536
症例37	シェーグレン症候群に合併した濾胞性細気管支炎 ……………………中西正教　539

索　引 ……………………………………………………………………………………… 543

総論

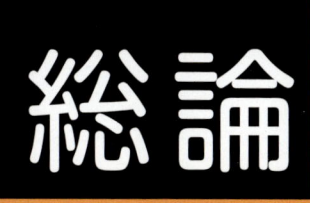

總論

総論1
びまん性肺疾患
―概念, 研究の歴史, 今後の課題―

長井苑子・泉　孝英
(公益財団法人京都健康管理研究会中央診療所)

1 びまん性肺疾患の概念

"びまん性肺疾患 diffuse lung disease, diffuse infiltrative pulmonary disease"より正確に定義すると, "disease producing diffuse pulmonary infiltration on chest X-ray"は, 基本的には, 胸部X線所見を基盤として用いられている疾患概念である[1,2]. びまん性肺疾患には, **表1**に示したように, 感染症から非感染性炎症性疾患, 腫瘍性疾患に至る様々の多彩な疾患が含まれている.

2 びまん性肺疾患研究の歴史

このような疾患群が呼吸器科領域において注目され, 関心をよぶようになったのは, わが国だけでなく欧米においても, 主として第二次世界大戦以後のことである. 病理解剖標本を用いての検討, 外科的肺生検(開胸肺生検から, 胸腔鏡下肺生検)での鑑別診断という基本的に組織診断を必須とする疾患群の疾患独立性をめぐっての分類の歴史であるといっても過言ではない. 特異的に診断に結びつく病理組織所見というよりも, 線維化の分布と時間的な幅, 炎症反応の強さ, など非特異的な所見を総合的に判断していく領域である.

1) びまん性肺疾患への認識

Miliary disease of the lungと題した論文が, AustrianによってAmerican Review of Tuberculosis (45:751) に掲載されたのは1942年である. 第二次世界大戦後の1948年, King, Felson, Scaddingなどによって, diffuse pulmonary lesions, あるいはdiffuse nodular or reticular lesionsの名称が用いられている. diffuse lung diseaseの名称が初めて用いられたのは61年のReadの論文 (Med J Aust II:241) においてである.

第二次世界大戦後, 抗生物質の出現・普及によって細菌性肺炎, 結核などの感染症が激減した. 代わって, 喘息, 慢性気管支炎／肺気腫 (COPD;chronic obstructive pulmonary disease) などの閉塞性肺疾患, 肺癌などとともに, サルコイドーシス, 肺線維症を中心にびまん性肺疾患と総括される一群の疾患群が注目されるようになってきた.

わが国の学会でのびまん性肺疾患についての最初の討議が行われたのは72年の第12回日本胸部疾患学会総会 (広島) における"散布性 (びまん性) 陰影を呈する肺疾患"と題したシンポジウムである. 74年には, 岩崎, 野辺地, 三上の編集による"肺のびまん性散布性陰影 (最新医学社)"が刊行されている.

2) びまん性肺疾患診断技法の進歩

1950年代以降の抗生物質, 麻酔薬や技術の開発・普及を背景とした開胸肺生検, 72年のTBLB (transbronchial lung biopsy:経気管支肺生検), さらに94年のVATS (video-assisted thoracoscopic lung biopsy:ビデオ補助胸腔鏡

下肺生検）と続く診断技法の開発・普及により，びまん性肺疾患の病理組織学的診断はより確実なものとなった．加えて，間質性肺炎の鑑別のポイントも特異的ではないが，詳細となり，これが90年代後半からの，特発性間質性肺炎の分類において，より討議される中心課題となってきたわけである．

また，70年代後半以降，従来の胸部X線に加えてCTの開発・普及により，生検材料がなくとも，ある程度までは，非侵襲的方法により診断可能という革命的進歩がもたらされたことは特筆されることである．CTの普及は，OECDのデータ（1980～2010年，人口100万当たりの普及率）では世界で第1位である．

表1　病変部位からみた主なるびまん性肺疾患

1. 気管支性疾患
びまん性気管支拡張症／びまん性汎細気管支炎（DPB）／膠原病性気管支・細気管支病変
2. 肺胞性疾患
(1) 感染症：ニューモシスチス肺炎，マイコプラズマ肺炎
(2) ARDS
(3) 肺胞蛋白症
(4) 肺出血，尿毒症肺
(5) びまん性肺胞出血症候群（肺血鉄症，Goodpasture症候群）
(6) 肺胞微石症
3. 間質性肺疾患
(1) 肉芽腫性肺疾患：サルコイドーシス，過敏性肺臓炎，慢性ベリリウム肺，粟粒結核，気管支散布性結核
(2) 間質における炎症反応と線維化を基盤とする疾患
1) 非炎症性疾患：間質性肺水腫
2) 炎症性疾患：インフルエンザウイルス肺炎，サイトメガロウイルス肺炎
薬剤性肺炎（抗がん剤，抗リウマチ薬，抗生物質，降圧剤，抗不整脈薬，生物製剤，など）
特発性間質性肺炎（IIP）
急性・亜急性型：急性間質性肺炎（AIP），器質化肺炎（COP／BOOP）
慢性型：非特異性（NSIP），剥離性（DIP），細気管支炎・間質性肺疾患（RB-ILD），
特発性肺線維症（IPF）
特発性リンパ急性間質性肺炎（LIP）
膠原病性間質性肺炎
(3) 無機物の吸入に対する反応を基盤とする疾患
1) 線維化形成刺激作用のない粉じん：鉄，石炭，錫
2) 線維化形成刺激作用を有する粉じん：遊離珪酸，石綿，アルミニウム，タルク
(4) 腫瘍性疾患：悪性腫瘍の血行性転移，悪性腫瘍のリンパ行性転移（がん性リンパ管症），肺胞上皮がん
(5) そ　の　他：ランゲルハンス細胞組織球症，肺リンパ脈管筋腫症（LAM）
PEH／IVBAT
4. その他
好酸球性肺炎
Wegener肉芽腫症・肺血管炎
肺梗塞，肺塞栓症
パラコート肺

DPB：diffuse panbronchiolitis，ARDS：adult respiratory distress syndrome（成人呼吸窮迫症候群），IIP：idiopathic interstitial pneumonia，AIP：acute interstitial pneumonia，COP/BOOP：cryptogenic organizing pneumonia（特発性器質化肺炎）／bronchiolitis obliterans organizing pneumonia（器質化肺炎を伴う閉塞性細気管支炎），NSIP：nonspecific interstitial pneumonia（非特異性間質性肺炎），DIP：desquamative interstitial pneumonia（剥離性間質性肺炎），RBILD：respiratory bronchiolitis interstitial pneumonia（呼吸細気管支炎関連間質性肺炎），IPF：idiopathic pulmonary fibrosis，LIP：lymphoid interstitial pneumonia（リンパ球性間質性肺炎），LAM：lymphangioleiomyomatosis，PEM：pulmonary epithelioid hemangioendothlioma（肺上皮様血管内皮細胞腫），IVBAT：intravascular bronchioloalveolar tumor（血管内細気管支肺胞腫瘍）

3) びまん性肺疾患の病態生理の解明

1950年代後半以降の肺機能検査の普及[5,6]、また、70年代後半に開発されたBAL（bronchoalveolar lavage：気管支肺胞洗浄）[7]があった．BALは"A window in inflammatory and immune processes in the lung"，あるいは"liquid biopsy of the lung"とも称され，病変局所から直接検討材料を得ることができるようになった．この技法で得られた液性成分と細胞成分の検討の蓄積は，びまん性肺疾患，特に間質性肺疾患の病態生理解明に大きな貢献を果たすこととなった．

わが国では，72年に発足した厚生省特定疾患"いわゆる難病"の調査研究対象疾患として，サルコイドーシスがとり上げられて以来，肺線維症（74年），また，びまん性汎細気管支炎（80年）が研究対象に加えられ，national projectとしての研究が推進された結果，びまん性肺疾患に関する認識の急速な普及をみてきている．厚生省班は，様々の経緯を経て，96年からは，びまん性肺疾患調査研究班は呼吸不全調査研究班と合体して呼吸器系調査研究班に再編成され調査活動が継続されている．最近では，希少疾患にも焦点をあてて，特発性肺胞蛋白症やリンパ脈管筋腫症などの病態，治療が積極的に推進されてきている．

また，77年には，厚生省特定疾患肺線維症研究班の近畿地区における症例検討会を母体としてびまん性肺疾患研究会が発足し，わが国におけるびまん性肺疾患の研究に一つの役割を果たしてきた．これをモデルとして，全国に，同様な症例検討会が発足継続されている．

3 びまん性肺疾患をめぐる現状と今後の課題

びまん性肺疾患に関しては，1960年代以降の診断，病態生理，診療の面で大きな進歩がみられた．そして，90年以降の「適切な医療と妥当な医療費実現」を目標とした診療ガイドライン作成時代の反映として，びまん性肺疾患においても，その代表的疾患であるサルコイドーシス[8]，特発性間質性肺炎[9]/特発性肺線維症[10]に関しては，今日までの診療成果・研究成果を集約した診断と治療に関する見解，ガイドラインがATS（American Thoracic Society：米国胸部学会），ERS（European Respiratory Society：欧州呼吸器学会）を中心に作成・公表されている．さらに，特発性肺線維症についてのガイドラインは，すでに更新されている[11]．特発性間質性肺炎の臨床画像病理分類についてのガイドラインも，2012年には改訂版が出版される予定である．

1) サルコイドーシス

サルコイドーシスは"極めて多彩な臨床像，多様な臨床経過を示す原因不明の全身性の類上皮細胞肉芽腫形成性炎症性疾患"である．胸郭内（縦隔・肺門リンパ節95％以上，肺30％以上）は最も頻度の高い罹患部位であるが，皮膚，リンパ節，眼病変が次に頻度高く認められる．多様な病変部位を示すことが特徴であり，典型的な病変部位がない場合には，診断に困難を伴うこともある疾患である．

サルコイドーシスに関しては，第2回国際サルコイドーシス会議（1960年）以来，毎回わが国からも多くの研究者が参加し，また，わが国においてすでに72年，81年，99年の3回，国際会議が開催され，国際交流が進められてきた．

わが国においては，眼病変例が多い，健康診断発見の軽症が多い，心病変による難治症例が比較的多いなど，その病像において欧米との違いがあることが従来から指摘されてきたが，時代の推移と病変部位の特徴などについては，2008年に厚生労働省特定疾患患者調査表をもとに解析した疫学成績が報告されている[12]．健康診断発見例と，全身性疾患として種々の部位の症状所見から発見された症例との比較検討と，時代の推移による変化の検討とからは，時間経過とともに症状発見例，複数の臓器病変例

が増加傾向にあることが示されている[12]．欧米のACCESS検討が指摘しているように，複数の病変，性別，年齢などと，臨床経過との関連も認識されてきている[13]．

予後との関連で臨床型を設定しようという試みがWASSOGの共同検討で行われ，9つの臨床型が分類された[14, 15]．これらの臨床型の確かさ，病態や病因との関連性，疾患感受性あるいは疾患抵抗性遺伝子との関連などが，今後より詳細に検討されていくことが望まれる．ひとつの名前の疾患に対して，原因が複数であるのか，あるいは遺伝子的な多型などを基盤として，病像や経過の異なるサブタイプがあり，これらを鑑別しての治療管理が可能となる時代がくるのかどうかという課題である．

2) 特発性間質性肺炎／特発性肺線維症

特発性間質性肺炎（IIP）とは，以下に要約される臨床像を呈する疾患群に対する名称である[16]．

①労作時息切れにはじまる呼吸困難と胸部X線写真上のびまん性陰影が主徴である．原因は不明で，サルコイドーシス，膠原病，薬剤性肺障害，じん肺など間質性肺炎を惹起する可能性のある疾患は含まれない．

②臨床経過から，急性型，亜急性型，慢性型に大別されるが，慢性型には急性悪化のみられることがある．ただし，急性悪化は，特発性肺線維症以外の慢性型間質性肺炎でもみられることがある．

③治療としては，ステロイド薬は一部に有効な病変もあるが，一部では無効である．

特発性間質性肺炎という用語は，厚生省特定疾患肺線維症調査研究班の"原因不明のびまん性間質性肺炎および肺線維症"に関する1974年以来の研究成果をふまえて，81年，間質性肺疾患調査研究班によって提唱された病名である．以来，この用語は原因不明のびまん性間質性肺炎・肺線維症を指す病名としてわが国で広く用いられてきた．

わが国における厚生省班を中心とする原因不明のびまん性間質性肺炎および肺線維症の研究は，欧米との国際交流の機会が少なく経過したために，長い間に，欧米の見解とわが国の見解との間にかなりの違いが生じてきていた．特発性間質性肺炎の調査研究は，当所，実際には米国のIPF（Crystal，1976）[17]とほぼ同じ対象群を対象としていたにもかかわらず，特発性間質性肺炎（IIP）の病名を与えられ，やがて，この病名が，広く原因不明のびまん性間質性肺炎・肺線維症を指す病名となり，IIPは一つの病名として取り扱われるようになってきた[18, 19]．このため，後述するようなIPF，AIP，COP/BOOP，NSIP，DIP，RB-ILD，LIPと様々の原因不明のびまん性間質性肺炎・肺線維症群をまとめてIIPとよび，IIPを症候群とみなす米国を中心とした欧米での考え方とは大きなちがいが生じてきた[20]．泉らは，自験症例に加えて，欧米の研究者との交流成果から特発性間質性肺炎・肺線維症はいくつかの疾患から構成される疾患群名と理解すべきであることを第29回日本胸部疾患学会総会（1989年）特別講演[21]，また，患者数の多い特発性肺線維症（病理組織所見はusual interstitial pneumonia；UIP）は慢性経過の予後不良疾患として独立性を与えられるべきであることを第92回日本内科学会（1995年）講演会宿題報告[16]において報告した．

IIP（原因不明のびまん性間質性肺炎）症例の臨床所見，CTを含む画像所見，BAL所見，病理組織所見，治療，特にステロイド薬に対する反応性，経過・予後に関する米国を中心とした欧米での対比検討研究からIIPには数多くのそれぞれ独立した疾患が含まれていることが次第に明らかにされてきた．まず，IIPは，慢性経過を示し予後不良のIPF（UIP）とその他の疾患群に大別されることが明らかになり，2000年にIPFに関するガイドラインがATSによって公表された[9]．その後，2002年，IPF（UIP）と，それ以外のIIP（AIP，COP/BOOP，NSIP，DIP，RB-ILD，LIP）に関する知見を含めたIIP

の分類に関する臨床画像病理を統合してのガイドラインがATS, ERSの合同作業として作成・公表された[10]。

わが国でも、厚生省班関係者を中心として、ATS/ERSのガイドラインとの整合性のあるガイドラインを作成することができた[22]。

さらに、2011年になって、2002年のIIP分類の更新がされようとしている。ここでは、IPF, NSIP, DIP, RB-ILD, COPがIIPの主なる分類として位置づけられ、そのほかの間質性肺炎と周辺疾患が、詳細に整理されようとしている。加えて、疾患の臨床経過、治療反応性からみた分類を、IIP classification according to disease behaviorとしてまとめようとしている点は、臨床的な観点からは歓迎される更新点である。

3) サルコイドーシス,特発性間質性肺炎／特発性肺線維症めぐる今後の課題

サルコイドーシス、IIP/IPFともに、現況では原因は不明である。欧米では、多施設共同研究で、原因を疫学的に、病態的に、病理的に評価している。日本でも、一部の検討が行われているが、どちらも確定したものは見つかっていない。

サルコイドーシスの病因物質をめぐっては、過去1世紀以上にわたって多くの努力が払われてきたが、いまなお原因不明であることが定義に明記されている状況である[8]。サルコイドーシス患者の病変部から高頻度に検出されるが、健常人、対照疾患例からは、低頻度にしか検出されることのない物質については、過去に多くの報告がある。最近、わが国においても、propionibacteriumをめぐって大変な努力が払われているが、どのような事実が確認されるとサルコイドーシスの病因といえるかについての確定的な回答は得られていない。Kochの4原則（ある一定の病気には一定の微生物が見出されること、その微生物を分離できること、分離した微生物を感受性のある動物に感染させて同じ病気を起こせること、そしてその病巣部から同じ微生物が分離されること）を満たしているかというと、propionibacteriumを用いて全身性疾患としてのサルコイドーシス病変ができたという報告はまだない。単にpropionibacteriumが集積しやすい環境として肉芽腫病変があるだけかもしれないとの反論には確定的な答えはだされていない。一方、米国のACCESS検討では、感染性因子、環境因子、職業性因子などの広範な検索が行われたが、確定的なものは検出されていない[8]。

IIP/IPFの病因解明に関しては、ウイルスの検索、薬剤との関連、職業との関連など検討はされてきたが、確定的な病因はない。アスベスト暴露でできる間質性病変との類似もいわれている。有機粉じん曝露の継続による慢性型過敏性肺炎では、線維化が特発性間質性肺炎と鑑別困難な場合もあるとの報告もある[9,10,22]。しかし、IPFの病態発生が、基本的に、肺胞上皮細胞の傷害が一義的であるとの理解が、時代とともに展開されてきた。2002年の分類では、IPFの組織像であるUIPは、線維増殖性病変ではないかとの提案がなされた[23]。UIP組織は、病変初期から進展期まで、基本的に質的な差がないということ、線維化が同一標本内で、時間的に多様性を示すことから、特殊な線維化であると認識されたのである。この認識は、さらに、肺胞上皮細胞の間葉系細胞への転移（epithelial-mesenchymal transition；EMT）という考え方が注目されている[24]。何らかの刺激により、肺胞上皮細胞は、その細胞表面の特性を失い、間葉系細胞としての特徴をもち、線維化の進展が起こるとの仮説である。

特発性間質性肺炎の中で、1994年に、病理の再評価によって、認識され、臨床的にも特発性肺線維症と比較すると予後のよい非特異的間質性肺炎NSIPの存在が注目されるようになった[25-28]。特発性NSIPだけを集めるべく症例検討が数年にわたって行われた。結果としては、NSIP病変の頻度は多いが、特発性はかなり少

ないことが報告された[29]。特発性肺線維症より は年齢が若く，女性に多い傾向がある．特発性 と診断されている症例でも，経過で背景に膠原 病の特徴を示す症例が90%近くを占めるとの 報告もだされた[30]。

特発性間質性肺炎と膠原病性間質性肺炎で は，おなじ組織所見でも，その線維化の程度な どに違いがあること，組織型と予後の関係は， 特発性と，膠原病性では，一部類似，一部は異 なるかという課題が今後に残されている．この 課題には，経過で併存する肺高血圧の病態の有 無が，臨床経過，予後に関連しているとの認識 を考慮にいれての検討が必要となってきてい る[31,32]。間質性肺疾患に並存する肺高血圧の病 態は，必ずしも特発性肺動脈性肺高血圧とは違 う部分もある．したがって，治療に関連しても 解決すべき課題が多い．

4 臨床経過・予後

サルコイドーシスの多くの症例は経過・予後 良好である．しかし，少数とはいえ，経過・予 後不良症例がある．IIPの経過・予後は疾患に よって様々である．IPFは経過・予後不良が特 徴であると本来定義されてきた．IPFにみられ る特有の炎症病態から線維化をきたし，呼吸不 全を呈するにいたる過程の抑制が大きな臨床的 課題である．ステロイド薬をはじめとして，多 くの抗炎症薬が開発され試みられてきたが，真 に有効な薬剤は見いだされていない．加えて， 抗線維化薬も，2007年からIPFに対して保険 医療で用いることができるようになった．しか し，長期の効果についてはまだ不明である．線 維化病変の破壊をきたす作用，あるいは線維化 病変の形成を阻止する作用の二面からの薬剤の 開発が望まれる．

肺に対する傷害・障害を考えるときに重要な ことは線維化のもたらされる部位の問題であ る．この問題は，すでに1950年，SpainのPatterns of pulmonary fibrosis as related to pulmonary functionと題した論文のなかで指摘 されてきたことである[33]が，この論文のなか でSpainは肺線維症を，A．閉塞性肺気腫を伴う 細気管支性線維症，B．間質性線維症，C．周辺の 拡張性肺気腫を伴った肺胞内線維化，D．細動脈 硬化症，E．肺の圧縮を伴った胸膜線維症に区分 している．サルコイドーシスにみられる肺線維 症は気管支・細気管支周辺の線維症であり， IPFは肺胞領域間質の線維症である．自験例に おいては，両者において約16年と約6年とい う発病後生存期間において10年ものちがいを 経験している．このちがいは線維化病変の量よ りも線維化の質とその病変部位の差に関連して いる可能性もある[34]。

文 献

1) 泉　孝英：びまん性肺疾患とは，総合臨牀 37：2549-2552，1988．
2) DeRemee RA: Clinical Profiles of Diffuse Infiltrative Diseases. Futura Publishing Co. Inc, Mount Kisco, 1990.（長井苑子訳，泉　孝英監訳：びまん性肺疾患のマネージメント．金芳堂，1991．）
3) Flint A, Colby TV: Surgical Pathology of Diffuse Infiltrative Diseases. Grune & Stration, Orlando, 1987.（泉　孝英，北市正則監訳：びまん性肺疾患の生検診断．金芳堂，1989．）
4) Katzenstein A-L A: Katzenstein and As kin's Surgical Pathology of Non-neoplastic Lung Diseases 3rd ed. WB Saunders, Philadelphia, 1997.
5) Comroe JH Jr, Forster RE II, Dubois AB, Briscoe WA, Carlsen F 著，村尾　誠訳：肺臨床生理学と肺機能検査法．医歯薬出版，1956．
6) Comroe JH 編　本間日臣，原沢道美，吉田清一共訳：肺機能検査法．医歯薬出版，1957．
7) Costabel U: Atlas der Bronchoalveolren Lavage. Georg thieme Verlag, Stuttgart, 1994.（長井苑子，泉　孝英監訳：気管支肺胞洗浄〔BAL〕アトラス．金芳堂，1995．）

8) ATS/ERS/WASOG statement on sarcoidosis. Am J Respir Crit Care Med 160: 736-755, Eur Resir J; 14: 735-737, Sarcoidosis Vasc Diffuse Lung Dis 16: 149-173, 1999.
9) ATS/ERS: Idiopathic pulmonary fibrosis: diagnosis and treatment. International consensus statement. Am J Respir Crit Care Med 161: 646-664, 2000.
10) ATS/ERS International multidisciplinary consensus classification of idiopathic interstitial pneumonia. Am J Respir Crit Care Med: 277-304, 2002.
(8) 9) 10) の邦訳：長井苑子, 泉　孝英監訳：ATS 間質性肺疾患ガイドライン．サルコイドーシス，特発性間質性肺炎，特発性肺線維症．医学書院，2003.）
11) Raghu G, Collard HR, Egan JJ, et al: ATS/ERS/JRS/ALAT Committee on Idiopathic Pulmonary Fibrosis. An official ATS/ERS/JRS/ALAT statement: idiopathic pulmonary fibrosis: evidence-based guidelines for diagnosis and management. Am J Respir Crit Care Med 15: 183: 788-824, 2011.
12) Morimoto T, Azuma A, Abe S, et.al: Epidemiology of sarcoidosis in Japan. Eur Respir J 31: 372-379, 2008.
13) Baughman RP, Teirstein AS, Judson MA, et al: Case Control Etiologic Study of Sarcoidosis (ACCESS) research group. Clinical characteristics of patients in a case control study of sarcoidosis. Am J Respir Crit Care Med 164 (10 Pt 1): 1885-1889, 2001.
14) Baughman RP, Nagai S, Balter M, et al: Defining the clinical outcome status (COS) in sarcoidosis: results of WASOG Task Force. Sarcoidosis Vasc Diffuse Lung Dis 28: 56-64, 2011.
15) Nagai S, Handa T, Ito Y, et al. Outcome of sarcoidosis. Clin Chest Med 29: 565-574, 2008;
16) 泉　孝英：特発性肺線維症の臨床．日内会誌 84：1396-1406, 1995.
17) Crystal RG, Fulmer GD, Roberts RC, et al: Idiopathic pulmonary fibrosis: Clinical, histlogic, radiographic, physiologic, scintigraphic, cytologic, and biochemical aspects. Ann Intern Med 85: 769-788, 1976.
18) Harasawa M, Fukuchi Y, Morinari H ed: Interstitial Pneumonia of Unknown Etiology. University of Tokyo Press, Tokyo, 1989.
19) 安藤正幸，近藤有好，佐藤篤彦，他編：間質性肺炎の病態と治療―厚生省特定疾患調査研究班の成果と最近の動向．診療新社．
20) 泉　孝英：IIP と IPF の鑑別診断．呼吸；18：201-207, 334-341, 1999.
21) 泉　孝英：繊維化性間質性肺炎―特発性間質性肺炎・肺線維症を中心に―．日胸疾会誌 27：1268-1273, 1989.
22) 日本呼吸器学会びまん性肺疾患診断・治療ガイドライン作成委員会編集　特発性間質性肺炎　診断と治療の手引き　改定第 2 版．南江堂，2011.
23) King TE Jr, Pardo A, Selman M. Idiopathic pulmonary fibrosis. Lancet. 2011 Jun 28.
24) Marmai C, Sutherland RE, Kim KK, et al: Alveolar epithelial cells express mesenchymal proteins in patients with idiopathic pulmonary fibrosis. Am J Physiol Lung Cell Mol Physiol 301: L71-78, 2011.
25) Nagai S, Kitaichi M, Itoh H, et al: Idiopathic nonspecific interstitial pneumonia/fibrosis. comparison with idiopathic pulmonary fibrosis and BOOP. Eur Respir J 12: 1010-1019, 1998.
26) Bjoraker JA, Ryu JH, Edwin MK, et al: Prognostic significance of histopathologic subsets in idiopathic pulmonary fibrosis. Am J Respir Crit Care Med. 157: 199-203, 1998.
27) Nagai S, Handa T, Tabuena R, et al: Nonspecific interstitial pneumonia: a real clinical entity? Clin Chest Med 25: 705-715, 2004.
28) Kim DS, Nagai S. Idiopathic nonspecific interstitial pneumonia: an unrecognized autoimmune disease? Am J Respir Crit Care Med 176: 632-633, 2007.
29) Travis WD, Hunninghake G, King TE Jr.; American Thoracic Society: Idiopathic nonspecific interstitial pneumonia: report of an American Thoracic Society project. Am J Respir Crit Care Med 15: 177: 1338-1347, 2008.
30) Kinder BW, Collard HR, Koth L, et al: Idiopathic nonspecific interstitial pneumonia: lung

manifestation of undifferentiated connective tissue disease? Am J Respir Crit Care Med. 2007 Oct 1; 176: 691-697; Epub 2007 Jun 7.

31) Hamada K, Nagai S, Tanaka S,et al. Significance of pulmonary arterial pressure and diffusion capacity of the lung as prognosticator in patients with idiopathic pulmonary fibrosis. Chest. 131: 650-656, 2007.

32) King TE Jr, Tooze JA, Schwarz MI, et al. Predicting survival in idiopathic pulmonary fibrosis: scoring system and survival model. Am J Respir Crit Care Med 164: 1171, 2001.

33) Spain DM: Patterns of pulmonary fibrosis as related to pulmonary function. Ann Intern Med 33: 1150-1163, 1950.

34) Nagai S, Nagao T, Hoshino Y: Heterogeneity of pulmonary fibrosis: interstitial pneumonia and sarcoidosis. Curr Opin in Pul Med 7: 262-271, 2001.

総論2 問診, 身体所見

長坂行雄
(洛和会音羽病院京都呼吸器センター)

びまん性肺疾患には多彩な疾患, 症候群が含まれる. びまん性肺疾患研究会での討論においても自己免疫疾患との関連は徐々に明らかにされつつある. 一方, 職業性の粉じん曝露の影響をどう捉えるかなど, 疾患概念としても確立されていない病態も少なくない.

このような疾患, 病態の鑑別診断においては, 画像診断の進歩もあり, 問診, 身体所見は感度も特異性も低いと思われる. 喫煙開始後の急性好酸球性肺炎など病歴だけでも診断がつくような病態もあるが例外的である. しかし, 例えば過敏性肺炎の原因の推定において, 喫煙, 粉じん曝露に関する問診でなければ知りえない情報が多く, 診断, 治療管理においても必須の情報である. また, びまん性肺疾患研究会で検討された症例のほぼ半数で喫煙, 粉じん曝露, 自己免疫疾患などの先行疾患やその治療が診断の有力な手がかりとなっている[1]. さらに, 病態の進行, 治療効果や予後の推定, 判定にも問診, 身体所見は重要である.

1 自覚症状

びまん性肺疾患は無症状で発見されることも多い[2] (**表1**). 一般的にいえばびまん性に相当な陰影を認めても無症状である場合は肉芽腫性肺疾患や転移性腫瘍が多い. 無症状ということは重要な情報になる. また咳嗽や発熱などの症状があって受診した場合でも, 合併した気管支炎や肺炎によって発見される例も多い. 個々の

表1 無症状で発見されるびまん性肺疾患

サルコイドーシス
じん肺
肺胞タンパク症
転移性肺がん
リンパ腫
ランゲルハンス細胞組織球症
リンパ脈管筋腫症

(文献2を一部改編)

自覚症状に関しては別項で解説する.

2 社会歴

喫煙歴：特に喫煙と関連の深い呼吸器疾患は喫煙関連肺疾患とよばれ, 間質性肺疾患も多く含まれる[3] (**表2**). 粉じん曝露歴と喫煙歴がともにある症例でも, 肺機能的には喫煙の影響が大きい例が目立つ. 喫煙者では肺がんの合併も多いことも考慮しておく.

職業歴：鉱物性粉じんへの高濃度, 長期間の曝露によりじん肺を発症する[4]. しかし, わが国では1978年 (昭和53年) に改正じん肺法が施行されてから労働環境が改善し, 最近ではじん肺を診ることは稀である[5].

石綿肺は通常のじん肺 (主に珪肺) と異なり, まったく粉じんが目にみえない低濃度の曝露でも発症する可能性がある. 曝露後数十年を経て胸膜プラークほど高頻度ではないが, 石綿肺も発症することがある. わが国で石綿輸入量が最大となったのは1980年ころで輸入量が10万トンを割ったのは2000年で[5], それ以降急速に

表2 喫煙関連肺疾患

呼吸細気管支炎間質性肺疾患＝RB-ILD（respiratory bronchiolitis-interstitial lung disease）
剥離性間質性肺炎＝DIP（desquamative interstitial pneumonia）
肺ランゲルハンス細胞組織球症PLCH（pulmonary Langerhans Cell histiosytosis）
急性好酸球性肺炎＝AEP（acute eosinophilic pneumonia）

これ以外に特発性肺線維症＝IPF（idiopathic pulmonary fibrosis），リウマチ肺でも喫煙との関連が指摘されている．びまん性肺疾患には含まれないが，COPD，慢性気管支炎でも末梢気道病変が存在するので特に病理所見の評価には注意する必要がある．

(文献2と3を参考として作表)

表3 職業性粉じん曝露に関連する肺疾患

気管支喘息	粉じんなどが，抗原あるいは刺激物として作用する
COPD	石炭粉やカドミウムなどの金属フュームが増悪，発症因子となる
Toxic tracheitis, bronchitis, and bronchiolitis	刺激性のガスや金属フュームなどの曝露による
珪肺*	日本の炭鉱は石炭層が薄いので炭鉱夫であってもより肺への影響の強いケイ酸塩＝石の粉じんの影響が強く，珪肺と呼ぶ方が正確である
炭鉱夫肺*	厚い石炭層を掘るのでほぼ完全な石炭の粉じんに曝露する
石綿肺*	石綿線維を含む物質の曝露で目に見えない低濃度の曝露でも発症することがある
ベリリウム肺*	
タルク肺*	
巨細胞性間質性肺炎*	コバルトなど超硬金属の吸入による
通常型間質性肺炎（UIP）*	金属粉じんで発症する可能性がある
肺胞蛋白症*	急進じん肺とよばれる高純度ケイ酸曝露時にみられる
Toxic pneumonitis（化学物質によるもの）*	硫化水素などの刺激ガス，TDI，パラコート，酸化カドミウム，火災の煙，などの刺激物の吸入による．アンモニアなど水溶性の強い物質では眼球刺激やtoxic tracheitis など上気道の症状が強く出やすい
Toxic pneumonitis（有機物質によるもの）*	高濃度の細菌，真菌，エンドトキシンへの曝露による．紡織，畜産，園芸のほか空調により事務作業で発症することもある．Organic dust toxic syndrome=ODTSと関連して発症する
過敏性肺炎*	真菌，鳥，穀物，動物，コーヒー，材木，化学物質などによる
シックハウス症候群	肺以外の症状が目立つが肺障害も起こりうる
肺癌	ヒ素，石綿，クロム，マスタードガスなど

*は，びまん性肺疾患に含まれる．
これ以外にもアルミナ肺，アルミニウム肺，ボーキサイト肺など多彩なじん肺が報告されている．

(文献6を参考に作成．日本語訳が定着していない疾患は原語で記載した)

減少し2006年にようやく0トンとなった．すでに職業的な粉じん曝露による石綿肺は，稀となっているが，より低濃度の環境曝露による影響はこれからも続くであろう．

珪肺，石綿肺以外にも職業性や偶然の粉じん曝露による多彩な病態が報告されている（表3）[6]．びまん性肺疾患研究会でも職業的な金属等との曝露と発症との関連が疑われる例が多数報告[1]されている．典型的なじん肺は数十年の粉じん曝露後に発症する[4]が，より短期間で発症する例もあり，その複雑な病態の究明には詳細な職業歴や粉じん曝露歴の聴取が必須である．

農業に関しては，酪農家が干し草などにつく真菌で発症する農夫肺，キノコ栽培などで過敏性肺炎が報告されている．またサイロでは真菌以外にNO_2などの有毒ガスが発生し，それによる急性肺障害も報告されている[7]．

有機物以外でも，塗料に含まれるTDIなどの化学物質による過敏性肺炎の報告がある[8]．

居住歴：夏型過敏性肺炎では，古い木造家屋や床下の水漏れなど，かびの発生しやすい居住環境が聴取されることが多い．動物飼育歴では

特に鳥が重要である．鳥飼病では鳥の飼育のみだけでなく，野生の鳥との頻回の接触，羽毛布団の使用が原因と考えられる例もある[9]．

石綿関連肺疾患は職場などでの直接曝露がなくとも，石綿を扱う作業場周辺でも発生する．IPF（特発性肺線維症）を疑われる胸部陰影がある例では居住地の近くに石綿を扱う作業所があるかを聞いておいた方が良い．

3 既往歴

びまん性肺疾患は膠原病をはじめとする何らかの自己免疫疾患に続発する例が多い．特発性間質性肺炎の診療においても大多数の症例では自己抗体の検査を行うことが推奨されている[10]．膠原病では，それぞれの疾患ごとに合併しやすい肺疾患が明らかにされている[11]．また，ウイルス感染や，胃食道逆流症に伴う間質性肺疾患も考える必要がある[11]．薬剤投与などの治療に伴う肺障害も多い[12]．

4 家族歴

IPF（特発性肺線維症）では家族発生例がみられるがNSIP（非特異型間質性肺炎）の形で現れることもある[13]．南九州，沖縄地方では成人T細胞白血病／リンパ腫（ATLL/adult T-cell leukemia/lymphoma）やリンパ腫に伴う肺疾患，感染症の可能性が比較的高いが，最近では人口流動で全国に拡がっていることを考慮する[14]．

5 自覚症状

1）咳嗽，喀痰

IPF（特発性肺線維症）では乾性咳嗽が労作性呼吸困難を自覚する前からみられることが多い．BOOP/COP（bronchiolitis obliterans organizing pneumonia/cryptogenic organizing pneumonia 閉塞性細気管支炎器質化肺炎／特発性器質化肺炎）でも半数以上で咳嗽，喀痰がみられる[15]．DPB（diffuse panbronchiolitis, びまん性汎細気管支炎）では多量の膿性痰がみられたが，最近ではこのような症状を示す例では早期からマクロライドが投与され，以前のような著しく多量な膿性痰[16]をみることはほとんどなくなっている．このように病態も医療の進歩とともに変化している．

2）息切れ，呼吸困難

時間単位で呼吸困難が悪化するのは成人型呼吸促迫症候群，急性好酸球性肺炎と気胸が併発した場合である．AIP（acute interstitial pneumonia 急性間質性肺炎）でもこれに近い速さで増悪する．それ以外は数日以上の経過で悪化していく．

IPFの急性増悪やBOOP/COPでは早ければ数日の経過で発熱を伴って呼吸困難も増悪することがある[15]．このような速さで呼吸困難が悪化する場合，比較的無症状であった何らかのびまん性肺疾患が存在し，そこに急性気管支炎や肺炎を合併したという例が多い．画像的にも鑑別が難しいこともあるので注意が必要である．

1ヵ月以内の呼吸困難の増悪がIPFの急性増悪の定義に使われている[17]が，このような増悪でも遺伝子解析の結果，感染の関与がなかった，とする報告[18]がある．実際には感染の関与を考慮しながら対応するが，重要な指摘である．

IPFやその近縁疾患では数ヵ月，数年以上かかった徐々に労作性呼吸困難が進行する例が多い．急性増悪でなくとも，息切れは予後を規定する重要な因子である[19]．また肺機能とも密接に関連する（肺機能の章で詳説する）．

3）発熱

程度は様々であるが，AIP，BOOP/COPや過敏性肺炎，膠原病，悪性リンパ腫では発熱を伴うことが多い．その他の多くの間質性肺炎，じん肺，サルコイドーシスでは発熱を伴わない．粟粒結核では微熱が続く場合もあるが，平熱の

まま，あるいは高熱と様々である．

6 身体所見

1) 聴診所見

IPFではおよそ70%で両側肺底部にクラックルを聴取する．典型的にはファインクラックルで吸気開始から少しの間をおいて吸気終末近くまで持続する[20]．しかし，コースクラックルと記載されている症例もあり，また胸部X線で典型的な蜂巣肺を示していてもまったくクラックルを聴取しない症例もある．石綿肺の場合には両側腋下の下部で聴取しやすい．胸部X線で異常を認める前にも聴取されることがある．またクラックルを聴取する例では胸部X線所見の進展が速い[21]．過敏性肺炎ではクラックルを広範囲で聴取することが多い．

BOOP/COPではクラックルを聴取することが多く[15]，画像と合わせても一般細菌による肺炎との区別は容易ではない．BO（bronchiolitis obliterans：閉塞性気管支炎），BBO（broncho-bronchiolitis obliterans：閉塞性気管支細気管支炎）ではウイーズを聴取しないことが多い[22]．

DPBではクラックルと喀痰貯留音（ロンカイあるいはランブル）を聴取することが多かったが，マクロライド少量長期療法の普及した最近では所見に乏しい例も多い．

2) ばち指

IPFでは肺組織における平滑筋の増殖とばち指の頻度，胸部画像所見の悪化が相関する，という報告がある[23]．この報告でもIPFにおけるばち指は全体の70%で認められており，これまでの報告と一致している．NSIPではばち指はみられないことが多い．

IPF以外の肺疾患でも，化膿性肺疾患，気管支拡張症，肺がん，呼吸不全を伴う肺気腫などで，ばち指を認めることがある．いずれも原疾患の治療が奏効すれば改善することが多い．

7 まとめ

最近2例のCastleman病を経験した．1例は自覚症状はなく，検診でびまん性の線状網状陰影を指摘されていた．もう一例は急性気管支炎のような症状が長引いているが胸部X線ではほとんど所見がない．症状は大きく異なるが，いずれもルチンの血液検査で総蛋白が高値，アルブミンが低値でこの疾患を疑いIL-6の上昇を認め，リンパ節生検で診断できた．びまん性肺疾患研究会で検討され，病歴，身体所見で見当がつきにくいもう一つの疾患がアミロイドーシスである．開催記録[1]を読み直してみても，やはりほぼ無症状であったり，多彩な症状が記されたりしていて一定の傾向がない．

このような若干の例外を除けば，問診，身体所見によって鑑別診断の方向性や病態の進行の推定に非常に重要な情報が得られる．さらに詳細な粉じん曝露歴などによって，これまで明らかでなかった吸入された異物（粉じん，金属フューム，有機物，化学物質など）が肺に及ぼす影響が明らかにされていくものと期待される．

文献

1) びまん性肺疾患研究会編：びまん性肺疾患研究会119回の開催記録，びまん性肺疾患研究会事務局，2008．
2) 長井苑子：初診外来でのスクリーニング，長井苑子著，間質性肺疾患の外来診療，医学書院：5-23，2007．
3) Wells AU, Nicholson AG, Hansell DM: Challenges in pulmonary fibrosis・4: Smoking-induced diffuse interstitial lung diseases. Thorax 62: 904-910, 2007.
4) Cohen R, Velho V: Update on respiratory disease from coal mine and silica dust. Clin Chest Med

23: 811-826, 2002.
5) 長坂行雄：石綿（アスベスト）肺，治療学 40：1207-1211，2006.
6) Mapel D, Coultas D: Disorders due to minerals other than silica, coal, and asbestos, and to metals. In Occupational disorders of the lung. Hendrick DJ, Sherwood Burge P, Beckett WS, Churg A. Ed. W.B. Saunders, London: 163-190, 2002.
7) Spurzem JR, Romberger DJ, Von Essen SG: Agricultural lung disease. Clin Chest Med 23: 795-810, 2002.
8) Nakashima K, Takeshita T, Morimoto K: Diagnosis and prevention of diseases induced by isocyanate. Environ Health Prev Med 7: 40-46, 2002.
9) 稲瀬直彦，菅守隆，田口善夫，千田金吾：過敏性肺炎の診断と治療update（座談会）　呼吸 30：593-602，2011.
10) Raghu G, Collard HR, Egan JJ, et al: An Official ATS/ERS/JRS/ALAT statement: idiopathic pulmonary fibrosis: evidence-based guidelines for diagnosis and management. Am J Respir Crit Care Med 183: 788-824, 2011.
11) Olson AL, Brown KK: Connective tissue disease-associated lung disorders. Eur Respir Mon, 46: 225-250, 2009.
12) Flieder DB, Travis WD: Pathologic characteristics of drug-induced lung disease. Clin Chest Med 25: 37-45, 2004.
13) Steele MP, Speer MC, Loyd JE, et al: Clinical and pathologic features of familial interstitial pneumonia. Am J Respir Crit Care Med 172: 1146-1152, 2005.
14) 岡田文人，安藤ゆみ子，森宣：肺のリンパ腫，リンパ腫様肉芽腫症，血管内リンパ腫，HTLV－1関連肺病変のCT所見，日本胸部臨床 70：552-559，2011.
15) Vasu TS, Cavallazzi R, Hirani A, et al: Clinical and radiologic distinctions between secondary bronchiolitis obliterans organaizing pneumonia and cryptogenic organizing pneumonia. Respir Care 54: 1028-1032, 2009.
16) 長坂行雄：びまん性汎細気管支炎，瀬良好澄監修，三上理一郎，北谷文彦，泉孝英編，びまん性肺疾患の臨床，金芳堂，107-113，1987.
17) Akira M, Kozuka T, Yamamoto S, et al : Computed tomography findings in acute exacerbation of idiopathic pulmonary fibrosis. Am J Respir Crit Care Med 178: 372-378, 2008.
18) Konishi K, Gibson KF, Lindell KO, et al: Gene expression profiles of acute exacerbation of idiopathic pulmonary fibrosis. Am J Respir Crit Care Med 180: 167-175, 2009.
19) Nishiyama O, Taniguchi H, Kondoh Y, et al: A simple assessment of dyspnea as a prognostic indicator in idiopathic pulmonary fibrosis. Eur Respir J 36: 1067-1072, 2010.
20) 保田昇平，家田泰浩，野村佳代，他：IPF（典型的間質性肺炎）のファインクラックは必ずしも吸気の終末ではない．薬理と臨床 20：293-297，2010.
21) 長澄人，熊本牧子，田村猛夏，他：石綿肺と肺音―クラックルの有無と胸部X線所見の進展との関連性―．薬理と臨床　21：189-191，2011.
22) St. John AC, Dorinsky PM: Cryptogenic bronchiolitis. Clin Chest Med 14: 667-675, 1993.
23) Kanematsu T, Kitaichi M, Nishimura K, et al: Clubbing of the fingers and smooth-muscle proliferation in fibrotic changes in patients with idiopathic pulmonary fibrosis. Chest 105: 339-342, 1994.

3 総論
びまん性肺疾患の診断：画像検査

総論3.1
胸部X線写真, HRCT

村田喜代史
（滋賀医科大学）

1 形態診断のための画像検査

　びまん性肺疾患の形態診断を行うための画像検査は，胸部X線写真とCTである．CT検査が容易に実施できる現在においても，胸部X線写真は，その簡便性や経済性から胸部画像診断の出発点であることに何も変わりはない．撮影は深吸気位での立位正面像および側面像が基本となる．胸部X線写真で検出された，あるいは疑いをもたれた異常影の確認や病変の精密形態評価が必要になった時にはCT（特に高分解能CT，HRCT）を行う．

2 胸部X線写真の役割

　粒状影，網状影，斑状影，あるいはすりガラス（様）陰影といった微細陰影の集合で形成されるびまん性肺疾患においては，微細形態診断はHRCTに任せ，胸部X線写真では，軽微な変化を見落とさず，病変を拾い上げることが重要になる．肺野の微細な変化を捉えるためには，血管影の密度変化や不明瞭化，血管影以外の線状影や網状影，肺野透過性の変化，あるいは種々の構造辺縁の不明瞭化を見落とさないようにしなければならない．そのためには，可能な限り，過去のフィルムとの比較読影が望ましい．また，肺全体が一つの画像で評価できる利点を生かし，以下の情報を捉えることも大切である．

1) 病変の経過

　経時的に撮影された胸部X線写真を比較し，病変の進展の速さを評価する．病変進展の急性，亜急性，あるいは慢性といった経時変化を捉えることは，疾患の鑑別を行う上で大きな情報となる．同様に種々の薬剤療法に対する治療効果の判定にも胸部X線写真による全体像の変化を評価することは有用である．

2) 病変の肺内分布[1]

　病変の種類や程度が肺内のどこに強いか，肺内分布を評価する．びまん性肺疾患といっても，病変が肺内に一様に拡がっているわけではなく，その強弱に特徴的な分布を示すことも多い．そのような特徴的な肺内分布は疾患自体の特徴である場合も多く，上肺と下肺，あるいは内層肺と外層肺の間の病変の強さに違いがないかをチェックする（表1）．

表1　特徴的な病変の肺内分布

上肺野優位	・サルコイドーシス ・ランゲルハンス細胞組織球症 ・じん肺症 ・呼吸細気管支炎 ・小葉中心性肺気腫
下肺野優位	・特発性肺線維症 ・非特異的間質性肺炎 ・特発性器質化肺炎 ・アスベストーシス ・血行性肺転移

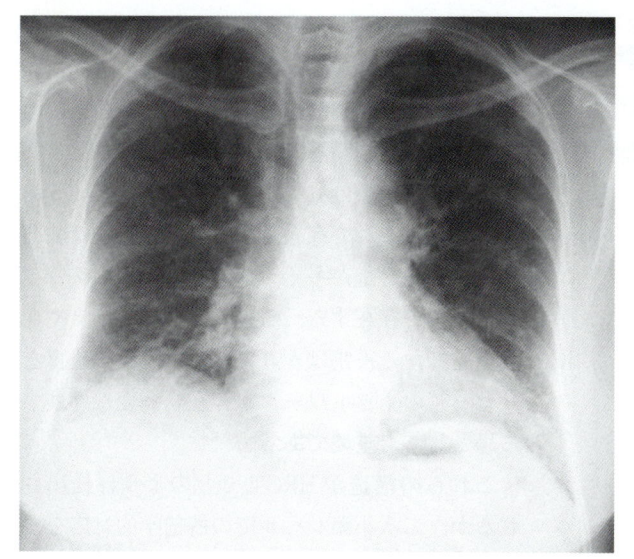

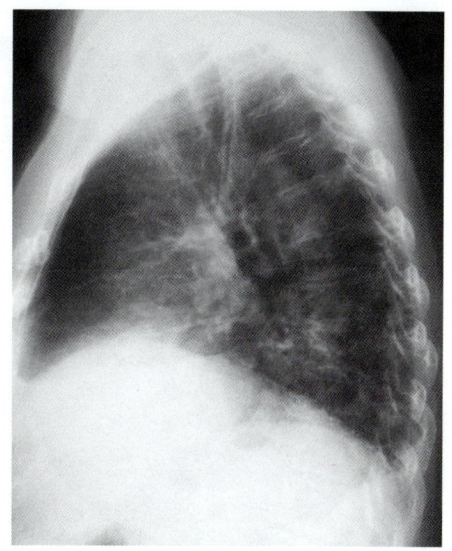

図1 特発性肺線維症における胸部X線写真
下肺野の肺容量の減少がわかりやすい.

3) 肺容量変化

　胸部X線写真では，全体像が評価できるために，肺容量の増加や減少に関してCTより捉えやすい場合がしばしばある．肺容量の変化は横隔膜，葉間線，気管支や肺野血管の偏位，あるいは肺の形態変化から総合的に判断しなければならない．横隔膜の高さは肺容量変化を判断する重要な手がかりだが，患者の吸気程度が大きく影響するので，確実な定量的基準はない．ただ，一つの目安として右横隔膜ドームの高さはおよそ第10後肋間であるというのは参考になる．

　線維化による肺容量減少，あるいはair trappingによる肺容量の増加といった所見は，生じている病態変化を示唆する重要な所見である（図1）．肺容量変化は，びまん性肺疾患の胸部X線写真を評価する場合に忘れてはいけないポイントの一つである.

③ 胸部CT（特にHRCT）

1) HRCTの正常像と二次小葉

　HRCTとは，CTのもつ空間分解能を最大限に高めた画像で，薄いスライス厚（1～2 mm），高分解能アルゴリズム（画像再構成ソフトの一つ），小さな画像再構成領域（FOV）（通常20 cm前後で片肺をカバー），の3つの条件を満たすものを指す．しかし，小さなFOVは必ずしも必須条件ではなく，両肺を含むFOVを用いてもよい．このようにして得られたHRCTでは通常のCTより末梢肺構造，特に肺二次小葉構造を描出可能で，この能力がびまん性肺疾患において重要な情報である二次小葉内の病変分布の評価を可能にしている．病変評価には正常二次小葉構造のどのレベルまでHRCTで描出されているのかを知っておくことが重要であるので[2]，最初に正常二次小葉を含む伸展固定標本写真とHRCTを対比して提示する（図2）．

　区域レベルより末梢肺では，原則として気管支と肺動脈は伴走し，肺静脈はそれらの中間部を単独で走行する．気管支は何回かの分岐を繰り返した後，より短い間隔で複数の細気管支に分岐する領域に到達し，これらの細気管支によって形成される末梢肺組織を肺二次小葉という（図2）．大きさは1 cm前後である．二次小葉には通常数個の終末細気管支を含み，終末細気管支から，呼吸細気管支，肺胞管，肺胞嚢と複雑に分岐する．肺二次小葉レベルにおいても，中

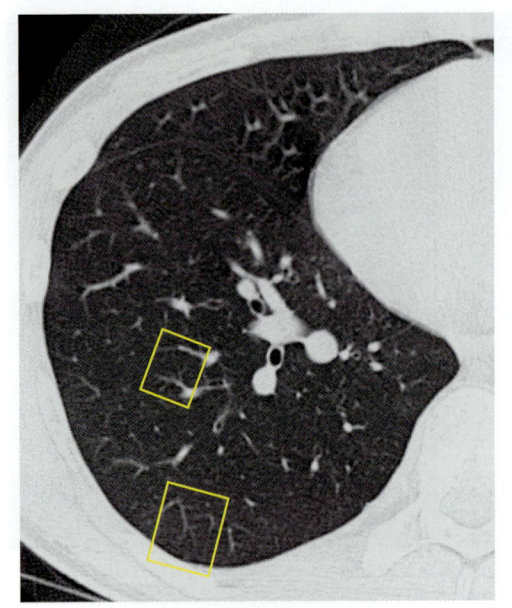

図2a　高分解能CT（2mm）
矩形領域は二次小葉を1個含む．

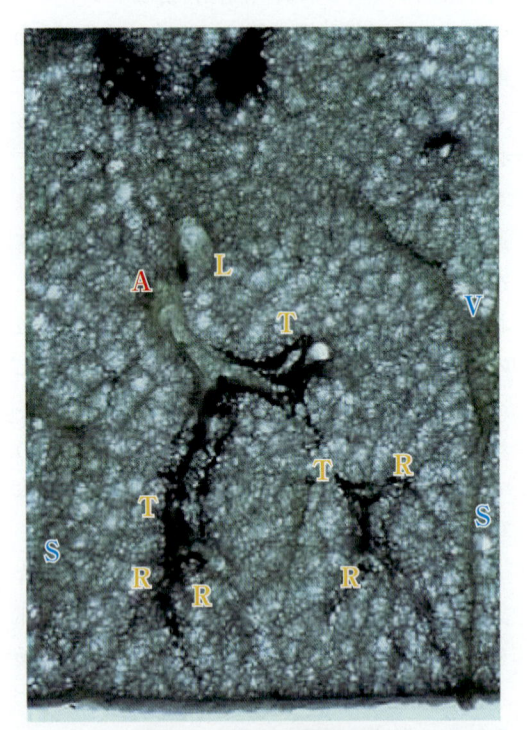

図2b　二次小葉の標本写真
A：小葉肺動脈
L：小葉細気管支
T：終末細気管支
R：呼吸細気管支
V：肺　静　脈
S：小葉間隔壁

央部を細気管支と肺動脈が伴走し，この肺動脈に対応する太さの肺静脈は二次小葉の辺縁に存在する．また，小葉辺縁部の一部には結合組織の膜である小葉間隔壁がみられる．さらに，気管支や肺動静脈は気管支血管周囲間質という結合組織に包まれて存在し，この結合組織は肺門部領域で最も量が多く，連続性に呼吸細気管支レベルまで存在する．この間質は，気管支や血管を支持する役割ばかりでなく，内部に豊富なリンパ管のネットワークが存在し病変が進展する場としても重要である[3]．

これらの構造がHRCTでどのように描出されるか，二次小葉レベルでの解剖学的対応をまとめると，以下のようになる．

①肺は1cm前後の大きさをもった二次小葉の集合でできているが，個々の二次小葉の辺縁の大部分はHRCTでは認識できない．

②HRCTでは二次小葉の中央部を走行する気管支肺動脈束と小葉辺縁に位置するいくつかの構造がみえるだけである．小葉辺縁構造とは肺静脈，小葉間隔壁，胸膜，太い気管支肺動脈の外縁である．

③HRCTでは二次小葉内の細気管支自体はみえず，伴走肺動脈が気管支肺動脈束として描出される．気管支肺動脈束は小葉の辺縁から3mm前後離れた終末細気管支ないし第一次呼吸細気管支レベルまで描出可能である[4]．

④終末細気管支ないし第一次呼吸細気管支周囲の肺組織を小葉中心部という．

⑤二次小葉は数個の終末細気管支で形成される末梢肺組織と定義されるが，三次元的な拡がりをもつので，HRCTの1スライスで一つの小葉の終末細気管支伴走肺動脈が全部みえることはほとんどない．

⑥高次呼吸細気管支より末梢の気道や血管，肺胞などはHRCTの空間分解能以下であるので，平均化されて比較的均一な肺野として表現される．

⑦気管支や血管周囲，胸膜にはリンパ管，気

管支動静脈を豊富に含む結合組織（広義間質）が存在するが，HRCTでは気管支壁や血管像内に含まれる．

2) びまん性肺疾患のHRCT像

びまん性肺疾患のCTでは，まず肺全体の中での病変の拡がりや程度を評価することが重要で，特徴的な肺内病変分布は鑑別診断の手がかりになる場合が多い[5]．上下肺，肺内外層による違いに加えて，CTで評価可能になる腹側背側による違い，区域性か非区域性か，といった分布の特徴の有無がポイントになる．気管支肺炎では区域性分布，誤嚥性肺炎では背側肺に分布する頻度が高く，非感染性炎症疾患では非区域性分布を示す場合が多い．

HRCTでは，前項の正常像で記載したような小葉中心部および小葉辺縁構造をlandmarkにすると，二次小葉内の病変分布の評価が可能になり，いくつかのグループに分けて考えて鑑別診断を狭めることができる[6,7]（図3）．また，いくつかの教科書では，異常陰影を結節影，線状影といった分類で記載されているが，この場合でも可能なら二次小葉構造と関連づけることにより，鑑別診断を狭めるのに役立つ情報が得られる[5,8]．HRCTは通常，仰臥位吸気での撮影が基本だが，重力効果による陰影を除外するために腹臥位での撮影を追加したり，空気の捉えこみ（air trapping）を診断するために呼気CTを追加する場合がある．

(A) 気道性病変

気管支肺動脈束の腫大および隣接肺野の高吸収域を主たるHRCT所見とするグループで，変化が小葉中心部に強いものや気管支肺動脈束の腫大が目立つものなど，いくつかのパターンがみられる．中枢肺では気管支の拡張や壁肥厚，末梢肺では気管支肺動脈束の腫大や分岐数の増加，さらに病変の強いところでは，その周囲の肺野に種々の程度の高吸収域がみられるのに対して，小葉辺縁構造である肺静脈，小葉間隔壁，胸膜やその隣接肺野には病変が無いか軽度であるものを指す．これらの病変分布は急性あるいは慢性の気道性病変であることが多く，気管支肺炎（図4），肺結核症，びまん性汎細気管支炎などでは小葉中心部に変化が強く，マイコプラズマ肺炎では細気管支病変を示す末梢気管支肺動脈束の腫大や，より中枢気管支の変化

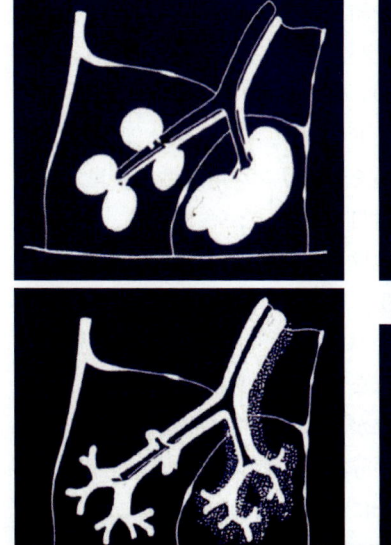

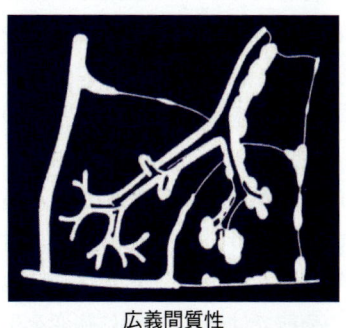

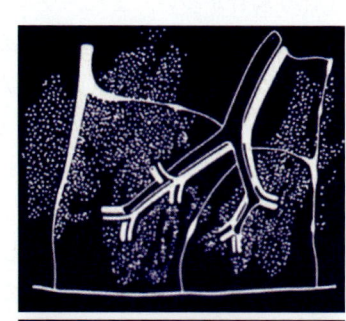

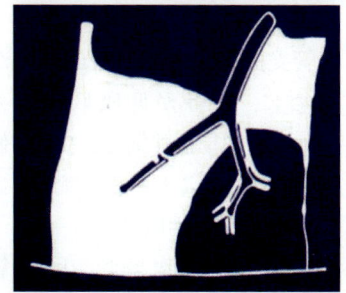

広義間質性

気道性　　　　血行性　　　　肺胞性

図3　HRCTで評価できる病変の小葉内分布パターン

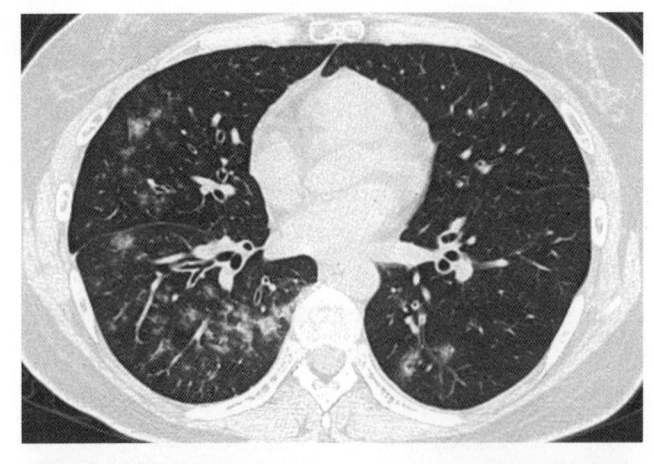

図4　気道性病変（気管支肺炎）
淡い小葉中心性粒状影やその癒合像がみられる．

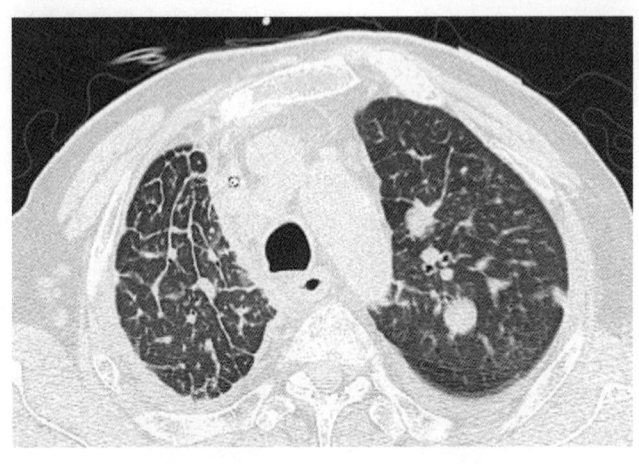

図5　広義間質性病変（癌性リンパ管症）
気管支肺動脈束や小葉間隔壁の肥厚が右肺に強くみられる．

を伴う場合が多い．また，ウイルス性肺炎では周囲肺野のすりガラス（様）陰影が目立ち，後述の肺胞性病変のパターンと捉えた方がよい．

さらに，気道性病変の特殊型として，閉塞性細気管支炎パターンを覚えておく必要がある．閉塞性細気管支炎では，細気管支内腔の線維性狭窄が生じるが，病変が限局しているためにHRCTでも細気管支病変として捉えることができない場合が多い．しかし，この病態では細気管支狭窄によるair trappingが高度に生じるために，肺野が低吸収域を示し，このair trapping部位は呼気CTでCT値の上昇があまりみられないことから診断することができる．

(B) 広義間質性病変

広義間質性病変とは，リンパ管が豊富な気管支血管周囲間質，小葉間隔壁，胸膜といった結合組織に主たる病変が存在するものを指す．HRCTでは気管支肺動脈束と小葉辺縁構造の両者の腫大や結節状腫大を示すグループで，基本的にはリンパ管あるいは広義間質に沿って進展する病変のときにみられる．代表的なものには，サルコイドーシス，癌性リンパ管症（図5），悪性リンパ腫を含むリンパ増殖性肺疾患，じん肺症，間質性肺水腫などが含まれる．ただし，後述する肺胞性病変の一部では広義間質にも同時に病変を生じるために，すりガラス（様）陰影という肺胞性パターンと小葉内分岐構造や小葉間隔壁の肥厚などの広義間質パターンの両者が共存する場合がある．さらに間質性肺炎などの肺胞性病変の分布が肺動静脈や小葉間隔壁の周囲に強い場合には，HRCTでは気管支肺動脈束や小葉間隔壁の腫大という広義間質パターンとして表現されることにも注意が必要である．

(C) 血行性病変

　病変が血行性に拡がる場合には，ランダムな分布を示す小粒状病巣を形成する．ランダム分布とは，小結節が多数ある場合に，小葉中心部あるいは小葉辺縁部といった部位ばかりでなく，その間の肺野にも"浮いた"結節が多数みられ，既存の気管支や肺血管と一定の関係を示さないものをいう．ランダム分布は病変が血行性の原因によって形成される場合にみられ，血行性肺転移や粟粒結核（図6），粟粒真菌症に代表される．

(D) 肺胞性病変

　HRCTでも空間分解能の限界によって肺胞壁の病変と肺胞腔の病変は区別できず，肺胞性病変は基本的に種々の程度の肺野高吸収域として描出される．高吸収域の程度（あるいはCT値の違い）は，軟部組織と空気の比率で決定され，含気が多ければ内部に血管影が残存するすりガラス（様）陰影，含気が消失すれば浸潤影となる．肺胞性病変には，感染症，肺水腫，非感染性肺炎（図7），肺出血，悪性リンパ腫など多くの病態が含まれ，高吸収域そのものでは，これらは区別できない．

　しかし，病歴や臨床所見，病変の分布の特徴や均一性の有無，あるいは気道性病変や広義間質性病変の共存の有無，が鑑別の手がかりになる．たとえば，区域性，連続性の肺野高吸収域は感染症の頻度が高く，非区域性斑状分布は非感染性肺炎で高率にみられる．また，肺野高吸収域に広義間質性病変を伴えば，広義間質性病変の肺胞領域への進展（あるいはその逆の進展）が考えられるし，気道性病変がみられれば，気道性病変から肺胞領域へ進展する病態が考えやすい．

　さらに，構造改変の存在の有無も重要である．構造改変とは病変の程度が強く慢性経過をたどったときに生じる既存構造の破壊とそれに続く修復機転としての器質化，線維化を指す．このような変化が生じると二次小葉構造自体が改変し，位置関係がくずれ，病変を二次小葉構造と関係づけて局在化することが不可能になる．しかし，見方を換えれば，構造の改変は器

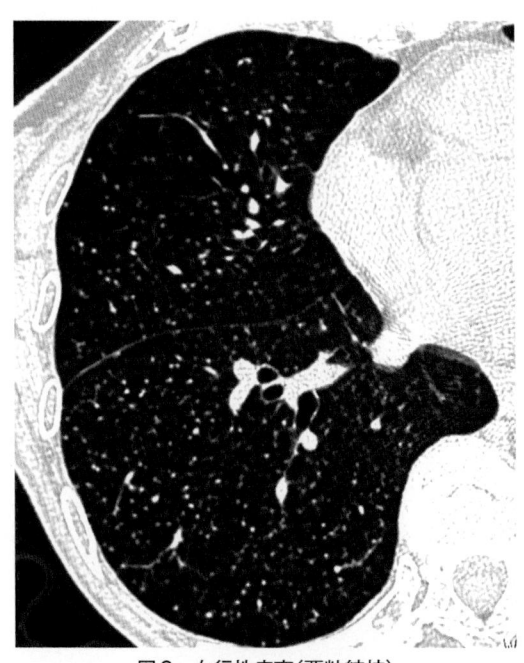

図6　血行性病変（粟粒結核）
ランダム分布の小粒状影が多数みられる．

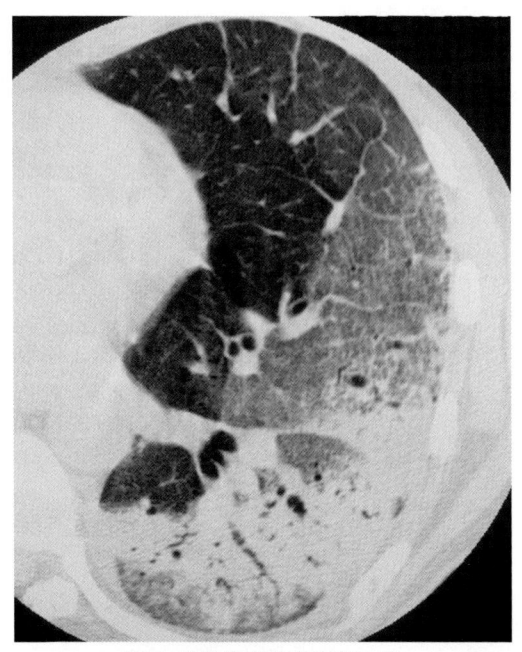

図7　肺胞性病変（器質化肺炎）
非区域性斑状分布を示す浸潤影とすりガラス（様）陰影がみられる．

質化や線維化の存在を表すと考えることもできる．たとえば高吸収域の中に拡張した気管支や細気管支をみれば，その高吸収域には器質化，線維化が生じていると判断することができるわけである．このような構造改変を示唆する所見として，肺の容量減少，太い気管支や血管の偏位および胸膜への近接，高吸収域の中の牽引性気管支拡張や牽引性細気管支拡張，蜂巣肺などがある（図8）．間質性肺炎群の中で不均一な構造改変が認められれば特発性肺線維症ないしUIPパターンを示唆する所見となる．

ここまで肺野高吸収域を示す病変を記載したが，肺野病変には，低吸収域や囊胞を生じる病変が存在する．低吸収域を生じる病変の代表が肺気腫であり，特に小葉中心性肺気腫は，HRCTで小葉中心部に壁をもたない低吸収域が正常肺に囲まれて描出される．また，多発性囊胞を形成する病変には，ランゲルハンス細胞組織球症，リンパ脈管筋腫症，リンパ球性間質性肺炎などが知られている．

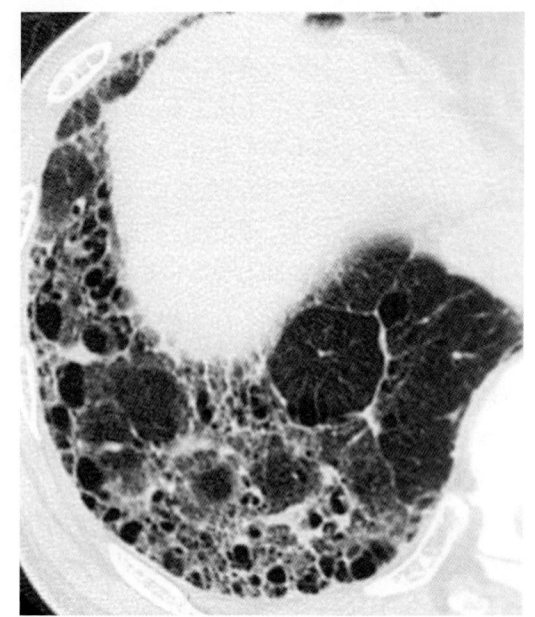

図8　構造改変　特発性肺線維症（IPF/UIP）
肺外層を中心とする種々の大きさをもった蜂巣肺がみられ，その間にすりガラス（様）陰影や網状影を示す部位や正常肺が不均一に混在する．

文献

1) 日本呼吸器学会びまん性肺疾患—診断・治療ガイドライン作成委員会．特発性間質性肺炎．診断と治療の手引き．南江堂，東京：4-9，2004．
2) 高橋雅士，新田哲久，高桜竜太郎，他：末梢肺野解剖とHRCT．臨床放射線53：1-13，2008．
3) Murata K, Takahashi M, Mori M, et al: Peribronchovascular interstitium of the pulmonary hilum: Normal and abnormal findings on thin-section electron-beam CT. Am J Roentgenol 166: 309-312, 1996.
4) Murata K, Itoh H, Todo G, et al: Centrilobular lesions of the lung: demonstration by high-resolution CT and pathological correlation. Radiology 161: 641-645, 1986.
5) Webb WR, Muller NL and Naidich eds: High-resolution CT of the lung, 4th ed. Lippincott and Williams & Wilkins, Philadelphia: 65-167, 2009.
6) Murata K, Khan A, Herman PG: Pulmonary parenchymal disease: Evaluation with high resolution CT. Radiology 170: 629-635, 1989.
7) 村田喜代史，上甲剛，村山貞之編：胸部のCT（第3版），メディカル・サイエンス・インターナショナル社，東京：405-410，2011．
8) Müller NL and Silva CIS: Imaging of the chest. Saunders, Philadelphia: 97-212, 2008.

総論3.2
核医学, FDG-PET他

久保　武
(京都大学医学部附属病院)

　びまん性肺疾患に対する核医学検査は, 肺機能評価のために行われる場合と, 肺疾患の診断を目的として用いられる場合とがある. 肺機能評価としては, 一般的なものに肺換気シンチグラフィ (^{133}Xe, ^{81m}Kr), 肺血流シンチグラフィ (^{99m}Tc 大凝集アルブミン) がある. シンチグラフィは肺の各領域ごとの肺機能を評価できるために肺切除や肺移植前の評価等に重要な情報を提供する. また, 近年は CT アンギオグラフィにとってかわられる傾向にあるが, 換気血流シンチグラフィは肺動脈塞栓症の評価にも使用されてきた.

1 腫瘍・炎症シンチグラフィ

　腫瘍・炎症シンチグラフィで用いられる FDG-PET やガリウムシンチグラフィにおいて, びまん性肺疾患が集積亢進として捉えられることがある. シンチグラフィではびまん性肺疾患の活動性を反映して集積亢進が認められる. シンチグラフィでは CT で形態的変化を認めていない部位にも異常所見が拡がっていることがあり病変の範囲をより鋭敏に描出していると考えられる (図1).

　一方, 集積亢進の特異度は低く, 集積亢進は炎症, 腫瘍のいずれによっても起こるため, 一般に診断確定には有用とは言えない.

　FDG-PET は ^{18}F フルオロデオキシグルコース (FDG) を用いたポジトロン断層撮影であり, 腫瘍シンチグラフィとして各種悪性腫瘍の評価に頻用されている. ^{18}F-FDG ではグルコースの水酸基の一つが陽電子放出核種であるフッ素 ^{18}F で置換されている. ポジトロン断層法では放出された陽電子の消滅放射線を検出するが, 一対の光子が180°の方向に放出されるため, 収集データから光子が発生した方向を特定できるため画質は優れており, 感度・定量性においても有利である.

　FDG はグルコースと同様に細胞内に取り込まれリン酸化されるが解糖系酵素の基質とはならないため細胞内に滞留する. このため悪性腫瘍, 炎症のいずれにおいても正常組織と比べグルコース代謝が活発化していれば集積亢進として描出される (図1). 従って間質性肺炎などのびまん性肺疾患の活動性を鋭敏に検出可能であるが, 腫瘍性病変との鑑別はできないので注意が必要である. また, 適応疾患が各種悪性腫瘍と特定の良性疾患 (てんかん, 虚血性心疾患) に限られており, サルコイドーシス, 間質性肺炎等の炎症性肺疾患に対する保険適応はないため, 現実にはびまん性肺疾患の診断に使用するのは難しい.

　ガリウムシンチグラフィ (^{67}Ga クエン酸ガリウム) も悪性腫瘍, 炎症性病変への集積亢進を認めるため以前は腫瘍性病変の検査として行われることが多かったが, CT・MRI などの断層画像の発達および FDG-PET の普及により腫瘍シンチグラフィとして施行される頻度は減少した. クエン酸ガリウムが腫瘍や炎症巣に集積する原理ははっきりしていない. 病変部以外へ

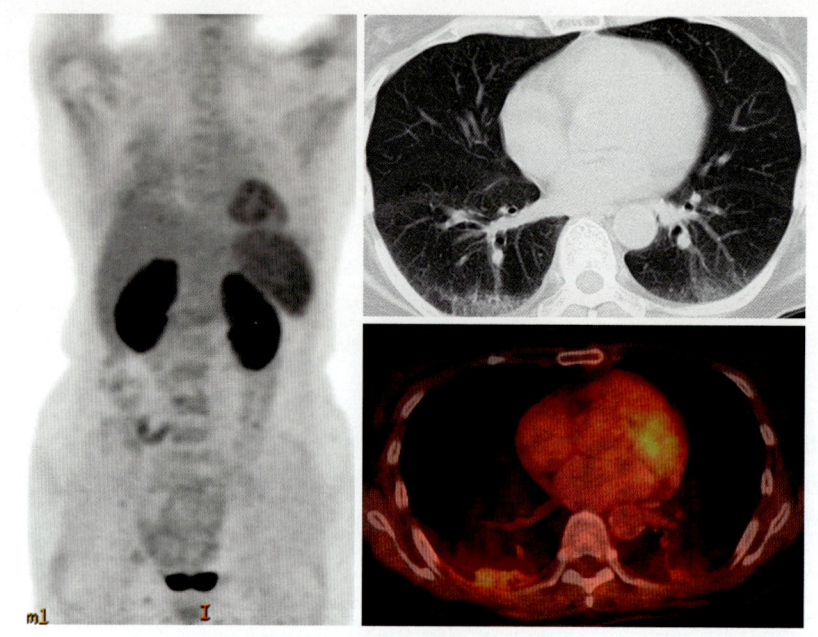

図1　慢性間質性肺炎(NSIP型)
左：FDG-PET(MIP背面像)，右上：胸部CT肺野条件，右下：FDG-PET/CT融合画像
CTで描出されている肺野の病変に相当する集積亢進を認めている．集積亢進はCTで所見が乏しい部位にも拡がっており，病変の活動性をより鋭敏に描出していると考えられる．

の非特異的集積が強いため注射後早期の画像では病変部のコントラストは低く，48〜72時間後の像を撮像して診断するのが普通である．このため外来患者の場合は2回来院が必要となる．

FDG-PETと異なり，炎症性疾患についても適応があり，胸部疾患については，サルコイドーシス，肺線維症の他，肺炎，じん肺，結核，びまん性汎細気管支炎が適応としてあがっている．ただし，FDG-PETと同様に特異性に欠けており鑑別診断上の意義は低いので，サルコイドーシス以外の肺炎症性病変の評価に用いられることは多くない．

サルコイドーシスの診断においては，ガリウムシンチグラフィは胸部病変の評価のみでなく，胸郭外の多臓器病変を検出するために用いられる．胸部では縦隔，肺門リンパ節および肺野の活動性サルコイドーシス病変に集積が認められる(**図2**)．縦隔と肺門の著明な集積がみられる場合その集積の形態からはラムダ(λ)サインとよばれているが，このパターンも特異的ではないので肺癌，リンパ腫などの可能性について考慮することが必要である．

2 骨シンチグラフィ

テクネチウムリン酸化合物が骨代謝異常を検出するためのシンチグラフィ用薬剤として利用されており，わが国では，ヒドロキシメチレンジホスホン酸テクネチウム(^{99m}Tc-HMDP)とメチレンジホスホン酸テクネチウム(^{99m}Tc-MDP)が臨床に使用されている．これらの薬剤は短時間で全身の骨組織に分布し，投与後3時間程度で骨シンチグラム撮像が可能である．骨リモデリング亢進部位に高集積を示す性質を利用して，悪性腫瘍骨転移，骨髄炎，骨折の検索や経過観察などに使用されている．びまん性肺疾患では，異所性石灰化症，肺骨化症への集積を認めることが知られている．

異所性石灰化症(metastatic pulmonary

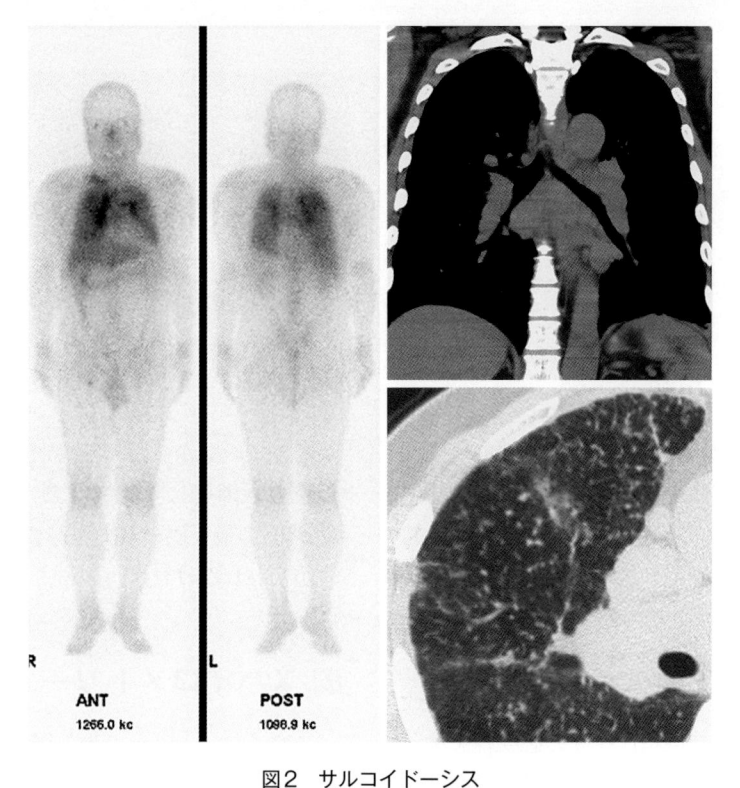

図2 サルコイドーシス
ガリウムシンチグラフィ（前面像，背面像），右上：胸部CT縦隔条件冠状断，右下：肺HRCT像
両側肺門と肺野に集積亢進を認める．CTで描出されている肺門リンパ節腫大と肺野病変に対応する集積亢進が認められている．

calcification）は肺に石灰化を起こす病態である．高カルシウムなどのカルシウム代謝異常において肺は関節と同様に石灰化を起こしやすい部位であり，これは肺組織がアルカリ性化していることと関連していると考えられている．肺内では換気血流比が高い上肺に好発する．慢性腎不全などのカルシウム代謝異常が背景にある場合は診断は難しくないが，非典型例においては診断確定に有用である．

肺骨化症（pulmonary ossification）は肺実質に骨形成を認める稀な病態で，樹枝状骨化症と結節状骨化症とがある．樹枝状骨化症では小骨化巣が肺野にびまん性に分布し，特発性の場合と，肺線維症やアミロイドーシスなどに続発する場合とがある．結節状骨化症は僧帽弁閉鎖不全などの心疾患に起こることが多いが最近ではみられることは稀である．いずれの場合も病変部に骨シンチグラフィで集積亢進が認められる

ため病態の把握に有用であり，稀な病態であるが診断的な意義は大きい．

核医学検査については，炎症の活動性を評価できるという利点があるが，特異性は低く，形態学的な情報量もHRCTに比べると乏しい．ガリウムシンチグラフィが各種肺炎症性疾患に対し行われていたが，現在ではシンチグラフィにより追加する情報は少ないと考えられる．また保険適応は認められているものの比較的高額な検査である点も留意する必要がある．FDG-PETは画質の点ではガリウムシンチグラフィより優れているが，保険適応の点からも濫用は避けるべきである．核医学検査は現在のびまん性肺疾患診療では補助的な役割にとどまるが，病態によっては他の検査からは得られない有用な情報が得られるので症例を選んで適切に利用したい．

総論4
肺機能検査

長坂行雄
(洛和会音羽病院京都呼吸器センター)

　びまん性肺疾患の診療において肺機能は鑑別診断，経過や治療効果の判定に重要だが，まず肺機能検査の適否を考える必要がある．粟粒結核など重症感染症が疑われる場合には行ってはならない．また呼吸不全状態で酸素吸入によっても呼吸困難が改善しない場合にも行わない．感染症がおよそ除外された時点，呼吸困難が改善した状態で改めて肺機能検査の必要性を検討する．急性呼吸不全時の機能的評価には血液ガスや酸素飽和度が適している．拘束性疾患か閉塞性疾患かなどは臨床症状や胸部X線，CTによって大まかに推定できるので，状態が安定してから検査する．

　肺機能検査を行う前に，およその結果を予測しておかないと不正確な検査結果が報告されたときに判断を誤る可能性がある．例えば喫煙者で頸部の呼吸補助筋（胸鎖乳突筋）が発達しておれば仮に間質性肺炎としても肺気腫の要素があり，閉塞性の障害も合併しているはずで1秒量も1L以下と予測できる．診察時に強く呼出させてウィーズが聴かれたり呼気の延長が認められたりすれば閉塞性の障害が予測できる．また，両側肺底部でクラックルを聴取すればIPFの可能性が高く，拘束性の換気障害が予測できる．息切れが強いのに，換気障害もなく，拡散能の障害も軽微であれば肺血管疾患や心疾患が考えられる．予想外の結果が出た場合，まずフローボリューム曲線をみて検査が適切に行われたかどうかを判断する[1]．ピークフローのピークの位置が後方にずれていたら十分な呼出努力ができていなかった可能性が高い．また，息継ぎなども即座に把握できる．肺機能は被験者（患者）の最大限の努力を必要とし，最大限の努力が行われなければ，誤った情報になる．

1 スパイロメトリーと肺気量分画

　スパイロメトリーで換気障害は，正常，拘束性，閉塞性，混合性の4群に分類でき，鑑別に役立つ（表1）[1, 2]．一般に拘束性換気障害を示す疾患では胸部X線で線維化などの異常を認めやすく，閉塞性換気障害を示す疾患では軽微なことが多い．

　IPFが進行すれば拘束性の換気障害を示す．

表1　換気障害のパターンによるびまん性肺疾患の分類

閉塞性換気障害
COPD，気管支喘息
閉塞性細気管支炎（BO；bronchiotis obliterans）
閉塞性気管支細気管支炎（BBO；broncho-bronchiolitis obliterans）
LAM（lymphangioleiomyomatosis；リンパ脈管筋腫症）
LCH（Langerhans cell histiocytosis；ランゲルハンス細胞組織球症）
珪肺（珪肺患者の大半は喫煙者であったためと考えられる）

拘束性換気障害
IPF
石綿肺

混合性換気障害
COPD-IPF
閉塞性換気障害を示すすべての疾患が進行（悪化）したとき

診断時の%FVC（予測値に対する%）は鑑別には有用で，予後の予測因子としても重要である．たとえば治療前のFVCが予測値の70%以上であった例の5年生存率は約50%，予測値の55%以下の症例の5年生存率は40%弱であった[3]．予後の予測因子として，ばらつきがみられるのは肺気腫，肺血管病変，肥満などの合併が多いことや，先に述べたように検査手技自体が重症者には困難なことがあげられる[4]．FVCの経時変化は予後のよい指標となる[4,5]．たとえばFVCが6ヵ月で10%以上改善した例の5年生存率が70%以上であったのに対し，10%以上悪化した症例の5年生存率は約10%であった[5]．このように経時変化の方が予後のより良い指標となるのは，スタート時点での肺機能でみられた合併症の影響などが除かれるためであろう．

IPFにおけるFVCと肺の病理所見との関連も指摘されている．fibrotic fociが多いと6ヵ月後，12ヵ月後のFVC，DLcoの低下が大きいと報告[6]されている．

閉塞性細気管支炎（BO；bronchiotis obliterans），閉塞性気管支細気管支炎（BBO；bronchobronchiolitis obliterans）[7]は気道の狭窄によって閉塞性の換気障害を示す．LAM（lymphangioleiomyomatosis：リンパ脈管筋腫症）[8]，LCH（Langerhans cell histiocytosis：ランゲルハンス細胞組織球症）[9]では肺胞破壊に伴い，肺気腫様の変化が起こるのでやはり閉塞性の障害が認められる．これらの疾患も進行すれば混合性の障害となる．

スパイロメトリーにHe希釈法や体プレチスモグラフを加えて総肺気量（TLC；total lung capacity）と，残気量（RV；residual volume）を測定できる．IPFにおいてはFVCとほぼ同時にTLCも低下する．診断時のTLCとA-aDO$_2$，およびその6ヵ月間の変化は予後と相関する[5]．

TLC，RVはIPFにCOPDを合併した例では，結果的に正常に近い値をとる．このような例では肺のコンプライアンスもCOPDによる増加とIPFによる減少で相殺され，正常に近くなる．IPFとCOPDの合併例では高度の拡散障害を伴っても意外に労作性呼吸困難が軽度である．これは，結果的に肺全体の過膨張も縮小も免れて，横隔膜の動きなども障害が少ないことによると考えられる．しかし，このような例では予備力がないので，悪化時には一気に増悪し予後も不良となる．

2 肺拡散能

肺拡散能はほとんどの施設で一酸化炭素拡散能（DLco）のsingle breathで測定されている．1秒量が1L未満になると，呼気のサンプリングが困難となり測定不能となる．びまん性肺疾患には，DLcoの低下を認めやすい疾患と，DLcoの低下が目立たない疾患がある（表2）．

IPFにおいては，A-aDO$_2$はFVCと緩い相関

表2　DLcoの低下するびまん性肺疾患と，低下が目立たないびまん性肺疾患

1. DLcoの低下する疾患（病態）
肺胞隔壁の肥大，線維化がある病態
IPF
間質性肺炎（肉芽腫もあるが，胞隔炎の要素が強い）
過敏性肺炎
石綿肺
肺胞隔壁の破壊がある病態
COPDの合併（喫煙者では，多少ともその傾向があると考える）
線維化，あるいは気腔の拡大が進行したびまん性肺疾患
肺血流の障害
肺血管疾患（重症でなければ%DLcoは70%程度までの低下が多い）
例：MPA，肺血管内リンパ腫
2. DLcoの低下が目立たない疾患
肉芽腫性肺疾患（線維化が進行していないもの）
例：サルコイドーシス，珪肺（粒状陰影はシリカ肉芽腫が主体である）， 　　　粟粒結核（浸出機転が起こっていない状態）
気道病変が主体なもの
閉塞性細気管支炎（BO；bronchiotis obliterans）
閉塞性気管支細気管支炎（BBO；bronchobronchiolitis obliterans）

がある．また，FVCやTLCの低下とともにA-aDO$_2$が低下する．A-aDO$_2$はFVC以上にIPFの予後を推定できる指標である[5,10]．

3 血液ガス特にA-aDO$_2$

IPFなどの間質性肺疾患では，肺拡散の項でも述べたように拡散障害をきたすことが多い．これを血液ガスでみるとA-aDO$_2$の開大として捉えられる．すなわち高度に進展した病態でなければ，PaO$_2$の低下とともに過換気によってPaCO$_2$が低下することが多い．A-aDO$_2$の開大は運動時でより大きくなる．

$$A\text{-}aDO_2 = 150 - (PaCO_2 \times 1.2) - PaO_2$$

で概算できる．PaO$_2$の低下も，PaCO$_2$の低下もいずれもA-aDO$_2$を開大（増加）させる．このように間質性肺疾患ではA-aDO$_2$はPaO$_2$以上によい生理学的な指標になる[5,10]．

4 運動負荷試験

びまん性肺疾患ではIPFなどのように，運動時に特に呼吸困難や低酸素血症が悪化することが多い．この労作の定量化は6分間歩行テスト（6MWD；6-min walk distance）あるいは心肺運動負荷テスト（CPET；cardiopulmonary exercise test）で行われる[11]．

6分間歩行テストは簡便で平地を可能最大限の速さで6分歩いてその到達距離を求める．最もよく行われる運動負荷試験で，比較的簡単に実施できるが求めるのは歩行距離で，同時に測定される酸素飽和度，脈拍と合わせても息切れ，運動制限の理由が心循環系にあるのか，肺呼吸器系にあるのかの判断はできない．しかし，IPFでの予後や治療効果の判定には有用である．6分間歩行テストなどの負荷試験で，低酸素が強ければ予後も不良である．

心肺運動負荷テストはトレッドミルあるいはエルゴメーターで酸素消費量，換気量などを連続的に測定するもので，動脈留置針で動脈血酸素分圧，乳酸値などもモニターすることもできる．心肺運動負荷テストでは，設備も人手も必要だが，息切れ，運動制限の原因が循環系によるものか呼吸器系によるものかの判断ができる．

IPFではサルコイドーシスや強皮症に合併した間質性肺炎，剥離性間質性肺炎（DIP；desquamative interstitial pneumonia），石綿肺，慢性ベリリウム肺などよりも運動時の低酸素血症の度合いが強いという[11]．

このように，運動負荷ではびまん性肺疾患でもっとも予後の不良なIPFでは低酸素血症が高度であることが多く，またこのような疾患の薬剤などによる治療への反応をみるのにも有用である[4,11]．

5 まとめ

肺機能は，びまん性肺疾患の診療においても，特に予後，治療への反応をみるのに有用かつ自覚症状を補う客観的な指標である．鑑別診断においてはHRCTなどの画像診断のような強い力はないが，閉塞性換気障害のような画像では捉えにくい気道病変を示すことができる．また画像診断でも説明のつかない呼吸困難では肺機能障害が軽微であることが肺血管疾患の診断のきっかけにもなる．ただし，検査の実施にあたっては，感染症や呼吸困難の悪化への配慮が必要である．

文 献

1) 日本呼吸器学会肺生理専門委員会（編）：呼吸機能検査ガイドライン―スパイロメトリー，フローボリューム曲線，肺拡散能力―，日本呼吸器学会．2004．

2) 長坂行雄:外来でできるスパイロメトリー――使い方と結果の見方,日医雑誌 138:2486-2490, 2010.
3) Nathan SD, Shlobin OA, Weir N, et al: Long-term course and prognosis of idiopathic pulmonary fibrosis in the new millennium. Chest 140: 221-229, 2011.
4) Raghu G, Collard HR, Egan JJ, et al: An Official ATS/ERS/JRS/ALAT statement: idiopathic pulmonary fibrosis: evidence-based guidelines for diagnosis and management. Am J Respir Crit Care Med 183: 788-824, 2011.
5) Ley B, Collard HR, King TE Jr.: Clinical course and prediction of survival in idiopathic pulmonary fibrosis. Am J Respir Crit Care Med 183: 431-440, 2011.
6) Nicholson AG, Fulford LG, Colby TV, et al: The Relationship between Individual Histologic Features and Disease Progression in Idiopathic Pulmonary Fibrosis. Am. J. Respir. Crit. Care Med 166: 173-177, 2002.
7) Devouassoux G, Cottin V, Lioté H, et al : Characterisation of severe obliterative bronchiolitis in rheumatoid arthritis. Eur Respir J 33: 1053-1061, 2009.
8) Cohen MM, Polloxk-BarZiv S, Johnson SR: Emerging clinical picture of lymphangio leiomyomatosis. Thorax 60: 875-879, 2005.
9) Paciocco G, Uslenghi E, Bianchi A, et al: Diffuse cystic lung diseases: correlation between radiologic and functional status. Chest 125: 135-142, 2004.
10) Egan JJ, Martinez FJ, Wells AU, http://www.ncbi.nlm.nih.gov/pubmed?term=%22Williams%20T%22%5BAuthor%5D et al: Lung function estimates in idiopathic pulmonary fibrosis: the potential for a simple classification. Thorax 60: 270-273, 2005.
11) Han MK, Martinez FJ: Exercise testing in interstitial lung disease-diagnosis and management. Eur Respir Mon 46: 7-23, 2009.

総論5
臨床検査・血液検査

新井 徹
(国立病院機構近畿中央胸部疾患センター)

びまん性肺疾患には多くの疾患が含まれ，その診断のために行われる検査も多岐にわたる．この項においては，各種びまん性肺疾患の診断に際して行われる血液検査について解説を行う．

1 間質性肺炎の血清マーカー

間質性肺炎の診断には画像診断や病理診断が重要であるが，日本においては診断，および病勢を評価するために血清マーカーが用いられる．『特発性間質性肺炎の診断と治療の手引き』において，Krebs von den Lungen (KL)-6, surfactant protein (SP)-D, SP-A が記載されている[1]．

1) KL-6

KL-6 とは[2]，膜貫通型の非分泌型ムチンである MUC1 ムチンに属する分子量 200Kd 以上の高分子量糖蛋白抗原の一つで，肺では主にⅡ型肺胞上皮細胞が産生する．血清中の KL-6 が上昇するメカニズムとしては，過形成を生じたⅡ型上皮細胞からの産生増加と肺胞領域における上皮血管透過性の亢進が考えられている．

血清 KL-6 は特発性間質性肺炎（IIP），過敏性肺炎，膠原病関連間質性肺炎，石綿肺，薬剤性肺炎などの間質性肺炎や肺胞蛋白症，ニューモシスチス肺炎においては高頻度に陽性を示すが，肺炎，気管支喘息，慢性閉塞性肺疾患などの疾患では陽性率はきわめて低い．広範囲に広がる肺結核やびまん性汎細気管支炎では，約半数の症例で高値を示す[2,3]．細菌性肺炎との鑑別には，SP-D, SP-A, macrophage chemoattractant protein (MCP)-1 よりも有用とされている[4]．

KL-6 は，HRCT, 血液ガス，肺機能，Ga シンチ，臨床症状などから活動性が高いと考えられる間質性肺炎でより高値となる[3]．また，特発性肺線維症（IPF）の急性増悪例では，KL-6 が1週間後に不変か低下した症例の予後が良好であることが報告されている[5]．したがって，診断のみならず，間質性肺炎の病態や予後との関連が示唆されている．

2) SP-D, SP-A

SP-D, SP-A は肺胞Ⅱ型上皮細胞とクララ細胞を主な産生細胞とする分泌型蛋白質である．線毛上皮細胞においては発現していない．SP-D, SP-A は肺胞腔内に豊富に存在し，肺胞Ⅱ型上皮細胞への再吸収または肺マクロファージに取り込まれ代謝される．一部は循環血液中に移行する[6]．

SP-A, SP-D は KL-6 同様，細菌性肺炎に比較して間質性肺炎において有意に高値を示した．また，細菌性肺炎，気管支拡張症では健常人と有意差を認めなかったが，結核症例は健常人に比較して高値を示した[6]．

IPF においては，血清 SP-A, SP-D は3年後死亡例では生存例に比較して高値を示すこと，血清 SP-D 高値例では，その後の肺活量や全肺気量

が減少しやすいこと[7] が報告され，またIPFの予後はSP-A高値例で不良であることが示された[8]．したがってSP-A，SP-Dも間質性肺炎の診断，予後予測に有用な因子と考えられる．

3）間質性肺炎の画像所見と血清KL-6, SP-Dの関係

IPFにおいては，SP-D, SP-Aはground glass opacity（GGO）の拡がりと有意な相関を示したが，蜂巣肺の程度とは相関を示さなかった[7]．NSIPの画像所見と血清マーカーの検討では，KL-6は間質性陰影全体の程度と相関し，SP-Dは牽引性気管支拡張症を伴わないGGOの拡がりと相関を示した[9]．また，IIP症例においてKL-6は蜂巣肺・GGOのある症例，consolidationのない症例で高値を示した[10]．また，特発性器質化肺炎においてはNSIP，IPFに比較してKL-6/SP-Dが有意に低値を示し，SP-Dが特異的に上昇することが示された[11]．

4）肺胞蛋白症におけるKL-6, SP-D, SP-A

肺胞蛋白症においてもこれらの血清マーカーは高値を示し，血液ガス，肺機能，重症度と有意な相関を示す[12]．血清KL-6が10,000 U/mLを超えるような著明な高値を示す場合には，肺胞蛋白症の可能性を検討する必要がある．

2 びまん性肺疾患の診断，鑑別に有用な血液検査

1）自己抗体

間質性肺炎の診断の際には，膠原病関連間質性肺炎の診断，除外のために膠原病関連の自己抗体が測定される．抗核抗体，リウマチ因子はIPFやNSIPの10～20％で陽性を示すが，抗体価が高い場合には膠原病の可能性を検討する必要がある[1]．また，筋炎や血管炎ではANA陰性の場合もあり注意が必要である．

特異抗体としては，抗dsDNA抗体，抗Sm抗体，抗RNP抗体，抗SS-A抗体，抗SS-B抗体，抗セントロメア抗体，抗Scl-70抗体，抗CCP抗体，抗Jo-1抗体，MPO-ANCA，PR3-ANCA，抗GBM抗体などがあり，適宜，検索を行う[1]．

近年，アミノアシル転移RNA合成酵素（aminoacyl-transfer RNA synthetase；ARS）に対する抗体（抗ARS抗体）が多発性筋炎／皮膚筋炎患者を中心に検出されている[13]．また，臨床的に筋炎所見が軽微な皮膚筋炎（clinically amyopathic dermatomyositis；C-ADM）には140 Kdの蛋白質を特異的に認識するCADM-140抗体が陽性を示し，陽性例は予後不良と報告されている[14]．ADMに合併した予後不良の間質性肺炎においては，血清SP-Dが正常範囲内の著明な低値をとる症例を認め，これらの症例で抗SP-D抗体が高値を示し，SP-Dによる線維化抑制作用の欠如がADMに伴う間質性肺炎の予後に影響しているのではないかと報告されている[15]．

2）アンジオテンシン変換酵素

ACE（angiotensin converting enzyme）は全身のほとんどの臓器に存在する．特に肺，腎臓の血管内皮細胞に多く存在する．1975年にサルコイドーシスの患者血清でACEが上昇することがLiebermanによって報告された．ACEはサルコイドーシスにおいては類上皮細胞肉芽腫から産生され，肉芽腫の量と相関すると考えられている．血清ACEレベルと肺門リンパ節の腫脹，肺野病変の拡がりと関連していることと矛盾しない．ACE活性レベルが遺伝子多型により異なるため，ACE低値のサルコイドーシス症例が存在し，注意を要する．

慢性ベリリウム肺，珪肺，過敏性肺炎，リンパ脈管筋腫症でも高値を示すことがある．また，甲状腺機能亢進症，糖尿病，肝疾患，腎疾患でも高値を示す[16]．

3）リゾチーム

活動性サルコイドーシスの症例で上昇を認

め，活動性の指標として重要な検査であるが，ACE に比較して特異性に欠け，血液疾患や肺結核などの炎症性疾患においても上昇する[16]．

4) soluble interleukin (IL)-2 receptor（可溶性IL-2受容体）

IL-2 は IL-2 受容体を介して活性化 T 細胞に働き，増殖を誘導する．IL-2 受容体の細胞外ドメインは蛋白分解により遊離し，末梢血液中に存在する．この可溶性 IL2-受容体は悪性リンパ腫，成人 T 細胞性白血病などの血液疾患に加えて，膠原病（関節リウマチ，ウェゲナー肉芽腫，強皮症，多発性筋炎／皮膚筋炎，SLE など），サルコイドーシス，過敏性肺炎の他，結核でも高値を示す．血液疾患以外で高値を示す場合，血球貪食症候群の合併に注意が必要である[17]．

5) IgG4

IgG4 は免疫グロブリン IgG のサブクラスのうち通常は 3～6％で，最も少ない．補体結合能を欠き，その生物学的機能は不明な点が多い．IgG4 関連疾患において高値を示し，IgG4 関連多臓器リンパ増殖性症候群の診断基準では，IgG4 135 mg/dL 以上を IgG4 高値と規定している[18]．

6) Vascular endothelial growth factor (VEGF)-D

VEGF-D は血管内皮の増殖に働く因子の一つである．近年，リンパ脈管筋腫症（LAM）において血中 VEGF-D 濃度が高値を示し，嚢胞性肺疾患の鑑別診断に有用である（カットオフ 800 pg/mL）ことが明らかとなった[19]．

7) 抗granulocyte-macrophage colony-stimulating factor (GM-CSF)自己抗体

特発性肺胞蛋白症（idiopathic pulmonary alveolar proteinosis）は，抗 GM-CSF 自己抗体による肺胞マクロファージの機能不全が原因とされ[20]，近年，autoimmune PAP と呼称される に至った[12]．また，近年，抗 GM-CSF 抗体がクローン病で陽性を示すことが報告されている[21]．

8) 抗トリコスポロン抗体

夏型過敏性肺炎は *Trichosporon asahi, T. mucoides* に対するⅢ型，Ⅳ型アレルギー反応が原因と考えられている．抗 Trichosporon IgG 抗体は同一環境で生活する家族においてもしばしば高値を示し，IgA 抗体は患者血清中で家族に比較して有意に高値を示すことが報告されている[22, 23]．

9) 鳥抗原に対する抗体

鳥関連過敏性肺炎の診断に，組織学的所見やその他の臨床所見と併せて用いられる．インコや鳩の糞便からの抽出物や血清に対する抗体が測定される[24]．

10) 腫瘍マーカー

腫瘍マーカーは良性疾患においてもしばしば陽性を示し，注意を要する．

(A) **Carcinoembryonic antigen (CEA)**：CEA は肺がん，胃がん，大腸がんにおいて陽性を示すことが知られている．良性肺疾患においては，粘液栓を伴う喘息や気管支拡張症，IPF やその他の間質性肺炎で血清 CEA 上昇が報告されている[15]．間質性肺炎の肺組織においては，免疫組織化学ではⅡ型肺胞上皮の過形成の部位で陽性を示す．また，肺胞蛋白症においても血清 CEA はしばしば高値を示し，病勢を反映する[12]．

(B) **CA19-9 (Sialyl Lewis a)**：CA19-9 は膵癌や膵炎で上昇し，肺癌においても高値を示す症例を認める．良性疾患においては，びまん性汎細気管支炎，気管支拡張症，気管支喘息，じん肺（石綿肺，珪肺），間質性肺炎などで上昇する[26]．免疫組織学的には気管支腺の粘液産生細胞や細気管支上皮細胞で陽性を示す．

(C) **CYFRA**：CYFRA はサイトケラチン 19 フラグメントである．間質性肺炎や気管支拡張

症, 肺炎, じん肺, 結核などで陽性を示す[27]. 特に急性間質性肺炎においては著明な高値を示すことが知られており, II型肺胞上皮の障害と修復を反映すると考えられる. 肺胞蛋白症においても高値を示し, 病勢を反映する[28].

11) 薬剤に対するリンパ球刺激試験(DLST)

リンパ球刺激試験は, 薬剤性肺炎の診断にしばしば用いられるが, その診断的意義については議論が分かれる. リンパ球刺激試験陽性であっても, 必ずしも, その薬剤が薬剤性肺炎の原因であるとの根拠にはならない. 逆に陰性を示しても, 原因薬剤である可能性は否定できない. 薬剤の投与時期と薬剤性肺炎発症のタイミング, 中止後の病状変化を踏まえて診断を行う必要がある[29].

12) 感染症

(A) β-D-グルカン: 真菌細胞壁多糖に由来し, カンジダ, アスペルギルスなど多くの真菌症で上昇する. ニューモシスチス肺炎でも高値を示すが, カットオフを31.1 pg/mLとする報告も認められる[30].

(B) サイトメガロウイルス (Cytomegarovirus; CMV): 日本人成人の80〜90%が既感染のウイルスであり, IgG抗体価による活動性感染の診断は困難である. モノクローナル抗体を用いた末梢血の多形核白血球中のCMV pp65 lower matrix protein (CMV pp65抗原)の検出が早期診断に有用とされる. CMV pp65抗原のカットオフは基礎疾患, 病態により, 様々な報告がなされているが, 骨髄移植例に関しては白血球50,000細胞当たり1〜10個の陽性細胞をカットオフとする場合が多い[31]. ステロイド投与中の間質性肺炎に関しては, 50,000細胞当たりの陽性細胞7.5をカットオフとする報告がある[32].

文献

1) 日本呼吸器学会びまん性肺疾患診断・治療ガイドライン作成委員会編: 特発性間質性肺炎診断と治療の手引き: 改訂第2版. 13, 2011.
2) Kohno N, Kyoizumi S, Awaya Y, et al: New serum indicator of interstitial pneumonitis activity. Sialylated carbohydrate antigen KL-6. Chest 96: 68-73, 1989.
3) Kobayashi J, Kitamura S: Kl-6: A serum marker for interstitial pneumonia. Chest 108: 311-315, 1995.
4) Ohnishi H, Yokoyama A, kondo K, et al: Comparative study of KL-6, surfactant protein-A, surfactant protein-D, and monocyte chemoattractant protein-1 as serum markers for interstitial lung diseases. Am J Respir Crit Care Med 165: 378-381, 2002.
5) Yokoyama A, Kohno K, Hamada H, et al: Circulating KL-6 predicts the outcome of rapidly progressive idiopathic pulmonary fibrosis. Am J Respir Crit Care Med 158: 1680-1684, 1998.
6) 高橋弘毅, 白鳥正典, 千葉弘文: IPFのバイオマーカー2) SP-D, SP-A. 呼吸器内科 19: 597-604, 2011.
7) Takahashi H, Fujishima T, Koba H, et al: Serum surfactant protein A and D as prognostic factor in idiopathic pulmonary fibrosis and their relationship to disease extent. Am J Respir Crit Care Med162: 1109-1114, 2000.
8) Kinder BW, Brown KK, McCormack FX, et al: Serum surfactant protein-A is a strong predictor of early mortality in idiopathic pulmonary fibrosis. Chest 135: 1557-1563, 2009.
9) Ichiyasu H, Ichikado K, Yamashita A, et al: Pneumocyte biomerkers, KL-6 and surfactant protein D reflect the distinct findings of high-resolution computed tomography. Respiration 2011, in press.
10) 井上義一, 岸 潤, 新井 徹, 他: 間質性肺病変とKL-6, SP-A, SP-D. 肺の画像からみて. 日胸 61: 125-133, 2002.

11) 新井　徹, 井上義一, 深水玲子, 他：特発性間質性肺炎における血清 KL-6, SP-D 濃度と画像所見（HRCT）の検討. 第 70 回間質性肺疾患研究会討議記録：36-43, 2004.

12) Inoue Y, Trapnell BC, Tazawa R, et al: Characteristics of a large cohort of patients with autoimmune pulmonary alveolar proteinosis. Am J Respir Crit Care Med 177: 752-762, 2008.

13) 平形道人：多発性筋炎・皮膚筋炎における自己抗体とその臨床免疫学的意義. Jpn J Clin Immunol 30: 444-454, 2007.

14) Sato S, Hirakata M, Kuwana M, et al: Autoantibodies to a 140-kd polypeptide, CADM-140, in Japanese patients with clinically amyopathic dsermatomyositis. Arthritis Rheum 52: 1571-1576, 2005.

15) 千葉弘文, 大塚満雄, 工藤和実, 他：血清中に SP-D に対する自己抗体を認めた Dermatomyositis の一例. 分子呼吸器学 11：83, 2007.

16) 岳中耐夫：サルコイドーシスの診断. 血液検査所見. サルコイドーシス, 新しい診断と治療の ABC3. 泉　孝英（編集）. 最新医学社：92-101, 2002.

17) 佐々木毅：血清インターロイキン 2 受容体 (sIL-2R). 臨床検査ガイド 2011-2012. Medical Practice 編集委員会：716-717, 2011.

18) 正木康史, 梅原久範：IgG4 関連疾患（ミクリッツ病）とシェーグレン症候群 -19 世紀より続いた 2 つの病気をめぐる議論, そして今後. 医学のあゆみ 236：175-181, 2011.

19) Young LR, VanDyke R, Gulleman PM, et al：serum vascular endothelial growth factor-D prospectively distinguishes lymphangioleiomyomatosis from other diseases. Chest 138: 674-681, 2010.

20) Kitamura T, Tanaka N, Watanabe J, et al：Idiopathic pulmonary alveolar proteinosis as an autoimmune disease with neutralizing antibody against granulocyte/macrophage colony-stimulating factor. J Exp Med 190: 875-880, 1999.

21) Nylund CM, D'Mello S, Kim MO, et al: Granulocyte macrophage-colony-stimulating factor autoantibodies and increased intestinal permeability in Crohn disease. J Pediatr Gastroenterol Nutr; 52: 542-548, 2011.

22) 新井　徹, 井上義一, 北市正則：さまざまな過敏性肺炎 1）夏型過敏性肺炎. 呼吸器科 13：404-411, 2008.

23) 管　守隆：過敏性肺炎をめぐって. 夏型過敏性肺炎. 呼吸器科 4：294-303, 2003.

24) 大谷義夫, 宮崎泰成, 稲瀬直彦, 他：さまざまな過敏性肺炎 2）鳥関連過敏性肺炎（鳥飼病）. 呼吸器科 13：412-419, 2008.

25) 前田由起子, 檜澤伸之, 福居嘉信, 他：粘液塞栓を伴う気管支喘息における血清および気管支肺胞洗浄液中 CEA 濃度. 日呼吸会誌 42：988-993, 2004.

26) 高山重光, 片岡直之, 臼井　裕, 他：良性肺疾患における血清 CA19-9 の検討. 日胸疾会誌 28：1326-1331, 1990.

27) Nakayama M, Saroh H, Ichikawa H, et al: Cytokeratin 19 fragment in patients with nonmalignant respiratory diseases. Chest 12: 2001-2006, 2003.

28) Arai T, Hamano E, Inoue Y, et al: Serum neutralizing capacity of GM-CSF reflects disease severity in a patient with pulmonary alveolar proteinosis successfully treated with inhaled GM-CSF. Respir Med 98: 1227-1330, 2004.

29) 社団法人日本呼吸器学会薬剤性肺障害ガイドライン作成委員会編：薬剤性肺障害の評価, 治療についてのガイドライン：33-52, 2006.

30) Tasaka S, Hasegawa N, obayashi S, et al: Serum indicators for the diagnosis of Pneumocystis pneumonia. Chest 131: 1173-1180, 2007.

31) 権藤久司, 坂巻　壽, 武元良整, 他：日本造血細胞移植学会ガイドライン―サイトメガロウィルス感染症. 日本造血細胞移植学会ガイドライン委員会編：8, 1999.

32) 新井徹, 井上義一, 北市正則, 他：特発性間質性肺炎および膠原病肺の免疫抑制療法中に発生したサイトメガロウィルス抗原血症の検討. 厚生労働科学研究費補助金　難治性疾患克服研究事業「びまん性肺疾患に関する調査研究班」平成 19 年度研究報告書：108-112, 2008.

総論6
気管支鏡検査

立川　良・富井啓介
(神戸市立医療センター中央市民病院)

1 びまん性肺疾患における気管支鏡検査

　幅広い疾患が鑑別に含まれるびまん性肺疾患において，内部から病変に直接アプローチする気管支鏡は，肺の構造を外部から捉える画像診断と同等に，診断の鑑別・除外を進めるに際しては不可欠な検査の一つである．気管支鏡検査の意義は，複数の経気管支的アプローチによって，少ない侵襲で診断上有用な局所の情報が得られることにあるが，一方で特に組織生検は採取できる標本が極めて小さいこともあって，気管支鏡検査のみで確定診断が得られる疾患は必ずしも多くはない．従って，その局所所見を基に全体像を捉えるに当たっては，経気管支的検査の有用性と限界を理解し，他の臨床所見や検査所見を踏まえた総合的な判断を行うことが求められる．本稿では，びまん性肺疾患の診断の観点から，必要とされる気管支鏡検査手技と検査結果の解釈について概説する．

2 肉眼所見

　サルコイドーシスでは様々な気道病変が知られ，半数以上で何らかの気道病変が合併するとされる[1]．特徴的な気管支鏡所見としてわが国で最も多いのは，中枢気道にみられる粘膜下血管怒張であり，網目状に細血管が増生するものと，比較的太い血管増生が目立つ場合とがある．気管支上皮下層の肉芽腫性病変は，典型的には径2～4mmの白色～淡黄色の顆粒状・結節状病変として認められるが，プラークとよばれる白色～黄白色の局面を形成することもあり，これらの病変の生検により高率にサルコイド肉芽腫を診断することができる．IgG4関連肺疾患でも，気管気管支の狭窄・粘膜浮腫・血管拡張などサルコイドーシス様の所見が認められることがある[2]．

　限局型肺アミロイドーシスでは，アミロイド沈着による結節性隆起やびまん性隆起を，肺野病変と同時に気管気管支に認めることがあるが，全身型アミロイドーシスでは肺実質病変が中心で気道病変は通常伴わない[3]．

　ウェゲナー肉芽腫症では，50～60％で潰瘍・発赤腫脹・出血などの炎症性病変や内腔の狭窄など中枢側の気管気管支病変を伴うとされる[4,5]．直視下生検で得られる組織は少量であるが，半数以上で診断に寄与する所見が得られたという報告[5,6]もあり，末梢病変のTBLBでは一般に診断困難であることを考え合わせると，中枢気道病変生検の意義は十分にあるといえる．リンパ腫様肉芽腫症においても，ウェゲナー肉芽腫症と同様の気道病変を認めることがある．

　じん肺では気管支粘膜下に炭粉沈着斑が認められる場合があるが，これは粉じん吸入歴のない重喫煙者でも時にみられる所見である．その他にびまん性肺疾患に伴ってみられる所見で比較的特異的なものとして，AIDS関連カポジ肉腫でみられる赤紫色腫瘍病変，水痘肺炎でみら

れる多発性気管支粘膜潰瘍などがある．

3 BAL

気管支鏡下に生理食塩水で肺胞領域の洗浄を行い，細胞分画・細胞診・培養などから局所の免疫状態や炎症・腫瘍・感染の有無などについて評価を行う．低侵襲で得られる情報量も多く，びまん性肺疾患の診断に欠かせない重要な検査であるが，肺胞出血・感染症・腫瘍性病変などの一部の疾患を除いて直接的に診断確定に至る場合は少なく，除外的な意義を含め診断を絞り込む意味合いが強い．

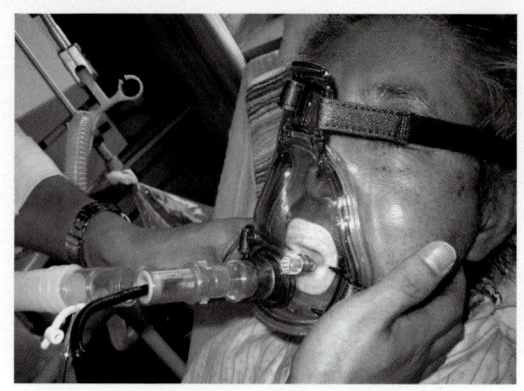

図1　NPPV下BALの実際
図中のマスクは生産中止となっているが，アンビューバッグで使用するマスクなどで代用できる．ポイントは①マスクとY字コネクタの接続部が直線的でファイバーが通過できること，②リーク孔が存在しないマスクでは換気回路に呼気ポートを接続してリーク孔を確保することである．

1) 手技の要点

洗浄部位に関しては，中葉あるいは舌区が病変全体を反映していると考え，また仰臥位で楔入固定しやすく回収率も良好であることから，同領域の区域枝～亜区域枝で洗浄を行うことが多い．ただし，病変分布に偏りがある場合は陰影が認められる部位で洗浄する必要があり，間質性肺炎では進行した蜂巣肺病変よりもすりガラス(様)陰影を呈する病変を選択するなど，症例に応じて評価に適した洗浄部位を選択する．

洗浄液の量と回数については，ATS・ERSでは 60 mL×4回が推奨されているが[7,8]，わが国では 50 mL×3回が標準である[9]．洗浄量が少ないと気管支成分が多くなって好中球成分が増加するため，最低でも 100 mL を 3～5 回に分けて注入する[10]．一方で亜区域枝より末梢で楔入したり，肺の縮みが強い症例では，この量でも内圧が著しく上昇して気胸を起こす危険性があることに注意する．回収時には気道が虚脱するほどの過度の陰圧は避け，正確な肺胞成分の評価には 25～30％以上の回収率が望ましい[9,10]．1回目の洗浄液は気管支成分が多く含まれているため，厳密な肺胞成分の細胞分画解析は2回目以降の洗浄液で行うという考え方もあるが，びまん性肺疾患の場合は1回目の回収液も含めて一括混和して解析するのが一般的である．洗浄液は滅菌ガーゼで濾過して各種検査へ提出する．手技や検体処理の詳細については成書を参照されたい[9]．

BAL の主な合併症は，検査中の咳嗽，検査後の一過性の低酸素血症や発熱であり，一般的に低侵襲で認容性の高い検査といえる．高度の低酸素血症や CO_2 貯留のリスクがある呼吸不全例でも，有用性がリスクを上回ると判断される場合には，非侵襲的陽圧換気（NPPV）下に検査可能である[11]（図1）．ただし，間質性肺炎ではBALを契機に急性増悪をきたし得ることが知られており，特にIPFが疑われる場合のBAL適応については，ガイドライン上でも慎重な症例選択が求められている[12]．

2) 検査項目

(A) 外観

肺胞蛋白症では特徴的な乳白色の混濁した外観を呈し，静置でPAS陽性物質が沈殿する．徐々に濃くなる血性の洗浄液が回収される場合は肺胞出血と診断され，急性期では赤色だが時間が経過すると褐色味を帯びることがある．

(B) 細胞数・細胞分画

主な疾患での細胞数・細胞分画の報告を表1に示す．喫煙者では総細胞数の増加，マクロフ

表1

	症例数	総細胞数(×10⁴/mL)	細胞分画(%) マクロファージ	リンパ球	好中球	好酸球	CD4/CD8比	文献	
健常者									
Never smoker	96	6.1±3.6	88.0±9.9	11.0±9.3	0.7±1.6	0.3±0.6	2.80±1.68	[1]	*
Ex smoker	32	8.1±5.8	87.2±11.7	11.3±10.8	1.0±3.6	0.2±0.3	3.01±2.12	[1]	*
Current smoker	91	23.8±15.8	95.7±3.8	3.6±3.1	0.5±1.6	0.2±0.5	0.95±0.60	[1]	*
IPF	64	18.7±8.7	83.0±14.7	7.2±7.4	5.9±9.8	3.3±5.1	1.65±1.71	[2]	*
Idiopathic NSIP									
Cellular	11	−	26.6±7.7	63.8±15.8	8.9±16.2	1.7±2.2	0.45±0.37	[3]	*
Fibrotic	72	−	55.5±17.9	30.7±18.0	10.5±10.7	2.6±4.0	1.00±0.84	[3]	*
COP	16	35.2±25.4	45.5±7.1	44.4±7.3	6.4±3.7	2.2±3.1	0.97±1.35	[2]	*
AE-IPF	4	77.3±39.6	25.0±21.9	12.3±7.5	60.4±20.6	0.3±0.6	1.81±0.39	[4]	*
HP									
夏型(急性〜亜急性)	271	96±6	−	69±1	−	−	0.6±0.1	[5]	†
鳥関連(慢性、再燃症状軽減型)	14	48.0±36.2	29.8±20.0	65.0±21.0	2.4±3.0	2.7±4.5	2.3±3.7	[6]	*
鳥関連(慢性、潜在発症型)	44	35.7±19.3	68.5±22.0	23.2±20.6	6.2±9.3	4.5±4.9	4.5±4.9	[6]	*
Sarcoidosis	322	19.0±14.3	66.7±19.6	32.5±19.6	0.5±1.4	0.3±1.1	6.4±6.6	[7]	*

*：mean±SD　†：mean±SE

1. Nagai S, Aung H, Tanaka S, et al: Bronchoalveolar lavage cell findings in patients with BOOP and related diseases. Chest 102: 32S-37S, 1992.
2. Nagai S, Kitaichi M, Itoh H, et al: Idiopathic nonspecific interstitial pneumonia/fibrosis: Comparison with idiopathic pulmonary fibrosis and BOOP. Eur Respir J 12: 1010-1019, 1998.
3. Park IN, Jegal Y, Kim DS, et al: Clinical course and lung function change of idiopathic nonspecific interstitial pneumonia. Eur Respir J 33: 68-76, 2009.
4. Ambrosini V, Cancellieri A, Chilosi M, et al: Acute exacerbation of idiopathic pulmonary fibrosis: Report of a series. Eur Respir J 22: 821-826, 2003.
5. Ando M, Konishi K, Yoneda R, et al: Difference in the phenotypes of bronchoalveolar lavage lymphocytes in patients with summer-type hypersensitivity pneumonitis, farmer's lung, ventilation pneumonitis, and bird fancier's lung: Report of a nationwide epidemiologic study in Japan. J Allergy Clin Immunol 87: 1002-1009, 1991.
6. Ohtani Y, Saiki S, Sumi Y, et al: Clinical features of recurrent and insidious chronic bird fancier's lung. Ann Allergy Asthma Immunol 90: 604-610, 2003.
7. Handa T, Nagai S, Shigematsu M, et al: Patient characteristics and clinical features of Japanese sarcoidosis patients with low bronchoalveolar lavage CD4/CD8 ratios. Sarcoidosis Vasc Diffuse Lung Dis 22:154-160, 2005.

ァージ比率の増加，リンパ球比率の低下，CD4/8比の低下が認められる．

❶肺胞マクロファージ

喫煙者では総細胞数の増加と同時に肺胞マクロファージの割合も増加し，特にDIPやRB-ILDなどの喫煙関連肺疾患では多数の褐色マクロファージが認められる．ヘモジデリン貪食像は肺胞出血後24〜48時間が経過すると認められ，一般にびまん性肺胞出血ではヘモジデリン貪食マクロファージの割合が20%以上となるが，DADをきたすその他の病態でもしばしば20%を超えると報告されている[13]．泡沫状マクロファージは過敏性肺炎・アミオダロンなどによる薬剤性肺炎・リポイド肺炎などで認められるが，それ自体は非特異的な所見である．粉じん含有のマクロファージやアスベスト小体の存在は粉じん曝露の証左であるが，じん肺の直接的診断根拠とはならない．

❷リンパ球

50%を超える著しい上昇は，過敏性肺炎・薬剤性肺炎・cellular NSIP・リンパ増殖性疾患などの可能性が高くなる．軽度〜中等度のリンパ球上昇を認める疾患として，他にfibrotic NSIP・COP・ウイルス性肺炎・肺結核・サルコイドーシス・慢性ベリリウム肺・放射線肺炎などがある．IPFでは通常細胞分画に変動が少ないため，リンパ球比率の上昇(>30%)があれば，慢性過敏性肺炎やfibrotic NSIPの可能性を

検討する必要がある[14].

❸ CD4/8比

3.5以上のCD4/8比上昇はサルコイドーシスに比較的特異性が高いとされるが，実際には症例によってばらつきがあり，感度は低い[15,16]．また慢性過敏性肺炎・methotrexateなど一部の薬剤性肺炎・慢性ベリリウム肺・石綿肺など，他疾患でもCD4/8比はかなり上昇しうる点に留意する．慢性過敏性肺炎においては潜在性発症型でリンパ球比率が低くCD4/8比が高い傾向にあり[17]，またCD4陽性リンパ球の比率が高い症例は線維化を生じやすいことも指摘されている[18]．急性／亜急性夏型過敏性肺炎・COP・薬剤性肺炎ではCD8優位となることが多い．

❹ 好中球

細菌性肺炎やびまん性汎細気管支炎で高度（>50%）に上昇するが，ALI/ARDSにおける高度好中球増加は，原因疾患によらず背景の病理像としてDADを想起させる．軽度～中等度の上昇はIIPs（IPF, NSIP, COP, DIP），膠原病肺，過敏性肺炎（特に抗原曝露直後は上昇）など様々な疾患で認められる．IPFや強皮症に伴う間質性肺炎におけるBALFの好中球分画上昇は予後不良を示唆すると考えられてきたが[19,20]，これと反する報告や単に疾患の重症度を反映しているとする考えもあり，疾患の予後規定因子としての評価は未確定である[21]．

❺ 好酸球

高度（>25%）の上昇が認められる場合は，急性あるいは慢性好酸球性肺炎・Churg-Strauss症候群・薬剤性肺疾患が考えられ，いずれも病歴や末梢血好酸球数と併せると診断的価値が高い．急性好酸球性肺炎の初期は末梢血で好酸球増多がみられないことから，BAL中の好酸球増加が診断の決め手となる．

（C）その他の検査

❶ 悪性腫瘍検索

癌性リンパ管症やlepidic growthを示す細気管支肺胞上皮癌では，BALFの細胞診による診断率は80～90%と高いが[22]，一方でDAD・ウイルス感染・放射線・薬剤など様々な要因で，II型肺胞上皮細胞や気道上皮細胞が腫瘍細胞（腺癌）様にみえることがあり，臨床所見と総合して妥当性を判断する必要がある．悪性リンパ腫が疑われる場合はフローサイトメトリーによる細胞表面抗原の解析に加え，PCR法で免疫グロブリンH鎖（B細胞腫瘍）・T細胞レセプター（T細胞腫瘍）の遺伝子再構成を検索し，モノクローナリティの有無を判定する．PCRは高感度の検査ではあるが，偽陰性・偽陽性が1～2割程度で認められることに注意を要する[23]．白血病において腫瘍細胞が認められた場合は肺浸潤を疑うが，血性回収液であれば血液成分の混入によるコンタミネーションの可能性を考慮しなければならない．

❷ 感染症検索

細菌性肺炎の診断では定量培養を行うことが望ましく，10^4～10^5 CFU/mL以上を原因菌と診断する[24]．非HIV感染者のニューモシスチス肺炎では菌量が少なく，鏡検で病原体を同定できないことが多いため，BALFのPCRが有用である．ただしcolonizationによる陽性がありうることに注意し，血中β-Dグルカン値の測定（もしくはRT-PCRによる定量PCR）を同時に行う．サイトメガロウイルス肺炎においては，細胞診による核内封入体の検出は，診断根拠となりうるものの感度が低く，一方でBALFからCMV-DNAが検出されても必ずしも臨床的肺炎を意味しないことに診断の難しさがある．肺移植後患者の検討によれば，CMV肺炎ではBALFのCMV-DNA定量は10^4～10^5 copy/mLのオーダーで検出される可能性が高いが[25,26]，無症候性患者でも同等のウイルス量が検出される可能性があって明確なcut off値はなく，臨床所見やアンチゲネミアの測定と併せた判断が重要となる．

❸ 粉じん検索

BALFのアスベスト小体数と肺組織の石綿線維量には相関があり，BALF 1mL当たり1

個のアスベスト小体は肺組織1g当たり1,000～3,000個のアスベスト小体の存在を示唆し，相当の石綿曝露を受けたことを表す[27]．慢性ベリリウム肺においては，BALFを用いたベリリウムに対するリンパ球増殖試験が，末梢血検査よりも感度が高く診断に有用である[28]．

❹その他

肺ランゲルハンス細胞組織球症では，BALF中のCD1a陽性細胞が全細胞中の5％以上認められた場合に診断的意義があるとされるが，実際に5％以上認められるのは25％以下の症例に過ぎず，一方で肺疾患のない喫煙者でも3％程度の陽性細胞は認められうることから，その診断的有用性には限界がある[29]．

4 TBLB

問題となる病変を代表する細気管支から肺胞領域の小組織を経気管支的に採取して診断を試みる方法である．ただし採取できる組織は微小であり，対象はその小片内に診断特異的な所見が含まれる可能性のある疾患でなければならない．

1) 手技の要点

BALの施行部位と同一領域からの標本採取は洗浄による影響が懸念されるためできるだけ避け，一側肺で遠位から順に（下葉⇒中葉⇒上葉）採取するのが原則である．病変が均一な場合には，B^2_b，B^3_a，B^4，B^8など胸膜直下の領域にまっすぐに鉗子が入る場所で生検を行うが，病変の分布に偏りがある場合は予めHRCTで採取部位を決定しておく．手技の詳細は成書[30]に譲るが，重要なのは採取された組織片は生検操作によって圧縮虚脱しているために，そのまま固定すると無気肺様のartifactが生じ，間質の評価が困難となることである．これを避けるため，必ず生理食塩水を入れたシリンジ内で陰圧をかけて組織を再膨張させてから固定する．検体の個数が多ければ診断率は高くなることか

ら，びまん性肺疾患においては4～6回の生検が推奨されている[31]が，出血・気胸などの合併症の発生にも十分な注意が必要である．気胸はTBLBを施行した際に約3％で発生しうる合併症であり，確認のために検査後1時間経過してから胸部X線写真の撮影が推奨される[31]．生検に際してある程度の出血が生じるのは予測される事態であるが，高度の凝固止血機能低下（血小板数50,000/μL，PT-INR>1.5）では禁忌である他，やや手前の細気管支領域から生検を行った場合や腎不全・肺高血圧症合併例では出血が多くなる危険性があり，生検後は気管支鏡を動かさずに責任気管支で楔入・吸引し，止血操作に努めることが肝要である．

2) TBLBで診断可能な疾患
❶悪性腫瘍

特にびまん性病変を呈する癌性リンパ管症や粟粒型転移性腫瘍の診断に有用である．

❷肺感染症

抗酸菌症（粟粒結核）・ニューモシスチス肺炎（PCP）やその他の肺真菌症・ウイルス性肺炎などの診断に有用であり，特に免疫不全患者の急性呼吸不全例においてこれらの感染症検索は重要である．PCPに関しては，non-HIV PCPでは急速進行性の呼吸不全のためBALしか施行できないことが多く，一方でHIV PCPは通常喀痰あるいはBALで診断確定するため，TBLBは一般に不要である．また，臨床的にCMV肺炎が疑われる例でも，TBLBでは核内（あるいは細胞質内）封入体細胞が検出できないことが多い[32]．

❸リンパ脈管筋腫症（LAM）

細気管支・肺胞隔壁・細血管周囲の無秩序な紡錘形平滑筋細胞（LAM細胞）の増生を確認できれば診断可能であり，免疫染色で抗HMB45抗体（特異的）・抗エストロゲンレセプター抗体などにLAM細胞が陽性を示すことが診断上有用である．特に結節性硬化症に伴うLAMでは2型肺胞上皮細胞の増殖（MNPH；

micronodular pneumocyte hyperplasia）を伴うことがある．気胸の合併に注意を要する．

❹肺アミロイドーシス
組織へのアミロイド蛋白の沈着が証明できれば診断可能だが，出血に注意が必要である．

❺肺胞蛋白症
BAL所見のみでほぼ診断可能であるが，原則的には組織所見によって診断を確定する．TBLBでPAS染色およびsurfactant apoprotein Aが陽性の好酸性物質が肺胞腔内に充満する像が確認される．

❻その他：肺胞微石症

3）TBLBと臨床所見で診断可能な疾患

❶サルコイドーシス
呼吸器病変に次いで頻度の高い眼病変や心病変で組織所見が得られないことが多いため，呼吸器病変での非乾酪性肉芽腫の証明が重要となる．TBLBによる有所見率は，胸郭内病変を認めない0期では低下するものの，肺野病変を認めないⅠ期でも50〜80％，Ⅱ-Ⅳ期では70〜90％以上が期待される．

❷過敏性肺炎
急性／亜急性過敏性肺炎では，胞隔炎・非乾酪性肉芽腫・気腔内器質化病変（Masson体）がtriadであり，これらは必ずしも同時に認められるとは限らないが，TBLBによる組織所見とその他の臨床・画像所見で診断可能である．慢性過敏性肺炎ではTBLBの有用性は低い．

❸AIP，COP
本来は診断に外科的生検が必要であるが，臨床・画像的に矛盾しない経過の中で，TBLBで特異的な所見，即ちAIPではDADに特徴的な硝子膜，COPでは器質化肺炎像が確認されれば，それぞれ診断可能な場合がある．DADでは通常呼吸不全が強くTBLBができる状況にないことが多いが，COP（あるいはOPパターンの病理組織像）を疑った場合にはTBLBの適応である．ただし，多くの疾患が背景となってこれらの病理像を取りうるため，TBLBによる

局所の病理所見を敷衍して全体像を診断する際は，その背景疾患の有無に慎重な臨床的判断が求められる．特にOPは感染症・悪性リンパ腫などの腫瘍性疾患・ウェゲナー肉芽腫症などで高率に反応性病変として認められることに注意すべきである．

❹ランゲンハンス細胞組織球症
ランゲルハンス細胞増殖を伴う肉芽腫の証明が確定診断となる．TBLBによる診断率は10〜40％であり，組織診断を得る場合には外科的生検が必要となることが多い[29]．

❺その他
好酸球性肺炎，じん肺（珪肺，石綿肺，慢性ベリリウム肺）

4）TBLBでは基本的に診断困難であり，外科的生検が必要となる疾患

❶IIPs（AIP，COPを除く），膠原病関連間質性肺炎（DAD，OPを除く）
TBLBによる微小検体で特発性あるいは膠原病関連間質性肺炎の病理組織パターンは原則診断できず，一部の例外を除いてはTBLBを行うべきではない[12]．

❷Wegener肉芽腫症
壊死性肉芽腫性炎症や壊死性血管炎が古典的病理像であるが，OPが主体となる場合もある．TBLBによる診断率は12％との報告がある[6]が一般に難しく，外科的生検が必要となることが多い．

❸その他
閉塞性細気管支炎・リンパ増殖性肺疾患など

5 超音波気管支鏡ガイド下針生検（EBUS-TBNA）

リアルタイムの超音波ガイド下に経気管支的に縦隔・肺門リンパ節針生検を行う．低侵襲で診断感度も優れていることから，今後縦隔鏡・胸腔鏡によるリンパ節生検に代わる手技として普及が予想される．生検可能なリンパ節は気管

傍（#2-#4），気管分岐部（#7），主気管支〜葉気管支周囲（#10-12）であり，大動脈周囲（#5, 6），食道周囲（#8, 9）は解剖学的にEBUS-TBNAでは穿刺が不可能であるが，経食道内視鏡を組み合わせることでこれらの病変にも超音波ガイド下にアプローチできる可能性がある．

びまん性肺疾患においては，サルコイドーシス，リンパ増殖性疾患，原発性・転移性肺癌，感染症などで，縦隔・肺門リンパ節腫大を伴うものに対する有用性が期待される．熟練した施設においては，肺癌のリンパ節転移に対するEBUS-TBNAは感度92.3%，特異度100%，陰性的中率97.4%と極めて良好な結果が得られている[33]．サルコイドーシスの診断においても，EBUS-TBNAの感度はおおむね90%前後で特異度は100%と良好な結果が報告されている[15]．

文献

1) Polychronopoulos VS, Prakash UB: Airway involvement in sarcoidosis. Chest 136:1371-1380, 2009.
2) Ryu JH, Sekiguchi H, Yi ES: Pulmonary manifestations of IgG4-related sclerosing disease. Eur Respir J.
3) Pickford HA, Swensen SJ, Utz JP: Thoracic cross-sectional imaging of amyloidosis. AJR Am J Roentgenol 168: 351-355, 1997.
4) Cordier JF, Valeyre D, Guillevin L, et al: Pulmonary Wegener's granulomatosis. A clinical and imaging study of 77 cases. Chest 97: 906-912, 1990.
5) Daum TE, Specks U, Colby TV, et al: Tracheobronchial involvement in Wegener's granulomatosis. Am J Respir Crit Care Med 151: 522-526, 1995.
6) Schnabel A, Holl-Ulrich K, Dalhoff K, et al: Efficacy of transbronchial biopsy in pulmonary vaculitides. Eur Respir J 10: 2738-2743, 1997.
7) Bronchoalveolar lavage constituents in healthy individuals, idiopathic pulmonary fibrosis, and selected comparison groups. The BAL cooperative group steering committee. Am Rev Respir Dis 141: S169-202, 1990.
8) Haslam PL, Baughman RP: Report of ERS task force: Guidelines for measurement of acellular components and standardization of BAL. Eur Respir J14: 245-248, 1999.
9) 厚生労働省難治性疾患克服研究事業びまん性肺疾患調査研究班：気管支肺胞洗浄［BAL］法の手引き．克誠堂出版．2008.
10) Meyer KC: Bronchoalveolar lavage as a diagnostic tool. Semin Respir Crit Care Med; 28: 546-560, 2007.
11) Baumann HJ, Klose H, Simon M, et al: Fiber optic bronchoscopy in patients with acute hypoxemic respiratory failure requiring noninvasive ventilation - a feasibility study. Crit Care 15: R179, 2011.
12) Raghu G, Collard HR, Egan JJ, et al: An official ATS/ERS/JRS/ALAT statement: Idiopathic pulmonary fibrosis: Evidence-based guidelines for diagnosis and management. Am J Respir Crit Care Med 183: 788-824, 2011.
13) Maldonado F, Parambil JG, Yi ES, et al: Haemosiderin-laden macrophages in the bronchoalveolar lavage fluid of patients with diffuse alveolar damage. Eur Respir J 33:1361-1366, 2009.
14) Ohshimo S, Bonella F, Cui A, et al: Significance of bronchoalveolar lavage for the diagnosis of idiopathic pulmonary fibrosis. Am J Respir Crit Care Med 179: 1043-1047, 2009.
15) Costabel U, Bonella F, Ohshimo S, et al: Diagnostic modalities in sarcoidosis: BAL, EBUS, and PET. Semin Respir Crit Care Med 31: 404-408, 2010.
16) Kantrow SP, Meyer KC, Kidd P, et al: The CD4/CD8 ratio in BAL fluid is highly variable in sarcoidosis. Eur Respir J 10:2716-2721, 1997.

17) Murayama J, Yoshizawa Y, Ohtsuka M, et al: Lung fibrosis in hypersensitivity pneumonitis. Association with CD4+ but not CD8+ cell dominant alveolitis and insidious onset. Chest104: 38-43, 1993.
18) Ohtani Y, Saiki S, Sumi Y, et al: Clinical features of recurrent and insidious chronic bird fancier's lung. Ann Allergy Asthma Immunol 90: 604-610, 2003.
19) White B, Moore WC, Wigley FM, et al: Cyclophosphamide is associated with pulmonary function and survival benefit in patients with scleroderma and alveolitis. Ann Intern Med132: 947-954, 2000.
20) Kinder BW, Brown KK, Schwarz MI, et al: Baseline BAL neutrophilia predicts early mortality in idiopathic pulmonary fibrosis. Chest; 133: 226-232, 2008.
21) Wells AU: The clinical utility of bronchoalveolar lavage in diffuse parenchymal lung disease. Eur Respir Rev 19: 237-241, 2010.
22) Poletti V, Romagna M, Allen KA, et al: Bronchoalveolar lavage in the diagnosis of disseminated lung tumors. Acta Cytol 39: 472-477, 1995.
23) Zompi S, Couderc LJ, Cadranel J, et al: Clonality analysis of alveolar b lymphocytes contributes to the diagnostic strategy in clinical suspicion of pulmonary lymphoma. Blood 103: 3208-3215, 2004.
24) Guidelines for the management of adults with hospital-acquired, ventilator-associated, and healthcare-associated pneumonia. Am J Respir Crit Care Med 171: 388-416, 2005.
25) Zedtwitz-Liebenstein K, Jaksch P, Bauer C, et al: Association of cytomegalovirus DNA concentration in epithelial lining fluid and symptomatic cytomegalovirus infection in lung transplant recipients. Transplantation 77: 1897-1899, 2004.
26) Chemaly RF, Yen-Lieberman B, Chapman J, et al: Clinical utility of cytomegalovirus viral load in bronchoalveolar lavage in lung transplant recipients. Am J Transplant 5: 544-548, 2005.
27) Sebastien P, Armstrong B, Monchaux G, et al: Asbestos bodies in bronchoalveolar lavage fluid and in lung parenchyma. Am Rev Respir Dis 137: 75-78, 1988.
28) Rossman MD, Kern JA, Elias JA, et al: Proliferative response of bronchoalveolar lymphocytes to beryllium. A test for chronic beryllium disease. Ann Intern Med 108: 687-693, 1988.
29) Tazi A: Adult pulmonary langerhans' cell histiocytosis. Eur Respir J27: 1272-1285, 2006.
30) 日本呼吸器内視鏡学会：気管支鏡　臨床医のためのテクニックと画像診断　第2版．医学書院．2008.
31) British thoracic society guidelines on diagnostic flexible bronchoscopy. Thorax 56 Suppl 1: i1-21, 2001.
32) Gerna G, Lilleri D, Rognoni V, et al: Preemptive therapy for systemic and pulmonary human cytomegalovirus infection in lung transplant recipients. Am J Transplant 9: 1142-1150. 2009.
33) Yasufuku K, Nakajima T, Motoori K, et al: Comparison of endobronchial ultrasound, positron emission tomography, and CT for lymph node staging of lung cancer. Chest 130: 710-718, 2006.

病理組織学的検査

総論7.1
びまん性肺疾患に対する外科的肺生検

松村晃秀
(国立病院機構近畿中央胸部疾患センター)

1 外科的肺生検の適応

びまん性肺疾患に対する外科的肺生検（SLB）は，診断確定率が98％以上であり[1,2]，約1/3において術前診断と最終臨床診断が不一致であった[2]と報告されていることから，診断に有用な方法であることは論を待たない．臨床診断基準を満たし，HRCT上典型的な蜂巣肺所見を呈する典型的なIPF症例では組織診断でUIPである可能性が高いので，SLBを行わなくても臨床診断してよいとされており[1,2]，また，病理組織がUIPであった場合には現在なお，有用な治療が存在しない[4]ことから，臨床所見や画像所見から典型的IPFと診断できる症例においては，SLBが行われない場合が多い[5,6]．臨床調査個人票に基づく特発性間質性肺炎の全国疫学調査[5]によれば，IPFと診断された新規545例で解析可能で病理学所見のあるものは67例（12％）のみである．

厚生労働省特定疾患認定基準によれば，特発性肺線維症以外の特発性間質性肺炎の診断にとってSLB（胸腔鏡下肺生検，開胸肺生検）は必須であるとされている．したがって，SLBは，経気管支鏡肺生検や気管支肺胞洗浄で診断が確定しえないびまん性肺疾患で，手術が禁忌ではない患者に推奨される[3]．

2 外科的肺生検の手技

開胸肺生検（OLB），胸腔鏡下生検（VATS）ともに分離換気用のdouble-lumenの気管内チューブを挿管し，仰臥位で試験的に片側分離換気を行い，極端な低酸素血症をきたさないことを確認する．

1) 胸腔鏡下肺生検

VATSの場合には，術後の疼痛が軽度のため，持続硬膜外麻酔カテーテルの留置は必要ではない場合が多い．ポート留置予定の肋間の神経ブロックを行う．異なる部位から採取した病理所見が一致しない場合があり，生検を行う場合には複数葉からの採取が勧められる[4]．大きさは母指頭大以上とし，病理学的診断の妨げにならないよう，肺を把持する場合には先端がatraumaticな器具を用い，自動縫合器を使用した場合には，それ以後は縫合線を把持するなど肺はできるだけ愛護的に扱わねばならない．ドレーンは通常1～2本留置し，5～10 cmH$_2$Oの陰圧で持続吸引を行う．間質性肺炎の肺組織は可塑性に乏しく，自動縫合器の両端と中央部では肺の厚みが異なるため，切除断端からの肺瘻が危惧される場合は結紮を加えるなど，十分な配慮が必要である．術中の片側換気中の低酸素状態はある程度は避けられない．この場合，安易に吸入酸素濃度を上昇させることは，術後の急性増悪の頻度を増加させる可能性があるため，酸素飽和度が維持できない場合にはためらわずに両側換気とし，開胸生検に移行する．短時間であれば高頻度ジェット換気（HFJV）を行うことにより，対処可能な場合がある．

2) 開胸肺生検

VATSがOLBに比し明らかに侵襲の少ないことから，現時点でOLBは以下のごとく，VATSが行えない場合に限定すべきである．

① 重度の呼吸機能障害があり，片肺換気に耐えられない場合
② 胸部手術の既往，胸膜炎の既往などで強度の癒着が存在する場合
③ 高度の胸郭変形もしくは体格が極度に小さく，胸腔鏡で十分な視野が確保できないとき

片側分離換気が不可能で両側換気のままOLBを行う場合には，複数個所の生検は困難なことが多いため，生検予定の部分にできるだけ近接して開胸を行うことが必要である．前方切開を行うと，体位変換の必要もなく，呼吸機能が極度に低下した症例でも比較的安全に行うことができる．

現に人工呼吸管理を受けている症例，術後にその可能性のある症例では縫合線からの気瘻は術後管理を著しく困難にするので注意が必要である．

③ 生検の部位

生検部位は術前に呼吸器内科医，放射線科医，病理診断医，呼吸器外科医がHRCTをもとにして決定する．手術決定から実際の手術までに時間がある場合には，術直前にCTを再検する．左右の病変の程度に差がある場合には，より病変の強い側，左右同程度の病変が認められる場合には，肺容量の小さい方（通常左側）を

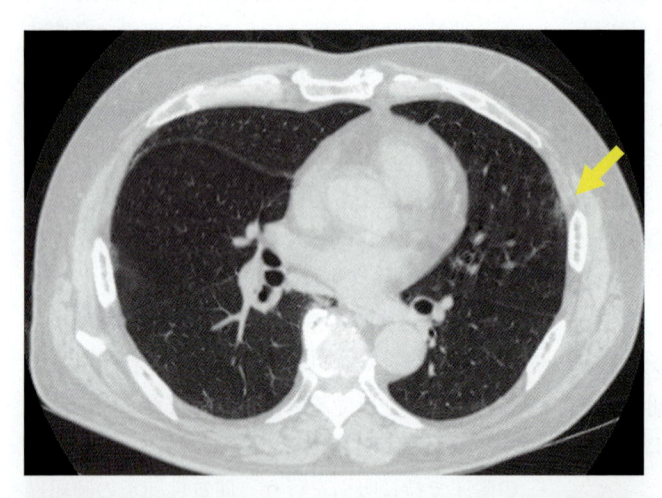

図1　左S^5の限局性線維化病巣

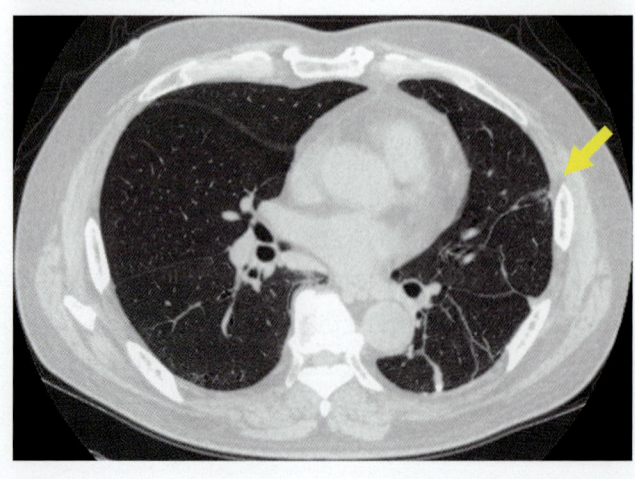

図2　同　術後
（生検予定部位が正しく切除されている）

選択すれば，分離肺換気中の管理が容易である．両側換気を行いながらのOLBの場合には通常2ヵ所以上の生検は困難であるため，1ヵ所のみの生検で終わる場合の生検部位も決定しておく必要がある．

典型的なIPFの場合にはSLBが行われない場合が多く[5,6]，生検を必要とする場合の多くは非典型例で，時にはpinpointに近い部位の生検が必要となることがある（図1，図2）．このような場合でも，胸腔鏡で胸腔内をよく観察すると，肺の虚脱程度や色調，胸膜の肥厚などが周辺と異なっており，生検部位が確定できる場合が多い．

4 術後合併症と早期死亡

術後合併症は7.8%[2]から10.9%[1]と約10%に認められる．気胸，肺瘻遷延など肺の脆弱性の低下に起因するものが多い．最も重大な合併症である間質性肺炎の急性増悪は，SLBの対象となった疾患の占める割合でことなるが，びまん性肺疾患全体では，単一施設の報告で2例／110例（1.8%）[1]，多施設のアンケート集計で9例／410例（2.2%）[2]と約2%であるが，IPFのみに限れば2例／9例（22.2%）[6]と高く，一旦急性増悪を発症すれば，その死亡率も高い．急性増悪も含め，30日以内の術後早期死亡率は1.2%[2]から6.4%[1]と報告されている．

5 まとめ

びまん性肺疾患に対するSLBは，治療を目的とした手術ではなく，術後合併症や急性増悪による死亡もありうること，現時点ではIPFと診断された場合には有効な治療が未だ存在しないことについて，十分なインフォームドコンセントが必要である．

文献

1) 阪本考司，横山俊樹，麻生裕紀，他：びまん性肺疾患に対する外科的肺生検の検討―合併症，診断効率と早期死亡について―．日呼吸会誌 44(10)：675-680，2006．

2) 金沢実，河端美則，高柳昇，他：びまん性肺疾患の外科的肺生検アンケート．日呼吸会誌 38(10)：770-777，2000．

3) 日本呼吸器学会 びまん性肺疾患診断・治療ガイドライン作成委員会：特発性間質性肺炎 診断と治療の手引き（改訂第2版），南江堂，2011．

4) Raghu G, Collard H, Egan J, et al: An Official ATS/ERS/JRS/ALAT Statement: Idiopathic Pulmonary Fibrosis: Evidence-based Guidelines for Diagnosis and Management. Am J Respir Crit Care Med 183: 788–824, 2011.

5) 大野彰二，中屋孝清，坂東政司，他：臨床調査個人票に基づく特発性間質性肺炎の全国疫学調査．日呼吸会誌 45(10)：759-764，2007．

6) 榎本達治，川本雅司，功刀しのぶ，他：胸腔鏡下肺生検後に急性増悪した特発性肺線維症症例の検討．日呼吸会誌 40(10)：806-811，2002．

総論7.2
病理組織学的検査

小橋陽一郎
(公益財団法人天理よろづ相談所病院)

1 はじめに

　びまん性肺疾患における病理組織学的検査の役割は，最近の画像の進歩を受けて，かなり変化が認められる．特に様々な間質性肺炎の診断において，画像，特にHRCTとの対比は欠かせない．画像上の採取部位の選択，採取部位の精密な特定などにより，採取時期が限定され，採取部位も限られる病理組織検査の弱点が補われる．以下，画像との精緻な対応を念頭においた病理組織検査の要点に触れてみたい．

2 採取部位

　びまん性肺疾患であっても，部位により病変の程度にかなりの差がみられ，また病変全体の成り立ちを推測する上でも採取部位の選択は重要である．可能であれば，病変の弱い部分（新しい部分），病変の強い部分（古い部分，完成された病変部分）および病変のほとんどない部分（背景組織の把握）からの採取が望ましい．VATSでも少なくとも病変の強い部分だけでなく弱い部分からの採取も推奨される．ただ，非特異的な炎症性変化の起こりやすい左舌区あるいは右中葉，非特異的な線維化を生じやすい肺尖部あるいは横隔膜直上部分などからの採取はできるだけ避けるようにしたい．

3 組織材料の取り扱い

　TBLB標本，VATS標本および剖検標本も基本的には同様で，細菌学的検査，凍結標本の確保および膨らまし固定が推奨される．TBLB標本では（図1），採取された組織片を無菌的な生理食塩水に放ち，次いで生理食塩水と共に注射器に入れ，陰圧をかけて膨らまし，10％緩衝ホ

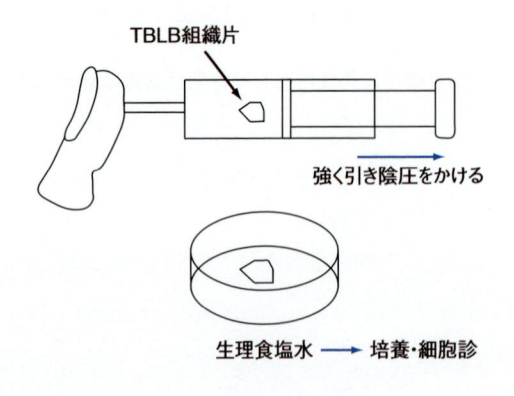

図1　TBLB標本の処理

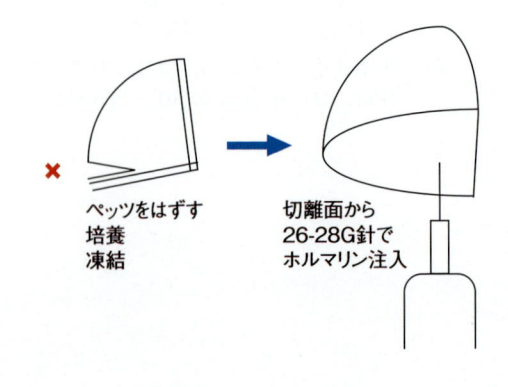

図2　VATS標本の処理

ルマリン液に入れ固定する．組織片を放った残りの無菌的な生理食塩水は細菌培養，細胞診に用いる．悪性リンパ腫などの疑われる場合は，採取された組織片をOCTコンパウンドに入れて瞬間凍結し保存，またさらに材料が得られた場合は浮遊細胞によるリンパ球表面マーカーの検索あるいはフローサイトメトリックアナリシスに供する．VATSで採取された標本は，可能であれば無菌的に標本の一部を切り取り，細菌学的検査，凍結標本および症例によっては細胞浮遊液の材料とする．次いで，膨らまし固定を行う（図2）．膨らまし固定は，まずVATS時のペッツを外し，ペッツを外した後の切離面から，ツベルクリン針などできるだけ細い針を用いて10％緩衝ホルマリン液を注入する．ゆっくりとできるだけ圧をかけないように注入し，胸膜の伸展状況などを参考に，膨らましすぎないよう注意する．胸膜から注入しても，針の穿刺の影響は，検鏡時にも認められない．VATS標本の膨らまし固定の是非については，適否を含めてまだ議論が残っている．膨らまし固定操作によるアーティファクトを懸念する意見もあるが，従来の開胸肺生検と異なり，VATS標本は脱気された側の肺から採取されるので無気肺状態であり，上記HRCTなどの画像との対比には膨らまし固定標本が欠かせない．注入後10％緩衝ホルマリン液に入れ，一昼夜固定後切り出しを行う．胸膜に垂直な面が標本になるよう切り出し，3〜4μmに薄切し染色する．剖検材料でも，画像との精緻な対応が必要とされる場合は膨らまし固定が推奨される．経気管支的に，ゾンデを用いて，20〜30 cm水中圧で10％緩衝ホルマリン液を入れる．固定後，水平断で観察すると，CT画像などとの対比に有用である．

びまん性肺疾患でよく用いられる染色法（表1）：通常HE染色での観察が基本となるが，びまん性肺疾患では，病変の発生病態を知る上で，肺構造の把握が大切で，それには弾性線維染色が必須である．弾性線維染色にはEvG法

表1 肺生検でよく用いられる染色法

染色法	対象	染色結果
HE	全般的	青紫色，種々の赤
EvG	肺の構造	黒色
PAS	粘液，真菌	赤紫色
Azan	線維化巣	青色
Grocott	真菌	黒色
鍍銀	肉芽腫	黒色
チールニールセン	抗酸菌	赤色
免疫染色	抗酸菌など	
PCR	抗酸菌，遺伝子再構成	
In situ hybridization	CMVなど	

とME法があり，それぞれの利点，弱点があるが，肺胞壁，肺胞入口輪などの弾性線維が黒色あるいは紫青色に染色され，肺胞構造，肺胞管（道）などの肺の末梢構造の把握が容易になる．HE染色では類似する線維化病変においても，弾性線維染色での背景の肺構造のゆがみ，残存の有無などの観察により，線維化の成り立ちの違いなどの鑑別が可能となる場合が少なくない．血管の種別，細気管支，小葉間隔壁などの構造も識別しやすく，小葉単位での病変分布，各小葉間での病変の違いなど，びまん性間質性肺炎の鑑別に必要となる所見の評価に欠くことができない．TBLB，VATS標本ともに連続切片での観察がより効果的で，TBLB標本では始めからHE，EvGの連続切片を作成しておくことを勧めたい．抗酸菌などの感染症，サルコイドーシス，過敏性肺炎など肉芽腫性病変の有無，性状が組織鑑別上で問題となる疾患では，鍍銀染色（Gitter）が有用である．感染症については表1に示したが，抗酸菌，ニューモシスティスなどは免疫染色も用いられ，PCRで菌腫の同定，またCMVでは免疫染色ならびにIn situ hybridizationも同定に用いられる．リンパ腫の確定に，PCRでの免疫グロブリン重鎖あるいはT細胞受容体などのクロナリティーの検討を要する場合もある（図3）．

図3 悪性リンパ腫（PCRによるクロナリティーの検出）

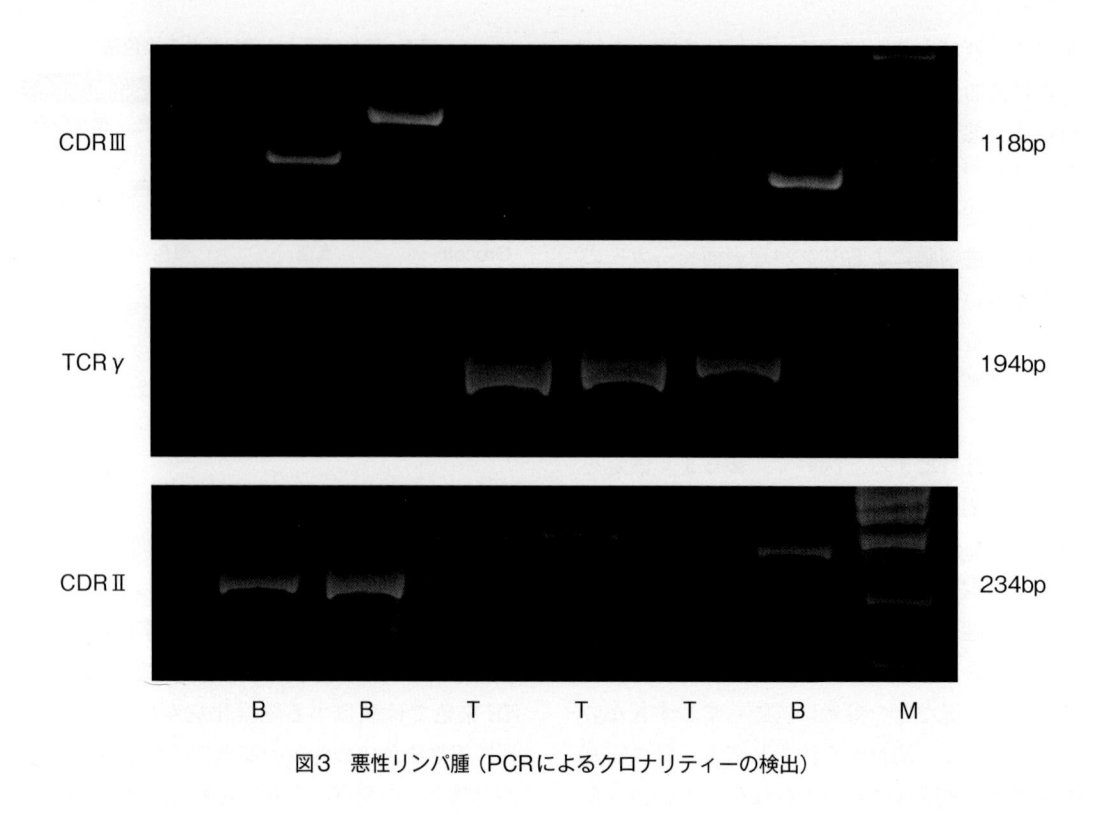

文献

1) 山中　晃：病理からみた肺生検，日本胸部臨床 39：259-267，1980.
2) 北川正信：生検の進歩 - 技術と解釈（肺）-，臨床検査 31：1176-1182，1987.
3) Katzenstein: Handling and interpretation of lung biopsies. A-L.A.: Katzenstein and Askin's surgical pathology of non-neoplastic lung disease. 4th ed., Elsevier, Amsterdam: 1-15, 2006.
4) 岡輝明：肺の非腫瘍性疾患の病理診断を行うための検体の取り扱いと肺構造の要点，病理と臨床 24：792-800，2006.
5) 山鳥一郎：12. 肺（非腫瘍性疾患）外科病理マニュアル，病理と臨床 vol. 26 臨時増刊号：201-206，2008.

びまん性肺疾患の管理と治療

総論8.1
慢性期の管理と治療

長井苑子
(公益財団法人京都健康管理研究会中央診療所)

間質性肺炎の多くは慢性経過をとる．臨床経過・予後には，同じ疾患の中でも幅があることも理解されてきた．しかし，定量的に機能障害の進展速度が数値化されるわけでもなく，途中に並存する種々の病態も，すべてが均一に起こってくるわけでもない．病理組織が確認されてもそれで管理・治療の長期の方針が確定するわけではない．長い経過では，その病勢に加えて，種々の病態，合併症が疾患に関連して，あるいは治療に関連して，あるいは年齢や生活状況に関連して，加わってくる可能性があるからである．

間質性肺炎の治療と管理において重要なことは，その疾患の基本的な経過[3,4]をガイドライン的な情報として把握し，かつ，個々の症例の示す問題点を把握して，方針をきめ細かく選択していくということである．欧米のステートメントやガイドラインなどでも，このような記載がされている[1,2]．

1 間質性肺炎の慢性期とは

間質性肺炎は，特発性の分類に基づいて考えると，急性間質性肺炎，器質化肺炎においては，その発症発見において，急性あるいは亜急性の経過をとる．急性間質性肺炎の経過は不良であるが，それでも，かなりの症例が急性期に死亡するというわけではない．急性期を過ぎて，画像的にも線維化やのう胞化が出現し，症状所見が一定の機能低下を示しながらも固定する時期を，急性型間質性肺炎の慢性期と理解することもできる．器質化肺炎の多くは治療に反応するが，それでも，症状所見が固定残存してしまう場合もあるので，慢性経過をみていくこととなる．しかし，以下に説明するいわゆる慢性型間質性肺炎における慢性期とは，異なるために，ここではこれらの治療・管理については省略する．

2 慢性型間質性肺炎の治療・管理

慢性型間質性肺炎としては，特発性肺線維症，剥離性間質性肺炎，呼吸細気管支炎・間質性肺疾患，非特異的間質性肺炎を対象とする[2]．これらは，病勢の差異はあっても慢性期において発見される．安定期に受診された場合には，経過観察のみで病勢の変化を評価することもあり，一方，進行期には，治療よりもケアが管理の中心となることもある[4,5]．一般に，これらの間質性肺炎は，主に中高年に発症するために（図1）[6]，年齢という要素は，常に，治療管理においては考慮されるべきである．治療効果よりも，特に副作用の発現による不利益，副作用が発現しやすいという点においてである．

したがって，いつから治療をするかという点が，以降の臨床経過の判断とあいまって，重要なポイントとなる．

2002年の特発性間質性肺炎の臨床画像病理的分類は最近，更新されようとしている．その中でも，間質性肺炎の臨床経過（disease

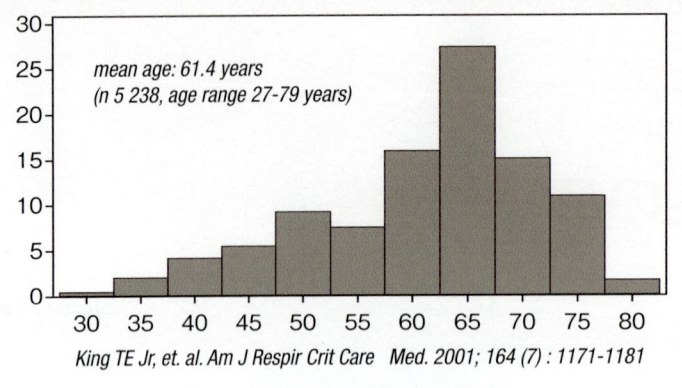

図1 特発性肺線維症例の発症年齢
King TE Jr, et. al. Am J Respir Crit Care Med. 2001; 164 (7) : 1171-1181

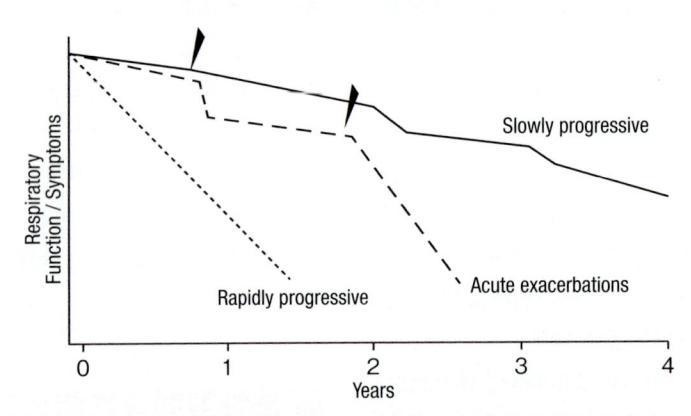

図2 特発性肺線維症IPFの自然経過
Kim, DS, et al. The Proceedings of the American Thoracic Society 3: 285-292 (2006)

behavior) を把握しての分類という新たな視点がもりこまれている．その中では，経過観察，禁煙のみでの改善，ケアなどが，薬物治療に加えて位置づけをあたえられている．臨床経過に立脚した疾患の管理治療という基本的に重要な視点が導入された．

この章でも，臨床医が患者に対して方針を決定する立場から，慢性期の管理治療を分けてみる．

1) 経過観察を主体とする場合

特発性肺線維症（IPF）の臨床経過については，図2に示すように安定期，漸減していく機能低下，急性悪化の時期が，数年の臨床経過の中で認められる[3]．個々の患者が，どの時期に受診したかをまず評価する．画像，肺機能（%FVC, %DLco），動脈血酸素分圧，運動耐容能（6分間歩行の距離と最低酸素飽和度）などの指標を用いて評価する．安定期かあるいは，機能的に軽度の低下であって低下速度もゆるい（%FVC<10%，%DLco<15%）場合には，3～6ヵ月ごとの経過観察を行う．この期間に感冒予防，運動や労作付加を加えすぎない生活のしかた，などを指導する[4]．

機能的低下速度の増進や，画像の悪化がみられ自覚症状（労作時呼吸困難，咳）の程度の増加がみられるようであれば，経過観察から薬物治療，在宅酸素療法に方針を切り替える．ただし，IPFでは，基本的に，ステロイド薬や免疫抑制薬は効果がなく，主に抗線維化薬，あるいは並存してきた肺高血圧の治療などが必要かどうかを鑑別する必要がある．

慢性型NSIPの安定期においても，IPFと同様の方針がいえるが，病勢に動きのある場合に

は，ステロイドや免疫抑制薬の効果も期待できる可能性があるので，治療薬の選択には幅がある．NSIPの背景には高い頻度でなんらかの膠原病関連病態が存在している可能性があるため[7,8]，肺高血圧の並存する頻度も無視できない[9]．肺高血圧の並存の有無についての評価が不可欠である．

2）環境因子の改善から指導する場合

喫煙関連間質性肺炎（DIP，RB-ILD）では，病勢が安定である場合には，まずは，禁煙指導を選択する．禁煙のみで，画像的にも機能的にも改善が認められる場合がある．NSIPで喫煙者の場合には，禁煙だけでは，改善は基本的に認められないので，鑑別点ともなる．

3）薬物治療による反応性をみる場合

薬物治療に効果を示すことが期待されている間質性肺炎としては，NSIPの一部，COP，が主なものである[2,3]．特に，症状があり，画像上の不可逆的な線維化所見が少ない場合，機能的に低下がみられ動きもある場合には，ステロイド薬と免疫抑制薬（シクロスポリンかシクロホスファミド）の投与が試みられる．治療後1または3ヵ月の効果を評価して，漸減するか，そのまま継続するかなどをきめ細かく決定していく．

間質性肺炎の病勢は安定していて，肺高血圧による症状，所見が優位の場合には，肺血管拡張薬の投与と在宅酸素療法の導入が考慮される必要がある．しかし，肺血管拡張薬は肺の線維化によるVQミスマッチを悪化させるリスクもあるために，利尿薬を併用しての治療開始，あるいは量を少な目から投与するなどの配慮が必要である．基本的には，特発性肺動脈性肺高血圧の治療ガイドラインに準じても治療効果があるかどうかの確定的な報告はないが，自験例では，一部に改善，安定化を維持できている場合があるのも確かである[9]．

間質性肺炎の治療が肺高血圧の進展を抑制するというエビデンスは少ない．間質性肺炎の存在が肺高血圧の予後不良因子であるという報告としては，強皮症の肺高血圧症例では，間質性肺炎を並存している群の方が，間質性肺炎のない群よりも生存状況が不良であるとの報告がある[10]．一方，間質性肺炎に並存する肺高血圧は予後不良因子であることは多くの報告でも確認されている[11]．

4）在宅酸素療法，呼吸リハビリなどのケアを中心とする場合

間質性肺炎の病勢が進展してくる時期には，薬物治療に加えて，日常生活の質を少しでも温存するための対症療法として，在宅酸素療法が必要となる．酸素濃縮器としては7L/分の流量のタイプを導入し，携帯酸素ボンベも必須である．労作時には，酸素流量を増加する，あるいは労作前から流量を上げておくなどの工夫，鼻チューブとマスク，オキシマイザーなどの利用も必要である．また，患者自身に労作時にどれくらい酸素飽和度が低下し，回復までにどれくらい時間がかかるか，さらには，脈拍の変化などを把握させて，日常の動きを制限し，動くときの工夫をしてもらうという指導が必要である．パルスオキシメーターを患者にもたせて，日常労作での酸素飽和度の低下，脈拍，とそれらの回復時間などを記録してもらうと，評価しやすい．

在宅酸素療法が必要な症例では，すでにステロイド治療などが継続されていることもあるために，年齢，労作制限，ステロイドによる副作用などの複合した因子で，呼吸筋力低下も起こりうるので，呼吸リハビリも同時に行うことも必要である．

5）肺移植を必要とする場合

慢性型間質性肺炎で，発症年齢が比較的若くて（60歳以下），進行した場合には，肺移植適応例となることもある．欧米全体では，2010年1月から2011年1月の1年間で734の特発性

肺線維症例に肺移植が実施されており，これは肺移植数全体の27.1%を占めている[12]．日本では，脳死肺移植と生体肺移植との選択が可能であるために，日常診療の中で，このあたりの希望を患者，家族からも聞き取っておくことも必要である．

文献

1) Hunninghake GW, Costabel U, Ando M, Baughman R, Cordier JF, du Bois R, Eklund A, Kitaichi M, Lynch J, Rizzato G, Rose C, Selroos O, Semenzato G, Sharma OP: ATS/ ERS/ WASOG statement on sarcoidosis. American Thoracic Society/ European Respiratory Society/ World Association of Sarcoidosis and other Granulomatous Disorders. Sarcoidosis, vasculitis, and diffuse lung diseases : official journal of WASOG/ World Association of Sarcoidosis and Other Granulomatous Disorders. Sarcoidosis Vasc Diffuse Lung Dis 16: 149-173, 1999.

2) American Thoracic Society, Europian respiratory Society, ATS/ ERS international multidisciplinary consensus classification of idiopathic interstitial pneumonia. Am J Respir Crit Care Med 165: 277-304, 2002.

3) Dong Soon Kim, Harold R. Collard and Talmadge E. King, Jr.: Classification and Natural History of the Idiopathic Interstitial Pneumonias The Proceedings of the American Thoracic Society 3:285-292, 2006.

4) 長井苑子：間質性肺疾患：外来診療の実際．医学書院．2007.

5) Richard J. Castriotta, Basil A. Eldadah, W. Michael Foster, Jeffrey B. Halter, William R. Hazzard, James P. Kiley, Talmadge E. King, Jr. : Frances McFarland Horne, Susan G. Nayfield, Herbert Y. Reynolds, Kenneth E. Schmader, Galen B. Toews, and Kevin P: High Workshop on Idiopathic Pulmonary Fibrosis in Older Adults Chest 138: 3 693-703, 2010.

6) King TE, Toooze JA, Schwarz MI, Brown KR, Cherniak RM: Predicting survival in idiopathic pulmonary fibrosis: scoring system and survival model. Am J Respir Crit Care Med 164: 1171-1181, 2001.

7) Corte TJ, Copley SJ, Desai SR, Zappala CJ, Hansell DM, Nicholson AG, Colby TV, Renzoni E, Maher TM, Wells AU: Significance of Connective Tissue Disease features in Idiopathic Interstitial Pneumonia. Eur Respir J, 2011.

8) Kinder BW, Collard HR, Koth L, Daikh DI, Wolters PJ, Elicker B, Jones KD, King TE Jr. Idiopathic nonspecific interstitial pneumonia: lung manifestation of undifferentiated connective tissue disease? Am J Respir Crit Care Med 176: 691-697, 2007.

9) Handa T, Nagai S, et al: Incidence of Pulmonary Hypertension and Its Clinical Relevance in Patients with Interstitial Pneumonias: Comparison Between Idiopathic and Collagen Vascular Disease Associated Interstitial Pneumonias. Int Med 46: 831-837, 2007.

10) Nagai S, Handa T, Kim D. : Pharmacotherapy in patients with idiopathic pulmonaryfibrosis. Expert Opin Pharmacother 9: 1909-1925, 2008.

11) Mathai SC, Hummers LK, Champion HC, Wigley FM, Zaiman A, Hassoun PM, Girgis RE: Survival in pulmonary hypertension associated with the scleroderma spectrum of diseases: impact of interstitial lung disease. Arthritis Rheum. 60: 569-577, 2009.

12) Hamada, K, Nagai, S, Tanaka, S, Handa T, Shigematsu M, Nagao T, et al: Significance of pulmonary arterial pressure and diffusion capacity of the lung as prognosticator in patients with idiopathic pulmonary fibrosis. Chest 131: 650-656, 2007.

13) The registry of the international society for heart and lung transplantation: 27 annual report 2010. J Heart and Lung Transplantation 29: 1083-1141, 2010.

総論8.2
健康関連QOLと終末期の治療

冨岡洋海
(神戸市立医療センター西市民病院)

1 健康関連QOLについて

　健康関連QOLは，医療評価のためのQOLとして，個人の健康に由来する事項に限定した概念であり（図1）[1]，患者の視点に立脚した主観的なアウトカム指標として積極的に活用されている．QOLの多面性から，QOLに含まれる様々な領域（domain）を多次元（multi-dimension）のまま表現するプロファイル型尺度が使用される場合が多い．プロファイル型尺度は，症状インデックス尺度，包括的尺度，疾患特異的尺度に分類される．包括的尺度は，様々な疾患をもつ人や一般に健康といわれる人々に共通する要素によって構成されるのに対し，疾患特異的尺度はその疾患に特有の症状やその影響をより詳細に測定することを目的とする[1]．

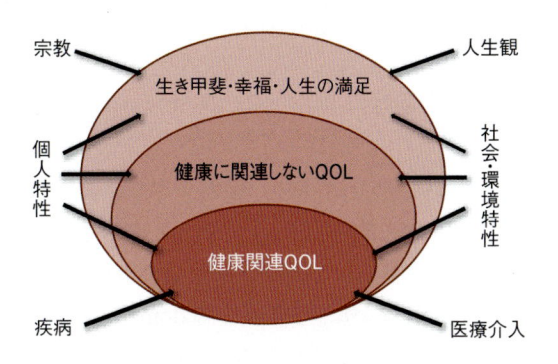

2 IPF患者の健康関連QOLの評価

　健康関連QOLについてのエビデンスが蓄積されてきたCOPDや喘息と比べ，間質性肺炎，特に難治性の慢性疾患であるIPFにおける研究はいまだ十分ではないが，IPF患者の生命の量（生存期間）を延ばす治療が確立されていない現状では，患者の生命の質（QOL）を維持，改善しようとするアプローチは重要である．代表的なプロファイル型包括的尺度であるMedical Outcome Study Short Form 36（SF-36）を用いた横断的[2-7]，また経時的[6]検討では，IPF患者は，身体的健康のみならず，精神

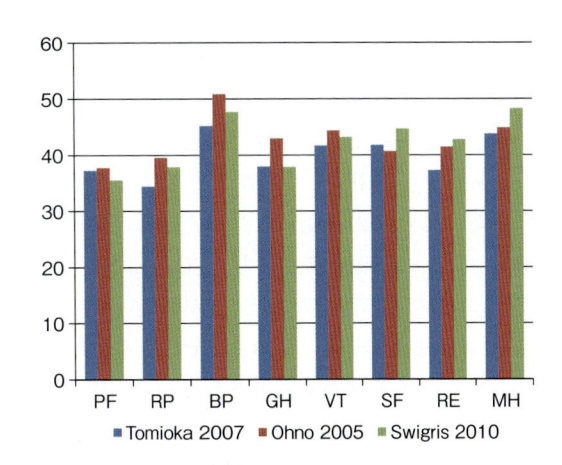

図1　健康関連QOLの概念（文献1より）

図2　SF-36偏差スコア（文献6, 5, 12より）
50を国民平均値とし，標準偏差10とした偏差得点．

PF：physical function（身体機能）
RP：role-physical（身体日常役割機能）
BP：body pain（身体の痛み）
GH：general health（全体的健康感）
VT：vitality（活力）
SF：social functioning（社会生活機能）
RE：role-emotional（精神日常役割機能）
MH：mental health（心の健康）

表1　健康関連QOLをエンドポイントに組み入れたIPFの臨床研究

報告	症例数	治療	使用したHRQOL尺度
1999 Ziesche	18	IFN γ +PSL	SGRQ
2004 Raghu	330	IFN γ	SGRQ
2005 Demedts	182	NAC+PSL+AZP	SGRQ
2005 Tomioka	30	NAC吸入	SF-36
2005 Azuma	107	pirfenidone	CRQ
2006 Antoniou	50	IFN γ +PSL	SGRQ
2008 King	158	bosentan	SGRQ, SF-36
2008 Raghu	88	etanercept	SGRQ, SF-36
2009 King	826	IFN γ	SGRQ
2010 IPF Net	180	sildenafil	SGRQ, SF-36, EQ-5D
2010 Craig	119	imatinib	SGRQ, SF-36
2011 Richeldi	432	BIBF	SGRQ

IFN：インターフェロン，PSL：プレドニゾロン，AZP：アザチオプリン，NAC：N-アセチルシステイン
SGRQ：St. George's Respiratory Questionnaire，SF-36：Medical Outcome Study Short Form 36
CRQ：Chronic Respiratory Disease Questionnaire，EQ-5D：EuroQol Group 5-Dimension Self-Report Questionnaire

的健康も障害されており（図2），さらに経時的にも身体的健康が悪化していくことが示されている．肺機能や6分間歩行試験での歩行距離，S_PO_2最低値などは，SF-36の各domainと比較的良好な相関を認めたものの，健康関連QOLは，呼吸機能や胸部HRCTなどの臨床的アセスメントでは推定できない領域（特に社会生活機能や日常精神役割機能）を評価している[6]．また，COPDや気管支喘息における疾患特異的尺度であるChronic Respiratory Disease Questionnaire[3]やSt. George's Respiratory Questionnaire[8-10]（SGRQ）などがIPFにも応用されている．これらの研究から，IPF患者の健康関連QOLは，呼吸機能よりも，COPD同様「息切れ」との相関が強いことが示されている[2,4,8]．また，夜間のS_PO_2の低下[3]や睡眠障害[7]などとも相関があるとされている．IPFの疾患特異的尺度の必要性から，13のdomainを評価する74項目からなるIPF疾患特異的尺度，ATAQ-IPFが2010年に発表されている[11]．

③ IPF治療と健康関連QOL

健康関連QOLをエンドポイントに組み入れたIPFの臨床研究も展開されるようになってきている（表1）．このうち，エンドセリン受容体拮抗薬であるボセンタンが外科的肺生検IPF症例においてSGRQのImpacts scoreと，SF-36の「全体的健康感」など3つのdomainを有意に改善すると報告され[12]，さらにホスホジエステラーゼ-5阻害薬であるsildenafilが，SGRQのSymptoms score，Activity score，Total score，SF-36の「全体的健康感」を有意に改善した[13]．これらは肺動脈性肺高血圧症治療薬であり，IPF患者におけるガス交換能の改善がもたらされることにより，呼吸困難や健康関連QOLの改善につながった可能性が考えられる．また，最新のtyrosine kinase阻害薬であるBIBF1120でも，SGRQのSymptoms score，Activity score，Total scoreの有意な改善を認めている[14]．薬物療法以外では，長期酸素療法はIPF患者の健康関連QOLに対する効果はないとされている一方で，包括的呼吸リハビリテーションは，比較的軽症のIPFを対象とした検討で，健康関連QOLについて有意な効果が報告されている[15]．

④ びまん性肺疾患患者の終末期医療

IPFをはじめとする難治性びまん性肺疾患患者と接していくうえで，終末期医療の問題は避

けられないものであり，やはりQOLを意識した対応が必要である．終末期には当然緩和ケアが行われるが，この主たる目的は，患者にとって可能な限り良好なQOLを達成すること，患者家族を患者の生存中そして死後もサポートすることである[16]．また，終末期に限らず，患者に症状が出現した場合には，あらゆるタイミングで実施すべきとされている[16]．間質性肺炎に対する終末期医療，緩和ケアの中心は呼吸困難の軽減である．エビデンスには乏しいが，ステロイドやサリドマイド，麻薬の使用が試みられている[17]．すべてのIPF患者，特に重篤な肺機能障害や合併症を有する患者では，延命処置についての事前指示や終末期ケアに関する問題について，外来レベルで対処しておくべきとされる[17]．また，進行肺疾患患者のホスピス適応基準（表2）が発表されている[16]が，IPFでは予測できない急性増悪の問題があり，適応は難しいものの，寝たきりとなった患者ではホスピスケアを考慮すべきとされている[17]．

表2 進行肺疾患患者のホスピス適応基準
以下（1, 2必須，3, 4, 5補助）で肺疾患終末期（寿命6ヵ月以下）

1. 重篤な慢性肺疾患であり
   (a) 安静時呼吸困難があり，運動耐容能の低下（例えばベッド，椅子での生活），疲労，咳嗽がある
   (b) 呼吸器感染や呼吸不全のため，ER受診や入院の頻度が増加し，終末期肺疾患の進行がある
2. 安静時room air PaO_2 55mmHg以下，または酸素吸入下SpO_2 88%以下を示す低酸素血症，または，$PaCO_2$>50mmHgを示す高炭酸ガス血症
3. 肺性心
4. 最近6ヵ月で10％以上の体重減少
5. 安静時心頻拍数>100/分

（文献16より）

文献

1) 福原俊一，他（編）：臨床のためのQOL評価ハンドブック．医学書院．2001.
2) Martinez TY, et al: Evaluation of the short-form 36-item questionnaire to measure health-related quality of life in patients with idiopathic pulmonary fibrosis. Chest 117: 1627-1632, 2000.
3) Clark M, et al: A survey of nocturnal hypoxaemia and health related quality of life in patients with cryptogenic fibrosing alveolitis. Thorax 56: 482-486, 2001.
4) Martinez JAB, et al: Dyspnea scales as a measure of health-related quality of life in patients with idiopathic pulmonary fibrosis. Med Sci Monit 8: CR405-410, 2002.
5) Ohno S, et al: Reassessment of the classification of the severity in idiopathic pulmonary fibrosis using SF-36 questionnaire. Intern Med 44: 196-199, 2005.
6) Tomioka H, et al: Health-related quality of life in patients with idiopathic pulmonary fibrosis-Cross-sectional and longitudinal study-. Intern Med 46: 1533-1542, 2007.
7) Krishnan V, et al: Sleep quality and health-related quality of life in idiopathic pulmonary fibrosis. Chest 134: 693-698, 2008.
8) Nishiyama O, et al: Health-related quality of life in patients with idiopathic pulmonary fibrosis. What is the main contributing factor? Respir Med 99: 408-414, 2005.
9) Tzanakis N, et al: Evaluation of health-related quality-of-life and dyspnea scales in patients with idiopathic pulmonary fibrosis. Correlation with pulmonary function tests. Eur J Intern Med 16: 105-112, 2005.
10) Peng S, et al: Cross-sectional and longitudinal construct validity of the Saint George's Respiratory Questionnaire in patients with IPF. Respirology 13: 871-879, 2008.
11) Swigris JJ, et al: Development of the ATAQ-IPF: a tool to assess quality of life in IPF. Health Qual Life Outcomes 8: 77, 2010.
12) King TE Jr, et al: BUILD-1: A randomized placebo-controlled trial of bosentan in idiopathic pulmonary fibrosis. Am J Respir Crit Care Med 177: 75-81, 2008.
13) The Idiopathic Pulmonary Fibrosis Clinical Research Network. A controlled trial of sildenafil in

advanced idiopathic pulmonary fibrosis. N Engl J Med 363: 620-628, 2010.
14) Richeldi L, et al: Efficacy of a tyrosine kinase inhibitor in idiopathic pulmonary fibrosis. N Engl J Med 365: 1079-1087, 2011.
15) Nishiyama O, et al: Effects of pulmonary rehabilitation in patients with idiopathic pulmonary fibrosis. Respirology 13: 394-399, 2008.
16) Lanken PN, et al: An official American Thoracic Society clinical policy statement: palliative care for patients with respiratory diseases and critical illnesses. Am J Respir Crit Care Med 177: 912-927, 2008.
17) Raghu G, et al: An official ATS/ERS/JRS/ALAT statement: idiopathic pulmonary fibrosis: evidence-based guidelines for diagnosis and management. Am J Respir Crit Care Med 183: 788-824, 2011.

総論8.3
薬物治療

長井苑子[1]・半田知宏[2]
([1] 公益財団法人京都健康管理研究会中央診療所　[2] 京都大学医学部附属病院)

　間質性肺疾患（間質性肺炎，過敏性肺炎，サルコイドーシスなど）は，一部の急性期への治療を除いて，ほとんどが慢性経過での治療導入判断が必要となる疾患である．したがって，薬物療法も一定時間が必要となり，治療効果と副作用とのバランスを，個々の症例に対して配慮する必要がある．

　基本的には，間質性肺疾患，特に間質性肺炎の慢性型では，原疾患の治療（標準治療，対症療法），並存する病態への治療（急性悪化，肺高血圧，肺血栓・塞栓症，薬剤性肺障害，感染症，悪性腫瘍，気胸など）を考慮する必要がある．

　間質性肺疾患の治療に用いられる薬剤としては，ステロイド薬，免疫抑制剤（アザチオプリン，シクロフォスファミド，シクロスポリン，タクロリムス），抗線維化薬（ピルフェニドン）の他，分子標的治療薬（チロシンキナーゼ阻害薬），生物学的製剤（抗TNFα受容体拮抗薬，中和抗体，リツキサン），抗酸化薬（Nアセチルシステイン），血管拡張薬，抗凝固薬などがある．近年IPFを中心に薬物治療の有効性に関する大規模な臨床試験が行われるようになってきたが，有効性が示された試験は少ない．健康保険の適応の問題や，長期投与となる場合も多いので副作用の問題を重視すべきであるため，薬物治療の導入にあたっては十分なインフォームドコンセントのもとに行われることが必要である．本章では薬物療法の一般論と各薬剤の使用方法を中心に概説する．

1 薬物治療の適応

　一般的に，間質性肺疾患ではその原因や病型により治療反応性や予後が大きく異なり，薬剤に対する反応性も異なる．基本的に，ステロイドが効果を示す病態は，単核球の浸潤を特徴とする炎症反応の場合であるので，組織所見がない場合でも，血液マーカーや画像の評価から，可及的に，炎症病態を推測する作業が必要である．

　薬物の導入に当たっては，疾患，病型から推定される治療反応性，重症度，進行度を参考に適応を決定する．病状が安定している場合や，治療反応性が期待しづらい場合にはむやみに薬物治療を行うべきではない．

　特発性間質性肺炎においては，病型によって治療反応性や予後が異なることが明らかであり，臨床-画像-病理学的な病型の診断が重要である．特に，最近では，IPFは，肺胞上皮細胞の特殊な炎症病態が示唆されており，基本的にステロイドを投与することは控えたほうがよいと考えられる．一方，膠原病性間質性肺炎においては組織診断と治療反応性や予後との関連が明らかではなく，治療方針の決定においては組織型よりも膠原病の診断の方が重視される．また，多発性筋炎／皮膚筋炎では自己抗体の種類によって病態，予後が異なることが明らかとなっており[1]，予後予測，治療方針決定のための判断材料は一様でないことに留意する必要がある．

2 個々の薬剤の使用方法

以下にわが国の手引き[2]に準じた各薬剤の使用方法を示す．しかし，手引きにおいては，個々の症例の病型，病勢，合併症などへの配慮が詳しく記載されているわけではないので，実際に投与する場合には，個々の症例で，上記のことをできる限り評価して，導入すべきか，導入するとしたら，投与量，投与期間，減量速度，併用薬の有無などについて方針決定をすべきである．一般的に，IPF 症例では，安定期には自覚症状や肺機能低下速度が少ないために，長期の投与となることを考慮すると導入は控えたほうがよい．病勢が進み，症状があり，機能的低下速度も明らかな場合には，対症療法としてのステロイド導入（プレドニン 5～10 mg/日）が勧められる．

1) ステロイド

特発性間質性肺炎を中心に広く使用されてきたが，用量設定に関する十分な検討は行われていない．体重には理想体重を用いる．

(A) ステロイド漸減法

プレドニゾロン 0.5 mg/kg/日で 4 週間，次いで 2～4 週ごとに 2.5～5 mg 減量し，5～10 mg/日または 20 mg/隔日投与とする方法で，免疫抑制薬との併用が原則である．IPF の治療法として旧ガイドラインに示されたものであるが，IPF の新ガイドラインにおいてはステロイドを含む薬物治療の推奨度は低い．Fibrosing NSIP に対して同様の治療法が用いられることがある．

(B) ステロイド隔日法

プレドニゾロン 20 mg/隔日を免疫抑制薬と併用し，減量せず使用する方法．ステロイド漸減法と同様に IPF や Fibrosing NSIP に対して用いられてきた．

(C) ステロイド大量療法

メチルプレドニゾロン 1,000 mg/日，3 日間を 1 週ごとに，病態に応じて繰り返し行う．AIP，間質性肺炎の急性増悪といった急速進行性の間質性肺炎に対して用いられる．

(D) ステロイド連日静注法

メチルプレドニゾロン 2 mg/kg/日を 2 週間，次いで 1 mg/kg/日を 1 週間，0.5 mg/kg/日を 1 週間投与する方法．ステロイド大量療法と同様に急速進行性の間質性肺炎に対して用いられることがある．

以上の手引きでの記載に加えて，筆者らの専門外来での経験について付加すると，ステロイド薬は，基本的に，治療効果があるとされる臨床画像病理型を示す間質性肺炎において，上記のような投与方法を考慮している．しかし，効果が期待しづらい場合や，病勢が軽い場合には，ステロイドは投与しないことが多い．病勢が進行した時期には，対症療法として少量のステロイドを投与して，在宅酸素療法と併用することもある．この方法では長期にわたる投与でも副作用は基本的に少ない．

2) 免疫抑制薬

(A) アザチオプリン

一般的な用量は 2.0～3.0 mg/kg/日（最大用量 150 mg/日）で，50 mg/日から開始して 7～14 日ごとに 25 mg ずつ増量する．副作用には骨髄抑制，消化器症状，肝障害などがある．

IPF におけるステロイドとの併用治療については，少数例の RCT で生命予後の改善効果が示されているものの[3]有効性は確立しておらず，ガイドラインでは strong against と評価されている[4]．ステロイド，N-acetyl cysteine との 3 者併用は RCT で肺機能の改善効果が報告されているが[5]，無治療群が置かれていないことなどからその有効性については更なる検討を要する．

(B) シクロフォスファミド

1.0～2.0 mg/kg/日（最大用量 150 mg/日）で，50 mg/日から開始して 7～14 日ごとに 25 mg ずつ増量する．副作用には骨髄抑制，出血性膀胱炎，二次発癌，口内炎，肝障害などが

ある．

IPFにおいてはステロイドとの併用療法が有効とする報告，無効とする報告があるが，有効性は確立していない．比較的副作用が強く推奨度は低い[4]．膠原病性間質性肺炎，特に強皮症，血管炎を併存するような間質性肺炎などでは，治療効果が期待される．

(C) シクロスポリン

血中濃度をモニタリングして投与量を決定する．3.0 mg/kg/日分2で開始し，トラフ値を100～150 ng/mL程度に保つ．ピークを上げるために食前投与する方法もある．副作用には腎機能障害，高血圧，歯肉肥厚，神経症状（頭痛，振戦，感覚異常）などがある．

IPFの安定期における有効性は確立しておらず，ガイドラインではstrong againstとなっている[4]．急性増悪においてステロイドパルス療法と併用での有効性が期待されているが，前向きのデータはない．

後述する肺高血圧に対する治療薬との併用では，特に，エンドセリン受容体拮抗薬は相互作用として血中濃度をあげるリスクがある．ボセンタンでは併用不可，アンブリセンタンでは，注意して併用可である．

3) ピルフェニドン

抗線維化薬として，実験レベルでは線維化が起こってしまった動物に投与しても，その線維化を減少させるということで，発症経過がはっきりしないうちに線維化が不可逆的に完成される病態のIPFへの治療効果が期待されている．

米国で開発され，pilot studyにて有効性と安全性が報告された[6,7]．わが国で施行された臨床試験では，第Ⅱ相[8]，Ⅲ相臨床試験[9]で有効性（6分間歩行での酸素飽和度の最低値の改善，急性悪化の頻度の減少，%VCの改善）が示され，2008年10月に製造販売承認を取得した．

経口薬で，一般的には600 mg分3/日から開始し，副作用の出現に注意しつつ2週間ごとに1,200 mg/日，1,800 mg/日と増量する．副作用としては光線過敏症，消化器症状が約半数に認められる．特に光線過敏症に対しては十分な予防対策が必要であり，日中（9～15時）長時間の外出を控える．外出時は濃い色の長袖の衣服，手袋，サングラス，日傘などを使用し，肌の露出部に日焼け止めクリーム（SPF50, PA+++）を塗るよう指導する．屋内でも必要に応じて遮光カーテン，紫外線防止フィルムなどを使用する．しかし，光線過敏症の発現した場合には，一時休薬して，改善後は再投与可能であることは，自験例で経験している．消化器症状に対してはセロトニン（5-HT4）受容体刺激薬のモサプリドなどが試みられている．

これらの対策でも副作用のコントロールが困難な場合には減量，休薬する．日常臨床では，1,200 mg/日や，有効性は明らかではないが600 mg/日の投与も行われている．厚生労働省に申請認可される特発性間質性肺炎個人調査票の中では，間質性肺炎の重症度3以上でないと，認可されないことが多いこと，認可なしでは，薬価が高いために投与が困難であることなどの問題が臨床の中では大きな問題である．進展期IPF症例に投与しても効果が少ないことは，自験成績で報告している[6]．

4) 血管拡張薬

(A) フォスフォジエステラーゼ5阻害薬

従来，肺動脈性肺高血圧症の治療薬として用いられてきたが，換気・血流比の改善効果が期待できるとしてIPF（%DLco<35%）を対象としたシルデナフィルの有効性に関するRCTが行われた[10]．その結果，主要エンドポイントである6分間歩行距離改善症例の比率は有意でなかったが，シルデナフィル投与群で動脈血酸素，DLco，呼吸困難感，QOLの改善を認めた．この試験では肺高血圧症の有無は評価されていない．現在，肺高血圧症に関する国際ガイドライン[11]においても間質性肺炎に伴う肺高血圧症に対する肺動脈性肺高血圧症特異的治療薬の投与は推奨しないという位置づけであるが，肺

高血圧症の有無に関わらずシルデナフィルは有効である可能性がある．シルデナフィルには作用時間が短いという特徴があり，長時間作用型のタダラフィルも治療薬の候補であるが，これらの治療薬の適応は今後の課題である．

(B) エンドセリン受容体拮抗薬
ボセンタン，アンブリセンタン

エンドセリンⅠは血管収縮，血管平滑筋の増生に加えて線維化促進作用がある事から，エンドセリン受容体拮抗薬であるボセンタンはIPFの治療薬として期待された．IPF158例を対象としたRCT（BUILD-1 study）では有意な効果は確認できなかったものの，組織診断例では進行を遅らせQOLを改善した[12]．これをうけて組織診断IPF616例を対象とした臨床試験（BUILD-3 study）が行われたが，primary endpointである増悪までの期間に有意差は認めなかった[13]．

並存する肺高血圧に対しては，エンドセリン受容体拮抗薬であるボセンタンやアンブリセンタンの治療効果は，諸報告はあるが，確定的なものはない．肺高血圧の病態は，特発性肺動脈性肺高血圧PAHと異なり，肺胞領域の線維化による血管床の破壊減少，低酸素性血管れん縮，肺血管内のリモデリングなど複数の肺血管抵抗を増加させる病態があるが，どれが一番，治療戦略にとって標的となるかについてもまだ十分には確定されていない．

(C) プロスタノイド

Olschewskiらは肺高血圧症を呈する間質性肺炎8例を対象に吸入イロプロストを投与し，選択的肺動脈圧の低下作用，肺血管抵抗低下作用を示した[14]．吸入薬は換気血流不均等への影響が少ない点から間質性肺炎合併肺高血圧症の治療薬として期待されるが，その後の検証は行われておらず，またわが国では使用できない．

5) チロシンキナーゼ阻害薬

BIBF1120は細胞内チロシンキナーゼ阻害薬であり，PDGF，VEGF，FGFの各受容体を阻害する．悪性腫瘍の治療薬として検討が勧められているが，これらのシグナル経路は肺の線維化とも関わりがあることが示されており，IPFの治療薬としても期待される．IPF432例を対象とした第Ⅱ相臨床試験（TOMORROW試験）において，高用量群では肺機能低下が抑制され，急性増悪が減少し，QOLが維持される傾向が示された[15]．現在第3相試験が進行中であり，今後の展開が期待される．

文献

1) Tanizawa K, Handa T, Nakashima R, et al: HRCT features of interstitial lung disease in dermatomyositis with anti-CADM-140 antibody. Respir Med 105: 1380-1387, 2011.

2) 日本呼吸器学会：びまん性肺疾患診断・治療ガイドライン作成委員会．特発性間質性肺炎 診断と治療の手引き 改訂第2版．南江堂．2011.

3) Raghu G, Depaso WJ, Cain K, et al: Azathioprine combined with prednisone in the treatment of idiopathic pulmonary fibrosis: a prospective double-blind, randomized, placebo-controlled clinical trial. Am Rev Respir Dis 144: 291-296, 1991.

4) ATS/ERS/JRS/ALAT Committee on Idiopathic Pulmonary Fibrosis: An official ATS/ERS/JRS/ALAT statement: idiopathic pulmonary fibrosis: evidence-based guidelines for diagnosis and management. Am J Respir Crit Care Med 183: 788-824, 2011.

5) Demedts M, Behr J, Buhl R, et al: IFIGENIA Study Group. High-dose acetylcysteine in idiopathic pulmonary fibrosis. N Engl J Med 24: 2229-2242, 2005.

6) Nagai S, Hamada K, Shigematsu M, et al: Open-label compassionate use one year-treatment with pirfenidone to patients with chronic pulmonary fibrosis. Intern Med 41: 1118-1123, 2002.

7) Raghu G, Johnson WC, Lockhart D, Mageto Y. Treatment of idiopathic pulmonary fibrosis with

a new antifibrotic agent, pirfenidone: results of a prospective, open-label Phase II study. Am J Respir Crit Care Med 159: 1061-1069, 1999.

8) Azuma A, Nukiwa T, Tsuboi E, et al: Double-blind, placebo-controlled trial of pirfenidone in patients with idiopathic pulmonary fibrosis. Am J Respir Crit Care Med 171: 1040-1047, 2005.

9) Taniguchi H, Ebina M, Kondoh Y, et al: Pirfenidone in idiopathic pulmonary fibrosis. Eur Respir J35: 821-829, 2010.

10) Idiopathic Pulmonary Fibrosis Clinical Research Network: A controlled trial of sildenafil in advanced idiopathic pulmonary fibrosis. N Engl J Med 363: 620-628, 2010.

11) ESC Committee for Practice Guidelines (CPG). Guidelines for the diagnosis and treatment of pulmonary hypertension: the Task Force for the Diagnosis and Treatment of Pulmonary Hypertension of the European Society of Cardiology (ESC) and the European Respiratory Society (ERS), endorsed by the International Society of Heart and Lung Transplantation (ISHLT). Eur Heart J30: 2493-2537, 2009.

12) King TE Jr, Behr J, Brown KK, et al: BUILD-1: a randomized placebo-controlled trial of bosentan in idiopathic pulmonary fibrosis. Am J Respir Crit Care Med 177: 75-81, 2008.

13) King TE Jr, Brown KK, Raghu G, et al: BUILD-3: a randomized, controlled trial of bosentan in idiopathic pulmonary fibrosis. Am J Respir Crit Care Med 184: 92-99, 2011.

14) Olschewski H, Ghofrani HA, Walmrath D, et al: Inhaled prostacyclin and iloprost in severe pulmonary hypertension secondary to lung fibrosis. Am J Respir Crit Care Med 160: 600-607, 1999.

15) Richeldi L, Costabel U, Selman M, et al. Efficacy of a Tyrosine Kinase Inhibitor in Idiopathic Pulmonary Fibrosis. N Engl J Med 365: 1079-1087, 2011.

総論8.4
合併症，副作用対策と日常管理

新井 徹
（国立病院機構近畿中央胸部疾患センター）

1 合併症，治療に伴う有害事象

びまん性疾患の合併症としては，びまん性肺疾患自体によるものと，びまん性肺疾患に対するステロイドなどによる治療に伴う有害事象が考えられるが，しばしば，その両者が関与する[1,2]．

1) 気胸，縦隔気腫

びまん性肺疾患には，気胸や縦隔気腫を合併することがある．間質性肺炎においては線維化の進行に伴って肺胞領域が破壊され，嚢胞性変化を生ずる．また，病状の進行とともに肺容積減少が生じ，一方，呼吸困難の増強とともに胸郭の運動は増強するため，胸腔内に強い陰圧が生じ，気胸が発生する．慢性過敏性肺炎や膠原病肺においては，末梢気道の気流制限が生じることにより，チェックバルブメカニズムによって嚢胞が形成され，その破綻による気胸の可能性も考えられる．ステロイド剤使用例に関しては，上記の要素とともに，ステロイド剤による創傷治癒力の低下が発症に関わると考えられる[1,2]．

特発性自然気胸に比較して，しばしば治療に難渋する．無症状の場合は経過観察を行う場合もあるが，一般にはドレナージ術が行われる．エアリークが持続する場合には，内科的な癒着術や外科的治療の検討が必要となる．内科的にはOK432, テトラサイクリン系薬剤を胸腔内に注入することにより気胸の原因となる瘻孔を閉鎖させる癒着術が行われるが，間質性肺炎の場合には急性増悪のリスクとなる[3]ため，慎重に適応を検討する必要がある．自己血注入による癒着術は，効果は弱いが急性増悪のリスクは低いかもしれない[4]．ステロイド剤使用例においては癒着術の効果が不十分となる可能性が考えられ，しばしば，難治性で予後不良因子となる．外科的には胸腔鏡を用いた瘻孔の切除術や胸膜全面や広範囲にポリグリコール酸シート，酸化セルロースシートを被覆する方法もリンパ脈管筋腫症（LAM）などを中心に行われ，有効性が報告されている[5]．気管支鏡下気管支塞栓術の有効性も報告されている[6,7]．

2) 肺高血圧

肺高血圧は特発性肺線維症（IPF），サルコイドーシス，強皮症をはじめとする膠原病，ランゲルハンス細胞組織球症（LCH），LAMなど様々な間質性肺疾患に合併する．進行期IPFでは22〜84％に肺高血圧が合併し，その予後規定因子となる[8]．また，近年，臨床的概念として提唱されているcombined pulmonary fibrosis and emphysemaにおいては，肺高血圧がしばしば合併することが報告されている[9]．その治療としては適切な酸素投与により，低酸素血管れん縮を抑制することが重要である．エンドセリン受容体拮抗剤やホスホジエステラーゼ阻害剤が有用との報告もあるが，かえって酸素分圧が低下するおそれもあり，慎重に適応を検討する必要がある．

3）感染症

　間質性肺炎においては，ステロイド，免疫抑制剤を用いた治療がしばしば行われ，ニューモシスチス肺炎，結核，肺真菌症，ウイルス感染（サイトメガロウイルスなど）などの日和見感染がしばしば発症する．これらのうち，ニューモシスチス肺炎に対してはST合剤（1～2錠/日），結核に対してはイソニアジドの予防内服（300 mg/日）が行われる[1]．サイトメガロウイルス感染の早期診断のためサイトメガロウイルス抗原（CMV pp65Ag）のモニターが行われ，原因不明の血球減少，肝機能障害，下痢などの際には適宜チェックを行うことが好ましい[2, 10]．ステロイド投与中の間質性肺炎症例で白血球 50,000 細胞当たり 7.5[10]，膠原病症例で 2.8[11] をカットオフとする報告がある．

　肺真菌症や肺非結核性抗酸菌症は，肺の基礎疾患による気管支拡張，空洞，囊胞の存在により健常人に比較して発症する可能性が高くなる．また，ステロイドや免疫抑制剤による治療が行われた場合，さらに発症のリスクは高い[1, 2]．空洞や拡張気管支内に菌球を思わせる陰影を認めた場合，真菌感染を疑い，アスペルギルス抗原，抗体，βD-グルカンなどを検査し，診断につとめる．花田らは間質性肺炎257例中26例に肺アスペルギルス症を合併し，アスペルギルス症合併は多変量解析で予後不良因子であることを報告している[12]．発熱，CRP上昇などの炎症所見を伴い，一般抗菌薬が無効の場合には，特に注意して診断する必要がある．

4）肺癌

　IPFではコントロールに比較して肺癌の合併頻度が高いことが報告されている．組織型の発生頻度については報告によって異なり，通常の肺癌の組織型発生頻度と変わらないとする報告が多い[13]．間質性肺炎合併肺癌では化学療法や放射線照射により急性増悪の頻度が増加する[14, 15]．したがって，放射線照射は原則，禁忌とされ，抗癌剤としては間質性肺炎の発生頻度が低い薬剤の選択が必要とされる．手術例においても急性増悪の報告を認め，十分なエビデンスはないが，予防的なステロイドやエリスロマイシン投与が行われる場合がある[16]．

2 日常管理

1）禁煙

　特発性間質性肺炎のDIPやRB-ILD，LCHは喫煙者に認められる疾患である．また，IPFにおいても喫煙は危険因子と考えられる[1]．さらに，喫煙はリウマチ肺の発症や種々の薬剤に対する副作用の危険因子とされている[17]．したがって，びまん性肺疾患の日常管理において禁煙指導，治療は重要な位置を占める．

2）胃食道逆流

　胃の内容物が食道へ逆流することを胃食道逆流（gastroesophageal reflux；GER）とよぶ．GERはIPFの87％に認めると報告され[18]，IPFの発症や増悪の危険因子とされている．また，IPFの咳嗽はGERによる可能性もあり，GERに対する検査や診断的な治療を検討する必要がある[2]．diffuse aspiration bronchiolitis は比較的少量かつ頻回の誤嚥により発熱，喘鳴，呼吸困難を呈する疾患で，胸部CTでは両側肺に微細粒状陰影が散在性に認められる．明らかな誤嚥の既往がないため，びまん性肺疾患の鑑別として重要である[19]．

3）感染予防

　間質性肺炎においては，上気道感染をきっかけに急性増悪を生ずることが多く，手洗い，うがいの励行，インフルエンザや肺炎球菌ワクチンの接種を検討する[1]．

4）定期診療

　IPF，LCH，DIP等においては喫煙者の割合が多く，肺癌の合併に注意して経過観察を行うことが重要である．また，皮膚筋炎／多発性筋

炎，NSIPなどにも悪性腫瘍を合併することがあり，注意が必要である．

労作時呼吸困難の訴えが乏しい例も認めるため，定期的にS_PO_2のモニターを行い，在宅酸素療法導入のタイミングを検討する[1]．

参考文献

1) 日本呼吸器学会びまん性肺疾患診断・治療ガイドライン作成委員会編：特発性間質性肺炎診断と治療の手引き　改訂第2版，37-49，2011．
2) 井上義一：間質性肺炎の合併症とその管理の実際．Medical Practice 24: 1071-1077, 2007.
3) Brant A, Eaton T. : Serious complications with talc slurry pleurodesis. Respirology 6: 181-185, 2001.
4) Aihara K, handa T, nagai S, et al：Efficacy of blood-patch pleurodesis for secondaly spontaneous pneumothorax in interstitial lung disease. Intern Med 50: 1157-1162, 2011.
5) Kurihara M, Kataoka S, Ishikawa A, et al: Latest treatment for spontaneous pneumothorax. Gen Thorac Cardiovasc Surg 58: 113-119, 2010.
6) 渡辺洋一，松尾圭祐，玉置明彦，他：難治性気胸，気管支瘻に対するEWS（endobronchial Watanabe Spigot）を用いた気管支充填術の有用性．気管支学 23：510-515，2001．
7) Sasada S, Tamura K, Chang Y, et al: Clinical evaluation of endobronchial bronchial occlusion with silicone spigots for the management of persistent pulmonary air leaks. Intern Med 50: 1169-1173, 2011.
8) Lynch JP III, Belperio JA, Fishbein MC, et al: Pulmonary hypertension complicating interstitial lung disease. In Schwarz MI, King TE, Jr. eds. Interstitial lung disease. 5th ed. PMPH-USA 85-102, 2011.
9) Cottin V, Nunes H, Brillet P-Y, et al: Combined pulmonary fibrosis and emphysema: a distinct underrecognized entity. Eur Respir J 26: 586-593, 2005.
10) 新井徹，井上義一，北市正則，他：特発性間質性肺炎および膠原病肺の免疫抑制療法中に発生したサイトメガロウィルス抗原血症の検討．厚生労働科学研究費補助金　難治性疾患克服研究事業「びまん性肺疾患に関する調査研究班」平成19年度研究報告書：108-112，2008．
11) Takizawa Y, Inokuma S, Tanaka Y, et al: Clinical characteristics of cytomegalovirus infection in rheumatic diseases: multicentre survey in a large patient population. Rheumatology (Oxford) 47: 1373-1378, 2008.
12) 花田豪郎，宮本篤，宇留賀公紀，他：間質性肺炎を合併した肺アスペルギルス症の臨床的検討．厚生労働科学研究費補助金　難治性疾患克服研究事業「びまん性肺疾患に関する調査研究班」平成22年度研究報告書：251-257，2011．
13) 水谷英明，弦間昭彦：特発性間質性肺炎に合併する肺癌の疫学と発生機序．医学のあゆみ8：579-583，2009．
14) 小澤雄一，乾　直輝：間質性肺炎合併肺癌に対する化学療法．医学のあゆみ8：589-593，2009．
15) 田口善夫．間質性肺炎に合併した肺癌に対する放射線療法．医学のあゆみ8：594-597，2009．
16) 松村晃秀，井上義一：間質性肺炎に合併した肺癌手術〜急性増悪とその予防策．医学のあゆみ8：598-602，2009．
17) Sawada Y, Inokuma S, Sato T, et al: Leflunomide-induced interstitial lung disease: prevalence and risk factors in Japanese patients with rheumatoid arthritis. Rheumatology 48: 1069-1072, 2009.
18) Rhagu G, Freudenberger TD, Yang S, et al：High prevalence of abnormal acid gastro-oesophageal reflux in idiopathic pulmonary fibrosis. Eur Respir J 27: 136-142, 2006.
19) 岩田猛邦，郡　義明：細気管支炎および誤嚥性細気管支炎．最新内科学体系60巻；呼吸器疾患I．中山書店 145-153，1994．

総論8.5
酸素療法

半田知宏
(京都大学医学部附属病院)

間質性肺炎では，比較的病初期から労作時の低酸素血症や呼吸困難を伴いやすいという特徴があり，進行期にはしばしば呼吸不全が認められる．また，感染，気胸や急性増悪を契機に急激な酸素状態の悪化を認めることが少なくない．このため，間質性肺炎をはじめとするびまん性肺疾患において，酸素療法は自覚症状と呼吸不全の改善を目的とする重要な治療方法である[1]．間質性肺疾患（間質性肺炎，じん肺，膠原病，サルコイドーシス，農夫肺その他）は，在宅酸素療法の適応疾患として増加傾向にあり，疾患別患者数ではCOPDに次ぐ18％を占めている[2]．

1 酸素療法の適応，投与方法

在宅酸素療法に関する社会保険の適用基準は，1）高度慢性呼吸不全例　2）肺高血圧症　3）慢性心不全　4）チアノーゼ型先天性心疾患となっており，1）は「PaO_2が55 Torr以下の者，およびPaO_2 60 Torr以下で睡眠時または運動負荷時に著しい低酸素血症をきたすものであって，医師が必要であると認めた者」と規定されている．しかし，在宅酸素療法実施例の32％は安静時PaO_2>60 Torrであり，呼吸困難，運動時低酸素血症に対して積極的に施行されている[2]．

間質性肺炎では，安静時のPaO_2，労作時のSpO_2を評価し，それぞれに応じた酸素流量を決定する必要がある．投与量の目安は低酸素血症を是正する値であるが，肺高血圧症の存在下では一般的に高めに保つことが推奨される．進行例ではオキシマイザーやリザーバーマスクが有用である．また，安静時には呼吸不全を認めないが，労作時低酸素血症を呈する症例も多い．そのような症例に対する在宅酸素療法の適応は定まっていないが，後述する肺高血圧症との兼ね合いにおいても酸素療法は積極的に考慮してよいと思われる．

間質性肺疾患ではCOPDと比較するとCO_2の貯留を伴うII型呼吸不全の頻度は低いが，進行例では酸素投与によるCO_2貯留に注意する必要がある．

2 肺高血圧症と酸素療法

特発性肺動脈性肺高血圧症においては，PaO_2が60 torr以上であっても，組織レベルでは低酸素状態にある患者の存在が認識されている．このため，肺高血圧症は社会保険の適応基準に含まれている．間質性肺炎では肺高血圧症の合併が稀ではなく，特発性肺線維症でも肺移植待機症例のような重症例では70％以上の頻度と報告されている．また，安静時に肺高血圧症を認めない症例においても労作時に肺高血圧症が認められることが少なくない．肺高血圧症の診断・治療に関する2009年European Society of Cardiology（ESC）のガイドライン[3]においては，肺疾患による肺高血圧症の治療として肺動脈性肺高血圧症特異的薬物療法の施行は勧めな

いとしている一方で，慢性低酸素血症患者を対象とした長期酸素療法は推奨されている．間質性肺疾患に合併する肺高血圧症に対しても，酸素療法は重要な治療方法である．

3 酸素療法の有効性

COPDや肺結核症と異なり，間質性肺炎における酸素療法の予後改善効果は明らかとなっていないが，間質性肺疾患において酸素投与が運動能力を向上させるとする報告が散見される[4,5]．また，QOLを向上し，急性増悪を予防する可能性があるが[6]，これまでに十分な検証は行われていない．乾性咳を軽減させる効果は実験するところである．

酸素投与は間質性肺疾患における重要な治療方法であり，IPFの診断と治療に関するガイドラインにおいても安静時低酸素血症を認める症例に対する長期酸素療法は強く推奨されている[7]．一方で，その有効性に関してのエビデンスは十分とは言い難いのが現状である．今後肺高血圧症，急性増悪，呼吸困難感，QOLなど様々な視点から酸素療法の有効性を検証していく必要がある．

文献

1) 日本呼吸器学会 肺生理専門委員会，日本呼吸管理学会 酸素療法ガイドライン作成委員会：酸素療法ガイドライン．2006．
2) 日本呼吸器学会肺生理専門委員会在宅呼吸ケア白書ワーキンググループ：在宅呼吸ケア白書 2010．
3) ESC Committee for Practice Guidelines (CPG). Guidelines for the diagnosis and treatment of pulmonary hypertension: the Task Force for the Diagnosis and Treatment of Pulmonary Hypertension of the European Society of Cardiology (ESC) and the European Respiratory Society (ERS), endorsed by the International Society of Heart and Lung Transplantation (ISHLT). Eur Heart J 30: 2493-2537, 2009.
4) Pouwels-Fry S, Pouwels S, Fournier C, et al: Effects of oxygen on exercise-induced increase of pulmonary arterial pressure in idiopathic pulmonary fibrosis. Sarcoidosis Vasc Diffuse Lung Dis 25: 133-139, 2008.
5) Harris-Eze AO, Sridhar G, Clemens RE, Gallagher CG, Marciniuk DD. Oxygen improves maximal exercise performance in interstitial lung disease. Am J Respir Crit Care Med 150: 1616-1622, 1994.
6) 長井苑子：間質性肺疾患の外来診療．東京．医学書院：p25, 2010．
7) ATS/ERS/JRS/ALAT Committee on Idiopathic Pulmonary Fibrosis: An official ATS/ERS/JRS/ALAT statement: idiopathic pulmonary fibrosis: evidence-based guidelines for diagnosis and management. Am J Respir Crit Care Med 183: 788-824, 2011.

総論8.6
呼吸リハビリテーション

半田知宏
(京都大学医学部附属病院)

COPDなど他の呼吸器疾患と比較して，従来間質性肺疾患ではリハビリテーションの有効性に関するエビデンスの蓄積が遅れていた．2003年に発行されたわが国の呼吸リハビリテーションマニュアル[1]において，間質性肺炎に対する呼吸リハビリテーションは「現段階で評価不能」と位置付けられている．近年になり間質性肺炎でも積極的にリハビリテーションの有効性が評価されるようになり，その有効性が認識されつつある．IPF，あるいは拘束性肺疾患を対象にした検討で，運動療法により運動能力，呼吸困難感，QOLの改善効果が示されている[2,3]．2011年に改訂されたIPFのガイドラインにおいては，薬物治療が一様にagainst recommendationであるのに対し，呼吸リハビリテーションはweak recommendationの位置づけとなっており，間質性肺疾患の治療においても呼吸リハビリテーションは重要な位置づけを占めるようになってきている．

一方で，間質性肺疾患は病型や原因により経過や予後は様々である．個々の患者に応じた治療の一環としてリハビリテーションの位置づけを判断し，十分なインフォームドコンセントのもとに施行すべきである．

1 呼吸リハビリテーションの適応

一般的な呼吸リハビリテーションの適応は以下の症例である：症状のある慢性呼吸器疾患，標準的治療により病態が安定している，呼吸器疾患による機能的制限がある，呼吸リハビリテーションの施行を妨げる因子や不安定な合併症がない，患者自身に積極的な意志がある．一方禁忌は，不安定狭心症，不安定な発症から短日の心筋梗塞，非代償性うっ血心不全，急性肺性心，コントロール不良の不整脈，重篤な大動脈弁狭窄症，活動性の心筋症，心膜炎，コントロール不良の高血圧症，急性全身性疾患または発熱，最近の肺塞栓症，重度の肺高血圧症，重篤な肝，腎機能障害，運動を妨げる重篤な整形外科疾患，高度の認知障害，重度の精神疾患とされる[1]．

既報においては，安定期で呼吸困難や運動制限のある症例で長期の有効性が示されており[3]，間質性肺疾患においてもこの適応基準を参考にできると思われる．一方で，どのような症例で有効性が高いのか，重症例で安全に施行できるのかについての十分な検証は行われていない．

2 呼吸リハビリテーションの実際

呼吸リハビリテーションは包括的な患者支援を含み，下記の構成要素からなる．①運動療法，②患者教育（疾病の理解，病態の理解，治療に関する理解，自己管理の方法論：禁煙，感染予防，増悪時の対処法など），③栄養指導，④呼吸器疾患による精神的障害に対する医療．さらに，運動療法は①コンディショニング，②持久力トレーニング，③筋力トレーニング（呼吸筋

トレーニング）から構成される．運動療法の施行に当たっては，頻度，強度，持続時間，種類を決めて行う．

中でも重要なのは，下肢の持久力トレーニングである．平地歩行，階段昇降，自転車エルゴメーター，トレッドミルなどを用いて行う．一般的には最大酸素摂取量の40～80%で，1回20分以上（20～60分），週3回以上，6～8週間以上の継続が望ましいとされる．重症例や肺高血圧症合併例では，低負荷からの開始やインターバルトレーニングなどの対応を考慮する．間質性肺疾患におけるリハビリテーションの既報では，10～24週施行されており，24週目で12週後と比較して上乗せ効果があったという報告もある[3]．

今後の課題としては，肺高血圧合併例などの重症例での有効性，至適運動強度，方法論の確立（NPPV併用など）などがあげられる．

また，呼吸リハビリテーションには気道疾患や術後患者を対象とした排痰訓練，体位ドレナージといった内容も含まれる．近年間質性肺疾患の肺移植が増加しつつあるが，肺移植前後の呼吸リハビリテーションの役割などについても知見の蓄積が待たれる．

文 献

1) 日本呼吸管理学会呼吸リハビリテーションガイドライン作成委員会，日本呼吸器学会ガイドライン施行管理委員会，日本理学療法士協会呼吸リハビリテーションガイドライン作成委員会：呼吸リハビリテーションマニュアル―運動療法．

2) Nishiyama O, Kondoh Y, Kimura T, et al: Effects of pulmonary rehabilitation in patients with idiopathic pulmonary fibrosis. Respirology 13: 394-399, 2008.

3) Salhi B, Troosters T, Behaegel M, Joos G, Derom E: Effects of pulmonary rehabilitation in patients with restrictive lung diseases. Chest. Chest 137: 273-279, 2010.

総論8.7
急性期と急性増悪の治療

松岡洋人
(大阪府立呼吸器・アレルギー医療センター)

びまん性陰影を呈し急速に悪化する呼吸不全症例の診断，治療に難渋することは日常臨床において少なからず経験する．明らかに胸郭内，胸郭外に外傷や感染症などの原因疾患があり，それに伴う非心原性透過性亢進型肺水腫が呼吸不全の本態であると定義される限定的な意味合いでの急性肺損傷（acute lung injury；ALI）/急性呼吸促迫症候群（acute respiratory distress syndrome；ARDS）という診断になれば[1]，肺保護的換気戦略にのっとった人工呼吸管理を行い，リクルーメント手技などの肺胞虚脱の改善を考慮，少量から中等量のステロイドを投与し，原因疾患の治療をすすめるといった治療方針になる[2]．しかし，実際にはPaO_2/F_IO_2 が200以下ないし300以下という酸素化の障害と両側性の肺浸潤影を認めるというだけで，限定的なALI/ARDSに準じた治療のみでは対応できない疾患が多数あり，むしろ「びまん性肺疾患の臨床」に携わる者はそれらを診療することが多いと思われる[3]．ALI/ARDSもびまん性肺疾患に含まれ重要な鑑別疾患の一つであるが，それ以外のびまん性肺疾患の急性期，急性増悪に対しては，ステロイドパルス療法をはじめとしたALI/ARDSでは使われない治療も当然のことながら選択されないといけない．

急速進行性の呼吸不全を呈するびまん性肺疾患の診断は時間的余裕がなく困難なことが多い．診断がつく前に人工呼吸管理となってしまう症例も少なくないと思われるが，それらに対して外科的肺生検を積極的に行ったという報告が複数ある．組織診断により治療法の変更が可能となった症例がほとんどで，それらの予後は良好であり，合併症も容認できるという報告が多い[4-6]．しかし，半数以下でしか確定診断がつかず，診断できてもその後の治療方針の変更に寄与しない症例もあり，外科的肺生検の適応には慎重であるべきという報告もある[7]．実際にはcriticalな状況での外科的肺生検の施行は限られるだろうが，急速進行性の呼吸不全を呈するびまん性肺疾患，たとえば急性間質性肺炎，急性好酸球性肺炎，特発性器質化肺炎，過敏性肺臓炎，リンパ増殖性疾患やがん性リンパ管症，特発性肺線維症（idiopathic pulmonary fibrosis；IPF）と非特異性間質性肺炎（nonspecific interstitial pneumonia；NSIP）の急性増悪，急性発症の膠原病肺や血管炎に伴うびまん性肺胞出血や間質性肺炎，ニューモシスチス肺炎や肺結核，粟粒結核などの感染症，薬剤性肺障害，ALI/ARDSなどの診療の難しさを象徴する事柄である[3]．確定診断がつきにくい中で時には診断的治療も必要となるかもしれない．

1 呼吸管理，人工呼吸

びまん性肺疾患の呼吸不全に対する呼吸管理はALI/ARDSに対する肺保護戦略である低容量換気が基本となると考える．ALI/ARDSに対する人工呼吸管理について無作為臨床試験（RCT）が多数行われているが，エビデンスを持つ人工呼吸管理法は低容量換気のみであ

る[8]．これは一回換気量を10 mL/kg以下（6〜8 mL/kg程度）に設定して，呼気終末プラトー圧を30 cmH$_2$O以下にするというものである．気道内圧の制御がARDS患者の生存率に寄与するかどうかの試験が数多く行われ，2000年のARDS NetworkによるRCTで一回換気量12 mL/kgと6 mL/kgの設定では入院死亡率に有意差が認められたことにより，上記設定が推奨されている[9]．barotrauma, volutraumaを予防することは，びまん性肺疾患，特に特発性間質性肺炎や膠原病関連の間質性肺炎に対しても重要であるので，低容量換気は方向性として推奨されるものと考えられる．

ALI/ARDSでは，酸素化の改善を行い，肺胞虚脱によるatelectraumaやbiotraumaを予防するため，高い呼気終末陽圧（positive end-expiratory pressure；PEEP）とリクルートメント手技，APRV（airway pressure release ventilation）が一般臨床で広く取り入れられている．高いPEEPはARDS Networkの研究で用いられたF$_I$O$_2$とPEEPの設定表にならって決められることが多く，F$_I$O$_2$ 0.3でPEEP 5 cm H$_2$OからF$_I$O$_2$ 1.0でPEEP18〜24 cm H$_2$Oまでというものである[9]．しかし，この設定を超えるさらに高いPEEPでは生命予後の改善はみられていない[10]．リクルーメント手技[11]とAPRV[12]はALI/ARDSに対しても未だ確定した管理法ではない．ALI/ARDS以外のびまん性肺疾患では高いPEEPなどの肺胞虚脱の改善策や予防法の適応はさらに難しいと思われる．この点について問題提起をする報告がなされている．これは94人のびまん性肺疾患（IPF，特発性器質化肺炎，膠原病肺，過敏性肺炎など）の呼吸不全症例に対し挿管人工呼吸を行い，呼吸器の条件と予後を調べたものである．人工呼吸開始24時間でPEEPは平均6 cm H$_2$O増加することとなり最高気道内圧やプラトー圧も平均16 cm H$_2$O上昇したが，一回換気量と動脈血酸素飽和度は改善しなかった．また，人工呼吸開始24時間のPEEPが5 cm H$_2$O以下と10 cm H$_2$Oを超える群で院内死亡率と1年生存率を比較したところ，有意差を持ってPEEPが5 cm H$_2$O以下の群の予後が良好であった[13]．この低いPEEPが原因なのか結果なのかという解釈は難しいが，既存の肺病変がないALI/ARDSとは異なるびまん性肺疾患では高いPEEPの適応には慎重であるべきなのかもしれない．また，囊胞形成の程度や気胸，縦隔気腫などの存在の評価も必要だろう．

複数の観察研究でIPFの呼吸不全では挿管人工呼吸に至った症例の予後が非常に悪く，挿管人工呼吸の適応は慎重に決定されるべきといわれている[14]．Bilvetらは集中治療室（ICU）に入室した15人のIPF症例を解析し，12人が挿管人工呼吸を受けたが，院内死亡が15人中11人で，退院した患者4人のうち2人は早期に死亡したことを報告している[15]．Saydainらによると，38人のICU入室IPF患者（19人が人工呼吸を受けた）の院内死亡が61%で，生存退院した15人のうち12人が2ヵ月以内に死亡した[16]．Al-Hameedらは挿管人工呼吸を要した21人を含むIPF急性増悪の患者25人のうち21人が人工呼吸中に，3人がICU退室直後に死亡したと報告している[17]．長期酸素療法を行っているIPFの終末期では挿管人工呼吸の適応はかなり狭められることは異論がないであろうが，経過が短く他疾患との鑑別が難しい場合など，挿管人工呼吸をするべき症例も少なからずある．

Tomiiらは膠原病肺などを含む間質性肺炎の急性増悪による急性呼吸不全に対し，非侵襲的人工呼吸（NIV）が挿管人工呼吸（IMV）に比し予後やQOLを改善したことを報告している．60日生存がNIV群では44.4%，IMV群では0%であった[18]．YokoyamaらはIPF急性増悪11例にNIVを行い，急性増悪後6ヵ月の生存率が30.0%と長期生存できた症例がいることを報告している[19]．

2 薬物療法

1) ステロイド投与, ステロイドパルス療法

たとえば, 急性間質性肺炎[20,21], 急性好酸球性肺炎, 特発性器質化肺炎, 過敏性肺炎[22], IPFやNSIP, 膠原病肺の急性増悪[23], 血管炎, ニューモシスチス肺炎, 粟粒結核, 薬剤性肺障害などALI/ARDS以外の多くのびまん性肺疾患には欠かせない治療である. 呼吸不全を呈する症例ではパルス療法 (methylprednisolone 1,000 mg/日×3日間) を行うことが多い.

2) Cyclosporine A (CyA)

Inaseらは7人のIPF急性増悪に対し, ステロイドに加え急性増悪後1〜21週からCyA (血中トラフレベル100〜150 ng/mL) を投与し, ステロイド療法のみの6人のコントロール群に比し, 生存期間の延長の傾向を認め, 再度の急性増悪の減少をみた[24]. Sakamotoらは後ろ向き研究でIPF急性増悪に対しステロイドパルス療法と同時にCyA100〜150 mg/日の投与を開始した11人とステロイド投与のみの11人を比較し, 急性増悪後の平均生存期間に有意な差を認め (285日と60日), ステロイドにCyAを加える治療の効果の可能性を報告した[25]. 一方, 岡本らは28人のIPF急性増悪でCyAなどの免疫抑制剤のステロイド療法への追加で予後の改善はみられなかった (急性増悪発症後の生存期間中央値は0.9ヵ月) と述べている[26]. CyAの投与量については, 吸収の安定するマイクロエマルジョン製剤であるネオーラル®の場合, 服用2時間後の血中濃度 (C_2) 600〜800 ng/mLが血中モニタリングとして適切であると報告されてきている[27,28]. また, 過敏性肺炎, 放射線性肺炎, 膠原病肺 (多発性筋炎／皮膚筋炎, 強皮症) の急性期にも使用され効果を得た症例報告が散見される.

3) Cyclophosphamide

IPF急性増悪に対するCyclophosphamide投与に関してはさらに小規模なretrospectiveの観察研究のみである. Ambrosiniらは5人のIPF急性増悪症例にステロイドパルス療法とmethylprednisolone 125 mg/日の維持療法に加えて3週ごとにCyclophosphamide 500 mgをbolusで使用した. 1例は改善し退院したが, 4例は30日以内に死亡した[29]. 岡本らもステロイドとCyclophosphamideの併用でも予後を改善しないことを報告している[26]. ChurgらはIPF9例, NSIP2例, 慢性過敏性肺炎1例の急性増悪を解析し, ステロイド大量療法に加え4例にCyclophosphamideを投与して4〜11ヵ月生存という良い成績であった. しかし, その4例の組織の急性変化は1例のみがDiffuse Alveolar Damage (DAD) で他の3例はOrganizing Pneumonia (OP) パターンであった[30].

4) Tacrolimus

HoritaらはIPF急性増悪5例に対しステロイドパルス療法にTacrolimusを併用し, ステロイドパルス療法単独群に比し予後の改善をみた (生存期間中央値; 92日以上 vs 38日) ことを報告している[31].

5) IPFに対する抗凝固療法

胞隔炎や線維化の存在する部位の血管には血栓形成がみられ, IPFを含め間質性肺炎の病態形成に凝固系の活性化が関与していることがいわれている. Kuboらは, ステロイドを投与されているIPF症例を, 抗凝固剤 (外来ではWarfarin, 急性増悪を含む呼吸不全による入院では低分子ヘパリン) を投与する群と投与しない群に割り付け, 生存を比較した. 1年生存率 (抗凝固療法群87% vs 非抗凝固療法群58%), 3年生存率 (抗凝固療法群63% vs 非抗凝固療法群35%) ともに有意差をもってステロイド療法と抗凝固療法の併用の有益性が認められた. 呼吸不全の中でも, 急性増悪による死亡が抗凝固療法により有意に減少した (抗凝固療法群; 急性増悪11人中2人死亡 vs 非抗凝固療

群；急性増悪21人中15人死亡）[32]．

6）好中球エラスターゼ阻害剤（Sivelestat）

　肺組織傷害や血管透過性亢進を惹起する好中球エラスターゼは，ALI/ARDS の病態形成にかかわり，IPF 患者血漿中でも上昇していることが知られている．急性肺損傷に対し，Tamakumaらは Sivelestat による呼吸機能の改善，人工呼吸期間や ICU 滞在期間の短縮を報告したが[33]，欧米での RCT では Sivelestat は人工呼吸器離脱期間と28日の死亡率を改善せず，180日の死亡率はむしろ悪化させた[34]．そのため欧米では使用されていないが，わが国においては間質性肺炎，IPF でも複数のトライアルがなされており，中村らは人工呼吸管理となった IPF 急性増悪にステロイドと Sivelestat を投与して10例中4例の180日生存を報告している[35]．

3 ポリミキシンB固定化線維充填カラムによる直接血液灌流（PMX-DHP）

　エンドトキシンのポリミキシンBへの結合による活性中和を応用して，ポリミキシンB固定化カラムによる血液灌流（PMX-DHP）が敗血症の治療としてわが国で開発され，海外での臨床研究も行われるようになった[36,37]．さらに ALI/ARDS に対して本療法を施行し，酸素化を改善させることにより治療効果を認める報告が出てきている[38,39]．PMX-DHP はエンドトキシンを細胞壁構成成分として持つグラム陰性菌による敗血症に対してのみ効果を発揮するだけでなく，グラム陽性菌の敗血症にも有効である[40]．また，PMX-DHP を行い生存できた敗血症症例では施行前後で TNF-α, IL-6, IL-10 といったサイトカインを減少させ，これは死亡例では認められなかった[41]．さらにケモカイン，好中球エラスターゼの低下と酸素化能の改善が相関していたという報告もある[42]．また，敗血症においてみられる血管内皮細胞活性化の指標となる Plasminogen Activator Inhibitor-1（PAI-1）は ALI/ARDS の病態形成に関与するが，これにおいても PMX-DHP 前後の患者血清中で低下する効果をみた[43]．循環血液中の LPS による免疫細胞や上皮細胞，内皮細胞のアポトーシスにより様々な臓器障害が起こることがいわれており，PMX-DHP が敗血症患者血清のアポトーシス活性を減少させた[44]．間質性肺炎の急性増悪に対する PMX-DHP で好中球がカラムに直接吸着されることを Abe らは報告している[45]．種々の critical な病態において内因性の強力な炎症性 mediator として働く High Mobility Group Box 1（HMGB1）も PMX で直接吸着され血中濃度が減少することが示され，PMX-DHP の作用機序の一つと考えられる[46]．ほかには，敗血症における循環不全を惹起する内因性大麻を直接吸着し，循環動態を改善すると報告されている[47]．

　近年，間質性肺炎，IPF 急性増悪にも施行が広がり（保険適応外ではあるが），治療効果を認める症例があり，生存に寄与する手段となる可能性がある．Seo らは6人の人工呼吸を必要とした IPF 急性増悪症例に対し PMX-DHP を行い，4人で AaDO$_2$, KL-6, LDH の改善を認め，人工呼吸を離脱でき，30日以上の生存を得られた[48]．Enomoto らは IPF3例と MPO-ANCA 関連間質性肺炎1例，確定診断できない間質性肺炎1例の急性増悪に対し PMX-DHP を行い，施行直後に PaO$_2$/F$_I$O$_2$ が6例の平均で93から260に改善し，画像所見も全例で改善した．1回12時間の PMX-DHP を施行した IPF 急性増悪2例が48日以上の生存を得た[49]．宮本らは IPF5例，unclassfiable の間質性肺炎1例，膠原病肺3例の急性増悪に PMX-DHP を施行し，6例で30日以上，4例で60日以上の生存が得られたことを報告している[50]．

　びまん性肺疾患の急性期と急性増悪の治療について IPF 急性増悪を中心に述べた．NSIP 急性期，NSIP 急性増悪，AIP なども同様の治療方針となることと考える．

文 献

1) Bernard GR, Artigas A, Brigham KL, et al: The American-European Consensus Conference on ARDS. Definitions, mechanisms, relevant outcomes, and clinical trial coordination. Am J Respir Crit Care Med 149: 818-824, 1994.
2) 日本呼吸器学会 ARDS ガイドライン作成委員会：ALI/ARDS 診療のためのガイドライン．学研メディカル秀潤社, 2010.
3) Schwarz MI, Albert RK: "Imitators" of the ARDS Implications for Diagnosis and Treatment. Chest 125: 1530-1535, 2004.
4) Papazian L, Doddoli C, Chetaille B, et al: A contributive result of open-lung biopsy improves survival in acute respiratory distress syndrome patients. Crit Care Med 35: 755-762, 2007.
5) Arabi Y, Ahmed R, Ahmed Q, et al: Risks and benefits of open-lung biopsy in the mechanically ventilated critically ill population: a cohort study and literature review. Med Sci Monit 13: CR365-371, 2007.
6) Lim SY, Suh GY, Choi JC, et al: Usefulness of open lung biopsy in mechanically ventilated patients with undiagnosed diffuse pulmonary infiltrates: influence of comorbidities and organ dysfunction. Crit Care 11: R93, 2007.
7) Flabouris A, Myburgh J: The utility of open lung biopsy in patients requiring mechanical ventilation. Chest 115: 811-817, 1999.
8) Dellinger RP, Levy MM, Carlet JM, et al: Surviving Sepsis Campaign: International guidelines for management of severe sepsis and septic shock: 2008. Intensive Care Med 34: 17-60, 2008.
9) Ventilation with lower tidal volumes as compared with traditional tidal volumes for acute lung injury and the acute respiratory distress syndrome. The Acute Respiratory Distress Syndrome Network. N Engl J Med 342: 1301-1308, 2000.
10) Brower RG, Lanken PN, MacIntyre N, et al; National Heart, Lung, and Blood Institute ARDS Clinical Trials Network: Higher versus lower positive end-expiratory pressures in patients with the acute respiratory distress syndrome. N Engl J Med 351: 327-336, 2004.
11) Fan E, Wilcox ME, Brower RG, et al: Recruitment maneuvers for acute lung injury: a systematic review. Am J Respir Crit Care Med 178: 1156-1163, 2008.
12) Myers TR, MacIntyre NR: Respiratory controversies in the critical care setting. Does airway pressure release ventilation offer important new advantages in mechanical ventilator support? Respir Care 52: 452-458, 2007.
13) Fernandez-Perez ER, Yilmaz M, Jenad H, et al: Ventilator Settings and Outcome of Respiratory Failure in Chronic Interstitial Lung Disease. Chest 133: 1113-1119, 2008.
14) Mallick S: Outcome of patients with idiopathic pulmonary fibrosis (IPF) ventilated in intensive care unit. Respir Med 102: 1355-1359, 2008.
15) Blivet S, Philit F, Sab JM, et al: Outcome of patients with idiopathic pulmonary fibrosis admitted to the ICU for respiratory failure. Chest 120: 209-212, 2001.
16) Saydain G, Islam A, Afessa B, et al: Outcome of patients with idiopathic pulmonary fibrosis admitted to the intensive care unit. Am J Respir Crit Care Med 166: 839-842, 2002.
17) Al-Hameed FM, Sharma S: Outcome of patients admitted to the intensive care unit for acute exacerbation of idiopathic pulmonary fibrosis. Can Respir J 11: 117-122, 2004.
18) Tomii K, Tachikawa R, Chin K, et al: Role of non-invasive ventilation in managing life-threatening acute exacerbation of interstitial pneumonia. Intern Med 49: 1341-1347, 2010.
19) Yokoyama T, Kondoh Y, Taniguchi H, et al: Noninvasive ventilation in acute exacerbation of idiopathic pulmonary fibrosis. Intern Med 49: 1509-1514, 2010.
20) Suh GY, Kang EH, Chung MP, et al: Early intervention can improve clinical outcome of acute interstitial pneumonia. Chest 129: 753-761, 2006.
21) Ichikado K, Suga M, Müller NL, et al: Acute interstitial pneumonia: comparison of high-resolution computed tomography findings between survivors and nonsurvivors. Am J Respir Crit Care

Med 165: 1551-1556, 2002.
22) Miyazaki Y, Tateishi T, Akashi T, et al: Clinical predictors and histologic appearance of acute exacerbations in chronic hypersensitivity pneumonitis. Chest 134: 1265-1270, 2008.
23) Suda T, Kaida Y, Nakamura Y, et al: Acute exacerbation of interstitial pneumonia associated with collagen vascular diseases. Respir Med 103: 846-853, 2009.
24) Inase N, Sawada M, Ohtani Y, et al: Cyclosporin A followed by the treatment of acute exacerbation of idiopathic pulmonary fibrosis with corticosteroid. Intern Med 42: 565-570, 2003.
25) Sakamoto S, Homma S, Miyamoto A, et al: Cyclosporin A in the treatment of acute exacerbation of idiopathic pulmonary fibrosis. Inter Med 49: 109-115, 2010.
26) 岡本竜哉，一安秀範，一門和哉，他：特発性肺線維症（IPF）の臨床的検討―急性増悪例の解析―．日呼吸会誌44：359-367，2006.
27) 井上哲郎，田中栄作，加藤晃史，他：間質性肺炎におけるシクロスポリン（ネオーラル）の血中濃度モニタリングに関する検討．日呼吸会誌42：153-157，2004.
28) 榎本紀之，須田隆文，橋本大，他：間質性肺炎症例に対するシクロスポリン使用経験と血中濃度モニタリング．日呼吸会誌42：934-940，2004.
29) Ambrosini V, Cancellieri A, Chilosi M, et al: Acute exacerbation of idiopathic pulmonary fibrosis: report of a series. Eur Respir J 22: 821-826, 2003.
30) Churg A, Müller NL, Silva CI, et al: Acute exacerbation (acute lung injury of unknown cause) in UIP and other forms of fibrotic interstitial pneumonias. Am J Surg Pathol 31: 277-284, 2007.
31) Horita N, Akahane M, Okada Y, et al: Tacrolimus and steroid treatment for acute exacerbation of idiopathic pulmonary fibrosis. Intern Med 50: 189-195, 2011.
32) Kubo H, Nakayama K, Yanai M, et al: Anticoagulant therapy for idiopathic pulmonary fibrosis. Chest 128: 1475-1482, 2005.
33) Tamakuma S, Ogawa M, Aikawa N, et al: Relationship between neutrophil elastase and acute lung injury in humans. Pulm Pharmacol Ther 17: 271-279, 2004.
34) Zeiher BG, Artigas A, Vincent JL, et al: Neutrophil elastase inhibition in acute lung injury: results of the STRIVE study. Crit Care Med 32: 1695-1702, 2004.
35) 中村万里，小倉高志，宮沢直幹，他：高度呼吸不全を呈した特発性肺線維症急性増悪におけるシベレスタットナトリウム使用成績と予後因子の検討．日呼吸会誌45：455-459，2007.
36) Aoki H, Kodama M, Tani T, et al: Treatment of sepsis by extracorporeal elimination of endotoxin using polymyxin B-immobilized fiber. Am J Surg 167: 412-417, 1994.
37) Cruz DN, Antonelli M, Fumagalli R, et al: Early use of polymyxin B hemoperfusion in abdominal septic shock: the EUPHAS randomized controlled trial. JAMA 301: 2445-2452, 2009.
38) Tsushima K, Kubo K, Koizumi T, et al: Direct hemoperfusion using a polymyxin B immobilized column improves acute respiratory distress syndrome. J Clin Apher 17: 97-102, 2002.
39) Kushi H, Miki T, Okamoto K, et al: Early hemoperfusion with an immobilized polymyxin B fiber column eliminates humoral mediators and improves pulmonary oxygenation. Crit Care 9: R653-R661, 2005.
40) Kawamata T, Imaizumi H, Yoshida M, et al: Polymyxin B-immobilized fiber improves hyperdynamic state in MRSA septic patients. Intensive Care Med 23: 130-131, 1997.
41) Tani T, Hanasawa K, Kodama M, et al: Correlation between plasma endotoxin, plasma cytokines, and plasminogen activator inhibitor-1 activities in septic patients. World J Surg 25: 660-668, 2001.
42) Kushi H, Miki T, Okamoto K, et al: Early hemoperfusion with an immobilized polymyxin B fiber column eliminates humoral mediators and improves pulmonary oxygenation. Crit Care 9:R653-R661, 2005.
43) Kushi H, Nakahara J, Miki T, et al: Hemoperfusion with an immobilized polymyxin B fiber column inhibits activation of vascular endothelial cells. Ther Apher Dial 9: 303-307, 2005.
44) Cantaluppi V, Assenzio B, Pasero D, et al: Polymyxin-B hemoperfusion inactivates circulating

proapoptotic factors. Intensive Care Med 34: 1638-1645, 2008.
45) Abe S, Seo Y, Hayashi H, et al: Neutrophil Adsorption by Polymyxin B-Immobilized Fiber Column for Acute Exacerbation in Patients with Interstitial Pneumonia: A Pilot Study. Blood Purif 29: 321-326, 2010.
46) Abe S, Hayashi H, Seo Y, et al: Reduction in Serum High Mobility Group Box-1 Level by Polymyxin B-Immobilized Fiber Column in Patients with Idiopathic Pulmonary Fibrosis with Acute Exacerbation. Blood Purif 32: 310-316, 2011.
47) Wang Y, Liu Y, Sarker KP, et al: Polymyxin B binds to anandamide and inhibits its cytotoxic effect. FEBS Lett 470: 151-155, 2000.
48) Seo Y, Abe S, Kurahara M, et al: Beneficial effect of polymyxin B-immobilized fiber column (PMX) hemoperfusion treatment on acute exacerbation of idiopathic pulmonary fibrosis. Intern Med 45: 1033-1038, 2006.
49) Enomoto N, Suda T, Uto T, et al: Possible therapeutic effect of direct haemoperfusion with a polymyxin B immobilized fibre column (PMX-DHP) on pulmonary oxygenation in acute exacerbations of interstitial pneumonia. Respirology 13: 452-460, 2008.
50) 宮本京介, 田坂定智, 長谷川直樹, 他：間質性肺炎の急性増悪に対するPMX-DHPの効果と施行前後での各種臨床指標の推移. 日呼吸会誌 47：978-983, 2009.

総論8.8
肺移植

伊達洋至
(京都大学医学部附属病院)

1 はじめに

　1983年のCooperらの成功例に始まった脳死者からの肺移植は，すでに38,000例を超える実施数がある[1]．様々な肺疾患に対して欧米では定着した医療となっている．

　一方，脳死問題のために日本の移植医療は，大きく出遅れた．日本の肺移植は，1998年10月に著者らによる岡山大学での生体肺移植成功に始まった．2000年3月には，待望の脳死肺移植が，大阪大学と東北大学で始まった．脳死ドナー不足のために生体肺移植が先行し，年間の肺移植施行症例数は20例前後で停滞していた[2]．2010年7月に臓器移植法が改正され，家族の同意での臓器提供が可能となり，その後15ヵ月間で53例の脳死肺移植が行われ，日本の肺移植は新たな時代を迎えた．2011年10月現在231例の肺移植（脳死肺移植119例，生体肺移植112例）が施行された．

2 脳死肺移植

　肺移植は，内科的治療では余命が限られている末期呼吸器疾患が適応となる．日本の脳死肺移植レシピエントの適応基準を表1にまとめた．

　感染性疾患，肺高血圧疾患は原則的に両肺移植が適応となる．少ないドナーの有効利用という面から，そのほかの疾患，たとえば特発性間質性肺炎，肺リンパ脈管筋腫症は原則的に片肺移植が適応となる．欧米では，長期予後がわずかながら良好な両肺移植が増加傾向にある．

　肺移植を希望する患者は，肺移植認定7施設（東北大学，獨協医科大学，京都大学，大阪大学，岡山大学，福岡大学，長崎大学）のいずれかで精密検査を受けなくてはならない．そして，十分なインフォームド・コンセントの後，それぞれの施設内で適応の判定を受ける必要がある．続いて，それぞれの認定施設から提出された肺移植適応検討申請書をもとに中央肺移植検討委員会でさらに客観的に審査される．ここで肺移植適応と判断されると，日本臓器移植ネットワークに登録することができる．脳死ドナーが出現すると，血液型が一致し，予測肺活量が70〜130%の範囲内の待機患者のうち，最も待機期間の長い患者がレシピエントして選ばれる．現時点では疾患の重症度は考慮されない．

　肺は，脳死患者の臓器の中で最も損傷を受けやすい臓器である．脳死者からの肺が移植に使用されにくい理由は，交通事故などの外傷が原因の場合には気胸や肺挫傷の可能性が高いこと，脳圧亢進による嘔吐の際にしばしば誤嚥すること，人工呼吸器によるバロトラウマ，血圧維持のための大量輸液による肺水腫などである．

　欧米では，脳死患者から移植に使用可能な肺が摘出できるのは10〜20%にすぎない．一方日本では，151例の脳死ドナーから，97例（64.2%）が肺移植ドナーとなって，119例の脳死肺移植（両肺50例，片肺69例）が行われた．こ

れは，脳死ドナー管理を行っているメディカルコンサルタントの活躍と，いわゆるマージナルドナーを積極的に使用していることによる．

3 生体肺移植

適応疾患や除外項目は，脳死者からの肺移植適応と基本的に同じである．生体肺移植は健康なドナー二人が肺の一部を提供するという犠牲の上に成り立つ移植方法であることから，脳死者からの肺移植の適応患者の内，病気の進行が速くこれ以上待つことができない患者を生体肺移植の適応とするのが一般的である（表2）．人工呼吸器管理下やECMO管理下の患者に対する生体肺移植の成功例も報告されている．しかしながら，あまりにも全身状態が悪くなってからの移植手術は成功率が低いとされ，どの時点で脳死移植から生体移植に切り替えるかは，個々の症例で柔軟に対応しなくてはならない．レシピエントの年齢に関しては，施設によって異なり，55〜65歳未満と幅がある．

諸外国では，レシピエントと親類関係にない場合でも生体ドナーとして受け入れられている[3]が，日本においては2親等あるいは3親等（移植施設による）以内の血族あるいは配偶者に限定されている[4]．京都大学のドナー適応基準を表3に示した．患者が小児の場合は，ほとんどの場合，両親がドナーとなっている．最も重要なのは，レシピエントへの愛情に基づく自発的な意思決定である．ドナーへの説明の際には，意思決定に圧力がかからぬように配慮し，いわゆる"cooling off period"を設けるように心がけるべきである．

4 成績

1998年10月から2011年10月までに日本国内では7施設において231例の肺移植（脳死肺移植119例，生体肺移植112例）が施行された．脳死肺移植119例中，片肺移植が69例，両肺移

表1　脳死肺移植レシピエントの適応基準

1. 一般的適応指針
(1) 治療に反応しない慢性進行性肺疾患で，肺移植以外に患者の生命を救う有効な治療手段が他にない
(2) 移植医療を行わなければ，残存余命が限定されると臨床医学的に判断される
(3) レシピエントの年齢が，原則として，両肺移植の場合55歳未満，片肺移植の場合には60歳未満である
(4) レシピエント本人が精神的に安定しており，移植医療の必要性を認識し，これに対して積極的態度を示すとともに，家族および患者をとりまく環境に十分な協力体制が期待できる
(5) レシピエント症例が移植手術後の定期的検査と，それに基づく免疫抑制療法の必要性を理解でき，心理学的・身体的に十分耐えられる

2. 適応となりうる疾患
(1) 原発性肺高血圧症
(2) 特発性肺線維症（特発性間質性肺炎）
(3) 肺気腫
(4) 気管支拡張症
(5) 肺サルコイドーシス
(6) 肺リンパ脈管筋腫症
(7) アイゼンメンジャー症候群
(8) その他の間質性肺炎
(9) 閉塞性細気管支炎
(10) 肺好酸球性肉芽腫症
(11) びまん性汎細気管支炎
(12) 慢性血栓塞栓症性肺高血圧症
(13) 多発性肺動静脈瘻
(14) α1アンチトリプシン欠損型肺気腫
(15) 嚢胞性線維症
(16) じん肺
(17) その他，肺・心肺移植関連学会協議会で承認する進行性肺疾患

3. 除外条件
(1) 肺外に活動性の感染巣が存在する
(2) 他の重要臓器に進行した不可逆的障害が存在する悪性腫瘍，骨髄疾患，冠動脈疾患，高度胸郭変形症，筋・神経疾患，肝疾患（T-Bil>2.5mg/dL），腎疾患（Cr>1.5mg/dL, Ccr<50mL/min）
(3) 極めて悪化した栄養状態
(4) 最近まで喫煙していた症例
(5) 極端な肥満
(6) リハビリテーションが行えない，またはその能力が期待できない症例
(7) 精神社会生活上に重要な障害の存在
(8) アルコールを含む薬物依存症の存在
(9) 本人及び家族の理解と協力が得られない
(10) 有効な治療法のない各種出血性疾患及び凝固能異常
(11) 胸膜に広汎な癒着や瘢痕の存在
(12) HIV (human immunodeficiency virus) 抗体陽性

表2. 生体肺移植レシピエント適応基準（京都大学）

(1) 脳死肺移植の適応患者のうち脳死ドナーの出現まで待機できないと考えられる重症患者を生体肺移植の適応とする
(2) 年齢は65歳未満である

表3　生体肺移植ドナーの適応基準（京都大学）

1. 医学的条件
   基本的にドナーが安全に臓器提供手術を受けられること，および提供された臓器がレシピエントにとって満足すべきものであることが条件となる
   (1) 年齢：20歳以上60歳以下
   (2) ABO血液型：血液型が一致あるいは適合
   (3) 臨床的に有意な既往症がないこと
   (4) 最近ウイルス感染症に罹患していないこと
   (5) 心電図・心エコー検査において心機能が正常と認められること
   (6) 胸部X線・CT検査で提供する側の胸部に明らかな異常がないこと
   (7) 室内気下で動脈血中酸素分圧が80mmHg以上であること
   (8) 肺機能検査にて一秒量・努力性肺活量がともに予測値の85％以上であること
   (9) 臓器提供側の胸部手術歴がないこと
   (10) ドナー希望者が喫煙者の場合，ドナー申し出の段階で禁煙し，術後も禁煙を守れるもの
   (11) レシピエントの配偶者あるいは，3親等以内の血族であること
2. 社会的・倫理的条件
   (1) 精神的に正常であることが精神科専門医によって確認されること
   (2) 本人の自発的意思による臓器提供申し出であることが確認されること

表4　日本の適応疾患別肺移植施行例数（2011年10月現在）

疾患名	脳死肺移植	生体肺移植	計
肺リンパ脈管筋腫症	42	7	49
特発性肺動脈性肺高血圧症	20	27	47
特発性間質性肺炎	11	26	37
閉塞性細気管支炎	8	22	30
その他の間質性肺炎	10	8	18
気管支拡張症	8	9	17
肺気腫	10	1	11
再移植	1	3	4
アイゼンメンジャー	2	1	3
嚢胞性線維症	1	2	3
慢性血栓塞栓性肺高血圧症	1	2	3
その他	5	4	9
計	119	112	231

植が50例であった．

2010年7月に臓器移植法が改正され，家族の同意で臓器提供が可能となったため，脳死肺移植施行症例数が増加した．法改正前は，年平均5.2例の脳死肺移植数にとどまっていたが，法改正後は年平均42.4例であり，約8倍に増加した．しかしながら，臓器移植ネットワークに待機登録している患者は150名を超えており，法改正後も平均待機期間は829日に及んでいる．臓器不足は深刻であり，待機中に死亡する患者も多い．

適応疾患を表4にまとめた．肺リンパ脈管筋腫症が最も多く，特発性肺動脈性肺高血圧症，特発性間質性肺炎，閉塞性細気管支炎と続いている．肺リンパ脈管筋腫症の脳死肺移植の比率が高いのは，本疾患の待機中の生存率が良いことによる．閉塞性細気管支炎の多くは，白血病などの悪性疾患に対する造血幹細胞移植後のGVHDとして発症したものである．国際心肺移植学会の報告では多くみられる，肺気腫，嚢胞性線維症は，日本では非常に少ないのが特徴的である．

肺移植後の生存率を図1に示した．全231例では，5年生存率76.0％であった．また，5年生存率は，生体肺移植76.8％，脳死肺移植74.8％であり，有意差はみられなかった．生体肺移植経験の最も多い南カリフォルニア大学は，123例の生体肺移植後の5年生存率が45％であったと報告しており[3]，また，国際心肺移植学会の脳死肺移植成績が約50％であるとしている．これらを比較すると，日本の肺移植の成績が非常に良好であることがわかる[2,4]．

また，16歳以下の小児に対する肺移植は25例にとどまっており，そのうち24例は生体肺移植であった．

5 脳死肺移植と生体肺移植の比較

脳死肺移植と比べると，生体肺移植の利点は，比較的待機手術として行いうること，肺の

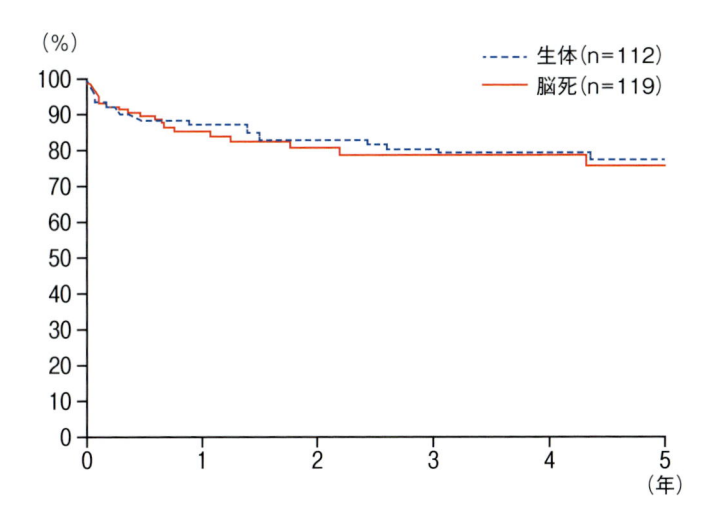

図1 日本の肺移植後生存率
5年生存率は，全肺移植（n=219）76.0％，生体肺移植（n=112）76.8％，脳死肺移植（n=119）74.8％であった（p=0.599）．

虚血時間が短いこと，近親者からの臓器提供は拒絶反応が少ない可能性があること，脳死ドナーにしばしばみられるような誤嚥・感染・人工呼吸器による肺損傷がないこと，拒絶反応が起こっても片側ですむことなどである．

一方で生体肺移植では移植される肺が比較的小さいという欠点がある．さらに，最大の欠点は健常ドナー2人の肺葉切除が必要であることである．肺は肝臓と違って再生しないためドナーの肺機能は17〜18％程度生涯にわたって低下する．この程度の肺機能低下は日常生活を行う上で問題となることはなく，肺葉を提供したドナーに手術関連死亡は報告されていない．しかし，ドナーには，気管支瘻，出血，気管支狭窄，心膜炎などの合併症が報告されており，十分なインフォームド・コンセントを行うとともに慎重な適応決定が望まれる．

6 課題と展望

日本の肺移植は，数が少ないものの成績は良好で，脳死ドナー不足から生体肺移植の比重が高かった．2010年7月に臓器移植法が改正され，脳死肺移植数が飛躍的に増加し，待機患者には福音となっている．しかしながら，多くの患者が待機中に死亡している．また，小児に対する肺移植のほとんどが生体肺移植であり，小児に対する脳死肺移植も残された課題である．当面の間，日本においては，脳死肺移植と生体肺移植の両術式が必要であろう．

文献

1) Christie JD, Edwards LB, Kucheryavaya AY, et al: The registry of the International Society for Heart and Lung Transplantation. Twenty-eight official adult lung and heart-lung transplant report – 2011. J Heart Lung Transplant 30: 1104-1122, 2011.
2) Shiraishi T, Okada Y, Sekine Y, et al: Registry of the Japanese Society of Lung and Heart-Lung Transplantation: the official Japanese lung transplantation report 2008. Gen Thorac Cardiovasc Surg 57: 395-401, 2009.
3) Starnes VA, Bowdish ME, Woo MS, et al: A decade of living lobar lung transplantation. Recipient outcomes. J Thorac Cardiovasc Surg 127: 114-122, 2004.
4) Date H: Update on living-donor lobar lung transplantation. Curr Opin Organ Transplant 16: 453-457, 2011.

各論

論客

各論1.1 特発性間質性肺炎(IIPs)の概念，定義と新分類

井上義一
（国立病院機構近畿中央胸部疾患センター）

1 特発性間質性肺炎の概念と定義

特発性間質性肺炎（idiopathic interstitial pneumonias；IIPs, IIP）は，原因不明の間質性肺炎の総称であり，IIPsの確定診断は，膠原病や薬剤起因性など原因の明らかな間質性肺炎や他のびまん性肺陰影を呈する疾患を除外することが肝要である（診断基準第4次改訂）[1]．表1に示すように，IIPsは，2012年3月現在，特発性肺線維症（idiopathic pulmonary fibrosis；IPF/cryptogenic fibrosing alveolitis；CFA），（特発性）非特異性間質性肺炎（idiopathic nonspecific interstitial pneumonia；NSIP），特発性器質化肺炎（cryptogenic organizing pneumonia；COP），剥離性間質性肺炎（desquamative interstitial pneumonia；DIP），呼吸細気管支炎を伴う間質性肺疾患（respiratory bronchiolitis (-associated) interstitial lung disease；RB-ILD），リンパ球性間質性肺炎（lymphocytic interstitial pneumonia；LIP），急性間質性肺炎（acute interstitial pneumonia；AIP）の7つの疾患を含む[2]．IIPsはひとつの臨床病理画像疾患群であり，それぞれの疾患は独立した疾患として異なっている．また，ひとつのグループとして他のびまん性肺疾患とは臨床的方法（病歴，理学所見，胸部画像，臨床検査，病理）で区別することができるとされている[2]．

2 IIPsの疫学

IIPsの臨床診断基準に合致した正確な罹患率と有病率は不明であるが，人口10万人あたり20人程度と推定されている．労作時呼吸困難感などの自覚症状がない状態の患者数はさらに10倍程度存在することが推定される．性別では男性に多く，発症は通常50歳以降である[1]．IIPsは厚生労働省特定疾患治療研究事業の対象疾患である．重症度3度以上が医療費の助成を受けるが，図1に年度ごとの医療費受給者証交付件数を示す．患者数は年々増加し，2011年現在5,896名のIIPs患者が医療費の受給を受けている．

3 IIPsを巡る名称，分類の経緯

1944年HammanとRichは，"acute diffuse interstitial fibrosis of the lung"として，4例の剖検例の急性例の報告を行い，現在の原因不明の間質性肺炎／肺線維症を理解する原点となった[3]．1957年にはRubin, Riblinerは慢性例について報告を行っている．わが国では，1954年本間日臣，三上理一郎らにより疾患概念が導入され[4]，1960年第35回日本結核病学会総会にいてシンポジウム「結核と関連する心肺疾患」として肺線維症が論じられた．1961年，日本内科学会総会においてシンポジウム「肺線維症」が開催された．1967年，第7回日本胸部疾患学会において特別講演「間質性肺炎について」で

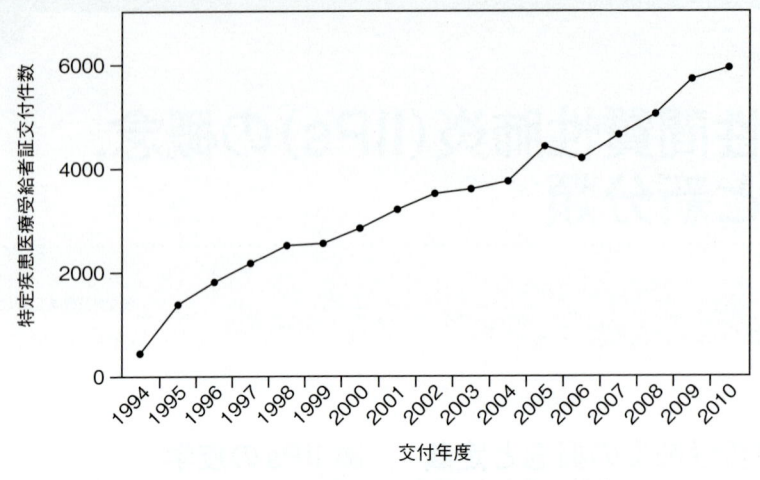

図1 IIPs特定疾患医療受給者証交付件数の推移
（難病情報センター資料より著者作成）

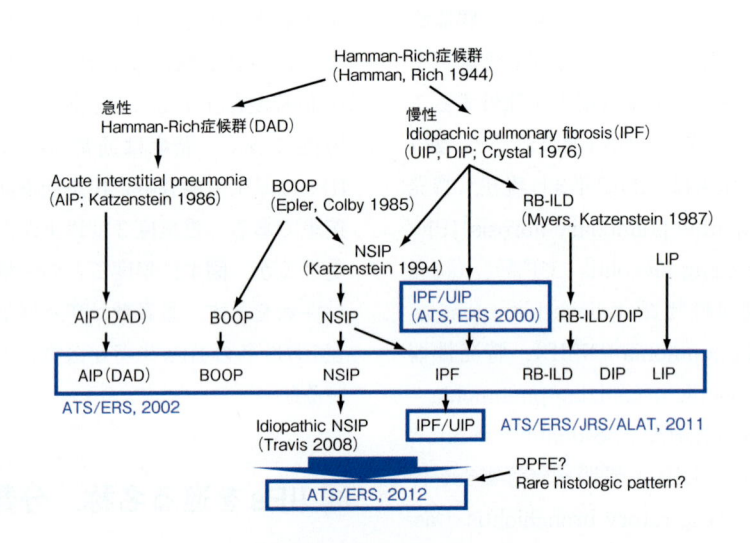

図2 原因不明の間質性肺炎の歴史

「間質性肺炎」の用語が初めて用いられた．1968年，第8回日本胸部疾患学会にてシンポジウム「肺線維症の病因と臨床」が開催され，国内での共同研究が開始されている．

欧米ではこの間にいくつかの分類が提唱されていたが，1960年 Scadding は「chronic diffuse interstitial fibrosis of the lung」，1970年「diffuse fibrosing alveolitis」，1967年 Liebow は間質性肺炎の5つの病理分類を提唱し，その後の分類の基本となった．

4 わが国での多施設共同研究体制の整備

1974年には厚生省特定疾患「原因不明の間質性肺炎・肺線維症」調査研究班が発足し，全国的な調査が開始された．また同年，文部省総合研究「肺線維症」が発足した．そして，当時作製された「肺線維症診断の手引き（びまん性間質性肺炎の第1次診断基準）」に従い山中晃らにより開胸肺生検，剖検例が検討され，A群（Liebow の usual interatitial pneumonia；UIP に該当)，B 群（bronchilitis obliterance and diffuse alveolar damage（BIP）その他細菌感染を疑わせるもの)，C 群（lymphoid interstitial pneumonia；LIP, desquamative interatitial pneumonia；DIP, giant cell interatitial pneumonia；GIP など)，D 群（膠原病など原因が推定されるもの）の 4 群に分類し，A 群を狭義の原因不明の間質性肺炎，肺線維症とし，A 群は急性型から慢性型に至る病変と考えた[5]．1976 年 Crystal らは原因不明の間質性肺炎，肺線維症のうち UIP を呈するものを特発性肺線維症（IPF）とよぶことを提唱した[6]．1980 年，わが国では厚生省特定疾患「間質性肺疾患調査研究班」にて，IIP として，診断基準が改訂された（第 2 次改訂)[7]．

5 研究会の貢献

1971 年「肺線維症研究会（間質性肺疾患研究会)」，（東京）が発足した．「間質性肺疾患研究会」は厚生労働省びまん性肺疾患研究班の臨床的側面を補強する意味合いも込めて，研究会形式で，現在も年に 2 回東京で開催されている．1977 年，関西で，症例検討を基盤とする，「びまん性肺疾患研究会」が発足し（代表世話人瀬良好澄)，現在も年 3 回開催している．「びまん性肺疾患研究会」のスタンスは，多施設で学派や学閥にとらわれず，臨床，画像，病理について症例検討であり，現在国際的IIPsのコンセンサスで強調されている「clinical radiological pathological diagnosis：CRP diagnosis」，IPF 国際ガイドラインで示されている「multidisciplinary discussion（MDD）」に通じる．現在，全国で開催されている同様の症例検討会の雛型となっている．本誌は「びまん性肺疾患研究会」を中心に最新の情報を加えて作成された．

6 IIP をめぐる国際比較と IIP 診断基準第 3 次改訂

1950 年頃まではびまん性肺疾患に関する多くの報告は，剖検所見に基づくことが多かったが，1950 年代から 1970 年代にかけて開胸肺生検が普及するようになった．また比較的非侵襲的な胸腔鏡下（video-assisted thoracoscopy：VATS）肺生検が普及したことにより，外科的肺生検例の蓄積が進み，1980 年頃から様々な病態が明らかにされてきた．1988 年「international symposium on interstitial pneumonia of unknown etiology」が開催され欧米の IPF, cryptogenic fibrosing alveolitis と IIP との比較が行われた．欧米では 1976 年前述の IPF[6]，1985 年 Epler らによる bronchiolitis obliterance interstitial lung disease（BOOP)，1986 年 Katzenstein による AIP, 1987 年 Myer らにより peribronchiolitis interstitial pneumonia（PB-ILD)，1994 年 Katzenstein により NSIP の新しい概念が次々と提唱された．わが国においても分類，呼称を巡って議論が続けられていた（図2)．

1992 年厚生省特定疾患びまん性肺疾患調査研究班により，IIP の臨床診断基準第 3 次改訂が行われた．IIP は慢性型と急性型に分類され，慢性型は定型例（A 群）と非定型型（B 群）に分類された．IIP は単数形で表現するにとどめられていた（表1)．

1994 年厚労省特定疾患「びまん性肺疾患」調査研究班で急性増悪の定義が定められた．

7 アメリカ胸部疾患学会（ATS），ヨーロッパ呼吸器学会（ERS）による合意ステートメントと第 4 次改訂

2000 年 ATS, ERS から IPF に関する国際コンセンサスステートメントが発表され[9]，さらに引き続き 2002 年に ATS, ERS から IIP に関する国際多面的コンセンサス分類が発表され

表1 IIPsの分類：国際分類（2002）と第四次改定の整合性[1), 2)]

第三次改定（1991）	第四次改訂（2003）	ATS/ERS statement（2002）	
IIP	IIPs	IIPs	
		臨床診断名	組織パターン
慢性型 定型例（A群）	特発性肺線維症（IPF）	IPF	UIP
非定型例（B群）	IPF以外のIIPs		
	非特異性間質性肺炎（NSIP）	NSIP（provisional）	NSIP
	特発性器質化肺炎（COP）	COP	OP
	剥離性間質性肺炎（DIP）	DIP	DIP
	呼吸細気管支炎を伴う間質性肺疾患（RB-ILD）	RB-ILD	RB
	リンパ球性間質性肺炎（LIP）	LIP	LIP
急性型	急性間質性肺炎（AIP）	AIP	DAD

た．この発表ではIIPはIIPsと複数形で表現され，外科的肺生検のパターンにより7つの疾患に分類された．診断には外科的肺生検と高分解能CTが重要とされ，IPFに関しては外科的肺生検がある場合とない場合の診断基準も示された[2)]．わが国では急性増悪や血清マーカー（KL-6，SP-D，SP-A）を加味し，第3次改訂と2002年の国際分類に整合性を持たせて2003年第4次改訂が行われた．2004年日本呼吸器学会，厚生労働省びまん性肺疾患研究班により，「IIPsの診断と治療の手引き」が発刊された[1)]．2002年の国際コンセンサス分類ではNSIPの臨床画像病理診断名は暫定的とされていたが，ATSのNSIPに関するプロジェクトグループにより，2008年特発性NSIPの病名を認める報告がされた[10)]．

8 新しい国内，国際的な手引き，ガイドライン

2011年Ganesh Raghuが委員長となり，2000年に発表された，IPFに関する国際コンセンサス[9)]の改訂といえる，国際ガイドラインが発表された．本ガイドラインには，ATS，ERSに加えて日本呼吸器学会，ラテンアメリカ呼吸器学会（ALAT）が参加した[11)]．更に2002年に発行されたIIPsの国際分類に関する改訂作業も進められ，2012年発刊に向けて準備が進んでいる．

わが国では2011年，厚生労働省びまん性肺疾患研究班，日本呼吸器学会びまん性肺疾患学術部会と合同で「IIPsの診断と治療の手引き」の小改訂が行われ，「特発性間質性肺炎診断と治療の手引き」（改訂第2版）が発行された[1)]．「特発性間質性肺炎診断と治療の手引き」（改訂第2版）は小改訂であり，ピルフェニドンなどの新たな治療に関する追加，最新の参考文献と考察が追加されているが，IPFの国際ガイドライン発行前に発行されたことから，基本的にその内容は，第4次改訂の内容を踏まえている[1)]．

9 IIPsの現行（2012年）分類と診断

IIPsの2012年3月現在，公式な分類，用語は，国際的には2002年のATS/ERSによる国際多面的コンセンサス分類[2)]，わが国では「特発性間質性肺炎診断と治療の手引き」（改訂第2版）[1)]に基づく（表1）．IIPsの診断は，問診，身体所見等の後HRCTを実施する．HRCTで典型的なIPF以外は外科的肺生検が必要とされている．外科的肺生検で組織パターンを決定し，臨床画像病理的検討で総合的な診断を行う（図3）．なお，AIP，COPは典型的であれば経気管支肺生検で診断することも可能といわれている．2011年IPFのガイドラインが発表され，IPFの診断はより詳細に記載された（詳細はIPFの頁を参照のこと）．

わが国では安静度PaO_2と6分間歩行試験による酸素低下の有無基づく重症度による分類も

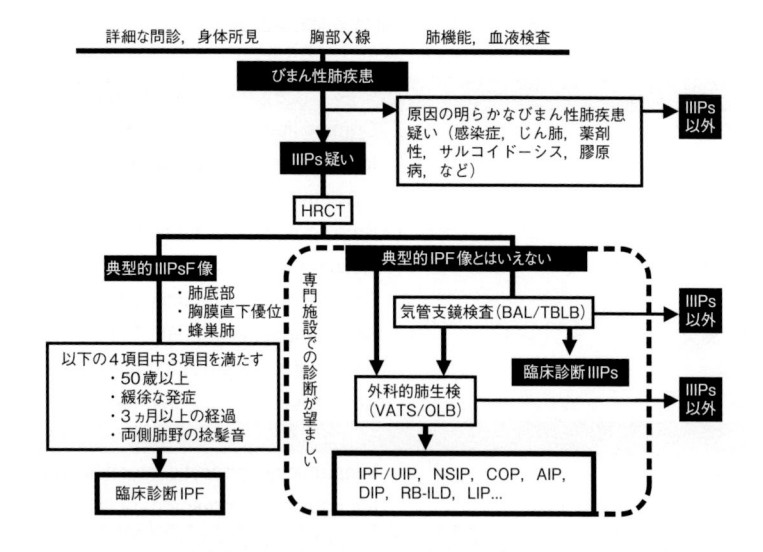

図3 IIPs診断のためのフローチャート
（日本呼吸器学会, 文献1) から引用一部改変）

必要である．重症度3度以上が医療費受給の対象である．

10 IIPsガイドラインの新しい分類（案）

先述の通り，2002年のIIPsのコンセンサス分類は現在「An official ATS/ERS statement: Update of the international the international multidisciplinary consensus classification of the IIPs（案）」として改訂作業中である．

以下，2012年3月現在の案をWilliam Travis委員長の許可の元紹介する．これらは案であり最終的には修正される可能性があることをご了解いただきたい．新しい国際分類は，2002年のIIPsのコンセンサス分類をその後の10年間の進歩を踏まえて補足するものである．2012年中に発刊される予定である．以下，新たな案のポイントを列挙する（表2）．

(1) NSIPには様々な疾患が含まれるが，「特発性NSIP」は一つの疾患単位として定義される．
(2) 気腫合併例を含み，喫煙関連間質性肺疾患に関する知見が集積されてきた．喫煙関連呼吸細気管支炎の診断に，臨床情報，画像，BALFは有用である．
(3) IPFの自然経過は多様である．
(4) 慢性IIPsで急性増悪を認めることがある．
(5) 肺障害の混在により分類困難例がある．
(6) 外科的肺生検が施行できず，HRCTも診断的でない場合疾患経過に基づく臨床分類が提案される．
(7) pleuropulmonary fibroelastosisは稀な特発性の病態として認識される．稀な病理パターンとして acute fibrinous and organizing pneumonia と bronchiolocentric patterns of interstitial pneumonia がある．
(8) 血清マーカーなどの分子マーカーの記載が加えられる．

11 おわりに

IIPsは現在も，原因不明，予後不良の疾患である．わが国はIIPsの分野で多くの詳細な研究を続け情報発信を行い，この分野では難病の克服に大きく貢献している．IIPsの国際分類が改定された後，わが国でも第5次改訂作業が行われるであろう．

表2 改訂ATS/ERS IIPs多面的診断分類（案）
（案であり最終時は変更の可能性あり）

主要IIPs（major IIPs）	
慢性線維化性間質性肺炎	Chronic fibrosing interstitial pneumonia
特発性肺線維症	Idiopathic pulmonary fibrosis
特発性非特異性間質性肺炎	Idiopathic nonspecific interstitial pneumonia
喫煙関連間質性肺炎	Smoking related interstitial pneumonia
呼吸細気管支炎間質性肺疾患	Respiratory bronchiolitis interstitial lung disease
剥離性間質性肺炎	Desquamative interstitial pneumonia
急性/亜急性間質性肺炎	Acute/aubacute interstitial pneumonia
特発性器質化肺炎	Cryptogenic organizing pneumonia
急性間質性肺炎	Acute interstitial pneumonia
稀少IIPs（rare IIPs）	
特発性リンパ球性間質性肺炎	Idiopathic lymphocytic interstitial pneumonia
特発性 pleuropulmonary fibroelastosis	Idiopathic pleuropulmonary fibroelastosis
未分類IIPs（unclassifiable IIPs †）	

† 分類不能の原因
1．不適切な臨床，画像，病理データ．
2．臨床，画像，病理の主要な解離．以下の状況が考えられる．
　過去の治療の影響．
　新しい分類，これまでの分類の稀な変異例．
　画像，病理の複数のパターン．

文　献

1) 日本呼吸器学会びまん性肺疾患診断・治療ガイドライン作製委員会．特発性間質性肺炎診断と治療の手引き改訂2版．南江堂，2011．

2) American Thoracic Society/ European Respiratory Society International Multidisciplinary Consensus Classification of the Idiopathic Interstitial Pneumonias. Am J Respir Crit Care Med 165: 277-304, 2002.

3) Hamman L, Rich AR: Acute diffuse interstitial fibrosis of the lungs. Bull Johns Hopkins Hosp 74: 177-212, 1944.

4) 本間日臣，他：肺線維症．最新医学 9：116-129，1954．

5) 山中晃．病理学的診断．原因不明の肺線維症とその周辺．厚生省特定疾患肺線維症調査研究班 11-12，1980．

6) Crystal RG, et al: Idiopathic pulmonary fibrosis. Clinical histologic, radiologic, physiologic, scintigraphic, cytologic, and biochemical aspects. Ann Intern Med 85: 769-788, 1976.

7) 田村昌士：特発性間質性肺炎の診断基準（改定案）について．厚生省特定疾患間質性肺疾患調査研究班．昭和55年度研究報告書：4-6，1981．

8) King TE, Costabel U, Cordier JF, et al: Idiopathic pulmonary fibrosis: Diagnosis and treatment. International consensus statement. Am J Respir Crit Care Med 161: 646-664, 2000.

9) Travis WD, Hunninghake G, King TEJ et al: Idiopathic Nonspecific Interstitial Pneumonia. Am J Respir Crit Care Med 177: 1338-1347, 2008.

10) Raghu G, Collard HR, Egan JJ, et al: ATS/ERS/JRS/ALAT Committee on Idiopathic Pulmonary Fibrosis. An official ATS/ERS/JRS/ALAT statement: idiopathic pulmonary fibrosis: evidence-based guidelines for diagnosis and management. Am J Respir Crit Care Med 15 183(6): 788-824, 2011.

各論1.2
特発性間質性肺炎（IIPs）の画像所見

上甲　剛
（公立学校共済組合近畿中央病院）

はじめに

2002年に公表されたAmerican thoracic society/European respiratory society international multidisciplinary consensus classification of the idiopathic interstitial pneumonias（米国呼吸器学会，欧州呼吸器学会原因不明の間質性肺炎分類基準）[1]は出版後10年を経て，2010年5月より2012年の公表に向けて改訂作業が始まった．Idiopathic Interstitial Pneumonias（IIPs）に分類されていた7つの疾患 UIP, non-specific interstitial pneumonia（NSIP）, cryptogenic organizing pneumonia（COP）, acute interstitial pneumonia（AIP）, respiratory bronchiolitis-associated interstitial lung disease（RBILD）, desquamative interstitial pneumonia（DIP）, lymphoid interstitial pneumonia（LIP）のうち，今回俎上に上っているのは，DIP, RBILD, LIPの3つである．DIPとRBILDは喫煙関連疾患としてまとめられ，原因不明の間質性肺炎のうち，比較的頻度の高いものは病態，背景を含め，①慢性；UIP, NSIP, ②亜急性・急性；COP, AIP, ③喫煙関連；DIP, RBILDの3群に分類されることになりそうである．また，LIPはその他の新しく提唱された疾患概念（pleuroparenchymal fibroelastosis（網谷病）など）とともに稀な原因不明の間質性肺炎として別扱いされることになりそうである．立ち位置はどうあれ，依然LIPもこの疾患群に含まれることになるので，本稿では2002年のIIPsの分類で掲載された7つの疾患[1]の画像所見を順に記載することとする．

1 特発性肺線維症

IPF/UIPの胸部単純X線写真では，びまん性網状影が両側中下肺野，末梢側優位に拡がり，多くは肺の容積減少を伴う．病理像での蜂巣肺は小輪状〜粗大輪状陰影としてみられる[2]．肺気腫とIPFが合併している場合，相互に相殺され，肺容量の減少がみられないこともある[3]．

高分解能CT（high-resolution CT；HRCT）像ではすりガラス（様）陰影や小葉内網状影，蜂巣肺，牽引性気管支拡張像が主要な所見となる（図1）[1, 4, 5-12]．他に浸潤影，線状影や小葉間隔壁の肥厚，気管支血管周囲間質の肥厚，囊胞などの陰影が認められる．これらの陰影が両側下葉背側の胸膜直下優位に分布する．肺容積は減少する．縦隔や肺門部ではリンパ節腫大を伴うことがある[13]．

UIPは病理学的に小葉辺縁性分布を特徴[1, 4, 14]とする．注意する点は，誰もが理解できる小葉間隔壁や胸膜のみならず，自分の支配する小葉以外では気管支，肺動脈は小葉辺縁を走行することである．すなわち小葉中心の気管支肺動脈以外のCT肺野条件で確認できる構造は小葉辺縁となる．小葉辺縁構造直下の肺胞隔壁の線維化を反映してCTでは胸膜，小葉間隔壁，気管支肺動脈周囲間質の不整な肥厚がみられ

る[15)](図2).

　もう一つの病理像での特徴である空間的時間的な多彩さを反映し，IPF/UIPでは多彩なCT所見が微視的にも巨視的にも混在する．比較的不均一な印象を受けることが多い．すなわち，すりガラス（様）陰影と網状影の混在や不規則な網状影，嚢胞性陰影，正常肺野といった領域が狭い範囲で混在している（図3）．また左右差も空間的時間的な多彩さの一つの表れであろう（図1B）．

　IPF/UIPで最も特徴的な所見は蜂巣肺であり，最近改訂されたATS-ERSのIPFガイドラインによれば，蜂巣肺を有する症例で，臨床所見が合致すれば，外科的生検を行うことなくHRCT像のみでIPF/UIPとの診断ができる．**表1**に今回のATS-ERSの改訂ガイドラインにおけるIPF/UIPの診断基準[14)]を掲げる．高分解能CTにおけるUIP patternを**表2**に記載したように，UIP pattern（間違いなくUIP）（図4），probable UIP pattern（UIPに合致）（図5），inconsistent with UIP（UIPに合致しない）の3段階にgradingしている[14)].

　UIPはその経過中に急性増悪とよばれる急速進行性の呼吸不全を呈する病態がみられる[16)].

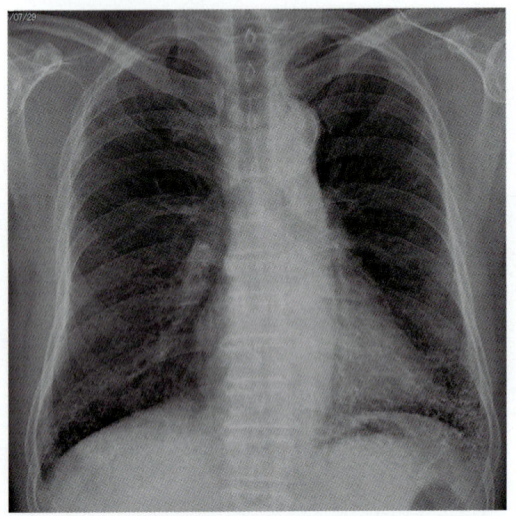

図1A　72歳男性　IPF/UIP
両側下肺野に網状影，すりガラス（様）陰影を認める．

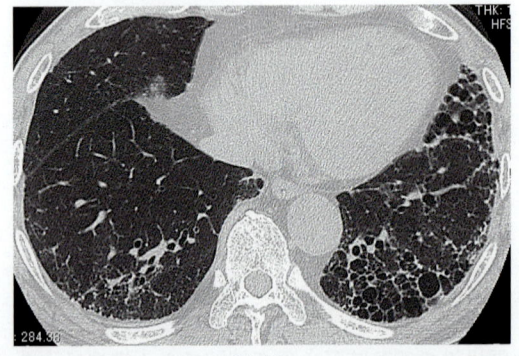

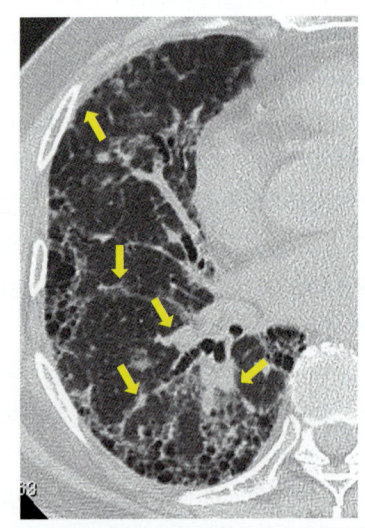

図2　68歳男性　IPF/UIP：高分解能CT像
蜂巣肺，網状影に加えて，小葉辺縁性分布を示す，胸膜，小葉間隔壁，気管支肺動脈周囲間質の不整な肥厚（矢印）がみられる．

図1B
両側非対称で左側に強く，胸膜直下に蜂巣肺，網状影と軽微なすりガラス（様）陰影が拡がる．この非対称性もUIPの特徴であるtemporal or special heterogeneityを示すものと考えられる．

表1　ATS-ERS-JRS-ALATによるIPFの診断基準

IPFの診断には下記2つを満たすことが必要である．
1. 既知の間質性肺疾患の除外
2. 高分解能CT，外科的生検のいずれか一方または両方でのUIP patternの存在ないし高分解能CTと外科的生検所見の組み合わせでUIPに合致すること

（文献6より許可を得て改変）

表2 UIP patternの高分解能CT診断基準

UIP pattern （下記4つを満たすこと）	Probable UIP pattern （下記3つを満たすこと）	Inconsistent with UIP pattern （下記7つのどれか）
・胸膜直下，肺底優位 ・網状影 ・蜂巣肺（牽引性気管支拡張を伴うことも伴わないこと） ・UIPに合致しない所見を持たないこと（3番目のカラム参照）	・胸膜直下，肺底優位 ・網状影 ・UIPに合致しない所見を持たないこと（3番目のカラム参照）	・上中肺野優位な分 ・気管支血管周囲に優位 ・すりガラス（様）陰影が広汎（網状影より範囲が広い） ・多数の粒状影（両側性ないし上肺野優位） ・囊胞散在（多発性，両側性，蜂巣肺より離れた領域に） ・びまん性モザイクattenuation / air-trapping（両側性，3葉以上） ・区域，葉に及ぶ浸潤影

（文献6より許可を得て改変）

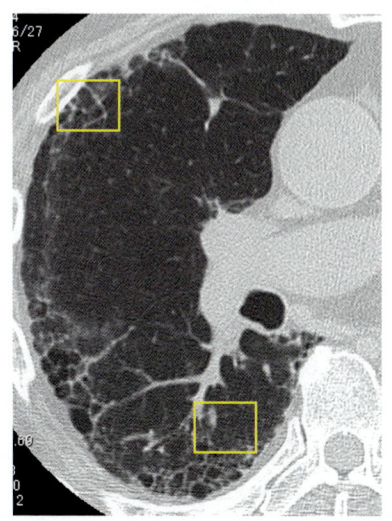

図3 77歳男性 IPF/UIP：高分解能CT像
空間的時間的な多彩さを反映し，二次小葉1個分程の領域（□）に正常から蜂巣肺までの多くの所見が混在する．

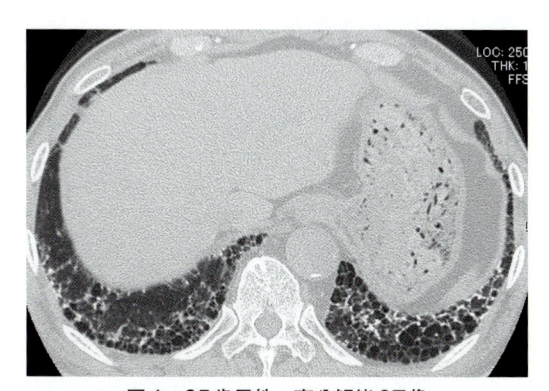

図4 65歳男性：高分解能CT像
末梢胸膜直下優位に網状影が拡がり，蜂巣肺を伴い，ATS-ERS-JRS-ALAT IPF guidelineにおけるUIP patternの典型像である．

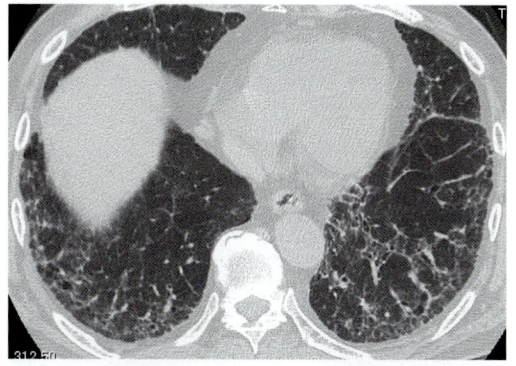

図5 81歳男性 IPF/UIP：高分解能CT像
末梢胸膜直下優位に網状影が拡がるが，蜂巣肺を伴っておらず，ATS-ERS-JRS-ALAT IPF guidelineにおけるpossible UIP patternの典型像である．

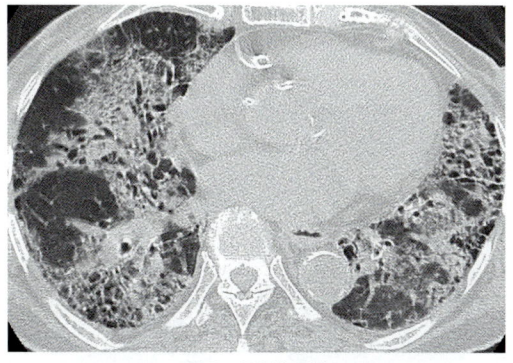

図6 58歳男性
IPF/UIPの急性増悪例：高分解能CT
末梢の蜂巣肺に加えて，広汎にすりガラス（様）陰影，浸潤影が拡がっている．

HRCTでは慢性所見に加えて，すりガラス（様）陰影，浸潤影が両側肺野に広範に認められ，びまん性や斑状，末梢優位といった分布を取り得る（図6）[17-20]．Akiraらによれば，急性増悪のうちすりガラス（様）陰影や均等（浸潤）影が，末梢優位の分布を示すものは，多中心性ないしびまん性にみられるものより予後が良いとされているが[17,18]，Silva, Fujimotoらは画像patternと予後とは関係が無い[19,20]ことを示しており，依然議論が残っている．

② 非特異的間質性肺炎

胸部単純X線像では，NSIPの分布はIPFと同様に両側下肺野背側に優位であるが，IPF/UIPと異なり，網状影ではなく，すりガラス（様）陰影から浸潤影を示し，典型的なものでは肺門側より末梢まで扇型に拡がる（図7）．容積減少を伴うことが多い[4,21,22]．

HRCT所見としてはすりガラス（様）陰影や均等影，小葉内網状影，牽引性気管支拡張像等が重要である[4,21,22]．他に線状影や小葉間隔壁の肥厚，気管支血管周囲間質の肥厚，囊胞などの陰影が認められる（図7,8）．蜂巣肺がみられることもあるがその拡がりはIPF/UIPよりも狭い[6,11]．これらの陰影が両側下葉優位に分布する[8,23]．さらに，気管支血管周囲に優位に分布することや胸膜直下優位に分布することもある[21-23]．HRCT上fibrosisの程度が進むほど（Group1から2，3となるほど）NSIPでは牽引性気管支拡張およびすりガラス（様）陰影が広汎となり，微量ではあるが蜂巣肺がみられるようになる（図7,8）[23]．

NSIPも急性増悪を生じうるが，UIP同様，慢性所見に加えて，すりガラス（様）陰影，浸潤影が広汎にみられる（図9）．[19,20]

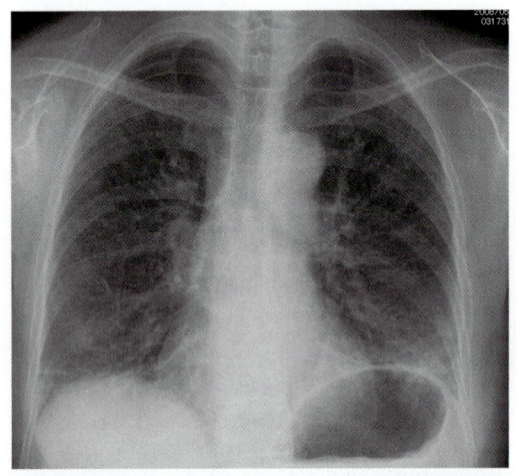

図7A　48歳女性　cellulo-fibrosing NSIP：胸部X線像
両側下肺野優位にすりガラス（様）陰影，浸潤影が拡がり，強い容積減少を伴っている．

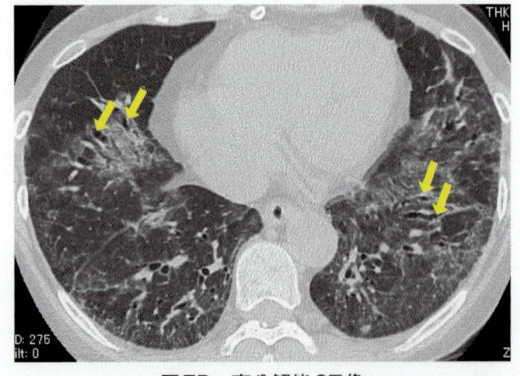

図7B　高分解能CT像
肺門側より気管支に沿って扇型に分布するすりガラス（様）陰影を認め，内部には牽引性気管支拡張がみられる（矢印）．右大葉間裂の後方への変位は下葉の容積減少を示す．

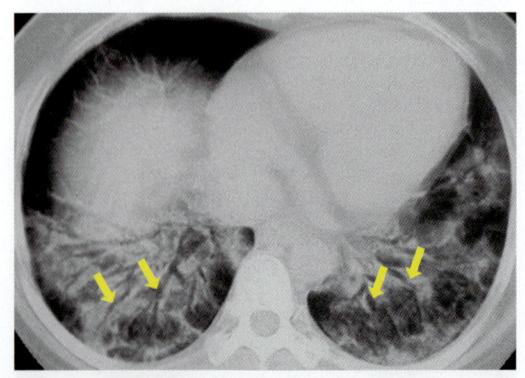

図8　52歳女性　cellulo-fibrosing NSIP：CT像
肺門側より気管支に沿って扇型に分布する浸潤影，すりガラス（様）陰影を認め，内部には牽引性気管支拡張がみられる（矢印）．

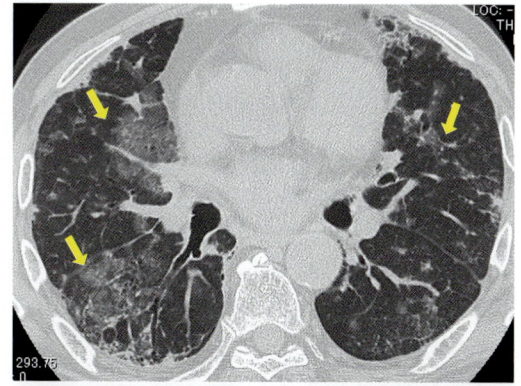

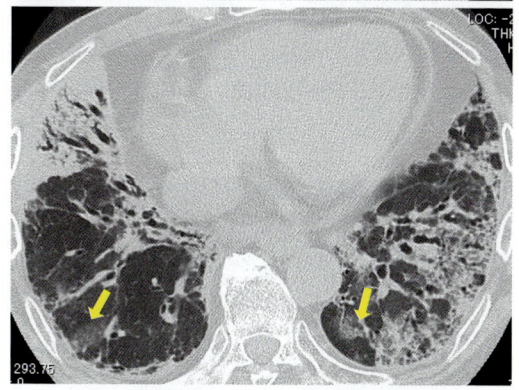

図9 52歳男性
fibrosing NSIPの急性増悪：高分解能CT
慢性所見である肺門側より気管支に沿って扇型に分布し，内部には牽引性気管支拡張を伴う浸潤影，すりガラス（様）陰影に加えて，両側広汎に新たにすりガラス（様）陰影（矢印）が加わっている．

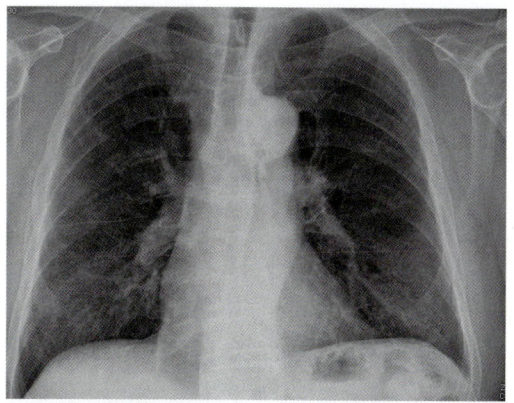

図10A 72歳男性 DIP：胸部X線像
両側下肺野にすりガラス（様）陰影が拡がる．

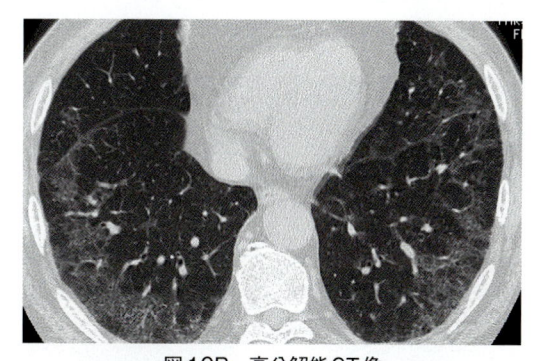

図10B 高分解能CT像
両側下肺野胸膜直下に非区域性に拡がる，比較的均一なすりガラス（様）陰影を認める．

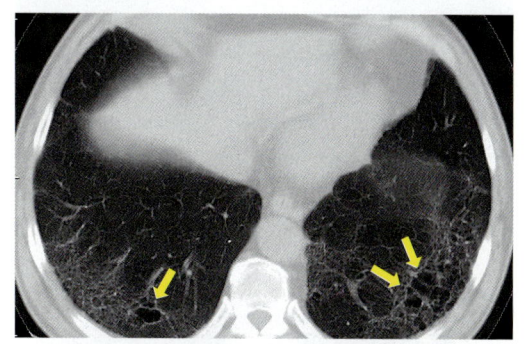

図11 73歳男性 DIP：高分解能CT像
喫煙者に多く，背景に肺気腫を伴う症例が多く，すりガラス（様）陰影内部に囊胞（矢印）がみられることが多い．

3 剥離性間質性肺炎

　胸部X線像では，症例の20％までが正常を示すと報告されている[24-26]．胸部X線像上は両下肺野優位で，時に辺縁主体のすりガラス（様）陰影を特徴とする[25]（図10）．

　DIPのHRCT像は下肺野末梢優位のすりガラス（様）陰影であり，病変は二次小葉内で均一であり，すりガラス（様）陰影が小葉間隔壁で明瞭に境界されることもある（図10）[27,28]．合併する肺気腫により，すりガラス影内に囊胞がみられることがある（図11）．経過の長い症例では牽引性気管支拡張像がみられるが，蜂巣肺は稀である[27,28]．

4 呼吸細気管支炎関連間質性肺疾患

　胸部単純X線像では，すりガラス（様）陰影が約60％の症例に認められる（図12）．14％の症例では異常を認めないとの報告がある[29]．

RB-ILDのHRCT所見は上肺野優位に分布する小葉中心性粒状影と斑状のすりガラス(様)陰影である(図12).しばしば気管支壁肥厚像と小葉中心性肺気腫を伴っている.線維化を示唆する網状影は認められるが,牽引性気管支拡張像や蜂巣肺はほとんどみられない[29-31].

DIPとの違いは病理組織学的にRBILDが呼吸細気管支周囲を中心に分布することを反映してすりガラス(様)陰影が小葉中心部に強く分布する一方,DIPはすりガラス(様)陰影の分布がより広汎で均一な点である[31].しかしながら,両者のoverlap例もしばしば経験され,喫煙に対する個体の反応性の違いで,一連のスペクトラルと考えられる[29].

5 特発性器質化肺炎

胸部X線像では,気管支透亮像を伴う濃い浸潤影が比較的末梢優位に斑状に分布する(図13)[32].異なった場所での再燃を反映し,約1/3の症例ではあたかも陰影が移動するかのような所見がとらえられる[33].

特徴的なCT所見は,中下肺野領域に優位な斑状に分布する浸潤影であり,胸膜下優位に分

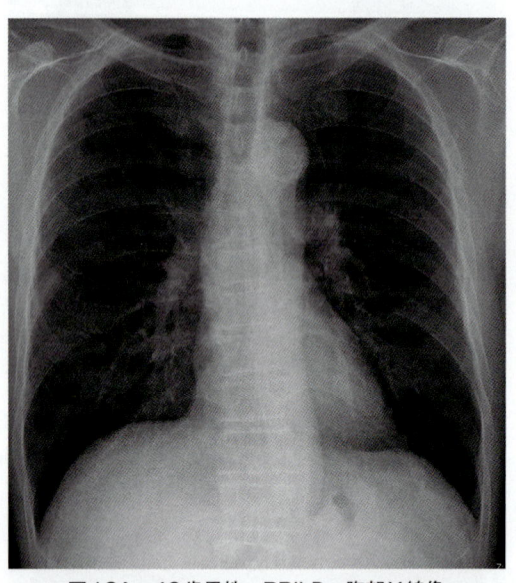

図12A 46歳男性 RBILD:胸部X線像
やや肺野の容積は増加か?

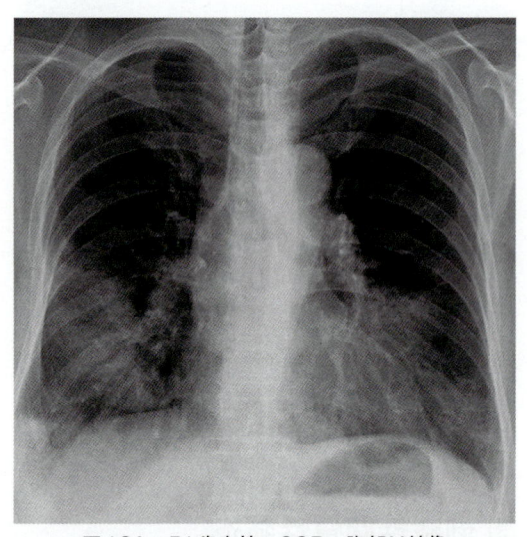

図13A 51歳女性 COP:胸部X線像
両側中下肺野比較的外層優位に浸潤影が拡がっている.

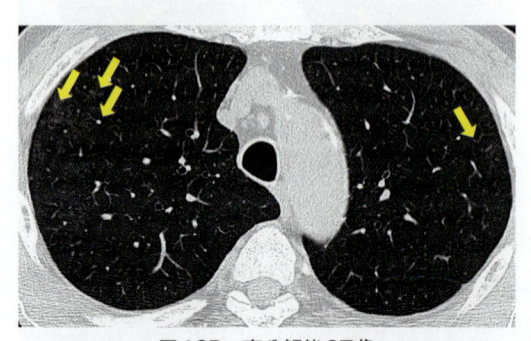

図12B 高分解能CT像
小葉中心性の淡い陰影(矢印)が拡がっている.

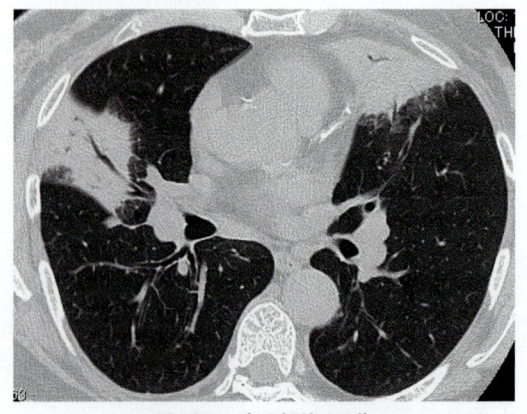

図13B 高分解能CT像
両側中肺野の胸膜直下に浸潤影を認める.

布する（図13）か，または気管支血管束に沿って（図14）みられる[4,34,35]．陰影内部には，牽引性細気管支拡張像がみられることがある．小葉辺縁性分布を示し，小葉間隔壁の不整で幅広い肥厚を示す症例が60%の頻度で報告されている（図15）[36]．小葉辺縁性分布は，小葉間隔壁や胸膜直下の二次小葉辺縁を縁取るように気腔内器質化物の貯留を反映したものである[36,37]．約20%に，中心部のすりガラス（様）陰影をリング状に取り囲むように周囲の高吸収域を認められる"reversed halo sign"が認められる（図16）[38]．30〜50%の症例に1〜10 mm大の結節影が報告されている（図17）[35]が，健常免疫者に比べて，免疫不全症例でよくみられる[34]．

6 急性間質性肺炎
（acute interstitial pneumonia；AIP）

胸部単純X線像では，両側性の広汎に拡がるすりガラス（様）陰影や気管支透亮像を伴う浸潤影を認めるが，必ずしもびまん性とは限らず，しばしば斑状の分布を呈する．肺野の容積の減少も認められる[39]．

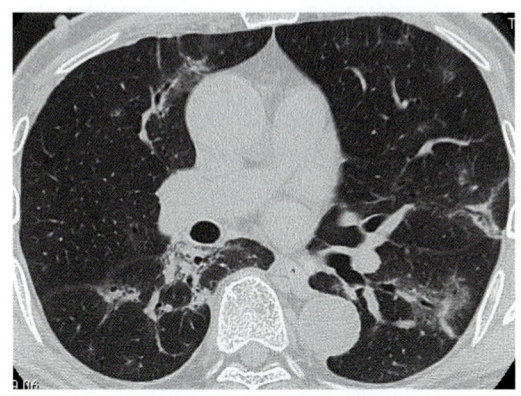

図14　78歳男性　COP：高分解能CT像
多発浸潤影，すりガラス（様）陰影が気管支に沿って拡がっている．局所的な収縮と内部に牽引性気管支拡張を伴っている．

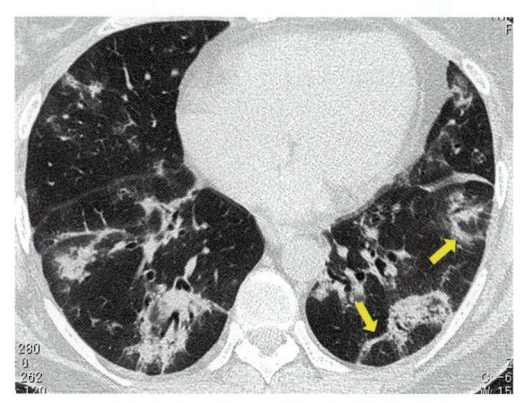

図16　38歳女性　COP：高分解能CT像
内部はすりガラス（様）陰影で周囲に濃い陰影が拡がるいわゆる"reversed halo sign"（矢印）を認める．

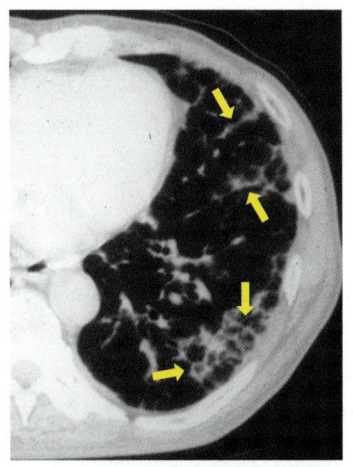

図15　62歳男性　COP症例：高分解能CT像
不整に腫大した小葉間隔壁を多数認める（矢印）．この所見は小葉辺縁の器質化による．

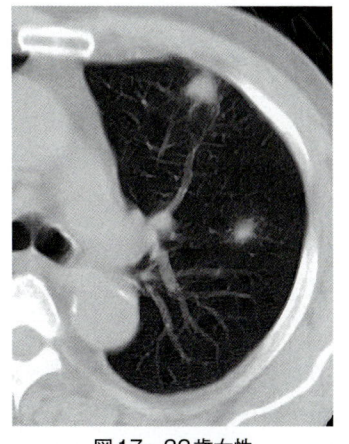

図17　32歳女性
白血病で化学療法中にみられたCOP：高分解能CT像
境界不明瞭な多発結節を認める．感染後の器質化肺炎の可能性も否定はできない．

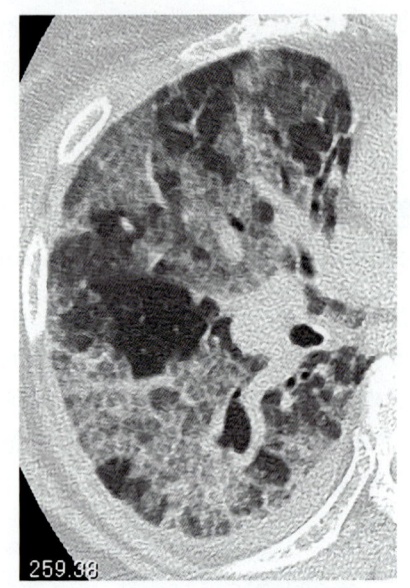

図18　46歳女性
浸出期のDADを認めたAIP：高分解能CT像
地図上島状に正常部を残すすりガラス(様)陰影が拡がっている．牽引性気管支拡張は認めない．

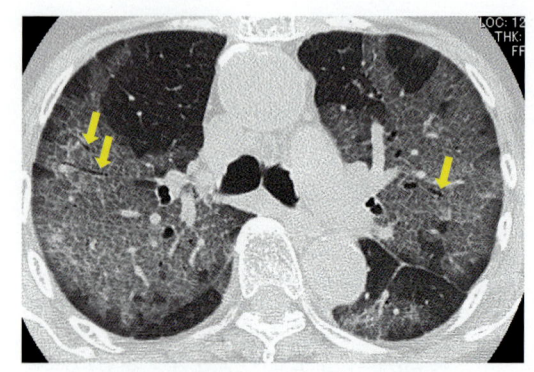

図19　54歳男性
増殖期早期のDADを認めたAIP：高分解能CT像
すりガラス(様)陰影内部に網状影がみられ，いわゆる"crazy-paving appearance"を示している．すりガラス(様)陰影内部には牽引性気管支拡張もみられる．

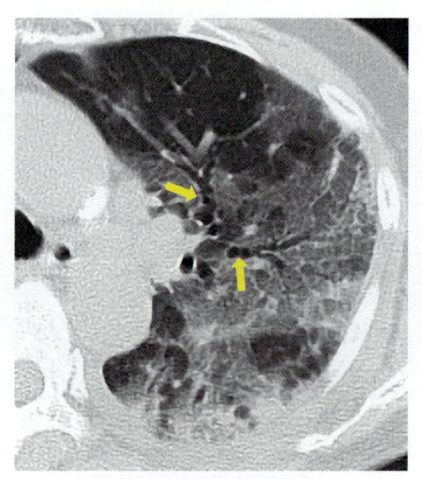

図20　55歳男性
増殖後期のDADを認めたAIP：高分解能CT像
牽引性気管支拡張(矢印)はより低次気管支に及んでいる．

　高分解能CT所見は，病理学的な時相により異なり，傷害の発生からどのくらいの経過で撮影されたかによって違いがみられる．全病理時相に共通する所見としては，両側肺野びまん性のすりガラス(様)陰影と背側に優位な浸潤影があげられる．またこれらの陰影の内部には，比較的正常に見える領域がいくつかの二次小葉単位で直線的に境界されて，島状に取り残される(図18)[39-40]．びまん性肺胞傷害の浸出期には，HRCT上細気管支・気管支の拡張像を伴わない．注意する点として，HRCTにて一見正常に見える領域にも，病理学的には浸出早期の病変が認められる場合が多く，本疾患の早期診断を困難にする一因となっている[41,42]．またこのことから，CTで認識できる陰影の拡がりの割に，酸素化の低下が著しい場合があることも説明できる．
　びまん性肺胞傷害の増殖期へ進展すると細気管支の拡張が顕在化してくる(図19)．増殖早期には細気管支レベルの拡張が認められ，増殖後期になるに従って，亜区域支・区域支レベルの中枢側の気管支拡張が目立ってくる(図20)[40-42]．

　Ichikadoらの検討によれば，AIPの生存例および非生存例について，年齢，性別，肺傷害スコアなどの背景因子を一致させて，そのHRCT所見を比較すると，非生存例のHRCT所見は，生存例に比較して，牽引性気管支拡張像を伴う濃度上昇域が有意に広範に分布しており，気管支・血管影や葉間の偏位などの構造の歪みの所見が有意に高率であった[43]．さらに病理学的進展度に応じて段階的にスコアし，各所見の拡がりを乗じたものの総和を取ることで，肺野全体の病理学的進展度を半定量的に表示した場合，生存例のCTスコアは，非生存例のCTスコア

より有意に低値であった[44]。以上のことより，HRCT 所見にて，牽引性気管支拡張像を伴う濃度上昇域（すりガラス（様）陰影＋浸潤影）の拡がりを評価することにより，AIP の治療反応性や予後の予測が可能であることがわかってきた．

7 リンパ球性間質性肺炎
lymphoid interstitial pneumonitis (LIP)

前述のように，LIP は ATS-ERS IIPs classification（米国呼吸器学会，欧州呼吸器学会原因不明の間質性肺炎分類基準）の今次改定により，稀な原因不明の間質性肺炎へ"格落ち"する予定である．2002 年の米国呼吸器学会，欧州呼吸器学会原因不明の間質性肺炎分類基準で，LIP は主として肺胞隔壁にリンパ球系細胞の浸潤のみられるものに限られた[4]．LIP を厳密に定義したため，肺胞隔壁のみならず，むしろ小葉間隔壁，気管支肺動脈周囲間質などいわゆる広義間質に強く拡がるものは形態病理診断名を用いて diffuse lymphoid hyperplasia（DLH）と診断するほか無くなった．

以前の定義では，LIP のリンパ球の浸潤する間質を肺胞隔壁には限っておらず，小葉間隔壁，気管支肺動脈周囲間質を含めていたため[45]，コンセンサスレポート[4]が出る以前の検討で扱われた LIP の症例の多くは，現在の基準では DLH と診断せざるを得ないものが多く含まれていた[46]．そこで，筆者らは 1988 年から 2009 年末までに外科的生検により以前の診断基準で LIP と診断された症例のうち，現在の LIP の診断基準に合致した 6 例の CT 像を検討した[47]．新診断基準に基づいて診断された LIP の特徴的な CT 像は，下肺野優位の分布とすりガラス（様）陰影であった．LIP は蜂巣肺と囊胞を示すこともあった（図21）．

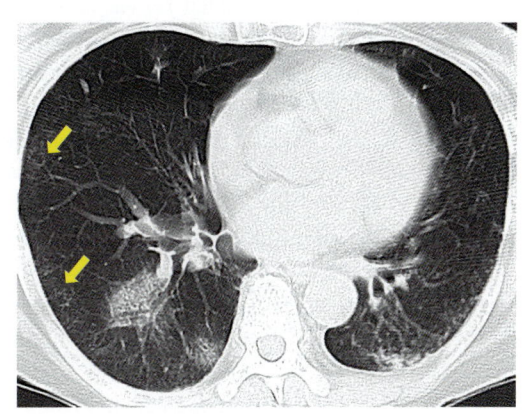

図21　38歳女性　LIP症例：高分解能CT像
両側下肺野にすりガラス（様）陰影が散在しており，一部小葉中心性粒状影，囊胞（矢印）を認める．

文献

1) American Thoracic Society/European Resiratory Society International Multidisciplinary Consensus CClassification of the Idiopathic Interstitial Pneumonias. Am J Respir Crit Care Med 165: 277-304, 2002.

2) Muller NL, Miller RR, Webb WR, et al: Fibrosing alveolitis: CT-pathologic correlation. Radiology 160: 585-588, 1986.

3) Epler GR, McLoud TC, Gaensler EA, et al: Normal chest roentgenograms in chronic diffuse infiltrative lung disease. N Engl J Med 298: 934-939, 1978.

4) Idiopathic Pulmonary Fibrosis: Diagnosis and Treatment . International Consensus Statement. Am J Respir Crit Care Med. 2000 February 1, 161 (2): 646-664, 2000.

5) Johkoh T, Muller NL, Cartier Y, Kavanagh PV, Hartman TE, Akira M, et al: Idiopathic interstitial pneumonias: diagnostic accuracy of thin-section CT in 129 patients. Radiology 211 (2): 555-560, 1999.

6) MacDonald SL, Rubens MB, Hansell DM, Copley SJ, Desai SR, du Bois RM, et al: Nonspecific interstitial pneumonia and usual interstitial pneumonia: comparative appearances at and diagnostic accuracy of thin-section CT. Radiology 221 (3): 600-605, 2001.

7) Hunninghake GW, Lynch DA, Galvin JR, Gross BH, Muller N, Schwartz DA, et al: Radiologic findings are strongly associated with a pathologic diagnosis of usual interstitial pneumonia. Chest 124 (4): 1215-1223, 2003.
8) Elliot TL, Lynch DA, Newell JD, Jr., Cool C, Tuder R, Markopoulou K, et al: High-resolution computed tomography features of nonspecific interstitial pneumonia and usual interstitial pneumonia. J Comput Assist Tomogr 29 (3): 339-345, 200.
9) Lynch DA, David Godwin J, Safrin S, Starko KM, Hormel P, Brown KK, et al: High-resolution computed tomography in idiopathic pulmonary fibrosis: diagnosis and prognosis. Am J Respir Crit Care Med 172 (4): 488-493, 2005.
10) Lynch DA, Travis WD, Muller NL, Galvin JR, Hansell DM, Grenier PA, et al: Idiopathic interstitial pneumonias: CT features. Radiology 236 (1): 10-21, 2005.
11) Sumikawa H, Johkoh T, Ichikado K, Taniguchi H, Kondoh Y, Fujimoto K, et al: Usual interstitial pneumonia and chronic idiopathic interstitial pneumonia: analysis of CT appearance in 92 patients. Radiology 241 (1): 258-266, 2006.
12) Sumikawa H, Johkoh T, Colby TV, Ichikado K, Suga M, Taniguchi H, et al: Computed tomography findings in pathological usual interstitial pneumonia: relationship to survival. Am J Respir Crit Care Med 177 (4): 433-439, 2008.
13) Souza CA, Muller NL, Lee KS, Johkoh T, Mitsuhiro H, Chong S: Idiopathic Interstitial Pneumonias: Prevalence of Mediastinal Lymph Node Enlargement in 206 Patients. Am J Roentgenol 186: 995-999, 2006.
14) Raghu G, Collard HR, Egan J, et. al: Idiopathic Pulmonary Fibrosis: Evidence Based Guidelines for Diagnosis and Management A Joint ATS/ERS/JRS/ALAT Statement. Am J Respir Crit Care Med 183: 788-824, 2011.
15) Nishimura K, Kitaichi M, Izumi T, et al: Usual interstitial pneumonia: histologic correlation with high-resolution CT. Radiology 182: 337-342, 1992.
16) Churg A, Muller NL, Silva CI, Wright JL: Acute exacerbation (acute lung injury of unknown cause) in UIP and other forms of fibrotic interstitial pneumonias. Am J Surg Pathol 31: 277-284, 2007.
17) Akira M, Hamada H, Sakatani M, et al: CT findings during accelerated deterioration in patients with idiopathic pulmonary fibrosis. AJR Am J Roentgeno 168: 79-83, 1997.
18) Akira M, Kozuka T, Yamamoto S, Sakatani M. Computed tomography findings in acute exacerbation of idiopathic pulmonary fibrosis. Am J Respir Crit Care Med 15; 178: 372-378, 2008.
19) Silva CI, Muller NL, Fujimoto K, Kato S, Ichikado K, Taniguchi H, et al: Acute exacerbation of chronic interstitial pneumonia: high-resolution computed tomography and pathologic findings. J Thorac Imaging 22: 221-229, 2007.
20) Fujimoto K, Taniguchi H, Johkoh T,et al: Acute exacerbation of idiopathic pulmonary fibrosis: high-resolution CT scores predict mortality. Eur Radiol 2011, in press
21) Cottin V, Donsbeck AV, Revel D, Loire R, Cordier JF: Nonspecific interstitial pneumonia. Individualization of a clinicopathologic entity in a series of 12 patients. Am J Respir Crit Care Med 158: 1286-1293, 1998.
22) Park JS, Lee KS, Kim JS, Park CS, Suh YL, Choi DL, et al: Nonspecific interstitial pneumonia with fibrosis: radiographic and CT findings in seven patients. Radiology 195: 645-648, 1995.
23) Johkoh T, Muller NL, Colby TV, Ichikado K, Taniguchi H, Kondoh Y, et al: Nonspecific interstitial pneumonia: correlation between thin-section CT findings and pathologic subgroups in 55 patients. Radiology 225: 199-204, 2002.
24) Carrington CB, Gaensler EA, Coutu RE, et al: Natural history and treated course of usual and desquamative interstitial pneumonia. N Engl J Med 298: 801-809, 1978.
25) Feigin DS, Friedman PJ: Chest radiography in desquamative interstitial pneumonitis: a review of 37 patients. AJR Am J Roentgenol 134: 91-99, 1980.

26) Gaensler EA, Goff AM, Prowse CM: Desquamative interstitial pneumonia. N Engl J Med 274: 113-128, 1966.
27) Hartman TE, Primack SL, Swensen SJ, et al: Desquamative interstitial pneumonia: thin-section CT findings in 22 patients. Radiology 187: 787-790, 1993.
28) Akira M, Yamamoto S, Hara H, et al: Serial computed tomographic evaluation in desquamative interstitial pneumonia. Thorax 52: 333-337, 1997.
29) Heyneman LE, Ward S, Lynch DA, et al: Respiratory bronchiolitis, respiratory bronchiolitis-associated interstitial lung disease, and desquamative interstitial pneumonia: different entities or part of the spectrum of the same disease process? AJR Am J Roentgenol 173: 1617-1622, 1999
30) Holt RM, Schmidt RA, Godwin D, et al: High resolution CT in respiratory bronchiolitis-associated interstitial lung disease. J Comput Assist Tomogr 17: 46-50, 1993.
31) Park JS, Brown KK, Tuder RM, et al: Respiratory bronchiolitis-associated interstitial lung diseases: radiologic features with clinical and pathologic correlation. J Comput Assist Tomogr 26: 13-20, 2002.
32) Muller NL, Guerry-Force ML, Staples CA, et al: Differential diagnosis of bronchiolitis obliterans with organizing pneumonia and usual interstitial pneumonia: clinical, functional, and radiologic findings. Radiology 162: 151-156, 1987.
33) Yamamoto M, Ina Y, Kitaichi M, et al: Clinical features of BOOP in Japan. Chest 102: 21S-25S, 1992.
34) Lee KS, Kullnig P, Hartman TE, et al: Cryptogenic organizing pneumonia: CT findings in 43 patients. AJR Am J Roentgenol 162: 543-546, 1994.
35) Akira M, Yamamoto S. Sakatani M: Bronchiolitis obliterans organizing pneumonia manifesting as multiple large nodules or masses. AJR Am J Roentgenol 170: 291-295, 1998.
36) Ujita M, Renzoni EA, Veeraraghavan S, et al: Organizng pneumonia: perilobular pattern at thin-section CT. Radiology 232: 757-761, 2004.
37) Johkoh T, Muller NL, Ichikado K, et al: Perilobular pulmonary opacities: high-resolution CT findings and pathologic correlation. J Thorac Imaging 14: 172-177, 1999.
38) Kim SJ, Lee KS, Ryu YH, et al: Reversed halo sign on high-resolution CT of cryptogenic organizing pneumonia: diagnostic implications. AJR Am J Roentgenol 180: 1251-1254, 2003.
39) Primack SL, Hartman TE, Ikezoe J, et al: Acute interstitial pneumonia: radiographic and CT findings in nine patients. Radiology 188: 817-820, 1993.
40) Bouros D, et al: Acute interstitial pneumonia. Eur Respir J 15: 412-418, 2000.
41) Johkoh T, et al: Acute interstitial pneumonia: thin-section CT findings in 36 patients. Radiology 211: 859-863, 1999.
42) Ichikado K, et al: Acute interstitial pneumonia: high-resolution CT findings correlated with pathology. Am J Roentgenol 168: 333-338, 1997.
43) Ichikado K, et al: Hyperoxia-induced diffuse alveolar damage in pigs: correlation between thin-section CT and histopathologic findings. Radiology 216: 531-538, 2000.
44) Ichikado K, et al: Acute interstitial pneumonia: comparison of high-resolution computed tomography findings between survivors and non-survivors. Am J Respir Crit Care Med 165: 1551-1556, 2002.
45) Liebow AA, Carrington CB: Diffuse lymphoreticular infiltrations associated with fysproteinemia. Med Clin North Am 57: 809-884, 1973.
46) Johkoh T, Müller NL, Pickford HA, et. al: Lymphocytic Interstitial Pneumonia: thin-section CT findings in 22 patients. Radiology 212: 567-572, 1999.
47) 上甲 剛 ATS-ERS02診断基準によるリンパ球性間質性肺炎（lymphocytic interstitial pneumonia（LIP））のCT所見 平成20年度厚生労働科学研究費補助金（特定疾患対策研究事業）報告書 p147-149

各論1.3
特発性間質性肺炎(IIPs)の病理組織学的所見

北市正則
(国立病院機構近畿中央胸部疾患センター)

　特発性間質性肺炎（idiopathic interstitial pneumonia；IIP）の病名は基本的には臨床用語である．特発性間質性肺炎（IIP）の主要な自覚症状は労作時息切れであり，胸部X線・CT写真で両肺野に異常陰影を認め，呼吸機能検査では拘束性換気障害と拡散能低下，動脈酸素分圧の低下をきたす．特発性間質性肺炎（IIP）は病歴聴取・身体所見などの検討では膠原病，じん肺症，過敏性肺臓炎などの病因を特定できない症例群である[1]．特発性間質性肺炎（IIP）では慢性かつ進行性である特発性肺線維症（idiopathic pulmonary fibrosis；IPF）が中心を占めており，IPFの病名はusual interstitial pneumonia（UIP）（通常型間質性肺炎）パター

表1　Classification of Idiopathic Interstitial Pneumonias（特発性間質性肺炎の分類）
（ATS/ERS合同委員会から2012年に発表予定）

Clinical-Radiologic-Pathologic Diagnosis(CRP Diagnosis)（総合診断名）	Morphologic Patterns 基礎となる形態学的パターン（病理組織学的パターン）
(1) Idiopathic Pulmonary Fibrosis(IPF)（特発性肺線維症）	Usual Interstitial Pneumonia (UIP)（通常型間質性肺炎）
(2) Idiopathic Nonspecific Interstitial Pneumonia（特発性NSIP）	Nonspecific Interstitial Pneumonia (NSIP)（非特異性間質性肺炎）
(3) Cryptogenic Organizing Pneumonia(COP)（特発性器質化肺炎）	Organizing Pneumonia (OP)（器質化肺炎）
(4) Acute Interstitial Pneumonia(AIP)（急性間質性肺炎）	Diffuse Alveolar Damage(DAD)（びまん性肺胞傷害）
(5) Respiratory Bronchiolitis Interstitial Lung Disease (RBILD)（呼吸細気管支炎を伴う間質性肺疾患）	Respiratory Bronchiolitis (RB)（呼吸細気管支炎）
(6) Desquamative Interstitital Pneumonia(DIP)（剥離性間質性肺炎）	Desquamative Interstitial Pneumonia(DIP)（剥離性間質性肺炎）
(7) Idiopathic Lymphocytic Interstitial Pneumonia（特発性LIP）	Lymphocytic Interstitial Pneumonia(LIP)（リンパ球性間質性肺炎）
(8) Idiopathic Pleuropulmonary Fibroelastosis（特発性PPFE）	Pleuropulmonary Fibroelastosis (PPFE)（胸膜肺線維弾性症）

(1)IPFと(2)idiopathic NSIPの症例は慢性経過の特発性間質性肺炎の臨床経過を示すことが多い．主要な鑑別対象は膠原病，慢性過敏性肺臓炎，じん肺症である．
(3)COP症例のほとんどと，(4)AIPの症例は急性・亜急性の特発性間質性肺炎の臨床経過を示す．主要な鑑別対象は感染症，過敏性肺臓炎，好酸球性肺炎，膠原病である．
(5)RBILD，(6)DIPは喫煙習慣に関係した慢性間質性肺疾患である．(6)DIPは稀に非喫煙者でもみられる．
(1)〜(6)は主要な特発性間質性肺炎の病型である．(7)，(8)は稀な特発性間質性肺炎の病型である．
(8)idiopathic PPFEは臨床的観点から特発性間質性肺炎の中に入れて検討される予定である．

ンの病理所見を示す症例を意味するとの合意が形成された（表1）[1-6]．特発性間質性肺炎（IIP）には8つの病型が知られるようになってきた．

この項では特発性間質性肺炎（IIP）の各病型の病理組織学的所見について記載する．

表2 Histologic Features of Usual Interstitial Pneumonia（通常型間質性肺炎（UIP）の組織学的所見）(2002)

Key Histologic Features（UIPの病理診断の鍵となる主要所見）
(A-1) Dense fibrosis causing remodeling of lung architecture with frequent "honeycomb" fibrosis
(A-2) Fibroblast foci typically scattered at the edge of dense scars
(A-3) Patchy lung involvement
(A-4) Frequent subpleural and paraseptal distribution
Pertinent Negative Findings（以下の所見が陰性であることを確認してUIPの病理診断を行う）
(B-1) Lack of active lesions of other interstitial diseases (i.e., sarcoidosis or Langerhans' cell histiocytosis)
(B-2) Lack of marked interstitial chronic inflammation
(B-3) Granulomas: inconspicuous or absent
(B-4) Lack of substantial inorganic dust deposits, i.e, asbestos bodies (except for carbon black pigment)
(B-5) Lack of marked eosinophilia

（文献：Am J Respir Crit Care Med 165: 277-304, 2002）

表3 Histopathological Criteria for UIP pattern（UIP patternと病理診断するための基準）(2011)

A.　UIP pattern (All Four Criteria)（UIP の病理診断では以下の4所見があることを確認する）
(A-1)　Evidence of marked fibrosis/architectural distiortion 　　±honeycombing in a predominantly subpleural/paraseptal distribution 　　（胸膜下あるいは小葉間結合織に沿った部位に優勢に肺組織の構築を改変した線維化病変があること，±蜂巣肺形成の所見をみること）
(A-2)　Presence of patchy involvement of lung parenchyma by fibrosis 　　（肺組織に線維化病変が斑状分布で存在すること）
(A-3)　Presence of fibroblast foci（線維芽細胞巣（FF）が存在すること）
(A-4)　Absence of features against a diagnosis of UIP suggesting an alternate diagnosis 　　（UIPの病理診断に矛盾する所見が存在しないこと．他疾患を示唆する所見が存在しないこと）（B項目を参照）
B.　Not UIP pattern (Any of the Six Criteria)（以下の6所見のいずれかが存在する場合はUIPの病理診断にならない）
(B-1)　Hyaline membranes
(B-2)　Organizing pneumonia
(B-3)　Granulomas
(B-4)　Marked interstitial inflammatory cell infiltrates away from honeycombing
(B-5)　Predominant airway centered changes
(B-6)　Other features suggestive of an alternate diagnosis

備考：(B-1):Can be associated with acute exacerbation of idiopathic pulmonary fibrosis（硝子膜形成は特発性肺線維症（IPF）の急性増悪に伴ってみられることがある）

(B-2),(B-3)：An isolated or occasional granuloma and/or a mild component of organizing pneumonia may be rarely coexisting in lung biopsies with an otherwise UIP pattern.（UIP patternを示す肺生検検体で単個あるいは少数の肉芽腫と器質化肺炎を示すことがあり得る）

(A-1)：This scenario (honeycomb changes only) usually represents end-stage fibrotic lung diseases where honeycombed segments have been sampled but where a UIP pattern might be present in other areas. Such areas usually represented by overt honeycombing on HRCT and can be avoided by pre-operative targeting of biopsy sites away from these areas using HRCT.（UIP patternの肺病変が他の肺組織に存在しても，生検検体には蜂巣肺形成のみの所見を得ることがある．HRCTを用いて外科的肺生検の手術前に生検部位を決めておくことで，生検検体が蜂巣肺所見のみとなる事態を避けることができる）

（文献：Am J Respir Crit Care Med 183：788-204, 2011）

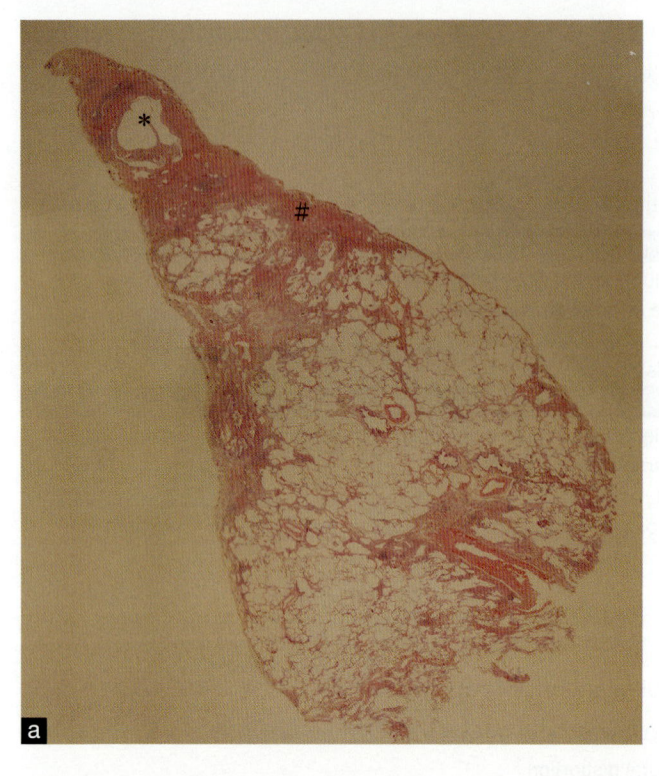

図1 Usual Interstitial Pneumonia（UIP）patternの病理組織学的所見（外科的肺生検）

(a)：胸膜下に優勢に斑状分布で肺胞構造の消失を伴う線維化病変をみる．Bar=2 mm（HE染色，×1）．
(b)：(a)の(＊)の部位の拡大．線維化病変に囲まれた囊胞様病変をみる．繰り返して存在すれば蜂巣肺形成と理解できる所見である（HE染色，×4）．
(c)：(b)の拡大．囊胞様病変の壁に線維芽細胞巣（fibroblast focus）（FF）の形成をみる（HE染色，×40）．
(d)：(a)の(#)の部位の拡大．胸膜下に肺胞構造の消失を伴う線維化病変をみる．abrupt change（急峻な変化）で正常に近い肺胞壁に移行している（HE染色，×4）．
(e)：(d)の一部拡大．成熟した線維化病変に隣接して線維芽細胞巣（FF）の形成をみる（HE染色，×40）．

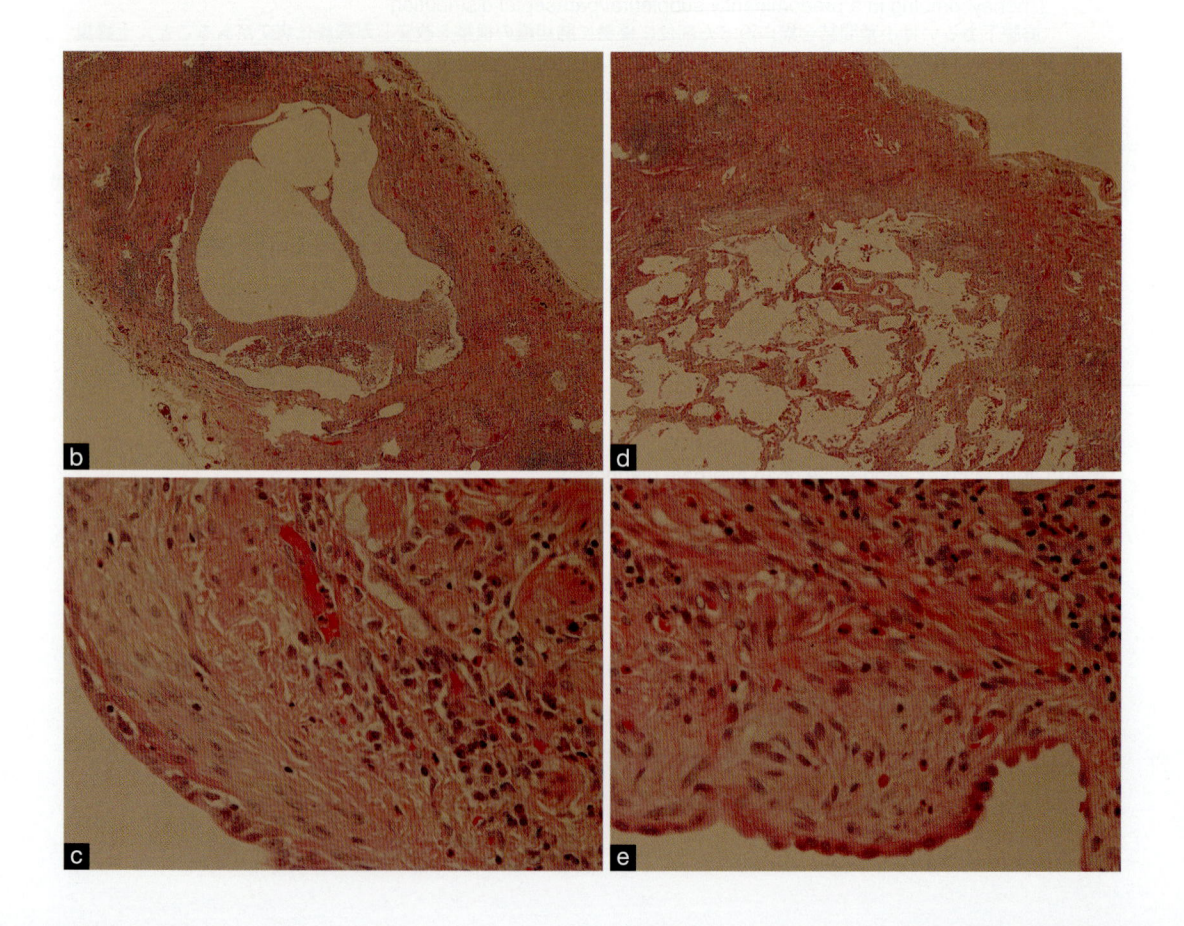

1) usual interstitial pneumonia (UIP) pattern：通常型間質性肺炎/特発性肺線維症 (IPF)

UIP pattern では胸膜下あるいは細葉辺縁部に優勢な密な線維化病変と fibroblast focus (FF)（線維芽細胞巣）を含めた肺組織の線維化病変がみられる．線維化病変は空間的には斑状分布であり，時間経過では多様であることが特徴である．慢性進行性の特発性肺線維症（IPF）は特発性間質性肺炎（IIP）の ATS/ERS 国際分類（2002）が発表された頃から，ステロイド以外の薬物治療の治療対象となってきたために，UIP pattern の診断がさらに精確となる必要性がでてきた．今日では UIP pattern の診断には肺腫瘍における低分化の non-small cell carcinoma の病理診断と同様に，治療抵抗性の肺疾患を認識する診断行為であるとの意識が必要である．この反映として，UIP pattern の病理診断では蜂巣肺形成所見の把握が重要性を増している[5,6]（表 2, 3, 図 1）．

表 4　Histologic Features of Nonspecific Interstitial Pneumonia
（非特異性間質性肺炎（NSIP）の組織学的所見）

(A) Keay Features（NSIP の病理診断で鍵となる主要所見）
(A.1) Cellular Pattern (cellular NSIP)（細胞浸潤型 NSIP）
(A.1.1) Mild to moderate interstitial chronic inflammation
(A.1.2) Type II pneumocyte hyperplasia in areas of inflammation
(A.2) Fibrosing Pattern (fibrosing NSIP)（線維化型 NSIP）
(A.2.1) Dense or loose uniform interstitial fibrosis with uniform appearance
(A.2.2) Lung architecture is frequently preserved
(A.2.3) Interstitial chronic inflammation – mild or moderate
(B) Pertinent Negative Findings（B 項目の所見が陰性であることを確認して NSIP の病理診断を行う）
(B.1) Cellular Pattern
(B.1.1) Dense interstitial fibrosis：absent
(B.1.2) Organizing pneumonia is not prominent feature（＜20% of biopsy specimen）
(B.1.3) Lack of diffuse severe alveolar septal inflammation
(B.2) Fibrosing Pattern
(B.2.1) Temporal heterogeneity pattern：fibroblastic foci with dense fibrosis are inconspicuous or absent – this is especially important in cases of patchy involvement and subpleural or paraseptal distribution.
(B.2.2) Honeycombing inconspicuous or absent. （Enlarged fibrotic airspaces may be present）
(B.3) Both patterns
(B.3.1) Acute lung injury pattern, especially hyaline membranes：absent
(B.3.2) Eosinophils：inconspicuous or absent
(B.3.3) Granulomas：absent
(B.3.4) Lack of viral inclusions and organisms on special stains for organisms
(B.3.5) Dominant airway disease such as extensive peribronchiolar metaplasia

特発性間質性肺炎の ATS/ERS 国際分類 (2002)（Am J Respir Crit Care Med 165：277-304, 2002）に比べて，(A.2.2)，(B.1.2)，(B.2.2)，(B.3.5) の記載が改訂された．
(A.2.1)：dense interstitial fibrosis あるいは loose interstitial fibrosis は uniform（均一）な様相を示すことが NSIP の病理診断では大切である．
(A.2.2)：「肺の既存構造はしばしば保たれている」との表現に改訂された．このため，弾性線維染色所見は削除された．
(B.3.3)：ATS/ERS 国際分類 (2002) では「Granulomas：inconspicuous or absent」の記載であったが，肉芽腫性病変に対する基準を変更した．idiopathic NSIP では肉芽腫性病変は存在するべきでない．
(B.3.5)：「広範な細気管支周囲の化生性変化などの優勢な気道病変」の項目が除外項目に追加された．
(A)：NSIP には cellular pattern から fibrosing pattern へのスペクトラムが存在する．A combination of cellular and fibrosing features を示す症例は存在する．

（文献：Am J Respir Crit Care Med 177：1338-1347, 2008）

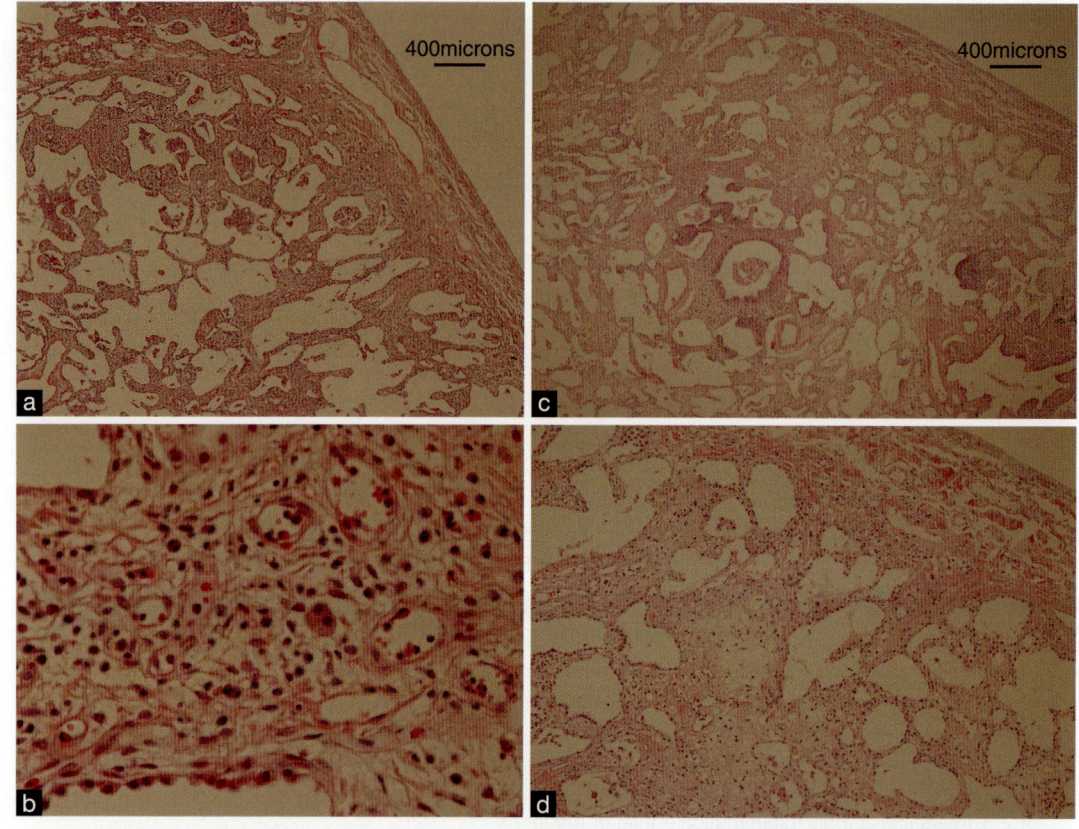

図2　Nonspecific Interstitial Pneumonia(NSIP)patternの病理組織学的所見(外科的肺生検)

(a)：左肺上葉：胸膜下にやや優勢に，肺胞壁に沿って，肺胞構造の消失を伴う線維化病変を含む線維化病変をみる．Bar=400 microns(HE染色，×4)．

(b)：(a)の一部拡大．疎な線維化病変内にリンパ球，形質細胞，好酸球の浸潤をみる．肺胞構造の消失を伴う線維化病変を含むため，好酸球性肺炎のスペクトラムからは逸脱した肺病変である(HE染色，×40)．

(c)：左肺下葉肺底部：(a)と同様に胸膜下を含めて，肺胞壁に沿った，肺胞構造の消失を伴う線維化病変を含む線維化病変をみる．肺胞構造の消失を伴う線維化病変には斑状分布の傾向をみるが，線維化病変の時間的経過は一様である．Bar=400 microns(HE染色，×4)．

(d)：(c)の一部拡大．肺胞構造の消失を伴う線維化病変には斑状分布の傾向をみるが，UIP patternとは異なり，線維化病変の時間的経過は一様である(HE染色，×10)．

2) nonspecific interstitial pneumonia (NSIP)pattern：非特異性間質性肺炎

NSIP patternでは胸膜下にやや優勢に，なだらかな変化で，病期の揃った慢性炎症性病変と線維化病変が肺胞壁に沿った分布で認められる．NSIPでは fibrosing pattern と病理診断する頻度が高い[5,7,8]（表4，図2）．

3) organizing pneumonia(OP)pattern：器質化肺炎パターン

器質化肺炎(OP)パターンでは小葉中心部に優勢な斑状分布で，末梢気腔内に肉芽組織形成がみられる．器質化肺炎(OP)パターンの病理診断では感染症と好酸球性肺炎を含めて，他疾患を示唆する所見を鑑別していくことが大切である[5,9,10]（表5，図3）．

表5 Histologic Features of Organizing Pneumonia Pattern（器質化肺炎（OP）パターンの組織学的所見）

(A) Key Histologic Features（OP patternと病理診断する時の鍵となる所見）
(A.1) Organizing pneumonia: intraluminal organizing fibrosis in distal airspaces（bronchioles, alveolar ducts, and alveoli）
(A.2) Patchy distribution
(A.3) Preservation of lung architecture
(A.4) Uniform temporal apperarence
(A.5) Mild interstitial chronic inflammation
(B) Pertinent negative findings（B項目の所見が陰性であることを確認してOP patternの病理診断を行う）
(B.1) Lack of interstitial fibrosis（except for incidental scars or apical fibrosis）
(B.2) Absence of granulomas
(B.3) Lack of neutrophils or abscesses
(B.4) Lack of hyaline membranes or prominent airspace fibrin
(B.5) Lack of prominent infiltration of eosinophils
(B.6) Absence of vasculitis

cryptogenic organizing pneumonia（COP）は「idioapthic bronchiolitis obliterans organizing pneumonia（idiopathic BOOP）」と同義語である．

（文献：Am J Respir Crit Care Med 165: 277-304, 2002）

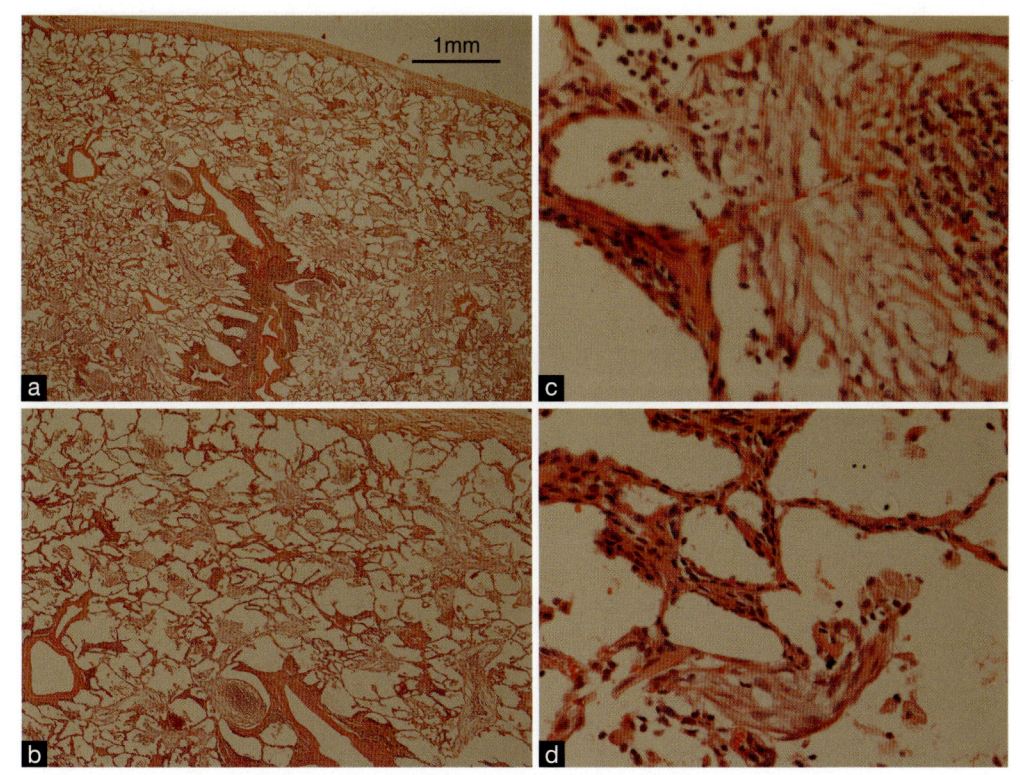

図3 Organizing pneumonia（OP）patternの病理組織学的所見（外科的肺生検）
(a)：斑状分布の傾向で呼吸細気管支内腔を含む多数の末梢気腔内に肉芽組織形成をみる．肺胞領域の既存構造は保たれている．Bar=1 mm（HE染色，×2）．
(b)：(a)の一部拡大．呼吸細気管支を含む末梢気腔内に肉芽組織形成の形成をみる．肺胞構造は保存されている（HE染色，×4）．
(c)：(b)の一部拡大．呼吸細気管支内腔の肉芽組織形成と肺胞壁の軽度のリンパ球系細胞浸潤と線維化病変による肥厚をみる（HE染色，×40）．
(d)：(b)の一部拡大．末梢気腔内の肉芽組織形成と肺胞壁の軽度リンパ球系細胞浸潤による肥厚をみる（HE染色，×40）．

表6 Histologic Features of Diffuse Alveolar Damage（びまん性肺胞傷害(DAD)の組織学的所見）

A. Key Histologic Features（DADの病理診断の鍵となる組織学的所見）
(A.1) Diffuse distribution
(A.2) Uniform temporal appearance
(A.3) Alveolar septal thickening due to organizing fibrosis, usually diffuse
(A.4) Airspace organization (may be patchy or diffuse)
(A.5) Hyaline membranes (may be focal or diffuse)
B. Pertinent Negative Findings（B項目の所見が陰性であることを確認して原因不明のDADの病理診断を行う）
(B.1) Lack of granulomas, necrosis, or abscess
(B.2) Lack of infectious agents (no viral inclusions and negative results with special stains for organisms)
(B.3) Lack of prominent eosinophils and neutrophils
(B.4) Negative cultures

びまん性肺胞傷害(DAD)パターンは感染症でもみられる．稀な病態であるが，Acute eosinophilic pneumonia(AEP)でDAD patternがみられる．

B項では組織学的所見からDAD patternが原因不明であると報告する場合の確認事項を列挙した．病理組織学的所見として原因不明のDAD patternの肺病変を認める病態にはacute interstitial pneumonia(AIP)(急性間質性肺炎)，膠原病，特発性肺線維症(IPF)を含む慢性線維化間質性肺炎の急性増悪，尿毒症，ショックに伴うびまん性肺病変の場合があり得る．

（文献：Am J Respir Crit Care Med 165: 277-304, 2002）

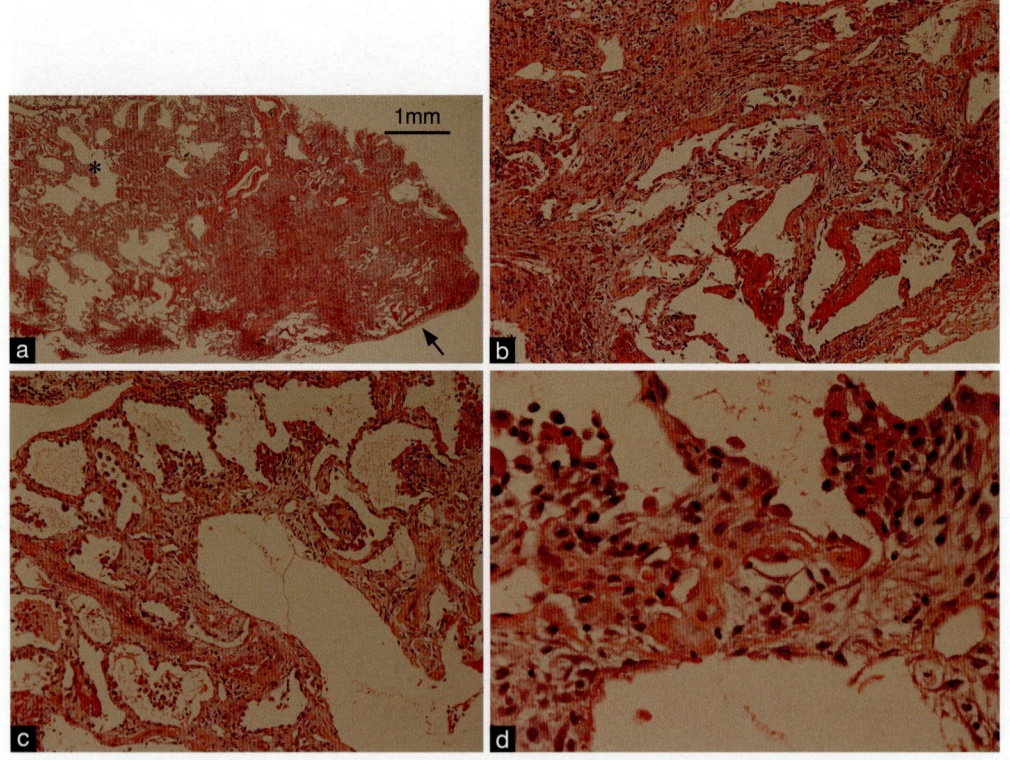

図4 Diffuse alveolar damage(DAD)patternの病理組織学的所見（外科的肺生検）

(a)：正常肺胞壁を残さずにびまん性に肺病変をみる．胸膜下の末梢気腔内に硝子膜形成をみる（矢印）．肺胞管内の幼若な線維化病変によって肺胞管レベルで末梢気腔の開大をみる（＊）．Bar=1 mm(HE染色，×2)．
(b)：(a)の一部拡大．胸膜下の末梢気腔内に硝子膜形成をみる(HE染色，×10)．
(c)：(a)の一部拡大．幼若な線維化病変に被覆されて肺胞管レベルでring状に末梢気腔の開大をみる．肺胞壁には軽度に線維化病変による肥厚をみる(HE染色，×10)．
(d)：(c)の一部拡大．肺胞管壁が幼弱な線維化病変で閉塞されるため，酸素・二酸化炭素のガス交換の障害となる(HE染色，×40)．

4) diffuse alveolar damage (DAD) pattern: びまん性肺胞傷害 (DAD) パターン

DAD pattern は病変に侵されて肺組織では正常肺胞壁を残さず，病変がびまん性であることが特徴である．急性期・滲出期では硝子膜形成を示す．治療によって数ヵ月の病変期間となると肺胞管レベルで成熟した上皮細胞の被覆を欠いた，ring 状の線維化病変が多所的にみられる[5,11,12]（表6, 図4）.

表7 Histologic Features of Respiratory Bronchiolitis Pattern（呼吸細気管支炎（RB）pattern の組織学的所見）

A. Key Histologic Features（RB pattern の病理診断の鍵となる組織学的所見）
(A.1) Bronchiolocentric alveolar macrophage accumulation
(A.2) Mild bronchiolar fibrosis and chronic inflammation
(A.3) Macrophage have dusty brown cytoplasm（may be positive for iron stains）
B. Pertinent Negative Findings（B項目の所見が陰性であることを確認して RB pattern の病理診断を行う）
(B.1) Lack of diffuse macrophage accumulation
(B.2) Lack of interstitial fibrosis and/or honeycomb fibrosis

（文献：Am J Respir Crit Care Med 165: 277-304, 2002）

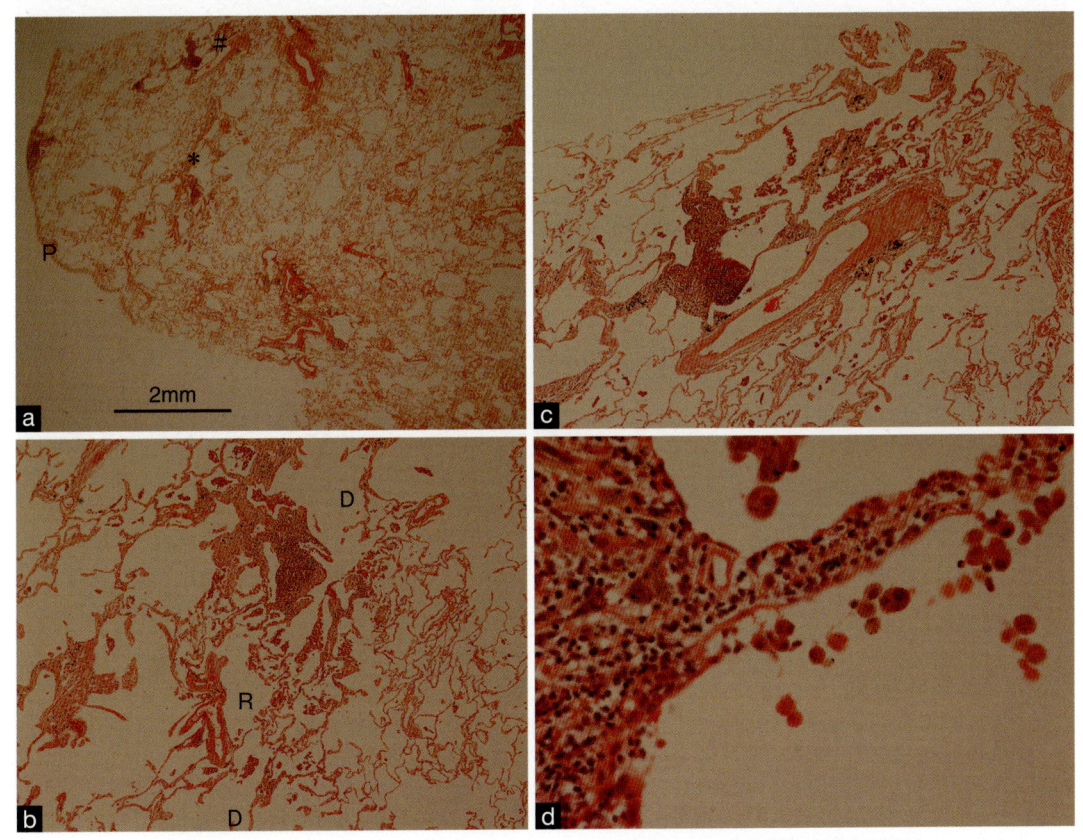

図5 Respiratory bronchiolitis (RB) pattern の病理組織学的所見（外科的肺生検）
(a)：小葉中心部に優勢な肺病変を多所的にみる．Bar=2 mm（HE染色，×1）．
(b)：(a)の（*）の部位の拡大．呼吸細気管支（R）から肺胞管（D）に沿って線維化病変を含む病変をみる．これらの末梢気腔内に茶褐色調の細胞質をもつマクロファージの集簇をみる（HE染色，×4）．
(c)：(a)の（#）の部位の拡大．肺胞管壁に線維化病変とリンパ球系細胞の集簇をみる．末梢気腔内にマクロファージの集簇をみる（HE染色，×4）．
(d)：(c)の一部拡大．末梢気腔内に茶褐色調の細胞質をもつマクロファージの集簇をみる（HE染色，×40）．

表8 Histologic Features of Desquamative Interstitial Pneumonia(剥離性間質性肺炎(DIP)の組織学的所見)

A. Key Histologic Features(DIPの病理診断の鍵となる組織学的所見)
(A.1) Uniform involvement of lung parenchyma
(A.2) Prominent accumulatuion of alveolar macrophages (may show fine granular positivity with iron stains)
(A.3) Mild to moderate fibrotic thickening of alveolar septa
(A.4) Mild interstitial chronic inflammation (lymphoid aggregates)
B. Pertinent Negative Findings(B項目の所見が陰性であることを確認してDIPの病理診断を行う)
(B.1) Dense and extensive fibrosis: inconspicuous or absent
(B.2) Smooth muscle proliferation: inconspicuous or absent
(B.3) Honeycomb fibrosis absent
(B.4) Fibroblast foci and organizing pneumonia: inconspicuous or absent
(B.5) Eosinophils: inconspicuous, absent, or only focal

(文献：Am J Respir Crit Care Med 165: 277-304, 2002.)

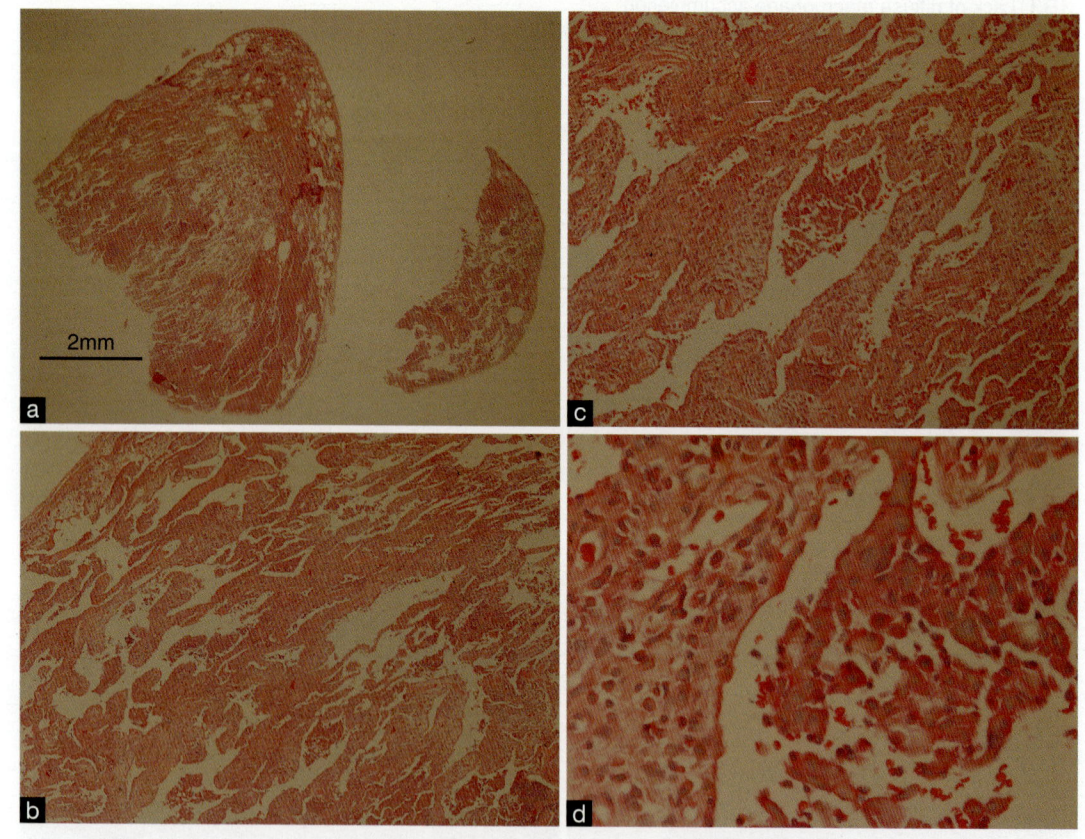

図6 Desquamative interstitial pneumonia(DIP) patternの病理組織学的所見(外科的肺生検)
(a)：肺組織の全体にびまん性になだらかな変化で病変をみる．Bar=2 mm(HE染色，×1)．
(b)：(a)の一部拡大．肺胞壁に沿った線維化病変をなだらかな変化でびまん性にみる(HE染色，×4)．
(c)：(b)の一部拡大．末梢気腔内に茶褐色調細胞質をもつマクロファージの著明な増加をみる．線維化病変には1ヵ所で線維芽細胞巣(FF)をみる(HE染色，×10)．
(d)：(c)の一部拡大．末梢気腔内の茶褐色調の細胞質をもつマクロファージが集簇している(HE染色，×40)．

5) respiratory bronchiolitis(RB)pattern：呼吸細気管支炎(RB)パターン

呼吸細気管支とその近傍に褐色調細胞質をもつマクロファージの集積をみる．自覚症状があるびまん性肺疾患が呼吸細気管支炎(RB)パターンの外科的肺生検所見で説明が可能な症例がRB-ILDと診断される[5,13]（表7, 図5）．

6) desquamative interstitial pneumonia (DIP)pattern：剥離性間質性肺炎(DIP)パターン

DIP patternでは罹患した肺組織の全体にびまん性に末梢気腔内に褐色調細胞質をもつマクロファージが充満し，肺胞壁に線維化病変による肥厚をみる[5,14]（表8, 図6）．

7) lymphocytic(Lymphoid)interstitial pneumonia(LIP)pattern：リンパ球性間質性肺炎(LIP)パターン

LIP patternでは小葉辺縁部にやや優勢に，肺胞壁に沿って多数のリンパ球系細胞浸潤をみる[5]（表9, 図7）．

8) pleuroparenchymal fibroelastosis (PPFE)pattern：胸膜肺実質線維弾性症(PPFE)パターン

この病型は臨床所見を重視して特発性間質性肺炎(IIP)の中で検討されるようになる．PPFEは網谷の記載した病型と同様である．臓側胸膜と胸膜下に線維化病変が形成される．肺胞領域の線維化病変は疎であり，弾性線維が増加している[16,17]（図8）．

まとめ

特発性間質性肺炎(IIP)の各病型の病理診断では特発性肺線維症(IPF/UIP)でのUIP patternの診断が根幹に位置する．UIP patternの病理学的認識は剖検肺で左右肺に蜂巣肺形成をきたして死亡した症例の検討から出発したが[1]，現在では外科的肺生検所見に基礎をおいた前向きな診断行為となっている．特発性肺線維症(IPF/UIP)症例での病変の進行の仕方と死亡例での剖検所見の確認の作業は特発性間質性肺炎(IIP)関係の考え方の基礎になっている[18]．

表9　Histologic Features of Lymphoid(Lymphocytic)Interstitial Pneumonia
（リンパ球性間質性肺炎(LIP)の組織学的所見）

A. Key Histologic Features(LIPの病理診断の鍵となる組織学的所見)
(A.1) Diffuse interstitial infiltration of involved areas
(A.2) Predominantly alveolar septal distribution
(A.3) Infiltrates comprise mostly T lymphocytes, plasma cells, and macrophages
(A.4) Lymphoid hyperplasia(MALT hyperplasia) – frequent
B. Pertinent Negative Findings(B項目の所見が陰性であることを確認してLIPの病理診断を行う)
(B.1) Lack of tracking along lymphatic routes(bronchovascular bundles, pleura, and interlobular septa), characteristic of lymphomas
(B.2) Organizing pneumonia, inconspicuous or absent
(B.3) Lack of Dutcher bodies
(B.4) Lack of monoclonal light chain staining pattern of plasma cells(polyclonal pattern present)
(B.5) Lack of extensive pleural involvement or lymph node involvement
(B.6) Lack of necrotizing granulomas

（文献：Am J Respir Crit Care Med 165: 277-304, 2002）

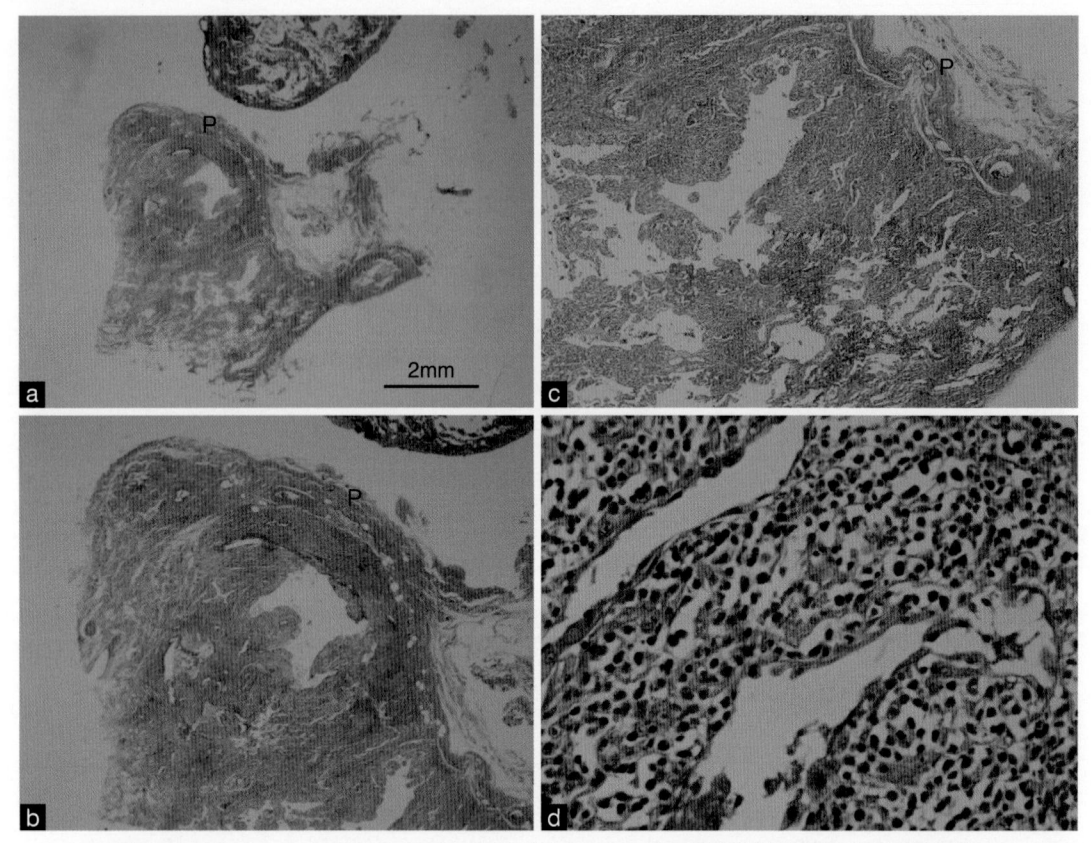

図7 Lymphocytic interstitial pneumonia(LIP)patternの病理組織学的所見(外科的肺生検)

(a): 胸膜下に優勢に多数のリンパ球系細胞浸潤を肺胞壁に沿った分布でみる．臓側胸膜(P)には病変をみない．Bar=2 mm(HE染色，×1)．
(b): (a)の一部拡大．胸膜下に線維化病変を伴って高度なリンパ球系細胞浸潤をみる．このような肺病変に伴って胸膜下に囊胞様病変の形成をみる．臓側胸膜(P)には病変をみない(HE染色，×2)．
(c): (a)の一部拡大．胸膜下に肺胞壁に沿って高度なリンパ球系細胞浸潤をみる．免疫染色ではT-cell(CD3陽性細胞)とB cell(CD20，CD79a陽性細胞)がほぼ均等分布でみられた(HE染色，×4)．
(d): (c)の一部拡大．肺胞壁に多数のリンパ球と形質細胞の浸潤をみる．リンパ球系細胞に核異型をみない(HE染色，×40)．

特発性間質性肺炎(IIPs)の病理組織学的所見 | *111*

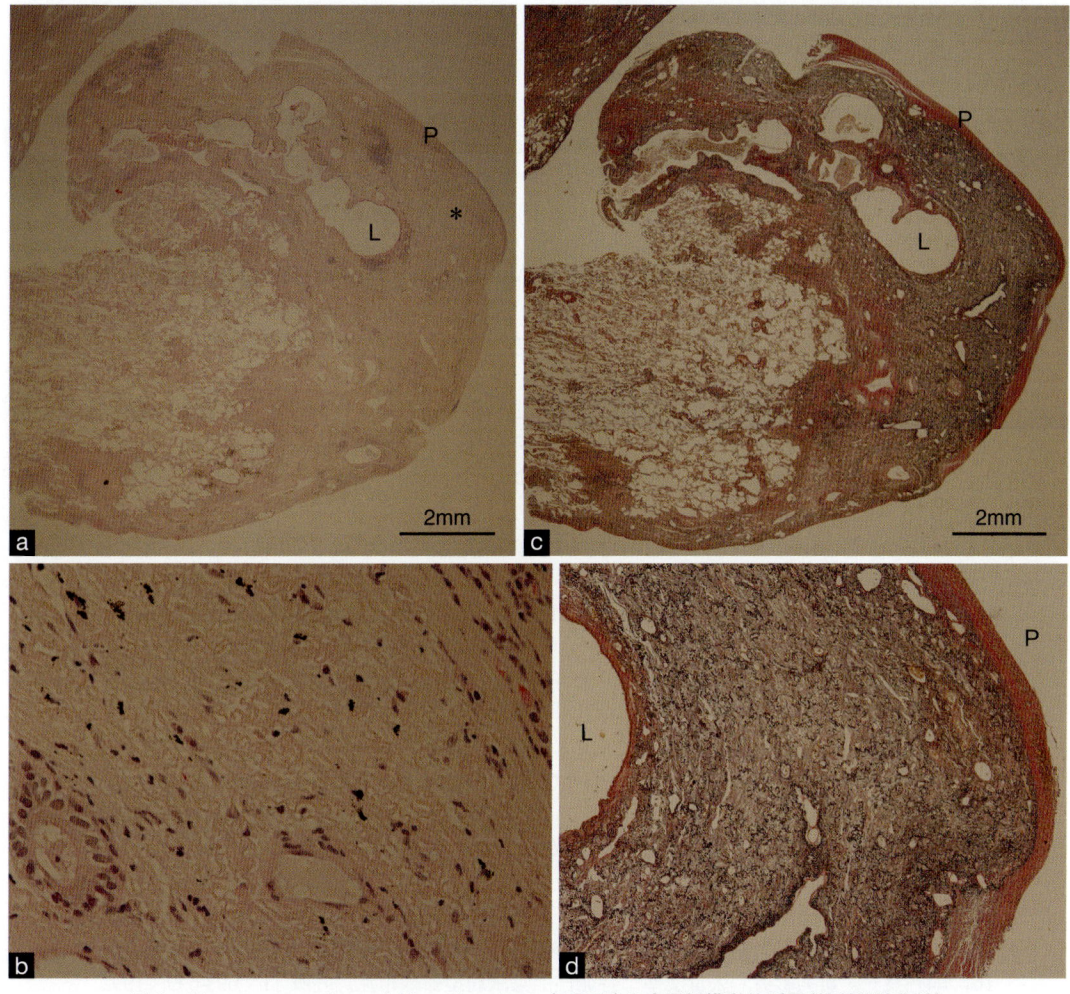

図8 Pleuroparenchymal fibroelasatosis(PPFE)の病理組織学的所見(外科的肺生検)
(a): 臓側胸膜(P)に連続して肺胞領域に疎な線維化病変を広範にみる．このために導管部細気道(L)は牽引性拡張をきたしている．Bar=2 mm(HE染色，×1)．
(b): (a)の一部拡大．胸膜下の線維化病変は疎な線維化病変で構成されている(HE染色，×40)．
(c): (a)の部位の弾性線維染色所見．臓側胸膜(P)は線維化病変で肥厚している．肺胞領域の線維化病変内には弾性線維が高度に増加している．導管部細気道(L)は牽引性拡張を示す．Bar=2 mm(EvG弾性線維染色，×1)．
(d): (c)の一部拡大．臓側胸膜(P)の線維化病変による肥厚と肺胞領域の弾性線維の増強を伴う線維化病変をみる．導管部細気道(L)の壁には弾性線維の融解消失をきたす炎症性病変をみない(EvG弾性線維染色，×4)．

文 献

1) Kitaichi M: Pathologic features and the classification of interstitial pneumonia of unknown etiology. Bull Chest Dis Res Inst., Kyoto Univ 23: 1-18, 1990.

2) Bjoraker JA, Ryu JH, Edwin MK, Myers JL, Tazelaar HD, Shhroeder DR, Offord KP: Prognostic significance of histopathologic subsets in idiopathic pulmonary fibrosis. Am J Respir Crit Care Med 157：199-203, 1998.

3) Nagai S, Kitaichi M, Itoh H, Nishimura K, Izumi T, Colby TV: Idiopathic nonspecific interstitial pneumonia/fibrosis: comparison with idiopathic pulmonary fibrosis and BOOP (corrigendum: Eur Resp J 1999; 13: 171). Eur Respir J 12: 1010-1019, 1998.

4) American Thoracic Society: European Respiratory Society. Idiopathic pulmonary fibrosis: diagnosis and treatment: international consensus statement. Am J Respir Crit Care Med 161: 646-664, 2000.

5) American Thoracic Society: European Respiratory Society. American Thoracic Society/European Respiratory Societt International Multidiscilinary Consensus Classification of the Idiopathic Interstitial Pneumonias. Am J Respir Crit Care Med 165: 277-304, 2002.

6) Raghu G, Collard HR, Egan JJ, Martinez FJ et al: Amerucan Thoracic Society Documents: An Official ATS/ERS/JRS/ALAT Statement: Idiopathic pulmonary fibrosis: Evidence-based guidelines for diagnosis and management. Am, J Respir Crit Care Med 183: 788-824, 2011.

7) Travis WD, Hunninghake G, King TE Jr, Lynch DA et al: Idiopathic nonspecific interstitial pneumonia. Report of an American Thoracic Society project. Am J Respir Crit Care Med 177: 1338-1347, 2008.

8) 北市正則, 盧　美淑：びまん性線維化肺疾患の新しい分類：特発性間質性肺炎の病理組織所見, ATS/ERS 国際分類（2002）について．綜合臨床 52：1830-1842, 2003.

9) Colby TV：Pathologic aspects of bronchiolitis oblierans organizingpneumonia. Edited by Izumi T. Chest 102: 38S-43S, 1992.

10) Kitaichi M: Broonchiolitis obliterans organizing pneumonia (BOOP). In: Basic and Clinical Aspects of Pulmonary Fibrosis, Ed by Taksihima T, CRC Press, Boca Raton: 463-483, 1994.

11) Katzenstsin ALA Myers JL, Mazur MT: Acute interstitial pneumonia. A clinicopathologic, ultrastructural and cell kinetic study. Am J Surg Pathol 10: 256-267, 1986.

12) Collard HR, Moore BB, Flaherty KR et al：Acute exacerbation of idiopathic pulmonary fiobrosis. Am J Respir Crit Care Med 176: 636-643, 2007.

13) Portnoy J, Veraldi KL, Schwarz MI, Cool CD, Curran-Everett D, Cherniack R, King TEJr, Brown KK: Respiraory bronchiolitis-interstitial lung disease. Long-term outcome. Chest 131: 664-671, 2007.

14) Liebow AA, Steer A, Billingsley JG: Desquamative interstitial pneumonia. Am J Med 39: 369-404, 1965.

15) Carrington CB, Gaensler EA, Coutu RE FitzGerald MX, Gupta RG: Natural history and treated course of usual and desquamative interstitial pneumonia. New Engl J Med 298: 801-809, 1978.

16) 網谷良一, 新実彰男, 久世文幸：特発性上葉限局型肺線維症．呼吸 11：693-699, 1992.

17) Frankel SK, Cool CD, Lynch DA, Brown KK: Idiopathic pleuroparenchymal fibroelastosis. Chest126: 2007-2013, 2004.

18) 北市正則, 玉舎　学, 杉本親寿, 大塚淳司, 新井　徹, 井上義一, 林　清二：特発性肺線維症．病理—特発性肺線維症（IPF）の臨床経過，画像所見と整合性のある病理診断は可能かをめぐって．泉 孝英編集, 最新医学別冊 55：25-32, 2008.

特発性間質性肺炎(IIPs)の各論

各論2.1
特発性肺線維症
(idiopathic pulmonary fibrosis;IPF)

長井苑子
(公益財団法人京都健康管理研究会中央診療所)

1 概念・病因・病態

　特発性肺線維症(idiopathic pulmonary fibrosis;IPF)は原因不明の慢性経過の間質性肺炎,いわゆる特発性間質性肺炎(idiopathic interstitial pneumonias;IIPs)の一型である[1].種々の背景因子(膠原病,薬剤性,職業性,感染性など)が除外され,外科的肺生検から得た標本で通常型間質性肺炎(usual interstitial pneumonia;UIP)と組織診断され,かつ臨床画像的に適合する所見を示す場合にIPFと診断される.歴史的には,IIPs分類の過程の初期から認識されてきた間質性肺炎である[2].病理学的再評価の過程,予後の評価などから,剥離性間質性肺炎(desquamtive interstitial pneumonia;DIP)はUIPの初期病変ではないこと[3],非特異的間質性肺炎(nonspecific interstitial pneumonia;NSIP)は,他のいずれのIIPにも属さず,IPF/UIPよりも予後良好で,線維化の質が異なることなどが確認されてきた[4].これらの過程で,IPF/UIPは,時間的に多様性のある線維化病変をもつ唯一の間質性肺炎であり,このことが他のIIPsに属する間質性肺炎と比較して,予後不良性と関連していることが認識されてきた[5,6].

　UIP病変にみられる時間的多様性を示す線維化は,炎症性肺傷害の修復過程とその過剰としての線維化ではなく,線維増殖性疾患ではないかとの仮説が提起された[7].さらには,病態的には,肺胞上皮細胞の傷害により,肺胞上皮細胞が間葉系細胞の特徴を獲得し,線維芽細胞の活性化をきたすのではないかとの仮説もある[8].外科的肺生検により同一患者から採取された複数の組織標本には,UIP病変と,NSIP病変とが混在している場合があるが,UIP病変のあることが予後と関連していると理解されている[9].

　さらには,IPFの自然経過と種々の病態研究とを合わせて考察すると,複数の病態発生仮説が報告されており,比較的初期と,中間期と進展期とそれぞれに,病変を進展させる別々の因子が作用している可能性もあり,解決すべき課題の多い疾患である[10].

2 臨床像

　IPF/UIP症例には,健康診断で胸部写真上の異常を指摘されるが,呼吸器症状のない場合から,労作時の息切れが強くて在宅酸素療法が必要である,しいては肺移植しか救命策がないという進展例まで幅がある.ほとんどの症例が,60～70歳代に発症発見される疾患である[11].年齢が60歳以下で進展した場合には肺移植の対象となる場合もある.男女差はないが,日本においては,男性に多い傾向があったが,近年,出現頻度は低下傾向にある[12].職業曝露,喫煙歴などとの関連は有意ではない.

1) 症状

初期には,無症状の場合もあるが,一般に,

労作時に息切れを自覚する．乾いた咳が労作時や気温，環境の変化に伴って自覚される．病勢が進むにつれて，労作時の息切れは，強くなり，回復時間が遅れるようになり，吸気の短縮がみられる．咳の程度もきつくなることが多い．健康診断で胸部写真の異常を指摘されたが，無症状であった症例が，労作時息切れや咳を自覚するまでの平均日数は，自験成績からは，約2年半くらいである．

頻脈，動悸がある場合には，間質性肺炎による線維化に加えて，肺高血圧が並存している可能性がある．

2) 身体所見

発見時点において，ばち指を呈する症例の頻度は40%くらいである．ばち指の存在は，数年にわたり肺の線維化が進行していることを示唆する所見である．胸部聴診では，吸気終末時の捻髪音（fine crackles）が聴取される．最初には，この音は，肺底部に限局しているが，進展すると，領域が拡大してくる．吸気の短縮は進行例でみられる所見である．

肺高血圧が並存しているときには，労作時呼吸困難はどちらによるかの鑑別がむつかしい場合があるが，肺の線維化に比べて労作時息切れの強い場合には，肺高血圧の並存を疑っておいたほうがよい．肺高血圧が進展すると，右心負荷による下肢のむくみ，頻脈などがみられる．

特発性肺線維症として診断された中で，5%以下の症例では，数年の経過で，膠原病の症状，所見が検出されてくることがある．ばち指に加えて，レイノー現象の有無，皮膚所見，筋肉所見，関節症状所見など評価しておくことも必要である．

3) 検査所見

(A) 肺機能所見

拘束性換気障害としては，%VC低下，FEV1/FVCの増加がみられる．拡散能低下も基本的にみられる所見であるが，喫煙歴のある場合には，肺の線維化に比べて低下が強いことがあるので，この数値の評価には，喫煙状況を考慮にいれることが重要である．さらに，拡散能低下を示す症例で喫煙歴のある場合には，慢性閉塞性肺疾患（COPD）が並存していることもある[13]．この場合には，病勢にもよるが，一秒量の低下も存在する．加えて，拡散能低下は，並存する肺高血圧による場合もある．肺の線維化に比べて，労作時息切れが強く，肺拡散能低下が強い場合には，肺高血圧の有無の評価が必要である．

初診時の肺機能の評価は，病勢を評価するために重要であるが，時間経過で，肺機能の指標がどのように低下していくかという速度を評価することが，臨床経過予後の判断，治療効果の評価に重要である[14]．

(B) 動脈血酸素，および二酸化炭素分圧，酸素飽和度

IPFの安定期においては，安静時の酸素分圧や酸素飽和度は，正常範囲あるいは軽度低下の場合が多い．しかし，このような時期にも，労作負荷を加えると，低酸素血症が検出できることが多い．6分間歩行試験などの運動耐容能検査により，労作時酸素飽和度の低下の度合いや脈拍の変化を評価できる[15]．

(C) 心エコー検査

間質性肺炎に並存する肺高血圧[16]のスクリーニングに利用される．肺高血圧の厳密な診

表1 間質性肺疾患992例中の肺高血圧の頻度
ドプラー心エコーによるスクリーニング

疾患	sPAP≥35mmHg	sPAP≥45mmHg
サルコイドーシス	60/548（10.9%）	13/548（2.3%）
特発性間質性肺炎	73/173（42.2%）	29/173（16.8%）
膠原病性間質性肺炎	51/126（40.5%）	9/126（7.1%）
他	19/145（13.1%）	2/145（1.3%）

男性：369，女性：623　sPAP：推定収縮期肺動脈圧
肺高血圧なし：789/992（79.5%），あり：203/992（20.5%）
（中央診療所間質性肺疾患専門外来）

断，評価には，右心カテーテル検査が必須で，これにより，安静時平均肺動脈圧が 25 mmHg 以上ならば，肺高血圧と診断される．入院の必要な検査であるために，外来診療においては，心エコーにより評価することが多い．ドプラー心エコーにて，安静時推定収縮期肺動脈圧が 40 mmHg 以上の場合に，肺高血圧を示唆していると判断する報告が多い．しかし，疑陽性や偽陰性の場合もあるために，注意が必要である．自験成績による心エコースクリーニングの結果，間質性肺炎症例では，特発性も膠原病性も，10〜20%の頻度で肺高血圧の存在が示唆されている（表1）[17]．

(D) 気管支肺胞洗浄 bronchoalveolar lavage (BAL) 液細胞所見

IPF では，回収細胞数は，喫煙状況により異なることは，健常人のそれと同じである．細胞分画は，リンパ球増加がないことが特徴である[18]．時には，好中球の軽度増加，好酸球の軽度増加もみられる．CD4/CD8 比も，喫煙状況により左右され，病態とは一定の関係はない．

(E) 血液検査所見

いわゆる血沈亢進や CRP 陽性所見は初診時の早期病変では稀である．膠原病を示唆する自己抗体の出現は基本的にはない．しかし，明らかな膠原病の臨床所見のない IPF 症例で，一部に特殊な自己抗体（抗 ARS 抗体）が陽性にでることがある．

IPF の組織像である UIP の線維化の程度を直接反映する指標はないが，LDH, 総蛋白，γグロブリン，KL-6, SP-D, 腫瘍マーカー，ヒト心房性あるいは脳性利尿ペプチド，WBC, RBC, ヘモグロビン，ヘマトクリットなどは，線維化とその進展に伴う肺高血圧，悪性病変，二次性多血症などの評価に有用である．

3 画像所見

1) 胸部 X 線所見

両肺野の縮小所見，びまん性陰影，特に両側下肺野肋横隔膜角と肺野外側の網状陰影，粒状陰影，輪状陰影，線状陰影が認められる．これらが増加していくことが特徴である（図1）[19]．側面像では，肺底部の網状粒状陰影の集積がみられる．陰影がはっきりと認められない場合も，初期の症例で経験する．また，喫煙者では，肺野の縮小がなく，むしろ，気腫性変化のために陰影が明確でない場合もある．一方，初診時から，肺野縮小と両側下肺野肋横隔膜角に網状粒状陰影が明瞭な場合もある．陰影は，年余の経過で漸増していき，輪状陰影が明らかになってくるのは，蜂巣肺の進行を示している．初診時に，肺高血圧の並存を示唆する右心陰影のサイズ，肺動脈拡張の有無，悪性病変の存在を示唆する肺門リンパ節腫脹あるいは縦隔リンパ節腫脹，石綿肺や膠原病などを示唆する胸膜病変などの陰影についても注意を払うべきである．

経過中に，種々の合併症（感染，肺がん，肺気腫，肺高血圧，右心不全，血栓塞栓，血管炎，気胸など）がみられる可能性があるので，初診時のみならず，常に，胸部写真上のこれらを示唆する陰影の出現には注意を払うことが必要である．

2) CT 所見

両側下肺野胸膜直下に種々の目のふぞろいな大きさの囊胞からなる蜂巣肺がみられる．基本的に，初診時から程度の差はあれ認められるのが特徴である[19]．経過とともに，量的に蜂巣肺は増加してくる（図2）[20]．喫煙者では，蜂巣肺の程度が初診時においても経過での量的進展においても少ない傾向はある（図3）．

蜂巣肺周辺にすりガラス（様）陰影がみられるが，肺野全体にみられることはないことが，他の間質性肺炎と IPF とを鑑別するために重要である．浸潤影は基本的にみられない．経過で

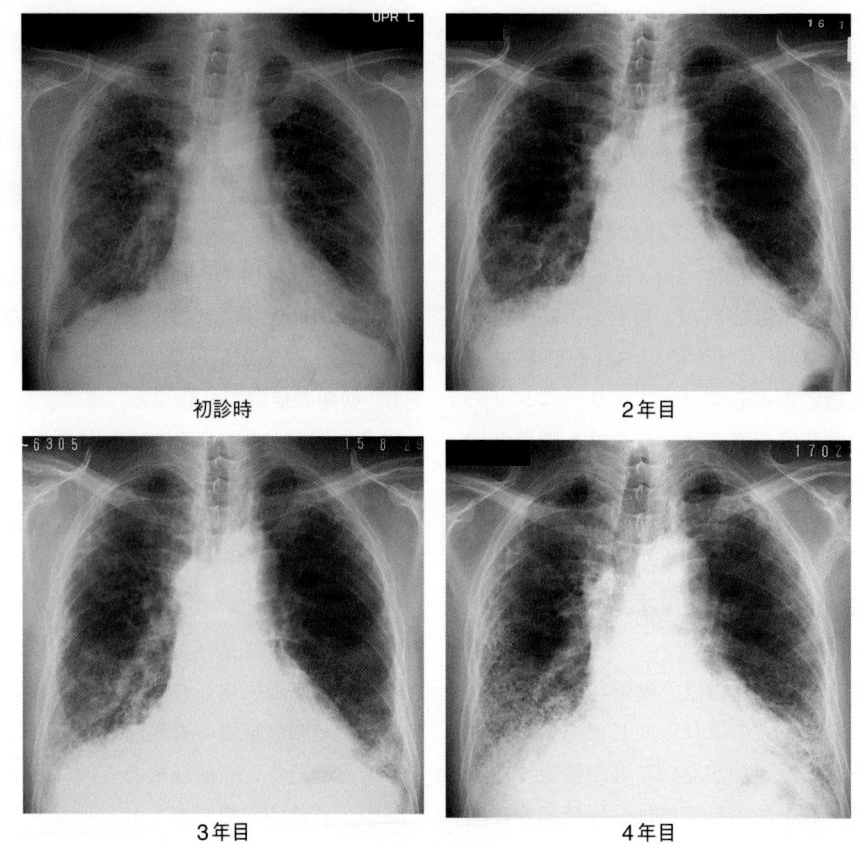

図1　IPF症例の胸部単純写真にみる臨床経過

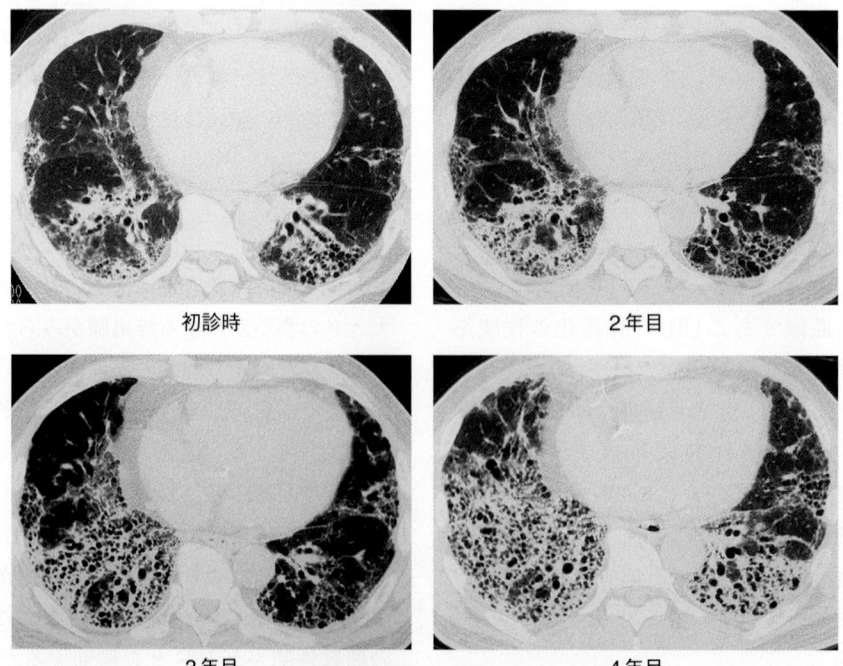

図2　IPF症例（非喫煙者）のCT所見にみる臨床経過

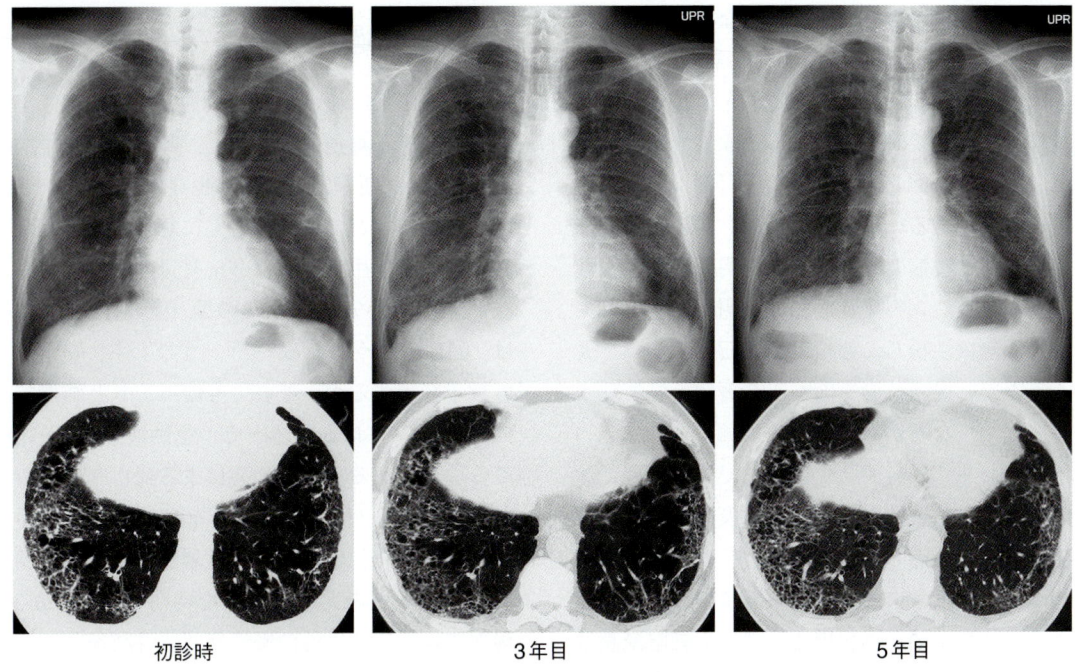

図3　喫煙者のIPFの経過
初診時　　　3年目　　　5年目

　急性悪化をきたしたときには，びまん性すりガラス（様）陰影と濃厚陰影が，既存の蜂巣肺の上にかぶさって出現する．末梢気管支周辺の肺実質の線維化を示唆している牽引性気管支拡張所見も認められる．

　IPF症例では，初期の場合には，蜂巣肺や牽引性気管支拡張所見を示唆する陰影の量（分布範囲）が少ないが，年余の経過で，陰影の質は変わらないが，量が増加してくる．

　現在の画像病理的な理解では，蜂巣肺周辺のすりガラス（様）陰影は，炎症細胞浸潤によるものではなく，持続している線維化を反映している．蜂巣肺の進展と，機能的悪化とは原則として関連している．

　蜂巣肺の進展は，蜂巣肺の量的増加だけではなく，蜂巣肺にみられる囊胞拡大も特徴である．進展例では，これらの構造的不全を示唆する画像に，種々の修飾陰影が加わるので，治療方針決定のために，鑑別を丁寧に行うことが重要である[21]．

4 病理組織所見

　IPFの確定診断のためには，外科的肺生検により，通常型間質性肺炎UIPの組織所見を診断することが基本的に必要とされる．外科的肺生検としては，開胸肺生検の時代から，胸腔鏡下肺生検による組織標本の採取が主流となっている．しかし，60歳以上で，臨床像として，IPFに適合する症状，機能所見，画像所見上の蜂巣肺の存在があれば，外科的肺生検なしにでも，90％以上の確率でIPFとの診断が可能である[1]．

　外科的肺生検前に，経気管支肺生検TBLBにより，他の疾患ではないとの除外診断をすることも必要である．すなわち，TBLBでは，特異的な因子（感染性因子：抗酸菌，真菌，ニューモシスチスウイルスなど，悪性細胞，石綿小体など）がないことを確認することができる．厚生労働省の特発性肺線維症についての診断基準の病理所見の記載[22]は以下のとおりである．

　IPF/UIPの組織所見は，①小葉間隔壁および

胸膜直下組織を中心とした様々な段階の線維化病変，②線維化病変に分布する線維芽細胞巣（fibroblastic foci），③線維化が亢進した胸膜下組織の蜂巣病変があげられる．除外すべき所見としては，①他の間質性肺疾患（例：サルコイドーシス，あるいはランゲルハンス細胞組織球症）の活動性病変を欠く，②著明な間質性慢性炎症を欠く，③肉芽腫病変は不明瞭あるいは欠く，④無機性粉じん蓄積（例：石綿小体）を欠く，ただし炭素色素を除く，⑤著明な好酸球増多を欠く，などがあげられる．

　すなわち，外科的肺生検所見で，UIP型と診断するために重要な所見は，胸膜直下の密な線維化（肺胞構造の虚脱と破壊改変）と，それにつづく一見正常にみえる肺胞構造の斑状分布である．UIP型の線維化周辺には炎症細胞浸潤は少なく，気腔内にはマクロファージが集積している場合も喫煙者ではみられることもあるが，リンパ球，好中球，好酸球は少ない．UIP型の線維化の大きな特徴は，同一標本内に，時間的に多様性のある線維化所見が認められることである．すなわち，成熟した線維化としては，平滑筋細胞の肺胞領域での増生，蜂巣肺の存在とともに，同一標本内に，幼弱線維芽細胞増殖所見という新しい線維化所見が，成熟した線維化所見のすぐ近傍にみられ，この出現頻度が予後不良と関連する[23]（図4）．

5 臨床経過

　IPF/UIPは，慢性型の間質性肺炎である．年余の経過で不可逆的に進行し，呼吸不全を呈する．IPFの診断確定後の平均生存期間は2.5〜5年間と報告されている．とくに急性増悪をきたした後の平均生存期間は2ヵ月以内と厳しい．

　病勢の軽い安定期からの臨床経過については，図5のようになる[24,25]．すなわち，安定期は数年経過するが，それでもゆっくりと肺機能の低下はみられる．途中で，急性増悪[26]が起こる場合がある．急性増悪による死亡率は高いとされているが，それでも，40％くらいは救命されるとの報告がある．急性増悪は，IPFに特有の現象かと考えられていた時期もあったが，現在では，IPF以外の慢性型間質性肺炎，たとえば，NSIPなどでも起こりうることが報告されている[27]．急性増悪は，びまん性肺胞傷害（diffuse alveolar damage；DAD）という病理組織像を呈する[1]．しかし，器質化肺炎がオーバーラップした場合もありうるし，さらには肺高血圧の進展による右心不全による場合もあるであろう．気胸の突然の出現による呼吸不全の悪化もありうる．急性悪化が，いわゆる狭義の急性増悪に加えて複数の病態により類似の呼吸不全の悪化が起こりうることを，実際の症例ごとに鑑別することが大切である．

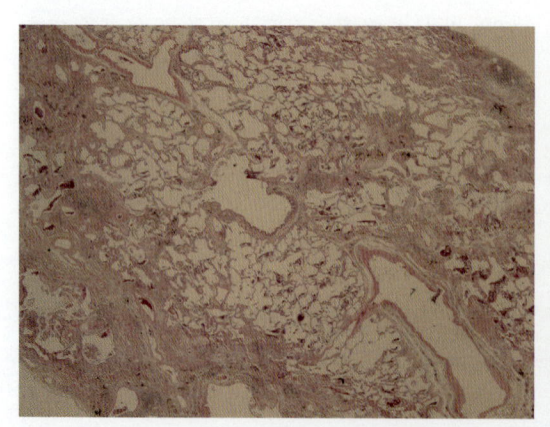

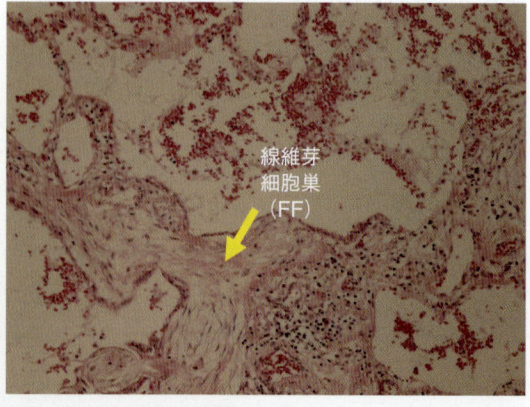

図4　通常型間質性肺炎の組織所見（北市正則先生作成標本）

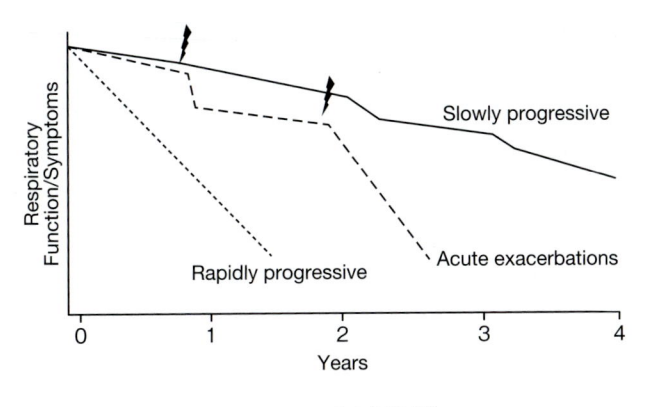

特発性肺線維症(idiopathic pulmonary fibrosis;IPF)

図5　IPFの臨床経過[24]

経過で起こりうる肺の合併症としては，感染，気胸，肺梗塞，悪性疾患，急性悪化，肺高血圧と心不全，二次性多血症などがある．

予後不良因子としては，組織型（UIP），組織標本で幼弱線維芽細胞の出現頻度が高い，高齢，喫煙者でないこと，胸部X線上の容量減少，陰影の領域が大きい，%FVCの時間経過での低下が10%以上，%DLcoの時間経過での低下が15%以上，肺高血圧の併存，肺癌の合併などがあげられる．

6 治療

IPFの治療は，UIPという病理組織所見からみてもきわめてむつかしい．炎症細胞浸潤に乏しい完成された線維化の所見と，それに近傍して出現している線維芽細胞の増殖に基本的に有効な薬剤は現状ではないといっても過言ではない．最近の米国胸部学会およびヨーロッパ呼吸器学会のガイドラインでは，ステロイド薬，免疫抑制薬は効果がないと記載されている[28]．多くの臨床治験がされてきたが，γインターフェロンは副作用が多くて効果はなく[29]，アセチルシステインも一部の効果のみ[30]．ピルフェニドンという抗線維化薬も，短期的な肺機能や運動耐容能上の統計学的なわずかの有意差が報告されているのみである[31-34]．

生物製剤の治験もされているが，明確な効果はない[35]．肺血管拡張薬ボセンタンのもつ抗線維化作用を期待しての治験[36]も，明らかな効果を示すことができなかった．肺高血圧の薬剤であるシルデナフィルも，VQミスマッチを増加させないという観点からIPFへの治療が報告されているが，明確な治療効果を示すことはむつかしかった[37,38]．

さらに，Imatinib，チロシンキナーゼ阻害剤などが治療効果を検討されている[39,40]．

中高年に多いこの疾患に対しての，現在の理解では，機能的な低下速度をよく評価して，病初期には強い治療を導入しない，進展期には，対症療法としての少量のステロイド薬を在宅酸素療法とあわせて使うことや，呼吸リハビリテーション，肺移植などを考慮するなどである[11]．

1) 安定期の治療管理

自覚症状がほとんどない場合には，機能的にも，換気機能は保持され，拡散能のみ低下しているという状態が多い．この場合には，経過観察として，時間経過での機能的な低下の有無，程度を判定していく．この時期には，特定疾患調査票の申請には不合格であることが多く，患者が希望しても高価な抗線維化剤などは使いにくい．生活指導と臨床経過をよく理解させることが重要である．

2) 症状出現し漸増している場合

労作時息切れと咳が自覚される場合，機能検査による病勢の評価が中等度である場合（%FVC70%以上），抗線維化薬ピルフェニドンの導入を考慮してもよい．しかし，現状では，病勢が6分間歩行検査で酸素飽和度が90%以下でないと，特定疾患としての重症度Ⅲとして認定されないために医療補助を受けることができず，医療費の問題でこの薬剤は使いにくいのが現状である．

3) 進展期

労作時にかんたんに酸素飽和度が90%以下，ときには85%以下になる場合には，在宅酸素療法の導入をすすめる．この治療は，乾性咳の制御にも有用である．

対症療法として，5〜10mg/日のプレドニンを投与することもある．肺高血圧がある場合には，肺動脈性肺高血圧の治療ガイドラインに準じて，肺血管拡張薬を投与する．この薬剤の中では，シルデナフィルが，VQミスマッチを悪化させにくいということで，第一選択としている場合が多い．ボセンタンによる抗線維化作用と血管拡張作用ともに，明らかな有効性は確認されていないが，時に投与することがあるのは，肺高血圧への治療には，併用治療がより効果的であるとの理解からである．

どの時期においても，労作を最小にする生活上の工夫と介助，感冒予防と，早期の治療，外来での日常生活上の詳細な状況把握にもとづいた指導の反復を徹底することで，急性悪化の頻度も減らせる可能性がある．

4) 対症療法としてのステロイドの使い方

息切れ，咳が増加してくれば，無治療で経過観察というわけにはいかなくなる．この時期は，健診発見症例なら，発見後2年半以降の時期である．自覚症状の改善を中心に経口投与5〜10mg/日では継続投与しても，副作用の発現は少ない．年齢が高い場合には，継続投与の場合には，バクタ®や骨粗鬆症の薬剤は予防的に投与することが必要である．

5) 急性悪化時の治療

急性悪化時には，ステロイドパルス治療を行わざるを得ない．メチルプレドニゾロン1g/日を3回，その後，経口プレドニンを状況により20〜40mg/日投与する．

呼吸不全が時間経過で増加する場合には，年齢，合併症などを考慮の上，本人と家族への説明と同意のもとに，人工呼吸器による管理にはいることもある．最近では非侵襲的陽圧換気法により管理する場合もある．

6) 治療効果の指標

自覚症状，在宅酸素投与の有無と投与酸素量，HRCT所見での線維化の量の増加速度，肺機能上の機能障害の程度とその低下速度（%FVC，$FEV_{1.0}$%，%DLco），6分間歩行での距離と酸素飽和度低下度合い（最低値），脈拍の増加と回復状況，心エコー上の推定収縮期肺動脈圧，血中NTP—BNP，KL-6，SP-D，入院や急性悪化などが起こるまでの期間（disease free survival time），生存率，死亡率などを指標に，一例一例をていねいに評価していくことが重要である．

文献

1) American Thoracic Society, Europian respiratory Society, ATS/ERS international multidisciplinary consensus classification of idiopathic interstitial pneumonia. Am J Respir Crit Care Med 165: 277-304, 2002.
2) Liebow AA: New concepts and entities in pulmonary diseases. In: Liebow AA, Smith DE, eds. Pp 322-365, The Lung. Williams Wilkins, Baltimore, 1967.

3) Carrington CB, Gaensler EA, Cutou RE, et al: Natural history and treated course of usual and desquamative interstitial pneumonia. N Eng J Med 298: 801-809, 1978.
4) Katzenstein ALA, Fiorelli RF: Nonspecific interstitial pneumonia/fibrosis. Histologic features and clinical significance. Am J Surg Pathol. 18: 36-147, 1994.
5) Bjoraker JA, Ryu JH, Edwin MK, et al: Prognostic significance of histopathologic subsets in idiopathic pulmonary fibrosis. Am J Respir Crit Care Med 157: 199-203, 1998.
6) Nagai s, Kitaichi M, Itoh H, et al: Idiopathic nonspecific interstitial pneumonia/fibrosis :comparison with idiopathic pulmonary fibrosis and BOOP. Eur Respir J. 12: 1010-1019, 1998.
7) Selman M, King TE, Pardo A, et al: Idiopathic pulmonary fibrosis: prevailing and evolving hypothesis about its pathogenesis and implication for therapy. Ann Intern Med 134: 136, 2001.
8) Willis BC, Liebler JM, Luby-Phelps K, et. al: Induction of epithelial-mesenchymal transition in alveolar epithelial cells by transforming growth factor-beta1: potential role in idiopathic pulmonary fibrosis. Am J Pathol. 166 (5): 1321-1332, 2005.
9) Flaherty, KR, Travis, WD, Colby, TV, et al: Histopathologic variability in usual and nonspecific interstitial pneumonias. Am J Respir Crit Care Med 164: 1722-1727, 2001.
10) Strieter RM. Pathogenesis and natural history of usual interstitial pneumonia. The whole story or the last chapter of a long novel. Chest 128: 526s-532s, 2005.
11) Castriotta RJ, Eldadah BA, Foster WM, Halter JB, Hazzard WR, Kiley JP, King TE Jr, Horne FM, Nayfield SG, Reynolds HY, Schmader KE, Toews GB, High KP: Workshop on idiopathic pulmonary fibrosis in older adults. Chest 138: 693-703, 2010 Sep.
12) Fernandez Perez ER, Daniels CE, Schroeder DR, et al: Incidence, prevalence, and clinical course of idiopathic pulmonary fibrosis: a population-based study. Chest. Jan 137: 129-137. 2010
13) Cottin V, Nunes H, Brillet PY, et al：Combined pulmonary fibrosis and emphysema: a distinct underrecognised entity. Eur Respir J 26: 586–593, 2005.
14) Flaherty KR, Andrei AC, Murray S, et al: Idiopathic pulmonary fibrosis: prognostic value of changes in physiology and six-minute-walk test. Am J Respir Crit Care Med. Oct 1 174: 803-809, 2006.
15) Swigris JJ, Swick J, Wamboldt FS, et al: Heart rate recovery after 6-min walk test predicts survival in patients with idiopathic pulmonary fibrosis. Chest. Sep 136: 841-848, 2009.
16) Patel NM, Lederer DJ, Borczuk AC, Kawut SM: Pulmonary hypertension in idiopathic pulmonary fibrosis. Chest 132: 998-1006, 2007.
17) Handa T, Nagai S, Miki S, Ueda S, Yukawa N, Fushimi Y, Ito Y, Ohta K, Mimori T, Mishima M, Izumi T: Incidence of pulmonary hypertension and its clinical relevance in patients with interstitial pneumonias: comparison between idiopathic and collagen vascular disease associated interstitial pneumonias.Intern Med 46: 831-837, 2007.
18) Tabuena RP, Nagai S, Tsutsumi T, Handa T, Minoru T, Mikuniya T, Shigematsu M, Hamada K, Izumi T, Mishima M: Cell profiles of bronchoalveolar lavage fluid as prognosticators of idiopathic pulmonary fibrosis/usual interstitial pneumonia among Japanese Patients.Respiration. t; 72: 490-498, 2005.
19) Raghu G, Collard HR, Egan JJ, Martinez FJ, Behr J, Brown KK：An Official ATS/ERS/JRS/ALAT Statement: Idiopathic Pulmonary Fibrosis: Evidence-based Guidelines for Diagnosis and Management. Am J Respir Crit Care Med. Mar 15; 183: 788-824, 2011.
20) Nagao T, Nagai S, Kitaichi M, Hayashi M, Shigematsu M, Mishima M: Serial evaluation of HRCT findings in patients with IPF/UIP. Respiration 69: 413-419, 2002.
21) Sverzellati N, Wells AU, Tomassetti S, et al: Biopsy-proved Idiopathic pulmonary fibrosis: spectrum of nondiagnostic thin-section CT diagnosis. Radiology 254: 957-964, 2010.
22) 日本呼吸器学会：特発性間質性肺炎　診断と治療の手引き 2007 南江堂
23) Flaherty KR, Colby TV, Travis WD, Toews GB, Mumford J, Murray S, Thannickal VJ, Kazerooni EA, Gross BH, Lynch JP 3rd, Martinez F Fibroblastic foci in usual interstitial pneumonia: idiopathic versus collagen vascular disease. JAm J Respir Crit Care Med 167 (10):

1410-1415, 2003.

24) Kim DS, Collard HR, King TE Jr: Classification and natural history of the idiopathic interstitial pneumonias. Proc Am Thorac Soc. Jun3: 285-292, 2006.

25.）Ley B, Collard HR, King TE Jr: Clinical course and prediction of survival in idiopathic pulmonary fibrosis. Am J Respir Crit Care Med. Feb 15; 183: 431-440, 2011.

26) Collard HR, Bethany BM, Flaherty KR, et al: Pulmonary perspective Acute exacerbations of idiopathic pulmonary fibrosis. Am J Respir Crit Care Med 176: 636-643, 2007.

27) Song JW, Hong SB, Lim CM, Koh Y, Kim D: Acute exacerbation of idiopathic pulmonary fibrosis: incidence, risk factors and outcome. Eur Respir J. 37: 356-363, 2011.

28) Ganesh Raghu, Harold R. Collard, Jim J. Egan, Fernando J. Martinez, Juergen Behr, Kevin K. Brown, Thomas V. Colby, Jean-François Cordier, Kevin R. Flaherty, Joseph A. Lasky, David A. Lynch, Jay H. Ryu, Jeffrey J. Swigris, Athol U. Wells, Julio Ancochea, Demosthenes Bouros, Carlos Carvalho, Ulrich Costabel, Masahito Ebina, David M. Hansell, Takeshi Johkoh, Dong Soon Kim, Talmadge E. King, Jr., Yasuhiro Kondoh, Jeffrey Myers, Nestor L. Müller, Andrew G. Nicholson, Luca Richeldi, Moisés Selman, Rosalind F. Dudden, Barbara S. Griss, Shandra L. Protzko, and Holger J. Schünemann on behalf of the ATS/ERS/JRS/ALAT Committee on Idiopathic Pulmonary Fibrosis

An Official ATS/ERS/JRS/ALAT Statement: Idiopathic Pulmonary Fibrosis: Evidence-based Guidelines for Diagnosis and Management

Am. J. Respir. Crit. Care Med., Mar 183: 788-824, 2011.

29) King TE Jr, Albera C, Bradford WZ, et al：Effect of interferon gamma-1b on survival in patients with idiopathic pulmonary fibrosis (INSPIRE): a multicentre, randomised, placebo-controlled trial. Lancet 374: 222-228, 2009.

30) Demedts M, Behr J, Buhl R, et al: High-dose acetylcysteine in idiopathic pulmonary fibrosis. N Engl J Med. Nov 24; 353: 2229-2242, 2005.

31) Nagai S, Hamada K, Shigematsu M, Taniyama M, Yamauchi S, Izumi T: Open-label compassionate use one year-treatment with pirfenidone to patients with chronic pulmonary fibrosis. Intern Med 41: 1118-1123, 2002 Dec.

32) Azuma A, Nukiwa T, Tsuboi E, et al: Double-blind, placebo-controlled trial of pirfenidone in patients with idiopathic pulmonary fibrosis. Am J Respir Crit Care Med. May 1; 171: 1040-1047, 2005.

33) Taniguchi H, Ebina M, Kondoh Y, et al: Pirfenidone in idiopathic pulmonary fibrosis. Eur Respir J. Apr 35 (4): 821-829, 2010.

34) Noble PW, Albera C, Bradford WZ, et al: Pirfenidone in patients with idiopathic pulmonary fibrosis (CAPACITY): two randomised trials. Lancet. May 21; 377: 1760-1769, 2011.

35) Raghu G, Brown KK, Costabel U, et al: Treatment of idiopathic pulmonary fibrosis with etanercept: an exploratory, placebo-controlled trial. Am J Respir Crit Care Med 178: 948-955, 2008.

36) King TE Jr, Behr J, Brown KK, et al: BUILD-1: a randomized placebo-controlled trial of bosentan in idiopathic pulmonary fibrosis. Am J Respir Crit Care Med. Jan 1; 177: 75-81, 2008.

37) Zisman DA, Schwarz M, Anstrom KJ, Collard HR, Flaherty KR：A controlled trial of sildenafil in advanced idiopathic pulmonary fibrosis. N Engl J Med. Aug 12; 363: 620-628, 2010.

38) The Idiopathic Pulmonary Fibrosis Clinical Research Network, Zisman DA, Schwarz M, Anstrom KJ, Collard HR, Flaherty KR: A controlled trial of sildenafil in advanced idiopathic pulmonary fibrosis. N Engl J Med 363: 620-628, 2010.

39.）Daniels CE, Lasky JA, Limper AH, Mieras K, Gabor E, Schroeder DR: Imatinib treatment for idiopathic pulmonary fibrosis: Randomized placebo-controlled trial results. Am J Respir Crit Care Med. Mar 15; 181: 604-610, 2010.

40) Richeldi L, Costabel U, Selman M, et al: Efficacy of a tyrosine kinase inhibitor in idiopathic pulmonary fibrosis. N Engl J Med 365: 1079-1087, 2011.

各論2.2
特発性非特異性間質性肺炎 (idiopathic NSIP)

井上義一
(国立病院機構近畿中央胸部疾患センター)

1 疾患概念，定義

　1990年頃より，病理的に既存の組織診断で分類できないが，予後が比較的良好である間質性肺炎の存在が注目されるようになっていた．既存病変のハイブリッドと考えるか，新たな疾患概念と考えるべきかなど議論されていたが，これらの症例について1990年北市らはunclassified interstitial pneumoniaの疾患概念を提唱した[1]．また1994年Katzensteinらはnonspecific interstitial pneumonia (NSIP) の概念を提唱した[2]．NSIPは肺組織学的に空間，時相が均一であることが特徴とされた．その後，様々な検討が重ねられ[3-8]，2002年アメリカ胸部疾患学会 (ATS)/ヨーロッパ呼吸器学会 (ERS) による特発性間質性肺炎 (idiopathic interstitial pneumonias；IIPs) に関する国際合同コンセンサスが発表された[9]．国際合同コンセンサスでは，NSIPは多彩な病態と問題点を含み，暫定的としたうえでIIPsのひとつの臨床画像病理診断名とされた[9]．わが国のIIPs第4次診断基準改訂でもそれに準じた分類となった[10]．その後，ATSのNSIPプロジェクトとして305名の患者データがレビューされ，193名のNSIP患者の臨床画像病理検討が行われた[11]．そのうち67名が特発性NSIPと確認され，詳細な検討が行われた．その結果，特発性NSIPは独立したIIPsの一つの疾患と考えられるようになった[11]．しかしながら，NSIPは慢性過敏性肺炎，膠原病肺などでも認められること，特発性NSIPと診断した症例の3〜17%に膠原病が発症することも報告されている．またKinderらは特発性NSIPの大部分が分類不能の結合織病 (undifferentiated connective tissue disease；UCTD) の基準を満たすと報告している[12]．UCTDの概念には批判的な報告もあるが，最近，lung dominant connective tissue disease, autoimmune featured connective tissue diseaseなど，類似の概念の報告が続いている[13, 14]．特発性NSIPについてまだ議論の余地が残り，診断はダイナミックな集約的な多面的アプローチが必要であるとされている[11]．2002年のIIPsの国際合同コンセンサスによる分類は2012年3月現在，改訂作業中である．本誌の「IIPsの概念，定義と新分類」欄，表2にその分類 (案) を示す．この中で特発性NSIPは主要IIPs (major IIPs) の中で，IPFとともに，慢性線維化性間質性肺炎のひとつに分類される予定である．

2 分類

　NSIPは肺の病理像で炎症と線維化の時相が一致している点が特徴でありIPFと異なる点である[2]．しかしNSIPにみられる炎症と線維化は多様であり，Katzensteinは表1に示すようにグループ1〜3に分類した[2]．なお，Katzensteinらの報告には膠原病，回復期のdiffuse alveolar damage (DAD)，吸入曝露例などを含む[2]．つまりNSIPの組織パターンはIIPs以外に膠原病，過敏性肺炎，薬剤性，感染

表1　線維化と炎症の程度に基づくNSIPの分類

Katzensteinの分類	
グループ1	主に間質の炎症主体で線維化の程度は少ない.
グループ2	リンパ球, 形質細胞の間質性浸潤, 炎症に加えて肺胞構造の改編を伴う線維化が混在する.
グループ3	病期の揃った線維化病変がびまん性, あるいは斑状に認められる.
Travisの分類	
Cellularパターン (cellular NSIP)	軽度, 中等度の間質の慢性炎症. II型肺胞上皮細胞の増生を炎症部位に伴う.
Fibrosingパターン (fibrosing NSIP, fibrotic NSIP)	Denseあるいはlooseな間質の線維化. 肺の構造はしばしば保たれている. 軽度あるいは中等度の間質の慢性炎症. UIPに認められるtemporal heterogeneityや斑状の分布は認めない.

表2　NSIPの改訂組織像

NSIPの主要な所見 (Key features)
Cellular Pattern*
Mild to moderate interstitial chronic inflammation
Type II pneumocyte hyperplasia in areas of inflammation
Fibrosing Pattern*
Dense or loose interstitial fibrosis **with uniform appearance**.
Lung architecture is frequently preserved
Interstitial chronic inflammation—mild or moderate
NSIPでは陰性の所見
Cellular Pattern
Dense interstitial fibrosis: absent
Organizing pneumonia is not the prominent feature (<20% of biopsy specimen)
Lack of diffuse severe alveolar septal inflammation
Fibrosing Pattern
Temporal heterogeneity pattern: fibroblastic foci with dense fibrosis are inconspicuous or absent – this is especially important in cases with patchy involvement and subpleural or paraseptal distribution
Honeycombing inconspicuous or absent (Enlarged fibrotic airspaces may be present)
Both Patterns
Acute lung injury pattern, especially hyaline membranes: absent
Eosinophils: inconspicuous or absent
Granulomas: absent
Lack of viral inclusions and organisms on special stains for organisms
Dominant airway disease such as extensive peribronchiolar metaplasia

太字部分は2002年ATS/ERSからの改訂部分.
Cellular patternとFibrosing Patternの両所見を認める症例もある.

(文献11より)

症, HIV感染などの免疫不全でも認める非特異的所見である[2, 9-11]. 2002年のATS/ERS国際合同コンセンサス, 2008年のATSのNSIPプロジェクトで, TravisらはNSIPを炎症と線維化の程度に応じて, cellular NSIPとfibrotic NSIPに分類した (表1)[9, 11]. ATSのNSIPプロジェクトの67例のまとめでは, cellular NSIPは16%, fibrotic NSIPは84%を占めていた[11].

3 臨床症状および徴候

以下ATSのNSIPプロジェクトのデータに他の報告のデータも加味して説明する. 特発性NSIPの症状発現時平均年齢はIPFよりやや若いが, 平均52歳であった (26～73歳)[3, 8, 11]. 女性, 男性は67%, 33%, 非喫煙者は69%でたばことの関連はないと考えられている. 発症は通常緩徐で慢性に経過するが, 一部の患者は亜急性に進行する場合もある. ATSのNSIPプロジェクト67例の検討で, 労作時呼吸困難 (96%), 咳 (87%), 体重減少 (25%), 発熱 (22%), 関節痛 (14%), ばち指 (8%), レイノー症状 (8%), 筋肉痛 (7%), 皮疹 (5%), 関節炎 (3%) を認めた. Cracklesは基本的に肺底部優位であり, 広範囲に聴取されることが多い[3, 5, 8, 11].

4 画像所見

胸部X線写真では下肺野優位, 両側性のすりガラス (様) 陰性, 浸潤影を認めることが多い. 斑状の実質性陰影 (pachy parenchymal opacity) を最も多く認め, 間質性陰影の報告もある[11]. 容積減少を伴うことが多い (図1A, 図2A).

胸部HRCT像では多彩な陰影が認められる

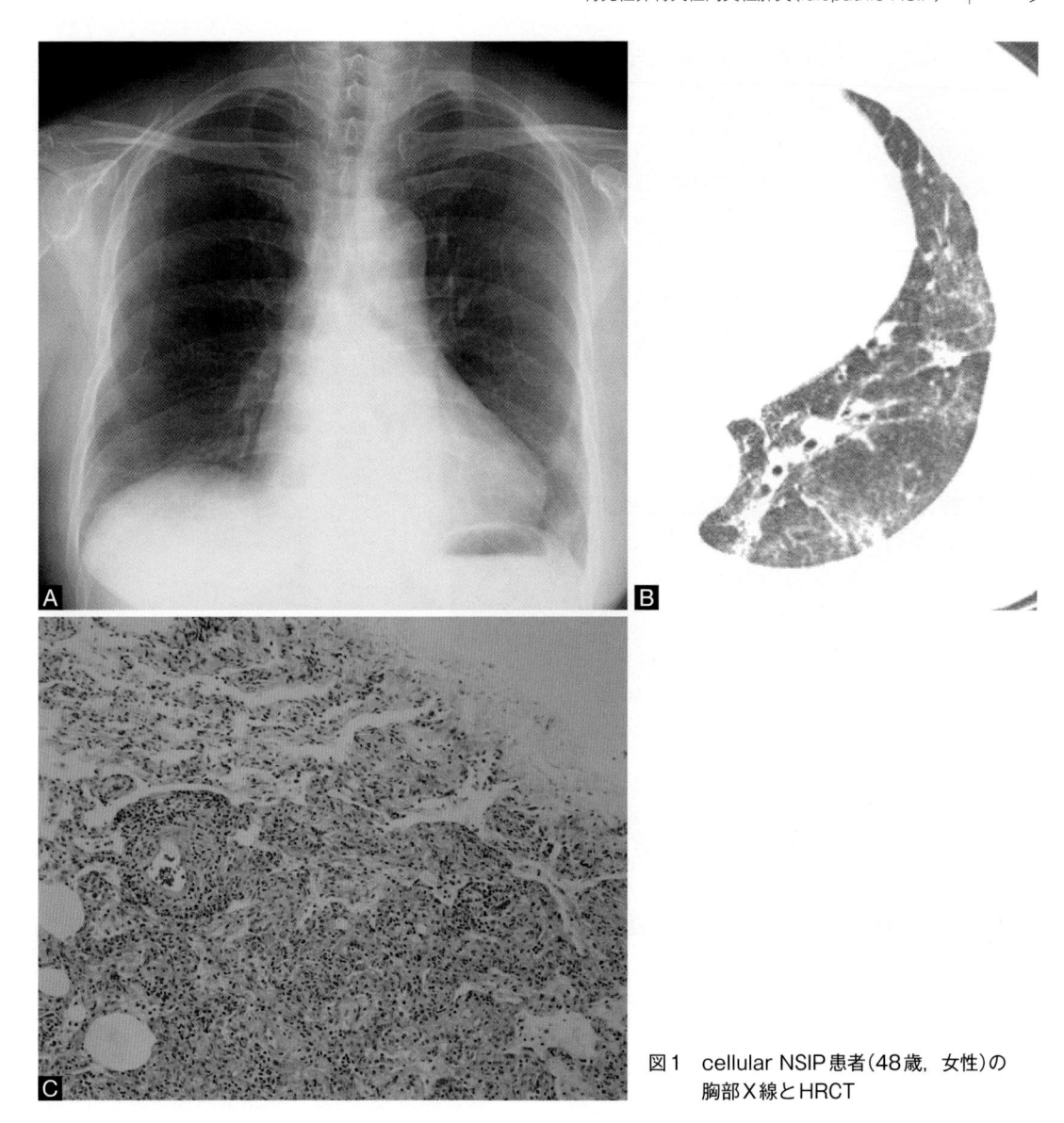

図1 cellular NSIP患者(48歳，女性)の胸部X線とHRCT

(図1B，図2B，C)[15]．下肺野優位（92%），両側びまん性（47%），末梢性（46%）中枢性（7%）対称性で，多発性のすりガラス胸膜下優位であることが多い．すりガラス（様）陰性（44%），浸潤影（13%）が胸膜からわずかに離れた部分（21%）を中心に認められることが多い．牽引性細気管支拡張（82%）に伴う不整線状網状影（87%）を認め，蜂巣肺（5%）や浸潤影（13%）を認める．蜂巣肺を認める場合は，IPF/UIPとの鑑別困難な場合があり，その場合予後は不良例もある[15]．浸潤影を認める場合はCOPとの鑑別が困難な場合がある[5]．いわゆる胸膜下線状影（subpleural curvilinear shadow）も比較的多く認められ，特発性以外の間質性肺炎との異同が問題となる．ステロイドなどの治療に多くの患者は反応するが，すりガラス（様）陰影，浸潤影は有意に改善する．しかしながら長期的には線維化が進行し蜂巣肺を認める例がある．気腫合併を12%に認める[16,18-20]．気腫合併例ではIPF/UIPとの鑑別が困難になる[17]．

病理像との関係：HRCTで認めるすりガラス（様）陰性は病理的には間質への細胞浸潤，線

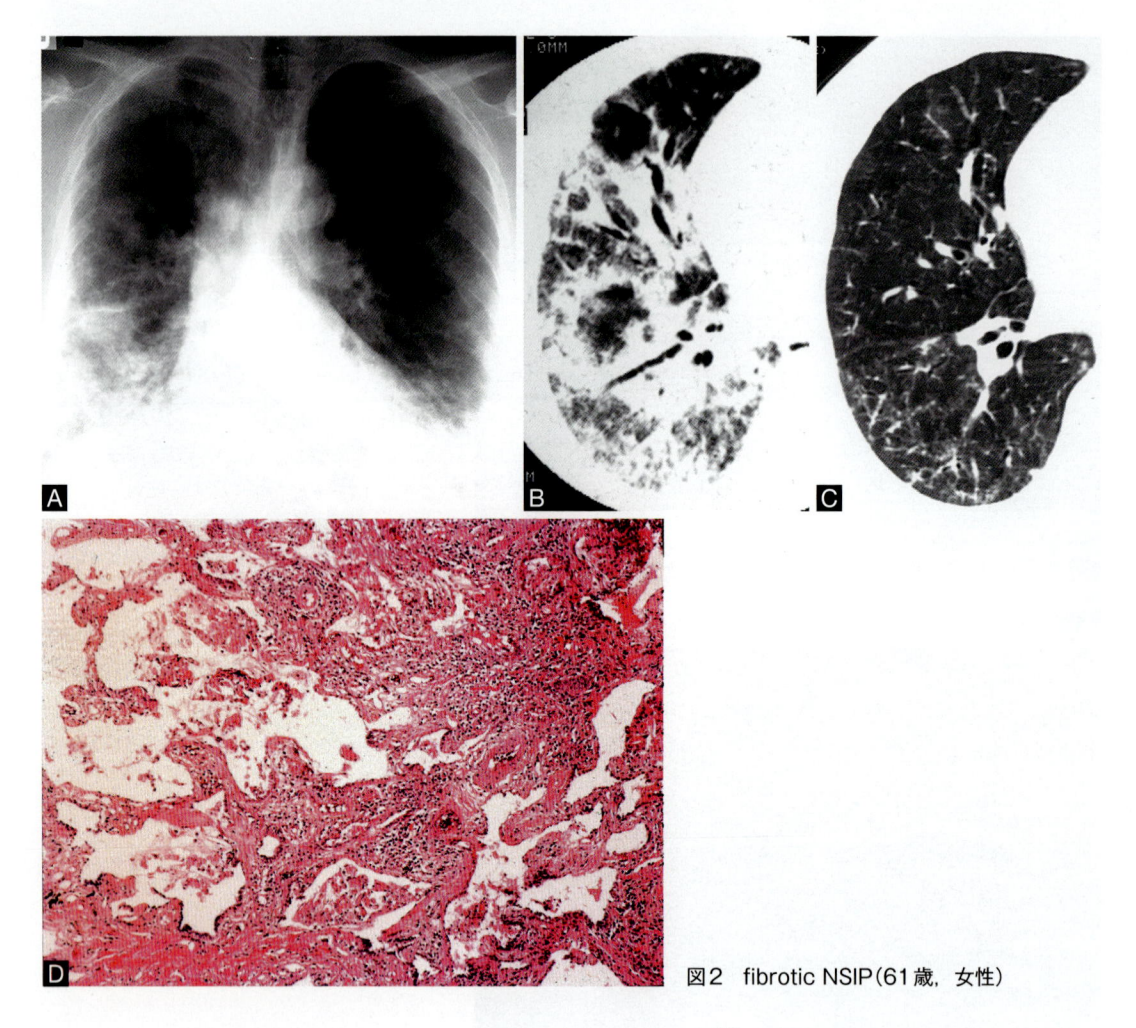

図2 fibrotic NSIP（61歳，女性）

維化による間質の肥厚と関連するとされる．すりガラス（様）陰影の中に不整線状影，気管支拡張像を認める場合，間質の線維化と顕微鏡的蜂巣肺を組織で認めることがある．浸潤影は器質化肺炎像に相当し顕微鏡的蜂巣肺を伴うこともある[25]．

5 検査所見

血液検査では赤沈亢進，CRP 高値，LDH 高値，SP-D 高値，SP-A 高値，KL-6 高値を認めるがいずれも非特異的な所見であるが病状に応じて変化する[10]．

膠原病，過敏性肺炎を鑑別するために抗核抗体，沈降抗体を測定するが，抗核抗体が非特異的に陽性になり膠原病の否定が困難な場合も少なくない[11]．ATS NSIP プロジェクトでは ANA を 43% にリウマチ因子を 23% に認めた．前述の UCTD との関連が問題である[11]．

肺機能検査では多くの患者で拘束性換気障害（79%），拡散能障害を認め，少数例で軽度の閉塞性障害を認める（3%）．2/3 の患者で運動時の低酸素が認められる．気管支肺胞洗浄液のリンパ球比率は 50% の患者で 30〜60% まで増加する．CD4/CD8 は低下することが多い．また好中球，好酸球の増加も認められる[3,5,11]．

6 病理所見

表2に ATS の NSIP プロジェクトの改訂組織像を示す．時相が均一であることが重要であるが，様々な程度の炎症と線維化像が認められ

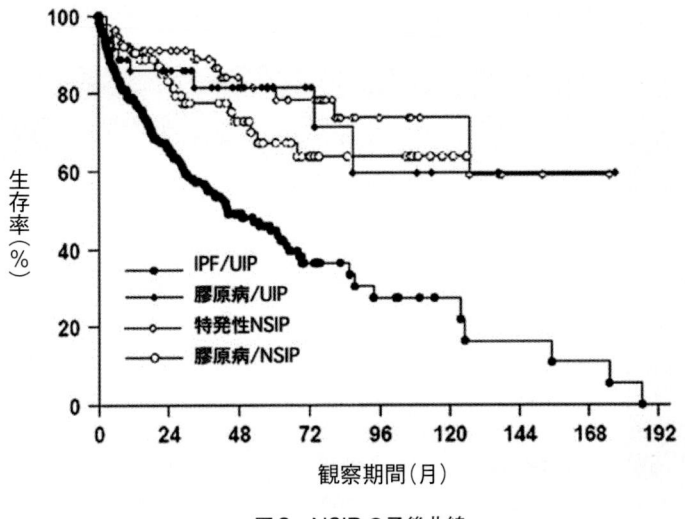

図3 NSIPの予後曲線
文献24）を改編

る[2,5]．Cellularパターンは軽度から中等度のリンパ球とプラズマ細胞による間質の慢性炎症が優位にみられる（図1C）．肺は典型的には均一に侵されるものの，分布は斑状である．気道，血管，小葉間隔壁，胸膜の周辺の間質も時に侵される．Denseな線維化は目立たないが認めない．2/3までの症例で肺胞腔内の器質化病変を認めるが，OPパターンに比べ少ない．リンパ球の集簇もよく認める[9]．Fibrosingパターンでは様々な程度のdenseあるいはlooseな間質の線維化がみられるが，時相は均一である．IPF/UIPパターンで重要な所見とされるfibroblastic fociはNSIPではないかあっても目立たない．斑状に分布する線維化，肺の基本構造の改編を認めることもある[11]．正常な肺構造がびまん性に残り肺胞隔壁の間質がdenseあるいはlooseな線維化で拡大し，蜂巣肺と軽度の平滑筋細胞の増生も認められることがある[11]．通常軽度から中等度のリンパ球，プラズマ細胞による間質の慢性炎症所見がみられる[11]．

7 診断

NSIP診断のgold standardは原則外科的肺生検による．前述の通り，IIPsの中でも特にNSIPは膠原病，過敏性肺炎，薬剤性肺炎，好酸球性肺炎，放射線肺炎，ウイルス性肺炎などとの鑑別が重要であり，また病理的にもUIPパターン，OPパターン，DIPパターン，LIPパターンなどとの鑑別が重要である[9,11]．

本書総論，「特発性間質性肺炎の概念，定義と新分類」に，図3にIIPsの診断のプロセスを示す．職歴，住居，ペット，薬物服用歴，粉じん吸入歴，受動喫煙を含めた喫煙歴などを詳細に聴取する．また呼吸器症状だけでなく肺外症状を詳細に聴取し，理学所見も慎重に取る．症状発現の時期，経過を詳細に聴取し，関節症状，皮膚症状など肺外の症状も聞き漏らさないようにし，膠原病，薬剤性肺炎，過敏性肺炎など慎重に鑑別する．血液検査で白血球数，炎症所見，必要に応じKL-6，SP-D，SP-A，LDH，抗核抗体などを測定する．血液，喀痰による各種感染症関連検査，肺機能検査，心電図検査，尿検査などにより，特発性かどうか判断する．血液検査，気管支鏡検査（経気管支肺生検，気管支肺胞洗浄）の所見はNSIPに特異的ではないが，除外診断，鑑別診断に有用であり，画像所見ほかと組み合わせることで診断の参考となる[10]．NSIPパターンは前述の種々の疾患で認められるため，外科的肺生検でNSIPパターンが得ら

表3 NSIP（cellularパターン，fibrosingパターン）とIPFの比較
（文献5）6）11）を改編）

	NSIP			IPF
	ATSのNSIPプロジェクト	Cellularパターン	Fibrosingパターン	
性差（男/女）(%)	33/67	38-71/29-62	57-68/32-43	47-76-/24-53
平均年令（歳）*	52	39-50	50-56	51-62
喫煙率(%)**	31	40-60	68-71	60-77
ばち指(%)	8	6.3	13.3	93.8
抗核抗体陽性(%)	43	0	9	27
リウマチ因子陽性(%)	23	0	9	5
BALリンパ球	NA	40	34	7
BAL CD4/CD8	NA	0.3	1.2	1.7
治療反応性***	比較的良好	良好	比較的良好	不良
5年生存率(%)	82.3	100	85-90	35-43
10年生存率(%)	73.2	100	85-35	10-15
原病死	NA	0	10-41	51-77

*生検時年齢，**喫煙者および既喫煙者，***ステロイド，免疫抑制剤

れた後，臨床画像病理的に，多面的に総合診断する．特にcellularパターンの場合，鑑別を要する疾患として，過敏性肺炎，OP，LIP，回復期のDAD，好酸球性肺炎，fibrosingパターンが重要である．またfibrosingパターンの場合はIPF，過敏性肺炎，Langerhans' cell histiocytosis，DIP，COP，AIP，サルコイドーシスとの鑑別が重要である[9]．

複数の葉からNSIP，UIP両方の所見が得られることがあるが，その場合，予後はIPFと同様でありdicordant IPFとよび，IPFとして対応する．

8 管理，治療

一般的にNSIPはIPFに比べて予後は良好であり，ステロイド，免疫抑制剤に反応する症例も多い．特にcellular NSIPは予後良好であるが，fibrotic NSIPの中には，進行性予後不良の症例も存在する．現段階ではNSIP治療開始時期に関するエビデンスはない．IIPs特にNSIPでは様々な疾患との鑑別が困難である場合があり，緊急に治療を要さない軽症例の場合は，禁煙，使用中の薬剤健康食品などの中止，変更，環境隔離などにより無治療で改善しないか観察することも重要であろう．肺機能障害，症状の程度，進行を踏まえて治療を行う[21,22]．

治療はステロイド，必要に応じ免疫抑制剤の追加，併用を行う[10]．Cellularパターンではプレドニゾロン0.5～1.0 mg/kg/日で開始．2～4週間ごとに5 mgずつ漸減する．Fibrosingパターンでは，プレドニゾロン0.5～1.0 mg/kg/日で開始し徐々に漸減する．プレドニン単独で治療されることもあるが，わが国では，初期からあるいはステロイド無効時に免疫抑制剤｛アザチオプリン（2～3 mg/kg/日），シクロスポリン（2～3 mg/kg/日），シクロフォスファミド（1～2 mg/kg/日）｝を併用することが多い．治療反応性，再燃に注意しながら徐々に減量する．呼吸不全の強い場合はメチルプレドニゾロン（1g/日，3日）によるパルス療法を行う．適宜酸素療法，鎮咳剤など対症療法も加える．肝障害，血液像，糖尿病，精神状態，骨粗鬆症，感染症，発癌など，副作用の対策，予防薬の投与を忘れないこと．NSIPには多彩な病態が含まれており治療中も膠原病，過敏性肺炎，薬剤

性肺炎の可能性を忘れないことが重要である[10, 11]．

なお，診断のために全員に外科的肺生検を行うことは不可能であり，臨床所見，HRCT，気管支鏡検査の結果から治療方針を決定せざるを得ないことも少なくない．渡部らは，症例数は少ないものの，経気管支肺生検で細胞性の間質性肺炎を認め，画像検査で典型的な IPF でない症例（non-UIP）は，外科的肺生検で NSIP と診断された症例と同様，ステロイド治療の効果を認めたと報告している[23]．2012 年改訂される予定のガイドラインでも，疾患の経過による分類が提唱される予定である．NSIP は，進行の危険を伴いながらも可逆性経過を取る場合，治療にかかわらず進行性不可逆性の経過を取る場合など，様々な経過を示すと考えられる．

⑨ 経過予後

NSIP の予後は IPF に比べると比較的良好である[5, 6, 24]．図3に Park らの生存曲線を示す．NSIP は膠原病肺と予後に差はない[24]．Cellular NSIP では，ほぼ完全に回復する患者もあり，多くの患者は治療により安定化，あるいは改善する．しかしながら再発例，徐々に増悪し線維化が進行し死亡する患者もある[2, 5, 6, 8]．NSIP の予後は線維化と炎症の程度に関係すると考えられ，NSIP の中でも cellular パターンあるいはグループ 1 は予後良好であるが，fibrosing パターンあるいはグループ 3 は死亡例もあり IPF ほどではないが決して予後は良好とはいえない[25, 26]．最近 IPF 同様急性増悪の報告もされている．

⑩ 症例

9 年間経過観察した NSIP，fibrosing パターンの 1 剖検例

症　例 ▶ 61 才，女性
主　訴 ▶ 呼吸困難感（H-J Ⅲ）
既往歴 ▶ 特記事項なし．
生活歴 ▶ 喫煙歴なし．アルコール歴なし，ペット飼育無し，木造家屋
家族歴 ▶ 特記事項なし．
職　歴 ▶ 主婦
現病歴 ▶ 1989 年 1 月頃から，両膝関節痛が出現するも放置し自然軽快．1990 年 1 月から健康食品を服用していた．1990 年 3 月より咳嗽，呼吸困難（HJ Ⅱ-Ⅲ）が徐々に出現，放置していたが軽快しないため近医受診した．胸部 X 線にて両肺の異常影を指摘され，同年 5 月 25 日当院紹介となった．口内乾燥感，脱力感，発熱なし．
入院時現症 ▶ 血圧 126/76 mmHg，脈拍 78 bpm，体温 36.2℃，両側下肺に fine crackle を聴取，心音清，ばち指なし，皮疹なし．
入院時画像所見 ▶ 胸部 X 線（図2A）と HRCT 像（図2B）．中下肺野中心の ground glass opacity と air-bronchogram を伴う consolidation を認めた．蜂巣肺なし．
入院時肺機能／血液ガス所見 ▶ FVC 1.17 L，%FVC 50.6 %，VC 1.21 L，%VC 52.3 %，$FEV_{1.0}$ 1.01 L，$FEV_{1.0}$ % 86.3 %，%DLco 20.2 %，pH 7.42，$PaCO_2$ 35.7 Torr，PaO_2 60.0 Torr（room air）
入院時検査所見 ▶
① 血液検査所見：ESR 40 mm/1h，CRP（2+），WBC 7,200 /mL（Nt 58.0 %，Lym 37.0 %，Mono 5.0 %，Eo 0 %），RBC 468 × 10^4/mL，Hb 13.1 g/dL，Plt 36 × 10^4/mL，T.Prot 7.2 g/dL，IgG 1,893 mg/dL，IgA 425 mg/dL，IgM 251 mg/dL，GOT 26 IU/L，GPT 18 IU/L，LDH 465 IU/L，CEA 2.5 mg/mL，CHA 4X，ANA <20X，LE test(−)，抗 DNA(−)，RAHA 80X，抗 SS-A(−)，抗 SS-B(−)，抗 Jo-1(−)，抗 centromere(−)，抗 Scl-70(−)，抗 RNP(−)，ACE 9.8IU/mL．
② DLST（服用していた健康食品）陰性
③ 喀痰検査所見：抗酸菌塗抹培養陰性，一

般細菌培養陰性，細胞診陰性
④ **検尿**：異常なし．**検便**：潜血なし
⑤ **BALF 所見**：(1990 年 6 月，rB^5) 75/150 mL（Mac 70.4%, Lym 15.8%, Neu 13.0%, Eo 0.8%, CD 4/8 0.4
⑥ **TBLB**：(1990 年 6 月，rB^{8a}) TBLB では気腔内の器質化と間質の炎症を認め，当時 BOOP と診断．

経　過 ▶ BOOP として，メチルプレドニゾロンによるパルス療法を施行，プレドニンによる後療法を加え，胸部陰影はほぼ消失．その後再燃軽快を繰り返すも 1995 年からはステロイド中止していたが，胸部陰影が再び出現した．確定診断のため 1995 年胸腔鏡下の肺生検を施行．

外科的肺生検 ▶ 1995 年．rtS$_2$, rtS$_8$. マクロでは明らかな蜂巣肺なし．ミクロ像で，胞隔の肥厚，線維化，type II cell の増殖，単核細胞の浸潤を認め，この当時 UIP パターンと診断されたが後日再検討で NSIP, fibrosing パターンと診断（**図 5A**）．

一時軽快するも（**図 2C**），増悪，寛解．アザチオプリンも加するも徐々に肺の容量が減少，1999 年膵胆管系の感染と呼吸不全で死亡，病理解剖施行．

剖検所見 ▶ マクロで明らかな蜂巣肺はなし．ミクロでは炎症の少ない，dence な線維化を認め，平滑筋細胞の増生も認める．細気管支の拡張もあり．

解　説 ▶ 本症例は 1990 年初診時の病理像，治療により陰影がほぼ消失したことから cellular な要素が主体と考えられた．当時 NSIP の概念はまだなく BOOP と診断されていた．その後 1995 年 VATS 下肺生検を行い，当時 cellular な UIP と診断された．1994 年 Katzenstein らによる NSIP の概念が提唱されたが，本症例は亡くなられた後の再検討で，NSIP, fibrosing パターンと診断された．剖検組織肺の所見は線維化が著明となり肺容量も減少していた．臨床的に明かな蜂巣肺を認めず IPF とは異なる終末像と考えられた．本症例は初診時 cellular な要素が優位であったが，9 年間の経過で NSIP, fibrosing パターン，最終的に著明な線維化に至り死亡したと考えられた．

文　献

1) Kitaichi M：Pathologic features and the classification of interstitial pneumonia of unknown etiology. Bull Chest Dis Res Inst Kyoto Univ 23: 1-18, 1990.
2) Katzenstein AL, Fiorelli RF：Nonspecific interstitial pneumonia/fibrosis. Histologic features and clinical significance. Am J Surg Pathol 18: 136-147, 1994.
3) Cottin V, Donsbeck AV, Revel D, Loire R, Cordier JF：Nonspecific interstitial pneumonia. Individualization of a clinicopathologic entity in a series of 12patients. Am J Respir Crit Care Med 158: 1286-1293, 1998.
4) Bjoraker JA, Ryu JH, Edwin MK, Myers JL, Tazelaar HD, Schroeder DR, Offord KP：Prognostic significance of histopathologic subsets in idiopathic pulmonary fibrosis. Am J Respir Crit Care Med 157: 199-203, 1998.
5) Nagai S, Kitaichi M, Itoh H, Nishimura K, Izumi T, Colby TV：Idiopathic nonspecific interstitial pneumonia/fibrosis: comparison with idiopathic pulmonary fibrosis and BOOP (corrigendum: Eur Respir J 1999; 13: 171). Eur Respir J 12: 1010-1019, 1998.
6) Travis WD, Matsui K, Moss JE, Ferrans VJ: Idiopathic nonspecific interstitial pneumonia: prognostic significance of cellular and fibrosing patterns. Survival comparison with usual interstitial pneumonia and desquamative interstitial pneumonia. Am J Surg Pathol 24: 19-33, 2000.

7) Muller NL, Colby TV: Idiopathic interstitial pneumonias: high-resolution CT and histologic findings. Radiographics 17: 1016-1022, 1997.
8) Daniil ZD, Gilchrist FC, Nicholson AG, Hansell DM, Harris J, Colby TV, du Bois RM: A histologic pattern of nonspecific interstitial pneumonia is associated with a better prognosis than usual interstitial pneumonia in patients with cryptogenic fibrosing alveolitis. Am J Respir Crit Care Med 160: 899-905, 1999.
9) American Thoracic Society/European Respiratory Society: American Thoracic Society/European Respiratory Society International Multidisciplinary Consensus Classification of the Idiopathic Interstitial Pneumonias. Am J Respir Crit Care Med 165: 277-304, 2002.
10) 日本呼吸器学会びまん性肺疾患診断・治療ガイドライン作製委員会.非特異性間質性肺炎 （NSIP）．特発性間質性肺炎診断と治療の手引き改訂 2 版．南江堂．p74-82，2011.
11) Travis WD, Hunninghake G, King TE Jr, et al: Idiopathic Nonspecific Interstitial Pneumonia. Report of an American Thoracic Society Project. Am J Respir Crit Care Med. 177: 1338-1347, 2008.
12) Kinder GW, Collard HR, Koth L, et al: Idiopathic Nonspecific Interstitial Pneumonia. Lung Manifestation of Undifferentiated Connective Tissue Disease? Am J Respir Crit Care Med. 176: 691–697, 2007.
13) Fischer A, West SG, Swigris JJ, et al: Connective Tissue Disease-Associated Interstitial Lung Disease : A Call for Clarification. Chest 138: 251-256, 2010.
14) Vij R, Noth I, Strek ME: Autoimmune-Featured Interstitial Lung Disease: A Distinct Entity Chest 140: 1292-1299, 2011.
15) Akira M, Inoue Y, Arai T, et al: Long-term follow-up high-resolution CT findings in non-specific interstitial pneumonia. Thorax 66: 61-65, 2011.
16) Sumikawa H, Johkoh T, Yamamoto S, et al: Volume Histogram Analysis for Lung Thin-Section Computed Tomography: Differentiation Between Usual Interstitial Pneumonia and Nonspecific Interstitial Pneumonia. J Comput Assist Tomogr 31: 936-942, 2007.
17) Akira M, Inoue Y, Kitaichi M, et al: Usual Interstitial Pneumonia and Nonspecific Interstitial Pneumonia with and without Concurrent Emphysema: Thin-Section CT Findings. Radiology. 251: 271-279, 2009.
18) Park JS, Lee KS, Kim JS, Park CS, Suh YL, Choi DL, Kim KJ: Nonspecific interstitial pneumonia with fibrosis: radiographic and CT findings in seven patients. Radiology 195: 645-648, 1995.
19) Kim TS, Lee KS, Chung MP, Han J, Park JS, Hwang JH, Kwon OJ, Rhee CH: Nonspecific interstitial pneumonia with fibrosis: high-resolution CT and pathologic findings. Am J Roentgenol 171: 1645-1650, 1998.
20) Kim EY, Lee KS, Chung MP, Kwon OJ, Kim TS, Hwang JH: Nonspecific interstitial pneumonia with fibrosis: serial high-resolution CT findings with functional correlation. Am J Roentgenol 173: 949-953, 1999.
21) Flaherty KR, Travis WD, Colby TV, et al: Histopathologic Variability in Usual and Nonspecific Interstitial Pneumonias. Am J Respir Crit Care Med 164: 1722-1727, 2001.
22) Kondoh Y, Taniguchi H, Yokoi T, et al: Cyclophosphamide and low-dose prednisolone in idiopathic pulmonary fibrosis and fibrosing nonspecific interstitial pneumonia. Eur Respir J 25: 528-533, 2005.
23) Watanabe K, Higuchi K, Ninomiya K, et al: Steroid treatment based on the findings of transbronchial biopsy in idiopathic interstitial pneumonia. Eur Respir J 20: 1213-1219, 2002.
24) Park IN, Jegal Y, Kim DS, et al: Clinical course and lung function change of idiopathic nonspecific interstitial pneumonia. Eur Respir J 33: 68-76, 2009.
25) Akira M, Inoue Y, Yamamoto Y, et al: Non-specific interstitial pneumonia: findings on sequential CT svcans of nine patients. Thorax 55: 854-859, 2000.
26) Hartman TE, Swensen SJ, Hansell DM, et al: Nonspecific interstitial pneumonia: variable appearance at high-resolution chest CT. Radiology 217: 701-705, 2000.

各論2.3
呼吸細気管支炎関連間質性肺疾患
(respiratory bronchiolitis-associated interstitial lung disease;RB-ILD)

望月吉郎[1]・植田史朗[2]・小橋陽一郎[3]
([1]国立病院機構姫路医療センター [2]加古川西市民病院 [3]公益財団法人天理よろづ相談所病院)

1 概念・定義

細気管支炎は small airways の様々な炎症性疾患の総称として使用されている用語である[1]．喫煙，感染，誤嚥，薬剤，膠原病など多数の原因で細気管支病変が発生する．

1974 年 Niewoehner ら[2] は，肺病死ではない若年剖検症例を喫煙者と非喫煙者とに分けて検討している．それによると，喫煙者には呼吸細気管支周辺に炎症があり，pigmented macrophages の集簇のみられること，また細気管支腔内に炎症細胞や脱落した上皮をみることが有意に多いことを示し，これが若年喫煙者の呼吸機能障害の原因であり，また将来的に小葉中心性肺気腫に進展するであろうと述べている．

その後も喫煙者の末梢気道の検討がなされたが[3,4]，これらの軽度の呼吸細気管支病変は，喫煙者に起きる軽度の呼吸機能異常の理由にはなっても，臨床的には重要な病変とは考えられてはいなかった．

1987 年 Myers ら[5] が呼吸器症状ないしは胸部 X 線異常を呈し，間質性肺疾患が疑われたにもかかわらず開胸肺生検で細気管支炎の所見しか認められなかった若年重喫煙者 6 例を報告した．ここで彼らは，細気管支炎が慢性間質性肺炎の原因となりうると述べている．

1989 年 Yousem ら[6] が 18 例の呼吸細気管支関連間質性肺疾患（RB-ILD）と 36 例の DIP とを比較し，DIP のほうがより高齢で症状も強く，画像上も呼吸機能上も重症であり，さらに DIP では病変が進行していく傾向があるなどの点を指摘し，DIP は予後のよい RB-ILD とは別の病態であるとしている．

この Myers ら[5] と Yousem ら[6] の検討によって，RB-ILD という細気管支の炎症が間質性肺炎と関連をもちうる可能性が示された．

その後，重症の RB-ILD の報告[7] や，RB-ILD と DIP の overlap 症例の報告[8] などもあり，RB-ILD と DIP との関連についていろいろ議論が行われている．RB-ILD と DIP は，同じ疾患の両端をみているのではないかとする文献もある[8-10]．

近年は，pulmonary Langerhans' cell histiocytosis と RB-ILD と DIP と idiopathic pulmonary fibrosis をまとめて，"smoking-related interstitial lung diseases" として検討されている[11-14]．

RB-ILD の報告例は少しずつ増加しているものの，日本でもまだ少ないが，喫煙者の多い日本では subclinical なレベルではかなりの症例があるものと思われ[15]，今後の症例の蓄積が待たれる．

2 臨床症状

RB-ILD の患者はほぼ 100％喫煙者である．

RB-ILD の患者は特発性間質性肺炎の患者に比べて若い傾向にあり，30～50 代である．最初の報告では平均年齢は約 36 歳であった[5,6]．

臨床症状として[5,6,8,11-14] は，乾性咳嗽と労

作時呼吸困難が多いが，喀痰・血痰・胸部不快感なども報告されている．無症状の報告もある．これらの症状は一般的に軽症であるが，重症の報告もある[7]．

約半数に fine crackles を聴取する．

ばち指は一般的には認めないが，少数に認めるとの報告もある[7,8,11,13,14,16,17]．

3 画像所見

3分の2以上の症例で，胸部X線上すりガラス(様)陰影・網状粒状陰影を認める．しかし，少数だが正常の胸部X線像を呈する症例もある[5,6,8,11,13]．

RB-ILDのHRCTでは，すりガラス(様)陰影・小葉中心性粒状陰影を認める．肺気腫様の所見を認めることはあっても，胸膜下の蜂巣肺や traction bronchiectasis は認めない[8,11,13,14,18,19]．

4 検査所見

血液生化学的には有意な所見はない．

呼吸機能検査では，軽症～中等症の混合性換気障害を認めることが多いが，正常の場合もある．拡散能の低下を認めることが多い[5,6,8,11,13,16,17]．BALFでは，総細胞数・マクロファージ比率の増加が特徴だが，実施症例は少ない[5]．

5 病理所見

呼吸細気管支やその周辺の肺胞に pigmented macrophage が集簇し，軽度の間質性炎症を認めるのが病理学的特徴である．細気管支周辺の肺胞中隔は軽度に肥厚しているが，線維化は認めない[5,6,11,13]．

6 診断

現在までのところ，確定診断にはビデオ鏡腔鏡下肺生検にて組織診断を行うしかない．

7 管理・治療

重篤でなければ，初期治療として，禁煙と経過観察を行う．禁煙によって，症状および検査所見・画像所見に改善が認められる[6,11,13,14,16]．

重症例や禁煙が成功しているにもかかわらず増悪する場合には，ステロイド薬や免疫抑制剤の投与が考慮されるが，反応はよいと報告されている[5,6,8]．しかし，最近はあまり効果がなかったとの報告が多い[13,14,17]．

8 経過・予後

Mayer ら[5] の報告からまだ歴史が浅く，長期予後については不明である．

現在まで死亡例や進行性の肺線維症になったとの報告は少なく[20]，一般には予後のよい疾患と考えられているが，禁煙やステロイド薬投与で十分な改善が得られないため，予後は必ずしもよくないという報告もある[17]．

喫煙者の男性にみられたRB-ILD症例

症　例 ▶ 37歳，男性
主　訴 ▶ 咳嗽，喀痰
既往歴 ▶ 特記すべきことなし
家族歴 ▶ 特記すべきことなし
生活歴・職業歴 ▶ 看護師
粉塵吸入歴 ▶ なし
喫煙歴 ▶ 20本/日 × 17年
ペット飼育歴 ▶ なし
現病歴 ▶ 平成17年ごろから咳嗽・喀痰が持続し，近医で種々検査を行うも診断に至らず，本院紹介．
理学所見 ▶ 身長170 cm，体重53 kg，体温36.7℃，血圧136/60 mmHg，脈拍70/分(整)，貧血・黄疸なし，心音・呼吸音異常なし，ばち指なし．

[検査所見]

血液検査 ▶ 血球・血液像異常なし.

Blood Chemistry ▶ normal, CRP 0.0 mg/dL, 膠原病関連異常なし.

動脈血ガス ▶ pH 7.38, $PaCO_2$ 46.1 Torr, PaO_2 87.8 Torr (room air).

呼吸機能 ▶ VC 5.02 L (125.8%), $FEV_{1.0}$ 3.97 L (79.9%), RV/TLC 84.0%, DLco 23.75 mL/min/mmHg (95.5%)

BAL 所見 ▶ 回収率 39/150 mL, 総細胞数 4×10^6/mL, 細胞分類 (Eo 0%, Neu 48%, Ly 24%, Mϕ 28%)

[画像所見]

胸部 X 線 ▶ 明らかな異常所見なし.

胸部 CT ▶ 両肺に上葉優位の小葉中心性すりガラス(様)陰影を認める (図1).

病理組織所見 ▶ 軽度肺気腫所見が散見され, 膜性細気管支内腔および周囲の肺胞嚢に, 褐色顆粒を有する肺胞マクロファージの滲出を認めた. 肺胞壁も部分的にリンパ球優位に形質細胞, 時に好酸球など炎症細胞浸潤と線維増生により軽度肥厚していた (図2).

経　過 ▶ 禁煙後, 約2ヵ月で症状が, 胸部 CT 所見 (図1) は6ヵ月後に, 改善を認めた.

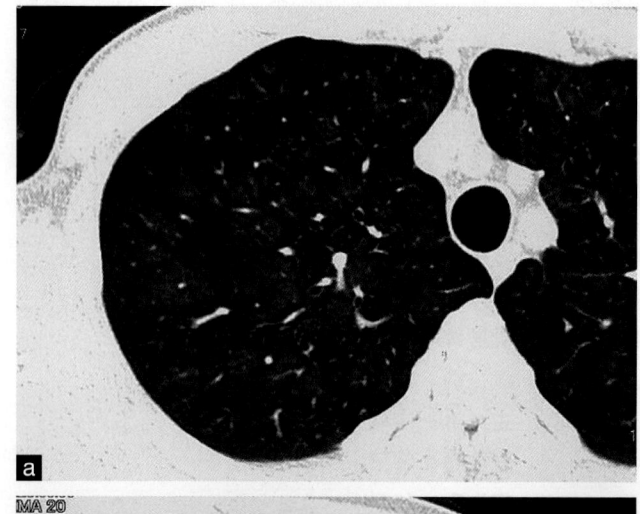

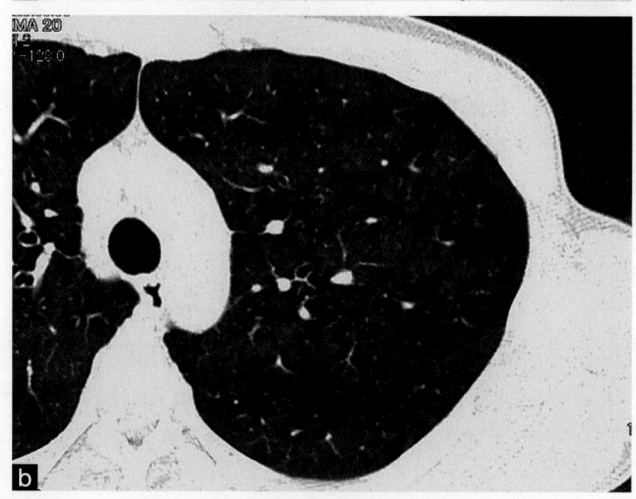

図1　初診時胸部CT
a：初診時(右), b：初診時(左)

呼吸細気管支炎関連間質性肺疾患(respiratory bronchiolitis-associated interstitial lung disease；RB-ILD) | 135

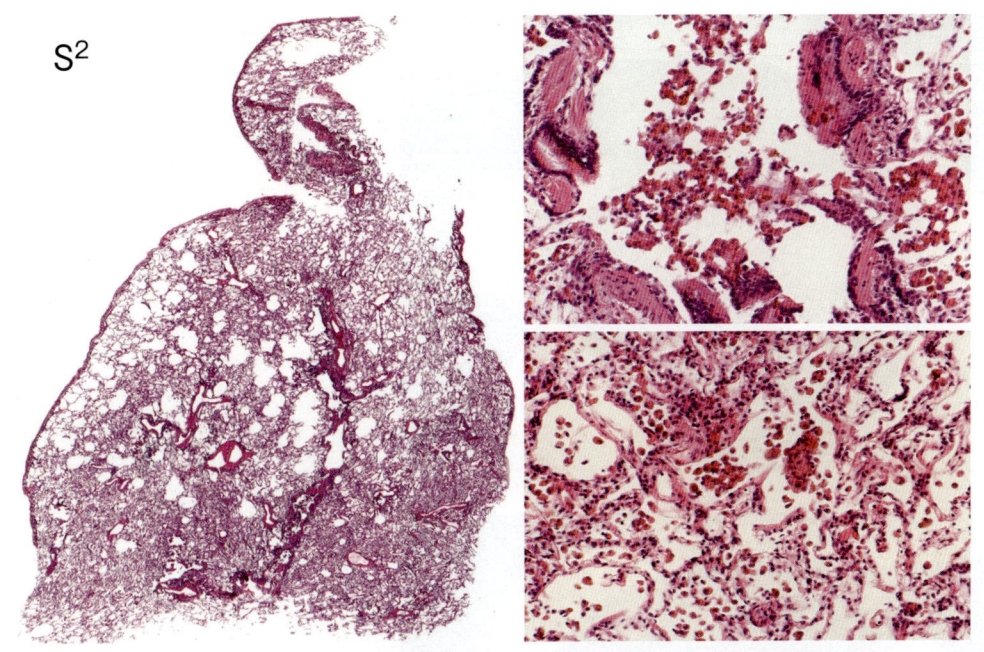

左のルーペ像で軽度の肺気腫様の所見が散見され，右上の膜性細気管支内腔および周囲の肺胞嚢にかけて，褐色顆粒を有する肺胞マクロファージの滲出をみる．肺胞壁も部分的に，リンパ球，形質細胞，時に好酸球など炎症細胞浸潤と，極く僅かの線維成分の増量により，軽度の肥厚するところがあり，内腔に同様の褐色顆粒を有する肺胞マクロファージの滲出もみられる．

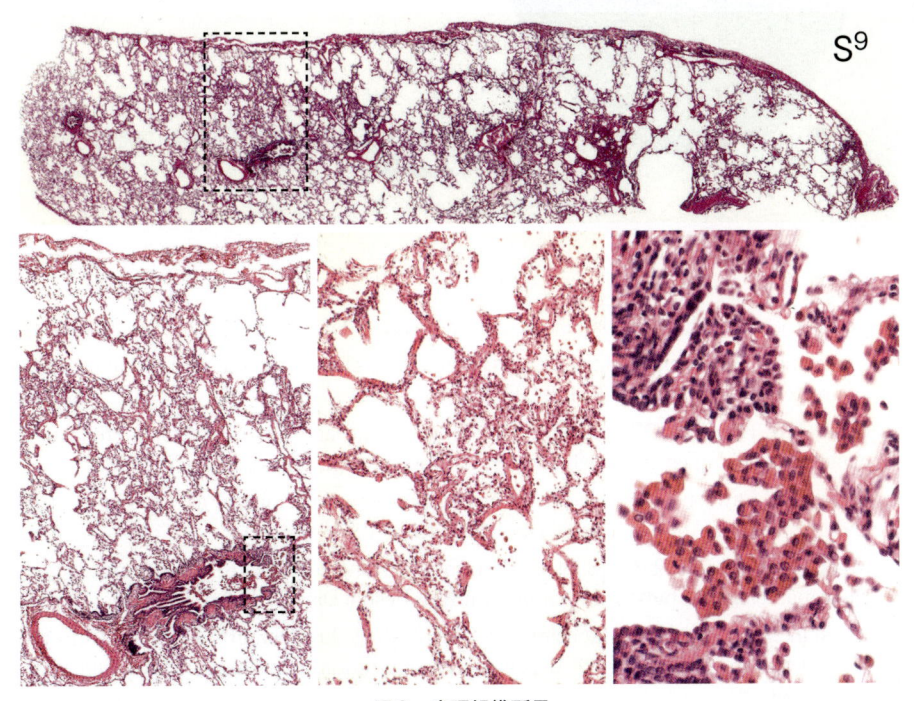

図2 病理組織所見

S9でも上のルーペ像でみると肺気腫性の変化が強く，下に点線で囲んだ部分を示すが，背景の肺胞壁には部分的に軽度の肥厚がみられ(下中央)，また細気管支内腔から肺胞嚢にかけてやはり褐色の色素を有する肺胞マクロファージの滲出がみられる．定型的なrespiratory bronchiolitisに比べると，細気管支の変化のみられる部位が膜性細気管支にもあるなどやや太い部分であるが，タバコ関連の肺病変として理解されると思われる．

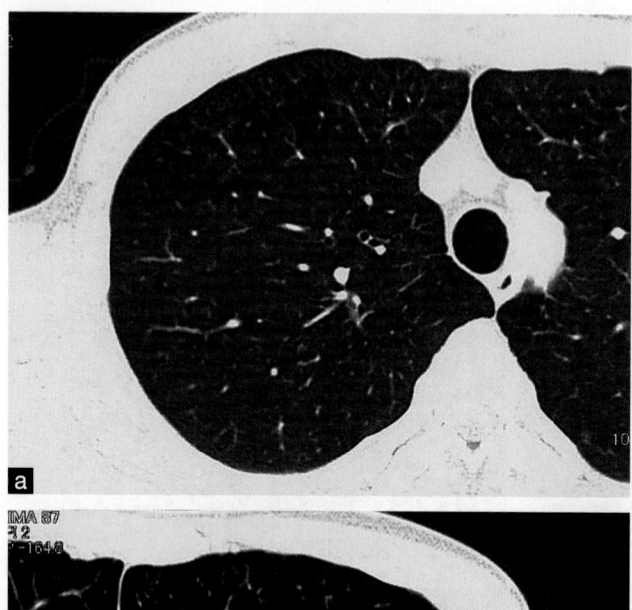

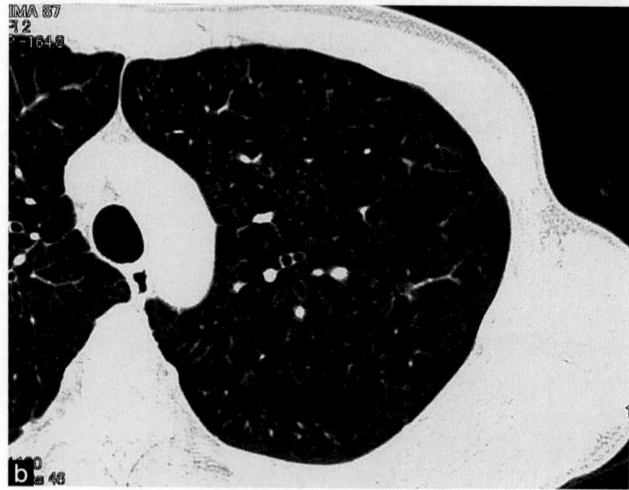

図1 禁煙6ヵ月後の胸部CT
a：改善後(右), b：改善後(左)

文 献

1) Colby TV : Bronchiolitis : pathologic considerations. Am J Clin Pathol 109: 101-109, 1998.
2) Niewoehner DE, Kleinerman J,Rice DB: Pathologic changes in the peripheral airways of young cigarette smokers. N Engl J Med 291: 755-758, 1974.
3) Cosio MG, Hale KA, Niewoehner DE: Morphologic and morphometric effect of prolonged cigarette smoking on the small airways. Am Rev Respir Dis 122: 265-271, 1980.
4) Wright JL, Lawson LM, Pare PD, et al: Morphology of peripheral airways in current smokers and ex-smokers. Am Rev Respir Dis 127: 474-477, 1983.
5) Myers JL, Veal CF, Shin MS, et al: Respiratory bronchiolitis causing interstitial lung disease; a clinicopathological study of six cases. Am Rev Respir Dis 135: 880-884, 1987.
6) Yousem SA, Colby TV, Gaensler EA: Respiratory bronchiolitis-associated interstitial lung disease and its relationship to desquamative interstitial pneumonia. Mayo Clin Proc 64: 1373-1380, 1989.
7) Sadikot RT, Johnson J, Loyd JE, et al: Respiratory bronchiolitis associated with severe dyspnea,exertional hypoxemia, and clubbing. Chest 117: 282-285, 2000.
8) Moon J, du Bois RM, Colby TV, et al: Clinical significance of respiratory bronchiolitis on open lung biopsy and its relationship to smoking related interstitial lung disease. Thorax 54: 1009-

1014, 1999.
9) Katzenstein AA, Myers JL: Idiopathic pnlmonary fibrosis ; clinical of pathologic classification. Am J Respir Crit Care Med 157: 1301-1315, 1998.
10) Heyneman LE, Ward S, Lynch DA, et al: Respiratory bronchiolitis, respiratory bronchiolitis-associated interstitial lung disease, and desquamative interstitial pneumonia: different entities or part of the spectrum of the same disease process? AJR 173: 1617-1622, 1999.
11) Ryu JH, Colby TV, Hartman TE, et al : Smoking-related interstitial lung diseases ; a concise review. Eur Respir J 17 : 122-132, 2001.
12) Caminati A,Harari S: Smoking-related interstitial pneumonias and pulmonary Langerhans Cell Histiocytosis. Proc Am Thorac Soc 3: 299-306, 2006.
13) Patel RR, Ryu JH,Vassallo R: Cigarette smoking and diffuse lung disease. Drugs 68: 1511-1527, 2008.
14) Attili AK, Kazerooni EA, Gross BH, et al: Smoking-related interstitial lung disease:Radiologic-clinical-pathologic correlation.RadioGraphics 28: 1383-1398, 2008.
15) 野間恵之, 小橋陽一郎：Respiratory bronchiolitis associated interstitial lung disease（RB-ILD）. 臨床画像 15：1340-1346, 1999.
16) King TE: Respiratory bronchiolitis associated interstitial lung disease. Clinics in Chest Medicine 14: 693-698, 1993.
17) Portnoy J, Veraldi KL, Schwarz MI,et al: Respiratory bronchiolitis-interstitial lung disease: Long-term outcome. Chest 131: 664-671, 2007.
18) Gruden JF, Webb WR: CT finding in a proved case of respiratory bronchiolitis. AJR 161: 44-46, 1993.
19) Holt RM, Schmidt RA, Godwin JD, et al: High resolution CT in respiratory bronchiolitis-associated interstitial lung disease. JCAT 17: 46-50, 1993.
20) Churg A, Muller NL, Wright JL: Respiratory bronchiolitis/interstitial lung disease fibrosis, pulmonary function,and evolving concepts. Arch Pathol Lab Med 134: 27-32, 2010.

各論2.4
剥離性間質性肺炎
(desquamative interstitial pneumonia;DIP)

新井 徹
(国立病院機構近畿中央胸部疾患センター)

1) 概念と定義

剥離性間質性肺炎 (desquamative interstitial pneumonia;DIP) は, Liebow らが1965年にはじめて提唱した臨床病理学的な疾患概念である[1]. この疾患は好酸性細胞質を有する大単核細胞が末梢気腔内に充満する特徴を有する慢性間質性肺炎である. この疾患名は, この大単核細胞が剥離した肺胞上皮細胞であると考えられたことに由来する. しかし, その後の電子顕微鏡による詳細な検討により, この肺胞腔内に充満する大単核細胞が肺胞マクロファージであることが明らかにされ[2,3], 免疫染色でCD68陽性を示すこともこれに合致する. DIPとUIPは特発性肺線維症のスペクトラムのなかに含まれ, DIPはUIPの初期病変と考えられていたが[4,5], DIPパターンの症例はUIPパターンの症例よりもステロイドに反応し予後がよいことが報告された[5]. したがって, 発症初期から画像所見, 病理所見, 治療反応性が異なるため, 現在では, 両者は別個の臨床病理学的疾患と考えられている[6-8].

DIPはrespiratory bronchiolitis-associated interstitial lung disease (RB-ILD) と強拡大では共通の組織学的な特徴を有するが, DIPの肺病変はびまん性, 均質であることが特徴である. RB-ILDの肺病変では小葉中心部に優勢であることが特徴である. RB-ILDは1986年にMyersらによって提唱された疾患概念で, 呼吸細気管支炎を伴った慢性間質性肺炎である[9]. 組織学的には, 褐色調の細胞質をもつマクロファージが呼吸細気管支腔内および, その周辺の肺胞腔内に認められる. DIPとRB-ILDは類似した組織学的特徴を備え, ともに喫煙との関連が考えられているため, DIPとRB-ILDが喫煙関連間質性肺炎として一連の疾患範疇に含める方がよいとの意見もある[10].

2) 病因, 病態

DIPの原因は明らかではないが, 喫煙との関連が推定されている. しかし, 非喫煙者においても稀に発症が認められ, 受動喫煙やその他の環境からの吸入が関与する可能性が指摘されている[5,6,7,10].

3) 臨床症状

DIPは全間質性肺炎の3%未満と稀な疾患である[8]. 発症年齢はIPF/UIPよりも若いと考えられており, 40～50歳に発症することが多いが, 16～29歳までの発症例も報告されている[1,11]. 男女比は2:1で男性に多い. 症状は軽度のことが多いが, 乾性咳嗽や軽度の労作時呼吸困難を認める. 胸部聴診では, 約半数にfine cracklesを認める[7,10]. ばち指は約半数で認められる[5,11].

4) 画像所見

胸部X線:両中下肺野を主体としたすりガラス(様)陰影が認められる. しかし, 3～22%程度の症例で, 明らかな異常陰影を認めない[12]. 一部の症例においては蜂巣肺が認められる[13]. 全

肺野に粒状陰影を認める例も報告されている．

胸部 HRCT：典型的には下肺野，外側優位に分布するすりガラス（様）陰影，小囊胞陰影を認める．陰影はびまん性，または，斑状に分布する．すりガラス（様）陰影は肺胞腔内のマクロファージの集簇と軽度の肺胞隔壁の肥厚を反映する．不整な線状陰影や網状陰影も認められるが，軽度で肺底区に限局して認められる．軽度の蜂巣肺は3分の1以下の症例で下肺野末梢に認められる．RB-ILD は DIP と類似した所見を示すが，RB-ILD では小葉中心性の小結節陰影，すりガラス（様）陰影を呈する点が異なる[12,14]．

DIP のすりガラス（様）陰影は，UIP に認められるすりガラス（様）陰影と異なり禁煙やステロイド投与によって改善することが報告されている．すりガラス（様）陰影から網状陰影への変化は稀である[12]．

画像で鑑別を要する疾患は，NSIP，RB-ILD，過敏性肺炎，サルコイドーシス，ニューモシスチス肺炎，器質化肺炎，好酸球肺炎などである[11,12]．

5）検査所見

わが国の DIP17 例の報告では，抗核抗体陽性は52.9%，リウマチ因子陽性は35.3%と報告されている[15]．また，17例の気管支肺胞洗浄液を行った症例では BAL 中の好酸球分画は軽度から中等度増加（平均18%，中央値9%）を認め[15]，末梢血も2例において約20%に増加していた[15]．BAL 中のリンパ球や好中球増加も認められる[12]．DIP の BAL では，PAS 染色陽性の顆粒を有するマクロファージを認め，鉄染色で軽度陽性を示すことがある[7]．

血清マーカーに関しては多数例における検討はなされていない．しかし，陰影の程度に比較して KL-6，SP-D が低値を示す症例が報告されている．

肺機能検査では，典型的には拘束性障害，拡散能低下を示す．しかし，拡散障害のみ症例，閉塞性障害を示す例，正常症例も認められる[7]．

6）病理組織所見

DIP の肺病変はびまん性で比較的一様に分布することが特徴である．末梢気腔内には，一見，II型肺胞上皮細胞に類似する，褐色調細胞質を有する肺胞マクロファージが充満する．このマクロファージの細胞質にはジアスターゼ抵抗性の PAS 陽性顆粒がみられる．鉄染色でも軽度の陽性を示すことがある．気腔内には好酸球も散見される．肺胞壁には立方状のII型肺胞上皮細胞の著明な増生を認め，肺胞隔壁は軽度の線維化と，リンパ球，形質細胞，好酸球などの炎症細胞の軽度の浸潤により肥厚する．UIP と異なり，線維化の空間的分布と時相は比較的均一で，肺構造の改築傾向に乏しい[1,5-7,11,12]．症例によっては膠原線維の増加が著明で，fibrotic NSIP に類似した肺の構造改築が認められる[16]．線維芽細胞巣はないか，あってもわずかである[6]．また，リンパ濾胞形成が目立つ症例も存在する[7]．

7）鑑別診断

肺胞腔内のマクロファージの集簇は様々な間質性肺疾患に共通して認められ，DIP like reaction（DIP 様反応）といわれている[6,7,10]．喫煙歴を有する UIP や NSIP といった IIPs の他病型にも認められる．特に，NSIP に DIP 様反応を認めた場合，DIP との鑑別はしばしば困難である．ただ，DIP と DIP 様反応を伴った NSIP の予後や治療反応性は類似しており，肺胞隔壁の線維化が目立ち，DIP 様反応を伴う例は NSIP にした方がよいとの意見もある[10]．DIP 様反応はランゲルハンス細胞組織球症にしばしば認められるが，ランゲルハンス細胞を多数含む結節性病変が認められれば DIP との鑑別は困難ではない[6,7]．がん，炎症，結節性病変の周辺にも限局性の DIP 様反応が認められることがある[6]．また，hard metal pneumoconiosis や asbestosis などのじん肺，薬剤性肺炎（Nitrofurantoin）でも DIP 様のパターンを示す[6,7]．慢性好酸球性肺炎の中には好酸球が目

立たずDIPとの鑑別が困難な場合がある[6]. サイトメガロウィルスやニューモシスチス肺炎などの感染症でDIPパターンの病変を示した報告もあり，注意を要する[6].

8) 治療，経過

喫煙が発症に関わると考えられ，喫煙者に関しては禁煙を行うべきである．禁煙のみでDIPの寛解が得られた例が報告されているが，それだけでは不十分で進行する例も報告されている．禁煙とステロイド投与により病状は改善し，10年後の生存は64%である[5,7]. 一部予後不良の症例もあるが，IPF/UIPに比較して予後良好である．また，軽度の線維化のみの症例をDIPとした場合には，さらに予後は良好と考えられる[5,17].

特発性肺線維症（IPF/UIP）では経過中に急性増悪を認めることが報告され，近年，IPF以外の間質性肺炎においても急性増悪が報告されている．DIPに関しても，VATS後に急性増悪を生じた例が報告されている[18].

■症例：刺青の若年男性に発症したDIPの一例[19]

症　例 ▶ 29歳
性　別 ▶ 男性
主　訴 ▶ 労作時呼吸困難（MRC 4），咳嗽
既往歴 ▶ 糖尿病
家族歴 ▶ 特記すべきことなし
職業歴 ▶ 自由業
喫煙歴 ▶ 20本×15年（14〜29歳）
現病歴 ▶ 20歳頃から刺青を刻み始め，27歳時に着色を開始したころから乾性咳嗽，労作時呼吸困難が出現し，MRC 4〜5程度に増悪したために，精査加療を目的に紹介され，入院となった．
現　症 ▶ 身長173.5 cm，体重105 kg，バチ状指なし．胸部聴診：fine crackles聴取せず．表在リンパ節腫脹なし，明らかな皮疹を認めず．

画像所見（図1, 2）▶
　胸部X線：両下肺野優位にすりガラス（様）陰影を認め，肺容量減少を認める．
　高分解能CT：両下葉，中葉，舌区中心にすりガラス（様）陰影を認める．下葉は容量減少を示す．
肺機能 ▶ VC 1,180 mL（27.9%），1秒率100%，%DLco 18.5%
検査所見 ▶ WBC 8,600/μL，CRP 0.30 mg/dLで著明な炎症所見を認めず．LDH 534 IU/Lと著明に上昇し，CEA 29.5 ng/mL，CYFRA 4.4 ng/mLと高値を示した．抗核抗体，RAPAは陰性であった．刺青の色素（赤，黄，緑，黄緑，青，黒）に対するDLSTはすべて陰性であった．
喀痰所見 ▶ 一般細菌：常在菌，抗酸菌塗抹，培養陰性，細胞診：異型細胞なし
BALF所見（左B[4]）▶ 総細胞数 3.07×10^5/mL，分画：Mϕ 34.3%，Neu 17.5%，Ly 3.1%，Eo 45.1%，CD4/8 0.79
経気管支肺生検 ▶ 軽度の胞隔炎の所見のみ
外科的肺生検（右S[4]）▶ 病変は採取した組織中に均一に認められ，時相も均一であった．肺胞壁はリンパ球，形質細胞浸潤により肥厚し，腔内には褐色色素を持った多数のマクロ

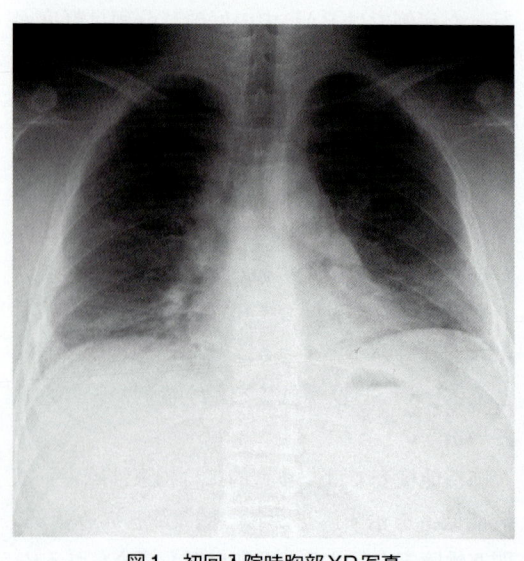

図1　初回入院時胸部XP写真

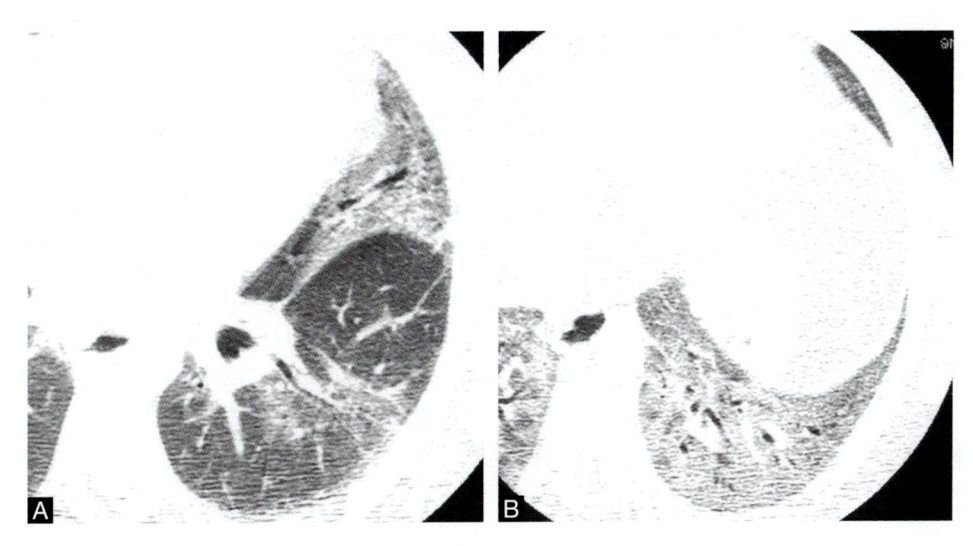

図2 初回入院時高分解能CT
（A：左舌区，B：左下葉）

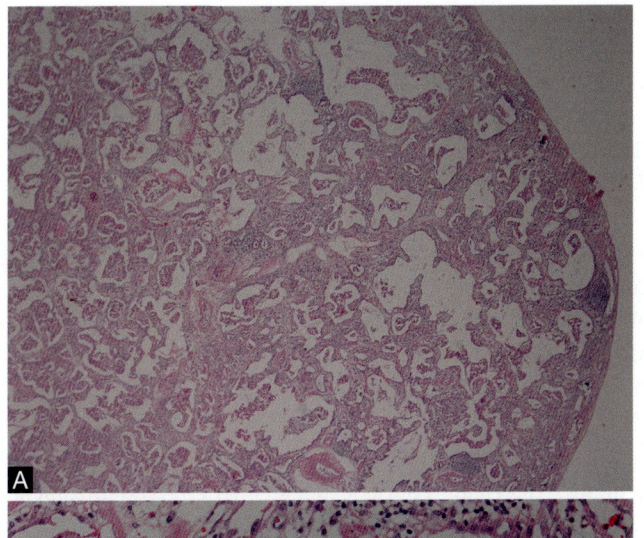

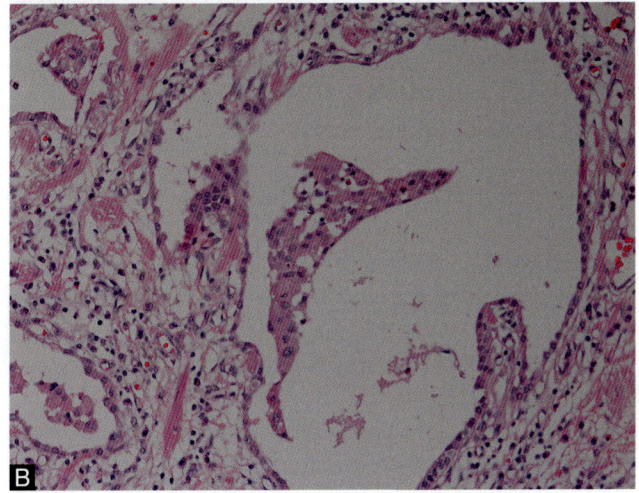

図3 VATS組織（右S⁴）
肺病変はびまん性，均質である．肺胞壁の走行に沿って中等度の線維化病変を認める．末梢気腔内には大単核細胞の集簇を認める．間質には小型のリンパ球形成を認める（A：HE stain，×2）．末梢気腔内に大単核細胞と数個の好酸球を認める．肺胞壁を被覆して2型肺胞上皮細胞の増生を認める．線維化病変によって肥厚した間質には形質細胞を含むリンパ球系細胞を認める（B，HE stain，×20）．

ファージが充満するが，好酸球はわずかであった．DIPに矛盾しない所見であった．

経　過 ▶ メチルプレドニゾロン1g/日×3日間のパルス療法を行い，プレドニゾロン60 mg/日から開始して漸減を行った．咳嗽，労作時呼吸困難は改善し，血液ガス分析にてPaO_2 89.6 Torr（室内気）への上昇を認めた．胸部X線，HRCTでも明らかにすりガラス（様）陰影の改善を認めた．しかし，その後，4度の再燃を生じ，ステロイドの増量，免疫抑制剤の追加も行ったが，診断から3年半の経過で両側肺病変の進行による呼吸不全にて死亡した．

9）考察

予後良好とされるDIPの中では，本例は治療抵抗性を示し，不幸な転帰をたどった[19]．経過中，禁煙はできていたと思われるが，職業柄，受動喫煙は回避できなかった可能性は否定できない．臨床経過から本例のDIPの原因として刺青の関与を強く疑ったが証明は不可能であった．一般にDIPはステロイド反応性が良好であるが，本例のように治療抵抗性の症例が認められるため注意を要する[5,20,21]．

文　献

1) Liebow AA, Steer A, Billingsley JG, et al: Desquamative interstitial pneumonia. Am J Med 39: 369-404, 1965.
2) Brewer DB, Heath D, Asquith P: Electron microscopy of desquamative interstitial pneumonia. J Pathol 97: 317-323, 1969.
3) Tubbs RR, Benjamin SP, Reich NE, et al: Desquamative interstitial pneumonia. Cellular phase of fibrosing alveolitis. Chet 72: 159-165, 1977.
4) King TE Jr: Idiopathic pulmonary fibrosis. In: Schwarz MI, King TE Jr, Eds. Interstitial lung disease, 2nd ed. St. Louis: Mosby Year Book 367-403, 1993.
5) Carrington CB, Gaensler EA, Coutu RE, et al: Natural history and treated course of usual and desquamative interstitial pneumonia. N Engl J Med 298: 801-809, 1978.
6) Travis WD, Colby TV, Koss MN: Non-neoplastic Disorders of the Lower Respiratory Tract. American Registry of Pathology, Washington: 109-115, 2002.
7) 日本呼吸器学会編．特発性間質性肺炎診断と治療の手引き，改訂第2版．南江堂：93-96, 2011.
8) American Thoracic Society: Idiopathic pulmonary fibrosis: diagnosis and treatment. International consensus statement. American Thoracic Society (ATS), and European Respiratory Society (ERS). Am J Respir Crit Care Med 161: 646-664, 2000.
9) Myers JL, Veal CF Jr, Shin MS, et al: Respiratory bronchiolitis causing interstitial lung disease: a clinicopathologic study of six cases. Am Rev Respir Dis 135: 880-884, 1987.
10) Katzenstein A: Katzenstein and Askin's Surgical Pathology of Non-Neoplastic Lung Disease. 4th edition. Saunders: 61-66, 2006.
11) Gaensler EA, Gogg AM, Prowse CM: Desquamative interstitial pneumonia. New Engl J Med 274: 113-128, 1966.
12) American Thoracic Sosiety/European Respiratory Society international multidisciplinary consensus classification of the idiopathic interstitial pneumonias. Am J Respir Crit Care Med 165: 277-304, 2002.
13) Feigin DS, Friedman PJ: Chest radiography in desquamative interstitial pneumonitis: a review of 37 patients. AJR 134: 91-99, 1980.
14) Heyneman LE, Ward S, Lynch DA, et al: Respiratory bronchiolitis, respiratory bronchiolitis-associated interstitial lung disease, and desquamative interstitial pneumonia: different entities

or part of the spectrum of the same disease process? AJR 173: 1617-1622, 1999.

15) 石井　寛, 迎　寛, 松永優子, 他：剥離性間質性肺炎の一例〜本邦報告例の臨床的検討〜. 日呼吸会誌 40：160-165, 2002.

16) Kawabata Y, Takemura T, Hebisawa A, et al: Eosinophilia in bronchoalveolar lavage fluid and architectural destruction are features of desquamative interstitial pneumonia. Histopathology 52: 194-202, 2008.

17) Nicholson AG, Colby TV, Dubois RM, et al: The prognostic significance of the histologic pattern interstitial pneumonia in patients presenting with the clinical entity of cryptogenic fibrosing alveolitis. Am J Respir Crit Care Med 162: 2213-2217, 2000.

18) 余語由里香, 小山田吉孝, 石井　誠, 他：胸腔鏡下肺生検後に急性増悪した剥離性間質性肺炎の1例. 日呼吸会誌 41：386-391, 2003.

19) Arai T, Inoue Y, Hayashi S, et al: Intractable desquamative interstitial pneumonia in a tattooed man. Intern Med 45: 1055-1058, 2006.

20) Flusser G, Gurman G, Zirkin H, et al: Desquamative interstitial pneumonitis causing acute respiratory failure, responsive only to immunosuppressants. Respiration 58: 324-326, 1991.

21) Gould TH, Buist MD, Meredith D, et al: Fluminant desquamative interstitial pneumonitis. Anesthe Intensive Care 26: 677-679, 1998.

各論2.5
特発性器質化肺炎
(cryptogenic organizing pneumonia;COP)

富井啓介
(神戸市立医療センター中央市民病院)

1) 概念・定義

特発性器質化肺炎(cryptogenic organizing pneumonia；COP)は1983年にDavisonらが感染を伴わない器質化肺炎でステロイド反応良好であるが再発する8例をこの名称で行った[1]のが最初の報告であるが，1985年EplerらがBOOP (bronchiolitis obliterans organizing pneumonia) という名称の新たな疾患概念として報告[2]したのちに広く認知されるようになった．BOOPは斑状の器質化肺炎を伴う閉塞性細気管支炎で，組織学上細気管支，肺胞道から一部肺胞に至るポリープ状の肉芽組織が存在するという特色があり，背景の構造破壊は伴わないものとされ，彼らはこの疾患は非可逆性閉塞を伴う閉塞性細気管支炎 (constrictive bronchiolitis obliterans) とは異なりステロイドによって寛解が得られる点と，また特発性肺線維症としばしば混同されている点が重要であるとした．その後，特にわが国において臨床的には特発性肺線維症との鑑別よりもむしろ慢性好酸球性肺炎との異同についての議論が続いたのち，両者は組織中やBAL液中の好酸球の多寡で判別せざるを得ず，またその判別値も確定的でないことからBOOP/EPとして一括して扱われるようになった．さらにBO所見そのものは頻度が少なくまた呼吸機能上閉塞性障害を示すことが稀であることなどから，この疾患にとってBOは本質的でなくむしろDavisonら[1]によって報告されたCOPの方がより正確にこの疾患を反映するという提唱がATS/ERSコンセンサス分類[3]でなされ現在に至っている．何らかの原因があって器質化肺炎を呈する，いわゆる二次性OPには，様々な疾患病態が含まれる．膠原病 (関節リウマチ，皮膚筋炎，シェーグレン症候群，Sweet病，ベーチェット病，リウマチ性多発筋痛症，RS3PE，成人スチル病など)，各種薬剤 (抗生剤，金製剤，MTX，サラゾピリン，生物学的製剤，アミオダロン，フェニトイン，カルバマゼピン，サリドマイド，抗がん剤など)，血液疾患 (白血病，悪性リンパ腫，骨髄異形成症候群)，骨髄移植，肺がん，放射線照射，HIV感染，冠動脈バイパス手術に随伴する例など[4]があり，またKatzenstein[5]はBOOPをdiffuse alveolar damage (DAD) と共に急性肺障害のひとつの反応型であるとの認識も示している．さらにCOPとは明らかに異なる臨床病理像を呈する各種疾患 (NSIP，慢性過敏性肺炎，ウェゲナー肉芽腫，リンパ増殖性疾患など) のなかにも部分的な所見としてOPを有するものも存在するため，これらOPの原因となる病態やOP所見を伴う他病態を除外した上で初めてCOPと診断しなければならない．すなわち病理所見名としてのOPと疾患名としてのCOPは混同しないように注意する必要がある．

気腔内病変が主体であるためCOPは本来間質性肺炎として考えるべき病態ではないが，ATS/ERSコンセンサス分類[3]においてIIPsの一病型として残っているのは，COPが特発性の病態であることと，II型肺胞上皮の過形成を

伴う肺胞壁へのリンパ球浸潤などから他のIIPと混同されやすいからとの理由である．

2）臨床症状

COPは50～60歳代に多く，男女差はない．特徴的な症状はなく，咳嗽，発熱，呼吸困難などが一般的である[1,2]．症状の持続期間はUIPなどと比べると短く，無症状の検診発見例も時に認められる．ばち指を認めることはない．

3）画像所見

両側，多発，散在性に肺炎様の融合性陰影が非区域性に拡がるのが特徴である．HRCTでは濃厚でair-bronchogramを伴う肺胞腔内充満性の陰影が認められ，胸膜直下や気管支血管周囲に分布することが多い[6,7]．不整型の多発結節影や塊状影で胸膜へ伸びる線状影 pleural tagを伴う場合や，比較的中枢側の気腔内病変と無気肺によると考えられる parenchymal band とよばれる気道から胸膜へ向かう板状ないし線状無気肺様の陰影をとることがある[8]．また不規則に分布するすりガラス（様）陰影もしばしば認められるが，その周囲に輪状もしくは三日月状に濃いコンソリデーションの存在する場合があり，"reversed halo sign" として COP に比較的特異度の高い所見とされている[9]（図1a）．さらに比較的稀ながら弓状もしくは多角形状の線状影で小葉辺縁部に相当するため "Perilobular pattern" とされる陰影をとる場合もある[10]（図2a）．

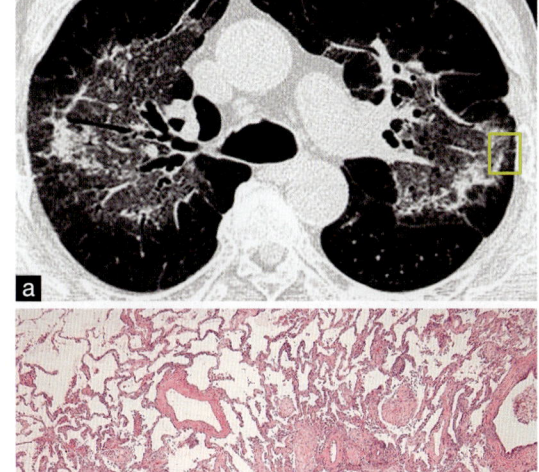

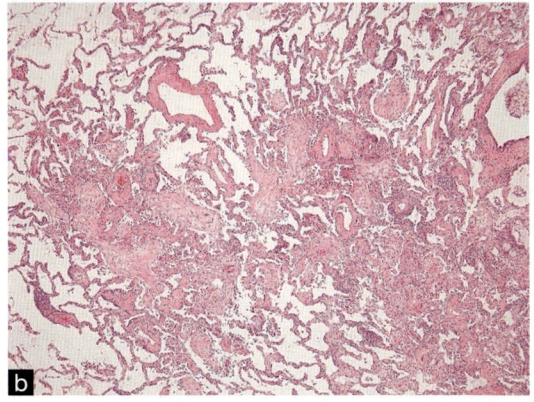

図1　気管支血管周囲に reversed halo sign を呈したCOPの1例
a) HRCTでは中枢側気管支血管周囲にすりガラス（様）陰影が拡がりその周辺をコンソリデーションが取り囲む．
b) 左S¹⁺²のVATS標本（CTで□の部分）では末梢気腔内に器質化病変を多数認める．周辺の肺胞壁に細胞浸潤を認めるが，著明な好酸球浸潤や間質の線維化は認められない．

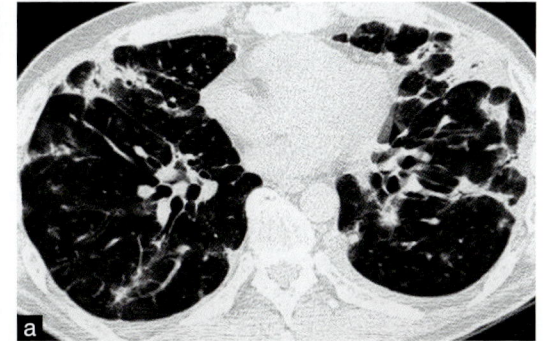

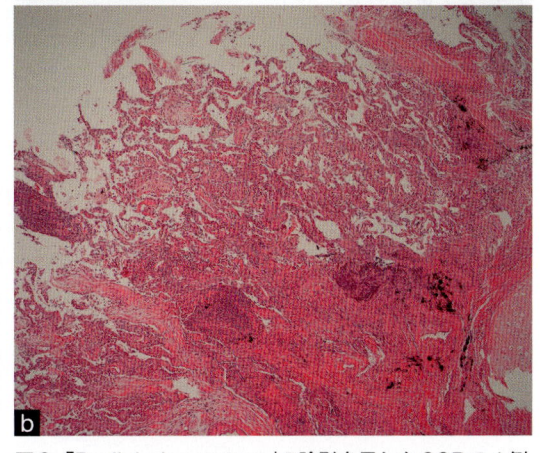

図2　「Perilobular pattern」の陰影を呈したCOPの1例
a) HRCTでは胸膜直下のコンソリデーションと小葉を取り囲むような多角形の陰影を認める．
b) TBLB標本で末梢気道から肺胞道にかけての気腔内器質化病変を認める．

COPでは経過とともに自然軽快や陰影の移動が認められることがあり他疾患との鑑別にきわめて有用であるが，慢性好酸球性肺炎と画像で鑑別することはできない．画像上の鑑別診断としてはそのほかに細菌性肺炎（特に非定型肺炎），誤嚥性肺炎，肺結核，非結核性抗酸菌症，真菌症などの感染，肺がん（特に気管支肺胞上皮がん），悪性リンパ腫などの腫瘍，さらにはサルコイドーシス，ウェゲナー肉芽腫症といった肉芽腫性疾患，感染性肺塞栓，さらにはNSIP，膠原病肺を始めとする間質性肺炎などがあげられる．

4) 検査所見

一般採血検査では炎症所見や白血球増多が認められるが特異的なものはない．肺機能検査では拘束性障害が認められることが多く，BALではリンパ球比率や好酸球比率の増加，CD4/8の低下が認められることが多い[11-13]．COPと診断するためにはむしろBALによって肺炎，結核，非結核性抗酸菌症などの感染症を否定するという意義が大きい．BAL中の好酸球比率がきわめて高い時は慢性好酸球性肺炎を考慮しなければならないが，その一つの目安として25%以上とする報告が多い[12,13]．

5) 病理所見

ATS/ERSコンセンサスで述べられているOPパターンの組織学的特徴[3]は，肺胞ないし肺胞道から細気管支のいわゆる末梢気腔内への器質化した線維化であり，細気管支内腔へのポリープ状の器質化の存在はあってもなくても差支えない．病変の分布は斑状で時相は均一である．単核球の様々な程度の間質への浸潤，II型肺胞上皮化生，肺胞腔内泡沫細胞などを伴うが，蜂巣肺や広範な間質の線維化，肉芽腫，好中球浸潤，壊死，硝子膜，広範な好酸球浸潤，血管炎などは伴わない．ここで注意すべきは間質への細胞浸潤を伴っても間質性肺炎とよべるほどの間質の線維化はないという点である．膠原病に伴う間質性肺炎やNSIP，AIP，過敏性肺炎などの中には，間質性肺炎に加えて気腔内器質化というOP様所見を伴うものがあり，これらを間質性肺炎の範疇としてとらえるのか，間質性肺炎とOPのオーバーラップとしてとらえるのか，あるいはOPの範疇に入れてしまうのか，その判断の容易でない場合がある．そのため画像上定型的COPとは異なり，他の間質性肺炎の可能性も疑う所見のある場合はある程度まとまった広がりのあるVATS標本で評価する必要がある（図1b）．一方COPの定型例では，気腔内器質化病変を捉えられればTBLB標本においても十分に診断が成立する（図2b）．

6) 診断

炎症所見を伴う多発浸潤影では，まず非定型肺炎，誤嚥性肺炎，結核，非結核性抗酸菌症などの感染症を否定する必要がある．喀痰検査やBALによる気道検体の細菌学的精査，マイコプラズマ，クラミジアなどの血清学的精査などが必須となる．末梢血やBAL液中の白血球分類で好酸球増多が顕著な場合は好酸球性肺炎を考慮するべきであるが，COPと考えられる症例でも通常の肺炎よりは好酸球の多いことがある．感染症が否定的で経過中に陰影の自然軽快や移動が明らかであればCOPの可能性が高い．このような陰影の変化が認められない場合は，細気管支肺胞上皮がんや肉芽腫性疾患，リンパ増殖性疾患を否定し，かつOP所見を確認するために病理組織学的検査が望まれる．TBLBにおいて十分に診断が下せない場合は積極的にVATSも考慮する．

定型的なCOP例は各種抗生剤を1～2週間使用しても改善しない抗生剤不応性の肺炎として専門医に紹介される場合が多い．臨床経過や陰影の分布，血液学的検査において通常の肺炎とは矛盾しかつCOPに合致する定型例では必ずしも病理組織学的検査は必要なく[13]，抗生剤を中止してステロイド投与することで軽快を確認する場合もある（症例）．

7) 管理・治療

一般にCOPではステロイド反応性が良好とされる．ステロイドの使用量については一定の見解はないが，プレドニゾロン1 mg/kg/日程度を4～8週継続して漸減するのが一般的であるが，0.5 mg/kgで陰影の軽快，消失の得られることも多い．ただしステロイドを減量，離脱後に再燃する例もあり，ステロイド中止後も継続した観察が必要である．ステロイドの副作用が問題となる場合や再発，増悪のためステロイド減量が困難な例では免疫抑制剤の併用を行う．

8) 経過予後

COPの予後は一般に良好とされる．二次性OPについてもCOPと同等の治療反応性を認めるが，原疾患そのものの治療法や予後の違いがある[14]．NSIPや膠原病に伴う間質性肺炎の部分所見としてのOPの場合は，間質性肺炎の進展により線維化の進行や急性増悪をきたし予後不良の場合がある．

■定型的COP症例

症　例▶47歳，男性
主　訴▶発熱，咳嗽．
既往歴▶特記事項なし．
生活歴▶喫煙20本/日，12年間．職業事務職
現病歴▶平成21年6月8日より38℃台の発熱が生じ，6月10日近医で胸部X線写真上左下肺野にコンソリデーションを認め，抗菌薬処方されたが改善なし．6月15日，6月19日と抗生剤を変更されるも発熱持続し6月23日当院へ紹介され，翌日入院となった．
入院時現症▶体温37.8℃，皮疹，関節腫脹認めず，体表リンパ節触知せず．左下肺野でcoarse crackles聴取．
入院時検査所見▶WBC 9700 (Band 5%, Seg. 63%, Lymph. 24%, Mono.5%, Eos. 1%, Baso. 2%)，CRP 3.1 mg/dL，TP 7.3 g/dL，ALB 3.8 g/dL，GLOB 3.5 g/dL，AST19 IU/L，ALT 27 IU/L，LDH 177 IU/L，CK 66 IU/L，KL-6 339 U/mL，sIL-2R 830 U/mL，CEA 0.9 ng/mL，CA 19-9 8 U/mL，β-Dグルカン<1.2 pg/mL，マイコプラズマCF抗体<40倍，

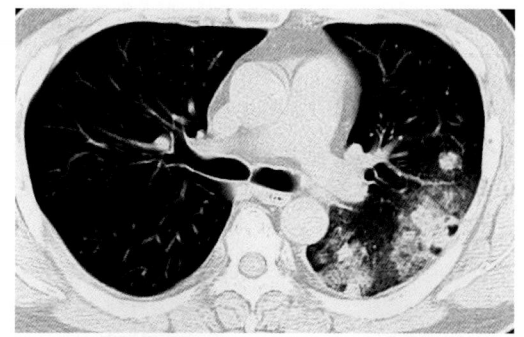

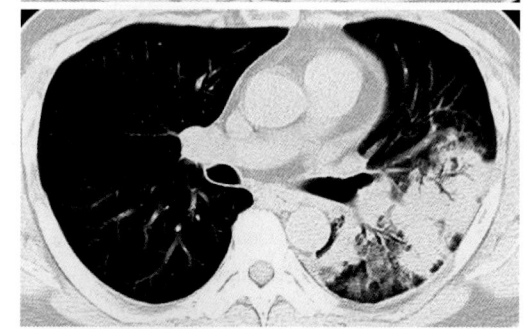

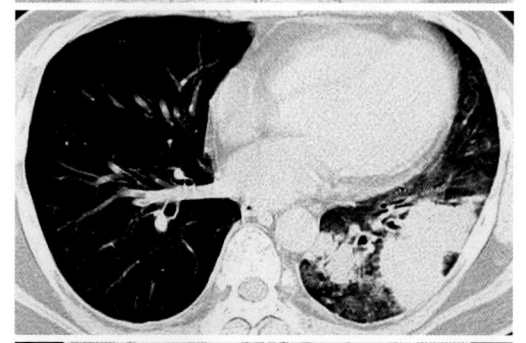

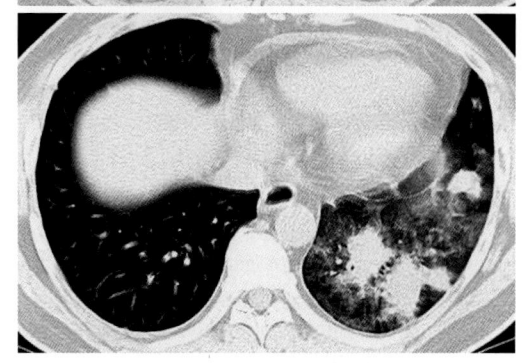

図3　入院時HRCT
定型的なCOP症例．陰影は片側性であるが，非区域性に多発の結節，塊状のコンソリデーションを認める．

寒冷凝集素<8倍，クラミジアニューモニエ IgA(-)，IgG(-)，IgM(-)，P-ANCA<1.3 U/mL，C-ANCA<3.5 U/mL，抗RNP抗体(-)，抗SS-A抗体(-)，抗SS-B抗体(-)（**図3**）

経　過▶経過と血液検査所見より感染症は否定的であり，まずCOPの可能性が考えられた．その他の疾患除外のため6月26日気管支鏡を試みたが，検査施行時体動激しく鎮静剤繰り返すも困難であり検査を拒否された．入院後抗生剤はすべて中止したが陰影に変化なく，治療的診断として6月28日よりプレドニゾロン30 mg/日開始したところ解熱とともに陰影消退し，ステロイド漸減しても再発を認めず，陰影は消失した．

文献

1) Davison AG, Heard BE, et al: Cryptogenic organizing pneumonia. Q J Med 52: 382-394, 1983.
2) Epler GR, Colby TV, et al: Bronchiolitis obliterans organizing pneumonia. N Engl J Med 312 : 152-158, 1985.
3) ATS/ERS International Multidisciplinary Consensus Classification of Idiopathic Interstitial Pneumonias: General Principles and Guidelines. American Thoracic Society, Toronto, May 2000.
4) Epler GR: Bronchiolitis oblterans organizing pneumonia. Arch Intern Med 161: 158-164, 2001.
5) Katzenstein ALA: Acute lung injury patterns: Diffuse alveolar damage andbronchiolitis obliterans-organaizing pneumonia. In Surgical pathology of non-neoplastic lung disease. 4th ed. Saunders: 34-49, 2006.
6) Muller NL, Staples CA, et al: Bronchiolitis obliterans organizing pneumonia: CT features in 14 patients. AJR 154: 983-987, 1990.
7) Lee KS, Kullnig, et al: Cryptogenic organizing pneumonia: CT findings in 43 patients. AJR 162: 543-546, 1994.
8) Akira M, Yamamoto S, et al: Bronchiolitis obliterans organizing pneumonia manifesting as multiple large nodules or masses. AJR 170: 291-295, 1998.
9) Kim SJ, Lee KS, et al: Reversed halo sigh on high-resolution CT of cryptogenic organizing pneumonia: Diagnostic implications. AJR 180: 1251-1254, 2003.
10) Ujita M, Renzoni EA, at al: Organizing pnumonia: Perilobular pattern at thin-section CT. Radiology 232: 757-761, 2004.
11) 泉　考英，長井苑子，他：BOOP症例におけるBALF細胞所見―特にUIP症例との比較―日胸疾会誌 27：474-480，1989.
12) Poletti V, Cazzato S, et al：The diagnostic value of bronchoalveolar lavage and transbronchial lung biopsy in cryptogenic organizing pneumonia. Eur Respir J 9: 2513-2516, 1996.
13) Jara-Palomares, Gomez-Izquierdo L, et al: Utility of high-resolution computed tomography and BAL in cryptogenic organizing pneumonia. Resp Med 104: 1706-1711, 2010.
14) Drakopanagiotakis F, Paschlaki K, et al: Cryptogenic and secondary organizing pneumonia. Clinical presentation, ragiographic findings, treatment response, and prognosis. Chest 139: 893-900, 2011.

各論2.6
急性間質性肺炎(acute interstitial pneumonia；AIP)と特発性肺線維症(IPF)の急性増悪

富井 啓介
(神戸市立医療センター中央市民病院)

1 AIP

1) 概念・定義

 特発性間質性肺炎（IIPs）の一病型として分類されている急性間質性肺炎（AIP）は，急速に進行する低酸素血症と両肺の浸潤影を特徴とし，通常人工呼吸器装着を余儀なくされ，救命困難な予後不良の疾患である．臨床的には原因の見当たらない特発性のARDSと考えられ，剖検所見で器質化したびまん性肺胞障害（DAD）を特徴とする[1,2]．

 この疾患は1944年にHamman-Rich症候群として報告された症例の中に臨床的にも病理学的にも同一と考えられるものがあり，基礎疾患のない健常者に生ずる．発生頻度はIIPsの中ではきわめて稀であり，これまで報告されたものの中には次に述べるIPFの急性増悪ないしは未診断膠原病に伴う急性間質性肺炎が含まれる可能性がある．

2) 臨床症状

 幅広い年齢層で生ずるが平均して50歳前後とされ，特に性差や喫煙の影響はない[2]．患者はしばしばウイルス感染を示唆するような筋痛，関節痛，発熱，悪寒，全身倦怠を前駆症状とし，数日の経過で呼吸困難が増強し呼吸不全に至りARDSの診断基準をみたすレベルの酸素化能低下を示す．

3) 画像所見

 胸部X線では両肺びまん性のすりガラス陰影ないしコンソリデーションをきたす．HRCTではこれらの陰影に加えて牽引性気管支拡張といった既存構造の変形が認められる．これは病理学的にはすでにDAD後期増殖期，ないし線維化期を反映する回復困難な状態を示し，非生存者に多く認められる重要な予後予測指標である[3]．またすりガラス陰影とコンソリデーションは混在するが，コンソリデーションは重力効果の影響をうける下肺背側に生じやすい．

4) 検査所見

 他のIIPsと比較して特異的な検査所見はないが，炎症所見高値，組織障害を反映するLDH高値が認められる．KL-6，SP-A，SP-Dなどの間質性肺炎マーカーは上昇する．BALでは細胞数の増加，出血（肉眼的血性，ヘモジデリン沈着細胞），好中球増加などが認められる．一般細菌，ニューモシスチス，各種ウイルス感染などに伴う急性肺障害の可能性を否定することが重要で，BALを始めとする気道検体のPCRや血清抗体，ウイルス抗原検査などが必要である．

5) 病理所見

 病理組織所見はびまん性肺胞障害（DAD）の像であり，急性期，滲出期を反映する浮腫，硝子膜ならびに増殖期，器質化期を反映する周囲肺胞の虚脱，肺胞管の拡張，II型肺胞上皮の増生，気腔内浸出物の器質化などをみるが，全体

表1　AIPの病理所見の特徴[1]

Key histologic features
- びまん性
- 時相が均一
- 器質化による線維化巣で肺胞壁肥厚
- 肺胞腔の器質化
- 硝子膜

Negative findings
- 肉芽腫，壊死，膿瘍がない
- 病原体検出できない
- 顕著な好酸球や好中球浸潤がない
- 培養陰性

に間質性肺炎としての時相は均一である．長時間経過すると線維化期の所見として肺胞管の拡張からなる小型でそろった蜂巣肺様所見が認められることもあるが，すでに完成した蜂巣肺所見と滲出期から器質化期のDAD所見が併存する場合は既存のIPFの急性増悪を考える必要がある（表1）．

6）診断

鑑別診断としては敗血症や肺炎に随伴するARDS，IPFや膠原病に伴う間質性肺炎の急性増悪，筋症状のない皮膚筋炎に伴う急速進行性間質性肺炎，急性ループス肺炎，ニューモシスチス肺炎やサイトメガロウイルス肺炎などの感染症，さらには薬剤性肺障害，過敏性肺炎，急性好酸球性肺炎，各種病態によるびまん性肺胞出血などがあげられる．その他各種ウイルス性肺炎はAIPに類似した病態をとるため，SARSコロナウイルスや新型インフルエンザの例をみるように，未知のウイルスも含めて疫学情報に留意する必要がある．これらの疾患を念頭に病歴，身体所見，血清学的検査，BALなどを行い，すべて否定できた場合にAIPとして診断できる．

7）管理・治療

治療として確立されたものはないが，人工呼吸管理が必要となったときはARDSに準じて1回換気量を制限して高い陽圧をかけない肺保護戦略が重要である．IPFの急性増悪と同様通常ステロイドパルス療法やシクロフォスファミド点滴併用，シクロスポリン併用などが試みられるが有効性は不明である．

8）経過・予後

死亡率は50〜70%程度といわれ，死亡例のほとんどは発症1〜2ヵ月で死亡する．完全回復も期待しうるとされる一方，再燃する例や進行性に悪化する例もある．

2 IPFの急性増悪

1）概念・定義

IPFの急性増悪とはIPFの経過中にそれまでの経過とは異なる急性経過で両側浸潤影が拡がり呼吸不全の増悪する病態で，感染症の併発とは異なるIPFそのものの自然経過の一つとしてわが国で従来から認識されていたものである．1993年Kondohらにより詳細な3例の臨床病理学的検討が報告[4]されて以降，欧米でもしだいにその病態が知られることとなり，2007年にはCollardらのIPF Clinical Research Networkより"Acute exacerbations of IPF"の総説[5]が出されたことで世界的にも確立した概念となった．その中ではIPF急性増悪の定義は（表2）のごとく，気道検体による感染症の否定が必須であるが低酸素血症の有無は問われていない．一方，2004年日本呼吸器学会びまん性肺疾患診断・治療ガイドライン作成委員会による「特発性間質性肺炎診断と治療の手引き」における臨床診断基準[6]では「IPFの経過中に，1ヵ月以内の経過で，①呼吸困難の増強，②HRCT所見で蜂巣肺所見＋新たに生じたすりガラス陰影・浸潤影，③動脈血酸素分圧の低下（同一条件下でPaO₂ 10 mmHg以上），のすべてがみられる場合を"急性増悪"とする．明らかな肺感染症，気胸，悪性腫瘍，肺塞栓や心不全を除外する．①CRP，LDHの上昇，②KL-6，SP-A，SP-Dなどの上昇を参考とする．」となっ

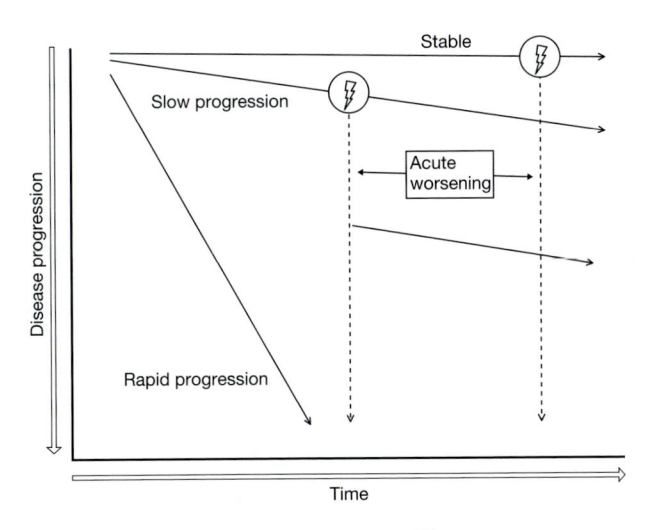

図1 IPFの自然経過[7]

表2 IPF急性増悪の診断基準
(IPF Clinical Research Network)[5]

1) IPFの過去もしくは同時の診断(これまでにATS/ERSコンセンサス基準を満たす診断が確立していない場合は，現評価で画像もしくは病理所見でUIPに合致すればよい)
2) 30日以内の他では説明のつかない呼吸困難の出現もしくは増悪
3) HRCT上両側に新たなすりガラス陰影もしくはコンソリデーションが，背景のUIPに合致する網状影もしくは蜂巣肺とともに認められる(過去のCTがない場合は新たな陰影かどうかの判断はつかなくてよい)
4) 気管内吸引もしくはBALによって肺感染の証拠がない．(一般細菌，日和見感染源，一般的なウイルスの評価を含むこと)
5) 他の原因(左心不全，肺塞栓，急性肺障害の同定可能な原因)を除外．(同定可能な急性肺障害の原因として敗血症，誤嚥，外傷，再開通性肺水腫，肺挫傷，脂肪塞栓，吸入による障害，人工心肺，薬剤性障害，急性膵炎，輸血，幹細胞移植を含む)

データ欠落のため上記5つをすべて満たせないものは疑い例とする．

ており，低酸素血症は必須であるが気道検体検査は必要としない．

急性増悪はIPFの経過中いつでも生じうるし[7](図1)，中には背景のIPFがごく軽度で急性増悪による症状出現が初発となる例もある．急性増悪発症の危険因子として肺活量が低い[8]，息切れが強い，肺活量の年間低下率が高いなど[9]があげられている．

発生頻度は1年で5～15%程度，3年で約20%[8,9]とされているが，前向き試験であるピルフェニドンの開発第Ⅲ相試験の結果では年間約5%前後の症例で発症している[10]．発症誘因として今のところ明らかなものは特定できずIPFの自然経過での発症とする考え方が一般的であるが，以前よりウイルス感染や胃食道逆流などの隠れた因子の関与が疑われている．しかし最近のWoottonらの報告[11]では血清もしくはBAL検体を用いた各種ウイルス遺伝子スクリーニング検査を行ってもほとんどの例でウイルスは検出できなかった．一方定義上IPFの急性増悪とは異なるが，IPF患者では胸部外科手術(VATSも含めて)やBAL，抗がん剤などの薬物や放射線治療などのストレスが誘因となって増悪を招くことがある．IPF以外の線維化を伴う慢性間質性肺炎，たとえばfibrotic NSIP，RAなどの膠原病に伴う間質性肺炎[12,14]，慢性過敏性肺炎[15]などにおいても経過中IPFの急性増悪同様のびまん性肺胞障害による急性増悪を生じることが知られている．

2) 臨床症状

IPFの経過中に発熱，咳嗽，呼吸困難の増悪などを認めた際は，常に急性増悪の可能性を考慮する必要がある．ひとたび発症すると急速に

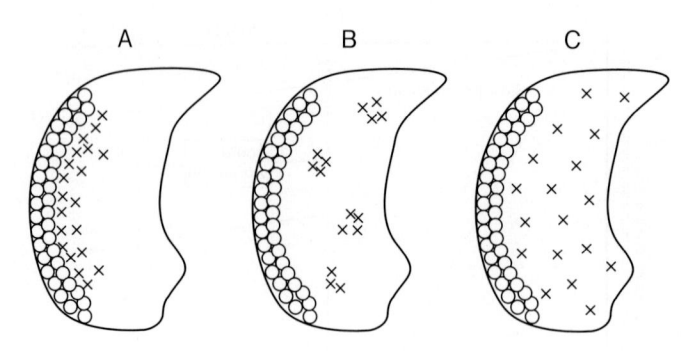

Scheme of computed tomography (CT) patterns.
(A) Peripheral pattern; (B) multifocal pattern; (C) diffuse pattern.

図2　IPF急性増悪の画像パターン分類[15]

致命的となりうるので，IPF経過中にこれらの症状が出た場合は可及的早期に受診させるべきである．

3）画像所見

IPFを示唆する所見に加えてAIP同様の両側すりガラス陰影もしくはコンソリデーションが，蜂巣肺所見のない健常とみられる部分に出現する．蜂巣肺部分に限局した濃度上昇の場合は感染症の併発を疑う．Akiraら[16]はすりガラス陰影の分布を末梢性パターン，多発パターン，びまん性パターンに分けたところ（図2），前二者では死亡率20〜50％に対してびまん性パターンではほぼ100％であり，すりガラス陰影分布がIPF急性増悪の予後予測に有用であるとしている．多発パターンはびまん性となる前の早期病態と考えられるため，病状がより早期であったために予後が良好であった可能性がある．またFujimotoら[17]はすりガラス陰影やコンソリデーションの拡がり，牽引性気管支拡張や蜂巣肺所見の有無などから算出したHRCTスコアが予後の独立した予測因子となることを報告している．

4）検査所見

血液検査所見上は炎症所見，CRP高値，LDH，KL-6，SP-A，SP-D上昇を認める．BALでは一般に好中球増多を認めるものの，定義上感染症を示唆する各種細菌学的検査に異常を認めない．急性増悪時にはBAL液はしばしば肉眼的血性となり，DADに伴う肺胞出血の状態が示唆される．

5）病理所見

通常病理所見の得られるのは剖検時であるが，線維化の進んだ既存のUIP所見に出血，浮腫，硝子膜のような滲出期や器質化期のDAD所見が加わる．

6）診断

IPF未診断症例では上述したAIPと同様の診断手順をとった上で他の疾患が除外され，かつ画像もしくは病理所見で背景のUIP所見を認めればIPF急性増悪と診断する．すでにIPFと診断され，経過中に新たな浸潤影や呼吸不全の進行を認めたときは，まず感染の除外，次に他の原因の除外を行う．感染除外のためにはBALや気管内吸引による気道検体中の細菌培養，ニューモシスチスの塗抹標本やPCR検査，各種ウイルスPCRなどを行う．また血清学的にもβ-Dグルカン，CMVアンチゲネミアなどはステロイドや免疫抑制剤使用中は感染除外のため必須の検査である．心不全や肺塞栓の合併除外には心エコーやD-ダイマーなどの凝固系検査が必要となる．

7) 管理・治療

有効とのエビデンスは明らかにされていないが，通常高用量のコルチコステロイドが投与される．同様にシクロスポリンやタクロリムスなどカルシニューリン系免疫抑制剤使用例の報告も多いが十分な比較試験はなされていない．また抗凝固剤の有効性を示唆する報告[18]もなされているが，その後十分な検証はできていない．わが国では polymyxin B-immobilized fiber column を用いた血液循環法（PMX-DHP）が有効とする報告[19, 20]があるが，その適当な施行回数や継続期間などについて今後のデータ蓄積が必要である．

呼吸管理法として人工呼吸器を使用することは救命率が極めて乏しいことから一般に推奨されない．ただし非侵襲的人工呼吸は挿管下人工呼吸と比較して生存率の改善が得られ有用とする報告[21, 22]がみられるようになり，IPF 急性増悪においても非侵襲的人工呼吸まで試みられるのが一般的となりつつある．

8) 経過・予後

一般に予後はきわめて不良で，死亡率は50〜80％とする報告が多い．Akiraらの報告[16]のように画像所見ですりガラス陰影がびまん性となる前の段階であれば比較的予後良好であり，できるだけ急性増悪を早く診断して治療介入することが現時点では重要と考えられる．ただし一度急性増悪が寛解してもまた再発することもあり，常に監視を怠ってはならない．

症　例 ▶ 初診時 60 歳，男性

検診で 2 年前より胸部異常影を指摘されていた．1 ヵ月前より咳・息切れがあり，平成 14 年 6 月初診．

喫　煙 ▶ 20 本/日×10 年（30 年前に禁煙）

職　歴 ▶ 車の運転手．粉じん曝露歴なし．鳥との接触なし．

理学所見 ▶ ばち指あり．両下肺背側 fine crackles．膠原病を示唆する所見なし．

血液検査 ▶ KL-6 910，自己抗体すべて陰性．

肺機能 ▶ VC 4.25L, %VC 118.1%, FEV1 3.50L, FEV1/FVC 85.0%, %DLco 83.8%
PaO_2 96.0, $PaCO_2$ 37.3 Torr

HRCT（図3） ▶ 無治療で経過観察するが，症状増強により平成 17 年 10 月より少量のステロ

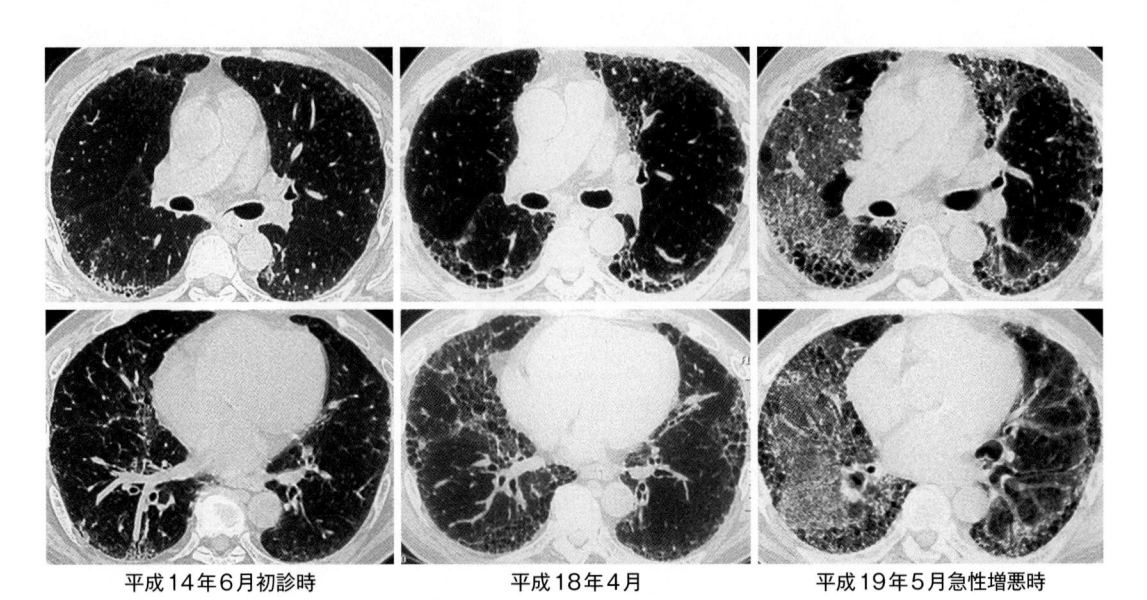

平成14年6月初診時 ／ 平成18年4月 ／ 平成19年5月急性増悪時

図3　画像の経過

平成14年から18年にかけて肺機能の増悪とともに，画像上も蜂巣肺形成，既存構造の変形が進み，19年5月に急速な経過で右肺を中心とするすりガラス陰影（GGO）出現．

表3 肺機能の経過

	H14.6	H17.2	H17.10	H18.4
%VC	118.1	91.5	85.3	85.6
%DLco	83.8	73.6	59.9	45.9

イド投与のみ開始.

平成19年5月9日夕刻,シャワーを浴びた後から徐々に寒気があり,その後呼吸困難,咳嗽,喀痰が徐々に出現し5月12日外来受診した.

3L経鼻でS_PO_2 80%,発熱38.8℃

血液検査 ▶ WBC 12800, CRP 12.8, LDH 495, KL-6 1688, β-Dグルカン65, P-ANCA(−), C-ANCA(−), 抗GBM抗体(−), CMVアンチゲネミア(−)

胸部X線 ▶ 右肺を中心に新たなすりガラス陰影出現.左肺にも一部あり.

BAL（NPPV下に施行） ▶ 右B^4_bより50 mL/90 mL回収.BAL液は肉眼的に徐々に濃くなる血性.細菌培養,抗酸菌PCR,真菌染色,ニューモシスチスPCR,サイトメガロウイルスPCRいずれも陰性.

経　過 ▶ マスクCPAP 8 cmH₂Oで管理しながらソルメドロール® 500 mg 3日間の大量ステロイド,シクロフォスファミド500 mg点滴静注開始.状態改善ないまま3日目に突然の心肺停止があり挿管人工呼吸開始.PEEP 8〜14 cmH₂O, PCV 16〜20 cmH₂O, 筋弛緩剤併用でPaCO₂ 70 mmHg, PaO₂ 60 mmHg程度に管理し,7日目にはFiO₂ 0.6まで下げられたが,その後再び増悪し,2回目ステロイドパルス,2日間PMX施行するが一時的な改善しか得られず入院16日目に死亡.

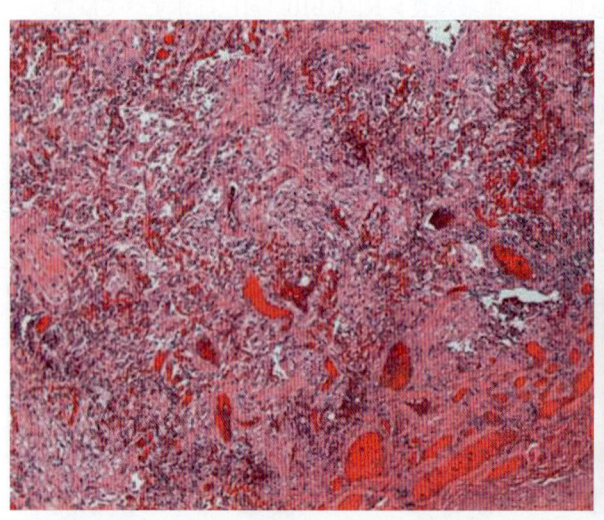

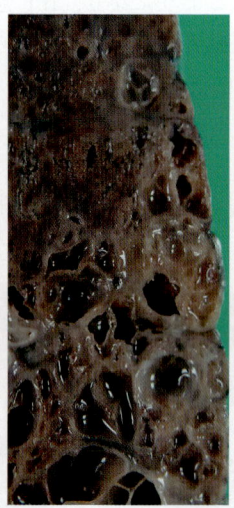

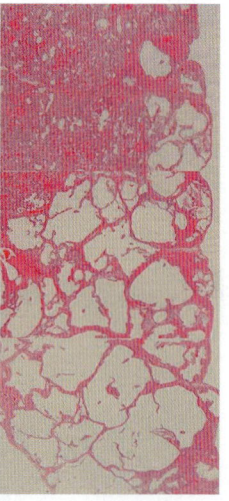

図4　剖検所見
蜂巣肺に加えて肺胞腔を埋める線維化,出血など器質化期DADの所見.

文　献

1) American Thoracic Society/European Respiratory Society. Acute interstitial pneumonia. In American Thoracic Society/European Respiratory Society international multidisciplinary consensus classification of the idiopathic interstitial pneumonias. Am J Respir Crit Care Med 15; 165 (2): 292-294, 2002.

2) Katzenstein A-L A: Acute interstitial pneumonia (Hamman-Rich disease). In Surgical pathology of non-neoplastic lung disease. 4th ed. Saunders: 66-69, 2006.

3) Ichikado K, Suga M, Müller NL, et al: Acute interstitial pneumonia: comparison of high-resolution

computed tomography findings between survivors and nonsurvivors. Am J Respir Crit Care Med 1; 165 (11): 1551-1556, 2002.

4) Kondoh Y, Taniguchi H, Kawabata Y, et al: Acute exacerbations in idiopathic pulmonary fibrosis; analysis of clinical and pathologic findings in three cases. Chest 103: 1808-1912, 1993.

5) Collard HR, Moore BB, Flaherty KR, et al: Acute exacerbations of idiopathic pulmonary fibrosis. Am J Respir Crit Care Med 176: 636-643, 2007.

6) 日本呼吸器学会びまん性肺疾患診断・治療ガイドライン作成委員会．特発性肺線維症（IPF）の急性増悪．特発性間質性肺炎診断と治療の手引き　改訂第2版　南江堂：67-73，2011．

7) Raghu G, Collard HR, Egan JJ, et al: An official ATS/ERS/JRS/ALAT statement: idiopathic pulmonary fibrosis: evidence-based guidelines for diagnosis and management. Am J Respir Crit Care Med 15; 183 (6): 788-824, 2011.

8) Song JW, Hong SB, Lim CM, et al: Acute exacerbation of idiopathic pulmonary fibrosis: incidence, risk factors and outcome. Eur Respir J 37 (2): 356-363, 2011.

9) Kondoh Y, Taniguchi H, Katsuta, et al: Risk factors of acute exacerbation of idiopathic pulmonary fibrosis. Sarcoidosis Vasc Diffuse Lung Dis 27 (2): 103-110, 2010.

10) Taniguchi H, Ebina M, Kondoh Y, et al: Pirfenidone in idiopathic pulmonary fibrosis. Eur Respir J 35 (4): 821-829, 2010.

11) Wootton SC, Kim DS, Kondoh Y, et al: Viral Infection in Acute Exacerbation of Idiopathic Pulmonary Fibrosis. Am. J. Respir. Crit. Care Med 183: 1698-1702, 2011.

12) Park IN, Kim DS, Shim TS, Lim CM, Lee SD, et al: Acute exacerbation of interstitial pneumonia other than idiopathic pulmonary fibrosis. Chest 132:214-220, 2007.

13) Suda T, Kaida Y, Nakamura Y, Enomoto N, Fujisawa T, et al: Acute exacerbation of interstitial pneumonia associated with collagen vascular diseases. Respir Med 103: 846-853, 2009.

14) Tachikawa R, Tomii K, Ueda H, et al: Clinical features and outcome of acute exacerbation of interstitial pneumonia: collagen vascular disease-related versus idiopathic. Respiration 83: 20-27, 2012.

15) Olson AL, Huie TJ, Groshong SD, Cosgrove GP, Jansen WJ, et al: Acute exacerbations of fibrotic hypersensitivity pneumonitis Chest 134: 844-850, 2008.

16) Akira M, Kozuka T, Yamamoto S, et al: Computed tomography findings in acute exacerbation of idiopathic pulmonary fibrosis. Am. J. Respir. Crit. Care Med 178: 372-378, 2008.

17) Fujimoto K, Taniguchi H, Jokoh T et al: Acute exacerbation of idiopathic pulmonary fibrosis: high-resolution CT scores predict mortality. Eur Radiol 22: 83-92, 2012.

18) Kubo H, Nakayama K, Yanai M, et al: Anticoagulant therapy for idiopathic pulmonary fibrosis. Chest 128 (3): 1475-1482, 2005.

19) Seo Y, Abe S, Kurahara M, et al: Beneficial effect of polymyxin B-immobilized fiber column (PMX) hemoperfusion treatment on acute exacerbation of idiopathic pulmonary fibrosis. Intern Med 45 (18): 1033-1038, 2006.

20) Enomoto N, Suda T, Uto T, et al: Possible therapeutic effect of direct haemoperfusion with a polymyxin B immobilized fibre column (PMX-DHP) on pulmonary oxygenation in acute exacerbations of interstitial pneumonia. Respirology 13 (3): 452-460, 2008.

21) Tomii K, Tachikawa R, Chin K, et al: Role of non-invasive ventilation in managing life-threatening acute exacerbation of interstitial pneumonia. Intern Med 49 (14): 1341-1347, 2010.

22) Yokoyama T, Kondoh Y, Taniguchi H, et al: Noninvasive ventilation in acute exacerbation of idiopathic pulmonary fibrosis. Intern Med 49 (15): 1509-1514, 2010.

各論3.1 特発性リンパ球性間質性肺炎 (idiopathic LIP) と未分類IIPs

稀なIIPs/組織パターン, 未分類IIPs

井上義一・新井　徹
(国立病院機構近畿中央胸部疾患センター)

1 特発性リンパ球性間質性肺炎 (idiopathic LIP)

1) 概念

リンパ球性間質性肺炎 (lymphocytic interstitial pneumonia, lymphoid interstitial pneumonia；LIP) は, 1969年Liebow, Carringtonにより, 他の間質性肺炎 (UIP, DIP, BIP, GIP) と異なり, びまん性にリンパ球が肺胞隔壁に浸潤する疾患として提唱され[1], さらに1973年, 18例のLIPを報告した[2]. しかし, 多くのLIP症例が後に悪性リンパ腫を発生すること, かつてLIPと診断された症例の中に, MALT lymphomaと診断される症例もあることから, LIPを間質性肺炎ではなく, リンパ増殖性疾患に含めるという意見も多い[3,4]. LIPは, シェーグレン症候群, 関節リウマチ, 全身性エリテマトーデス, 多中心性キャッスルマン病, 自己免疫性溶血性貧血, 重症筋無力症, 橋本病, 原発性胆汁性肝硬変, セリアック・スプルー, HIV感染 (特に小児), 分類不能の低γグロブリン血症, カリニ肺炎, レジオネラ肺炎, 慢性活動性肝炎, 薬剤 (フェニトイン), 同種骨髄移植後, 家族性など, 様々な病態と関連して発生することが多い[5,6]. 原因不明の特発性LIPは極めて稀であるが, 2002年のATS/ERSのinternational multidisciplinary consensus classificationでは, 特発性間質性肺炎 (IIPs) に含められた[6]. その後のNSIPの検討において, かつてLIPと考えられた症例の中にcellular NSIPと考えられる症例もあることも明らかになった[7]. 2012年2月現在, ATS/ERSのIIPsの分類は改訂作業中であるが, 最近も特発性LIPと考えられる症例の報告があり[8], 2002年に提唱された, 臨床画像病理的に規定されたLIPは, 稀なIIPsとして, 今回の改定でもIIPsに留められる予定である.

2) 病態

原因不明, 病態も不明である.

3) 疫学

頻度は明らかではないが, 極めて稀である. LIPは女性に多く, 年齢は何歳でも発症しうるが, 50歳代で診断されることが多い[2,6,9,10]. 2006年Chaらは過去14年間に経験したLIP15例について詳細に再検討した. そのうち3例が特発性LIPと診断された[8].

4) 症状, 徴候

発症は緩徐で3年以上の経過で緩徐に進行する. 咳嗽, 呼吸困難を認める. 時に体重減少, 発熱, 胸痛, 関節痛を認めるが, 肺外のリンパ節腫脹はLIPでは稀であり, シェーグレン症候群などの他疾患を考慮する. 線維化に至ることは稀でばち指やfine crackleといった間質性肺炎の特徴に乏しいとの報告がある[6,9].

5) 検査所見

(1) 胸部X線所見：両側, 下肺野の網状影, 網状粒状影, すりガラス (様) 陰影, 浸潤影が報告

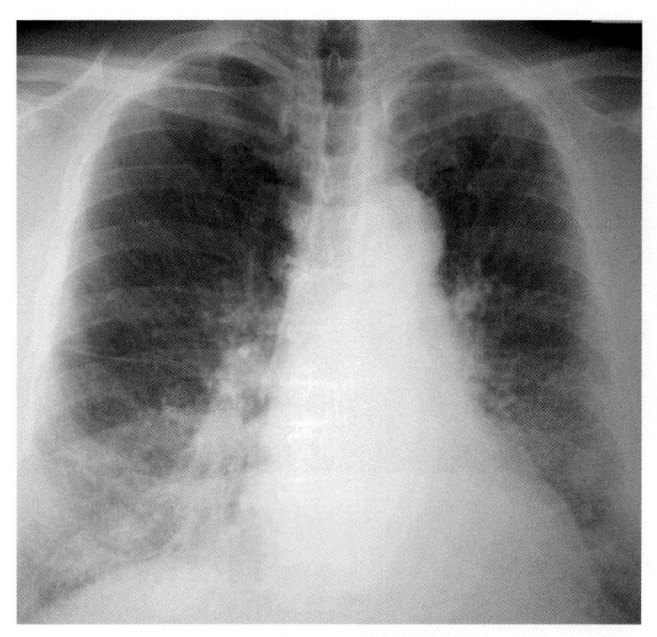

図1　LIP 胸部X線写真

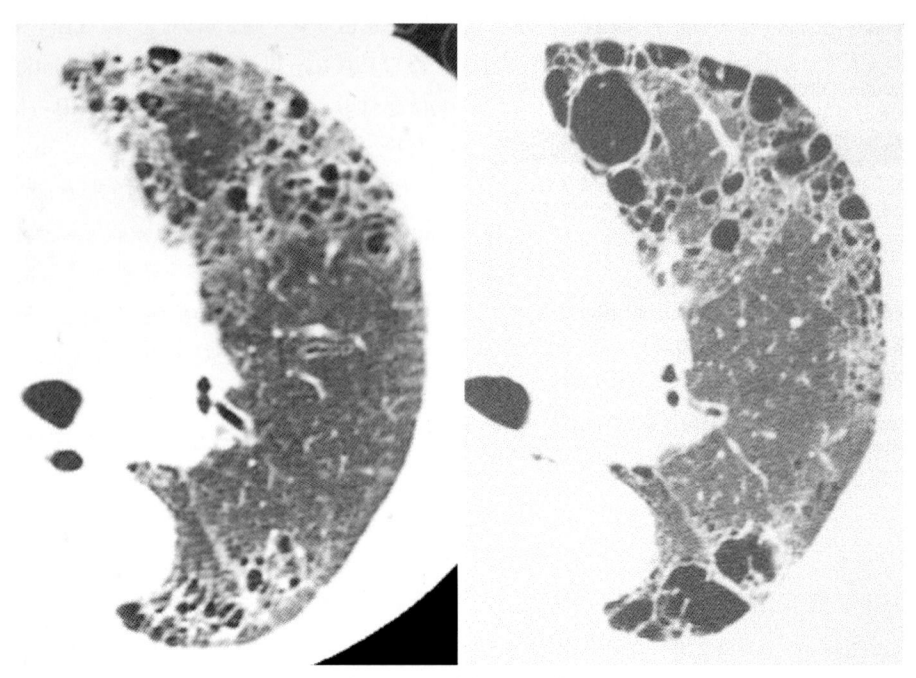

図2　LIP 胸部HRCT像
左：外科的肺生検時，右：7年後ステロイド投与中．

されている[4,9,11]（図1）．

(2) **HRCT所見**：両側びまん性のすりガラス（様）陰影（GGO）と辺縁不明瞭な小葉中心性小結節影，小葉間隔壁と気管支血管束の肥厚である[9]．小葉中心性小結節は細気管支周囲へのリンパ球，形質細胞浸潤に，GGOはびまん性の間質への細胞浸潤に相当する．胸膜直下の結節，気管支血管束の肥厚，嚢胞形成，斑状GGOも一

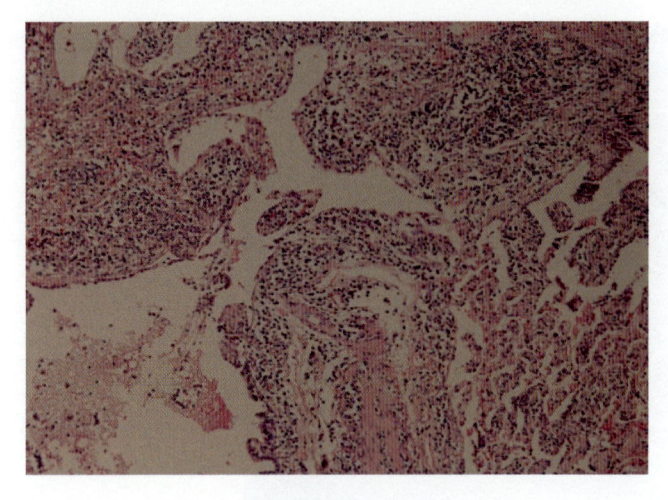

図3 外科的肺生検
Chronic cellular and fibrosing interstitial pneumonia, LIP patternと診断した(rtS[8], ×20 objective).

表1 LIPの組織学的特徴
(文献6から引用改変．著者訳)

(A) key histologic features
1．びまん性の間質への浸潤病変
2．肺胞隔壁を主体に病変は分布する
3．浸潤細胞の主体はTリンパ球，形質細胞，マクロファージ
4．Mucosa-associated lymphoid tissue(MALT)の過形成をしばしば伴う

(B) negative findings
1．悪性リンパ腫に特徴的とされる，気管支血管束，胸膜，小葉間隔壁などのリンパ路に沿った病変
2．著明な器質化肺炎像
3．Dutcher body
4．形質細胞のlight chainのmonoclonality ＊
5．広範な胸膜浸潤やリンパ節浸潤
6．壊死性肉芽腫

＊リンパ球の免疫グロブリン(H鎖，L鎖)やT細胞受容体の遺伝子再構成のないことをPCRやsouthern blottingにても確認し，モノクローナルな増殖を否定する．

般的な所見である[12-14]．上甲らは22例のLIP（シェーグレン症候群10例，multicentric Castleman's disease 7例，AIDS 2例，特発性3例）のCT所見をまとめ，全例にGGOと小葉中心性結節，胸膜直下小結節19例（86%），気管支血管束肥厚19例（86%），軽度の小葉間隔壁肥厚18例（82%），直径1～30 mmの囊胞形成15例（68%），縦隔リンパ節腫脹15例（68%）を認めることを報告した[14]．直径1～2 cmの結節，consolidation，気管支拡張，気腫性変化の頻度は低く，稀に蜂窩肺を認める．囊胞性変化の成因は明確ではないが，細気管支周囲への細胞浸潤に伴うairtrappingが関与すると考えられている．悪性リンパ腫との鑑別については，囊胞形成が悪性リンパ腫2%に対して，LIPの82%に認められ，1cm以上の結節，consolidation，胸水は悪性リンパ腫に多いことを本田らは報告した[15]（図2）．

(3) BALFではリンパ球増加を認めるが，monoclonalityはない．肺機能では拡散能の低下を伴った拘束性障害を示す．臨床検査では，軽度の貧血や，75%の症例ではpolyclonalなγグロブリン血症，IgGやIgMのmonoclonalな増加といった異常タンパク血症が認められる[16-18]．モノクローナルなγグロブリン血症や低γグロブリン血症は悪性のリンパ増殖性疾患を考えるべき所見である[5,6]．

(4) 病理所見（表1）（図3）：LIPは肺胞隔壁を含めた肺間質に広範囲で著明なリンパ様細胞浸潤を認める．浸潤細胞の多くはリンパ球で，様々な程度の形質細胞浸潤を伴う．胚中心を伴うリンパ濾胞を肺のリンパ管や細気管支に沿って認める．リンパ球様細胞はB細胞，T細胞いずれも含み，T細胞は主に肺胞隔壁，B細胞は主にリンパ濾胞に存在する[17]．II型肺胞上皮過形成，間質の線維化，局所的な器質化肺炎，非壊死性肉芽腫を認めることもあるが主たる所見

ではない．mucosa-associated lymphoid tissue（MALT）の過形成である diffuse lymphoid hyperplasia, nodular lymphoid hyperplasia, リンパ増殖性疾患，感染症，過敏性肺炎，間質性肺炎の器質化肺炎，NSIP パターン，UIP パターンとの鑑別が必要となる．

　Diffuse lymphoid hyperplasia は LIP と濾胞性細気管支炎に分けられ，濾胞性細気管支炎所見に加えて，肺胞隔壁以外の間質に広範囲にリンパ球浸潤を認める場合，これまでは LIP の範疇に含められていた．しかし，新しい特発性間質性肺炎の分類においては，LIP は肺胞隔壁にも広範にリンパ球浸潤を認めるものに限定された[5,6]．Nodular lymphoid hyperplasia は辺縁明瞭な結節を形成することから鑑別される[6]．LIP と低悪性度の悪性リンパ腫の鑑別には HE 染色標本のみでは困難で，免疫組織化学による解析や PCR 法などによる免疫グロブリン H 鎖の遺伝子再構成などの検討が必要である[19,20]．LIP と混同しやすい悪性リンパ腫は marginal zone B-cell lymphoma of MALT や small cell lymphocytic lymphoma であるが，LIP に比較して悪性リンパ腫のリンパ様細胞浸潤はより濃密，単一形態を示し，肺構造の破壊を示す．リンパ路に沿った病変分布，壁側胸膜やリンパ節への浸潤，Ducher body（B リンパ球の核内封入体）の存在なども悪性リンパ腫を示唆する所見である．しかし，低悪性度リンパ腫において，病変辺縁に反応性病変を思わせる反応性リンパ濾胞やリンパ球様細胞浸潤をしばしば認めるため LIP との鑑別はしばしば困難となる．稀に LIP は悪性リンパ腫に進行する．しかし，このような悪性化が認められた場合，当初から悪性リンパ腫であった可能性が高い[21,22]．カリニ肺炎は，LIP の組織学的パターンを示す．著明なリンパ様細胞浸潤を認めた場合，微生物の存在を除外するための特殊染色を実施すべきである[23]．

　LIP は過敏性肺炎や cellular NSIP，器質化肺炎と鑑別が必要である．過敏性肺炎は，リンパ様細胞浸潤の程度が軽く，細気管支周囲性分布をとり，軽い肉芽腫や腔内器質化による線維化がしばしば認められることが LIP と異なる[13]．Cellular NSIP はリンパ球や形質細胞の間質への軽度～中等度の浸潤を認める[24]が，LIP ほど肺胞隔壁への細胞浸潤が著明ではない．

6）診断

　LIP は病理学的な鑑別診断が重要である．外科的肺生検で LIP パターンである事を診断し，リンパ腫，膠原病などの原因疾患の鑑別を行う．診断には胸腔鏡下肺生検が必要であるが，悪性リンパ腫との鑑別のためにも肺門，縦隔などのリンパ節生検を考慮する必要がある．悪性リンパ腫の鑑別には免疫グロブリンの H 鎖，L 鎖遺伝子や T 細胞受容体の遺伝子再構成を検討する必要があるため組織の一部を凍結保存する．

7）治療，管理

　ステロイドがまず投与されることが多い[8]．シクロフォスファミド，アザチオプリン，クロランブチルが試験的に用いられた報告もある[9,10]．COP に準じたステロイド治療を推奨する報告もある[25]．

8）経過，予後

　ステロイドは 50～60％で反応し，改善，安定するといわれている[8,9]．しかしながら，特発性 LIP の臨床経過は不明であり，治療により LIP の予後が改善するか，肺機能に有意な影響を及ぼすかも不明である[14]．経過中に悪性リンパ腫が出現する可能性については不明であるが，慎重な経過観察が必要である[9]．

9）症例

症　例 ▶ 69 歳，男性
主　訴 ▶ 乾性咳嗽
既往歴 ▶ 24 歳　左肺結核
生活歴 ▶ 喫煙 20 本 × 40 年
職業歴 ▶ 電気工事にて 6 年間の鉄粉吸入，コー

クス排ガス吸入歴あり

現病歴▶1年前から咳嗽,労作時呼吸困難が出現し,胸部X線で異常陰影を指摘されたため,当院紹介された.当初,特発性間質性肺炎として経過観察されたが,1年後から労作時呼吸困難が増強,胸部X線,胸部CTの異常陰影は増悪,また血清γグロブリンは徐々に高値となった.精査目的にて当院に入院した.

現　症▶体温35.7℃,呼吸音異常なし,ばち指なし,表在リンパ節腫脹なし,皮膚異常所見なし,腹部異常所見なし.

胸部X線所見▶下肺野優位の網状陰影とすりガラス(様)陰影を認める(図1).

胸部HRCT▶下葉を中心にGGO,嚢胞形成を認める(図2).

ガリウムシンチグラフィ▶下肺野にて軽度のuptake上昇を認めた.

入院時検査所見▶WBC 6,300/μL(分画 Neu 46.1%, Lym 41.7%, Mono 5.6%, Eos 2.7%, Baso 0.5%), Hb 13.1g/dL, PLT 17.0×10^4/μL, TP 10.0g/dL, Alb 3.0 g/dL, T.Bil 0.3 mg/dL, ZTT 38 K-U, ALP 169IU/L, ChE 374 IU/L, GOT 22 IU/L, GPT 13 IU/L, γGTP 13 IU/L, LDH 328 IU/L, CPK 58 IU/L, UA 7.0 mg/dL, UN 15 mg/dL, Cre 0.9 mg/dL, Ca 8.4 mg/dL, Na 137 mEq/L, K 4.1 mEq/L, Cl 102 mEq/L, CRP 0.3 mg/dL, IgG 5,671 mg/dL, IgA 152 mg/dL, IgM 23 mg/dL, IgE 40 IU/mL, CEA 1.9 ng/mL, CYFRA 1.7 ng/mL, 抗核抗体80倍(homogeneous, speckled pattern), 抗DNA抗体12 IU/mL, 抗RNP抗体(-), 抗SM抗体(-), 抗Jo-1抗体(-), 抗SS-A抗体(-), 抗SS-B抗体(-), 抗Scl-70抗体(-), CH-50 27.2 U/mL, ACE 11.7 IU/L/37℃, RAPA 80 Titer, HIV Ab(-), IL-6 4.1 pg/mL(正常:4.0以下), M蛋白なし.

BALF▶細胞数4.43×10^5/mL,分画 Mφ 56%, Neu 28.8%, Lym 3.8%, Eo 11.4%, CD4/8 0.98

動脈血ガス▶pH 7.416, PaCO$_2$ 41.0 Torr, PaO$_2$ 69.9 Torr.

肺機能▶%VC 85.5%, FEV$_{1.0}$% 74.2%, %DLco 38.4%, %DLco/VA 48.5%, %TLC 68.0%.

胸腔鏡下肺生検▶(右S^8)少数の形質細胞を混在した小型成熟リンパ球が細気管支,細血管,小葉間隔壁などの固有間質および肺胞隔壁に浸潤している.LIPパターンと診断した(図3).

遺伝子再構成▶VATS凍結組織にて免疫グロブリンのL鎖,H鎖,T細胞受容体遺伝子のサザンブロットを施行したが,再構成バンドは認めなかった.

診　断▶臨床的に基礎疾患は認められず,特発性LIPと診断した.

臨床経過▶プレドニン50 mg/日の内服を開始し漸減.胸部HRCT(図4)上のGGOは軽減し,咳嗽,労作時呼吸困難は改善した.血清IgGは803 mg/dLと低下.HRCTにて,GGOは軽快したが,嚢胞は徐々に拡大傾向を認めそれに伴い労作時呼吸困難も増悪した.外科的肺生検から4年後長期酸素療法開始,7年後前立腺癌で死亡された.

2 未分類特発性間質性肺炎
(unclassifiable idiopathic interstitial pneumonia)

　臨床,画像,病理的検討を行っても最終診断にいたらず,未分類とせざるをえない間質性肺炎について,2002年のATS/ERSのinternational multidisciplinary consensus classification ではunclassifiable interstitial pneumoniaとした[6].

　未分類とされる理由として:①臨床,画像,病理のデータが不適切であった場合,②以下の臨床,画像,病理所見が大きく不一致であった場合:過去の治療のため画像所見,病理所見が影響を受けている場合,現行のATS/ERS分類で適切に表現できないような,新しい概念,既存の概念でも特殊な変化のある場合,複数のパ

ターンが見られる場合.

ATS/ERS の consensus classification の改訂後も unclassifiable IIPs の概念は unclassifiable disease として踏襲される予定である（2012年3月現在）．unclassifiable IIPs と診断された場合，臨床画像病理による多面的な検討により最も可能性のある診断を想定したうえで治療，管理を行うべきであろう．

文献

1) Liebow AA, Carrington CB: The interstitial pneumonias. In: Simon M, PotchenEJ, LeMay M, eds. Frontiers of pulmonary radiology 1. New York: Grune and Stratton, 102-141, 1969.
2) Liebow AA, Carrington CB: Diffuse lymphoreticular infiltration associated with dysproteinemia. Med Clin North Am 57: 809-843, 1973.
3) Colby TV, Carrington CB: Lymphoreticular tumors and infiltrates of the lung. Pathol Annu 18 Pt 1: 27-70, 1983.
4) Koss MN, Hochholtzer L, Langloss JM, et al: Lymphoid interstitial pneumonitis: clinicopathologic findings in 18 patients. Pathology 19: 178-185, 1987.
5) Travis WD, Galvin JR: Non-neoplastic pulmonary lymphoid lesions. Thorax 56: 964-971, 2001.
6) American Thoracic Society/ European Respiratory Society International Multidisciplinary Consensus Classification of the Idiopathic Interstitial Pneumonias. Am J Respir Crit Care Med 165: 277-304, 2002.
7) Travis WD, Hunninghake G, King TE Jr., et al: Idiopathic nonspecific interstitial pneumonia: report of an American Thoracic Society project. Am J Respir Crit Care Med 177: 1338-1347, 2008.
8) Cha SI, Fessler MB, Cool CD, Schwarz MI, Brown KK: Lymphoid interstitial pneumonia: clinical features, associations and prognosis. Eur Respir J 28: 364-369, 2006.
9) 日本呼吸器学会びまん性肺疾患診断・治療ガイドライン作製委員会：リンパ急性間質性肺炎（LIP）．特発性間質性肺炎診断と治療の手引き改訂2版．南江堂．100-102, 2011.
10) Strimlan CV, Rosenow EC, Weiland LH, et al: Lymphocytic interstitial pneumonitis. Review of 13 cases. Ann Intern Med 88: 616-621, 1978.
11) Julsrud PR, Brown LR, Li CY, et al: Pulmonary processes of mature-appearing lymphocytes: Pseudolymphoma, well-differentiated lymphocytic lymphoma, and lymphocytic interstitial pneumonia. Radiology 127: 289-296, 1978.
12) McGuinness G, Scholes JV, Jagirdar JS, et al: Unusual lymphoproliferative disorders in nine adults with HIV or AIDS: CT and pathologic findings. Radiology 197: 59-65, 1995.
13) Amorosa JK, Miller RW, Laraya-Cuasay L, et al: Bronchiectasis in children with lymphocytic interstitial pneumonia and acquired immune deficiency syndrome. Plain film and CT observations. Pediatr Radiol 22: 603-606, 1992.
14) Johkoh T, Muller NL, Pichford HA, et al: Lymphocytic interstitial pneumonia: thin-section CT findings in 22 patients. Radiology 212: 567-572, 1999.
15) Honda O, Johkoh T, Ichikawa K, et al: Differential diagnosis of lymphocytic interstitial pneumonia and malignant lymphoma on high resolution CT. Am J Roentgenol 173: 71-74, 1999.
16) Fishback N, Koss M: Update of lymphoid interstitial pneumonitis. Curr Opin Pulm Med 2: 429-433, 1996.
17) Koss MN, Hochholzer L, Langloss JM, et al: Lymphoid interstitial pneumonia: Clinicopathological and immunopathological findings in 18 cases. Pathology 19: 178-185, 1987.
18) DcCoteau WE, Tourville D, Ambrus JL, et al: Lymphoid interstitial pneumonia and autoerythrocyte sensitization syndrome. A case with deposition of immunoglobulins on the alveolar basement membrane. Arch Intern Med 134: 519-522, 1974.

19) Nicholson AG, Wotherspoon AC, Diss TC, et al: Reactive pulmonary lymphoid disorders. Histopathology 26: 178-185, 1995.
20) Betsuyaku T, Munakata M, Yamaguchi E, et al: Establishing diagnosis of pulmonary malignant lymphoma by gene rearrangement analysis of lymphocytes in bronchoalveolar lavage fluid. Am J Respir Crit Care Mrd 149: 526-529, 1994.
21) Kradin RL, Young RH, Kradin LA, et al: Immunoblastic lymphoma arising in chronic lymphoid hyperplasia of the pulmonary interstitium. Cancer 50: 1339-1343, 1982.
22) Teruya-Feldstein J, Temeck BK, Sloas MM, et al: Pulmonary malignant lymphoma of mucosa-associated lymphoid tissue (MALT) arising in a pediatric HIV-positive patient. Am J Surg Pathol 19: 357-363, 1995.
23) Murphy PM, Fox C, Travis MD, et al: Acquired immunodeficiency syndrome may present as severe restrictive lung disease. Am J Med 86: 237-240, 1989.
24) Travis WD, Matsui K, Moss JE, et al: Idiopathic nonspecific interstitial pneumonia: prognostic significance of cellular and fibrosing patterns. Survival comparison with usual interstitial pneumonia and desquamative interstitial pneumonia. Am J Surg Pathol 24: 19-33, 2000.
25) Schwarz M: Lymphoplasmacytic infiltrations of the lung. In: Schwarz M, ed. Interstitial Lung Disease. 4th ed. BC Decker, Hamilton, 2003.

各論4.1
膠原病の臨床的側面

槇野茂樹
(大阪医科大学)

1 はじめに

　膠原病に合併する肺疾患を理解する上で膠原病の基礎知識は必要不可欠である．しかし大部に及ぶため，本稿では肺病変との関連と最近の膠原病領域の進歩に焦点を当てて略述する．

2 膠原病とは

　膠原病は自己免疫機序を病態形成の中心に有し，種々の臓器に慢性，急性の炎症を認める疾患群で，表1のように6つの病型に大別できる．混合性結合組織病（MCTD）は強皮症の亜型とする．これを独立させる考えもあり，その場合は7病型となる．皮膚筋炎／多発性筋炎のなかの封入体性筋炎は自己免疫病態かどうか疑わしく膠原病ではないと考える．

3 膠原病の診断について

　膠原病の診断は，単一の検査，症状といった物指しはなく複雑な診断基準によりなされる．診断基準は特異性と感受性を配慮し作られているが，膠原病が診断困難で治療法も開発途上であることを反映して，確実な膠原病について研究するための基準という側面が強い．例として，全身性エリテマトーデスでは症状12項目（中には血球減少のように検査でわかるものも含む），検査2項目の14項目中，4項目陽性で診断される．このような基準では症候が揃わないと診断できない．当然，早期に診断することができないことも多い．また，治療の必要のある重要臓器症状があっても診断基準外の症状の場合，診断できないといった問題も起こる．つまり，治療開始の基準として不完全であるといわざるを得ない．そのため，以下のような概念が用いられることがある．筋炎症状のない皮膚筋炎（amyopathic dermatomyositis；ADM），強皮症状のないまたは不完全な強皮症（systemic sclerosis sine scleroderma or scleroderma related desease；SRD），乾燥症候の未出現のシェーグレン症候群（pre-clinical Sjögren syndrome）などである[1]．そのため，今後も膠原病の診断基準には改良が必要であると考える．実際，関節リウマチの領域では新し

表1　膠原病の分類

①全身性エリテマトーデス（SLE）

②関節リウマチ（RA）

③強皮症群
　強皮症（SSc），混合性結合組織病（MCTD）

④皮膚筋炎／多発性筋炎（DM/PM）
　皮膚筋炎（DM），多発性筋炎（PM），小児の筋炎，悪性腫瘍に伴う筋炎，他膠原病に伴う筋炎，封入体性筋炎，筋炎症状のない皮膚筋炎（ADM）

⑤血管炎群
　大動脈炎症候群，側頭動脈炎，川崎病，多発性動脈炎（PN），ウェゲナー肉芽腫症（WG），顕微鏡的多発血管炎（MPA），アレルギー性肉芽腫性血管炎（AGA），シェンライン-ヘノッホ紫斑病（HSP）

⑥シェーグレン症候群（SSorSjS）

い診断基準が作られ早期診断が可能になっている[2].

4 膠原病と肺病変の関係について

膠原病の臓器病変のうち，肺病変は重要な死因である．当科の関節リウマチ例で2005～2010年の5年間の死亡例20のうち14例（70％）が肺病変による死亡である．肺病変には，感染性，薬剤性，間質性肺疾患，気道病変，胸膜炎，肺高血圧，肺胞出血などがある．ある肺病変が膠原病によると推測されても，膠原病の診断は症候が揃わないとできないため，診断確定できないことが起こる．これに対し，間質性肺疾患の側では，lung dominant CTDやUCTDに伴う間質性肺炎といった概念で膠原病の関連性を広くとろうとする方向性がある[3,4]．今後は他の肺病変にも同様の動きは広がっていくと考える．私個人は膠原病確定不能例に伴う肺病変については疑診概念を導入しても膠原病の可能性を広くとる方向で対応していくべきであると考えている．最後に，診断基準の例外としてシェーグレン症候群の厚生労働省の診断基準がある．これによれば無症状でも口唇腺生検の陽性と特異自己抗体の陽性で診断可能である．シェーグレン症候群合併間質性肺炎の頻度データの解釈にはこの点の留意が必要である．

5 膠原病領域の近年の変化について

膠原病領域の近年の変化は一言でいうと，いかに診断するか（how to diagnose）からいかに治療・管理するか（how to treat）への転換であるといえる．その背景には自己抗体検査の開発，新しい免疫抑制剤等の開発，合併病態の知識の集積と対応の洗練などがある．そのことが，最も顕著に現れているのが関節リウマチの領域である．この領域では，客観的病勢指標の作成，治療目標の具体化，新規薬剤の開発があいまって，病勢の鎮静，関節予後（関節破壊の進行）の改善，生命予後の改善，失職率の低下などが達成されつつある．まず，客観的病勢指標であるが，3種あり病勢指標のDAS28（disease activity score28）など，関節破壊の指標のmTSS（modified total Sharp score），機能指標のHAQ（health assessment questionnaire）などがある．ここでDAS28は28関節の所見と赤沈，総合的患者評価を計算式で組み合わせたもので，その数値により関節リウマチの活動性を評価し，その数値を治療目標まで低下させることを目指し治療を変更する．mTSSは手足の関節破壊を440満点の点数で評価するもので増加停止が目標となる．HAQは身体機能の客観評価であり3点満点で評価し0.5点以下を目標とする．次に新規薬剤の開発であるが，1999年MTXが保険承認されて以降，インフリキシマブやエタネルセプト，アダリムマブ，トシリズマブ，アバタセプトといった強力な生物学的製剤が使用可能となり，関節予後は著明に改善されている．これら薬剤の多くは免疫抑制作用を有し，肺感染症の極端な増加が懸念されたが，実際にはWolfeらの肺炎に関する全米の疫学データでみると生物学的製剤やMTXはリスク

```
1関節以上の関節滑膜炎（腫脹）
        ↓
関節炎をきたす他疾患の鑑別除外
        ↓
```

関節の点数	1大関節	0
5点満点	2-10大関節	1
	1-3大関節	2
	4-10大関節	3
	>10関節	5
抗CCP抗体，	陰性	0
RF 3点満点	陽性（少なくとも1つが低値）	2
	陽性（少なくとも1つが高値）	3
炎症所見　1点	正常（両方とも）	0
	異常（少なくとも片方が）	1
罹病期間　1点	6週間未満	0
	6週間以上	1

以上の項目の合計6点以上で診断

図1　関節リウマチの新診断基準

となっていない[5]. 一方, ステロイドは明らかなリスクファクターである. 生物学的製剤やMTX は関節破壊抑止力を持つが, ステロイドは持たないため, ステロイドは QOL 改善によるリスクの相殺がないためと推測する. また, 治療を早期に導入した方が関節の破壊は少ない. そのため, 2010 年, アメリカとヨーロッパのリウマチ学会が新しい関節リウマチの診断基準を導入した[2]. 図1にそれを示す. 過去の基準が多関節罹患と 6 週間という期間を要求するのに対し, 新基準は, 時間の制約なく, 単関節炎でも診断可能である. ただし, 非専門家にとっては, 始めに行う除外診断が高いハードルとなる. 他の膠原病の治療も免疫抑制剤の種類の増加と使用法の洗練により, ステロイド重視から免疫抑制剤主体に治療が大きく変化しつつあり, 結果, 治療成績と患者の QOL の改善がみられている. また, 血管炎の ANCA, 筋炎の抗 ARS 抗体や抗 CADM-140 抗体の発見により, 疾患の診断, 病型の判断に有用な指標が生まれている.

文献

1) Sontheimer RD: Would a new name hasten the acceptance of amyopathic dermatomyositis (dermatomyositis sine myositis) as a distinctive subset within the idiopathic inflammatory dermatomyopathies spectrum of clinical illness? J. Am. Acad. Dermatol 46: 626-636, 2002.

2) Aletaha D, Neogi T, Silman AJ, et al: 2010 Rheumatoid arthritis classification criteria: an American College of Rheumatology/European League Against Rheumatism collaborative initiative. Ann Rheum. Dis 69: 1580-1588, 2010.

3) Fischer A, West SG, Suigiris JJ, et al: Connective tissue disease-associated with interstitial lung disease a call for classification. Chest 138: 251-256, 2010.

4) Kinder BW, Collard HR, Koth L, et al: Idiopathic nonspecific interstitial pneumonia: Lung manifestation of undefferenciated connective tissue disease? Am. J. Respir. Crit. Care Med 176: 691-697, 2007.

5) Wolfe F, Caplan L, Micaud K: Treated for rheumatoid arthritis and the risk of hospitalization for pneumonia associated with prednisone, disease-modifying antirheumatic drugs, and anti-tumor necrosis factor therapy. Arthritis Rheum 54: 628-634, 2006.

各論4.2
膠原病に伴う肺病変の画像所見

野間恵之
(公益財団法人天理よろづ相談所病院)

　膠原病にはいくつもの病態が含まれており、画像からみた場合、その所見は多岐にわたる。胸膜炎、心膜炎として現れた場合は胸水、心嚢水が出現するし、血管炎として現れた場合は肺胞出血をきたし、リウマチ結節では腫瘤影となる場合もあり、肺高血圧の形となれば肺動脈の拡大として捉えられる。リウマチの場合、細気管支周辺にサルコイドーシスにみるような微細な粒状影を呈するfollicular bronchiolitisがみられることもある。一方、広く肺の広義の間質に炎症の場がある場合、間質性肺炎の形となってATS/ERSの分類[1]に示されるすべての形の間質性肺炎として発現する可能性がある。逆にこのような所見の多彩さが膠原病にみられる肺病変の特徴ともいえる。

　さらにいうならば、膠原病に伴う病態としての感染症や悪性腫瘍のみられることもあれば、治療の合併症としての感染症や間質性肺炎の出現もみられる。このように膠原病の画像診断はびまん性肺疾患の診断の応用問題である。

　膠原病でみられる間質性肺炎には各病型ごとに報告があり[2-7]、各病型ごとにある程度の特徴ある所見がみられるが、ここでは紙面の関係もあり、膠原病肺に共通してみられる所見の特徴を述べる。

　基本的に膠原病でみられる炎症が肺野に現れる場合、所見は気道周囲に親和性のある均一なものとなる。画像に表れる所見の均一さはIPF/UIPでみる所見の不均一さと対を成すものである。つまり、IPF/UIPの特徴である不均

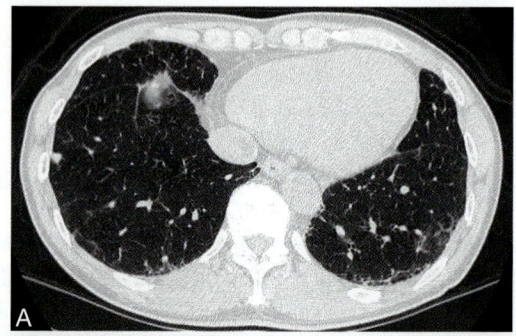

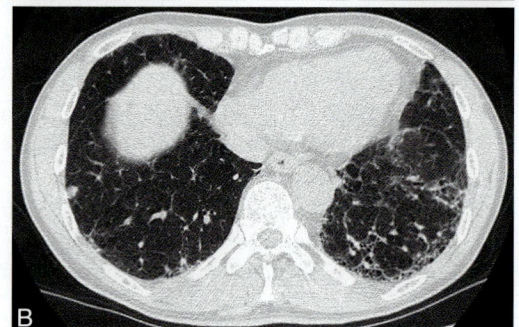

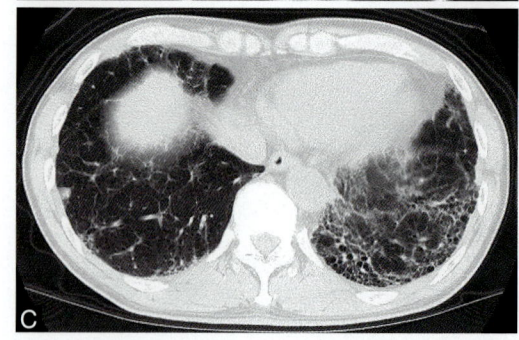

図1　60歳代男性　IPF/UIPのHRCT像とその経時変化
A：初診時、B：2年後、C：3年後。所見は胸膜直下から始まり次第に進行していく。

一さを正確に理解することが膠原病肺の画像所見を理解する第1歩となる。そこで図1にIPF/UIP、図2以下に膠原病肺を示し、所見を

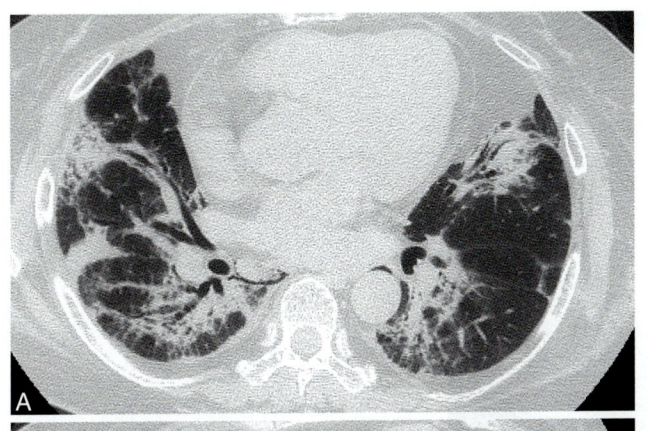

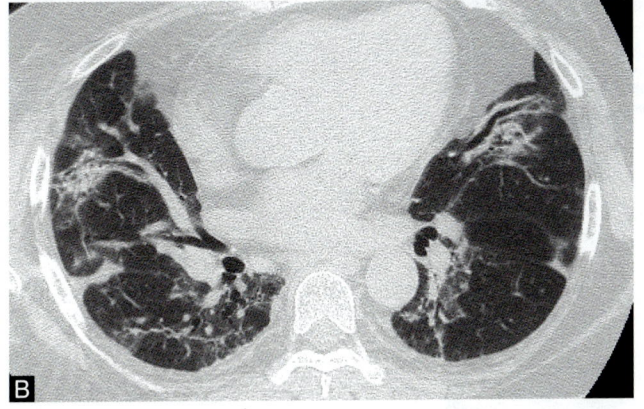

図2 50歳代女性 PM/DMのHRCT像とその経時変化
A：初診時，B：2ヵ月後
陰影は気管支周囲間質に親和性を持って拡がる．そのため胸膜直下には所見が乏しい．ステロイドを中心とした治療で2ヵ月後には陰影の改善を認める．牽引性気管支拡張には一部で改善がみられる．

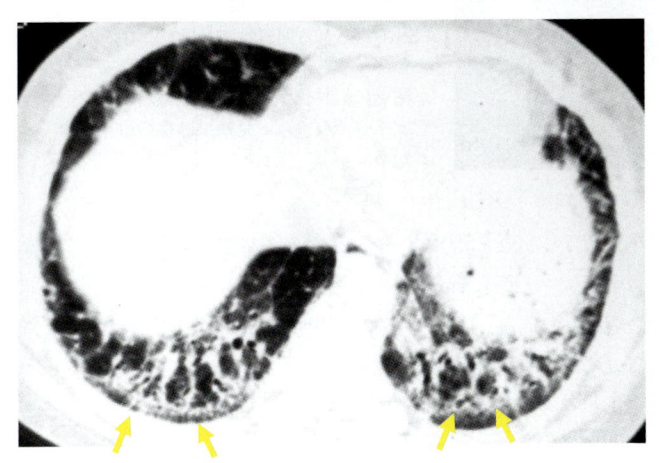

図3 60歳代男性 PSSのHRCT像
間質性肺炎のHRCT像には時にsubpleural curvilinear shadow（SCLS）といわれる胸膜から一定の距離のある板状の構造を認めることがある（矢印）．この所見は病理学的には小葉中心部の線維化が隣の小葉中心部の線維化巣と手をつないだ形をしており，気道周囲間質との親和性を示す所見の一つである．

対比させながら，膠原病肺の所見を解説する．
　IPF/UIPでは末梢から所見が始まり，健常肺の胸膜直下に蜂巣肺が唐突に現れる（図1）．一方膠原病でみられる間質性肺炎の場合，所見が気道周囲と親和性があるために，気道に沿った所見分布がみられ，初期には所見が胸膜までたどり着かないことが多い（図2）[8]．Subpleural curvilinear shadow（SCLS）とよばれる所見は末梢の細気管支周辺の線維化が胸膜から1層内側で手をつないだように拡がる板状の構造をいうが，これも所見が気道と親和性をもつことを間接的に示している（図3）．
　一方，所見の時相については，画像所見でみる線維化の過程は，すりガラス（様）陰影，淡い

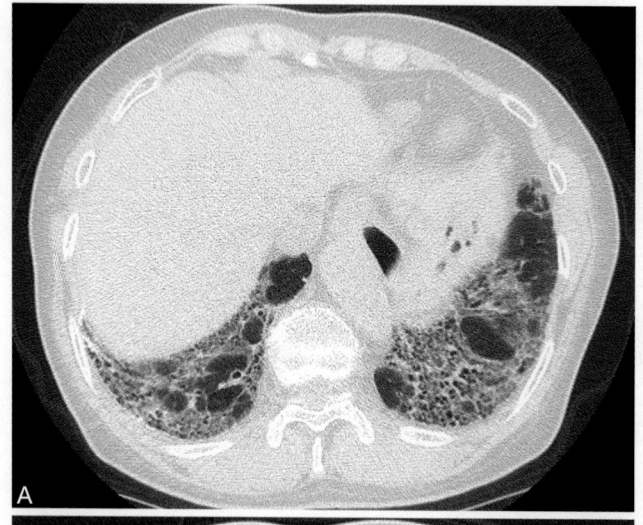

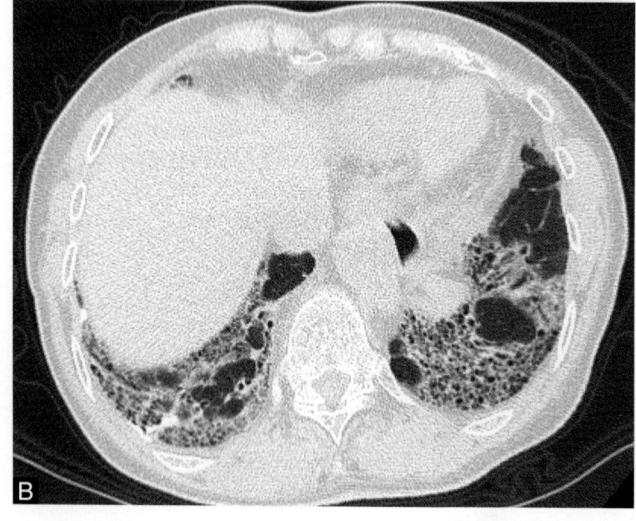

図4 60歳代女性 PSSのHRCT像とその経時変化
A：初診時，B：5年後
PSSでみられる間質性肺炎はf-NSIPの形をとることが多く，年余にわたって所見に変化がないか徐々に線維化が進み均質な敷石状の牽引性気管支拡張となり，一見蜂巣肺様の所見となることがある．

浸潤影，濃い浸潤影，SCLS，牽引性気管支拡張，そして蜂巣肺へと進むひとつのスペクトラムで理解される．IPF/UIPの場合は，この線維化の最も進んだ形とされる蜂巣肺が健常肺に突然みられ，このことを時相の不均一とよぶ．UIPの経過をみるとはっきりした"炎症"の所見を示さずに突然，蜂巣肺が出現し拡がってゆく（図1）．これに対して膠原病の間質性肺炎では，線維化の進行は所見のみられる領域全体で足並みをそろえて進行，あるいは改善する．時に年余にわたって進行しない例もある（図4）．

ここで重要なことは慢性の線維化の進行の中で牽引性気管支拡張までは可逆性である可能性があるが，蜂巣肺は改善することはないという点を理解することである（図2）．また，当然ながら線維化の時相はある巾を持って入り混じる．IPF/UIPの蜂巣肺を示す線維化部分には牽引性気管支拡張が生じるのは当然であるが，膠原病の間質性肺炎では多くは牽引性気管支拡張が主体であることが多い（図4）．

つぎに"あすなろ"膠原病について述べる．図5には生検の結果，NSIP類似の間質性肺炎と診断され，後に保存血清で抗KS抗体が陽性となった症例を示す．NSIPとはもともとゴミ箱的な病理所見名であり，極端にいえば，ほとんどが原因のある間質性肺炎の形であるが，現在のところ筆者らがその原因を知らないものの総称と捉えておくのがわかりやすい．自己免疫

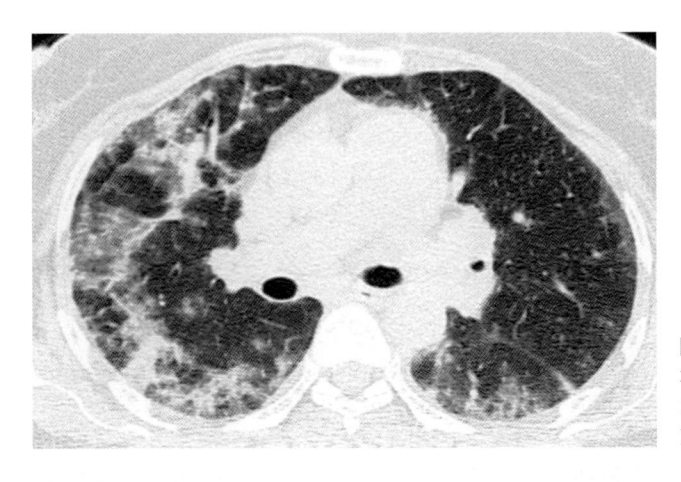

図5 60歳代女性　抗KS抗体陽性症例
本例はVATS時にはNSIPとして整理されていたものであるが，血清保存の検討から，後に抗KS抗体が要請と判明したものである.

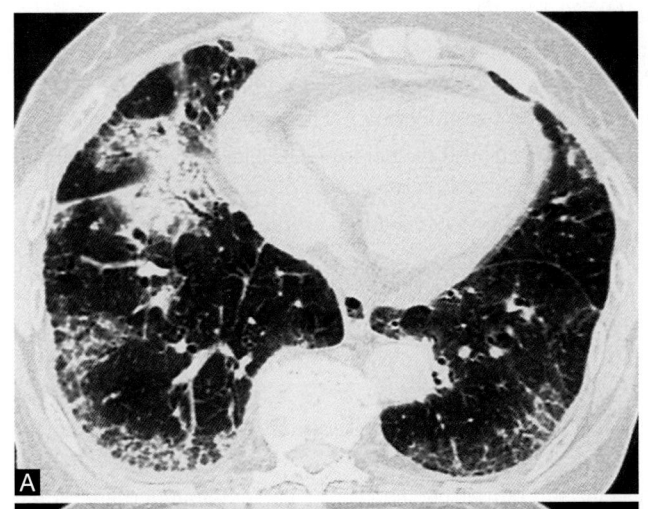

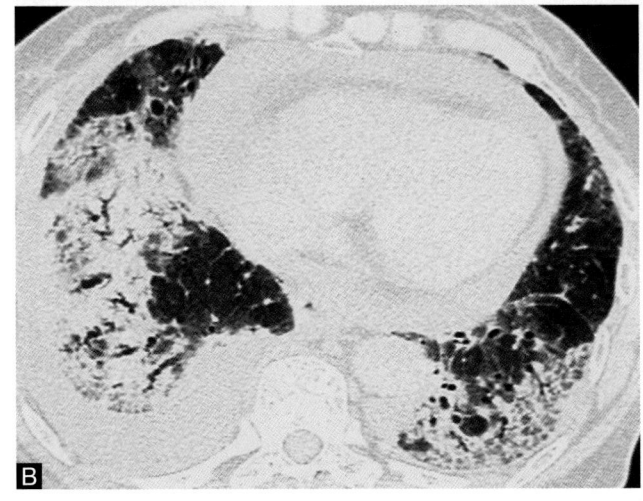

図6 70歳代女性　amyopathic DMにみられた急速進行型の間質性肺炎
A：初診時，B：1週間後
amyopathic DMには急速進行型の間質性肺炎のあることが知られている．所見は週の単位で進行し，予後は不良である．

性肺炎やUCTDなどとよばれることもあるが同様の考え方である[9,10].

従って逆にいうと，時相のそろった間質性肺炎を画像でみた場合には徹底して背景を調べる必要がある．その背景のうち最も頻度が高いのが膠原病であり，それ以外には鳥飼病に代表される吸入抗原に対する慢性過敏性肺炎，アスベストーシスなどのじん肺のある種のもの，薬剤

性肺炎などである．

最後に amyopathic DM にみられる急速進行型の間質性肺炎について述べる．膠原病肺の中で，急性の経過をとる代表的な病態が，この形である．研究が進み，特異抗原がみつかってはいるが，依然として予後が不良である．現段階ではこの形のあることを知って，BAL することすら控える必要のあることを知っておくに留まり，画像上の特徴はよくわかっていない（図6）．

文献

1) American thoracic society/European respiratory society international multidisciplinary consensus classification of the idiopathic interstitial pneumonias. Am J Respir Crit Care Med 165: 277-304, 2002.

2) Ikezoe J, et al: High-resolution CT findings of lung disease in patients with poly myositis and dermatomyositis. J Thorac Imag 11: 250-259, 1996.

3) Douglas WW, et al: Polymyositis-dermatomyositis-associated interstitial lung disease. Am J Respir Crit Care Med 164: 1182-1185, 2001.

4) Arroliga AC, et al: Pulmonary manifestation of scleroderma. J Thorac Imag 7: 30-45, 1992.

5) Chan TYK, et al: Cryptogenic fibrosing alveolitis and the fibrosing alveolitis of systemic sclerosis: morphological differences on computed tomographic scan. Thorax 52: 265-270, 1997.

6) Bankier AA, et al: Discrete lung involvement in systemic lupus erythematosus: CT assessment. Radiology 196: 835-840, 1995.

7) Deheinzelin D, et al: Interstitial lung disease in primary sjogren's syndrome. Am J Respir Crit Care Med 154: 794-799, 1996.

8) 野間恵之ほか：皮膚筋炎・多発筋炎に伴う間質性肺炎と UIP の比較　HRCT 像を中心に．臨放 42：105-110，1997.

9) Fischer A, et al: Connective tissue disease associated interstitial lung disease: a call for clarification. Chest 138: 251-256, 2010.

10) Fujita J, et al: Idiopathic non-specific interstitial pneumonia: as an "autoimmune interstitial pneumonia". Respiratory Med 99: 234-240, 2005.

各論4.3
膠原病に伴う肺病変の病理組織学的所見

北市正則
(国立病院機構近畿中央胸部疾患センター)

1 膠原病症例の肺病変

膠原病の英語表現は，collagen vascular disease (CVD) と connective tissue disease (CTD) があり，同義語として用いられている．主な膠原病の種類と日本での有病数，および膠原病に伴う主要な肺・胸膜病変を表に示した（表1, 2）[1-12]．

膠原病に伴う肺病変では呼吸筋，胸膜，肺実質（気道，肺胞壁，小葉間結合織，細気管支血管鞘，血管）を含めて，同時に複数の構成要素を侵し得る．膠原病の気道病変には罹患期間が長い病態が含まれる[12]．さらに，膠原病症例では治療目的で投与される免疫抑制薬による結核症を含めた肺感染症とともに，市中感染症の頻度も高い．細胞毒性薬，特にメソトレキセート，金製剤による種々の非感染性間質性肺病変をきたすことがある[13]．肺病変の種類によって治療方法と予後が左右されるため，肺病変の確定診断のために胸腔鏡下肺生検（video-assisted thoracoscopic lung biopsy；VATS肺生検）が施行される．

1）関節リウマチ（RA）

RAに伴う主要な肺病変はNSIP，UIP，OP，FB，lymphoid hyperplasia，constrictive bronchiolitis，cellular bronchiolitis，rheumatoid nodulesである[11-14]（図1）．関節リウマチに伴う気道病変が二次的な肺感染症の原因となることがある（図2）．また，関節リウマチは臨床経過が長いため，治療に伴って結核症を含めた肺感染症と薬剤性肺障害が問題となる[13]．

2）シェーグレン症候群（SjS）

シェーグレン症候群（SjS）で口腔と両眼の乾燥症状のみの時は，一次性SjS，RAなど他の膠

表1　主要な膠原病と日本での有病数

主な膠原病の種類	日本での有病数（男性：女性の比）
Rheumatoid arthritis（RA）（関節リウマチ）	約60万人（1：3）
Caplan症候群（RA＋塵肺症）	
Sjöegren's syndrome（SjS）（シェーグレン症候群）	10万〜30万人（1：20〜1：14）
Systemic lupus erythematodes（SLE）（全身性エリテマトーデス）	5万〜10万人（1：9）
Systemic sclerosis（SSc）（全身性硬化硬化症）（強皮症）	7,000〜14,000人（1：4）
CREST症候群（calinosis, Raynaud's phenomenon, esophageal dysmotility, sclerodactyly, telangiectasia）	
Polymyositis/Dermatomyositis（PM/DM）（多発性筋炎／皮膚筋炎）	6,000人（1：25）
Amyopathic dermatomyositis（ADM）（皮膚病変を欠く皮膚筋炎）	
Mixed connectiove tissue disease（MCTD）（混合性結合織病）	
Ankylosing spondylitis（AS）（強直性脊椎炎）	

文献9, 10

表2 Major types of pleuro-pulmonarry disorders in patients with connective tissue diseases
（膠原病に伴う主要な肺・胸膜病変）

Pulmonary interstitium/parenchyma:
Nonspecific intertstitial pneumonia (NSIP)
Usual interstitial pneumonia (UIP)
Organizing pneumonia (OP)
Diffuse alveolar damage (DAD)
Lymphocytic interstitial pneumonia (LIP)
Lymphoid hyperplasia (LH)
Necrobiotic nodules (rheumatoid nodules)
Amyloid deposition/amyloidosis
Upper lobe fibrocystic lesions
Atelectatic fibrosis around conducting airways
Intra-alveolar lesions:
Diffuse alveolar hemorrhage
Eosinophilic pneumonia
Alveolar proteinosis
Airways:
Chronic bronchiolitis/cellular bronchiolitis
Follicualr bronchitis/bronchiolitis (FBB)
Constrictive bronchiolitis
Bronchiectasis
Bronchocentric granulomatosis (BCG)
Pulmonary blood vessels:
Vasculitis
Pulmonary hypertension
Pulmonary neoplasia
Lung cancer
Lymphoma
Pleura:
Pleuritis: cellular pleuritis, fibrinous pleuritis
Pleural fibrosis

備考：膠原病症例の肺病変の診断では上記以外に感染症，治療薬剤による肺病変が鑑別対象となる．このため各症例の診療では，(1)治療歴を含めた臨床所見，(2)胸部X線・CT所見とその経過，(3)肺病理所見との整合性を考えた総合的な検討が必要である．生検部位の選択では胸部X線・CT所見で増悪がある部位を含める必要がある．
文献9-11．

原病を伴う場合は二次性SjSと分類される．SjSに伴う肺病変は343症例中31例（9％）に報告され，最も頻度が高い病態は気管と気管支の乾燥症状である[11]．2002年8月の第8回京都呼吸器疾患シンポジウムで検討された33症例の一次性SjSでは20例（61％）がNSIP型の慢性間質性肺炎を示し，最も頻度が高かった[15]（表3，図3）．

3）全身性エリテマトーデス（SLE）

SLEに伴う肺病変の頻度は，20～40％である．胸水貯留が最も頻度の高い呼吸器病変であり，5～10％の症例に起こる．急性ループス肺炎は臨床用語であるが，病理組織学的所見はdiffuse alveolar damage (DAD) を通常示す．しかし，このような場合，感染症，うっ血性心不全，尿毒症，薬剤障害，びまん性肺胞出血が鑑別対象となる[11]．

SLE症例に慢性間質性肺炎が起こることがある．肺胞毛細血管炎に伴う肺出血，肺血管炎，肺高血圧症を含む血管病変をきたす場合もある．SLEに肺胞蛋白症（PAP）を合併する場合もある[11]．

4）強皮症・全身性硬化症（SSc）

SScでの肺病変は，剖検例で対照群より有意に頻度が高くみられる[11]．肺線維症としてのNSIP病型が報告された以後の2002年の英国Brompton病院80症例の検討では，NSIP patternが77.5％を占め，UIP patternは7.5％であった（表4）[16]．韓国Asan医療センターの19症例の検討ではNSIP patternが68％を占めた[17]．

肺高血圧症はSScの10～35％に起こる．特にCREST症候群では40～65％に肺高血圧症が起こる．組織学的所見では肺動脈の中膜層と内膜層に同心円状の線維化病変が起こる[11]．

5）多発性筋炎/皮膚筋炎（PM/DM）

PM/DM症例の5～10％が肺病変をきたす．TazelaarらはPM/DMの15症例で肺病変としてBOOP, UIP, DAD, cellular IPが起こること，さらにこれらの肺病変のタイプと予後との間に相関があることを報告した[18]．Douglasらは58症例のPM/DMで間質性肺疾患が存在した58例のうち，22例で外科的肺生検が施行され，18例がNSIP patternであったと報告した．このうち，16例のPM/DM症例で外科的肺生検がNSIP patternであった16例の生存状況

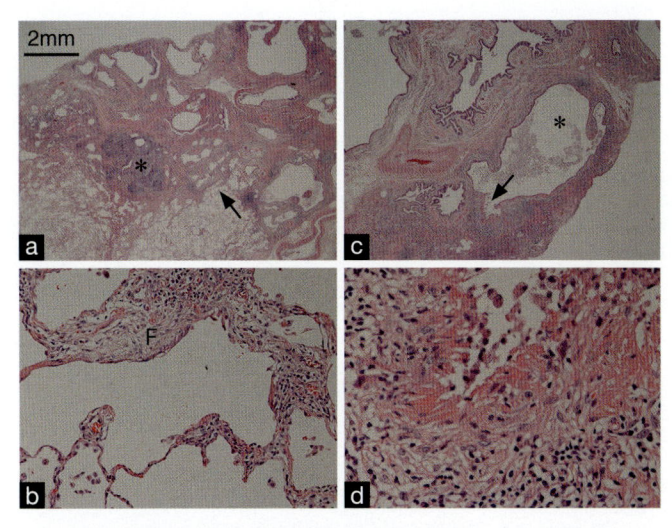

図1 関節リウマチ症例の外科的肺生検所見．UIP pattern

(a)：胸膜下に優勢に囊胞様病変を含む線維化病変を広範に認めた．このような蜂巣肺形成と同一視野に正常肺胞壁の部位をabrupt change(急峻な変化)で認めた．視野の中央部に肺内リンパ節(＊)を認めた．Bar=2 mm, (HE染色，×1)．
(b)：(a)の矢印部位の拡大．肺胞構造の消失を伴う線維化病変に隣接して，線維芽細胞巣(FF)形成(F)と正常肺胞壁を認めた．(HE染色，×20)．(c)：(a)と同じ肺組織検体．蜂巣肺形成(＊)の壁の一部にnecrobiotic lesionを認めた(矢印)(HE染色，×2)．(d)：(c)の矢印部位の拡大．蜂巣肺形成の壁の一部で壊死傾向の病変と上皮細胞層の消失を認めた．この病変を形成する核の淡明な組織球様細胞の長軸は蜂巣肺形成術の気腔に向かって垂直の傾向を認めた．リウマチ結節と同様な病変と考えた(HE染色，×20)．

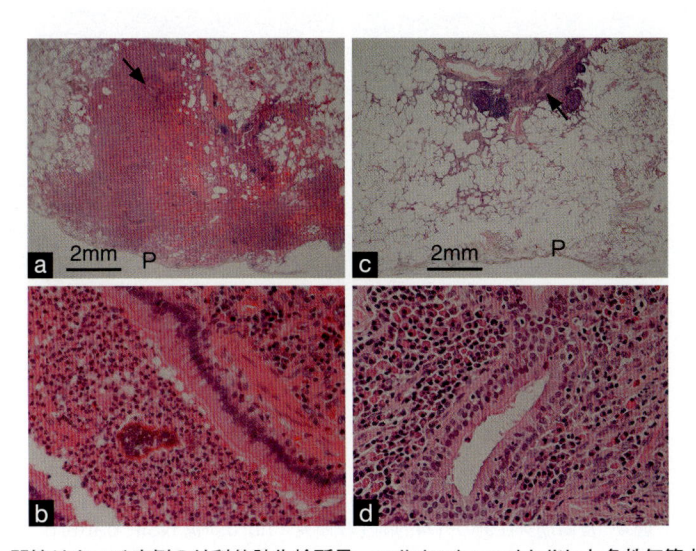

図2 関節リウマチ症例の外科的肺生検所見．cellular bronchiolitisと急性気管支肺炎

(a)：右肺上葉：胸部CT所見では胸膜下に濃密な陰影を認め，画像所見からは関節リウマチに伴う非感染症としての器質化肺炎(OP)パターンが推定された．肺生検検体では胸膜下に11×8 mmの拡がりで炎症性病変を認めた．肺胞領域に好中球の集簇部位，フィブリン析出，水腫性変化と器質化肺炎(OP)パターンを認めた．膜性細気管支(矢印)は多数の好中球とマクロファージで充満され，細菌塊を認めた．この部位の肺病変は細菌感染症としての急性気管支肺炎と考えた．臓側胸膜(P)．Bar=2 mm(HE染色，×1)．(b)：(a)の矢印部位の拡大．膜性細気管支内腔に多数の好中球とマクロファージが充満し，細菌塊を認めた(HE染色，×40)．(c)：右肺下葉肺底部．導管部細気道の周囲に胚中心形成を含むリンパ濾胞形成と導管部細気道の上皮下に多数のリンパ球系細胞浸潤を認めた．肺胞領域の病変は軽度と考えた．臓側胸膜(P)．Bar=1 mm(HE染色，×2)．(d)：(c)の矢印部位の拡大．導管部細気道の上皮下に多数の形質細胞を含むリンパ球系細胞浸潤を認めた．このようなcellular bronchiolitisのために，導管部細気道の強い内腔狭窄と呼出障害をきたすと考えた．(c, d)の肺病変が(a, b)で見た肺感染症の基礎病変と考えた(HE染色，×40)．

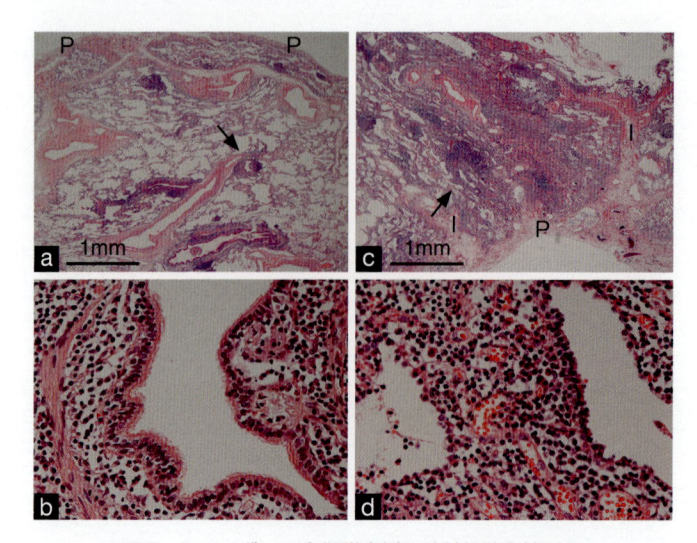

図3 シェーグレン症候群症例の外科的肺生検所見
cellular bronchiolitisとlymphocytic interstitial pneumonia(LIP)

(a): 左肺上葉. 多所的に膜性細気管支の壁にリンパ球系細胞浸潤を認めた. 肺胞領域の病変は軽度と考えた. 臓側胸膜(P). Bar=1 mm, (HE染色, ×2). (b): (a)の矢印部位の拡大. 膜性細気管支の上皮下に形質細胞を含む中等度のリンパ球系細胞浸潤と内腔狭窄を認め, cellular bronchilitisの肺病変と考えた(HE染色, ×40). (c): 左肺下葉肺底部. 肺胞壁に沿って中等度から高度のリンパ球系細胞浸潤を認めた. 小葉間結合織(I)と臓側胸膜(P)は病変を免れていると考えた. Bar=1 mm(HE染色, ×2). (d): (c)の矢印部位の拡大. 肺胞壁に高度のリンパ球系細胞浸潤を認め, LIPパターンの肺病変と考えた(HE染色, ×40). 本症例では気道壁と肺胞壁間質の2種類の組織分画に肺病変を認めた.

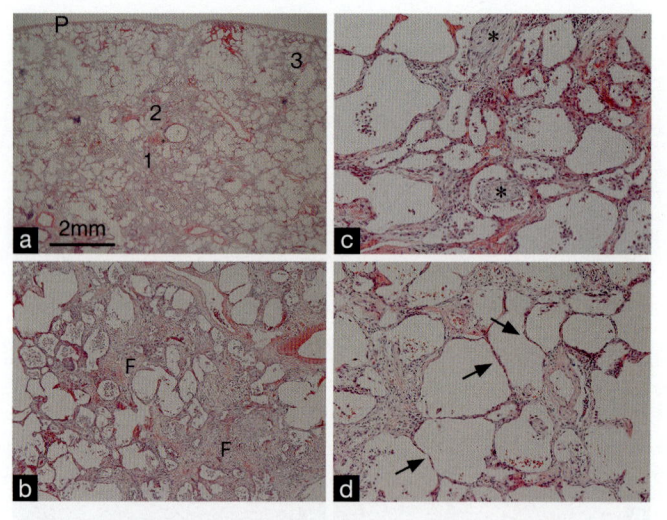

図4 皮膚筋炎症例の外科的肺生検所見. fibrosing NSIP pattern

(a): 胸膜下を含めて斑状分布で, 病期の揃った, 比較的時間経過の短い線維化病変を認めた. 主な鑑別対象はOP pattern, DAD pattern, NSIP patternであった. 臓側胸膜(P). Bar=2mm(HE染色, ×1). (b): (a)の(1)の部位の拡大. 肺胞構造の消失を伴う線維化病変(F)を2ヵ所に認めた. このため, OP patterのみで説明できる肺病変(以前のBOOP pattern)では説明できない肺病変と考えた(HE染色, ×4). (c): (a)の(2)の部位の拡大. 末梢気腔内に肉芽組織形成(*)を認めた. 肺胞壁には疎な線維化病変とリンパ球系細胞浸潤による軽度の肥厚を認めた. このような所見のみであれば器質化肺炎(OP)パターンと病理診断できるが, (b)で肺胞構造の消失を伴う線維化病変を認めたために, 器質化肺炎(OP)パターンの病理診断にはならないと考えた(HE染色, ×10). (d): (a)の(3)の部位の拡大. 疎な線維化病変に挟まれて, 正常肺胞壁(矢印)を認めた. このため, diffuse alveolar damage(DAD)パターンは否定的と考えた. (a-d)の所見を総合してfibrosing NSIPパターンと病理診断した. 本検体の病理診断ではDAD patternが最も大切な鑑別対象であった. 肺病変がNSIP patternであれば経過観察も可能であるが, 肺病変がDAD patternであれば速やかに積極的な治療を要すると考えつつ, 上記の病理診断を行った(HE染色, ×10).

表3 Major histologic patterns of lung disease in 33 patients with primary Sjöegren's syndrome（一次性シェーグレン症候群33例での主要な肺病変）（第8回京都呼吸器疾患シンポジウムでの検討，2002年8月）

Histologic Pattern	No. of cases (%)
Nonspecific interstitial pneumonia (NSIP)	20 (61%)
Cellular pattern	1
Fibrosing pattern	19
Bronchiolitis	4 (12%)
Atelectatic fibrosis	2 (6%)
Malignant lymphoma	4 (12%)
Amyloid	2 (6%)
Honeycomb changes only	1 (3%)

（文献15）

表4 80 patients with systemic sclerosis and interstitial lung disease who underwent surgical lung biopsy at the Brompton Hospital, London, U.K.（英国ブロンプトン病院での間質性肺疾患を有した全身性硬化症（強皮症）80症例の外科的肺生検所見と予後との関係）

	No. of cases (%)	10-year survival
NSIP pattern	62 (77.5%)	69%
UIP pattern	6 (7.5%)	29%
Unclassifiable end-stage lung	6 (7.5%)	29%
RB-ILD	4 (5%)	
Organizing pneumonia	1	
Sarcoidosis	1	

（文献16）

は特発性NSIP14例の生存状況とほぼ同様であった（p=0.87）（表5）[19]．

6）混合性結合織病(MCTD)

MCTDは，SLE，SSc，PMとRAの臨床症状の組み合わせを示し，nuclear ribonucleoprotein (RNP) antigenへの抗体価（anti-RNP antibody）が高い症候群を意味する．MCTD症例では20〜85%で肺・胸膜病変をきたす．肺高血圧症と壊死性血管炎を示す症例もある[11]．

7）強直性脊椎炎(AS)

ASは体軸の骨が侵される自己免疫疾患であ

表5 Polymyositis-dermatomyositis-associated interstitial lung disease at the Mayo Clinic Rochester（米国メイヨクリニックでの多発性筋炎/皮膚筋炎症例で間質性肺疾患を有する症例の22外科的肺生検症例の検討）

Surgical lung biopsy: 22 patients	
Nonspecific interstitial pneumonia	18 (81.8%)
Cellular NSIP	7
Combined cellular and fibrotic NSIP	9
Fibrotic NSIP	2
Organizing diffuse alveolar damage (DAD)	2
Bronchiolitis obliterans organzing pneumonia (BOOP)	1
Usual interstitial pneumonia (UIP)	1

1990年以降の集計で58例がPM/DMと間質性肺疾患を有する症例であった．そのうち，22例で外科的肺生検が施行された．58例の年齢は平均52.7±14.4歳，男性30例，女性28例．1年生存率，85.8%，3年生存率74.4%，5年生存率60.4%であった．16例のPM-DM症例で外科的肺生検がNSIP patternであった16例の生存状況は特発性NSIP14例の生存状況とほぼ同様であった（p=0.87）．

（文献19）

り，HLAB27が90%の症例で陽性である．ASにおける肺病変は長いASの罹病の後に肺病変が起こる．ASの2080症例の検討では，肺病変は28例（1.3%）に観察された．ASでは上葉のFibrocystic lesionが起こる[11]．

② 間質性肺疾患が存在し，膠原病近縁の病態を示す症例群について

近年，間質性肺疾患が存在し，膠原病推定の兆候と検査所見が存在するが，膠原病の立場からはAmerican College of Rheumatlogy（ACR）（アメリカリウマチ学会）の膠原病の分類基準を満たさない病態について，研究報告がなされている[20-22]．従来の考えでは，特発性間質性肺炎（IIP）の中に包括されていた症例群に相当する[22]．

1) undifferentiated connective tissue disease(UCTD)について

膠原病を疑わせる症候と検査所見が存在するが，膠原病の診断基準を満たさない症例が存在する．全身性自己免疫疾患の25％までの症例は，American College of Rheumatlogy（ACR）の膠原病の分類基準を満たさない．これらの症例がundiferentaited connective tissue disease（UCTD）（未分化膠原病）とみなされる．これらの症例の65～95％は数年の経過観察でも"differentiated" CTD（RA，SLE，SSc，MICDなど）に入らない．このため，UCTDは膠原病を示唆する兆候と症状と血清学的な陽性所見があり，少なくとも1年の疾病持続期間があることを条件として，1個の臨床単位であるとの提案がある（**表6**）[20]．Kinderらは，特発性間質性肺炎と診断していた75症例を検討し，28例（37％）はUCTDの診断基準を満たしたこと，さらに，特発性NSIPと診断していた17例では15例（88％）がUCTDの診断基準を満たしたと報告した．この結果から，特発性NSIPはUCTDの肺病変である可能性を指摘した[20]．

2) lung-dominant connective tissue disease(lung-dominant CTD)とautoimmune-featured interstitial lung disease(AIF-ILD)について

間質性肺疾患が存在し，膠原病を示唆する臨床所見が存在するが，膠原病関係の間質性肺疾患とは明確には診断できない症例群に対して，Fisherらは肺病変を基礎にした立場からlung-dominant CTDの名称を提唱した[21]．

また，Vijらは間質性肺疾患が存在し，膠原病を示唆する臨床所見が存在するが，ACRの診断基準に合致しない症例に対してAIF-ILDの病名を提唱した．2005年9月からの3年間の間質性肺疾患（ILD）の連続200症例を調査し，病因が判明した群42例（21％），AIF-ILD群63例（32％），IPF58例（29％），膠原病関連ILD37例（19％）であったと報告した．AIF-ILD群63例のうち31例（49％）が肺生検を受け，UIPは25例（81％），NSIPは2例（6％），unclassifiable（分類不能）群4例（13％）であったと報告した．AIF-ILD症例群とIPF症例群の予後は類似していると報告した[22]．

表6 Diagnostic criteria for patients with undifferentiated connective tissue disease（UCTDの診断基準）

Diagnostic criteria	Presence of
A. Symptoms associated with connective tissue disease	
At least one of the following symptoms:	
A.1. Raynaud's phenomenon	
A.2. Althralgia/multiple joint swelling	
A.3. Photosensitivity	
A.4. Unintentional weight loss	
A.5. Morning stiffness	
A.6. Dry mouth or dry eyes（sicca features）	
A.7. Dysphagia	
A.8. Recurrent unexplained fever	
A.9. Gastroesophageal reflux	
A.10. Skin changes（rash）	
A.11. Oral ulceration	
A.12. Nonandrogenic alopecia	
A.13. Proximal muscle weakness	
B. Signs: Evidence of systemic inflammation in the absence of infection	
Positive findings for at least one of the following:	
B.1. Antinuclear antigen	
B.2. Rheumatoid factor	
B.3. Anti-SCL 70 antibody	
B.4. SS-A or SS-B	
B.5. Jo-1 antibody	
B.6. Sedimentation rate（> two times normal），C-reactive protein	

A項の症候（A.1-A.13）のうち少なくとも1項目が存在し，B項の検査所見（B.1-B.6）のうち少なくとも1項目が存在し，かつ他の膠原病の診断基準を満たさない症例に対してundifferentiated connective tissue disease（UCTD）の病名が使用される．

（文献20）

文 献

1) Lie JT：Pulmonary involvement in collagen-vascular disorders. In: Saldana MJ ed. Pathology of Pulmonary Disease. J.B. Lippincott, Philadelphia, 781-790, 1994.
2) Arnett FC, Edworthy SM, Bloch DA et al: The American Rheumatism Association 1987 revised criteria for the classification of rheumatoid arthritis. Arthritis Rheum 31: 315-324, 1988.
3) Vitali C, Bombardieri S, Moutsopulus HM et al: The European Study Group on Diagnostic Criteria for Sjoegren's syndrome. Assessment for the European classification criteria for Sjoegren's syndrome in a series of clinically defined cases: results of a prospective multicenter study. Ann Rheum Dis 55: 116-121, 1996.
4) Tan EM, Cohen AS, Fries JF et al: The 1982 revised criteria for the classification of systemic lupus erythematosus. Arthritis Rheum 25: 1271-1277, 1982.
5) Subcommittee for the scleroderma criteria of the American Rheumatism Association Diagnostic and Therapeutic Criteria Committee. Preliminary criteria for the classification of systemic sclerosis (scleroderma). Arthritis Rheuma 23: 581-590, 1980.
6) Bohan A, Peter JB: Polymyositis and dermatomyositis (first of two parts). N Engl J Med 292: 344-347, 1975.
7) Smolen JS, Steiner G: Mixed connective tissue disease: to be or not to be. Arthritis Rheuma 41: 768-777, 1998.
8) McGuigan LE, Gecy AF, Edmonds JP: The immunopathology of anylosing spondylitis. – a review. Semin Arthritis Rheum 15: 81, 1985.
9) 北市正則：膠原病の肺病理．呼吸 17(11)：1236-1241，1998.
10) 北市正則：膠原病の病理診断マニュアル．Ⅱ．各論―臓器病変と鑑別診断―．8．肺・上気道．病理と臨床 23 臨時増刊：139-146，2005.
11) Kitaichi M, Nagai S, Ito I, Yanagai S: Pulmonary pathology in association with connective tissue disorders. Curr Diag Pathol 10: 291-303, 2004.
12) 北市正則：膠原病の気道病変－病理所見：特に細胞性細気管支炎（cellular bronchiolitis）について―．Therapeutic Research 28(8)：1639-1645，2007.
13) 末松栄一：RA 肺障害の見方．2009 年第 10 回博多リウマチセミナー．1-7，2009.
14) Yousem SA, Colby TV, Carrington CB: Lung biopsy in rheumatoid arthritis. Am Rev Respir Dis 13: 770-777, 1985.
15) Ito I, Nagai S, Kitaichi M, Nicholson AG, Johkoh T, Noma S, Kim DS, Handa T, Izumi T, Mishima M: Pulmonary manifestations of primary Sjoegren's syndrome. A clinical, radiologic, and pathologic study. Am J Respir Crit Care Med 171: 632-638, 2005.
16) Bouros D, Wells AU, Nicholson AG, Colby TV, Polychronopoulos V, Pantelidis P, Haslam PL, Vassilakis DA, Black CM, du Bois RM: Histopathologic subsets of fibrosing alveolitis in patients with systemic sclerosis and their relationship to outcome. Am J Respir Crit Care Med 165: 1581-1586, 2002.
17) Kim DS, Yoo B, Koh Y, KimEK, Lim CM, Lee SD, Koh Y, Kim WS, Kim WD, Colby TV, Kitaichi M: The major histopathologic pattern of pulmonary fibrosis in scleroderma is nonspecific interstitial pneumonia. Sarcoidosis Vasc Diffuse Lung Dis19: 121-127, 2002.
18) Tazelaar HD, Viggiano RW, Rickersgill J, Colby TV: Interstitial lung disease in polymyositis and dermatomyositis: Clinical features and prognosis as correlated with histologic findings. Am Rev Respir Dis 141: 727-733, 1990.
19) Douglas WW, Tazelaar HD, Hartmann TE, Hartman RP, Decker PA, Schroeder DR, Ryu JH: Polymyositis-dermatomyositis-associated interstitial lung disease. Am J Respir Crit Care Med 164: 1182-1185, 2001.
20) Kinder BW, Collard HR, KothL, Daikh DI, Wolters PJ, Elicker B, Jones KD, King TEJr: Idiopathic nonspecific interstitial pneumonia. Lung manifestation of undifferentiated connective tissue disease? Am J Respir Crit Care Med 176: 691-697, 2007.

21) Fischer A, West SG, Swigris JJ, Brown KK, duBois RM: Connective tissue disease-associated interstitial lung disease: a call for clarification. Chest 138: 251-256, 2010.
22) Vij R, Noth I, Strek ME: Autoimmune-featured interstitial lung disease: a distinct entity. Chest 140: 1292-1299, 2011.

膠原病に伴う肺病変

各論5.1
関節リウマチ

槇野茂樹
(大阪医科大学)

1 はじめに

関節リウマチ（以下RA）は進行性の関節滑膜炎を中心病態とし，諸臓器の様々な自己免疫病態を合併する疾患である．気道，胸膜，肺胞領域と肺を構成する種々の要素を冒し，膠原病中最も多様な肺病変を形成する．また，感染や薬剤に伴う多様な肺病変も合併する．肺病変の先行や，他膠原病の経過中の合併もみられRAによる肺病変か否かの判定に困難を伴うこともある．

本稿では，RAに伴う肺病変につき，感染性のものを除き，間質性肺炎群，それ以外の肺病変，薬剤性肺障害につき現状までの知見に私見を交えて述べていこうと考える．

2 間質性肺炎以外の肺病変

RAは，肺領域以外にも気道，胸膜などを冒す．また，肺野に結節性の病変ももたらす．気道病変としては，末梢気道の狭窄・閉塞とリンパ濾胞の増生を認める濾胞性細気管支炎（FB；follicular bronchitis）や線維性の閉塞がみられる閉塞性細気管支炎（BO；bronchiolitis obliterans）が認められる．また，びまん性汎細気管支炎に類似した病態も認められる．気道病変の頻度は高く，報告によっては5〜10％程度というものもある[1]．当科では5％に遠く届かない合併頻度である．気道周囲のリンパ濾胞はRA患者の肺組織で頻繁に認められる所見であり，気道病変そのものがRAに本質的な病変である可能性を考えさせる．胸膜炎も多く認められ，時にRAの発症に先行しまたは同時に認められる．ADAが高値になることがあり，結核との鑑別での有用性は低い．単独では肺血管病変の合併は珍しい．多発または単発の結節影を認めることがありリウマチ結節と時にアミロイドーシスによる結節である．前者はPET陽性で悪性腫瘍との鑑別が必要となる．また，稀ではあるが顕微鏡的多発血管炎の続発に伴う肺胞出血や抗リン脂質抗体症候群合併による肺梗塞，シェーグレン症候群合併に伴う囊胞もみられうる[2]．

3 間質性肺炎

IIPsの病理学的分類としては，DAD，OP，UIP，NSIP，LIP，DIP，RB-ILDの7病型がある[3]．2012年にATS/ERSでは新しい分類を提示することとなるが，そこでは頻度の低い特殊病型を2，3加え，LIPもその中に入れ，主要病型を残り6つとするようである．膠原病に関しては，この主要6病型を急性/亜急性の経過をとるDAD，OPと慢性の経過をとるUIP，NSIP，喫煙に関連するDIP，RB-ILDの3つのカテゴリーに大別すると関係を考える際にわかりやすい．RAに伴うIPでは，組織型に関する報告が膠原病の中では最も多くなされており，IP主要6病型すべてについて報告がある[2,4]．しかし，喫煙関連型に関しては，偶然の合併の

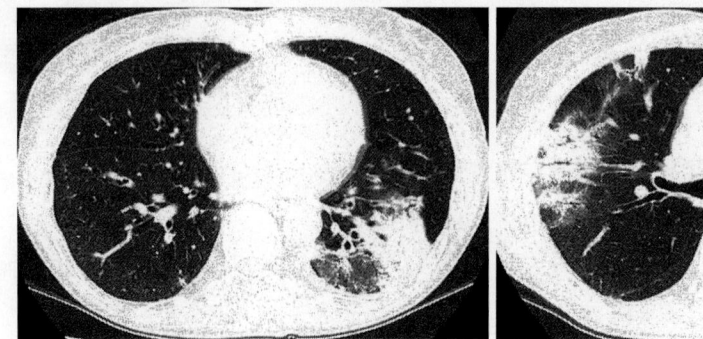

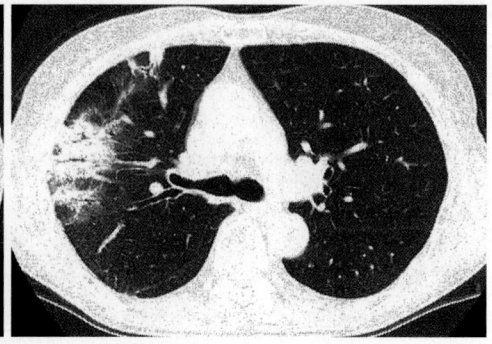

図1 OPと考えられる間質性肺炎
60代女性に複数回みられた.

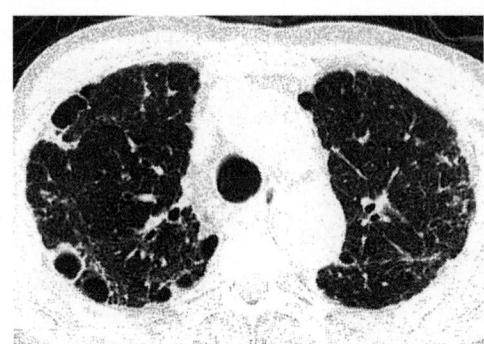

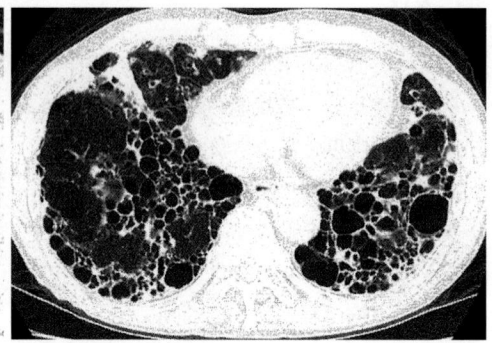

図2 70代男性にみられたUIPと考えられる間質性肺炎

可能性の域を出るものはなくRAと本質的な関連を疑わせるものはない. 急性/亜急性型のうちOPは比較的高い頻度で合併する（図1）. 呼吸器科よりの組織所見の多くの報告ではIPのうち10%前後の一定の割合を占めている[2]. 当科の観察では, 1,000人年につき約7人（0.7%）発生しているが, 大半は1ヵ月以内に軽快しており, ある時点で観察すれば, 頻度は0.1%にも満たないと想像され, 膠原病科で遭遇する頻度はそう高いものではない. しかし, 他の膠原病と比較すれば遭遇する確率は明らかに高くOPはRAと何らかの関連を有すると考えたい. DADに関しても, ある程度の頻度の報告が認められる[2,4]. DMに比較すると頻度は低いが, それ以外の膠原病と比較すれば高い. これら, DAD, OPは, その性質・治療反応性・予後に関して特発性のものや他の膠原病に伴うものと比較しても大きな相違はなく, DADは予後不良で, OPは予後良好である. 最後に慢性型で

あるが, 合併頻度は5〜20%の間の報告が多い[2], 当科では20%弱であるが, 当科は呼吸器疾患合併例が集中することを考えると5〜10%が妥当なところと考える. 組織型では, 他の膠原病では, NSIPが主であるが, RAでは, 多くの報告でUIP（図2）の方がNSIPより多いとされる[2]. NSIPでは非合併RAに比べ性比に差異はないが, UIPは男性, 喫煙者に多いとの報告がいくつも存在する[2]. 喫煙女性でUIP様の病変をみることがあり, 喫煙の影響の方が大きいのかもしれない. 予後については, RAのUIPは特発性のUIPより良好との報告がある[5]. RAに伴うUIPとNSIPの間に予後では決定的な差異は指摘されていない. しかし, UIP例で肺がんの合併, 急性増悪が多く[6], 少し不良な印象がある. 慢性型の管理についてであるが, UIP, NSIPともにこの治療が有効との確立した成績はない. 当科ではステロイド中等量とアザチオプリンなどの免疫抑制剤の併用で

病勢を制御している．UIPの管理では肺がんの合併，重篤な薬剤性肺炎の合併，急性増悪など問題事象が起こりやすく，RA治療の選択にも注意を要する．またRA経過中に他の膠原病を合併することがあり，その膠原病に合併するIPを経験することがある．SLE，顕微鏡的多発血管炎合併によるDADやDM合併による進行性のIPなどが注意を要する．最後に特殊型のLIPであるがシェーグレン症候群合併例でみられうると考えるが，頻度は非常に稀と推測する．

4 薬剤性肺炎

薬剤性肺障害には，肺水腫，肺胞出血，細気管支炎などがあるが一番問題となるのは，肺間質に病変を持つ薬剤性肺炎群である．薬剤性肺炎群は，OP様のもの，DAD様のもの，NSIP様のもの，過敏性反応，好酸球性肺炎など多くのものがあるが，多くの例で十分な病理学的検索をする機会に恵まれず，画像のみで病型を判別せざるを得ないことが多い[7]．また起因薬剤と画像との関係は一定していない．種々の報告で，RAの治療薬は抗がん剤に次いで薬剤性肺炎を起こしやすいものであるとしている[7,8]．薬剤の方にのみ問題があるのではなく，治療を受けるRA患者の側にも起こしやすい素因があるのではとの考え方もある．RAに用いる薬剤は，ステロイドを除き薬剤性肺炎の可能性がある．特にレフルノミドやMTXによる薬剤性肺炎は大きな注目を過去に集めたものである．薬剤性肺炎に関して問題になるのはその発生頻度と重症型であるDAD様の発生の有無であると考えられる．その2点を考慮するとレフルノミド，MTX共に危険な薬剤と認識する必要がある．しかし，MTXでは，レフルノミドほど重症型であるDAD様の発生はなく，危険度はより低いと考えられる．金製剤，ブシラミンでは発生頻度は高いが，DAD様の発生はほぼない．その他の薬剤は上記薬剤ほど危険とは考えられない．しかし，間質性肺炎の治療に用いるタクロリムスや生物学的製剤でも報告があり[9,10]，全ての薬剤で警戒が必要である．薬剤性肺炎を起こしやすい患者側の条件としては既存肺病変（特にUIP様の慢性型間質性肺炎）や高齢，男性，喫煙などがあげられている．治療に関しては，まず原因薬剤の中止を行い，不応例にはステロイドによる治療が行われる．DAD様病変以外は，これら治療に反応し軽快することが多い．表1にリウマチ治療薬の薬剤性肺炎を起こす危険度を6段階評価でまとめてみた．

表1 薬剤性肺炎の薬剤別危険度（抗リウマチ薬）

0 ステロイド	
1 NSAID	2 アダリムマブ
1 ミゾリビン	2 トシリズマブ
1 アザチオプリン	2 アバタセプト
1 シクロスポリン	3 ミノマイシン
2 タクロリムス	3 シオゾール
2 サラゾピリン	3 ブシラミン
2 インフリキシマブ	4 MTX
2 エタネルセプト	5 レフルノミド

6段階評価（0→5，数字が大きい程危険度が増す）

文献

1) 中島洋：治療，臨床経過をめぐる包括的討論　関節リウマチの胸部病変　固有病変から薬剤性肺炎まで 日本呼吸器学会雑誌 44 増：57, 2006.

2) Kim DS: Interstitial lung disease in rheumatoid arthritis: recent advances. Curr. Opin. Pulm. Med 12: 346-353, 2006.

3) American Thoracic Society: American Thoracic Society/European Respiraory Society. International Multidisciplinary Concensus Classification of the Idiopathic interstitial pneumonias. This joint statement of the American Thoracic Society (ATS), and the European Respiraory Society (ERS) was adopted by the ATS board of directors, June 2001 and by the ERS Executive Committee, June 2001 Am. J. Respir. Crit. Care Med 165: 277-304, 2002.

4) Nicholson AG, Colby TV, Wells AU: Histopathological approach to patterns of Interstitial pneumonia in patients with connective tissue disorders. Sarcoidosis Vasc. Diffuse Lung Dis 19: 10-17, 2002.

5) Park JH, Kim DS, Park IN, et al: Prognosis of fibrotic interstitial pneumonia: idiopathic versus collagen vascular disease-related. Am. J. Respir. Crit. Care Med 175: 705-711, 2007.

6) 荒武弘一朗, 江口勝美, 右田清志他：間質性肺炎の急性増悪を認めた慢性関節リウマチの1剖検例　日本臨床免疫学会会誌 21：129-136, 1998.

7) 日本呼吸器学会：薬剤性肺障害の評価, 治療についてのガイドライン（社団法人日本呼吸器学会薬剤性肺障害ガイドライン作成委員会), 東京, 社団法人日本呼吸器学会：9-32, 2006.

8) 酒井文和, 長谷川瑞江, 木村文子：薬剤性肺障害：抗リウマチ薬　画像診断, 24：224-232, 2008.

9) Yamazaki H, Isogai S, Sakurai T, et al: A case of adalimumab-associated interstitial pneumonia with rheumatoid arthritis. Mod. Rheumatol 20: 518-521, 2010.

10) Miwa Y, Isozaki T, Wakabayashi K, et al: Tacrolimus-induced lung injury in a rheumatoid arthritis patient with interstitial pneumonia. Mod. Rheumatol 18: 208-211, 2008.

各論5.2
皮膚筋炎／多発性筋炎

槇野茂樹
(大阪医科大学)

1 はじめに

　皮膚筋炎／多発性筋炎（以下DM/PM）は筋肉の慢性炎症を中心病態とし，様々な自己免疫病態を合併する疾患で，主に冒されるのは筋，皮膚，肺である．PMがDMの単に皮膚の症状がないものか，別のものかについては意見がいろいろある．PMでは筋組織内にリンパ球が散在して浸潤するのに対し，DMでは筋内血管周囲にリンパ球の浸潤がみられ組織が異なる．また悪性腫瘍の合併はDMで多いためはっきり異なるという意見がある一方，同じ抗Jo-1抗体陽性者でDMもPMもみられることより違いはそう大きくないという意見もある．今後の研究が結論を出すことになる．肺病変についてはDMとPMでかなり差異がみられる．DM/PMには様々な病型があり，DM，PM，小児の筋炎，封入体性筋炎や悪性腫瘍に関連した筋炎，他の膠原病に合併した筋炎などがある．筋病変がなく皮膚症状と進行性の間質性肺炎（以下IP）を伴うamyopathic DM（ADM）という病型も存在する．現在では，少し広義にとって筋病変軽微なDMも含めCADM（clinically amyopathic DM）という概念でまとめられている[1]．肺病変の議論をする際はどの筋炎を対象にしているか意識する必要がある．他の膠原病に合併した筋炎などでは，その膠原病に関連した肺病変がみられることが多い．本稿ではCADM，DM，PM（総合してDM/PM）に伴う肺病変について述べる．

2 間質性肺炎以外の肺病変

　DM/PMは気道，胸膜，肺血管の病変を呈することは珍しい．しかし，RAやシェーグレン症候群の合併を介して細気管支炎を合併しうるし，RAやSLEの合併を介して胸膜炎を合併しうる．また，非常に稀ではあるが，肺胞出血を呈することもありうる．PMではあまり報告がないが，DMではIPでかなりの頻度で縦隔気腫がみられ，IPの予後不良例に多いという意見もある[2,3]．しかし，当科の経験では，本体のIPが制御できれば，縦隔気腫を合併しても予後に影響はないと考えている．稀なことではあるが顕微鏡的多発血管炎の続発に伴う肺胞出血や抗リン脂質抗体症候群合併による肺梗塞，シェーグレン症候群合併に伴う囊胞もみられうる．治療のため強力な免疫抑制をかけるのでニューモシスチス肺炎など感染性の肺病変は高い頻度で合併する．

3 間質性肺炎

　IIPsの病理学分類としては，DAD，OP，UIP，NSIP，LIP，DIP，RB-ILDの7病型がある[4]．2012年にATS/ERSで新しい分類を提示するが，頻度の低い特殊病型を2，3加え，LIPもその中に入れ，主要病型を残り6つとするようである．この6病型について言及する．DM/PMでは，DAD，OP，UIP，NSIPの報告がある[5,6]．4病型のうちUIPのウエイトは低く，特に

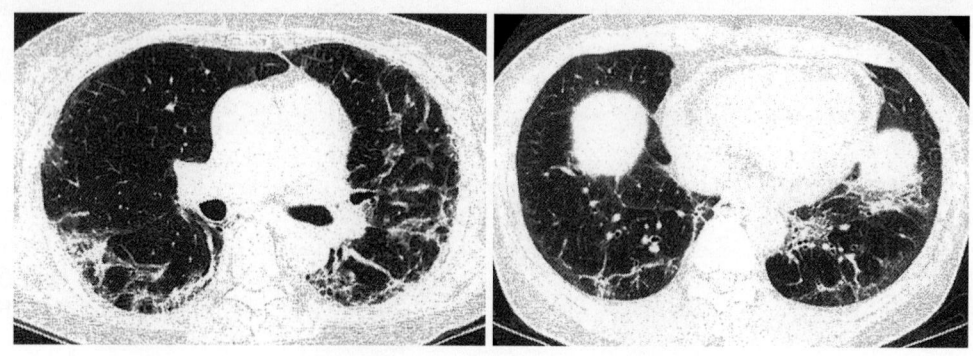

図1 亜急性進行性のNSIPと考えられる間質性肺炎
左60代女性，右50代女性にみられた．

CADM/DMでは稀である．DM/PM-IPの予後を考える際，いくつかの視点がある．1つめの視点は，組織型で，DADが絶対不良，OPが良，NSIPが中間というものである．詳しくみると，DADはCADM/DMに多くPMでは珍しい．NSIPでは，PMに伴うものは緩徐に進行し予後は悪くないが，DMのNSIPは治療に反応するものもあるが，亜急性に進行し死亡する例も多数ある[7]（図1）．生検でNSIP，剖検でDADが確認された報告もある[8]．最後にOPであるが，PMに伴うものは他の膠原病と同様で下肺優位性なく治療によりほぼ消退するものが多い．一方，CADM/DMに伴うものは，下肺に多く，治療に反応しても消失せずNSIP様の病変を残す．また時に進行し不良な予後となるなど他の膠原病のOPと経過が異なる．CADM/DMでは，初期OP様，NSIP様であっても亜急性に進行しDAD様になり死亡する症例がある．そのためOP，NSIPの予後は一定しない．次の視点は，筋炎の病型別（CADM対DM対PM）の観点である．この中で，CADMのIPは，ほとんどが急性/亜急性に進行する予後不良なものであるのに対し，DMのIPでは，進行性のIPが多数派だが，慢性経過の予後良好なものも混ざり，最後にPMのIPでは逆に，慢性経過の予後良好なものが多数派で，進行性のIPが混ざる．当然，全体としての予後はCADM-IP，DM-IP，PM-IPの順に不良である[9]．第3の視点は，慢性経過のIPか急性/亜急性経過のIPかである．実際，後者が前者に比し予後不良との報告がある[10,11]．急性/亜急性のIPは，CADM，DM，PMの順で合併しやすい．死亡例の組織はDADであることが多い．第4の視点は，抗体による区別である．CADM症例から見いだされた抗CADM140抗体（その後，MDA-5に対する抗体が主と判明）が陽性の症例の多くは，表現型がCADMでIPを伴えば，急性/亜急性経過の予後不良例が多いのに対し，抗Jo-1抗体をはじめとするアミノアシルtRNA合成酵素に対する抗体（抗ARS抗体）を有するIPは逆に慢性経過の予後良好例が多いというものである[12]．ただし，抗Jo-1抗体陽性例でも，急性/亜急性進行例はあり，抗CADM140抗体陽性例でも予後の悪くない例も存在する．以上まとめると，DM/PMに伴う間質性肺炎には大きく分けて4つのものがあるようである．内2つ（PMに主にみられる一般的なOPとPMに主にみられる慢性経過のUIP）は少数例に認められるものであり，大多数のDM/PMのIPは次の2つの類型に当てはまる．1つは強皮症に伴うNSIPと類似したNSIP様の緩徐進行性のIPで予後良好の一群で，PMに主に合併する．画像的にはreticular shadow〜micro-honeycombing主体である．もう1つは，CADM/DMに合併するものの多数を占め，急性/亜急性に進行する性質を有し予後不良であり，NSIP様，OP様，DAD様で発症しうる．NSIP様のものはground-glass-opacity, linearopacity, traction-bronchiectasis が主体で前者と明らかに異なり，加速するとDAD様の画像所見を呈し死に至る．私見ではあるが，CADM/DMではOP・NSIP・DADといった組織型は相互に移行しうる可能性があり，1つの病態の3つの顔ではないかと愚考している．

　DM/PM-IPの頻度は，30〜70%という報告がある[13]．当科のまとめでも64%である．おそらく約50〜60%の合併頻度であろうと推察する．

　治療であるが慢性経過群に対しては積極的治療の報告はあまりない．急性/亜急性群に関しては，いろいろな報告がある．ここで，注意を喚起しておきたいのは，日本や中国のデータと欧米のデータでは予後が非常に異なる点である[14]．急性/亜急性進行例の含有率の多さによるのか，急性/亜急性進行例でも予後がよいのかは不明だが，DM/PM-IPの治療成績に関する欧米のデータは参考にならない．この病型の死亡は罹患早期（1年以内）が大半であり，約50％前後の死亡率が各施設から報告されている[10]．近年，膠原病内科の各施設で治療の工夫により，約10〜20%前後の死亡率へ成績の向上がみられている[15, 16]．これらのトライに共通した特徴は，免疫抑制剤を主剤とし，治療をできるだけ早期に始めることである[17]．当科では，以前はステロイド不応例に免疫抑制剤を追加していたが，診断後，可能な限り早期にステロイドとシクロスポリン大量（4 mg/kg相当で服用2時間後の血中濃度を800 ng/mL以上に保つ）を同時併用し，不応例にシクロフォスファミドパルスを追加することで，死亡率10%程度を達成することができている[15, 18]．また，他の施設ではステロイドとシクロフォスファミドパルス反復の併用やステロイドとタクロリムスの併用が行われている[16, 19, 20]．ただ，これら膠原病科での好成績については，この病型は進行すると予後が極端に悪くなるため，膠原病内科例に早期例が多く，呼吸器科例に進行例が多い可能性があり，その点を割り引いて考える必要はあると考える．

文献

1) Sontheimer RD: Would a new name hasten the acceptance of amyopathic dermatomyositis (dermatomyositis sine myositis) as a distinctive subset within the idiopathic inflammatory dermatomyopathies spectrum of clinical illness? J. Am. Acad. Dermatol. 46: 626-636, 2002.

2) Goff BL, Cherin P, Cantagrel A et al: Pneumomediastinum in interstitial lung disease associated with dermatomyositis and polymyositis. Arthritis Rheum 61: 108-111, 2009.

3) Yoshida K, Kurosawa D, Kingetsu I, et al: Pneumomediastinum in dermatomyositis itself is not a poor prognostic factor: report of a case and review of the. Rheumatol. Int 28: 913-917, 2011.

4) American Thoracic Society: American Thoracic Society/European Respiraory Society. International Multidisciplinary Concensus Classification of the Idiopathic interstitial pneumonias. This joint statement of the American Thoracic Society (ATS), and the European Respiraory Society (ERS) was adopted by the ATS board of directors, June 2001 and by the ERS Executive Committee, June 2001 Am. J. Respir. Crit. Care Med 165: 277-304, 2002.

5) Nicholson AG, Colby TV, Wells AU: Histopathological approach to patterns of Interstitial pneumonia in patients with connective tissue disorders. Sarcoidosis Vasc. Diffuse Lung Dis.

6) Cottin V, Thivolet-Bejui F, Reynaud-Gaubert M, et al: Interstitial lung disease in amyopathic dermatomyositis, dermatomyositis and polymyositis. Eur. Respir J 22: 245-250, 2003.

7) Fujisawa T, Suda T, Nakamura Y, et al: Differences in clinical features and prognosis of Interstitial lung disease between polymyositis and dermatomyositis. J. Rheumatol 32: 58-64, 2005.

8) Sakamoto N, Mukae H, Fujii T, et al: Nonspecific interstitial pneumonia with poor prognosis

associated with amyopathic dermatomyositis. Intern. Med 43: 838-842, 2004.

9) Ye S, Chen XX, Lu XY, et al: Adult clinically amyopathic dermatomyositis associated withrapid progressive Interstitial lung disease : a retrospecive cohort study. Clin. Rheumatol 26: 1647-1654, 2007.

10) Huh JW, Kim DS, Lee CK, et al: Interstitial lung disease associated with polymyositis-dermatomyositis. Respir. Med 101: 1761-1769, 2007.

11) Suda T Fujisawa T, Enomoto N, et al: Two distinct types of interstitial lung disease associated with amyopathic dermatomyositis. Eur. Respir J 28: 1005-1012, 2006.

12) Koreeda Y, Higashimoto I, Yamamoto M, et al: Clinical and rathological findings of interstitial lung disease with anti-aminoacyl-tRNAsynthetase autoantibodies. Intern Med 49: 361-369, 2010.

13) Fathi M, Lundberg IE: Interstitial lung disease in polymyositis and dermatomyositis. Curr. Opin. Rheumatol 17: 701-706, 2005.

14) Cottin V, Thivolet-Bejui F, Reynaud-Gaubert M, et al: Interstitial lung disease in amyopathic dermatomyositis, dermatomyositis and polymyositis. Eur. Respir. J 22: 245-250, 2003.

15) Kotani T, Makino S, Takeuchi T, et al: Early intervention with cortocosteroids and cyclosporinA and 2-hour postdose blood concentration monitering improves the prognosis of acute/subacute interstitial pneumonia in dermatomyositis. J. Rheumatol 35: 254-259, 2008.

16) Yamasaki Y, Yamada H, Yamasaki M, et al: Intravenous cyclophosphamide therapy for progressive interstitial pneumonia in patients with polymyositis/dermatomyositis. Rheumatology 46: 124-130, 2007.

17) Takada K, Kishi J, Miyasaka N: Step-up versus primary intensive approach to he treatment of interstitial pneumonia associated with dermatomyositis/polymyositis: a retrospective study. Mod. Rheumatol 17: 123-130, 2007.

18) Nagai K, Takeuchi T, Kotani T, et al: Therapeutic drug monitoring of cyclosporine microemulsion in interstitial pneumonia with dermatomyositis. Mod. Rheumatol 21: 32-36, 2011.

19) Ando M, Miyazaki E, Yamasue M, et al: Successful treatment with tacrolimus of progressive interstitial pneumonia associated with amyopathic dermatomyositis refractory to cyclosporine. Clin. Rheumatol 29: 443-445, 2010.

20) kameda H, Hasegawa H, Ogawa H, et al: Combination therapy with corticosteroid, cyclosporine A, and intravenous pulse cyclophosphamide for acute/subacute interstitial pneumonia in patients with dermatomyositis. J. Rheumatol 32 : 1719-1726, 2005.

各論5.3
強皮症

槇野茂樹
(大阪医科大学)

1 はじめに

強皮症は systemic sclerosis を直訳すれば全身性硬化症とすべきであるが，scleroderma の訳である強皮症が日本語では伝統的に使われている．強皮症は，体の種々の部位（主に皮膚，肺，消化管）の線維化による硬化と血管の攣縮が中心病態となり，それに諸臓器の様々な自己免疫病態を合併する疾患である．主病変である皮膚硬化の進行態度から，硬化が一気に全身に及ぶびまん型（diffuse type）と硬化が手足に限局する限局型（limited type）に大別される．強皮症は，気道，胸膜，肺血管，肺胞領域と肺を構成する種々の要素を冒すが，主に肺胞領域の病変である間質性肺炎を合併する．感染や薬剤に伴う肺病変も合併しうるが関節リウマチなどに比べ多いわけではない．肺病変の先行や，他膠原病の経過中の合併はよくみられる．このような際には，強皮症による肺病変か否かの判定は困難である．

本稿では，強皮症に伴う肺病変につき，間質性肺炎（以下 IP）群，それ以外の肺病変につき現状までの知見に私見を交えて述べていこうと考える．

2 間質性肺炎以外の肺病変

強皮症は，肺胞領域以外にも気道，胸膜などを冒す．しかし気道病変は強皮症単独例では珍しく，多くは関節リウマチやシェーグレン症候群合併例にみられる．胸膜炎は時に認められる．肺血管病変では抗リン脂質抗体症候群合併例の肺梗塞と肺高血圧がある．肺高血圧症は膠原病全体でかなりの高率で合併するが，その中でも強皮症，混合性結合組織病，全身性エリテマトーデスに多くみられる．多くは肺動脈性肺高血圧症であるが，強皮症では左室の拡張不全による左心性の肺高血圧症も単独，または，合併でみられる．治療は全身性エリテマトーデスなどによるものの一部がステロイドを含む免疫抑制療法に反応するのに対し，強皮症によるものは免疫抑制に対する反応性が低く，肺血管拡張作用を有するプロスタグランディン剤（経口，動注），エンドセリン拮抗剤，フォスフォジエステラーゼ5阻害剤が単独または併用で用いられる．予後の改善を得ているが，特発性の肺高血圧症に比べると不良である[1]．また，かなりの頻度で顕微鏡的多発血管炎を続発し，それに伴う肺胞出血がみられる．全身性エリテマトーデス合併による胸膜炎やシェーグレン症候群合併に伴う囊胞もみられうる．

3 間質性肺炎

IIPs の病理学的分類としては，DAD，OP，UIP，NSIP，LIP，DIP，RB-ILD の7病型がある[2]．2012年に ATS/ERS では新しい分類を提示することとなるが，そこでは頻度の低い特殊病型を2, 3加え，LIP もその中に入れ，主要病型を残り6つとするようである．膠原病に関し

ては，この主要6病型を急性/亜急性の経過をとるDAD，OPと慢性の経過をとるUIP，NSIP，喫煙に関連するDIP，RB-ILDの3つのカテゴリーに大別すると関係を考える際にわかりやすい．強皮症に伴うIPでは，慢性型が多く，画像，臨床経過ともに非常にuniformである．組織型に関する報告が行われ，昔はUIPが主という報告が多かったが，現在の理解では大半がNSIPでその中でもfibrotic NSIPであるというのが共通の認識となりつつある[3-5]（図1）．他の病型については，喫煙関連型では特に関連を認めない．急性型に関しても報告は多くないがOPは時々みられる．当科の観察では，1000人年につき約1人（0.1%）発生している．早期に軽快することを考えると，ある時点での観察では，頻度は0.01%にも満たないと想像される．DADに関しては非常に希と考えられる．慢性型の合併頻度では30〜90%の報告がある[6]．当科では強皮症226例中68例で約30%に合併を認めた．これは当科が抗セントロメア抗体陽性の軽症例を多く管理しているためと考えられ，また，観察途中で慢性型IPが出現する症例も多く，実際は50〜70%が妥当な間質性肺炎合併率と考える．強皮症では疾患特異性自己抗体は原則1つ発現することが多い．間質性肺炎の合併と自己抗体の関係では抗トポイソメラーゼ抗体発現例でIPの合併頻度は高く，一方，抗セントロメア抗体陽性例では，合併頻度は低い．抗RNP抗体陽性例，抗核小体抗体陽性例は両者の中間である[7]．画像上は下肺背側優位の網状影，すりガラス陰影が中心で牽引性気管支拡張を交える．分布は胸膜直下か気管支血管束周囲の楔状分布がみられる．蜂巣肺（HNCB）については大きなはっきりしたものは少なくmicroHNCBと表現される不完全なものが認められる．組織型は前述した通り大半はfibrotic NSIPとされる[5,8]．また，UIPと報告されたものもfibrotic NSIPとされたものも，画像，その後の臨床経過ともに大きな差異がなく，全く別のものとは考えにくい．結局，強皮症に伴う慢性型IPはuniformであり，時にUIPにみえるようなfibrotic NSIPのみが存在すると考えるのが妥当で，強皮症のIP（以下SSc-IP）と称するのが適当と考える．このSSc-IPは膠原病に伴うIPの中でも，特に緩徐進行性であり，急性悪化は起こしにくく，症例によっては10〜20年たっても大きな変化のないものがある．一部，進行速度の早い例があり呼吸不全，感染症の合併などが死因となる．進行の速い例と遅い例で画像上，程度には差があるが特徴に大きな差異は認められない．自己抗体との関係では，抗トポイソメラーゼ抗体発現例で進行が速く，抗セントロメア抗体陽性例では，進行が遅い．抗RNP抗体陽性例，抗核小体抗体陽性例は両者の中間である．以上のようにSSc-IPの進行性と予後に大きく関わるのは，画

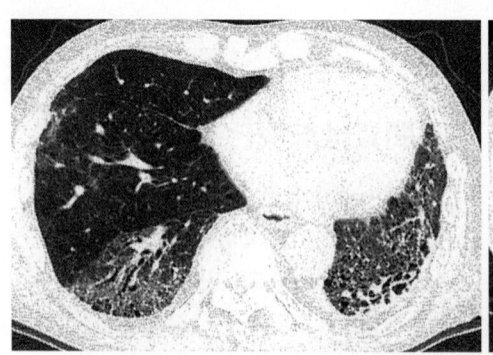

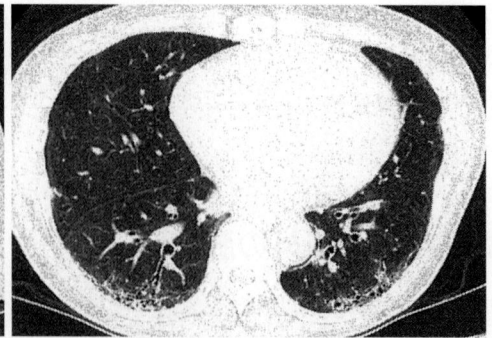

図1　NSIPと考えられる間質性肺炎
左60代男性，右60代女性

像の特徴ではなく，どの自己抗体を発現しているかであるといえる．慢性型 IP の肺病変先行型もかなり認められ，強皮症特異的自己抗体陽性の慢性型 IP は画像的特徴が合致すれば SSc-IP である可能性が高いと考えてよい．レイノー現象が認められればさらに確かさは増すと考える．治療に関しては，緩徐進行例が半数以上を占め積極的治療の必要性に乏しい．中等度以上の進行例は治療の対象となりうるが，治療が行われるのはケースバイケースである．ステロイドについては短期使用はともかく長期の有効性を示した報告はない．免疫抑制剤では，特に欧米でシクロフォスファミドのトライがよく行われている．Tashkin らは進行性の IP に対しシクロフォスファミド 2 mg/kg の内服を 1 年間行い%FVC で平均 2.5％の改善を報告している．しかし，白血球減少や感染症の副作用が出現し，治療中止 1 年で肺機能上の効果は消失していた[9,10]．おそらく，シクロフォスファミドは有効と考えるのが妥当だが，副作用のため長期使用は難しく総合した有用性には問題がある．アザチオプリン，シクロスポリン，MMF による試みもいくつかの施設で行われているが，少数例での報告でどれかの薬剤を支持することは難しい[6,11,12]．当科ではステロイド中等量とアザチオプリン，または，タクロリムスの併用を行い有効な結果をえているが多数例の検討ではなくこれからの評価が必要である[6]．しかし，経験に基づいた私見ではあるが，ステロイド中等量と免疫抑制剤の併用は SSc-IP の進行制御に有効であると考えている．

最後に混合性結合組織病（MCTD）について言及する．これを強皮症と別の病態との考え方と，最後は硬化病変が主体となるため強皮症の 1 亜型とする考え方がある．私は後者を支持するが，MCTD に伴う IP は抗 RNP 抗体陽性の強皮症に伴うものと大きな違いはないと考える．

文　献

1) Fisher MR, Mathai SC, Champion HC, et al: Clinical differences between idiopathic and scleroderma-related pulmonary hypertension. Arthritis Rheum 54: 3043-3050, 2006.
2) American Thoracic Society: American Thoracic Society/European Respiraory Society. International Multidisciplinary Concensus Classification of the Idiopathic interstitial pneumonias. This joint statement of the American Thoracic Society (ATS), and the European Respiraory Society (ERS) was adopted by the ATS board of directors, June 2001 and by the ERS Executive Committee, June 2001 Am J Respir Crit Care Med 165: 277-304, 2002.
3) Nicholson AG, Colby TV, Wells AU: Histopathological approach to patterns of Interstitial pneumonia in patients with connective tissue disorders. Sarcoidosis Vasc. Diffuse Lung Dis 19: 10-17, 2002.
4) Lasti PI, Wells AU: Evaluation and management of alveolitis and interstitial lung disease in scleroderma. Curr. Opin. Rhumatol 15: 748-755, 2003.
5) Bouros D, Wells AU, Nicholson AG, et al: Histopathologic subsets of fibrosing alveolitis in patients with systemic sclerosis and their relationship to outcome. Am J Respir Crit Care Med 165: 1581-1586, 2002.
6) 小谷卓矢，武内徹，槇野茂樹：全身性強皮症に伴う間質性肺炎の臨床・画像・治療　日本胸部臨床 69：199-209，2010.
7) Hamaguchi Y, hasegawa M, Fujimoto M, et al: The clinical relevance of serum antinuclear antibodies in Japanese patients with systemic sclerosis. Br J Dermatol 158: 487-495, 2008.
8) Kim DS, Yoo B, Lee JS, et al: The major histopathologic patterns of pulmonary fibrosis in scleroderma is nonspecific interstitial pneumonia. Sarcoidosis Vasc. Diffuse Lung Dis 19: 121-127, 2002.

9) Tashkin DP, Elashoff R, Clements PJ, et al: Cyclophosphamide versus placebo in scleroderma lung disease. N Engl J Med 354: 2655-2666, 2006.
10) Tashkin DP, Elashoff R, Clements PJ, et al: Effect of 1-fear treatement with cyclophosphamide on outcomes at 2 years in scleroderma lung disease. Am J Respir Crit Care Med 176: 1026-1034, 2007.
11) Dheda K, Lalloo UG, Cassim B, et al: Experience with azathioprine in systemic sclerosis associated with interstitial lung disease. Clin Rheumatol 23: 306-309, 2004.
12) Gerbino AJ, Goss CH, Molitor JA: Effect of mycophenolate mofetil on pulmonary function in scleroderma-associated interstitial lung disease. Chest 133: 455-460, 2008.

各論5.4
シェーグレン症候群

伊藤功朗
（京都大学医学部附属病院）

1 シェーグレン症候群における肺病変の頻度

シェーグレン症候群は，外分泌腺の慢性炎症を特徴とする自己免疫疾患で，乾燥性角結膜炎および口腔内乾燥症状を主症状とするが，しばしば皮膚，肺，心臓，腎臓，神経，造血器などの腺外病変を合併する．

シェーグレン症候群における肺病変の頻度は報告により大きく異なる[1]．これは，診断基準が統一されていないこと，スクリーニングの方法（症状，呼吸機能，胸部X線やCT画像所見など），疾患の定義（診断基準，原発性シェーグレン症候群のみか他の膠原病が併存する続発性シェーグレン症候群も含まれているか）など，研究方法によって違いがあるためと考える．臨床的に有意な肺疾患とすれば，原発性シェーグレン症候群の9～12%程度で肺疾患が合併しているとされる．一方，臨床症状，肺機能，画像を多角的に捉えると，43～75%とされる．例えば，咳は41%に認めるし，胸部CTでは34～50%の症例に病変をとらえる．呼吸器症状のない患者においてBALでスクリーニングを行うと，55%にリンパ球主体の炎症所見がみられた．スクリーニングの方法は研究の目的により違いがあってもよいであろう．一方，シェーグレン症候群の診断基準はAmerican-European criteriaの基準[2]では特異性が高いとされているが，腺外臓器病変については考慮されていない．以下の項では，原発性シェーグレン症候群に合併するびまん性肺疾患について，国内の共同研究の知見[3]を中心に概説する．

2 臨床症状

びまん性肺疾患を伴った33例の経過中に認められた症状と頻度は，乾燥症状94%，咳嗽73%，呼吸困難感64%，関節痛24%，発熱21%，喀痰18%，レイノー症状18%であった[3]．3例は肺病変発見時には無症状であった．呼吸器症状を呈さず胸部X線写真でも異常を呈さない症例においても，胸部CTでは65%に，肺機能検査では約半数に異常を認めたと報告されている．

3 病理学的所見

原発性シェーグレン症候群に伴うびまん性肺疾患の組織型は多彩である．肺生検を多数症例で行った3つの報告を表1にまとめた[3-5]．特発性間質性肺炎の分類基準[6]に含まれている4つの病理組織型，すなわち，通常型間質性肺炎（usual interstitial pneumonia；UIP）パターン，非特異型間質性肺炎（nonspecific interstitial pneumonia；NSIP）パターン，器質化肺炎（organizing pneumonia；OP）パターン，リンパ球性間質性肺炎（lymphocytic interstitial pneumonia；LIP）パターンの他に，種々の細気管支炎，アミロイドーシス，悪性リンパ腫などが，単独にあるいは混合してみられる．特に

NSIPパターンが半数を占め，最も多い．これは，強皮症や多発性筋炎・皮膚筋炎といった他の膠原病でNSIPパターンが多数を占めるという知見と共通している．アミロイドや細気管支炎の所見は，リンパ系疾患や間質性肺炎を主病変としてもつ病変に併存してみられることも多い．

4 間質性肺炎

早期の報告では病理学的にUIPパターンやLIPパターン[7]が多いとされたが，特発性間質性肺炎におけるUIPとNSIPの病理学的パターンの確立に伴い，前述のように，NSIPパターンが最も多いとされる．一部にUIPパターンやOPパターンの症例もみられる（表1）．

筆者らの検討では，NSIPと病理診断された20例では，cellular NSIPの1例を除いて，それ以外はfibrotic NSIPであった[3]．NSIPパターンの症例では，胸部X線写真で下肺野優位の線状網状影やすりガラス(様)陰影が肺の縮小を伴ってみられることが多く，病理学的NSIP以外の症例と比較して予測値に対するvital capacity（%VC）が低かった（69% vs 93%）[3]．画像と病理の相関を検討すると，画像パターンがNSIPを呈した17症例では，病理パターンとの一致率は94%と高かった．一方，画像でNSIPパターン以外とされたものは，主病変の病理パターンと一致したものが15%と低かった．このことから，原発性シェーグレン症候群の肺病変では，画像でNSIPパターンを呈していないものについては確定診断のために外科的肺生検が考慮される[3]．

OPパターンについては副腎皮質ステロイド剤の適応であり，陰影の改善も良好である．一方，NSIPやUIPパターンの症例に対しては，エビデンスに乏しいものの，低用量のステロイド剤やアザチオプリンがしばしば推奨される[1,8]．アザチオプリンによる治療で6ヵ月後の肺機能（VC）の改善がみられたとされる[7]．ステロイド剤主体の治療がなされたNSIPパタ

表1 原発性シェーグレン症候群に伴う肺病変の病理組織型

Pathological pattern	Ito, 2005	Parambil, 2006	Shi, 2009	Total
(n)	31 SLB, 2 autopsy	14 SLB, 4 BF	14 SLB	65
UIP		3		3
NSIP	20(+OP 1, +LH 1, +OP&LH 1, +FB 1, +CB 2, +MNGC 1)	5	6(+OP 2, +MNGC 1, +FB 2, +ChB1)	31[+minor 4]
OP		4	2(+ChB1, +MNGC 1)	6[+minor 4]
LIP		3	2(+FB 2)	5
Malignant lymphoma	4(+Amy&MNGC 3, +MNGC1)	2(+Amy 2)		6
Amy	2(+NSIP 1)	1		3[+minor 5]
Bronchiolitis	CB2, FB1, ChB1(+NSIP 3)	(FB 2 as minor finding with unstated major disease)	ChB 1 FB 2 CB 1	8[+minor 11]
Atelectatic fibrosis	2			2
unknown	HC 1(+LH 1)			1

数字は各major findingの例数．（　）内はそれに伴っていたminor findingの種類と数を示す．Totalの列の数字はmajor findingの例数で，［　］内の数字はminor findingとして数えられたものを示す．SLB=surgical lung biopsy; BF=bronchofiber; UIP=usual interstitial pneumonia pattern; NSIP=nonspecific interstitial pneumonia pattern; OP=organizing pneumonia pattern; BL=bronchiolitis pattern; LIP=lymphoid interstitial pneumonia pattern; CB=cellular bronchiolitis; FB=follicular bronchiolitis; ChB=chronic bronchiolitis; Amy=amyloidosis; HC=honeycombing; MNGC=multinucleated giant cells; LH=lymphoid hyperplasia.

ーンの症例の5年生存率は83%であった[3].

5 リンパ球性間質性肺炎 lymphocytic interstitial pneumonia（LIP）

　病理組織所見はリンパ球の間質への著明な浸潤で，肺胞隔壁へ拡がる．間質への浸潤はリンパ球に形質細胞が混じっている．胚中心の形成や多核巨細胞の集簇や不完全な肉芽腫がみられることもある．リンパ球はB細胞とT細胞が混じり，B細胞は多クローン性である．シェーグレン症候群の0.9%でLIPを合併していたとされ，LIPをもつ成人のうち50%までがシェーグレン症候群を合併していた．無症状のこともあれば，咳や呼吸困難で発症することもある．HRCTではすりガラス（様）陰影や辺縁不明瞭な小葉中心性粒状影がほぼ共通にみられる．気管支血管束の肥厚，小葉間隔壁の肥厚，囊胞も高頻度にみられる．

　従来，LIPと診断されるものからは多数例が悪性リンパ腫へと発展していたことから，LIPは前癌性疾患であり，リンパ増殖性疾患の性格をもつものと理解されていた．しかしながら，分子病理学的な検査が発展した現在では，（悪性ではない）LIPと悪性リンパ腫を区別することが可能となった[6]．このため，2002年の特発性間質性肺炎の組織型分類では，LIPはびまん性の肺リンパ組織過形成（lymphoid hyperplasia）（反応性病変）と理解され，悪性リンパ腫（腫瘍性病変）への移行は少ないものとされた[6]．筆者らはこの組織型分類に従ってLIPとびまん性の悪性リンパ腫を区別して評価した[3]．また，NSIPと診断した中には，リンパ濾胞の形成やリンパ球の間質浸潤が強い例もあり，この分類法の以前にはLIPとされていた可能性もある[6]．したがって，シェーグレン症候群に合併するびまん性肺疾患の中では，以前ほど[7]多くLIPパターンとは診断されない．CT所見ではLIPパターンと考えられたが，病理所見では低悪性度リンパ腫と診断した症例のCT画像を示す（図1）．特発性のLIPについては，他稿に譲る．

6 悪性リンパ腫

　非ホジキンリンパ腫はシェーグレン症候群の重要な死因であり，10年以上経過観察された報告では25%近くが悪性リンパ腫で死亡したとされている．多クローン性のBリンパ球の活性化が，単クローン性に移行する可能性が考えられている．その結果，多くは低悪性度リンパ腫となり，少数例では高悪性度リンパ腫となる．リンパ腫を発症する患者のうち，半数は節外病変である．悪性リンパ腫のうち約20%は肺の病変を含み，その半数以上は節外性のmucosa-associated lymphoid tissue（MALT）リンパ腫であ

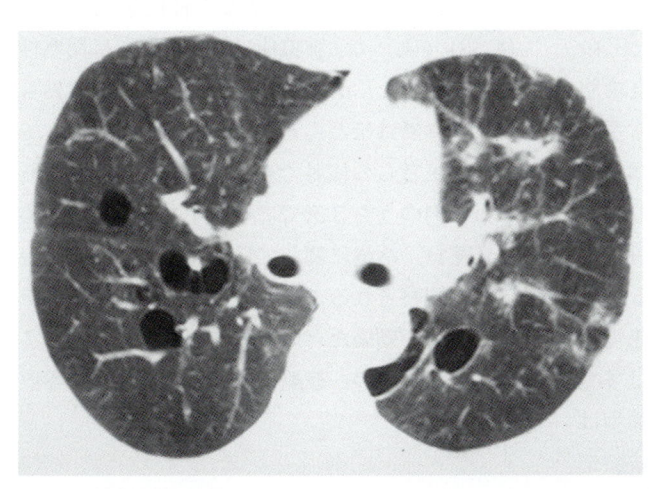

図1　画像ではLIPパターンと判断した低悪性度リンパ腫の胸部CT
すりガラス（様）陰影，硬化影，囊胞，小葉間隔壁の肥厚などが混在する．

り，他に節性の濾胞辺縁帯リンパ腫や，高悪性度リンパ腫もみられる．その半数はMALTリンパ腫，40%は非MALTタイプのlow-grade extra-nodal marginal zone B-cellリンパ腫であり，high grade B-cellリンパ腫は10%未満である[1]．そのため，予後は一般的に良好で，5年生存率は65〜90%である．シェーグレン症候群における肺の悪性リンパ腫では症状に乏しいことが多く，乾性咳嗽や徐々に進行する呼吸困難といった症状がみられることがある．画像所見に特異的なものはなく，肺胞性浸潤影，びまん性粒状網状影や結節影，胸水などがみられる．病理組織学的診断がなされた場合，治療としては限局性病変の場合は慎重な経過観察も選択肢となるが，多発性またはびまん性病変の場合はリツキシマブなど濾胞性リンパ腫に準じた化学療法や放射線療法が状況に応じて考慮される．

7 肺アミロイドーシス

非遺伝性のアミロイドーシスには，大きくALタイプとAAタイプの2つのタイプがある．また，アミロイドタンパクが複数臓器に沈着する全身性アミロイドーシス（systemic amyloidosis）と，臓器特異的に沈着する限局性アミロイドーシス（localized amyloidosis）がある．他の分類として，一次性アミロイドーシス（primary amyloidosis）と二次性（または反応性）アミロイドーシス（secondary (or reactive) amyloidosis）がある．前者は異常な免疫細胞（例えば多発性骨髄腫の形質細胞）が異常蛋白（AL蛋白など）を産生するもので，後者は慢性の炎症性または破壊性疾患（例えば関節リウマチやシェーグレン症候群）によって反応性の蛋白（AA蛋白など）が沈着するものである．

肺のアミロイドーシスは比較的稀な疾患である．肺への沈着様式は画像上，孤発または多発の結節型や，びまん性間質型がある．結節型は肺実質に0.5〜5cm程度のアミロイド結節を形成するもので，びまん性間質型は肺胞壁や小血管にアミロイドが沈着する．肺のアミロイドーシスはALタイプが多い．シェーグレン症候群で起こる肺アミロイドーシスにはALタイプの結節型が多い．限局性のMALTリンパ腫や，一連のクローン性のBリンパ球・形質細胞系の局所性炎症においてALアミロイドーシスが伴いうるものと考えられる．びまん性間質型のALアミロイドーシスは通常，全身性アミロイドーシスにみられる．シェーグレン症候群にみられるAAアミロイドーシスは，局所の炎症の結果沈着した異常蛋白と考えられ，他臓器にも同時に発生することは通常みられない．

シェーグレン症候群に伴う肺アミロイドーシス33例のレビューでは[9]，30/33が原発性シェーグレン症候群であり，症状として咳嗽9/33，呼吸困難9/33が多く，他に倦怠感，血痰，胸痛を呈していた．悪性リンパ腫の合併が9%（3/33）にみられた．画像による病型では，多発結節が78.8%にみられた．結節性パターンのみの場合は33%（11/33）で，LIPパターン（隔壁肥厚，嚢胞，結節など）と合併している場合が45%（15/33）であった．その他石灰化や空洞化を認める場合がある．結節は比較的大きく，凹凸があるが境界はクリアで，ランダムな分布をする．図2に結節型のアミロイドーシスと診断した症例の胸部CT画像を示す．本例の病理所見は，アミロイドにリンパ組織過形成が併存していた（図3）．一方，びまん性間質型は12%（4/33）であった．肺機能は拘束性または閉塞性障害を示した．悪性リンパ腫や感染症の除外も要し，診断はほとんどが外科的肺生検によっている．筆者らの検討でも，悪性リンパ腫と診断した4例のうち3例でアミロイドの沈着を認めた（表1）．治療に関しては，特に結節型の場合は経過観察されることが多いが，副腎皮質ステロイド剤が効いたという報告もある．肺のアミロイドーシスの一般論については，他稿を参照のこと．

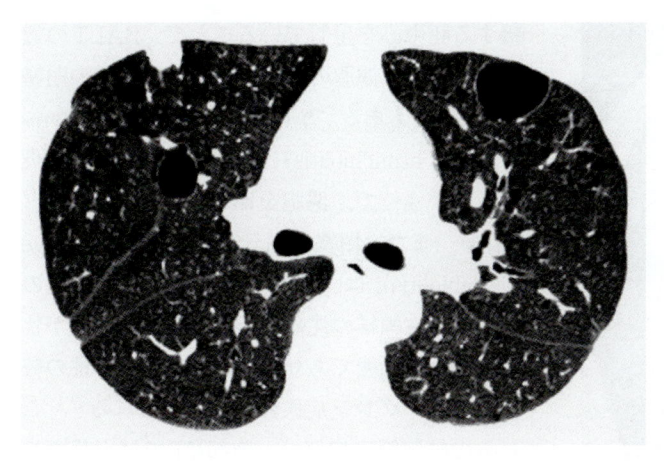

図2 結節型アミロイドーシスの胸部CT
メインの結節の他に微小な結節が散在している．複数の囊胞もみられる．

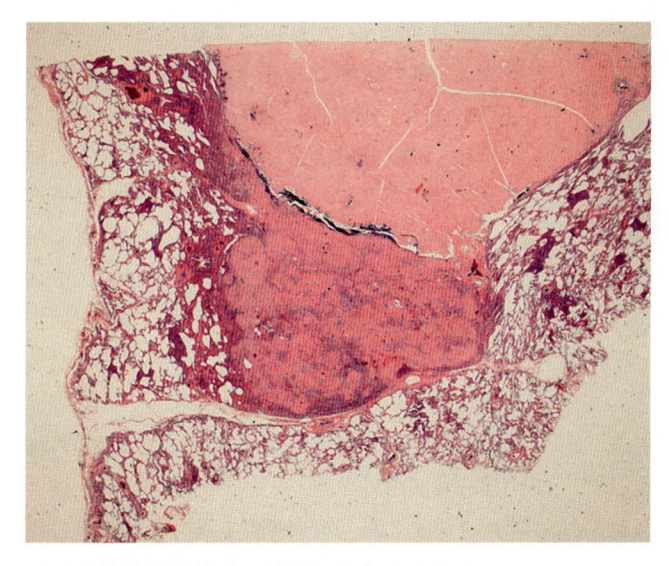

図3 結節型アミロイドーシスの病理像
アミロイド結節にリンパ組織過形成が隣接している．

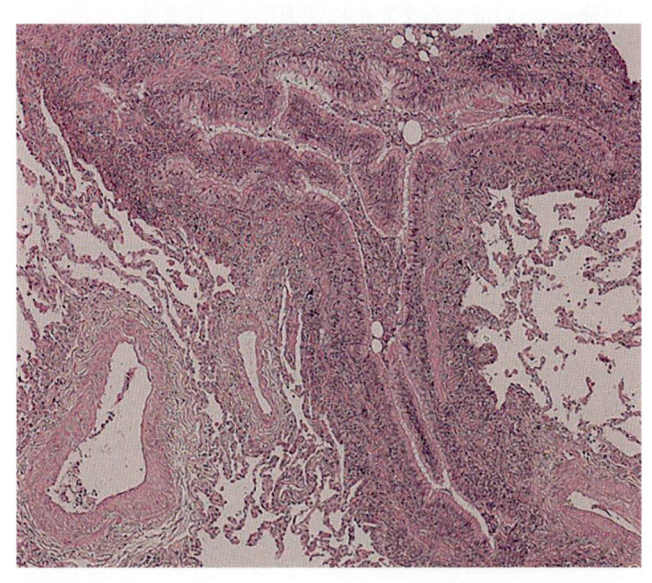

図4 リンパ球性細気管支炎の病理像
細気管支周囲にリンパ球主体の炎症細胞浸潤がみられる．リンパ濾胞はみられない．

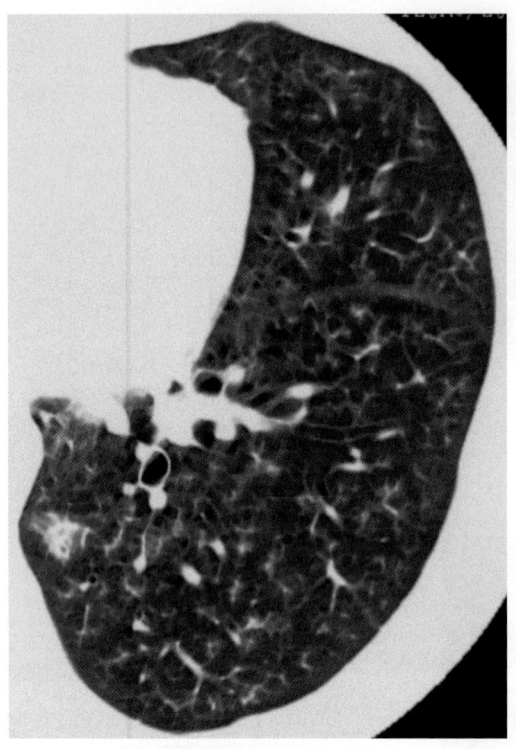

図5 濾胞性細気管支炎の胸部CT
小葉中心性の分岐状陰影がみられる．

8 細気管支病変

　濾胞性細気管支炎（follicular bronchiolitis；FB）は，LIP以外のびまん性リンパ組織過形成（lymphoid hyperplasia）であり，シェーグレン症候群の肺にみられる．LIPとの違いは，FBは気管支〜細気管支へのリンパ球浸潤とそれに隣接する胚中心を呈していることで，BALTの過形成である．濾胞の形成は細気管支内腔の閉塞に至ることもある．リンパ球性細気管支炎（lymphocytic bronchiolitis）は，リンパ球浸潤の炎症所見が優位で，濾胞を伴わないものである[1]（図4）．また，閉塞性細気管支炎（constrictive bronchiolitis）は，細気管支周囲に線維芽細胞の増加と弾性線維の沈着がみられ，気道内腔が狭窄している状態であり，関節リウマチ合併の続発性シェーグレン症候群によくみられる[1]．これらの細気管支病変は，胸部CTでは小葉中心性の陰影を呈する（図5）．表1の65例のなかでは，細気管支炎が主病変であるものが8例（12%），副次病変としてみられたものが11例（17%）あり，細気管支病変の頻度は高いと考えられる．呼吸機能検査では，病理組織学的に細気管支病変がみられた例は，みられない例よりも一秒率が低かった[3]．FBはリンパ球性炎症が基本病態であるため，治療には副腎皮質ステロイド剤が用いられる．

謝辞

　図1の症例を提供くださいました，産業医科大学呼吸器内科の迎寛先生，図4の症例を提供くださいました，東京労災病院呼吸器内科の戸島洋一先生および東京厚生年金病院呼吸器内科の清水秀文先生に深謝申し上げます．

文献

1) Hatron PY, Tillie-Leblond I, Launay D, Hachulla E, Fauchais AL, Wallaert B: Pulmonary manifestations of Sjögren's syndrome. Presse Med. Jan;40 (1 Pt 2): e49-64, 2011.
2) Vitali C, Bombardieri S, Jonsson R, Moutsopoulos HM, Alexander EL, Carsons SE, et al: Classification criteria for Sjögren's syndrome: a revised version of the European criteria proposed by the American-European Consensus Group Ann Rheum Dis 61: 554-558, 2002.
3) Ito I, Nagai S, Kitaichi M, Nicholson AG, Johkoh T, Noma S, Kim DS, Handa T, Izumi T, Mishima M: Pulmonary manifestations of primary Sjögren's syndrome: a clinical, radiologic, and pathologic study. Am J Respir Crit Care Med 171: 632-638, 2005.
4) Parambil JG, Myers JL, Lindell RM, Matteson EL, Ryu JH: Interstitial lung disease in primary Sjögren syndrome Chest 130: 1489-1495, 2006.
5) Shi JH, Liu HR, Xu WB, Feng RE, Zhang ZH, Tian XL, Zhu YJ：Pulmonary Manifestations of Sjogren's Syndrome.Respiration 78: 377-386, 2009.

6) American Thoracic Society; European Respiratory Society. American Thoracic Society/European Respiratory Society International Multidisciplinary Consensus Classification of the Idiopathic Interstitial Pneumonias. Am J Respir Crit Care Med 165: 277-304, 2002.

7) Deheinzelin D, Capelozzi VL, Kairalla RA, Barbas Filho JV, Saldiva PH, de Carvalho CR: Interstitial lung disease in primary Sjögren's syndrome. Clinical-pathological evaluation and response to treatment. Am J Respir Crit Care Med 154: 794-799, 1996.

8) Sarkar PK, Patel N, Furie RA, Talwar A: Pulmonary manifestations of primary Sjögren's syndrome.Indian J Chest Dis Allied Sci 51: 93-101, 2009.

9) Rajagopala S, Singh N, Gupta K, Gupta D : Pulmonary amyloidosis in Sjögren's syndrome: a case report and systematic review of the literature. Respirology 15: 860-866, 2010.

各論5.5
undifferentiated connective tissue disease, lung dominant connective tissue disease, その他の膠原病

辻　泰佑・杉本親寿・井上義一
（国立病院機構近畿中央胸部疾患センター）

　身体所見や各種自己抗体の存在などにより膠原病を疑わせるが，膠原病の診断基準を満たさず，現在の基準では特発性と診断せざるを得ない間質性肺炎の症例をしばしば経験する．近年，膠原病（皮膚筋炎，関節リウマチ，Sjögren症候群，強皮症，顕微鏡的多発血管炎）に伴う肺病変の病理組織所見の多くがNSIPパターンを呈しているとの報告[1-6]がある．

　NSIPは，1994年にKatzensteinら[7]が間質性肺炎の病理組織学的所見の一群として提唱し，2002年の特発性間質性肺炎（IIPs）の分類の中でも重要な病理パターンである[8]．Travisらは特発性NSIPの約10%に膠原病を疑う身体所見を認めたこと，43%で抗核抗体が陽性であったことを報告している[9]．2006年にSatoらは外科的肺生検でNSIPと診断した7名でのちに膠原病が発症したことを報告した[10]．2009年にParkらは特発性NSIP 87例を平均5ヵ月の経過観察中に10%で膠原病を発症したことを報告している[11]．Romagnoliらは特発性NSIP 63例のうち，臨床情報が十分に得られた27例を5年間経過観察した結果，52%に自己免疫性甲状腺炎などの自己免疫性疾患が，11%に膠原病が発症したと報告している[12]．このように当初特発性と診断された場合でも，経過中に膠原病が発症する例が報告されている．

　また，Fujitaらは特発性NSIP 22例と自己免疫疾患に合併したNSIP 24例は臨床，画像，病理所見で区別が困難であったと報告した[13]．NSIPだけでなく，Hommaらは，68例のIIPsを長期観察した結果，19%が膠原病を発症し，膠原病発症例と非発症例を臨床的に区別することは困難であるとしている[14]．

　しかし，病理所見で区別が可能であるとの議論もあり，SongらはUIPパターンを呈した特発性と膠原病関連肺疾患の病理組織パターンを検討し，抗核抗体，リウマチ因子が陽性であった場合は，ない場合に比べ病理組織所見にてgerminal center, plasma cellが多かったと報告している[15]．

　膠原病の診断基準は満たさないが，膠原病を強く疑う疾患群についてLeroyらがundifferentiated connective tissue syndrome（UCTS）の用語を用いて報告した[16]．2007年にはKinderらがUCTDの診断基準（表1）を提唱した．NSIPと診断された88%がUCTDの基準を満たした．UCTD患者ではIIPs患者と比較すると若年，女性，非喫煙歴を満たす患者が多かったと報告している[17]．2010年Kinderらは30例のIPFと29例のUCTDの肺機能を比較し，UCTD患者では，%予測FVCが5%以上低下した患者は少なく，さらに経過中にFVCが改善する例が多いことを報告した[18]．

　2003年Bodolayらは665例のUCTDを経過観察し，約12%は完全に症状が消失，約35%が膠原病の診断基準を満たしたと報告した[19]．MoscaらもUCTDには，膠原病初期状態（観察中に膠原病の診断を満たしてくる），一過性に所見が陽性を示す状態（後に所見が陰性化），膠原病を疑う所見はあるが膠原病の診断基準を

表1 Kinder's diagnostic criteria for patients with UCTD[16]

Symptoms associated with connective tissue disease
At least one of the following symptoms

① Raynaud's phenomenon
② Arthralgias/ multiple joint swelling
③ Photosensitivity
④ Unintentional weight loss
⑤ Morning stiffness
⑥ Dry mouth or Dry eyes (Sicca features)
⑦ Dysphagia
⑧ Recurrent unexplained fever
⑨ Gastroesophageal reflex
⑩ Skin change (Rash)
⑪ Oral ulceration
⑫ Nonandrogenic alopecia
⑬ Proximal muscle weakness

Evidence of systemic inflammations in the absence of infection
Positive findings for at least one of the following

① Antinuclear antigens
② Rheumatoid factor
③ Anti-Scl70 antibody
④ SS-A or SS-B
⑤ Jo-1 antibody
⑥ Sedimentation rate (>two fold normal), C-reactive protein

下線はLung dominant CTDの基準と重なるもの

表2 The criteria of Lung dominant CTD[21]

① NSIP, UIP, LIP, OP and DAD (or DIP if no smoking history), as determined by surgical lung biopsy specimen or suggested by High-resolution CT and
② Insufficient extrathoracic features of a definite CTD to allow a specific CTD designation and
③ No identifiable alternative etiology for IP and
④ Any one of the following autoantibodies or at least two of the histopathology features
Autoaintibodies
(A) High Titer ANA (>1:320) or RF (>60IU/mL)
(B) Nucleolar ANA
(C) Anti-CCP
(D) Anti-Scl-70
(E) Anti-Ro (SS-A)
(F) Anti-La (SS-B)
(G) Anti-dsDNA
(H) Anti-Smith
(I) Anti-RNP
(J) Anti-tRNAsynthetase (eg, Jo-1, PL-7, PL-12, and others)
(K) Anti-PM-Scl
(L) Anticentromere

Histopathology features
(a) Lymphoid aggregates with germinal centers
(b) Extensive pleuritis
(c) Prominent plasmacytic infiltration
(d) Dense perivascular collagen

下線はKinderの基準と重なるもの

長期間満たさない状態など様々な状態を含むと報告している．UCTDの疾患概念・診断については，未だ確立しているとは言いにくい．MoscaらはUCTDの診断基準として，①膠原病に関連する症状を認めるが既知の膠原病を発症していない，②抗核抗体陽性，③3年以上の経過の3項目を提唱した[20]．しかしながらMoscaらは後日，この基準により診断を明確に区別できるわけではないと報告した[21]．

Fischerらは，2010年UCTDの疾患概念に対して，膠原病専門家の様々な意見を考慮し，lung dominant CTDと言う概念を提唱した[22]．Fischerらは，膠原病に間質性肺炎を伴うことが多いことから，間質性肺炎は膠原病の一臓器病変として考えるべきと述べ，low titerの抗核抗体，リウマチ因子，赤沈やCRPなどは非特異的であるとし，表2に示すような基準を提唱し

た．2011年，Reckhaらは膠原病の診断基準は満たさないが膠原病を強く疑う疾患群に伴った間質性肺炎をauto immune-feature interstitial lung disease (AIF-ILD) という用語を用いて報告している[23]．AIF-ILDの基準は病理所見を含まず，Kinderの基準に類似している．NSIPとの関連が多く報告されるが，AIF-ILD 63例の62%で典型的なUIPパターンの画像を示し，外科的肺生検施行例31例中，81%でUIPパターンを示し，NSIPはわずか6%と報告した[23]．

KinderとLung dominant CTDの基準の大きな違いは病理所見の記載の有無である．low titerの抗核抗体やリウマチ因子を除外していることなどlung dominant CTDの基準の方がより実臨床に即していると思われる．なお，症状出現が一過性である場合もあり，症状の持続期間も考慮すべきかと考える．両者に共通する

のは膠原病の一臓器病変として間質性肺炎をとらえている点であり，今後，膠原病専門医との議論が必要と考える．

UCTDやlung dominant CTDには議論が残るが，これらの分類について，今後，独立性や治療反応性，予後について検討を重ねていくことが必要である．

自己免疫性疾患と肺病変に関して多くの報告がある．血管炎症候群，Goodpasture症候群，潰瘍性大腸炎，原発性硬化性胆管炎などがあるが，肺野病変の特異性については議論が残るものもある．高IgG4血症を伴う自己免疫性膵炎の肺病変も近年注目される．Itoらは縦隔リンパ節の腫大を認め気管気管支狭窄を認めたと報告した[24]．血管炎関連などは他項に譲り，UCTD, lung dominant CTDについて焦点をあて述べた．

文献

1) Douglas WW, Tazelaar HD, Hartman TE, et al: Polymyositis-dermatomyositis associated interstitial lung disease.Am J RespirCrit Care Med 164: 1182, 2001.
2) Yoshinouchi T, Ohtsuki Y, Fujita J, et al: Nonspecific interstitial pneumonia pattern as pulmonary involvement of rheumatoid arthritis.Rheumatol Int 26: 121, 2005.
3) Ito I, Nagai S, Kitaichi M, et al: Pulmonary Manifestations of Primary Sjögren's Syndrome: a clinical, radiologic, and pathologic study. Am J RespirCrit Care Med 171: 632-638, 2005.
4) Kim DS, Yoo B, Lee JS, et al: The major histopathologic pattern of pulmonary fibrosis in scleroderma is nonspecific interstitial pneumonia. SarcoidosisVasc Diffuse Lung Dis 19: 121, 2002.
5) Fischer A, Meehan RT, Feghali-Bostwick CA, et al: Unique characteristics of systemic sclerosis sine scleroderma-associated interstitial lung disease.Chest 130: 976, 2006.
6) Eschun GM, Mink SN, Sharma S: Pulmonary interstitial fibrosis as a presenting manifestation in perinuclear antineutrophilic cytoplasmic antibody microscopic polyangiitis.Chest 123: 297, 2003.
7) Katzenstein AL, Fiorelli RF: Nonspecific interstitial pneumonia/fibrosis. Histologic features and clinical significance. Am J Surg Pathol 18: 136-147, 1994.
8) American Thoracic Society, European Respiratory Society: American Thoracic Society/ European Respiratory Society International Multidisciplinary Consensus Classification of the Idiopathic Interstitial Pneumonias. Am J Respir Crit Care Med 165: 277-304, 2002.
9) Travis WD, Hunninghake G, King TE Jr, et al: Idiopathicnonspecific interstitial pneumonia: report of an AmericanThoracic Society project. Am J RespirCrit Care Med 177: 1338-1347, 2008.
10) Sato T, Fujita J, Yamadori I,et al: Non-specific interstitial pneumonia; as the first clinical presentation of various collagen vascular disorders. Rheumatol Int 26: 551-555, 2006.
11) Park IN, Jegal Y, Kim DS,et al: Clinical course and lung function change of idiopathic nonspecific interstitial pneumonia. EurRespir J 33: 68-76, 2009.
12) Romagnoli M, Nannini C, Piciucchi S, et al: Idiopathic nonspecific interstitial pneumonia: an interstitial lung disease associated with autoimmune disorders? EurRespir J 38: 384-391, 2011.
13) Fujita J, Ohtsuki Y, Yoshinouchi T, et al: Idiopathic non specific interstitial pneumonia: as an "autoimmune interstitial pneumonia". Respir Med 99: 234-240, 2005.
14) Homma Y, Ohtsuka Y, Tanimura K, et al: Can interstitial pneumonia as the sole presentation of collagen vascular diseases be differentiated from idiopathic interstitial pneumonia. Respiration 62: 248-251, 1995.
15) Song JW, Do KH, Kim MY,et al: Pathologic and radiologic differences between idiopathic and collagen vascular disease-related usual interstitial pneumonia. Chest 136: 23-30, 2009.

16) LeRoy EC, Maricq HR, Kahaleh MB: Undifferentiated connective tissue syndromes. Arthritis Rheum 23: 341-343, 1980.
17) Kinder BW, Collard HR, Koth L, et al: Idiopathic nonspecific interstitial pneumonia: lung manifestation of undifferentiated connective tissue disease? Am J Respir Crit Care Med 176: 691-697, 2007.
18) Kinder BW, Shariat C, Collard HR,et al: Undifferentiated connective tissue disease-associated interstitial lung disease: changes in lung function. Lung 188: 143-149, 2010.
19) Bodolay E, Csiki Z, Szekanecz Z,et al: Five-year follow-up of 665 Hungarian patients with undifferentiated connective tissue disease (UCTD). Clin Exp Rheumatol 21: 313-320, 2003.
20) Mosca M, Neri R, Bombardieri S. Undifferentiated connective tissue (UCTD): a review of the literature and a proposal for preliminary classification criteria. Clin Exp Rheumatol 17: 615-620, 1999.
21) Mosca M, Tani C, Talarico R, Undifferentiated connective tissue disease (UCTD): Simplified systemic autoimmune disease. Autoimmun Rev 10: 256-258, 2011.
22) Fischer A, West SG, Swigris JJ, et al: Connective tissue disease-associated interstitial lung disease: a call for clarification. Chest 138: 251-256, 2010.
23) Vij R, Noth I, Strek ME, et al: Autoimmune-featured interstitial lung disease: a distinct entity. Chest 140: 1292-1299, 2011.
24) Ito M, Yasuo M, Yamamoto H, et al: Central airway stenosis in a patient with autoimmune pancreatitis. Eur Respir J 33:680-683, 2009.

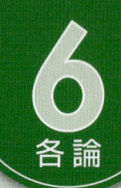

各論6 サルコイドーシス

長井苑子
(公益財団法人京都健康管理研究会中央診療所)

1 概念・定義

　サルコイドーシスは原因不明の全身性（多臓器性）肉芽腫性疾患で，その病理像は類上皮細胞肉芽腫（図1）を特徴とする．この病態は原因不明の抗原に対する特異的な免疫反応亢進によるものと理解されている[1]．原因物質については，米国で多施設共同研究もなされたが一定の原因は特定されていない[2,3]．細菌の一部構成成分に対する免疫反応として，プロピオニバクテリウムアクネスの病因物質としての検討が展開されたが，確定的ではない[4]．さらに，C型肝炎ウイルス治療中の発症，後天性免疫不全症候群治療中の発症，ある種の自己免疫性疾患との合併など，病因・病態発生にも幅がある．病理像も，臨床経過も，一部に自然寛解がみられることが大きな特徴であるが，一方では，線維化による難治化をきたし予後不良となることも特徴である[5]．多くは，発見あるいは発症後5年の経過で慢性化するが，病変残存により日常生活上の不利益をきたす症例は一部に過ぎない．臨床経過としては，自然寛解，一部残存安定化，慢性化，再発，線維化，高度機能障害と死亡まで幅がある[5]．日本人の疫学的データとしては，罹患率は10万人当たり1.01人で，女性の比率が大きい．発症年齢には20～34歳と50～60歳の二つのピークがある[6]．基本的に20～40歳代の疾患であると理解されてきたが最近では高齢症例も増加してきている．基本的に多臓器病変症例の頻度も増加している．日本では，中高年女性の眼病変の頻度が高いことと，心臓病変の頻度が高い傾向もある．表1にわが国での患者個人調査票からまとめた臨床像の推移を示した[6]．

2 診断

　診断に際しての基本は，①非乾酪性類上皮細

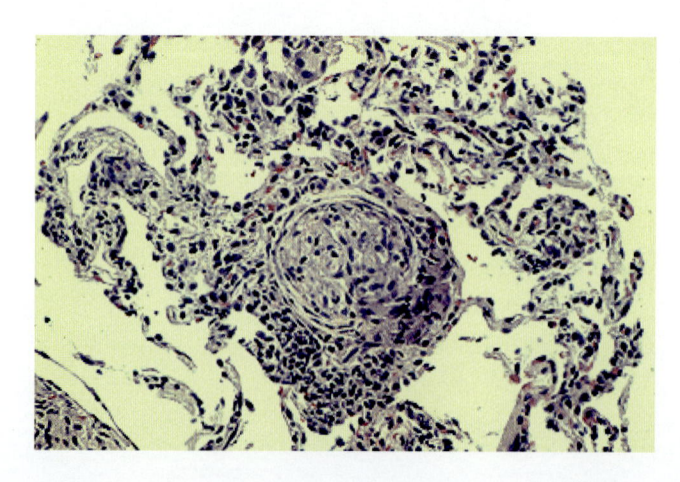

図1　類上皮細胞肉芽腫

表1 サルコイドーシスの臨床像の変化

	n	女性(%)	BHL(%)	肺(%)	眼(%)	皮膚(%)	健診(%)	症状(%)
'60〜'67	700	49.3	90.7	38.9	30.1	17.1	50.1	43.0
'65〜'69	1052	53.6	95.3	27.6	26.5	7.2	50.3	35.2
'72	330	53.0	89.3	36.3	36.8	11.7	45.2	40.7
'73〜'77	339	53.3	87.4	33.7	39.1	11.7	47.8	46.4
'84	392	60.5	77.5	29.1	50.2	8.8	34.9	59.3
'91	879	63.0	75.6	29.2	49.0	18.5	29.8	64.0
'04	1027	64.6	75.8	46.7	54.8	35.4	28.0	56.5

(Morimoto T, et al, 2007)

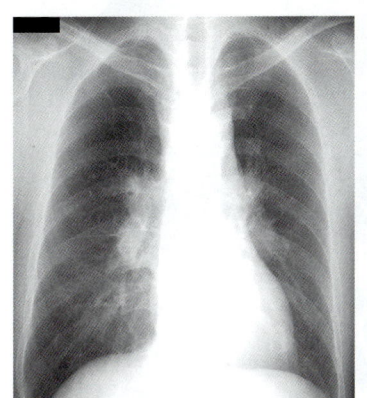

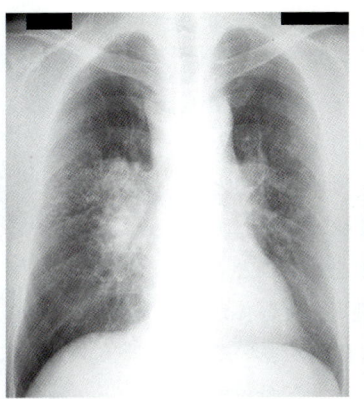

Ⅰ期　BHL　　　　Ⅱ期　BHLと肺野病変　　　　Ⅲ/Ⅳ期　肺野病変と線維化

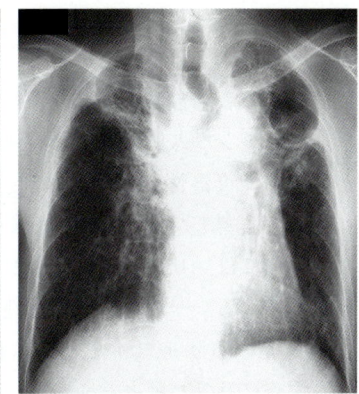

図2　胸部X線所見にみる病期

胞肉芽腫を確認すること，②各臓器に特徴的な臨床所見を認めること，③サルコイドーシスに頻度の高い全身検査所見を認めることの3条件を中心に検討することが重要である[7]．しかし3条件は共にサルコイドーシスに特異的な所見ではないので，診断に際しては除外診断が重要な検討項目となる．

サルコイドーシスの診断の手引きでは，組織診断群と臨床診断群に分け下記の基準に従って診断する．

一臓器に組織学的に非乾酪性類上皮細胞肉芽腫を認め，かつ，下記①〜③のいずれかの所見がみられる場合を組織診断群とする．①他の臓器に非乾酪性類上皮細胞肉芽腫を認める．②他の臓器で「サルコイドーシス病変を強く示唆する臨床所見」（診断の手引き参照）がある．③以下に示す全身反応を示す検査所見6項目中2項目以上を認める．全身反応を示す検査所見としては，①両側肺門リンパ節腫脹，②血清ACE活性

高値，③ツベルクリン反応陰性，④Gallium-67 citrateシンチグラムにおける著明な集積所見，⑤血清あるいは尿中カルシウム高値，⑥気管支肺胞洗浄検査でリンパ球増加またはCD4/CD8比高値である．組織学的に非乾酪性類上皮細胞肉芽腫は証明されていないが，2つ以上の臓器において「サルコイドーシス病変を強く示唆する臨床所見」に相当する所見があり，かつ，前記した全身反応を示す検査所見6項目中2項目以上を認めた場合を臨床診断群とする．

筆者らは，専門外来において，サルコイドーシスの診断，鑑別診断，病勢の指標としては，血清ACEに加えて，1,25-(OH)$_2$ビタミンD，可溶性IL2受容体をできるだけ同時に評価している[8]．活動性サルコイドーシスでは，3つのマーカーが上昇している場合が多い．しかし，治療経過の指標としては，ステロイドにより血清ACEは正常化することがほとんどである．1,25-(OH)$_2$ビタミンDは，慢性化症例で高値を

表2 サルコイドーシスにみられる肺病変（HRCT所見）

・Ground glass opacity
・Consolidation
・Areas of linear opacity
・Nodules
・Conglomeration: large opacity>3cm, surrounded and encompassed the bornchi and vessels
・Traction bronchiectasis
・Bronchial distortion
・Honeycombing
・Emphysema and bulla
・Parenchymal bands

（Akira M, et al. Chest 05）

持続している場合もあり，骨粗しょう症や腎結石，高カルシウム血症などと関連していることがある[9]．可溶性IL2受容体は，血清ACEと並行して上昇しており[10]，ACE値に比較して高い場合には，リンパ腫の鑑別が必要なことも経験している．一般的に，可溶性IL2受容体が上昇しているサルコイドーシス症例が多いこと，すぐにリンパ腫と診断しないで十二分に鑑別することが，このふたつの疾患を考えるときには重要である．

サルコイドーシスの呼吸器系病変

サルコイドーシスの呼吸器系病変を強く示唆する画像所見として，①両側肺門リンパ節腫脹（BHL），②BHLは認めないが，胸部X線所見で，上肺野優位の分布を示す肺野陰影（粒状あるいは斑状），気管支周囲間質の不規則陰影と肥厚，進行すると上肺野を中心に肺野の収縮を伴う線維化病変がみられる（図2）．さらに，胸部CT所見では，肺野陰影は小粒状陰影と気管支血管周囲間質の肥厚像，結節陰影，塊状陰影など，進行例では牽引性気管支拡張を伴う収縮した陰影など幅のある所見を示すのが特徴である[11]（表2，図3）．③気管支鏡で網目状毛細血管拡張，小結節，気管支狭窄の所見がみられる．肺機能所見は，軽度の拡散能低下が肺野病変全般にみられる．肺野病変が線維化により進展していく場合，拘束性機能障害に加えて，閉塞性機能障害がみられる[12]．気管支血管束に沿う線

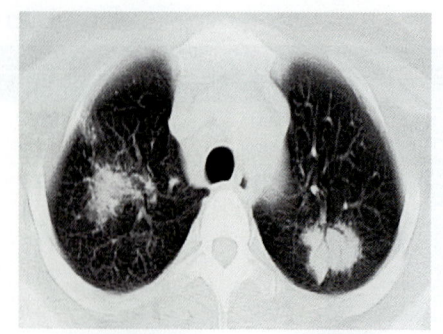

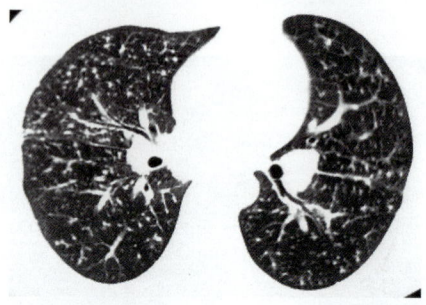

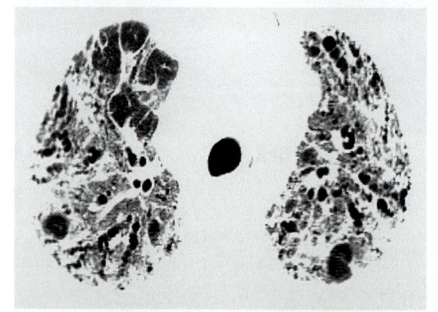

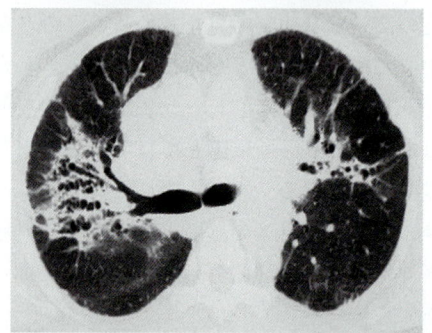

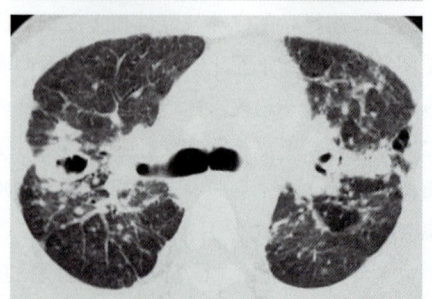

図3 胸部CT所見にみる多様性

維化病変の特徴であることと，サルコイドーシス症例の40％くらいには気管支内病変が認められることにもよる[13]．低酸素血症を示す場合には，進展例では，気道病変を反映してと，合併する感染による分泌液貯留により，高二酸化炭素血症を呈することもある．

　サルコイドーシスを示唆する複数の病変があっても，慢性ベリリウム肺，じん肺，結核および感染性肉芽腫，リンパ増殖性疾患，過敏性肺炎，ウェゲナー肉芽腫症，転移性肺腫瘍，アミロイドーシスなどの除外診断が，組織診断に加えて必要である．

　肺病変がサルコイドーシスである可能性を補強するためには，肺以外の病変の有無とそれらの特徴が参考となる．心臓，眼，皮膚，神経，その他と詳細に，診断の手引きにおいては記載されている．全体としての診断の過程を図4に示した．神経系の病変の可能性，全身症状などは，サルコイドーシスとして疑われずに，他の疾患としての対応をされている場合も多いのではないかと考えられるために，まずは，サルコイドーシスという疾患の臨床像，検査所見をよく把握して初診時には十二分の問診，身体所見評価，検査を行うことが必要であろう．

3 管理治療

　サルコイドーシスは，病変部位により経過も異なり，治療の適応をしっかりと判断することが重要である．基本的に慢性経過であるので，治療導入後は，比較的長期の治療が必要とされるために，治療効果に加えて副作用の発現を最小にするという配慮が必要となる．

　治療の適応としては，強い症状がある，機能的低下が経過で明らかに認められる，生命予後に関連するなどが基本的なものである．心臓病変，眼病変，肺野病変，肺高血圧，神経筋骨病変，全身症状などが該当する[14]．

　治療の標準はステロイド薬であるが，治療適応症例で，ステロイド治療導入された場合に

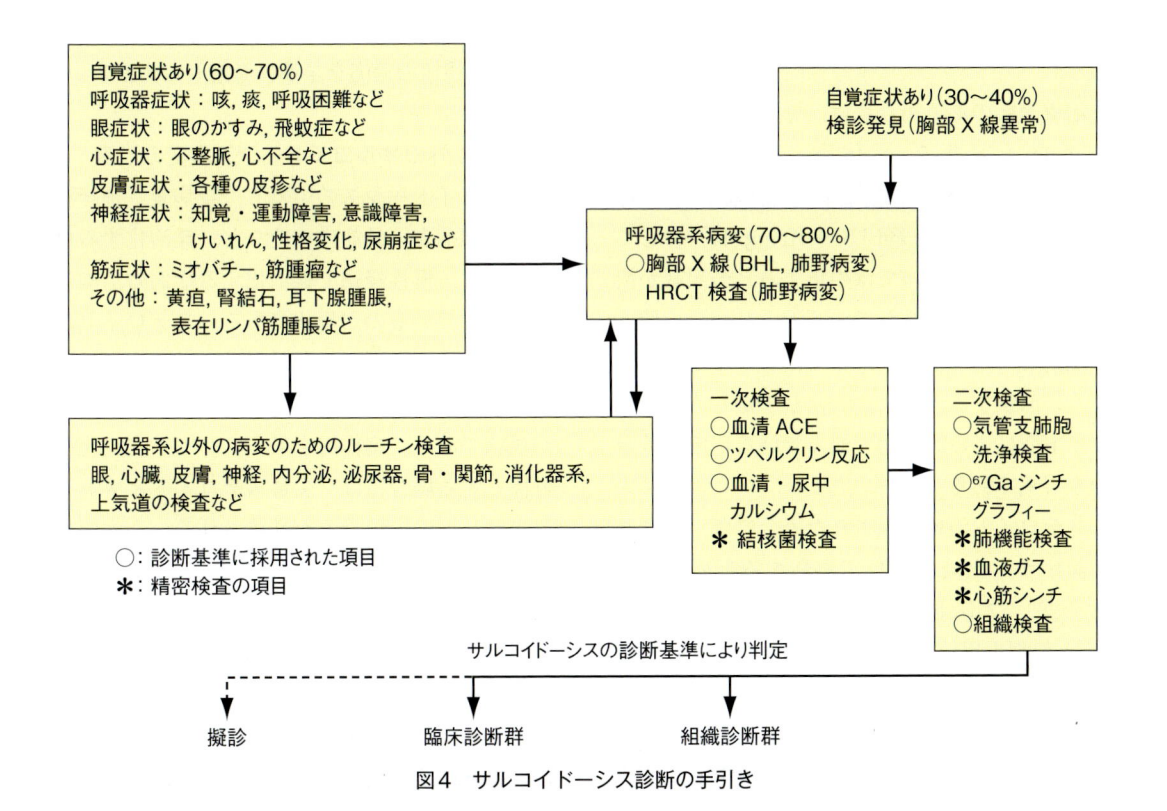

図4　サルコイドーシス診断の手引き

は，減量中あるいは中止後に40%の症例に再発がみられるとの報告[15]もあるし，実際に，治療導入後，ステロイド減量速度が速すぎることや中止による再燃は経験されることである．

副作用を考慮し，かつ標準量でも十分な治療効果があると評価できないのが，サルコイドーシスの治療であるために，初回治療から，ステロイド薬維持量のみか，維持量にメトトレキサートを併用する方法がある[16,17]．副作用を減らし，再燃を防止するためには，可能であれば，ステロイド導入量を維持量からはじめ，メトトレキサートの併用治療で経過をみると，自験症例においては，治療効果発現，副作用軽減，再燃防止という3つの点で妥当な経過を示すことが多い．

1) 肺サルコイドーシスの治療

肺病変は，自然寛解と安定化する陰影は，治療が長期に及ぶために，経過観察のみの方が副作用の出現が少ない．気管支血管束周辺の陰影と並行して肺機能の低下がみられ，自覚症状（咳，息切れなど）を示す場合には治療が必要である．

治療適応のある場合には，標準の治療は経口ステロイド薬を，体重1kgあたり0.5〜1.0 mg/日投与し，4週間後から漸減していき，維持量（プレドニン経口5〜10 mg/日）にしていくか，場合によっては中止するとの記載が治療の手引きに載せられている[7]．しかし，個々の症例で，いつからいつまで治療するか，どのように減量するかは，かなりむずかしく，ステロイド薬による副作用で悩んでいる症例が多いのも現実である．

ステロイド治療導入された場合には，およそ漸減中か中止後に40%で再燃するとの報告がある[15]．プレドニン15〜20 mg/日からは，1 mg製剤を用いて，1 mgずつゆっくりとした減量をした方が安全である．特に，再燃はプレドニン5 mg以下で高い頻度で起こる．筆者らの130例以上に及ぶステロイドとメトトレキサート併用治療例では，基本的に，ステロイドは多くても20 mg/日から維持量5〜10 mg/日で，メトトレキサート6 mg/週併用が効果があり，かつ副作用の少ないことを経験している[8]．閉塞性機能障害と咳が主なる症状の場合には，ステロイドとβ刺激薬の吸入治療で安定化できる場合も経験している．

肺高血圧症が安定期のサルコイドーシス症例の6%くらいに[18]，進行して肺移植待機中の症例では80%くらいの頻度でみられる合併症である[19]．合併症というよりは，肺病変の一つのタイプであるかもしれないが，その病態には，リンパ節腫脹による圧排，肺の線維化による血管床の破壊減少，閉塞性肺静脈症類似の病態などが報告されている[20]．

線維化病変で肺高血圧を合併している場合には，在宅酸素療法と肺血管拡張剤による治療が必要となる．しかし，肺血管拡張薬は基本的に，特発性肺動脈性肺高血圧のガイドラインに準じて投与することが妥当であるかどうかの確定的な証拠はない．年齢が若く，肺機能障害が強い場合には，肺の線維化病変にせよ，肺高血圧にせよ，肺移植の適応を早期に考慮した方がよい．

2) 肺以外のサルコイドーシス病変の治療

サルコイドーシスの中でも，眼病変，神経病変，心臓病変，骨筋肉病変など，難治化する症例がある．慢性経過で難治化する症例の治療には難渋しているのが現状である．ステロイドが治療効果を示す場合は決して多くはない．長期におよぶ投与での副作用の方が目立っているのが現状である．副作用を最小にして，安定化を目標とする場合には，少量ステロイドとメトトレキサートの併用治療が推奨される．心病変では，自験成績では，ステロイド単独標準量投与よりも，心機能の維持状況がよい．

難治性の場合には，免疫抑制薬のほとんどは効果が遅いか，効かない．ステロイドと併用すると日和見感染などの副作用の頻度が増える．このように治療反応性不良の場合には，生物製

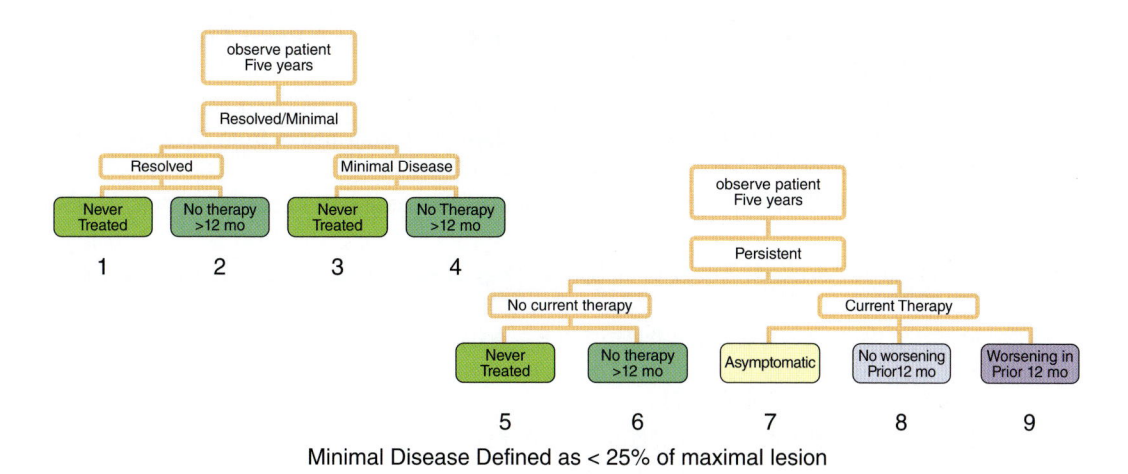

図5　サルコイドーシスの臨床経過からみた臨床型

剤による治療が，報告としては散見されるが，慢性難治化症例の一部において治療効果がみられることもあるというくらいの認識である[21]．新しい臨床治験は，完了したものが実は少ないようである．

4 経過予後

病型分類

サルコイドーシスは基本的に慢性経過の疾患で，その一部に自然寛解，一部に難治化がある．ほとんどの症例は，慢性化するが，安定に経過する．これらの臨床経過からみた臨床型が，5年間以上の経過観察評価から定義された．全体で9つの型がある（図5）[22]．

臨床型は，治療方針決定のための型というよりも，治療反応性や経過から評価できる型であるので，治療適応により治療方針は決められることになる．

米国のACCESS研究では，初診時に複数の病変部位を示す場合，女性，アフリカンアメリカンなどの場合に，慢性化し，予後不良であるとされている[23]．WASOGでまとめた臨床型では，自然寛解と僅少な病変のみの残存安定例が20％くらいで，治療の有無にかかわらず多くは慢性化しても安定に経過する．しかし，10％くらいの難治化症例もあることは確かである．自験例での検討では，若年症例に自然寛解例も難治化例も含まれている．難治化症例では，5〜10年の経過で難治化し，肺では，囊胞性変化と気管支周囲の線維化により繰り返す感染と呼吸不全，心臓では左心不全，肺高血圧では右心不全で予後不良となる．肺移植成績からみると，サルコイドーシス症例の肺移植件数は，1982年1月から2009年6月までの972例のうち37例（1.4％）との数字である[24]．

文献

1) Hunninghake GW, Costabel U, Ando M, et al: ATS/ERS/WASOG statement on sarcoidosis. American Thoracic Society/European Respiratory Society/World Association of Sarcoidosis and other Granulomatous Disorders. Sarcoidosis Vasc Diffuse Lung Dis 16 (2): 149-173, 1999.

2) Rossman MD, Thompson B, Frederick M, et al: ACCESS Group HLA and environmental interactions in sarcoidosis. Sarcoidosis Vasc Diffuse Lung Dis 25 (2): 125-132, 2008.

3) CJ, Rabin DL, Rybicki BA, Cherniack R: ACCESS Research Group: A case control etiologic study

4) Ishige I, Eishi Y, Takemura T, et al: Propionibacterium acnes is the most common bacterium commensal in peripheral lung tissue and mediastinal lymph nodes from subjects without sarcoidosis. Sarcoidosis Vasc Diffuse Lung Dis22 (1): 33-42, 2005.
5) Nagai S, Handa T, Ito Y, Ohta K, et al: Outcome of sarcoidosis. Clin Chest Med 29 (3): 565-574, 2008.
6) Morimoto T, Azuma A, Abe S, et al: Epidemiology of sarcoidosis in Japan. Eur Respir J 31 (2): 372-379, 2008.
7) サルコイドーシスの診断基準と診断の手引き－2006（編集　日本サルコイドーシス／肉芽腫性疾患学会，日本呼吸器学会，日本心臓病学会，日本眼科学会，厚生労働省科学研究—特定疾患対策事業—びまん性肺疾患研究班）
8) 長井苑子：間質性肺疾患：外来診療の実際　医学書院，2007．
9) Hamada K, Nagai S, Tsutsumi T, Izumi T: Ionized calcium and 1,25-dihydroxyvitamin D concentration in serum of patients with sarcoidosis. Eur Respir J 11: 1015-1020, 1998.
10) Tsutumi T, Nagai S, Imai K, et al: Soluble interleukin-2 receptors in blood from patients with sarcoidois and idiopathic pulmonary fibrosis. Sarcoidosis11: 102-109, 1994.
11) Lynch JP 3rd, Kazerooni EA, Gay SE: Pulmonary sarcoidosis. Clin Chest Med 18 (4): 755-785, 1997.
12) Akira M, Kozuka T, Inoue Y, et al: Long-term follow-up CT scan evaluation in patients with pulmonary sarcoidosis. Chest 127 (1): 185-191, 2005.
13) Handa T, Nagai S, Niimi A, Fushimi Y, Ohta K, Mishima M, Izumi T. Clinical and radiographic indices associated with airflow limitation in patients with sarcoidosis. Chest 130 (6): 1851-1856, 2006.
14) サルコイドーシス治療に関する見解－2003（編集　日本サルコイドーシス／肉芽腫性疾患学会，日本呼吸器学会，日本心臓病学会，日本眼科学会，厚生労働省科学研究—特定疾患対策事業—びまん性肺疾患研究班）
15) Gottlieb JE, Israel HL, Steiner RM, et al: Outcome in sarcoidosis. The relationship of relapse to corticosteroid therapy. Chest 111 (3): 623-631, 1997.
16) Baughman RP,Costabel U, duBois RM: Treatment of sarcoidosis Clinic in Chest Med 29 (3): 533-548, 2008.
17) Schutt AC, Bullington WM, Judson MA: Pharmacotherapy for pulmonary sarcoidosis: a Delphi consensus study. Resp Med 104 (5): 717-723, 2010.
18) Handa T, Nagai S, Miki S, et al: Incidence of pulmonary hypertension and its clinical relevance in patients with sarcoidosis. Chest 129 (5): 1246-1252, 2006.
19) AF Shorr, DL Helman, DB Davies and SD Nathan: Pulmonary hypertension in advanced sarcoidosis: epidemiology and clinical characteristics Eur Respir J 25: 783-788, 2005.
20) Nunes H, Humbert M, Capron F, et al: Pulmonary hypertension associated with sarcoidosis: mechanisms, haemodynamics and prognosis. Thorax. 61(1): 68-74, 2006.
21) Robert P. Baughman, Marjolein Drent, et al: Barnathan and on behalf of the Sarcoidosis Investigators Infliximab Therapy in Patients with Chronic Sarcoidosis and Pulmonary Involvement Am J Respir Crit care Med 174: 795-802, 2006.
22) Baughman RP, Nagai S, Balter M, et al: Defining the clinical outcome status (COS) in sarcoidosis: results of WASOG Task Force. Sarcoidosis Vasc Diffuse Lung Dis28 (1): 56-64, 2011.
23) Baughman RP, Teirstein AS, Judson MA, Rossman MD, Yeager H Jr, et al: Case Control Etiologic Study of Sarcoidosis (ACCESS) research group. Clinical characteristics of patients in a case control study of sarcoidosis. Am J Respir Crit Care Med15;164 (10 Pt 1): 1885-1889, 2001.
24) The registry of the international society for heart and lung transplantation: 27 annual report 2010.

各論7
過敏性肺炎・慢性過敏性肺炎

佐々木　信・望月吉郎
(国立病院機構姫路医療センター)

1 概念

過敏性肺炎とは，抗原性を持つ物質を吸入することで感作された個体が，その抗原物質を反復して吸入することによって，肺に過敏性免疫反応（Ⅲ型・Ⅳ型）が引き起こされる疾患の総称である．

本疾患は，当初職業性の肺疾患と認知されていた．農夫肺や麦芽作業者肺の患者血清中から，1959年にPepysが沈降抗体（農夫肺から好熱性放線菌，麦芽作業者肺からアスペルギルスに対する沈降抗体）を証明したことで，アレルギー性肺疾患と認識されるようになった．それ以降，抗原曝露が大量に反復して起こりやすい職業性環境下などで，多数の過敏性肺炎が報告されるようになった．

原因抗原は，植物性（真菌や放線菌）・動物性（鳥類の糞などのタンパク）・無機物（イソシアネート）など多岐にわたるが，住居関連と職業関連に分けると比較的整理がつきやすい（表1）．

わが国での最初の報告例は1969年の沖縄のサトウキビ肺であり，その後農夫肺やセキセイインコによる鳥飼病が相次いで報告されている．わが国に多い夏型過敏性肺炎は1976年頃より越智らにより提唱され，1984年に安藤らによりその原因抗原が *Trichosporon cutaneum*（当時，現在は *Trichosporon asahii* や *Trichosporon mucoides*）と同定された．1990年代より吉澤らにより鳥関連過敏性肺炎の研究が進み，特発性

表1　過敏性肺炎の原因抗原

居住環境

病名	発生状況	抗原
夏型過敏性肺炎	古い木造住宅	*Trichosporon asahii, T.mucoides*
鳥飼病	鳥飼育・鶏糞肥料使用・羽毛布団使用など	鳥類血清蛋白，糞，羽毛
空調肺	汚染された空調装置の使用	*Thermoactinomyces vulgaris, Saccharopolyspora rectivirgula* など
加湿器肺	汚染された加湿器の使用	*T.vulgaris, S.rectivirgula, Amoebae* など
hot tub lung	24時間風呂の使用	*Mycobacterium avium*

職業環境

病名	発生状況	抗原
農夫肺	酪農作業	*T.vulgaris, S.rectivirgula* など
塗装工肺	自動車塗装	イソシアネート
小麦粉肺	菓子製造	小麦粉
コーヒー作業者肺	コーヒー豆を炒る作業	コーヒー豆塵埃
機械工肺	汚染された金属液	*Acinetobacter iwoffii, Pseudomonas fluorescens* など
きのこ栽培者肺	しいたけ・えのきだけ栽培	キノコ胞子，*T.vulgaris, S.rectivirgula* など

間質性肺炎ときわめてよく似た慢性型過敏性肺炎の存在が明らかとなってきた．

厚生省特定疾患調査研究班が行ったわが国の過敏性肺炎の調査成績では，約7割が夏型過敏性肺炎であり，ほかに農夫肺・鳥飼病・空調肺・加湿器肺などがあげられている．

2 臨床症状

抗原によって発症形式に違いがあり，急性型（従来の亜急性型も含む）と慢性型の大きく2つに分けられる．

急性型では，抗原吸入4～6時間後，発熱・悪寒・乾性咳嗽・呼吸困難などの急性期症状が出現し，抗原曝露終了後18～24時間持続する．再曝露により同症状を繰り返すのも特徴的である．亜急性型（夏型過敏性肺炎）では，急性発症の前2～4週間にわたって咳嗽や微熱や全身倦怠感を認めることが多い．

慢性型では，急性型の症状を繰り返しながら徐々に慢性化する再燃症状軽減型（recurrent type）と，発熱などの急性症状を呈さずに慢性化する潜在性発症型（insidious type）に分けられる．特に後者では曝露抗原量が少量で長期にわたるため，慢性疲労・労作時呼吸困難・体重減少などの非特異的な慢性の症状が前面に出る．抗原曝露との時間的関係がはっきりせず，特発性間質性肺炎との鑑別が困難なことも多い．

3 画像所見

急性型の胸部X線写真では，軽症例では無所見のことがあるが，中等症以上の症例では，両側中下肺野を中心に，びまん性のすりガラス（様）陰影や粒状影を呈する．胸部HRCTは診断にきわめて有用で，2～3mm大の小葉中心性の小粒状影が胸膜と数mm離れて全肺に均質に散布することが多いのが特徴的である．重症例では小粒状影の癒合，モザイクパターンを伴ったびまん性の肺野濃度の上昇なども認められる（図1）．

慢性型の胸部X線では，上肺優位の病変分布（図2）で，胸部HRCTで気管支血管周囲の肥厚像や線維化を認め，構造改変や蜂巣肺を認めるものの肺底部は保たれる傾向があること，小葉中心性のGGOや小結節影などが認められることが比較的特徴的とされる（図3）が，進行例では特発性間質性肺炎などとの鑑別が困難な場合も少なくない．

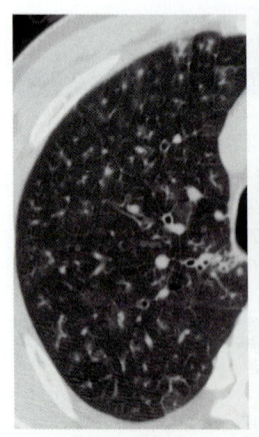

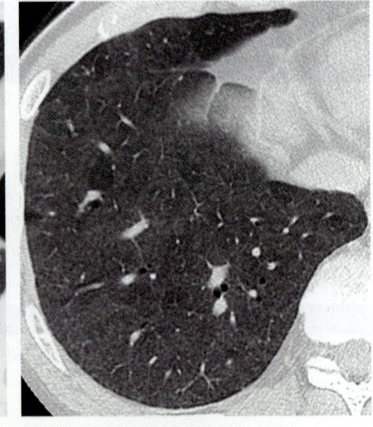

図1 夏型過敏性肺炎のHRCT
左図では，小葉中心性の粒状影・細気管支炎像を認める．
右図では，微細な粒状影・モザイクパターンを伴う肺野濃度の上昇を認める．

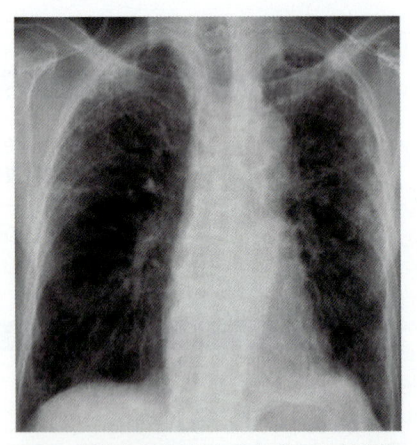

図2 慢性鳥飼病（潜在発症型）の胸部X線
上肺の間質性陰影が目立つ．

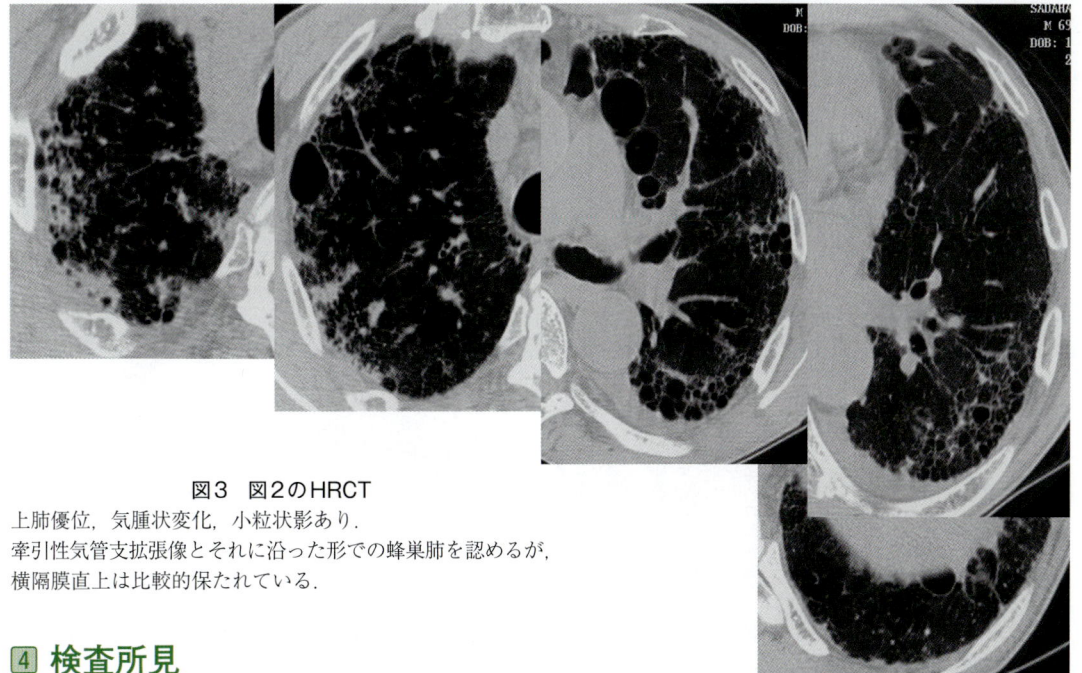

図3 図2のHRCT
上肺優位，気腫状変化，小粒状影あり．牽引性気管支拡張像とそれに沿った形での蜂巣肺を認めるが，横隔膜直上は比較的保たれている．

4 検査所見

急性型では，白血球・好中球数の増加，CRPの上昇を認め，炎症所見が強くでる．KL-6の上昇も認める．

慢性型の再燃症状軽減型では，白血球数は軽度増加，CRPは弱陽性，KL-6の中等度上昇を認めるが，潜在性発症型では正常範囲のことが多い．

5 BALF

急性型では，BALF細胞数は健常非喫煙者の10倍程度と著増し，細胞組成ではリンパ球が80％程度と大半を占める．CD4/CD8比は，夏型過敏性肺炎では1以下に低下するが，急性鳥関連過敏性肺炎や農夫肺では上昇し，換気装置肺では正常域と，原因抗原により傾向が異なる．

慢性型では，再燃症状軽減型では，BALF細胞数・リンパ球ともに，急性型ほどではないが上昇する（細胞数では健常非喫煙者の5～6倍・リンパ球は60～70％程度）．潜在性発症型では，BALF細胞数も正常～軽度上昇程度で，リンパ球比率は20％程度となる．

6 病理組織所見

急性型は通常TBLBで診断に必要な組織が得られる．リンパ球浸潤による胞隔炎・類上皮細胞からなる壊死傾向のない肉芽腫・Masson体の三徴が特徴的である．

慢性型のうち，再燃症状軽減型では約50％に肉芽腫を認めたという報告（ただし研究対象は外科的肺生検組織であった）があり，TBLBを試みてみる価値はある．潜在性発症型では肉芽腫はほとんど認められず，TBLBの診断価値は低い．

慢性型での外科的肺生検例の検討では，再燃症状軽減型ではNSIPパターンの組織像を，潜在性発症型ではUIPパターンの組織像を呈することが多いが，小葉中心性に強い線維化とそれらを結ぶ架橋線維化，コレステリン結晶を貪食した巨細胞やリンパ球の集簇を認めるのが特徴的と報告されている（図4）．

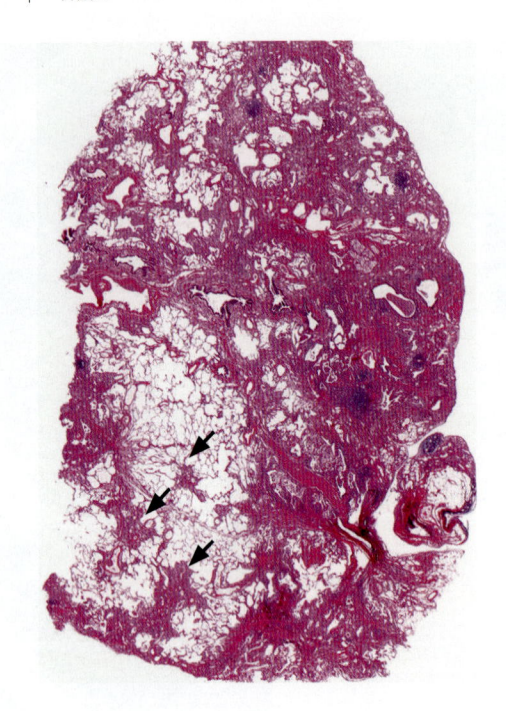

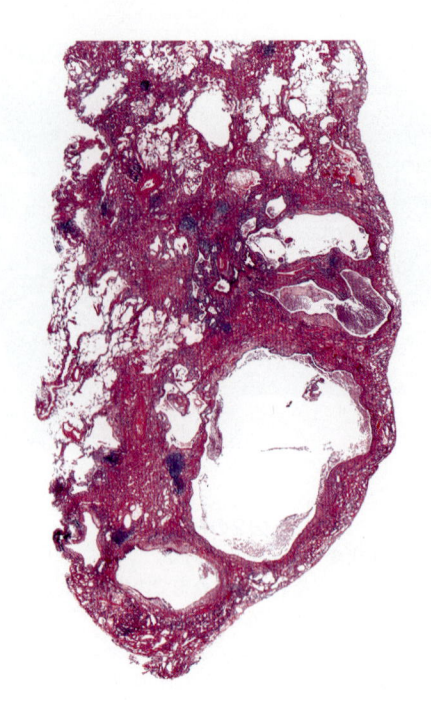

図4 図2の外科的肺生検像
蜂巣肺様の囊胞腔形成や，線維化巣と正常肺胞領域が混在してみられ，UIPパターンに近い組織所見だが，左矢印に示すように，小葉中心に小線維化病変が散見される．

7 診断

　急性型では，季節性も含めた症状の出現時期・生活環境・職業歴を詳細に聴取し，診察所見で捻髪音を聴取することで，過敏性肺炎を疑うことは可能である．胸部X線・HRCTで過敏性肺炎を示唆する所見を認めた場合，BALでリンパ球の増多や，TBLBで病理学的に過敏性肺炎に合致する所見かを確認する．確定診断は，特異抗原に対する血清抗体価か，特異抗原によるリンパ球幼若化試験か，抗原吸入ないしは環境曝露による臨床像の再現によって行われる（表2）．

　慢性型でも再燃症状軽減型の場合は，急性型に準じて診断可能なことも多いが，潜在性発症型では，特異抗体の陽性率は3割程度と低く，環境誘発試験でも反応が軽微であるため，リンパ球幼若化試験か，抗原吸入による誘発試験が必要なことも多い（表3）．

　2011年10月現在，夏型過敏性肺炎に対する抗 *Trichosporon asahii* 抗体は商用ベースで利用可能（シノテストサイエンスラボ社・保険適応外）だが，それ以外の特異抗体測定・リンパ球幼若化試験・吸入誘発試験は研究室レベルでしか行えないため，研究室を持たない一般病院では，入院による臨床像の改善をまず確認し，次に外泊試験や環境誘発試験で入院前の病状の再発を確認する以外に，診断を確定する簡便な方法がないのが現状である．

8 治療

　抗原からの隔離が最も重要であり，患者周囲の環境から抗原を除去する．本疾患が疑われた場合，入院による抗原回避が原則であるが，鳥関連過敏性肺炎が疑われる場合，入院で使用する掛布団や枕にもしばしば羽毛が使用されていたり，病院周囲にハトなどが営巣したり餌付けされている例もあるため，入院環境の整備にも注意を要する．

表2 過敏性肺炎の手引きと診断基準

〔手引き〕
I. 臨床像 〔1. 臨床症状・所見1)～4)のうちいずれか2つ以上と，2. 検査所見1)～6)のうち1)を含む2つ以上の両者を同時に満足するもの〕
　1. 臨床症状・所見
　　　1) せき，2) 息切れ，3) 発熱，4) 捻髪音ないし小水泡性ラ音
　2. 検査所見
　　　1) 胸部X線像にてびまん性散布性粒状陰影（注：病初期には異常陰影を認めないことがある）
　　　2) 拘束性換気機能障害
　　　3) Pao_2 の低下
　　　4) 赤沈値促進，好中球増多，CRP陽性のいずれか1つ
　　　5) 気管支肺胞洗浄液のリンパ球の増加
　　　6) ツベルクリン反応の陰性化
II. 発症環境 〔1～5のいずれか1つを満足するもの〕
　1. 夏型過敏性肺炎は夏季(4～10月)に，高温多湿の住宅で起こる
　2. 鳥飼病は鳥と飼育や羽毛と関連して起こる
　3. 農夫肺はかびた枯れ草の取り扱いと関連して起こる
　4. 空調病，加湿器肺はこれらの機器の使用と関連して起こる
　5. 有機塵埃原に曝露される環境での生活歴
　　　（注：症状は抗原曝露4～8時間して起こることが多く，環境から離れると自然に軽快する）
III. 免疫学的所見 〔1)，2)のうち1つ以上を満足するもの〕
　　　1) 抗原に対する特異抗体陽性
　　　2) 特異抗原によるリンパ球幼若反応陽性
　　　（注：症状は抗原曝露4～8時間して起こることが多く，環境から離れると自然に軽快する）
IV. 吸入誘発試験 〔1)，2)のうち1つ以上を満足するもの〕
　　　1) 特異抗原吸入による臨床像の再現
　　　2) 環境曝露による臨床像の再現
V. 病理学的所見 〔1)～3)のうちいずれか2つ以上を満足するもの〕
　　　1) 肉芽腫形成
　　　2) 胞隔炎
　　　3) Masson体

〔診断基準〕
　確　実：I，II，IVまたはI，II，III，Vを満たすもの
　強い疑い：Iを含む3項目を満たすもの
　疑　い：Iを含む2項目を満たすもの

(厚生省特定疾患・びまん性肺疾患調査研究班, 1990)

急性型や慢性の再燃症状軽減型では，数日から2週間程度入院するだけで，通常，病勢の改善をみる．急性症状と肺機能の改善が必要となる，中等症以上の病態の場合は，短期間（4週間程度）のステロイド投与を検討する．

長期にわたるステロイド投与の有効性は確立していない．

9 予防

環境改善指導による抗原除去となるが，患者の住環境・職場環境を理解し，指導に具体性を

表3 慢性過敏性肺炎の診断基準 (1999, Yoshizawa)

1. 環境誘発あるいは抗原吸入誘発試験で陽性
2. 組織学的に線維化が観察される
　（肉芽腫の有無は問わない）
3. HRCTで線維化所見とhoneycombが観察される
4. 肺機能の拘束性障害が1年以上にわたって進行性である
5. 過敏性肺炎と関連した症状が6ヵ月以上続く
6. 当該抗原に対する抗体あるいはリンパ球増殖試験が陽性

(1か6)+(2か3)+(4か5)の3項目以上を満足すれば，慢性過敏性肺炎と診断する．

持たせるため，主治医が環境調査に行くことが強く望まれる．

10 hot tub lungについて

1997年に初めて報告され，2001年にKhoorらによって提唱されたM. aviumが原因と考えられる，健常人に発症する過敏性肺炎様疾患である．室内でのhot tub（マッサージ用に強力なジェット噴出機能を備えた24時間循環型の風呂）の使用歴を有する患者に，亜急性に乾性咳嗽・発熱・呼吸困難で発症し，急性の過敏性肺炎様陰影（小葉中心性の粒状影）が認められる．hot tubと患者検体から同一のM. aviumが分離できれば診断は確定する．病理学的には，境界明瞭ではっきりした肉芽腫を認め，ほかに器質化肺炎や斑状の間質性肺炎像も認められる．治療は，hot tubの使用を控えることであり，重症例にはステロイドや，M. aviumに対する化療（RFP+EB+CAM）が行われる．基本的に予後は良好である．わが国でも数例の報告があり，24時間風呂により発症したhot tub lungの症例も報告されている．

文献

1) Pepys J, et al: Farmer's lung. Thermophilic Actinomycetes as a source of "farmer's lung hay" antigen. Lancet 7308: 607-611, 1963.
2) Shimazu K, et al: Hypersensitivity pneumonitis induced by Trichosporon cutaneum. Am Rev Respir Dis 130: 407-411, 1984.
3) Ando M, et al: Difference in the phenotypes of bronchoalveolar lavage lymphocytes in patients with summer-type hypersensitivity pneumonitis, farmer's lung, ventilation pneumonitis, and bird fancier's lung: report of a nationwide epidemiologic study in Japan. J Allergy Clin Immunol 87:1002-1009, 1991.
4) Yoshizawa Y, et al: Chronic hypersensitivity pneumonitis in Japan: a nationwide epidemiologic survey. J Allergy Clin Immunol 103: 315-320, 1999.
5) Ohtani Y, et al: Clinical features of recurrent and insidious chronic bird fancier's lung. Ann Allergy Asthma Immunol 90: 604-610, 2003.
6) Ohtani Y, et al: Chronic bird fancier's lung: histopathological and clinical correlation. An application of the 2002 ATS/ERS consensus classification of the idiopathic interstitial pneumonias. Thorax 60: 665-671, 2005.
7) 武村民子：通常型間質性肺炎とは何か　病理診断上の問題点　3.慢性過敏性肺炎，最新医学66(6)：45-49，2011.
8) 稲瀬直彦，他：過敏性肺炎の診断と治療update　呼吸30(7)：593-602，2011.
9) Khoor A, et al: Diffuse pulmonary disease caused by nontuberculous mycobacteria in immunocompetent people (hot tub lung). Am J Clin Pathol. 115: 755-762, 2001.
10) 釼持広知，他：24時間循環風呂に関連したMACに対するhypersensitivity pneumonitisの1例　日呼吸会誌43(11)：689-692，2005.

各論8.1
職業性肺疾患

濱田 薫
(奈良県立医科大学)

1 概 念

　職業性肺疾患(occupational lung diseases)とは仕事の作業中に，有害な粒子，霧，蒸気，ガスなどを吸いこむことで発症する肺(下気道)疾患のこと．直接気道粘膜や肺胞上皮の傷害をきたす場合もあるが，吸入物質に対するアレルギー反応をきたして発症するものや，長期間大量に吸入することで容量依存性に発症し遷延，進行するもの，発がん性因子として作用する場合がある(表1)．本稿ではその概要と捉え方，特にじん肺の歴史と法律としての対応，健診制度について，重要点を抽出して述べる．

　肺(気道)病変は職業病(occupational disease)の代表的なもので，原因物質に対する職業性の曝露は一般社会におけるものより著しく高濃度，長期間であり，また原因物質が組織内に蓄積されるなど滞留時間が長いことにより発生はその職業集団において著しく高率となる．しかし，職業病に対する理解の普及と，技術の進歩による曝露の低減策の向上などにより，グローバルにその対策がなされてきている．現在の労働衛生の観点からは職業(作業)関連疾患(work-related disease)としてまとめられ，①労働の過程で曝露される特異な物理的・化学的・生物学的有害因子が特異な疾患を引き起こす「職業病」に加えて，②労働の諸条件が発症機序の一部を担っている(労働条件による生活習慣の変化が原因の疾患も含まれる)場合も，さらに③職業的条件とは無関係に発生した疾患が労働によって悪化させられている場合も含めた労働管理が推奨されている．WHOでは1976年にこの作業関連疾患という考え方を提唱し，公衆衛生的意義をもつものとして，①メンタルヘルス不全状態をすべて含む行動偏倚や心身症，②高血圧，③虚血性心疾患，④気管支炎，

表1　粉じんによる職業性呼吸器障害

沈着・障害部位	呼吸器障害
1) 上部気道	①職業性抗原曝露による気管支喘息 ②アレルギー性物質によるアレルギー疾患(亜麻肺症) ③刺激過敏性気管支炎(クロム，五酸化バナジウム)
2) 下気道から肺胞領域リンパ系	①急性職業性肺炎(ベリリウム，マンガンなど) ②過敏性肺臓炎 ③びまん性間質性肉芽腫(ベリリウムなど) ④肺線維症(じん肺) ⑤非特異的肺疾患(作業関連疾患としてのCOPDなど) ⑥肺がん(石綿・クロム・じん肺など)
3) 胸膜	①悪性中皮腫 ②胸膜プラーク・石灰化

(和田功：産業保健ハンドブックIV，じん肺より改変)

せき，たんなどの慢性非特異性呼吸器疾患，⑤腰痛，頚肩の痛みなどの運動器系障害を対象の疾患群として取り扱うようになり，さらに胃・十二指腸潰瘍やがんも包含され，疾病，特に生活習慣病の発症機序におけるより人間的な要因についても労働衛生の管理面から注目されるようになってきた．平易な例としては，著しい過重労働を求められているなかで発症した脳血管障害に対して労働災害と認められるといういわゆる過労死問題などがあげられる．この職業性疾患と作業関連疾患との区別は国によっても異なり議論のあるところであるが，わが国では労働衛生の対象としては，後者のようにより広く捉えることで一般社会の理解が得られてきている．しかしながら，依然としてじん肺の患者は多く，またアレルギー性の疾患では，非職業性疾患の患者として治療されていることも多い．さらに産業構造の進歩からこれまでにない新しいじん肺（液晶パネル製造業者のインジウム肺など）も認められており，呼吸器科医に求められるこの分野の責任は重いと考える．職業性肺疾患の診断において最も重要なことは職歴の聴取で，原因となる物質の曝露状況と生じうる病態についての理解が必要である．ILO (international labor organization) は職疾病の予防，記録，届出及び必要に応じ，補償に役立てる目的で専門家会議を設け職業性疾患の具体例についてリストを示している（ILO List of Occupational Diseases (revised 2010)．一方，わが国では，職業性疾患を法律用語としては業務上疾病と呼称し労働災害認定などに用いられるが，これは労働との関連性について法的判断条件に合致すれば，業務上疾病と判断するものとされ，具体的な例としては労働基準法施行規則第35条に列挙されている．また，じん肺認定に必要な粉じん作業の詳細なリストはじん肺法施行規則別表に記載されている．

粉じんによる職業性肺障害にはその沈着部位あるいは直接の障害部位から，①気道疾患，②肺疾患（末梢気道から肺胞領域）および③胸膜疾患に分けられる（**表1**）．珪肺，石綿肺，慢性ベリリウム肺および過敏性肺炎は別項で詳述される．

2 職業性喘息

職業性喘息は，喘息の既往歴のない労働者が職場において曝露されたアレルゲンに感作された結果生じる気管支喘息で，曝露から数ヵ月〜数年の間に発症することが多い．発症すると症状が遷延しやすく，また休日は比較的寛解されており休日の後に出勤した場合に発作が強く出ることもある．労働者がすでに喘息を発症（あるいは既往がある）していて，職場でほこりや煙霧などの刺激物に曝露され，喘息が再燃または悪化したものとは異なるとされているが，鑑別は容易でないこともある．Kogevinas ら[3]は喘息患者の約1割が職業性喘息患者であったと報告しているが，その多くは職業性とは診断されず一般住民の気管支喘息として治療，管理されている．長期の薬物治療計画に大きな差異はないが，最も重要なことは職業性と診断されれば抗原曝露の低減すなわち一次予防により病態を改善あるいは予後を良好に保つことができることである．また，職業性喘息では発作が遷延しやすく，そのため気道リモデリングを招来しやすいとされ，さらに難治化あるいは二次的な感染症の危険が増し，全体的に見て予後の良くない症例も多い．離職することで軽快するが不可逆的な病態は改善しない．また職業性と判明すれば，労災補償制度の対象になる．このために特に診断時に注意を要する．**表2**に代表的な原因物質と職種を示す．気管支喘息は心因性要因や過労，環境要因で増悪する可能性については周知のことではあるが，もともとコントロールされている気管支喘息患者が業務上要因で著しく悪化した場合にも労災補償が認定されることがあり注意が必要となる．

表2 職業性アレルギーとその原因物質

(1) 低分子分子物質に起因するもの	
職業または作業	原因物質
ポリウレタン製造，プラスチック製造塗装工，接着剤などの生産，使用者	イソシアネート(TDI, MDI, HDI)
医師，看護師などのゴム手袋使用者	ラテックス
美容師，理容師	香料，化粧品ラテックス，パラフェニレンジアミン
セメント製造，皮なめし等	クロム
薬局調剤従事者	薬剤粉末(構成物質，胃腸薬，INH，甘草，毒掃丸)
宝飾，メッキ取扱者	プラチナ塩，ニッケル，クロム
超合金製造工	コバルト，ニッケル
皮革製造者，塗装工	パラフェニレンジアミン
印刷業者，印刷工	アラビアゴム，カラヤゴム
エポキシ樹脂製造従業員	酸無水物
塗料工場従業員	ローダミン，シカゴ酸
アルミ接着工	アミノエチエタノールアミン
(2) 高分子物質に起因するもの	
職業または作業	原因物質
製麺業，そば製造販売，製菓業，精米業，製粉業	穀粉(小麦粉，そば粉，米ぬか，大豆，コーヒー)
こんにゃく製粉業，作業員	こんにゃく舞粉
製材業，大工	木材粉塵(米杉，米松，ラワン，りょぶ，檜)
生花業，人工授粉作業者	花粉(もも，菊，りんご，ぶどう)
フレーム内栽培作業者	花粉(いちご，メロン)，きのこ胞子(椎茸，シメジ)
養蚕業，農業，絹織物業	蚕の体成分
養蜂業，林業	蜂の体成分
魚肉，食品製造業	ユスリカ
実験動物飼育者，獣医，毛筆製造従事者	動物の毛，毛垢，尿
農夫，研究者	昆虫(トビケラ，蝶，バッタ)の羽毛，体成分
馬丁，調教師	牛馬の毛，毛垢
カキの打ち子，真珠養殖業	ホヤの体成分
伊勢エビ漁師	アカウミトサカ
牧畜業	牧草花粉(かもがや，イタリアンライグラス)
醸造業	こうじ
養鶏業	ヒヨコ，鶏の羽毛

(アレルギー情報センターEBM集より転載)

3 じん肺

1) じん肺の概念と定義

じん肺（塵肺：Pneumoconiosis）は，粉じんや微粒子を長期間吸入し，それらが蓄積することによって起きる肺疾患の総称．じん肺（pneumoconiosis）の言葉を初めて記載したのはZenker FA（1866年）で，じん肺とは「粉じんを吸入することによって起こる肺の病変」と定義し，主体が肺線維症であることを示している．その後1971年のILOの定義では「肺内の粉塵集積が存在することに対する組織反応で，粉じんとは個体の非生物粒体からなるエアロゾルを意味する」とされている．わが国ではじん肺法（1960年），改正じん肺法（1978年）は「粉じんを吸入することによって肺に生じた線維増殖性変化を主体とする疾病」と定義し，肺のみならず気道病変，胸膜病変を含む意味を持たせている．粉じんとは，字のごとく粉のように細かく気体中に浮遊する塵状の固体の粒子をさす．粉じんの多くは球状というより不整形で，線維状のものも多い．後者の場合，その長径と短径の比（アスペクト比）の大きいものの方が組織障害性が強く，クリアランスされにくく，構成成分の生物学的特性に加えて病態の多様性の原因となっている．粉じんの粒子サイズももちろん気道から肺胞領域への沈着部位に影響し，これらのことはじん肺ということでまとめ

られるものでも細気管支領域／小葉中心性に病変が目立つ石綿肺と肺胞領域に（肉芽腫性）線維化結節をみとめる珪肺のような著しい病像の違いとして表現される．粉じんは環境評価用語としては大気汚染防止法に「物の破砕，選別その他の機械的処理又はたい積に伴い発生し，又は飛散する物質」のこととし，人の健康に被害を生じるおそれのある物質を「特定粉じん」，その他を「一般粉じん」と定めている．現在，特定粉じんは，アスベストのみである．これは，アスベスト（石綿）が発がん性物質であるためだが，アスベスト以外の粉じんでも，後記のようにじん肺を引き起こす粉じんの種類は多く，十分に注意が必要である．基本的にじん肺は職業性曝露によって生じるもので，高濃度かつ持続性に長期間にわたる曝露と，生活環境を対象とした大気汚染防止法の主旨からみて重点に差が生じることは理解できる．職場環境の管理については労働安全衛生法に拠り規定されている．

じん肺の原因となる粉じんの種類は多く，複数にわたって吸入していることも多い．先述したようにじん肺というのは，吸入する粉じんによって硅肺，石綿肺などと診断されることが多いが，炭坑夫肺などの業種を病名として用いることもある（表3）．先述のZenkerのじん肺の記載の後，Visconti Aが鉱山労働者のじん肺について硅肺（silicosis）としたが（1870年），その後20世紀に入りX線画像診断の発明と進歩により経過中の病変の進行が目立つため病態の評価がしやすいこともあり，硅肺が粉じん吸入による肺疾患の総称として用いられ，法的にも労働者災害扶助法（1935年），工場法施行令（1936年）には総称としてのじん肺の意味で硅肺と記載されている．しかしすべての粉じんが基本的に同じく有害であり，肺線維化が粉じんの生物学的作用の強さと曝露量および肺内滞留度に依存するということ，および遊離珪酸による硅肺と他の鉱物によるじん肺の区別が容易でないこと，さらにある種の有機物によってもじん肺といえる病態が生じる得ることから，総称としての「じん肺」が定着し，法的にも労働者災害補償保険法（1947年）からじん肺と記載され，じん肺行政の根幹となるじん肺法（1960年）の制定とつながる．じん肺法は1977年に改正され，健康診断の種類，管理区分，事後措置などが決められて現在に至る．作業従事者のじん肺予防のための作業内容の監督や指導，健康管理の指標となる管理区分（1, 2, 3のイ, 3のロ, 4）は，粉じん職歴，呼吸困難度，胸部レントゲン分類，呼吸機能検査，動脈血ガス分析の結果を総合的に判断して決定される．管理区分

表3

じん肺	主な起因物質	代表的な作業
珪肺	遊離珪酸	鉱山採掘　隧道（トンネル）工事　れんが工　石工
石綿肺	アスベスト	石綿製品製造　石綿吹き付け　造船業　保温断熱工
溶接工肺	酸化鉄ヒューム	電気溶接　ガス溶接
歯科技工士じん肺	珪酸, コバルト, クロム	歯科技工
イ草じん肺	イ草染土	イ草泥染め　イ草加工
タルク肺	滑石（タルク）	滑石粉製造　ゴム製造
アルミニウム肺	アルミニウム	アルミニウム粉末製造　ボーキサイト精錬
活性炭肺	活性炭	活性炭製造
炭肺	炭粉　石炭粉	石炭　木炭の粉砕　練炭製造業
炭坑夫肺	石炭粉じんと珪酸	炭坑の採掘　堀進，市中作業
黒鉛肺	黒鉛	黒鉛精錬工場　電極工場
ベリリウム肺	ベリリウム	原子炉製造　ベリリウム合金製造
レアアース肺	セリウム, ランタン	オフセット印刷業
インジウム肺	酸化インジウム	液晶基盤製造

1 はじん肺の所見なし，同 4 は療養が必要と判断され，管理区分 2, 3 の場合でも合併症が併存する場合は管理区分 4 となる．1978 年に結核続発性気管支炎のみならず気管支拡張症続発性気胸が合併症として認められ，2003 年には合併症に原発性肺がんが加えられた．

2) 石綿肺

石綿肺についても他項に詳述されている．石綿肺の危険性については古くから知られていたが，その工業的有用性から多くの製品に用いられている．石綿はケイ酸塩で，ケイ素，マグネシウムや鉄を含んでいる．いくつかの種類があり，角閃石系のクロシドライト（青石綿）は針状でアスペクト比が高く最も毒性が強い．蛇門石系のクリソタイル（白石綿）は構造式に鉄を含まず，軟らかく最も毒性が低いといわれていたが，やはりその曝露は石綿肺をきたし肺がん，中皮腫の原因となる．じん肺法の対象となっていたが，発がん性物質としての規制は 1971 年の特定化学物質等障害予防規則（特化則）からで，第 2 類物質として製造，取扱い作業における規制（発散防止設備の設置，特定化学物質等作業主任者の選任，作業環境測定の実施等）が制定され，さらに 1975 年には吹き付けアスベストが原則禁止された．その後，1989 年大気汚染防止法，1995 年労働安全衛生法施行令改正，特定化学物質等障害予防規則改正のように各方面からの改正が相次ぎ 2004 年労働安全衛生法施行令改正によってクリソタイルも含めほぼ全面使用禁止となった．さらに，2005 年石綿障害予防規則が制定され，「特化則」から石綿関連規定を分離し，特に建物の解体時における曝露低減のための対策が規定された．2006 年には石綿関係改正法が公布され，地方財政法・大気汚染防止法・建築基準法・廃棄物の処理及び清掃に関する法律および大気汚染防止法施行令等が改正されて既使用の石綿の封じ込めがなされている．さらに 2006 年に石綿による健康被害の救済に関する法律が制定され，環境再生保全機構が発足し，補償事務の強化が図られている．2009 年労働基準法施行規則の改定により石綿取り扱い労働者の合併症として良性石綿胸水とびまん性胸膜肥厚が追加されている．2005 年の尼崎市の旧クボタ工場周辺住民に胸膜中皮腫が発生したことが公表され，大きなニュースとなった．労働災害ではないが，周辺住民という曝露の蓋然性と中皮腫の原因としての石綿の特異度から労働災害に準じた補償が企業からなされた．しかし近年増加している胸膜中皮腫患者の中には仕事の上でも地域的にも曝露の既往がなく，その対象とはならないことも多い．このことから環境再生保全機構が窓口になり救済制度が設けられた．現在では更に対象を広げ，石綿による健康被害で，労災補償を受けられない場合に救済金が支給され，労災補償を受けずに亡くなった場合その遺族に特別遺族給付金が支払われるようになっている．ただし，病理学的に石綿の疾病への関与があきらかなものしか認定されない．

3) じん肺健康診断と石綿健康診断

じん肺法は「じん肺に関し，適正な予防及び健康管理その他必要な措置を講ずること」を目的とし，事業主の実施義務として，①就業時健康診断，②定期健康診断，③定期外健康診断および④離職時健康診断の 4 種類のじん肺健康診断が規定されている．このうち②定期健康診断は，粉じん作業就業中の労働者で管理区分が管理 1 の場合は 3 年以内毎に 1 回，管理 2, 3 の場合は 1 年以内毎に 1 回．定期外健康診断は，じん肺管理区分・管理 1 の労働者が一般健康診断でじん肺の疑い有りと診断された場合に肺がんに関する検査として「喀痰細胞診」と「胸部らせん CT 検査」を行う．退職時には，④離職時健康診断があるが，その後の継続的なじん肺健康診断を事業主に実施を求める規定はない．労働安全衛生法により退職者で，かつ，じん肺管理区分が管理 2, 3 の者は，都道府県労働局長にじん肺健康管理手帳の申請を行い，交付をうけ

た者は，毎年一回，指定された日時に指定された病院で，国費によるじん肺健康診断が受けられる（なお，管理1の退職者は，じん肺健康管理手帳の対象外）．

一方，石綿健康診断は，労働安全衛生法に基づき「化学物質等による労働者のがん，皮膚炎，神経障害その他の健康障害を予防する」ことを目的とした特定化学物質等障害予防規則に定められていた（規制対象物質約63物質の中のひとつが石綿）が，2005年から石綿障害予防規則に基づくことになった．石綿健康診断は，雇い入れ又は石綿の製造・取り扱い業務への配置換えの際と，それ以降6ヵ月以内毎に定期的に実施される．石綿取り扱い業務から離れた後も，雇用関係が継続している間は，6ヵ月以内毎に1回定期的に実施される．したがって，健診内容の詳細はほぼ同じであるが，厳密にいえば石綿健診の方がじん肺健診よりも頻回に行われることになる．

文 献

1) 産業保健ハンドブックIV　じん肺　臨床・予防管理・補償のすべて　産業医学振興財団編　東京　2007.
2) ILO List of Occupational Diseases (revised 2010) (http://www.ilo.org/safework/info/publications/WCMS_125137/lang--en/index.htm)
3) Kogevinas M, et al: Lancet. 28; 370 (9584): 336-341, 2007.

各論8.2
職業性肺疾患の画像所見

審良正則
(国立病院機構近畿中央胸部疾患センター)

職業性肺疾患は多彩で，また，急性か慢性かによっても画像所見が異なる．代表的な職業性肺疾患は珪肺と石綿肺である．

1 珪肺

急性珪肺，急進珪肺，慢性珪肺に分類される．通常みられる珪肺症は粉じん曝露後20年以上たって発症する慢性型である．両側上肺野優位に結節影が認められる．結節影は石灰化を伴うことがある．進行すると両上肺野対称性に塊状影（大陰影）を形成する．しばしば肺門・縦隔リンパ節腫大を伴い，卵殻状石灰化を示す．HRCTでは，上肺野背側優位に結節が分布する（図1）．微細な結節は小葉中心性に分布し（図2），粗大な結節はランダムに分布し小葉辺縁部にもみられる．胸膜に接する結節が融合して胸膜プラーク様に認められることがある（pseudo-plaque)[1]．

高濃度のシリカの吸入で急性珪肺が生じる．急性珪肺の病理所見は肺胞蛋白症に類似しているが，その臨床像，画像所見および予後は肺胞蛋白症と異なっている．急性珪肺のHRCT所見は，両側性背側優位のコンソリデーションで，主に小葉中心性に分布する結節が認められ，融合影もみられる．Crazy-paving patternはほとんど認められない[2]．かなり高濃度の遊離珪酸の吸入により5年程度で急速に進行する

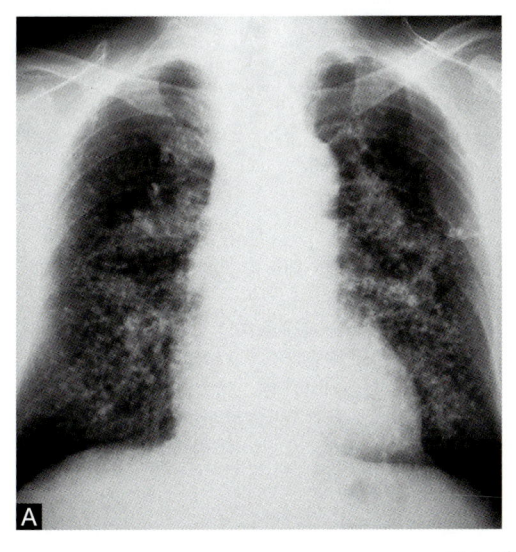

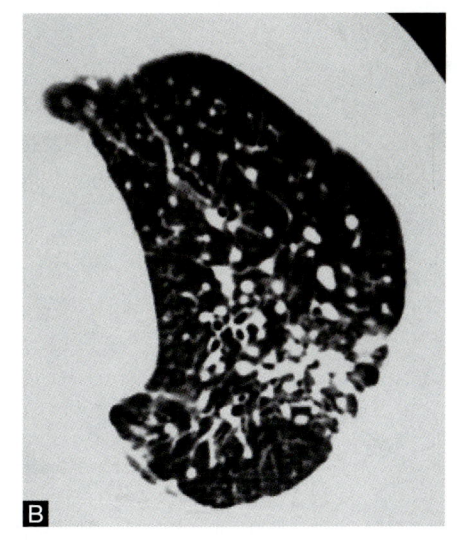

図1 珪肺
A：胸部X線像：両肺野にびまん性に結節影と両肺門部に塊状影が認められる．
B：左上肺野のHRCT像：背側優位に結節が分布している．

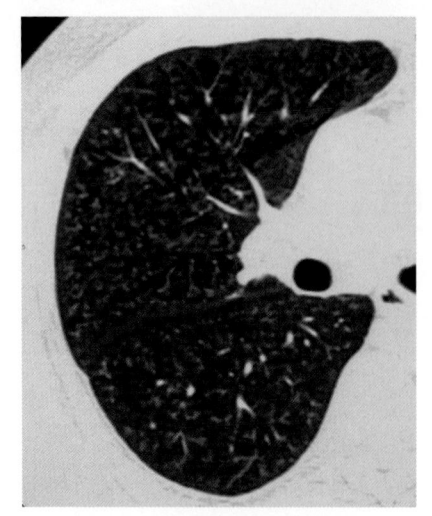

図2 ILO分類pタイプ（径1.5mm以下）の珪肺のHRCT像
多数の粒状影が認められる．粒状影は小葉中心性に分布している．

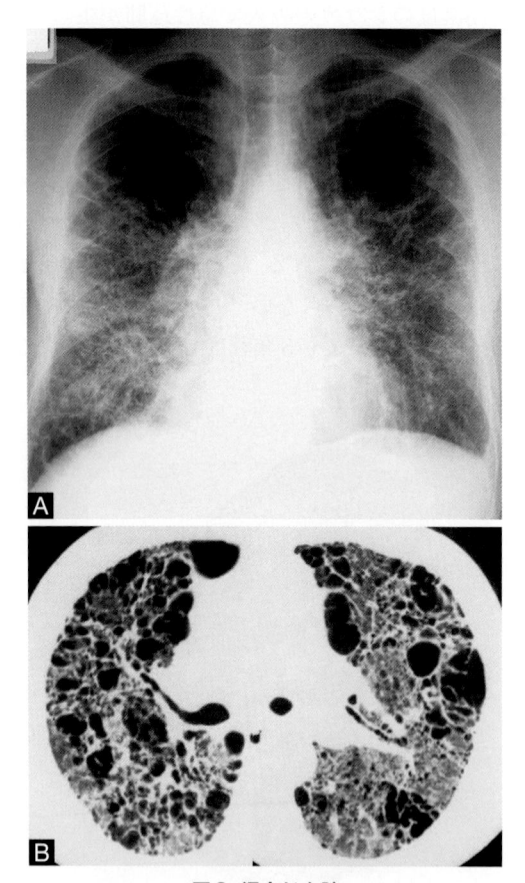

図3 混合じん肺
A：胸部X線像．両中下肺野優位に網状影，不整形陰影が認められる．
B：中肺野のHRCT像．多数のブラと微細粒状影，小葉内間質肥厚像，すりガラス陰影が認められる．

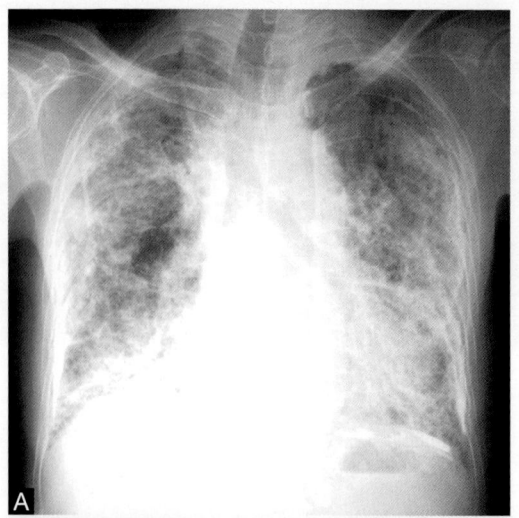

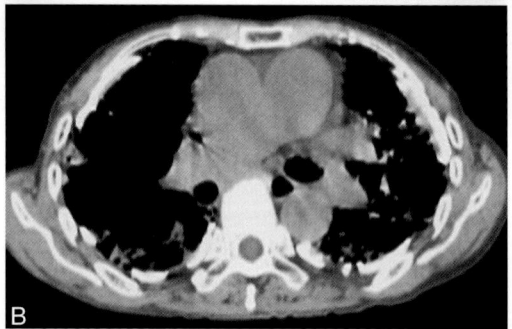

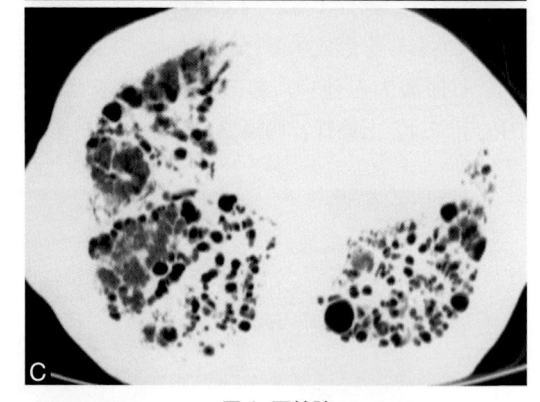

図4 石綿肺
A：胸部X線像．肺を覆うように両側石灰化胸膜プラークが認められる．
B：胸部CT像（縦隔条件）．傍脊椎領域および肋骨沿いに石灰化胸膜プラークが認められる．
C：下肺野のHRCT像．ブラと牽引性気管支拡張像を伴う高度の肺野高吸収域が認められる．

急進珪肺が起こる．急進珪肺の画像所見は慢性の珪肺の像と同じである．

2 混合じん肺

混合じん肺（mixed dust pneumoconiosis）は遊離珪酸とより線維原性の弱い粉じんが同時に吸入されたときに肺内に起きてくる組織反応である．粉じん中の遊離珪酸の含有量が多ければ珪肺症を生じるが，含有量が少ないときに混合じん肺を生じる．珪肺症と混合じん肺を分ける遊離珪酸比率は18％であるとされている[3]．混合じん肺の胸部X線所見は不整形陰影を主体としている（図3）．HRCTでは，混合じん肺の結節は珪肺のような境界明瞭な結節ではなく，不整形の結節である．周囲に気腫性変化をよく伴っている．

3 石綿肺

石綿関連疾患には，石綿肺，石綿肺癌，悪性中皮腫，胸膜プラーク，びまん性胸膜肥厚，良性石綿胸水がある．一般に石綿肺は，呼吸運動が大きく，換気能の強い下葉で胸膜下に強く現れる（図4）．上葉優位線維化は石綿肺患者の1～2％に認められると報告されている．早期病変の検出には，重力による高吸収域（gravity-dependent density）と区別するため腹臥位でのHRCTが推奨される．

石綿肺の病変は細気管支周囲の間質性線維症の形で始まり，互いに隣接する細小葉の病変が連続して病巣を拡大する．早期では小葉中心性に結節影が認められる（図5）．特に胸膜下にみられ，融合して胸膜下線状影を形成する．石綿肺のHRCT像では，胸膜下粒状・分枝状像，胸膜下線状影，肺実質内帯状影（parenchymal band）がよくみられる[4]．肺実質内帯状影は胸膜から肺内へ血管や気管支とは異なった方向へ走る線状，帯状の像である．臓側胸膜病変と関連している[5]．

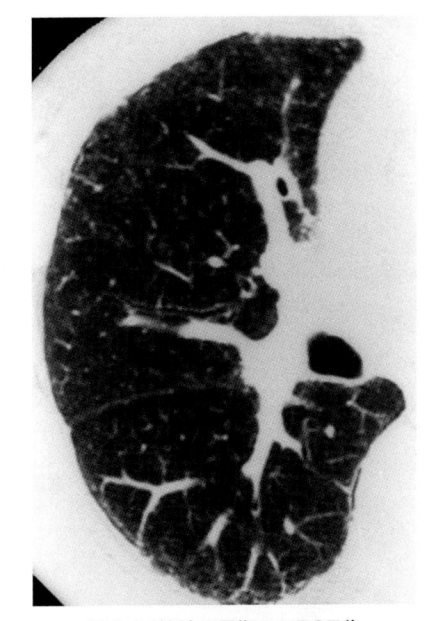

図5 石綿肺の早期のHRCT像
胸膜下に胸膜よりわずかに離れて粒状影，線状影が認められる．

胸膜プラークの好発部位は胸壁背外側第7～10肋骨レベル，外側第6～9肋骨レベル，横隔膜ドーム，傍脊椎領域であり，肺尖や肋骨横隔膜角には通常みられない．しばしば石灰化を伴う．傍脊椎領域の肋間静脈が胸膜プラークと似た像を呈するので注意が必要である．

4 アルミニウム肺

小葉中心性の粒状影やすりガラス陰影を呈し，蜂巣肺を形成するもの，牽引性気管支拡張像と上葉収縮を伴いNSIPに似た像を呈するもの，上肺野に塊状影を形成し珪肺に似た像を呈するものなどが認められる[6]（図6）．塊状影を形成するものは同時に吸入されたシリカによるものと考えられる．しばしばブラを伴い，気胸の原因となる．肺門・縦隔リンパ節がしばしば腫大し，CT上高濃度である[7]．アルミニウム肺の早期のHRCT像は上肺野優位の小葉中心性粒状影であると報告されている[8]．

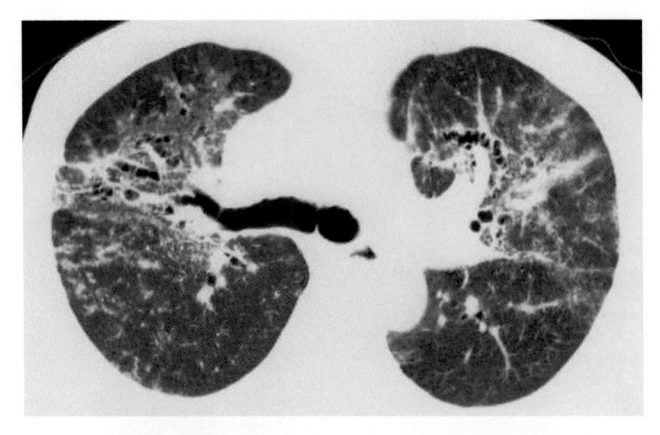

図6 アルミニウム肺のHRCT像（中肺野）
微細粒状影，すりガラス陰影，牽引性気管支拡張像が認められる．

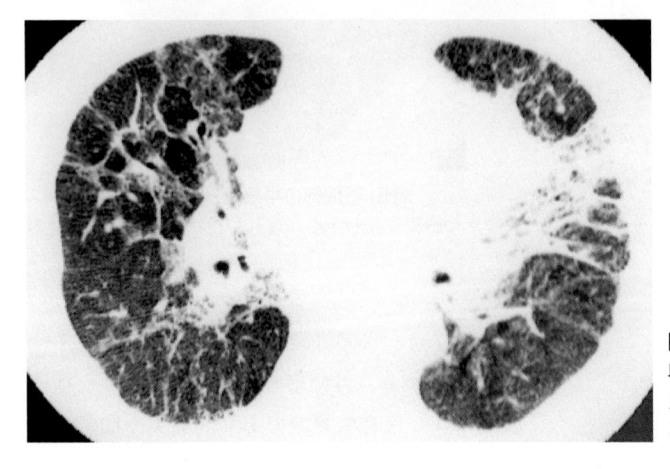

図7 超硬合金肺のHRCT像
収縮を伴う汎小葉性の肺野高吸収域，すりガラス陰影，小葉間隔壁肥厚像，粒状影が認められる．

5 超硬合金肺

　超硬合金肺のHRCT像は，汎小葉性分布を示すすりガラス陰影，収縮を伴う肺野高吸収域で，牽引性気管支拡張像，小葉内網状影，蜂巣肺などの線維化を示唆する所見がみられる（図7）．細気管支周囲の病変を示唆する小葉中心性の粒状影も認められる．ブラも形成されやすい．肺門・縦隔リンパ節がしばしば腫大し，アルミニウム肺と同様にCT上高濃度である[9]．上肺野優位の線維化，サルコイドーシス，NSIP，UIP，過敏性肺炎に似た像を呈する症例が報告されている[10-14]．早期のHRCT所見では，下肺野末梢優位の小葉中心性粒状影とすりガラス陰影が認められる[6]．

6 溶接工肺

　溶接ヒュームの吸入に関連した肺疾患には，じん肺，慢性気管支炎，肺がんがある．溶接工肺は，溶接ヒュームの主成分である酸化鉄が肺に蓄積して鉄沈着症（siderosis）とよばれる．溶接ヒュームには酸化鉄のほかに，シリカ，アルミニウム，クロム，ニッケル，マンガンなどが含まれており，いわゆるmixed dust pneumoconiosisを生じることがあり，塊状影や蜂巣肺が認められる．溶接工肺のHRCT像はびまん性ないし中肺野優位に認められる小葉中心性のすりガラス状の微細結節で，過敏性肺炎のHRCT像に似ているが，air trapping所見や広範なすりガラス陰影は認められない．この小葉中心性粒状影は線維化によるというよりはX線吸収の高い多量の鉄粉沈着によるものと考えられ，離職後徐々に改善される[1]．

文 献

1) Akira M: High-resolution CT in the evaluation of occupational and environmental disease. Radiol Clin North Am 40: 43-59, 2002.
2) Marchiori E, Souza CA, Escuissato DL, et al: Silicoproteinosis: high-resolution CT findings in 13 patients. AJR 189: 1402-1406, 2007.
3) 篠崎健史：じん肺の画像診断と病理組織像．画像診断 19：1325-1334，1999.
4) Akira M, Yamamoto S, Inoue Y, et al: High-resolution CT of asbestosis and idiopathic pulmonary fibrosis. AJR Am J Roentgenol 181: 163-169, 2003.
5) Gevenois PA, Maertelaer V, Madani A, et al: Asbestosis, pleural plaques and diffuse pleural thickening: Three distinct benign responses to asbestos exposure. Eur Respir J 11: 1021-1027, 1998.
6) Akira M: Imaging of occupational and environmental lung diseases. Clin Chest Med 29: 117-131, 2008.
7) Vahlensieck M, Overlack A, Muller K-L: Computed tomographic high-attenuation mediastinal lymph nodes after aluminum exposition. Eur Radiol 10: 1945-1946, 2000.
8) Kraus T, Schaller KH, Angerer J, et al: Aluminosis-detection of an almost forgotten disease with HRCT. J Occup Med Toxicol 1: 4-12, 2006.
9) Mendelson DS, Gendal ES, Janus CL, et al: Computed tomography of the thorax in workers exposed to hard metals. Br J Ind Med 48: 208-210, 1991.
10) Gotway MB, Golden JA, Warnock M, et al: Hard metal interstitial lung disease: high-resolution computed tomography appearance. J Thorac Imag 17: 314-318, 2002.
11) Choi JW, Lee KS, Chung MP, et al: Giant cell interstitial pneumonia: high-resolution CT and pathologic findings in four adult patients. AJR 184: 268-272, 2005.
12) Okuno K, Kobayashi K, Kotani Y, et al: A case of hard metal lung disease resembling a hypersensitivity pneumonia in radiological images. Inter Med 49: 1185-1189, 2010.
13) Kaneko Y, Kikuchi N, Ishii Y, et al: Upper lobe-dominant pulmonary showing deposits of hard metal component in the fibrotic lesions. Inter Med 49: 2143-2145, 2010.
14) Kim KI, Kim CW, Lee MK, et al: Imaging of occupational lung disease. Radiographics 21: 1371-1391, 2001.

各論8.3
職業性肺疾患の病理所見

北市正則
(国立病院機構近畿中央胸部疾患センター)

職業性肺疾患は社会の変化とともに大きく変化する領域である．新規症例に対しては過去の知見の蓄積とともに新しい疾患，経験のない臨床所見を持って受診している可能性を念頭においた対応が必要な領域である[1,2]（表1, 2）．職業性肺疾患あるいは環境因子による肺・胸膜疾患のうち[1]，肺疾患である pneumoconiosis は塵肺症と訳される．pneumoconiosis の用語は Friedrich A. Zenker (1825-1898) によって作られた．肺内の塵埃を意味する[4,5]．塵肺症はほとんどの場合，無機塵埃を作業環境で吸入しておこり，肺の反応は通常，線維化病変である．塵肺症は数十年間に渡って進展することが多い．塵肺症の病理学的所見は他の線維化肺疾患と肉芽腫性肺疾患に類似することがあるが，適切な診断は正確な予後の決定と，適応がある場合には補償過程に決定的な役割を果たす．無機粒子の毒性と線維化病変形成は塵埃の性状と宿主因子で決定される．粒子の性状では大きさが問題であり，1～5 microns の大きさの粒子が呼吸器に沈着しやすい[5]．吸入した塵埃の量も大切な要素である．吸入した粒子は energy-dispersive x-ray analysis (EDXA) などの電子顕微鏡の方法で同定できるが，通常の組織学的所見との関係で疾病の原因か否かを決定する[5]．今日では，大量の塵埃を吸入したことに

表1　Pleuropulmonary reactions to environmental agents（職業性・環境性因子に対する肺・胸膜の反応）

Reactions（肺・胸膜の疾病）	Agents（職業と環境とその病因因子）
Asthma	Isocyanates, metals
Bronchiolitis	Nitrogen dioxide
Hemosiderosis	Arc welder, Iron works（*）
Macular/nodular pneumoconiosis（*）	Coal, silica, silicates
Diffuse interstitial fibrosis（*）	Asbestos, hard metal
Granulomatous	Beryllium
Diffuse alveolar damage	Toxic fume
Desquamative interstitial pneumonia	Silica, silicate, hard metal
Giant cell interstitial pneumonia	Hard metal
Alveolar proteinosis	Silica
Emphysema	Coal, cadmium
Pleural plaque	Asbestos, talc
Lung cancer	Asbestos, nickel ceramic
	Chromium compounds
Mesothelioma	Asbestos

（文献1）
（*）：珪肺症，石綿肺，溶接工肺などの肺ヘモジデローシス症例で数十年間の喫煙習慣がある症例では，肺気腫病変の合併のため chronic obstructive pulmonary disease (COPD) の臨床所見が目立つ症例がある．

表2　The pneumoconioses（塵肺症の種類）

Silicosis and silicatosis
　　Silicosis
　　Silicatoses
　　　　Talc inhalation
　　　　Kaolinate
　　　　Coal worker's pneumoconiosis
Asbestosis
　　Asbestosis
　　Mesothelioma
　　Benign asbestos-related pleural diseases
　　Asbestos and carcinoma of the lung
　　Other neoplasia:
　　　　Malignancies of gastrointestinal tract,
　　　　larynx, kidney, liver, pancreas, ovary,
　　　　and hematopoietic systems
Coal worker's pneumoconiosis
　　Primary macule
　　Nodular lesions
　　Progressive massive fibrosis
　　Rheumatoid pneumoconiosis or Caplan
　　　syndrome
Rare pneumoconiosis: Metaloconioses
　　Berylliosis
　　Hard metal lung disease
　　Alminosis
　　Siderosis
　　Stanoisis
　　Baritosis
　　Zirconium lung disease
　　Antimony lung disease
　　Man-made mineral fibers
　　Vinyl chloride
　　Thesaurosis
　　Oil mists

（文献2）

よる塵肺症の新規診断例は多くなく，比較的少量の塵埃を吸入した生活歴がある状態で特発性肺線維症（IPF）などとの鑑別のために，外科的肺生検の対象となることがある．特発性肺線維症（IPF）の病名が確定すれば，薬物治療の対象となる可能性がでてくるためである[6,7]．

1) 珪肺症（silicosis）

珪肺症は結晶性のシリカ（SiO_2）の粒子（遊離珪酸）を職業性に吸入して起こる．肺組織には数mmから10mm径の結節性線維化病変を起こし，融合する．結節性線維化病変内に偏光性物質の沈着を見る．肺病変は上肺野に強い．珪肺症はトンネル工事，鉱山での坑内作業，石工，鋳物工で見られる[8]．珪肺症は近年ではハツリ工事の作業者にも見られる（図1）．

2) 石綿肺（asbestosis）

石綿肺はasbestos fiberを吸入することによって起こる肺線維症である[5]．壁側胸膜に形成される胸膜斑（pleural plaque）のみの所見では石綿肺（asbestosis）との病名は用いない（表3）[5, 9-13]．今日では"Extensive pulmonary fibrosis and pleural thickening are the pathologic features of advanced asbestosis"と記載されたような症例が少なくなっている[14]．組織学的所見では肺の線維化病変内に石綿小体を認めた時にasbestosisの診断が確定する．石綿小体の検出には偏光板検鏡は有用でないが，Berlin blue鉄染色は有用である（図2）．

3) 鉄症（siderosis）

siderosisは肺実質に外来性の鉄粒子が蓄積した状態である．赤鉄鉱労働者，鋳物工場労働者，溶接工に起こる．鉄そのものは線維化病変を来たす能力は低いが，シリカの曝露を伴うと珪肺症の要素が加わる（siderosilicosis）[5] 喫煙習慣を伴うsiderosisではCOPDの病態を示すことがある（図3）．

4) 硬合金肺（hard metal lung disease）

hard metal（超硬合金）はcobalt-cemented tungsten carbideの通称であり，cobaltがbinderとして最終製品の重量比で25％まで含まれている．超硬合金はダイアモンドの90〜95％の硬度を持ち，圧力に対して強く，耐熱性に優れているために切削工具，塑性加工工具，航空機用部品に用いられている[15]．超硬合金肺は超硬合金の塵埃を吸入した結果，起こる．ダイアモンド磨き工には，超硬合金塵埃がないが，コバルトへの曝露が報告されている．超硬合金塵埃に曝露された1%以下の頻度で疾患が

表3 Types and chemical components of asbestos minerals and histologic grading of asbestosis
（石綿鉱物の種類と石綿肺の組織学的な進行度分類）

(A) Types and chemical components of asbestos minerals（石綿鉱物の分類）

Serpentine（蛇紋石族）
Crysotile（温石綿）： $Mg_3Si_2O_5(OH)_4$
（$3MgO・2SiO_2・2H_2O$. 通称：white asbestos）
（石綿は serpentine と amphibole に2大別される．今までに世界で使用された石綿の90%以上がクリソタイルである．）

Amphibole（角閃石族）
Amosite（褐石綿）： $(Fe-Mg)_7Si_8O_{22}(OH)_2$
（$7FeO・7MgO・8SiO_2・H_2O$. 通称：brown asbestos）
Crocidolite（青石綿）： $Na_2Fe_3^{++}Fe_2^{+++}Si_8O_{22}(OH)_2$
（$Na_2O・Fe_2O_3・3FeO・8SiO_2・H_2O$. 通称：blue asbestos）
Tremolite（トレモライト）： $Ca_2Mg_5Si_8O_{22}(OH)_2$
（$2CaO・4MgO・8SiO_2・H_2O$. 通称：tremolite-actinolite asbestos）
Actinolite（アクチノライト）： $Ca_2MgFe_5Si_8O_{22}(OH)_2$
Anthophyllite（アンソフィライト）： $(Mg-Fe)_7Si_8O_{22}(OH)_2$
（$7MgO・8SiO_2・H_2O$. 通称：anthophylite asbestos）

（角閃石族で大量に使用された石綿はアモサイトとクロシドライトである．アモサイトとクロシドライトは吹付け石綿として過去に大量に使われた．日本では1975年以降，吹付け石綿は禁止された．クオロシドライトは優れた物性を持つが，発がん性などの有害性も強い．）

(B) Histologic grading of asbestosis（石綿肺の組織学的な進行度分類）

Grade 0： No appreciable peribronchiolar fibrosis or less than one half of bronchioles involved
Grade 1： Fibrosis confined to the walls of respiratory bronchioles and the first tier of adjacent alveoli, with involvement more than one half of all bronchioles on a slide
Grade 2： Extension of fibrosis to involve alveolar ducts or two or more tiers of alveoli adjacent to the respiratory bronchiole, with sparing of at least some alveoli between adjacent bronchioles
Grade 3： Fibrotic thickening of the walls of all alveoli between at least two adjacent respiratory bronchioles
Grade 4： Honeycomb changes
（*）An average score is obtained for an individual case by adding the score for each slide and dividing by numbers of slides examined

文献9-13

起こっているために，病理発生にはコバルトに対する過反応性が推定されている[5]．

超硬合金肺の肺病変には giant cell interstitial pneumonia（GIP）pattern, desquamative interstitial pneumonia（DIP）pattern, usual interstitial pneumonia（UIP）pattern がある．このうち，超硬合金肺には GIP が最も特徴的である[5,15]．わが国で著者の経験した超硬合金肺4例の外科的生検所見は4例とも GIP pattern であった（図4）．

5）慢性ベリリウム肺

ベリリウム症（berylliosis）は beryllium を含む塵埃を吸入することによって起こる[16-19]．ベリリウムは日本ではセラミックに使用されたが，ベリリウムは航空機，ロケットのモーター，核反応炉のコントローラーにも使用されている[5]．ベリリウム鉱石の鉱夫，抽出の作業のみでなく，先端産業の分野でベリリウムへの曝露の可能性がある．慢性ベリリウム肺は過敏性肺臓炎よりもサルコイドーシスに類似した肺病変を示す[5,16-19]（図5）．

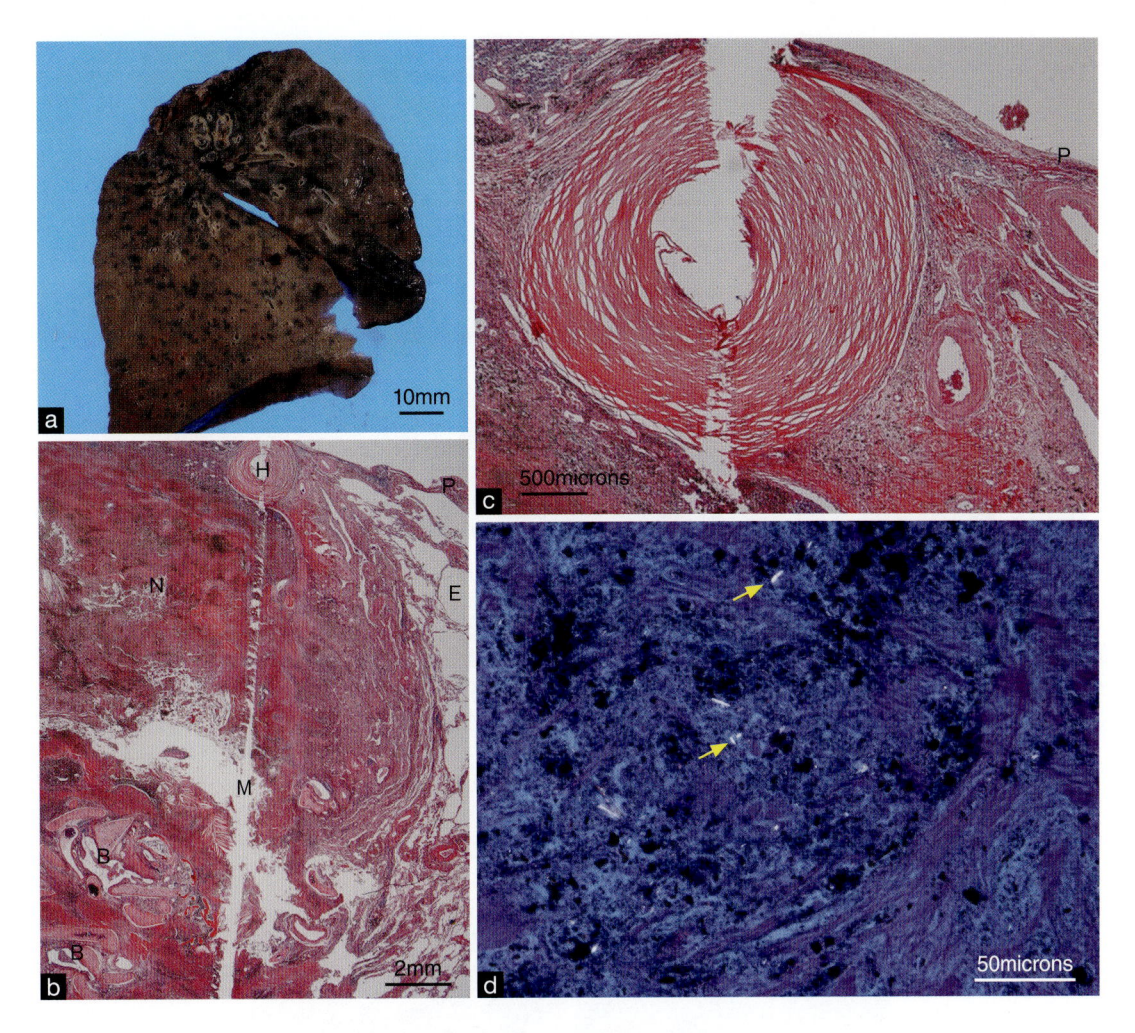

図1 珪肺症, 70歳代, 男性

職歴：炭鉱7年, トンネル工事4年, 鋳物工5年. 15年間, 珪肺症として診療を受けた. 右気胸を併発し, 呼吸不全で死亡した. 剖検時, 左右肺は830 gと重量増加を認めた. (a)：右肺の割面. 右肺上葉と右肺下葉S6で容積縮小を伴う線維化病変を認めた. 下葉肺底区には構造改変は目立たず, 急性気管支肺炎に伴うdiffuse alveolar damage (DAD) が認められた. Bar=10 mm. (b)：右肺上葉S2では胸膜下の2 mm径の硝子様線維化結節性病変（珪肺結節）(H) を認めた. 肺胞領域には壊死病変(N)と炭粉沈着を伴う線維化病変を広範に認めた. 小気管支(B)は硝子化線維化病変のために内腔狭窄を示していた. このような融合した珪肺病変以外の肺胞領域には小葉中心性肺気腫(E)を認めた. 珪肺結節の石灰化病変のために肺組織標本には縦にメス傷(M)を認めた. 臓側胸膜(P). Bar=2 mm. (HE染色, ×1). (c)：(b)の一部拡大. 胸膜下に同心円状配列の硝子様線維化結節性病変として珪肺結節を認めた. Bar=500 microns. (HE染色, ×4). (d)：(b)の壊死病変(N)の一部拡大. 炭粉沈着を伴う壊死病変には偏光板検鏡で幅0.01〜0.02 microns, 長さ0.2〜0.3 micronsの針状の偏光性物質(silica)を認めた. Bar=50 microns. (HE染色, 偏光板検鏡, ×40).

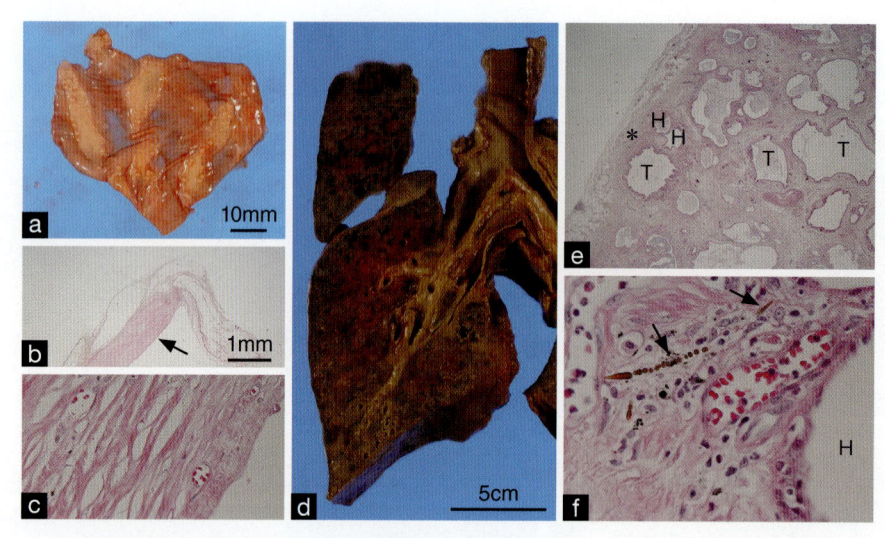

図2　石綿肺，60歳代，男性

職歴：石綿パイプ製造業．7年前から塵肺症として受診していた．呼吸不全が進行して死亡した．(a)：剖検時，壁側胸膜に胸膜斑(pleural plaque)が数ヵ所で認められた．Bar=10 mm．(b)：胸膜斑の部位は正常な壁側胸膜に隣接して認められた．Bar=1 mm，(HE染色，×2)．(c)：(b)の矢印の部位の拡大．胸膜斑の部位には空隙形成を含む硝子様化線維化病変を認めた(basket weave pattern)．毛細血管を数個認めた(HE染色，×40)．(d)：右肺のスライス所見．剖検時，左右肺は合わせて1,265gであった．肺の著しい重量増加を認めた．割面では下葉と胸膜下に強く，線維化病変を認めた．Bar=5 cm．(e)：右肺肺底区S3の所見：肺胞領域の全体に広範な線維化病変を認めた．線維化病変に囲まれた嚢胞性病変の形成(蜂巣肺形成)(H)と導管部細気道の牽引性拡張(T)を認めた(HE染色，×1)．(f)：(e)の(*)の部位の拡大．蜂巣肺形成(H)の壁に相当する線維化病変内に長さ110 microns，幅1〜2 micronsの石綿小体を認めた．石綿小体には数珠状構造と中央部の芯(core)を認めた(HE染色，×60)．

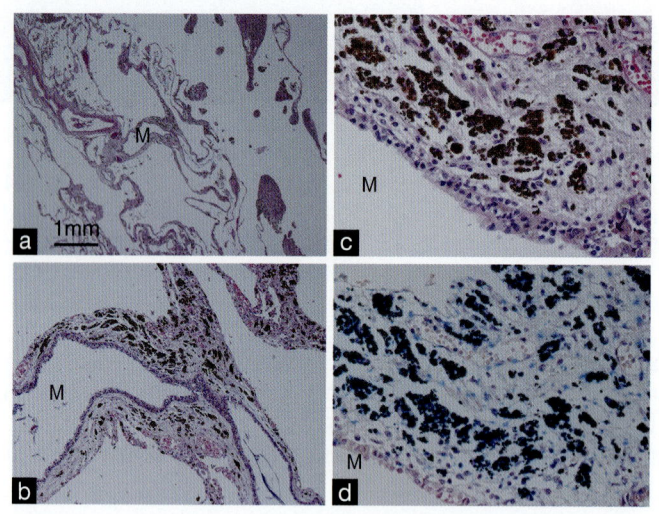

図3　鉄症(siderosis)：(溶接工肺によるsiderosisと肺気腫の合併を示した剖検例)．60歳代，男性

46年間，溶接に従事．喫煙歴：タバコ20本/日×36年．通常，溶接工肺のみの肺病変では肺間質主体のsiderosisのみの所見であり，肺構造の破壊を来さない．しかし，喫煙習慣を有する症例では高度の閉塞性換気障害を来たす場合がある．(a)：剖検時，左肺下葉S6.高度の肺気腫病変とともに，黒褐色顆粒の高度の沈着を認めた．膜性細気管支(M)に付着する肺胞壁が減少し，呼吸障害の原因となった．Bar=1 mm，(HE染色，×1)．(b)：(a)の一部拡大．膜性細気管支(M)の壁の黒褐色顆粒として高度のヘモジデリン沈着を認めた(HE染色，×10)．(c)：(b)の一部拡大．膜性細気管支の上皮下に黒褐色顆粒の沈着と線維化病変を認めた．線毛円柱上皮細胞層は保存されていた(HE染色，×40)．(d)：膜性細気管支の上皮下の顆粒はBerlin blue鉄染色で青染し，ヘモジデリン沈着であると証明された(Berlin blue鉄染色，×40)．

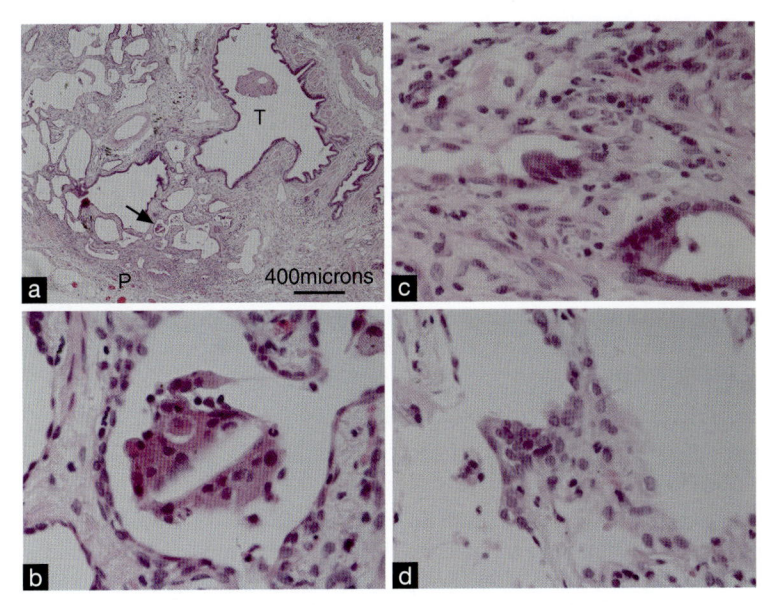

図4 hard metal lung disease(超硬合金肺)(giant cell interstitial pneumonia), 外科的肺生検検体
(a): 胸膜下を含めて肺胞壁に沿った線維化病変を認め, 末梢気腔内に多核巨細胞を認めた(矢印). 膜性細気管支には牽引性拡張を認めた(T). 臓側胸膜(P). Bar=200 microns(HE染色, ×4). (b): (a)の矢印部位の拡大. 末梢気腔内に大単核細胞を貪食したかに見える多核巨細胞を認めた(cannibalistic cell). (HE染色, ×40). (c): 線維化病変で肥厚した肺胞壁を被覆して5核程度の多核巨細胞を認めた(HE染色, ×60). (d): 線維化病変で肥厚した肺胞壁を被覆して10核以上の多核巨細胞を認めた. 超硬合金肺に関係した巨細胞性間質性肺炎(GIP)の病理診断では末梢気腔内のcannibalismを示す多核巨細胞とともに, 肺胞壁の被覆細胞の多核巨細胞の検出が重要である(HE染色, ×60).

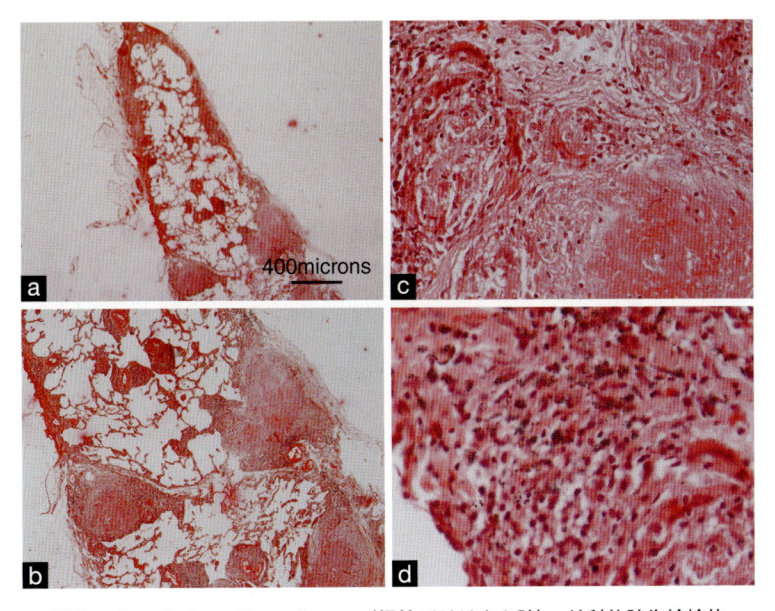

図5 chronic beryllium disease(慢性ベリリウム肺), 外科的肺生検検体
(a): 胸膜下主体に肺組織に類上皮細胞肉芽腫形成を多数認めた. Bar=400 microns, (HE染色, ×4). (b): (a)の一部拡大. 肺胞領域の間質に肉芽腫性病変の形成を認めた(HE染色, ×10). (c): (b)の一部拡大. 小葉辺縁部の肉芽腫性病変の中央部には壊死傾向の硝子様化線維化病変を認めた(HE染色, ×40). (d): (b)の一部拡大. 肉芽腫性病変に隣接してリンパ球系細胞浸潤と0.1〜0.4 microns径の多辺形の黄金色顆粒の沈着を認めた. この顆粒には偏光性はなかった(HE染色, ×60).

文献

1) Gibbs AR, Attanoos RL: Environmental- and toxin-induced lung diseases. In: Zander DS and Farver CF (eds). Pulmonary Pathology, Churchill Livingstone Elsevier, Philadelphia: 374-396, 2008.

2) Naye RL, Godleski JJ, Roggli VL: The pneumoconiosis: Coal worker's pneumoconiosis, Silicosis and silicatosis, Asbestosis, Rare pneumoconiosis: Metalloconioses. In: Saldana MJ (ed): Pathology of Pulmonary Disease. J.B. Lippincott Co, Philadelphia: 369-422 (369-385, 387-393, 395-410, 411-422), 1994.

3) Sporn TA, Roggli VL: Pneumoconiosies mineral and vegetable. In: Thomashefski JF Jr et al (eds). Dail and Hammar's Pulmonary Patholology, Vol 1, Non-neoplastic lung disease, Springer, New York: 911-949, 2008.

4) Zenker FA: Ueber Staubinhalationskrankhelten der lungen, Leipzig, 1866.

5) Butnor KJ, Roggli VL: Pneumoconioses. In: Lesie KO and Wick MR (eds), Practical Pulmonary Pathology. Elsevier and Sunders, Philadelphi, 2nd Ed: 311-337, 2011.

6) Gharaee-Kermani M, Gyetko MR, Hu B, Phan SH: Expert Review: New insights into the pathogenesis of idiopathic pulmonary fibrosis: A potential role for stem cells in the lung parenchyma and implications for therapy. Pharamaceutical Research 24: 819-841, 2007.

7) Raghu G, Collard HR, Egan JJ, Martinez FJ, et al: American Thoracic Society Documents: An Official ATS/ERS/JRS/ALAT Statement: Idiopathic pulmonary fibrosis: Evidence-based guidelines for diagnosis and management. Am, J Respir Crit Care Med 183: 788-824, 2011.

8) 荒川浩明：職業性肺疾患，珪肺．村田喜代史他編集：胸部のCT，第3版．メデイカル・サイエンス・インターナショナル，東京：534-537, 2011.

9) Roggli VL: The pneumoconioses: Asbestosis. In: Saldana MJ (ed): Pathology of Pulmonary Disease. J.B. Lippincott Co, Philadelphia: 395-410, 1994.

10) Roggli VL, Pratt PC. In: Roggli VL, Greenberg SD, Pratt PC(eds): Pathology of asbestos-associated disease. Little, Brown & Co., Boston: 77, 1992.

11) Hammar SP, Dodson RF. Asbestos. In: Tomashefski JFJr, et al (eds): Dail and Hammar's Pulmonary Pathology, Vol. 1, Nonneoplastuic lung disease, Springer, New York: 950-1031, 2008.

12) Craighead JE, Abraham JL, Pratt PC, Churg A, Seemayer TA,et al: Asbestos-associated diseases. Arch Patjhol Lab Med 106: 543-597, 1982.

13) 森永謙二, 井内康輝：第1章, 石綿の基礎（知識）．第2章, 石綿関連疾患—疫学, 臨床, 画像および病理—. 産業保健ハンドブック．石綿関連疾患 - 予防, 診断, 労災補償．第三版, 財団法人産業医学振興財団発行, 東京：11-38, 39-51, 2005.

14) Morgan RH (chairman) : Asbestos related diseases. Clinical, epidemiologic, pathologic, and radiologic characteristics and manifestation. American College of Radiology. Chicago: 1-107, 1982.

15) 北市正則, 北川善行：超硬合金肺．別冊　日本臨床, 領域別症候群シリーズ No.3 呼吸器症候群, 上巻：566-568, 1994.

16) 北市正則：サルコイドーシス, 慢性過敏性肺臓炎, 慢性ベリリウム肺の肺病変の病理組織学的比較検討. 日胸疾会誌 22：769-782, 1984.

17) Kitaichi M: Pathology of pulmonary sarcoidosis. Clin Dermatol 4: 108-115, 1986.

18) 北市正則、長井苑子, 泉 孝英：ベリリウム肺．日本サルコイドーシス学会編集, 最近のサルコイドーシス, 現代医療社, 東京：234-236, 1993.

19) Handa T, Nagai S, Kitaichi M, Chin K, Ito Y, Oga T, Takahashi K, Watanabe K, Mishima M, Izumi T: Long-term complications and prognosis of chronic beryllium disease. Sarcoidosis Vasculitis and Diffuse Lung Diseases 26: 24-31, 2009. (Nov 2009)

各論8.4
石綿肺

林 清二
(国立病院機構近畿中央胸部疾患センター)

1 石綿とは

石綿は天然に産出する高い抗張力と柔軟性を持つ繊維状形態の鉱物の総称であるが，現在は顕微鏡レベルのアスペクト比（長さと幅の比）が3以上の白石綿（クリソタイル）および角閃石系のアモサイト，クロシドライト，アンソフィライト，トレモライト，アクチノライトの計6種を指す[1]．

2 石綿肺とは

石綿肺は石綿粉じん吸入によって起こる間質性肺炎で，高濃度の石綿吸入で発生するじん肺であり，職業性疾患である．石綿繊維断面が3から5μm以下を5〜20本/mLという大量の継続的吸入環境下に起こり，発症と曝露濃度には量—反応関係が認められる[2]．肺線維化はゆるやかに進行し，胸部単純X線写真（胸部X線）上の陰影は曝露後10年以上経過の後に出現する．

わが国では環境曝露による石綿肺が報告されている．症例は間質性肺炎による呼吸不全で死亡した60歳代男性で，製缶工場に約20年間勤務したが職業性に石綿吸入の機会はなかった．しかし，剖検肺から5,590万本/1g乾燥肺の青石綿繊維が検出され，男性の工場から約10mの距離に石綿取り扱い工場があったことから，そこから飛散する石綿の大量吸入により発症したと考え，環境曝露による初の石綿肺と認定され救済対象となった[3]．本例の発生環境は特殊であり，従来の石綿肺発症の量−反応関係が否定されたわけではない．

3 疫学

平成18年度のじん肺健診の有所見率は2.6%で，労働環境の整備に伴い1990年以降年々確実に減少している．1991年から2000年の10年間の石綿肺による死亡は141人で，石綿肺患者死亡数は2000年の40人余をピークに減少傾向にある[8]．石綿肺は曝露終了後も徐々に悪化するので他の間質性肺炎との鑑別が困難な症例もあり，正確な罹患率は不明である．

4 石綿吸入による線維化の機序

空気力学的直径が20μm以下の吸入粒子は肺内に吸入されるが，多くは気道で補足され粘液線毛輸送系により排除される．より小さい粒子径の粉塵は肺胞に到達するが，径5μm以下の岩石粉塵は肺胞マクロファージに貪食され肺胞から排除される．しかし，石綿繊維は長径15μmに達するために排除機構がうまく機能せず，マクロファージに貪食された後も肺内に長くとどまる[4]．肺内の石綿繊維は活性酸素や窒素の産生を誘導し，その結果傷害された細胞は線維化促進サイトカインを産生する．間葉系細胞はサイトカイン刺激を受けて増殖し肺は線維化し[5-7]，肺組織の構築改変は拘束性換気障害

をひきおこし，患者は呼吸不全状態になる．

5 石綿肺の診断

1) 問診

石綿曝露歴すなわち職業歴の聴取が最も重要である．曝露が高濃度となる職種には石綿吹き付け，石綿を含む糸や布の製造，造船，建築業があげられる．非常に高濃度の場合には数年程度の曝露で発生することがある．一方，曝露がさほど高濃度ではない職種でも吸入が長期にわたれば発生の可能性がある．石綿使用の歴史を知れば問診の精度が増す．第二次大戦中石綿輸入が途絶えたため北海道，岩手，福島，長崎，熊本等の鉱山で採掘が開始されたが，1969年にはすべてが閉山した．石綿輸入再開は1949年横浜港が最初で，その後全国の複数の港で取扱いが行われたため，港湾労働者の症例報告がある．吹き付け作業は1956年から開始され1975年に原則禁止となった．石綿含有5%以下のロックウール吹き付けは1980年ごろまで行われていた．1995年にアモサイト，クロシドライトが使用禁止，2004年にクリソタイルが使用禁止となった[1]．一部使用が継続していた部品について代替品が開発されたため，2012年春より石綿使用は全面禁止となる．したがって近年は高濃度の職業性曝露は起こりえず，新たな石綿肺症例に遭遇する機会は減少するはずである．

2) 身体所見

身体所見は他の慢性間質性肺炎と類似し，鑑別の手がかりにはならない．

3) 画像検査

胸部X線では他の間質性肺炎と類似した両側びまん性すりガラス(様)陰影，粒状網状影が下肺野背側優位にみられる．これらの陰影はじん肺法によるX線写真分類の「不整型陰影」に相当し，珪肺症にみられる「粒状影」とはCTで比較的容易に区別できる．曝露終了後も肺病変が増悪する症例があり，進行例では肺野は縮小する．高分解能CTで特発性肺線維症(IPF)に比較し石綿肺により認められやすい所見には，胸膜下粒状あるいは分枝状陰影，小葉中心性陰影，胸膜下線状影，胸膜から肺内へ向かう索状影があげられ，これらの陰影は石綿肺では細気管支周囲から小葉中心部に線維化病巣が局在しやすいためとされる．逆に蜂巣肺，牽引性気管支拡張所見はIPFに比べ石綿肺に求める頻度は低いとされる[9]．ただ，これらの画像上の変化は石綿肺に特徴的なものとはいえず，他の間質性肺炎と差はないとの報告もある[10]．肺線維化の原因が石綿曝露によるか否かを判断する画像上の根拠に胸膜プラークがある．胸膜プラークとは石綿曝露時に特徴的にみられる壁側胸膜の限局性の肥厚で，時に石灰化を伴う．壁側胸膜の石炭化と横隔膜面への病変の波及を認めればアスベストプラークと断定できる．検出感度は胸部X線よりCTで高い．ただし，胸膜プラークのみで線維化がない場合は石綿肺とはいわないので注意が必要である．

4) 鑑別診断

IPF，特発性間質性肺炎，膠原病肺，薬剤性肺炎などが鑑別対象となるが，特にIPFとの鑑別は容易ではない．石綿曝露を示す病理学的根拠に石綿小体の確認がある．石綿小体とはマクロファージに貪食されてフェリチンやヘモジデリンで被覆された石綿繊維である．肺切片1 cm^{2}あたり2本以上の石綿小体の検出や，石綿小体を伴う線維化病変の確認は石綿肺の根拠となる[11]．生検組織が取れない場合は気管支肺胞洗浄液が目安となり1 mL当たり1本以上の石綿小体が検出されれば職業性曝露と考える[12]．石綿小体の定量は角閃石系石綿では曝露量を示す良い指標となるが，クリソタイルは石綿小体を作りにくいといわれ，曝露量とずれを生じる可能性がある．

6 治療

現在のところ本質的治療はなく対症療法を行う．呼吸不全症例は酸素療法，人工呼吸療法の適応となる場合がある．

7 行政の対応

じん肺法による分類の不整形陰影1型以上を認める石綿肺はじん肺として取り扱われる．じん肺健康診断で有所見と診断された者について，じん肺法の規定により事業者は健診結果を都道府県労働局長に提出しなければならない．業務上の疾病か否かの判断は石綿以外によるじん肺と同様に扱われる．なお，じん肺標準写真の不整形陰影1型に及ばないものはじん肺法上の石綿肺とは認定されない．

■症例

症　例▶初診時62歳
性　別▶男性

20歳から10年間石綿パイプ製造に従事し，60歳時じん肺との診断を受けた．初診時胸部X線で両側下肺野に網状陰影（**図1a, b**）を認め，同時期の肺活量は3,200 mLであった．胸部CTで胸膜下線状影（**図2a**），胸膜から肺内へ向かう索状影（**図2b**）を認めた．その後両側の陰影は徐々に増強し（**図1c, d**），蜂巣肺と牽引性気管支拡張を認め（**図3**），67歳時に肺活量は1,790 mLに減少し，MRC4度の呼吸困難を訴え入院となった．入院後室内呼吸下でS$_P$O$_2$：86%と急速に悪化し人工呼吸管理下にIPF急性増悪に準じステロイド，免疫抑制剤，および抗菌薬を使用したが反応せず死亡した．剖検肺で多数の石

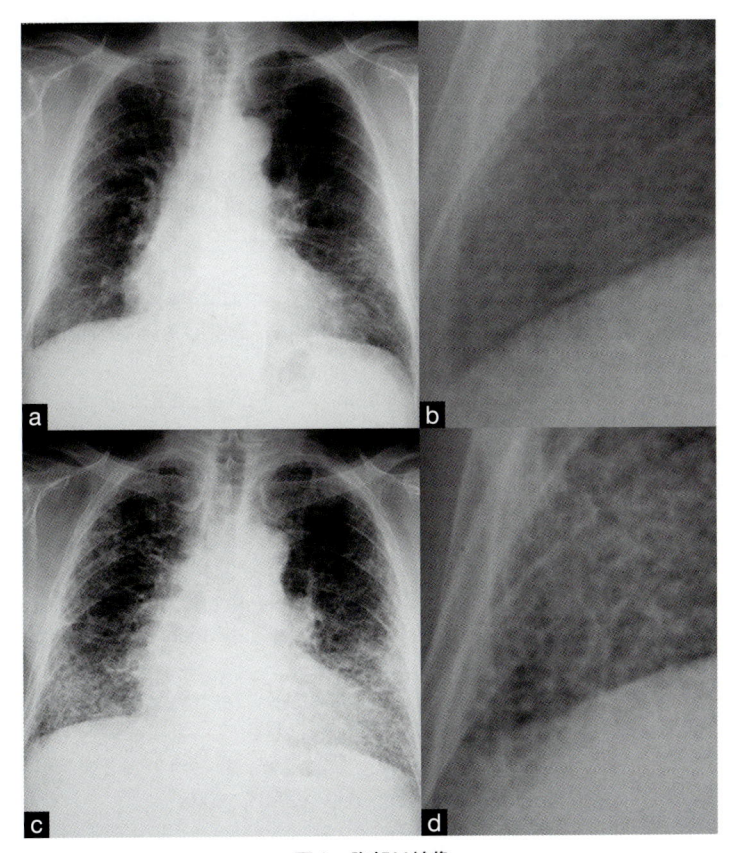

図1　胸部X線像

綿小体と呼吸細気管支壁および肺胞壁の線維化を認めた．以上より定型的高度線維化を伴う石綿肺と診断した．

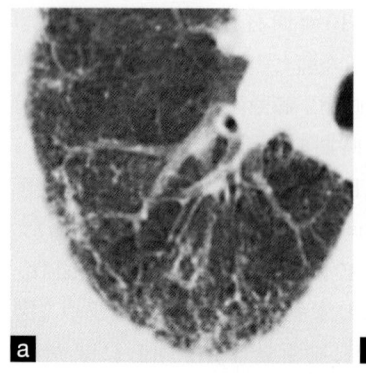

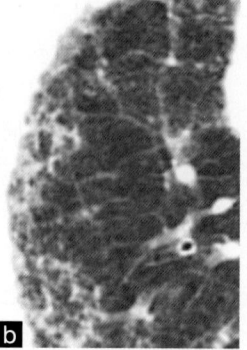

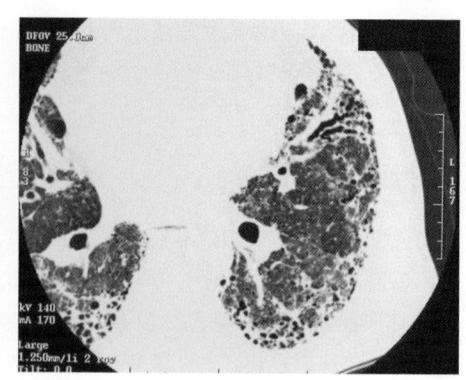

図2　胸部CT像

図3　胸部CT像

文献

1) 森永謙二，篠原也寸志：アスベスト（石綿）とは．(独)労働者健康福祉機構編アスベスト関連疾患日常診療ガイド，労働調査会東京：12-23，2006.
2) 岸本卓巳：石綿ばく露作業と石綿肺．和田，攻編　産業保健ハンドブックⅣ　じん肺，Edition 東京：(財)産業医学振興財団；155-158, 2007.
3) 山下龍一：日常生活でさらされ石綿肺，初の救済認定　環境機構（2011年3月2日）．朝日新聞電子版，東京，2011.
4) 城戸優光：粉じんとじん肺．和田，攻編産業保健ハンドブックⅣ　じん肺，(財)産業医学振興財団東京：14-20, 2007.
5) Kline JN, Schwartz DA, Monick MM, Floerchinger CS, Hunninghake GW: Relative release of interleukin-1 beta and interleukin-1 receptor antagonist by alveolar macrophages. A study in asbestos-induced lung disease, sarcoidosis, and idiopathic pulmonary fibrosis. Chest 104: 47-53, 1993.
6) Perkins RC, Scheule RK, Hamilton R, Gomes G, Freidman G, Holian A: Human alveolar macrophage cytokine release in response to in vitro and in vivo asbestos exposure. Exp Lung Res 19: 55-65, 1993.
7) Zhang Y, Lee TC, Guillemin B, Yu, M.-C, Rom, W N: Enhanced IL-1 β and tumor necrosis factor-α release and messenger RNA expression in macrophages from idiopathic pulmonary fibrosis or after asbestos exposure. J Immnnol 150: 4188-4196, 1993.
8) 厚生労働省：人口動態調査統計　年代別石綿肺死亡数の推移
9) Akira M, Yamamoto S, Inoue Y, Sakatani M: High-resolution CT of asbestosis and idiopathic pulmonary fibrosis. AJR Am J Roentgenol 181: 163-169, 2003.
10) Bergin CJ, Castellino RA, Blank N, Moses L: Specificity of high-resolution CT findings in pulmonary asbestosis: do patients scanned for other indications have similar findings? AJR Am J Roentgenol 163: 551-555, 1994.
11) 岸本卓巳：アスベスト肺（石綿肺）とはどんな病気か．(独)労働者健康福祉機構編　アスベスト関連疾患日常診療ガイド，労働調査会東京：56-59, 2006.
12) 岸本卓巳：アスベストばく露によっておこる医学的所見（独）労働者健康福祉機構　編　アスベスト関連疾患日常診療ガイド，労働調査会　東京：27-33, 2006.

各論8.5
珪肺

田村猛夏
(国立病院機構奈良医療センター)

　珪肺は，遊離ケイ酸粉じん（二酸化珪素 SiO_2 以下シリカ）の吸入によって，肺に生じた線維増殖性変化を主体とする疾患である．職業的に粉じんを吸入することによって起こり，不可逆的変化をきたす．結晶質シリカによる肺がんの発生リスク上昇が認められ，珪肺における肺がん合併の関連性が認定されるようになった[1]．

1 概念

　珪肺（silicosis）は，シリカの吸入により珪肺結節とよばれる線維化の強い同心円状の結節形成をきたし，進行すると慢性呼吸不全さらには肺性心にいたる．主体は肺の不可逆的な線維増殖性変化である．排泄能力を越える大量の粉じんが細気管支から肺胞の領域に侵入し，滞留することによって肺胞レベルを中心に障害が起こってくる．珪肺は，石綿肺とともにじん肺を代表とする疾患である．発症現場としては，鉱山，採石場，土木工事（主としてトンネル工事），窯業，耐火レンガ製造業などである．病型としては，典型的珪肺，非典型的珪肺，急進性珪肺に分類される．通常は曝露開始から数年ないし十数年で発症するが，高濃度の粉じん曝露を受けた例では，数ヵ月で発症することがある．このような例は急進性珪肺とよばれ，砂粒を吹き付けて金属の錆をとるサンドブラストとよばれる作業など高濃度曝露で発症する．また，粉じん対策が進み，典型的な珪肺の発生は減少しているが，シリカの濃度が低い混合粉じんの吸入によ
る線維化の程度が軽い病変を形成する例がみられ，mixed-dust fibrosis（MDF），mixed-dust pneumoconiosis とよばれる．

2 病因

　シリカ粉じんの病因は，粒子の物理学的，機械的，化学的性質によるとされている．シリカによって引き起こされる炎症と線維化は，肺マクロファージ，肺胞上皮細胞，線維芽細胞，好中球，リンパ球およびその複合的なネットワークと粒子との間の複合的な相互作用によって，活性化酸素，ケモカインおよびサイトカインの産生が刺激されて生じる．しかし，炎症と線維化を起こし，制御する細胞のメカニズムは十分には分かっていない．シリカ粒子の表面の性状が，酸化還元反応や水素，酸素および窒素と反応する能力を決定するといわれている．新しく破砕されてできた遊離ケイ酸の粒子は表面が安定しておらず，肺胞マクロファージへの毒性が破砕されて時間がたった粒子より大きくなる．サンドブラストなどの職業では，急進型珪肺を起こすことがあるが，新しく破砕されてできたシリカ粒子は表面が安定しておらず，酸化還元反応の可能性が増すためとされている．

　TNF-α や IL-1 が珪肺の発症において重要な役割を演じており，実験的にはこれらのサイトカインをブロックすることで珪肺の発症を阻止できることが示されている．TGF-β などの成長因子もシリカによる線維化において重要とさ

れている[2]．珪肺症を起こす主要な決定因子は，シリカを含む粉じんへの曝露レベルであるが，個々の人間の感受性も進展に影響している可能性がある[3]．また，珪肺をアジュバント病としてとらえる考え方もあり，海老原らは液性免疫異常，自己抗体陽性が珪肺症例に多いとし，免疫学的機序が珪肺の成立に関与すると考えられている[4]．

3 病態生理

珪肺の変化は呼吸細気管支から始まり，細気管支の変化，肺小動脈閉塞による気道，肺血管床の減少をきたす．このような肺の変化が拡がると，拡散能の低下をきたし，肺線維症の特徴を示してくる．珪肺では，通常，円形をした珪肺結節とよばれる肉芽腫を形成する．この肉芽腫の分布は不均等で上葉に多く，硝子化変性を起こして融合し，塊状線維化（progressive massive fibrosis；PMF）を形成する．これは大陰影ともよばれる．このような状態になると，呼吸面積や血管床の著しい減少をきたす．結節が線維束に取り囲まれると，閉塞した血管や気管支を含んで虚血性空洞を作ることもある．

末梢部の肺胞が次第に拡張し，壁が薄くなり破壊されて局所性肺気腫をきたす．上葉に形成された塊状線維化が増大すると，上葉の含気が減少し，収縮し，下葉は気腫性変化をきたして巨大ブラを形成することも多い．気道の変化もしばしばみられる．肺門リンパ節は卵殻状石灰化（egg shell calcifiation）をきたす．

4 臨床症状，検査所見

1）自覚症状

初期には無症状のこともある．塊状線維化を形成して最初に訴える最も多い自覚症状は息切れである．咳嗽，喀痰は，喫煙や合併する気管支炎と関連することが多い．胸痛，倦怠感などの症状を訴えることもある．急進性珪肺では早期から労作時呼吸困難，全身衰弱をきたし，細胞壊死のために発熱がみられることもある．

2）他覚症状

進行程度によって違うが，胸部聴診上，水泡音（crackle）や感性ラ音（wheeze）が聴取される．しかし，特異的なものはなく，また，初期には所見がないことが多い．

3）胸部X線およびCT所見

特徴は，肺野に撒布された粒状影（**図1**，**図2**）で，珪肺結節を投影している．また，主に

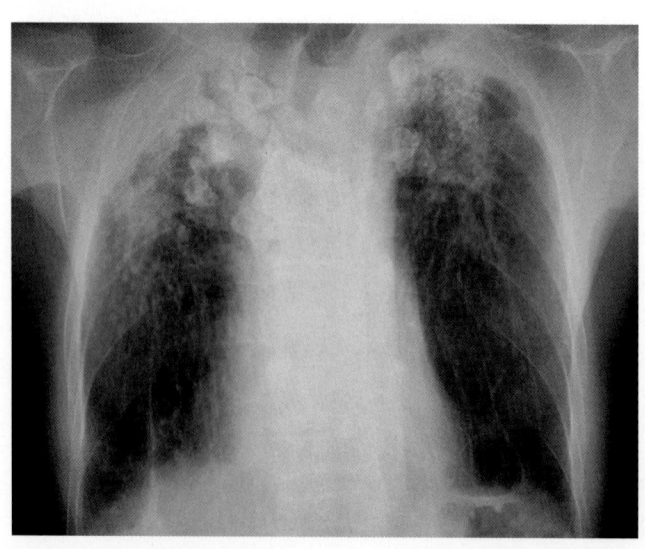

図1 珪肺症例の胸部X線

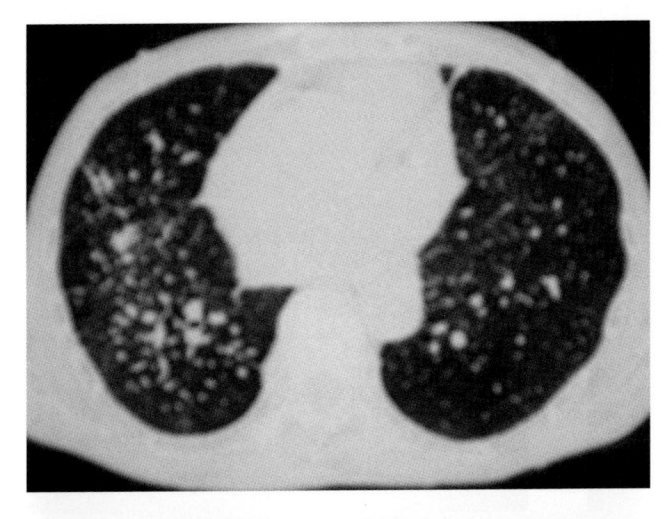

図2　珪肺症例の胸部CT
粒状影の散布を認める.

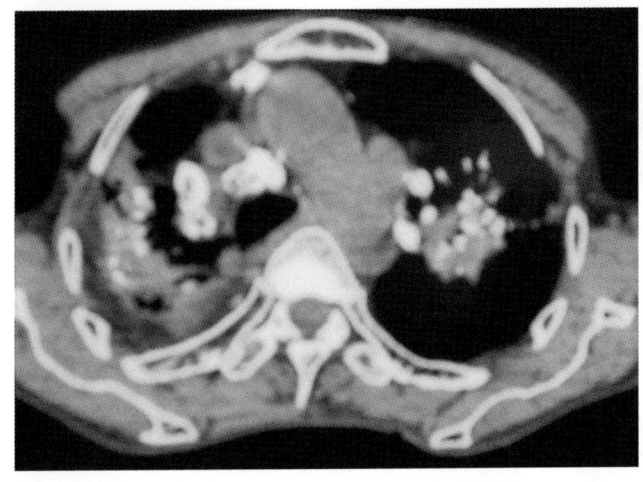

図3　珪肺症例の胸部CT
大陰影およびリンパ節の卵殻状石灰化陰影を認める.

肺門リンパ節にみられる卵殻状石灰化陰影および大陰影も特徴である (**図3**). 粒状影は上・中肺に出現, 徐々に下肺に拡がる. 粒状影の直径は1〜10 mm, 辺縁明確で濃度は均一である. 大陰影は直径が1cmを超え, 上葉に多く, 分布は非区域性, 辺縁は不鮮明, 外側に拡がる偽足を有する. 下肺は気腫状を呈し, 巨大囊胞がみられる.

4) 肺機能検査

粉じん沈着は細気管支周囲に起こり, 沈着が高度になると換気分布障害を起こす. 局所的な線維化により, 末梢気道閉塞による呼気閉塞, 瘢痕性収縮から気腫性変化を起こす. また, 線維化は肺胞隔壁の血管床の減少, 肺胞壁・間質肥厚による弾性の低下, 拡散障害を引き起こす. これらの変化が不均整に起こり, 珪肺の肺機能障害が多様であることを示している. 具体的な障害としては拘束性障害 (肺活量の低下), 閉塞性障害 (1秒率低下), 残気率上昇などがみられる. 進行すると拡散能低下, 低酸素血症がみられるようになる.

5) その他

珪肺に特異的なものはない. 血沈の軽度亢進, 抗核抗体陽性率の上昇, 免疫グロブリンの上昇などがみられる.

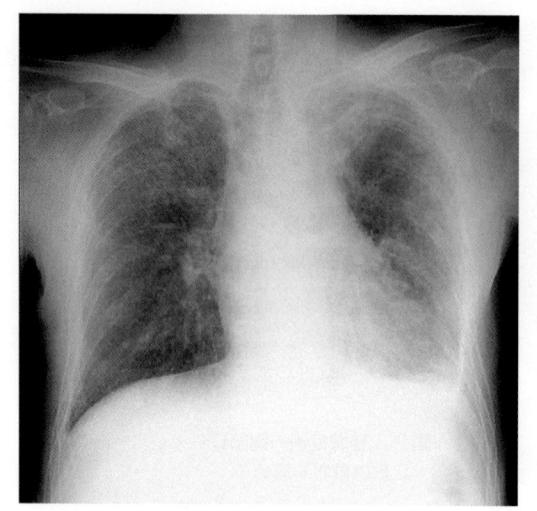

図4　肺結核合併例の胸部X線
左上肺の結核病変と胸水貯留を認める．

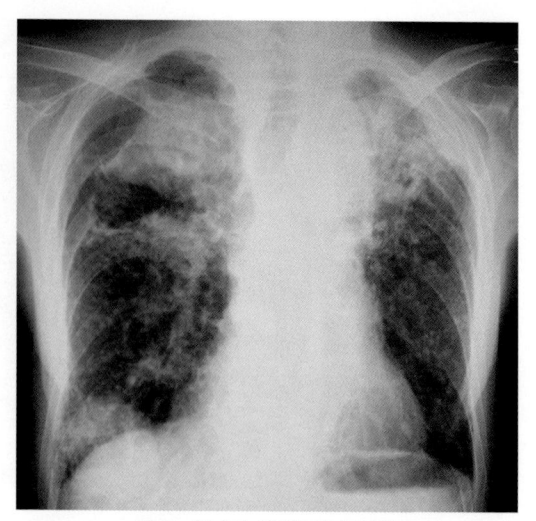

図6　肺癌合併例の胸部X線
右下肺に腫瘍陰影を認める．

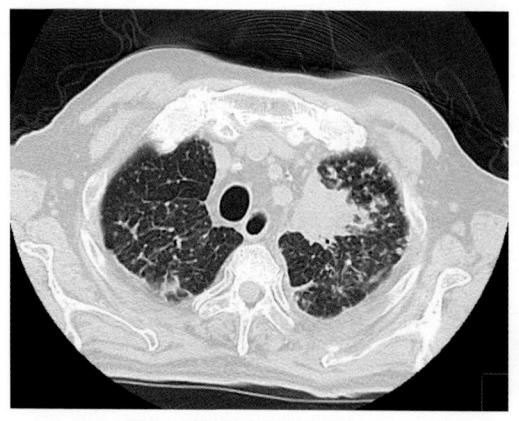

図5　肺結核合併例の胸部CT
左上肺の結核病変と胸水貯留を認める．

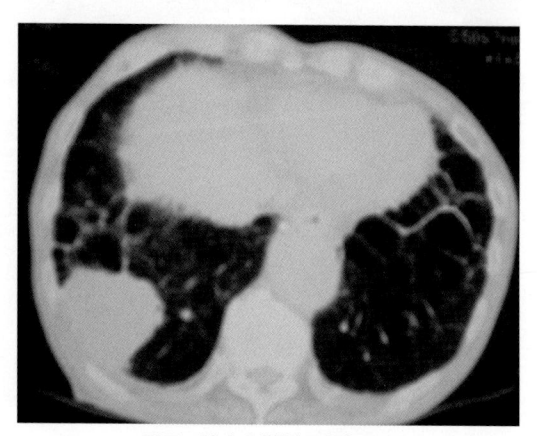

図7　肺癌合併例の胸部CT
右下肺に肺癌像を認める．

5 診断

　胸部X線所見上の特徴的所見とシリカ曝露の職業歴があれば，臨床的に診断は可能である．診断が確定できない時には肺生検が必要となる．肺組織中粉じん定性・定量検査を総合すれば，より一層診断は確実となる．

6 合併症

1) 結核および非結核性抗酸菌症

　珪肺では結核の合併が2～30倍高くなる．また，シリカの曝露を受けた者では珪肺がなくても結核の比率が高いといわれている．難治性で，進展した珪肺や急進性珪肺では合併率がより高くなるとされる．珪肺結核（silico-tuberculosis）の治療では，一般の肺結核よりも長期に抗結核薬を投与すべきとされている．非結核性抗酸菌症の合併も多いといわれている．

　珪肺に合併した肺結核症例の提示
　症例▶男性．78歳（図4，図5）．

2) 肺がん

　疫学的，病理学的研究などより，結晶質シリカの吸入によって肺がんの発生リスク上昇が認められ，肺がんが珪肺の合併症として認定され

るにいたった．しかし，珪肺における肺がんの発生機序については，明らかに確立されたものはなく，今後の研究の集積が待たれる．肺がんの合併例では，早期に発見され，切除される場合もあるが，進展した珪肺の例では発見されても切除ができなかったり，発見が遅れたりするなどして，予後不良の場合も多い．

珪肺に合併した肺がん症例の提示
症例▶男性．82 歳（図 6，図 7）．

3) 関節リウマチおよび自己免疫性疾患

珪肺症例のみならずシリカの曝露を受けた例において，関節リウマチの合併が多いことは以前より示唆されてきた．さらに，シリカへの曝露と全身性強皮症および SLE との関係も報告されている．

7 治療・予後

1) 治療

根本的な治療法はなく，対症的治療を行う．

2) 予後

近年，職場の環境改善によって粉じん濃度が改善されており，肺線維症の進行によって呼吸不全を起こす頻度は低くなっている．抗菌薬の開発によって，肺感染症による死亡も減ってきている．気胸の合併では，珪肺の進展例では突然死もありうる．

文　献

1) 田村猛夏：職業性肺癌．日本胸部臨床 68:S145, 2009.
2) Vanhee D, Gosset P, Boitelle A, et al: Cytokines and cytokine network in silicosis and coal workers' pneumoconiosis. Eur Respir J 8: 834, 1995.
3) Haux F: New developments in the understanding of immunology in silicosis. Curr Opin Allergy Clin Immunol 7: 168, 2007.
4) 海老原　勇：離職後のじん肺の進行と免疫指標―経時的検討．労働科学 66：249, 1990.

各論8.6
他のじん肺

半田知宏
(京都大学医学部附属病院)

1 慢性ベリリウム肺

1) 概念・原因

慢性ベリリウム肺は，酸化ベリリウム，ベリリウム金属，ベリリウム合金によって引き起こされる，肺の非乾酪性肉芽腫性疾患である．ベリリウムは，軽量，高強度，熱・電気伝導性の高さなどから機械・電気・航空宇宙産業などで使用される．その用途は多彩であるため，暴露しうる職業，生活歴は多岐にわたるが，これまでのわが国での報告例は酸化ベリリウムの製品加工，ベリリウム精練工場への出入りなど，ベリリウム曝露が明らかな症例に限られている．

2) 疫学

これまでのわが国での報告は30例に満たない[1]．1950年代後半から1960年にかけてBe-Cu合金の開発，酸化ベリリウム磁器が製造されるようになり，1970年代には集団発見もみられた[2]．その後ベリリウムの扱いに関する規制の強化もあり，わが国での新規症例は減少している．

3) 診断

診断はベリリウムの曝露歴，ベリリウムに対する感作（リンパ球刺激試験）の証明に加え，合致する画像所見，あるいは病理による肺の肉芽腫性病変の確認によってなされる．ベリリウムの扱いに関する規制があり，現在わが国でリンパ球刺激試験を行うことは容易ではない．肺組織中のベリリウム含量も参考になるが，直接の診断根拠とはならず，重症度との関連もない．

4) 臨床・検査所見

血清ACEの上昇，気管支肺胞洗浄液でのリンパ球やCD4/CD8比の上昇など，同じく非乾酪性類上皮細胞肉芽腫を特徴とするサルコイドーシスとの類似点が多い．皮膚，肝臓などの肺外病変を認める場合もある．肺機能検査では初期には拘束性障害が主体であるが，進行に伴い混合性障害の頻度が増加する傾向にある[1]．胸部画像の特徴は両肺びまん性の粒状影であり，肺門リンパ節腫大も認めるが，典型的サルコイドーシスほどは目立たない（図1）．空洞性病変の進行に伴い，アスペルギルスなどの真菌感染，気胸を呈する症例も複数報告されている．

5) 治療，予後

第一にベリリウム曝露の回避が重要である．薬物治療には全身ステロイドが用いられる．当初の報告例[3]では肺性心などで死亡する症例が多くみられたが，自験例10例の検討[1]では死亡例は肺性心による1例であった．ただし，長期経過観察している症例では，混合性の肺機能障害，慢性呼吸器感染症，Ⅱ型呼吸不全，気胸などの合併がみられており，進行性で予後不良といってよい．

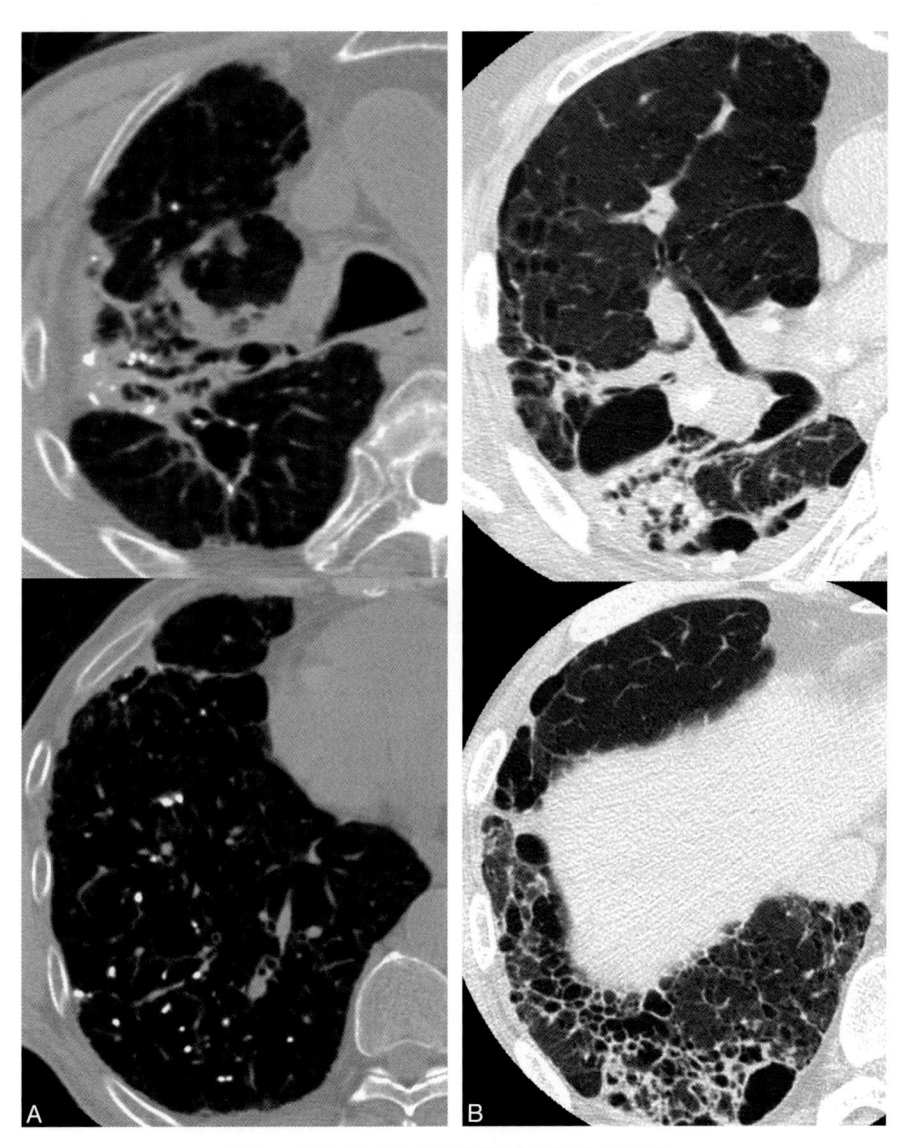

図1 慢性ベリリウム肺症例の胸部HRCT所見
A：セラミック工場勤務，発症時31歳男性．両肺びまん性の石灰化を伴う小結節，気管支血管束に沿った線維化を認める．
B：セラミック工場勤務，発症時27歳男性．気管支血管束に沿った浸潤影と線維化を認め，下葉の一部では蜂巣肺様変化を認める．

2 アルミニウム肺

1) 概念，原因

金属アルミニウム，その精錬過程で生じるアルミナ，およびアルミニウム合金の粉じんにより生じる肺線維症をアルミニウム肺と総称する．

2) 疫学

他のじん肺と比較して，アルミニウム関連作業従事者のうちで本症を発症する頻度は低く[4]，比較的稀な疾患である．わが国での2000年までに報告された20例のまとめでは，全例男性であり，平均年齢52歳，曝露から発症までの期間は8年（3〜55年）とされる[5]．

3）診断

アルミニウムの曝露歴とアルミニウム肺に矛盾しない肺の画像，病理所見から診断する．ただし，胸部画像，病理所見には特異的なものはない．肺組織中のアルミニウムの測定が行われるが，その診断的意義は確立していない．

4）臨床・検査所見

BALではリンパ球の増加を認めることがある[6]．胸部CTでは上肺優位の粒状陰影，網状陰影，気腫性変化および胸膜肥厚が特徴とされ[6]，UIP類似の蜂巣肺形成を認めることもある．気胸の合併が稀ではない[4-6]．呼吸機能検査では拘束性障害，拡散障害が主体で，閉塞性障害は少ない．肺の病理像は小葉中心部と辺縁部の線維化，および気腫性変化が特徴[7]であり，胸膜の線維性肥厚もしばしば認められる．肉芽腫形成を認めたとする報告もある[8]．

5）治療・予後

アルミニウム曝露の回避が重要である．薬物治療の有効性は確立していないが，ステロイドとシクロスポリンの併用によって進行が抑えられたとする報告もある[6]．予後は報告により様々であるが，わが国の症例20例中12例が最終的に気胸や呼吸不全のため死亡している[5]．

3 インジウム肺

1）概念・原因

インジウムおよびその化合物が起こす呼吸器障害をインジウム肺と称するが，ヒトに呼吸器障害を引き起こしたことが報告されているのはインジウム・スズ酸化物（indium-tin oxide；ITO）のみである．インジウム酸化物は携帯電話や液晶テレビなどのフラットパネルディスプレイの透明電極に使用されており，近年需要が高まっている[9-10]．

2）疫学

2003年にHommaらによって報告されて以降，わが国で数例の報告がある．Chonanらの報告では，インジウム加工業従事者108人のうち18人に慢性の呼吸器症状を認め，HRCTでは23人に間質性変化，14人に気腫性変化を認めたとしている[11]．

3）診断

まずはインジウムへの曝露と画像，病理学的に肺障害を確認することが重要であるが，多くの既報では血清Inの測定が行われている．血清In濃度は全肺気量や拡散能の低下，HRCTスコア，KL-6の上昇などと関連があり[11,12]，ITO曝露と肺の障害は量反応関係があると考えられている．

4）臨床・検査所見

BAL所見はマクロファージ優位の細胞数の増加が報告されている[10]．胸部HRCTでは肺尖部を中心に，気腫性変化を伴ったびまん性の小葉中心性粒状陰影とすりガラス陰影を認めた症例[10,13]，中葉舌区，および下肺のすりガラス陰影[10]が報告されている．病理学的には細気管支周囲の線維化を認め，肺胞腔内には褐色顆粒を貪食したマクロファージやコレステロール肉芽腫を認める症例がある[10,13]．

5）治療・予後

作業環境の改善，曝露の回避が重要であり，ステロイドの有効性は定かではない．血中Inのクリアランスは遅いと考えられており，呼吸器障害も長期に遷延する可能性が指摘されている[9,10]．また，インジウム化合物の一つであるインジウムリンは発癌性があると考えられており，今後，症例の長期フォローが待たれる．

4 超硬合金肺

1) 概念, 原因

超合金肺（hard metal lung disease）は, 超硬合金の粉じんを吸入することにより発症する肺疾患である. 超硬合金は炭化タングステンとコバルトを原料とする合金であり, ニッケル, チタンなど他の元素を少量含む. ダイアモンドに匹敵する強度を持ち, 工業領域で広く用いられている. 現在, 超硬合金肺はCoの吸入によって起こるじん肺と考えられている[14,15].

2) 疫学

超硬合金工場での疫学調査では, 有病率は0.6〜3.8%と高くはない[14]. 米国の報告では曝露から発症までの期間は平均12.6年とされているが, 2〜3年という短期間で発症した報告も散見される[15].

3) 診断

超硬合金やCoへの曝露と, 合致する臨床, 画像, 病理所見によって診断する. 気管支肺胞洗浄液で多核巨細胞を認める場合や, 肺の病理像で典型的なGIPパターンを呈する症例では診断は容易である. 肺組織の元素分析を行うことは診断の一助になる.

4) 臨床・検査所見

BALでは好酸球とリンパ球（CD8優位）の増加症例が報告されている[15]. 肺機能検査では, 拘束性, あるいは混合性障害を認める. 画像所見の特徴は, びまん性の粒状影, すりガラス陰影, 網状影で, 時に囊胞形成が認められる. 気胸を繰り返す症例も報告されている[15]. 進行例では蜂巣肺を呈することがある. 肺の病理組織像は, 巨細胞性間質性肺炎（giant cell interstitial pneumonia；GIP）が特徴である. 小葉中心性の線維化病変と, 肺胞腔内の多核巨細胞を認める. その他, 剥離性間質性肺炎, 通常型間質性肺炎, 閉塞性細気管支炎などの病理所見を示すことが報告されている.

5) 治療・予後

曝露の回避が重要であることは他のじん肺と同様である. 薬物治療としては全身ステロイドやシクロフォスファミドの併用が報告されており, 奏効例も認められる. 予後は, 曝露回避にて改善したとする例から死亡例まで様々である. また, 超硬合金曝露は肺がんの危険因子となる可能性が指摘されている[14].

文献

1) Handa T, Nagai S, Kitaichi M, et al: Long-term complications and prognosis of chronic beryllium disease. Sarcoidosis Vasc Diffuse Lung Dis 26: 24-31, 2009.
2) Izumi T, Kobara Y, Inui S, et al: The first seven cases of chronic beryllium disease in ceramic factory workers in Japan. Ann N Y Acad Sci 278: 636-653, 1976.
3) Hardy HL, Tabershaw IR: Delayed chemical pneumonitis occurring in workers exposed to beryllium compounds. J Ind Hyg Toxicol 28: 197-211, 1946.
4) 濱田薫, 木村弘：II. びまん性肺疾患 D. じん肺および室内・大気環境汚染による肺疾患. アルミニウム肺. 別冊日本臨床 新領域別症候群シリーズ No.8 呼吸器症候群（第2版）I その他の呼吸器疾患を含めて：pp530-532, 2008.
5) 清家正博, 他：アルミニウム肺に顕微鏡的多発血管炎による間質性肺炎の合併が疑われた1例. 日呼吸会誌 38：408-412, 2000.
6) 犬塚賀奈子, 他：両側気胸を繰り返す上葉優位の肺線維化病変を呈したアルミニウム加工業者の1例 日呼吸会誌 48：492-496, 2010.
7) Hull MJ, Abraham JL: Aluminum welding fume-induced pneumoconiosis. Hum Pathol 33: 819-825, 2002.

8) Chen WJ, Monnat RJ Jr, Chen M, et al: Aluminum induced pulmonary granulomatosis. Hum Pathol 9: 705-711, 1978.
9) 梅村朋弘, 日下幸則, 飴嶋慎吾：Ⅱ. びまん性肺疾患 D. じん肺および室内・大気環境汚染による肺疾患. インジウム肺. 別冊日本臨床　新領域別症候群シリーズ No.8　呼吸症候群（第2版）Ⅰ　その他の呼吸器疾患を含めて：541-545, 2008.
10) 田口　治：インジウム肺の3例 日呼吸会誌 44(7)：532-536, 2006.
11) Chonan T, Taguchi O, Omae K: Interstitial pulmonary disorders in indium-processing workers. Eur Respir J 29: 317-324, 2007.
12) 長南達也, 田口治：インジウム錫酸化物加工労働者に発生した間質性肺炎について. 日呼吸会誌 42　Suppl：185, 2004.
13) Homma S, Miyamoto A, Sakamoto S, et al: Pulmonary fibrosis in an individual occupationally exposed to inhaled indium-tin oxide. Eur Respir J 25: 200-204, 2005.
14) 森山寛史, 寺田正樹, 高田俊範, 杉本栄一：Ⅱ. びまん性肺疾患 D. じん肺および室内・大気環境汚染による肺疾患. 超硬合金肺. 別冊日本臨床　新領域別症候群シリーズ No.8　呼吸症候群（第2版）Ⅰ　その他の呼吸器疾患を含めて：569-571, 2008.
15) 酒井真紀, 他：鉄の研磨作業者に発症した超硬合金肺の1例. 日呼吸会誌 48：282-286, 2010.

薬剤性肺炎

冨岡洋海
(神戸市立医療センター西市民病院)

1 概念

　治療，診断，予防を目的として，適切な医薬品の適正量が適切な方法で生体に投与されたにもかかわらず，稀に発生する有害で目的としない異常薬物反応を adverse drug reaction (ADR) と定義している．呼吸器系の ADR が薬剤性肺障害であり，呼吸抑制，気道攣縮／咳嗽，間質性または肺胞性肺障害，閉塞性細気管支炎，肺血管障害，薬剤性ループスなど種々のものが知られている．この中でも特に問題となるのは，薬剤性肺炎として認識される間質性または肺胞性肺障害である．その理由は，多くの薬剤投与に付随して認められること，また致死的な呼吸不全をきたす場合があるためであり，びまん性肺疾患の診療にあたるうえで，鑑別のひとつとして常に考えておく必要がある．分子標的薬や生物学的製剤などの新しい薬物の開発，使用頻度の増加に伴い，薬剤性肺障害の増加とその多様化は明らかであり，2006 年日本呼吸器学会は薬剤性肺障害の評価，治療についてのガイドラインを発刊した[1]．また，最新の情報はインターネットによって PNEUMOTOX ON LINE (http://www.pneumotox.com/) や医薬品医療機器情報提供ホームページ (http://www.info.pmda.go.jp) などで得ることができる．比較的最近のわが国の集計では，被疑薬として報告された症例のうち，抗悪性腫瘍薬が 52.4%，抗リウマチ・免疫調整薬 (methotrexate, インターフェロン含む) が 27.4% と，この両群で報告症例の 8 割を占め，ついで血液製剤 6.8%，amiodarone を代表とする抗不整脈薬 4.6%，抗微生物薬 4.3%，鎮痛解熱薬 2.2% などとなっている[2]．

2 発症機序

　薬剤あるいはその代謝物による①直接的障害作用，および②炎症あるいは免疫学的機序を介した間接的障害作用が想定されている．①は肺組織に対する直接的な毒性作用（肺組織修復の障害や膠原線維増加作用）の他，オキシダントを介した障害作用が考えられている．抗癌剤が代表的で，容量依存的に発症率が上昇し，非可逆的線維化を起こす．②は薬物自身，またはその代謝産物が蛋白と結合し，マクロファージを刺激し，感作リンパ球を介してリンフォカイン，ヒスタミンなどの化学伝達物質を遊離させる．また，補体が関与して抗原抗体反応を起こす．個々の患者における薬物代謝機能の違いも発症に関与するとされる．急性に発症し，その投与量には依存しない．①の機序による抗癌剤などでは薬剤性肺炎の発生頻度は高く，②の機序によるものでは低いのが一般的である．さらに，薬剤性肺障害は，日本人で頻度が高く，肺障害発症の感受性を規定する人種特異性も予測されている[3]．

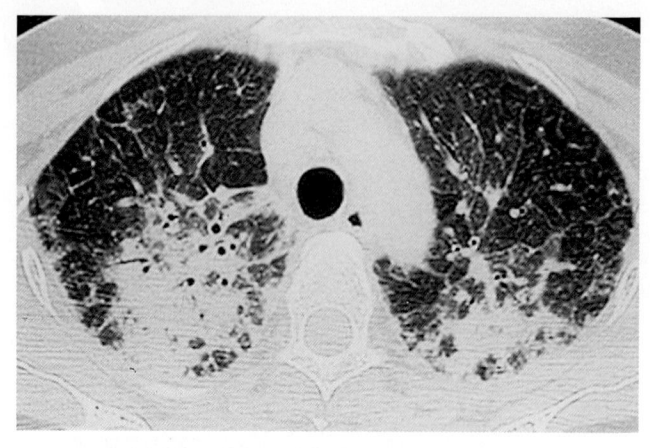

図1 minocyclineによる薬剤性肺炎胸部HRCT所見
両側の多発性，非区域性のair space consolidationを主体に，すりガラス(様)陰影，小葉間隔壁の肥厚を認める．TBLBによる病理組織所見では，気腔内器質化所見(OPパターン)が確認された．

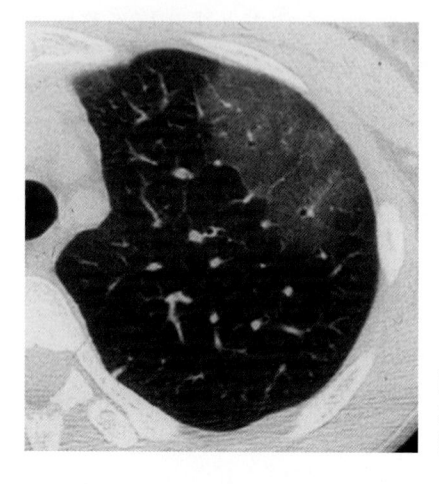

図2 総合感冒薬による薬剤性肺炎胸部HRCT所見
左上葉胸膜直下にすりガラス(様)陰影を認める．TBLBによる病理組織所見では，肺胞隔壁に軽度の好酸球の浸潤を認めた．

③ 臨床症状・所見

　発熱，咳嗽，呼吸困難などの症状や，胸部聴診上のcrackleなど非特異的である．皮疹の存在は，抗菌薬，鎮痛・解熱薬，金製剤などにおいて，②の機序による薬剤性肺炎を強く疑わせる．なお，発症までの薬剤投与期間については，抗菌薬や鎮痛・解熱薬では数日〜2週間，漢方薬，インターフェロンでは1〜3ヵ月，金製剤，bucillamineでは3，4ヵ月前後であることが多い．methotrexate, cyclophosphamideでは，早期発症(1〜数ヵ月以内)と晩期発症(数ヵ月後以降)のタイプがある．Busulfanなどの抗癌剤やleflunomide, amiodaroneでは，薬剤中止後に遅れて発症してくる場合がある．

④ 画像所見

　薬剤投与との因果関係を明らかにするために，可能な限り，投与前の画像を取り寄せ，発症時の陰影と比較すべきである．薬剤性肺炎の画像所見は様々であり，特異的なものはない．しかし，後述する病理組織パターンによっては，一定の傾向がみられる場合がある．OPパターンではコンサリデーションが主体となり(図1)，多発結節影を呈する場合もある．好酸球性肺炎パターンでは，慢性好酸球性肺炎で特徴的とされる上肺野末梢優位のすりガラス(様)陰影(図2)やコンサリデーションを呈する場合がある．金製剤，インターフェロン，bucillamineによる薬剤性肺炎では，CTで気管支血管影にそった中枢優位の陰影が報告されている．また，

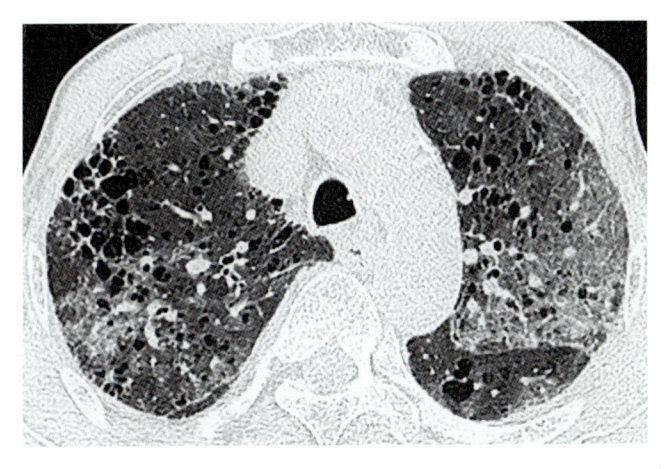

図3 gemcitabineによる薬剤性肺炎胸部HRCT所見
両側斑状のすりガラス(様)陰影とconsolidationを認め，ステロイドパルス療法にて一時改善傾向を認めたが，呼吸不全が進行し，死亡．

bleomycinやmethotrexateによるものでは，過敏性肺炎類似のすりガラス(様)陰影と小葉中心性小粒状影が認められる場合がある．amiodaroneによる薬剤性肺炎では，肺組織中のfoamy macrophageの集積を反映し，CTで胸膜，肺野のhigh density areaを伴うコンサリデーションがみられ，特徴的とされる．薬剤性肺障害の画像所見をパターン化して評価する試み[1]は，病理所見との対応という点で誤解も生じやすいが，ある程度予後を反映するとされており，特に「DAD類似病型」とされる両側斑状のすりガラス(様)陰影と浸潤影を呈する場合には，きびしい予後が推定される(図3)．

5 検査所見

発症機序②によるものでは，末梢血好酸球増多を示す場合があり，PIE症候群として発症する．間質性肺炎のマーカーであるKL-6の上昇が認められ，細菌性肺炎などとの鑑別に有用とされるが，OPパターン，好酸球性肺炎パターンではKL-6の上昇は認めにくい．また，KL-6は肺腺癌や膵癌，感染症(重症肺結核，レジオネラ肺炎，ニューモシスチス肺炎)，放射線肺炎，肺胞蛋白症などでも上昇する．同様にSP-D，SP-Aも高値を示すことが多いが，これらの血清マーカーは非特異的であることを認識し，他に上昇をきたす疾患を鑑別した上で総合的に判断する．薬剤投与前後，中止前後で経過を追うことが重要であり，KL-6の経過が薬剤性間質性肺炎の予後を示すとされている[4]．肺機能検査では，一般に肺活量，肺拡散能の低下を認めるが，肺拡散能は薬剤性肺炎発症のモニターとしては非特異的であるとされている．

6 薬剤によるリンパ球刺激試験 drug lymphocyte stimulation test (DLST)

薬剤に感作されたリンパ球の存在を in vitro で証明するもので，薬剤性肺障害における免疫学的補助診断として利用されている．ステロイド投与前に実施することが望ましい．しかし，①薬剤の至適濃度の設定が難しく，検査会社によって成績が異なる，②薬剤が生体内で血清蛋白と結合してハプテンとして働く場合や代謝物が抗原性を有する場合には検出できない，③漢方薬では生薬成分が細胞分裂を促進するmitogenなどを含有し，非特異的陽性反応が起こる，④methotrexateや5FUではthymidineの取り込み亢進による偽陽性が生じるなど問題も多い．薬剤性肺炎全体としての陽性率は42〜67％であり，抗癌剤，インターフェロン，minocyclineなどでは陽性率は低く，陰性でも薬剤の関与は否定できない．末梢血では陰性であってもBALリンパ球を用いたDLST陽性例

表1 薬剤性肺炎における病理組織パターン

間質性肺炎(interstitial pneumonia)
- びまん性肺胞障害(diffuse alveolar damage; DAD)
- 器質化肺炎(organizing pneumonia; OP)
- 通常型間質性肺炎(usual interstitial pneumonia; UIP)
- 非特異性間質性肺炎
  (non-specific interstitial pneumonia; NSIP)
- リンパ球性間質性肺炎
  (lymphocytic interstitial pneumonia; LIP)
- 剥離性間質性肺炎
  (desquamative interstitial pneumonia; DIP)
- 好酸球性肺炎(eosinophilic pneumonia; EP)
- 過敏性肺炎(hypersensitivity pneumonia; HP)
- 肉芽腫性間質性肺炎
  (granulomatous interstitial pneumonia)

その他
- 肺水腫(pulmonary edema)
- 肺胞蛋白症(alveolar proteinosis)
- 肺胞出血(alveolar hemorrhage)

日本呼吸器学会薬剤性肺障害ガイドライン作成委員会編：薬剤性肺障害の評価、治療についてのガイドライン メディカルレビュー社 東京 2006[1] より

が報告されているが，その特異性は確立されていない．

7 薬剤性肺炎におけるBAL

感染症や腫瘍細胞の浸潤など薬剤以外の原因の除外診断にBALは有用である．さらに，発症機序②によるものでは，BALF所見としてCD4/CD8比低下を伴ったリンパ球増多が比較的多く報告されており，参考となる．また，好酸球増多を示す薬剤としては，minocyclineをはじめとする抗菌剤やloxoprofenなどの消炎鎮痛剤などが報告されており，薬剤による好酸球性肺炎の発症を示唆する．しかし，同一の薬剤であっても，その多彩な組織学的反応を反映してBALF所見は様々であり，薬剤性であると

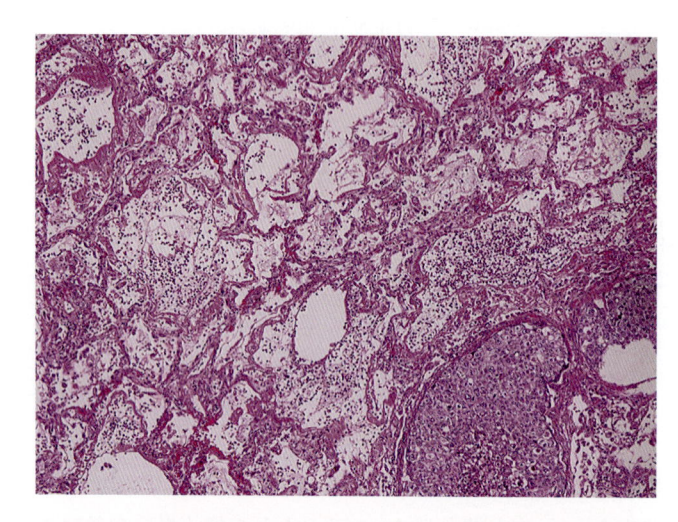

図4 Gefitinibによる薬剤性肺炎剖検組織所見
癌性リンパ管症に加えて，肺胞道を中心に肺胞壁を覆うように硝子膜を認める．

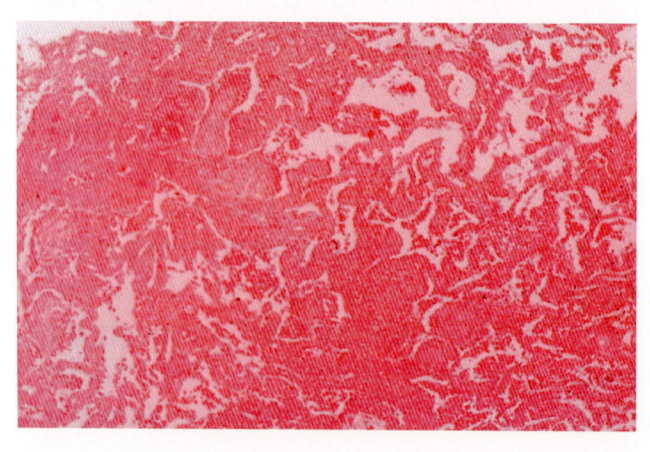

図5 小柴胡湯による薬剤性肺炎外科的肺生検組織所見
肺胞構造の改変を伴いほぼ病期のそろったリンパ球浸潤を伴う間質性線維化所見と末梢気腔内に肉芽組織形成を認める．

の診断を確定するものではない.

8 病理所見

　薬剤性肺炎の病理組織像には特異的なものはなく，同一薬剤であっても種々の病理組織像を呈する場合があり，またこれらの病理像が混在して認められる場合もある（表1）．DADパターン（図4）は致死率の最も高い組織像で，分子標的薬も含めた抗癌剤や金製剤, leflunomide, methotrexate, penicillamine などの抗リウマチ薬, 小柴胡湯や amiodarone などで認められる. また，薬剤性肺炎では，末梢気腔内の器質化像は比較的よく観察され，病理所見でOPパターンやNSIPパターン（図5）を認めた場合，その原因として薬剤の関与を考えることは重要である. minocycline をはじめとする抗菌薬, 総合感冒薬, 消炎鎮痛剤, bleomycin, carbamazepine, 金製剤, procarbazine, sulfasalazine, penicillamine などで EPパターンがみられるが，薬剤性肺障害は好酸球性肺炎の原因として重要である. なお，薬剤性肺炎において UIPパターンを呈することは画像的にも病理学的にも稀である.

9 診断

　すべての薬剤が肺障害を起こしうることを認識し，薬剤の使用中あるいは使用後に予期しない呼吸器の異常がみられた場合には，まず薬剤性肺障害の発生を疑う．薬剤性肺炎の診断に特異的なものはなく，臨床的な経過，所見と除外診断による．注意深い問診と薬剤中止による病状の改善が最も重要である．推奨される診断基準を表2に示す．しかし，その臨床像は他の肺疾患との鑑別が難しく，また，放射線治療や基礎疾患などから診断が困難な場合も多い．因果関係を確認するためには薬剤負荷試験（チャレンジテスト）が必要となるが，非可逆的変化をきたす可能性があり，患者に明らかな利益があ

表2　薬剤性肺障害の診断基準

①原因となる薬剤の摂取歴がある
　市販薬，健康食品，非合法の麻薬・覚醒剤にも注意
②薬剤に起因する臨床病型の報告がある
　臨床所見，画像所見，病理パターンの報告がある
③他の原因疾患が否定される
　感染症，心原性肺水腫，原病増悪などの鑑別
④薬剤の中止により病態が改善する
　自然軽快もしくは副腎皮質ステロイド薬により軽快
⑤再投与により増悪する
　一般的に誘発試験は勧められないが，その薬剤が患者にとって必要で誘発試験の安全性が確保される場合

（文献1）より）

る場合に限り施行すべきである．金製剤[5]やmethotrexate[6], amiodarone[7]による薬剤性肺炎では，報告例の解析からそれぞれの診断基準が提唱されている．

10 治療・予後

　肺障害をきたすことが報告されている薬剤については，注意深い経過観察を行い，早期診断，早期の薬剤中止・治療が重要である．診断のためにも，まず薬剤を中止し，ステロイド投与の必要性を検討する．重症例ではステロイドパルス療法をただちに開始する．しかし，抗癌剤など直接的障害作用による場合は非可逆的であり，予後は不良である．なお, bleomycin, mitomycin C による薬剤性肺炎の場合，高濃度酸素が相乗的に肺障害を進行させるため酸素投与は必要最小限とする．死亡率は, bleomycin 13〜60％, busulfan 70〜80％, gefitinib 31.6％, gefitinib 以外の肺癌化学療法 27.9％, leflunomide 34％, amiodarone 10〜20％, インターフェロン 16〜27％, 小柴胡湯 11％ などと報告されている．

11 抗癌剤による薬剤性肺炎

　2011年9月までの添付文書より集計した抗

表3 抗癌剤の間質性肺炎，肺障害の発現率(%)
（2011年9月までの添付文書より）

paclitaxel（タキソール®）*	1.6, 2.2[1]
docetaxel hydrate（タキソテール®）*	0.6
amrubicin hydrochloride（カルセド®）*,**	0.1〜<5
gefitinib（イレッサ®）*	5.8
erlotinib（タルセバ®）*	4.9[2], 8.5[3]
gemcitabine hydrochloride（ジェムザール®）*,**	1.0
vinorelbine（ナベルビン®）*	1.4
irinotecan（トポテシン®，カンプト®）***	0.9
peplomycin sulfate（ペプレオ®）****	6.9
bleomycin（ブレオ®）****	10.2
cisplatin（ブリプラチン®，ランダ®）	<0.1
carboplatin（パラプラチン®）	0.1
tegafur/gimeracil/oteracil（ティーエスワン®）*	0.7
pemetrexed（アリムタ®）*	3.6
etoposide（ラステット®，ペプシド®）	<0.1[4], 0.2[5]

1）週1回投与法，2）非小細胞性肺癌対象，3）膵癌対象，4）注射剤，5）カプセル剤
＊慎重投与：間質性肺炎又は肺線維症のある患者
＊＊禁忌：胸部単純X線写真で明らかで，かつ臨床症状のある間質性肺炎又は肺線維症の患者
＊＊＊禁忌：間質性肺炎又は肺線維症の患者
＊＊＊＊慎重投与：肺障害の既往歴又は合併症がある患者，
禁忌：重篤な肺機能障害，胸部X線写真上びまん性の線維化病変及び著明な病変を呈する患者

癌剤による間質性肺炎，肺障害の発現率を表3に示す．gefitinib による肺障害発症の危険因子として，喫煙歴あり，既存の間質性肺炎，全身状態不良，正常肺が少ないこと，高齢，心血管系の合併症が特定されている[8]．このうち，既存の間質性肺炎は，gefitinib のみならず，多くの抗癌剤において，肺障害発症の危険因子として認識されるようになり，amrubicin, gemcitabine, irinotecan, peplomycin, bleomycin では，添付文書上の表現はそれぞれ異なるが，間質性肺炎または肺線維症の患者には「禁忌」，また cisplatin, carboplatin, etoposide を除く多くの抗癌剤において「慎重投与」となっている．さらに，肺障害発症のリスクとして，既存の間質性肺炎の有無を評価するためには，胸部単純X線では不十分であり，CT による評価が必要とされている[9]．

12 抗リウマチ薬による薬剤性肺炎

関節リウマチに対する薬物治療は，炎症性サイトカインの作用を抑制する生物学的製剤の登場により革新がもたらされたが，ADR としての感染症と薬剤性肺障害のリスクを考慮した慎重な診療が求められている．間質性肺炎は，関節リウマチで高率に認められるが，抗癌剤同様，薬剤性肺障害発症の危険因子としての投与前評価が重要である．2011年9月までの添付文書より集計した抗リウマチ薬による間質性肺炎，肺障害の発現率を表4に示すが，methotrexate, leflunomide と生物学的製剤では，間質性肺炎又は肺線維症の患者には「慎重投与」となっている．関節リウマチでの methotrexate による肺障害の危険因子としては，糖尿病，低アルブミン血症，関節リウマチの胸膜肺病変，以前の治療薬（金製剤，salazosulfapyridine, penicillamine），高齢が指摘されている[6]．さらに，診断の面からは，これらの薬剤には日和見感染のリスクもあるため，特にニューモシスチス肺炎との鑑別が重要であり，血清β-D-グルカンや BALF での菌体の検索などを積極的に行う必要がある．

13 その他のびまん性肺疾患としての薬剤性肺障害

1）閉塞性細気管支炎
bronchiolitis obliterans(BO)

金製剤，salazosulfapyridine, penicillamine による報告が多いが，これらは BO を発症しうる関節リウマチ患者に投与されており，薬剤の直接的な因果関係は疑問視されている．健康食品「アマベシバ」が原因と考えられる BO は，サプリメントや健康食品なども含めた詳細な問診の重要性を示している．

2）肺血管障害

薬剤による肺血管病変としては，①肺血管炎

表4 抗リウマチ薬の間質性肺炎，肺障害の発現率(%)（2011年9月までの添付文書より）

免疫調整薬	sodium aurothiomalate（シオゾール®）	<0.1
	penicillamine（メタルカプターゼ®）	記載なし
	auranofin（リドーラ®）	<0.1
	bucillamine（リマチル®）	0.03
	actarit（オークル®，モーバー®）	<0.1
	salazosulfapyridine（アザルフィジンEN®）	0.03〜0.06
免疫抑制薬	mizoribine（プレディニン®）	頻度不明
	methotrexate（リウマトレックス®）	0.1〜<5
	leflunomide（アラバ®）*	頻度不明
	tacrolimus（プログラフ®）	頻度不明
生物学的製剤	infliximab（レミケード®）*	頻度不明[1]
	etanercept（エンブレル®）*	<1[2]
	adalimumab（ヒュミラ®）*	0.4
	tocilizumab（アクテムラ®）*	頻度不明[3]
	abatacept（オレンシア®）*	<1

*慎重投与：間質性肺炎又は肺線維症の患者
市販後全例調査によると 1) 0.4%, 2) 0.58%, 3) 0.3%

／肺胞出血，②肺高血圧症，③肺塞栓症などがある．Penicillamine による肺血管障害は，肺胞出血と糸球体腎炎を合併し肺腎症候群の病態をとる．グッドパスチャー症候群類似の病態であるが，抗糸球体基底膜抗体陽性は稀である．抗甲状腺薬（propylthiouracil, thiamazole），抗菌薬（minocycline, piperacillin），hydralazine などにより抗好中球細胞質抗体（ANCA）が陽性となり，糸球体腎炎と肺毛細血管炎（capillaritis）から肺出血をきたす薬剤誘起性 ANCA 関連血管炎が報告されている．海外では食欲抑制剤である aminorex, phenformin, 抗うつ薬として使用された L-tryptophan, コカイン長期吸入による肺高血圧の報告がある．また，稀ながら bleomycin, cyclophosphamide, etoposide などの抗癌剤により肺静脈閉塞症（pulmonary veno-occlusive disease）を生じ，肺高血圧症をきたす報告もある．エストロゲンは肝由来の凝固因子を増加させるため，血栓症の危険を増大させる．エストロゲンとプロゲステロンの合剤である経口避妊薬（ピル）は，肺塞栓症をはじめとする血栓塞栓症との因果関係が指摘されている代表的薬剤である．chlorpromazine, risperidone などの抗精神病薬による肺血栓塞栓症も報告されている．

3) 薬剤性ループス

hydralazine, procainamide, isoniazid, phenytoin による報告が多く，新規の抗リウマチ薬である infliximab, etanercept でも報告されている．薬剤性ループスは全身性エリテマトーデス（SLE）と比較し，好発年齢，性別はなく，肺病変や奨膜炎が多く，皮膚症状や腎障害は少ないとされている．

文献

1) 日本呼吸器学会薬剤性肺障害ガイドライン作成委員会編：薬剤性肺障害の評価、治療についてのガイドライン　メディカルレビュー社　東京　2006.
2) 金澤實：薬剤性肺障害の新知見　日内会誌 97：2250-2255, 2008.
3) 吾妻安良太，工藤翔二：薬剤性肺炎と日本人　日内会誌 96：1077-1082, 2007.

4) Ohnishi H, et al: Circulating KL-6 levels in patients with drug-induced pneumonitis. Thorax 58: 872-875, 2003.
5) Tomioka H, et al: Gold-induced pulmonary disease: clinical features, outcome, and differentiation from rheumatoid lung disease. Am J Respir Crit Care Med 155: 1011-1020, 1997.
6) Alarcon GS, et al: Risk factors for methotrexate-induced lung injury in patients with rheumatoid arthritis. A multicenter, case-control study. Methotrexate-Lung Study Group.Ann Intern Med 127: 356-364, 1997.
7) Jarand J, et al: Amiodaronoma: an unusual form of amiodarone-induced pulmonary toxicity. CMAJ 10: 1411-1413, 2007.
8) Kudoh S, et al: Interstitial lung disease in Japanese patients with lung cancer. A cohort and nested case-control study. Am J Respir Crit Care Med 177: 1348-1357, 2008.
9) Niho S, et al: Interstitial shadow on chest CT is associated with the onset of interstitial lung disease caused by chemotherapeutic drugs. Jpn J Clin Oncol 36: 269-273, 2006.

各論10
好酸球性肺炎

佐々木由美子・北市正則・井上義一
(国立病院機構近畿中央胸部疾患センター)

　好酸球性肺炎（eosinophilic pneumonia；EP）は肺組織に好酸球が著明に浸潤した病態である．EPは通常，ステロイド治療によく反応して改善する[1]．EPには原因不明なものと，原因を有するものとがある．原因あるいは背景疾患を特定できてEP病変を含む病態として，薬剤性，寄生虫誘発性，アレルギー性気管支真菌症（ABPM），Churg-Strauss syndromeなどがある[1-3]．一方，原因不明のEP（idiopathic EP）として慢性好酸球性肺炎（chronic eosinophilic pneumonia；CEP）と急性好酸球性肺炎（acute eosinophilic pneumonia；AEP）がある．この章では原因不明のCEPとAEPについて述べる．

1 慢性好酸球性肺炎 chronic eosinophilic pneumonia（CEP）

1) 疫学，病態，特徴

　CEPは原因不明の頻度の低い疾患で，肺組織への好酸球浸潤を特徴とし，2～4週以上持続する疾患である．1960年にChristoforidisらにより報告され[4]，1969年にCarringtonら[5]により肺生検所見とともに多数例が報告された．CEPの有病率，発症率は不明である．CEPの発症年齢は，いかなる年齢にも起こり得るが，30～40歳代に多い．女性では男性に比べ約2倍発症率が高いとされる．妊娠中の発症も報告されている．CEPの一般的な症状は，乾性咳嗽，発熱，呼吸困難，喀痰，体重減少，寝汗である．稀な症状として喘鳴，胸痛，筋肉痛，血痰がある．CEP患者の約1/3～1/2でアトピー，アレルギー性鼻炎，鼻ポリープを合併し，喘息合併も多い．CEPの発症と喫煙は関係せず，CEP患者では喫煙者は10％以下と非喫煙者が多い．

　CEPにはinterleukin（IL）-5，IL-6，IL-10，regulated upon activation, normal T cell expressed and secreted（RANTES）などが病態に関与すると考えられている[6,7]．

2) 診断

　CEP診断の要点は以下の3点である．肺への好酸球の浸潤を確認する．これは肺生検，BALF，画像所見と末梢血の好酸球増多などを用いて判断する．次に臨床的に症状の経過が2週間から4週間と慢性の経過であることを確認する．最も重要なのは他疾患の除外である．これらの総合的な判断で診断される．現在のところ統一された診断基準はなく下記にいくつかの基準を提示する．

　CordierらはCEPの診断基準として，2～4週以上持続する呼吸器症状が続く臨床経過，画像所見，検査所見（BALF好酸球≧40％or末梢血好酸球≧1000/μL）と他疾患の除外をあげている（表1）[1]．望月ら[8]は臨床所見を主体として約1ヵ月以上続く臨床症状と胸部異常陰影よりCEPが疑われ，感染症など他疾患が否定され，外科的肺生検所見での診断あるいはBALF・末梢血の好酸球が30％以上を示す所見，あるいは経気管支肺生検所見とBALF細胞分画と末梢血細胞分画の所見の組み合わせで診

表1　慢性好酸球性肺炎の診断基準

1. 画像上，びまん性の気管支透亮像を伴うコンソリデーションあるいはすりガラス（様）陰影を認める．特に外側優位の陰影をみる．
2. BALFの細胞分画で好酸球40％以上（あるいは末梢血の好酸球は1000/μL以上）．
3. 呼吸器症状が少なくとも2週間から4週間存在する．
4. 原因が明らかな好酸球性肺疾患が存在しない（特に薬剤誘起性の肺好酸球増多症）．

（Cordierら（2010）　文献1）

表2　慢性好酸球性肺炎の診断基準

約1ヵ月以上持続する臨床症状と胸部異常陰影よりCEPが疑われ，感染症などの他疾患が否定され，さらに原因の判明した好酸球性肺炎を除外した症例の中で，以下の1，2，3のいずれかを満たす症例をCEPとした．

1. 胸腔鏡下肺生検あるいは開胸肺生検でCEPと診断．
2. 気管支肺胞洗浄液（BALF）あるいは末梢血の好酸球が30％以上．
3. a）経気管支肺生検（TBLB）で好酸球が多い，b）BALFの好酸球が10％以上，c）末梢血の好酸球が6％以上
   a）b）c）のうち2つ以上を満たす．

（望月ら（2002）　文献8）

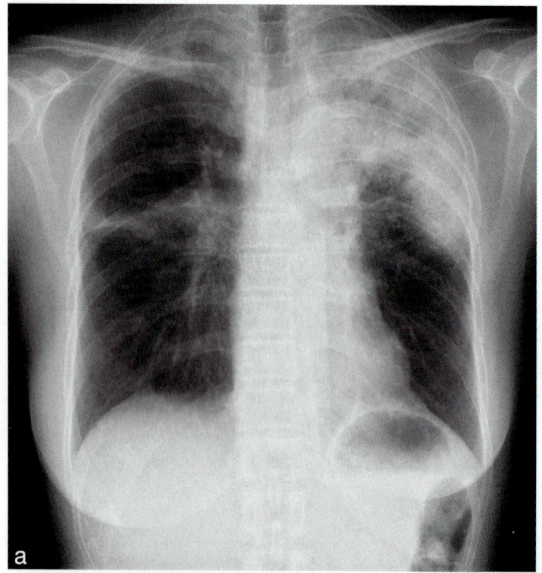

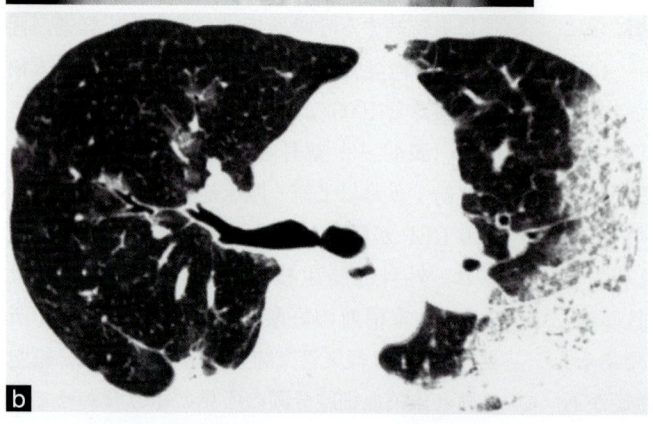

図1　60歳女性　CEP症例
a) 発症から約3ヵ月で当院初診．初診時胸部X線写真．両側上肺（右＜左）外側優位に浸潤影を認める．
b) 胸部CT上，左肺外側優位に非区域性の浸潤影（コンソリデーション），すりガラス（様）陰影を認める．小葉間隔壁の肥厚も認める．右肺では背側に一部浸潤影を認め，気管支に沿ってすりガラス（様）陰影も認める．

断する方法を提唱している（**表2**）．他疾患の除外のため，膠原病の否定，薬剤服用歴の確認，感染症（真菌症）の否定，寄生虫抗体測定などが必要である．

画像所見について，Carrington ら[5]は末梢優位の肺野陰影（**図1**），進行性の濃い浸潤影，ステロイド治療にて速やかに改善する，いわゆる"肺水腫のネガ像：photographic negative of pulmonary edema"とよばれる両側外側肺野末梢の陰影が特徴であると記載した．肺水腫のネガ像は有名だが頻度は50％以下である．CEPの病理組織学的主要所見は肺組織への好酸球の浸潤と肺の既存構造の保存，他疾患を示唆する所見が認められないことである．典型的EPでは好酸球，リンパ球，形質細胞が肺間質と末梢気腔に浸潤している．また，末梢気腔内に滲出液あるいは肉芽組織形成が目立つことや，類上皮細胞肉芽腫の形成を示すこともある[9,10]（**図2**）．

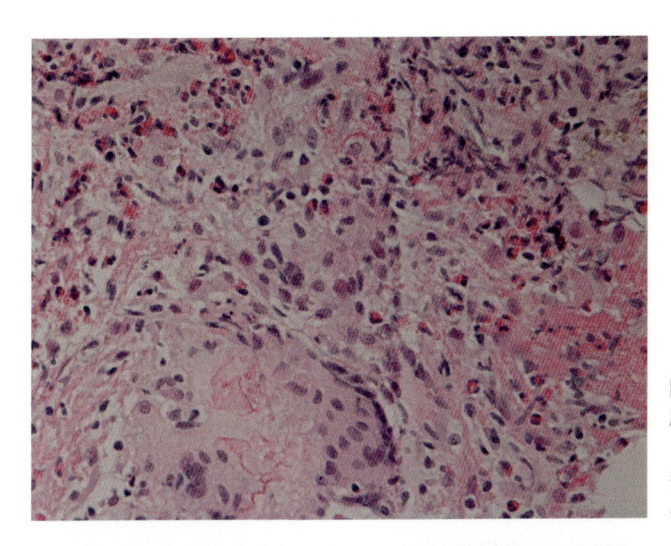

図2　慢性好酸球性肺炎の病理像
肺胞領域の気腔を充満して多数の好酸球の浸潤とフィブリン析出（右下）をみる．この部位では多核巨細胞（左下）を含む肉芽腫性病変の形成をみる．

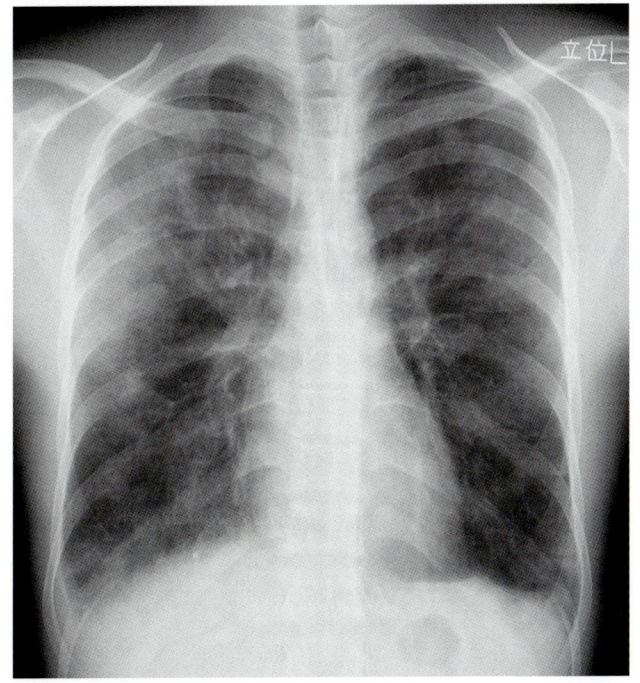

図3　21歳男性　AEP症例
14～18歳まで喫煙していた．発症3週間ほど前から喫煙を再開した．主訴は発熱と呼吸困難．両側上肺野優位にびまん性浸潤影を認める．

3）治療と予後

CEP の治療にはステロイド投与を行うが，無治療で自然寛解する例もある．ステロイド投与を行うと速やかに，また劇的に反応し改善する．ステロイドの投与量，治療期間についての前向き研究はないが，プレドニゾロン 0.5 mg/kg から開始し，漸減する方法が一般的である．投与期間は陰影の変化をみながら 3～6 ヵ月程度投与されることが多い．吸入ステロイドにて改善した例も報告されている[11]．

CEP は一般的に予後は良好であり，CEP による死亡例の報告は少ない．ステロイド治療に反応が乏しい場合は他の疾患も考慮する．ステロイド漸減中あるいは中止後に 1/3～1/2 の症例で再燃する．

2 急性好酸球性肺炎 acute eosinophilic pneumonia（AEP）

1）疫学，病態，特徴

AEP は 1989 年 Allen らによって初めて報告された．CEP とは異なる稀な好酸球性肺疾患であり，他の好酸球性肺疾患とは区別される特徴的な急性呼吸不全の臨床像がある[12]．これが AEP の診断基準となっている（表3）．AEP の正確な頻度は不明である．CEP に比し発症年齢は若く，ほとんどが 30 歳以下であり，男性に多い．原因は不明である．わが国では喫煙との関連を報告するものが多い．過去の報告のうち約半数は喫煙後 1 ヵ月以内に発症している．また，2001 年 9 月 11 日の World Trade Center（NewYork）では消防士に発症した AEP が報告され，dust の吸入が原因と推測されている[13]．喫煙を含め環境因子が発症を促進していると考えられている．

AEP の発症メカニズムは不明であるが，何らかの肺における過敏性が関与していると考えられる．AEP 患者の BALF および末梢血で IL-5 増多が認められている[14]．末梢血では好酸球の増多を認めなくても IL-5 の増加を認める．IL-3 や granulocyte-macrophage colony-stimulating factor（GM-CSF）といった他の好酸球増多をきたすサイトカインの役割は小さいと考えられている．BALF 中の IL-5 は治療後速やかに低下するが，末梢血の IL-5 は高値が続く[15]．

2）診断

AEP には特徴的な急性呼吸不全の症状，画像所見，検査所見がある．これらから本疾患を疑い，他疾患の除外をした上で最終診断を行う．診断基準として Allen らの基準を表3に示す[12]．咳，発熱や呼吸困難が数日で出現し，食思不振を呈することも多い．画像所見では両側性の浸潤影が特徴的とされている．呼吸不全は重篤で PaO_2 が 60 Torr 以下となることが一般的である．血液検査では発症早期には好酸球数の増多は認めず，肺病変改善に伴い徐々に増多する．肺内に集簇した好酸球が軽快時期に末梢血へもどるため生じる現象と考えられる[16]．BALF の好酸球数が 25％ 以上あり，肺組織への著明な好酸球浸潤が確認されることが診断に重要である．外科的肺生検所見の報告では多数の好酸球浸潤を伴うびまん性肺胞傷害（diffuse alveolar damage；DAD）が示された[17]．病理学的に DAD を呈し，臨床経過が急性である acute interstisial pneumonia（AIP）や adult respiratory distress syndrome（ARDS）の鑑別が必要である．AIP では好酸球浸潤は目立たない．AEP の場合，治療反応性が良好であり鑑別可能である．なお，

表3 急性好酸球性肺炎の診断基準

1 急性発症である（7 日間以内）
2 発熱を伴う
3 両側性の浸潤影（図3）
4 重篤な呼吸不全を伴う（PaO_2 < 60 Torr，SpO_2 < 90％，$AaDO_2$ > 40 Torr）
5 肺への好酸球浸潤あり（BALF 中の好酸球 > 25％，組織への浸潤）
6 薬剤過敏性や感染，他の原因が明らかな好酸球性肺疾患を除外

（文献12より）

タバコが誘引となる好酸球性肺炎も多いため，問診時に最近の喫煙開始がないか喫煙歴の詳細な情報収集が重要である．

3）治療と予後

AEPのステロイドに対する反応性は良好で，投与後数日から1週間程度で改善を認める．人工呼吸管理を要する重篤な呼吸不全を呈する症例でも，ステロイドパルス治療を行い，1週間以内で状態は改善しウィーニングできる．ステロイド投与量についてはこれまでの報告は様々であるが，ほとんどの症例で最初に経静脈的に投与し後に経口薬へ変更している．自然軽快した症例が報告されている[18]．CEPに比し再発は稀であるが，喫煙に関連したAEPの場合は再発の報告もあり，禁煙指導が重要である．

3 CEPの症例

難治性肺炎として治療後，肺結核が疑われ紹介となった慢性好酸球性肺炎の一例

症　例 ▶ 60歳，女性
主　訴 ▶ 咳・発熱
既往歴 ▶ 特記所見なし
現病歴 ▶ 前年12月より咳あり，近医で胸部X線上やや汚いといわれ鎮咳剤，抗菌薬が処方されたが，症状に著変なく，本年2月中旬に38℃の発熱があったが，X線上，肺野陰影は不変であった．3月初旬にX線上悪化が認められ，肺結核も疑われ当院紹介となった．

現　症 ▶ 身長157.3 cm，体重52 kg，血圧90/60 mmHg，脈拍80/分，体温38.1℃，呼吸音左背部にてfine crackles聴取，腹部に特記所見なし，表在リンパ節は触知せず，神経学的に特記所見なし

入院時検査所見 ▶ WBC 12,400/μL，Neu 39.6%，Lym 10.7%，Mon 3.4%，Eos 46.1%，Baso 0.2%，RBC 441万/μL，Hb 12.3 g/dL，Ht 38.1%，Plt 49.9万/mm^3，TP 8.1 mg/dL，Alb 3.5 mg/dL，ALP 233 U/L，AST 16 U/L，ALT 13 U/L，γ-GTP 25 U/L，LDH 274 IU/L，T-Bil 0.57 mg/dL，Na 136 mmol/L，K 4.3 mmol/L，Cl 9 mmol/L，Ca mg/dL，BUN 10.2 mg/dL，Cre 0.60 mg/dL，IgE 1,009 IU/mL，KL-6 322 ng/mL，SP-D 6 ng/mL，CRP 10.90 mg/dL，ANA 40倍未満，各種自己抗体 陰性，抗寄生虫抗体すべて陰性

画像所見 ▶ （図1）

入院後の経過 ▶ 喀痰抗酸菌塗抹陰性，血液検査にて好酸球の増多を認めたため，肺結核以外の好酸球増多をきたす各種疾患も疑い精査を行った．身体所見・血液検査にて膠原病や寄生虫感染も否定的であった．第5病日に気管支鏡施行．BALFで好酸球増加（80%超）TBLBで好酸球浸潤が認められ，臨床症状の持続期間が1ヵ月以上であることから慢性好酸球性肺炎と診断した．プレドニゾロン25 mg（0.5 mg/kg）/dayの投与を開始し，症状・陰影の改善を認め，20 mg/dayへ漸減し退院となった．

文献

1) Cordier JF, Cottin V: Eosinophilic pneumonias. In: Interstitial Lung Disease. Ed. by Schwarz MI, King TEJr. 5th Ed. Shelton:People'sMedical Publishing House - USA: p833, 2010.
2) Allen JN, Davis WB.Eosinophilic lung diseases. Am J Respir Crit Care Med 150: 1423-1438, 1994.
3) Hayakawa H, Sato A, Toyoshima M, et al: A clinical study of idiopathic eosinophilic pneumonia. Chest 105: 1462, 1994.
4) Christoforidis AJ, William Molnor, et al: Eosinophilic pneumonia: Report of two cases with pulmonary biopsy. JAMA 173: 157-161, 1960.

5) Carrington CB, Addington WW, Goff AM, et al: Chronic eosinophilic pneumonia.New Engl J Med 280: 787-798, 1969.
6) Kita H, Sur S, Hunt LW,et al.Cytokine production at the site of disease in chronic eosinophilic pneumonia. Am J Respir Crit Care Med. 153: 1437-1441, 1996.
7) Saita N,.Yamanaka T,,Kohrogi H,et al: Apoptotic response of eosinophils in chronic eosinophilic pneumonia.Eur Respir J 17: 190-194, 2001.
8) 望月吉郎，小橋陽一郎，中原保治，他：慢性好酸球性肺炎の予後の検討．日呼吸会誌 40：851-855, 2002.
9) Kitaichi M: Eosinophilic lung disease-pathologic view. Korean J Allergy 17: 449-463, 1997.
10) 佐々木由美子，井上義一：慢性好酸球性肺炎，間質性肺疾患診療マニュアル．久保惠嗣，藤田次郎編集，初版．東京．南江堂．p302, 2010.
11) Naughton M, Fahy J, FitzGerald MX: Chronic eosnophilic pneumonia.A long-term follow-up of 12 patients. Chest 103: 162-165, 1993.
12) Allen JN, Pacht ER, Gadek JE, et al: Acute eosinophilic pneumonia as a reversible cause of noninfectious respiratory failure.N Engl J Med 321: 569-574, 1989.
13) William N. Rom, Michael Weiden, Roberto Gracia, et al: Acute eosinophilic pneumonia in a New York City firefighter exposed to World Trade Center dust: Am J Respir Crit Care Med 166: 797-800, 2002.
14) Nakahara Y, Hayashi S, Kawashima M, et al: Increased Interleukin-5 Levels in bronchoalveolar lavage fluid is a major factor for eoshinophil accumulation in acute eosinophilic pneumonia. Respiration 68: 389-395, 2001.
15) Yamaguchi S, Okubo Y, Hossain M,et al: IL-5 predominant in bronchoalveolar lavage fluid and peripheral blood in a patient with acute eosinophilic pneumonia. Inter Med 34: 65-68, 1995.
16) 中島正光：急性好酸球性肺炎，間質性肺疾患診療マニュアル．久保惠嗣，藤田次郎編集，初版．東京．南江堂．p299, 2010.
17) Tazelaar HD, Linz LJ, Colby TV, et al: Acute eosinophilic pneumonia: Histopathologic findings in nine patients. Am J Respir Crit Care Med 155: 296-302, 1997.
18) Philit F, B Etienne-Mastoianni: A Parrot, Idiopathic acute eosinophic pneumonia A study of 22 patients, Am J Respir Crit Care Med 166: 1235-1239, 2002.

各論11
肺血管炎（pulmonary vasculitis）

田口善夫
（公益財団法人天理よろづ相談所病院）

1 概念，分類

　血管炎とは，血管の炎症および損傷であり，障害血管部位，種々の炎症細胞浸潤により，さらには時間的経過によって様々な病像を呈する．

　血管炎は血管そのものが病態の主座である原発性血管炎と関節リウマチやSLEなど膠原病による二次的な血管炎を呈する疾患に大きく分類することができる．実際の臨床上では頻度からも原発性血管炎が重要である．

　原発性血管炎を呈する疾患の分類はChapel Hill Conferenceによる分類[1]が有名（表1）である．また病変血管部位と疾患の関係も重要（図1）である．原発性血管炎という観点から肺病変をみると大型血管炎，中型血管炎，小型血管炎それぞれに肺病変を伴うことが知られてはいるが，頻度的な観点とびまん性という観点からはWegener肉芽腫症，Churg-Strauss症候群，顕微鏡的多発血管炎の三疾患が重要である．

表1　原発性血管炎分類（Chapel Hill Conference）

大型血管炎
巨細胞性動脈炎（側頭動脈炎）
高安動脈炎
中型血管炎
結節型多発動脈炎（古典的多発動脈炎）
川崎病
小型血管炎
Wegener肉芽腫症
Churg-Strauss症候群（アレルギー性肉芽腫性血管炎）
顕微鏡的多発血管炎
Henoch-Schönlein紫斑病
本態性クリオグロブリン血管炎
皮膚白血球破砕性血管炎

（文献2）より引用改変）

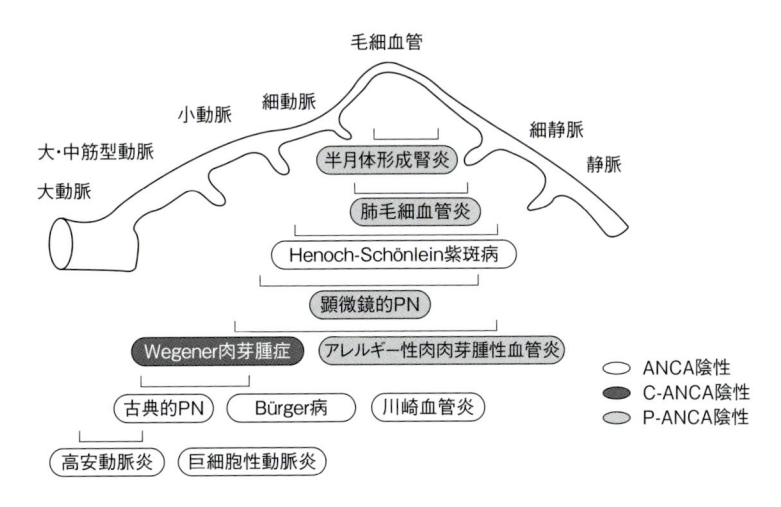

図1　血管炎と罹患血管（文献2）より引用）

一方，肺という臓器に焦点をおいて肺血管炎（pulmonary vasculitis）という観点からの分類も，これまで数多くなされ，Liebow[3]が1973年に①Wegener granulomatosis, ②lymphomatoid granulomatosis, ③necrotizing sarcoid angiitis and granulomatosis, ④bronchocentric granulomatosisの4型に分類したのが最初である．それ以後1980年代にはDe Remee[4]，Fulmer[5]やDreisin[6]が肺血管炎の分類を相次いで報告した．これらの分類では肺血管炎の症例のすべてがいわゆる肉芽腫性血管炎を呈する病態であったことは，興味あることと思われる．しかしその後，lymphomatoid granulomatosis は lymphoproliferative disease の一疾患として，bronchocentric granulomatosis は元来血管が主病態ではなく bronchocentric な病態が主病態であること，necrotizing sarcoid granulomatosis は sarcoidosis の一亜型として認識されている．

1）ウェゲナー肉芽腫症

本疾患は，(1)気道の壊死性肉芽腫性病変，(2)全身の動静脈を侵す壊死性血管炎，(3)糸球体腎炎の三主徴を特徴とする全身性疾患である．しかし糸球体腎炎を欠き，予後良好な疾患群は限局型として知られている．最近は granulomatosis with polyangitis ともよばれている．

(A) 疫学

WGの罹患率は，人口10万対3であるとされ性差はない．全年齢層にみられるが，診断時の平均年齢は40〜55歳[7]とされる．

(B) 臨床症状

本症の初発症状は90％以上が呼吸器症状[8]であり，上気道症状として鼻炎，鼻閉，鼻出血，鼻中隔穿孔，鞍鼻などであり，下気道症状として咳嗽，血痰，喘鳴，呼吸困難，胸痛などである．また肺病変症例の15％[9]では気管内の炎症と狭窄がみられる．全身症状として発熱，体重減少，食欲不振，全身倦怠感などが認められるが，肺，耳，眼，皮膚，関節など多彩な症状の出現をみる．また耳症状として耳痛，聴力損失，眼症状として眼痛，視力障害，眼球突出，関節炎症状，口腔内潰瘍，頭痛など多彩である．神経症状として多発単神経炎は15％，中枢神経病変は8％に認める[10]とされる．

これらの症状にあわせて病態的には肺病変，副鼻腔炎，関節炎，中耳炎，眼球炎（結膜炎，ブドウ膜炎，上強膜炎，強膜炎），神経炎，腎炎などを呈する．

なかでも臨床上重篤な病態である糸球体腎炎は，発症時は20％で，経過中には80％に達するとされる．重要なことは初期には無症状であるため蛋白尿，顕微鏡的血尿，赤血球円柱などの沈渣，血清クレアチニン値などに注意しておく必要がある．

(C) 病型分類

WGの病型分類としては Carrington ら[11]の腎病変を欠く症例を限局型（limited）として報告されたことに始まる．その後 DeRemee ら[12]は ELK 分類を報告したが，EUVAS（The European Vasculitis Study Group）[13]によって見直しがなされ，呼吸器病変に限られた症例を"localized"とし，腎病変，主要臓器不全を含むものを"generalized"と定義した．さらに全ての病態を網羅するために"severe renal"と"refractory"という2つのサブタイプを提唱した．

(D) 臨床検査所見

慢性炎症に基づく貧血，白血球増多，高γグロブリン血症，赤沈亢進，CRP高値などがほとんどの症例で認められる．好酸球増多も約半数の症例で認める．抗核抗体や，LE細胞などいわゆる自己抗体は陰性であるが，IgE上昇例が少なからず認められる．また尿所見では蛋白尿や血尿が認められるが，沈渣で異常をきたす例はやや少ないとされる．本疾患における最も重要な検査所見は抗好中球細胞質抗体（antineutrophilic cytoplasmic antibody；ANCA）である．ウェゲナー肉芽腫症にみられる ANCA は cytoplasmic ANCA であり，これは proteonase3 に対する抗体を意味し PR3-ANCA として知られている．全身型の活動性のウェゲナー肉芽腫症ではこの抗体の疾患特異性は極めて高く[14]，活動型では 70 〜 90％であり臨床症状と PR3-ANCA 陽性だけでウェゲナー肉芽腫症と診断されることも少なくないが，他疾患でも陽性となることを考慮すれば確定診断には生検が重要

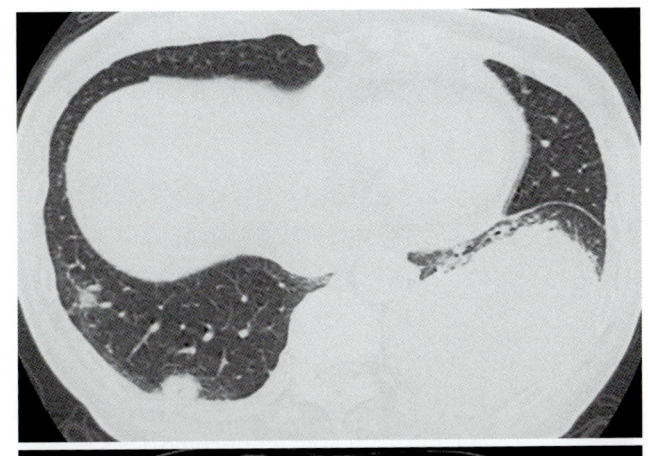

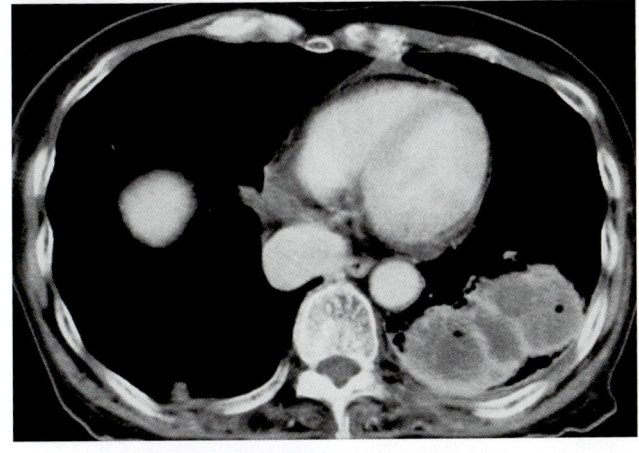

図2　ウェゲナー肉芽腫症のCT像
肺野条件（上）では大小不同の多発結節影が認められ，造影による縦隔条件では巨大結節影は多房性で壊死がみられ，空洞内に含気が認められる．小結節は充実性である．胸水貯留はみられない．

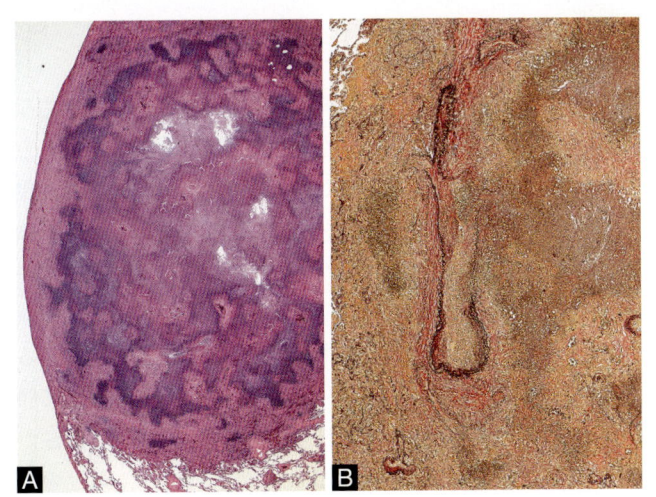

図3　ウェゲナー肉芽腫症の肺生検病理像
A：HE染色によるルーペ像では典型的な地図状壊死が認められる．
B：EVG染色による弱拡では血管壁の肉芽腫による破壊が認められ，典型的な壊死性肉芽腫性血管炎の像がみられる．

である．限局型のウェゲナー肉芽腫症ではPR3-ANCA陽性の頻度は50％以下[14]とされている．また5％程度にperinuclear ANCA陽性のウェゲナー肉芽腫症も認められる．ANCA疾患活動性に一致して変動するが，4倍以上のANCA上昇がみられても臨床上疾患活動性に変化がなかったとの報告[15]もあり，患者の臨床病態を詳細に観察することが重要である．

気管支鏡検査は急性期には気管支粘膜の発赤，腫脹，潰瘍，肉芽腫形成と狭窄が認められる．慢性期には瘢痕狭窄を認めることがある．血管造影では肝，腎などの小動脈に小動脈瘤を認めることがあるが現在では他の診断法が確立されているため，また合併症を考慮するとその適応はない．また肺機能検査は本疾患での有用性は低い．

(E) 画像所見

胸部X線像では両側性に数個から多数の結節ないし塊状影を呈し，大きさは数mmから10cm大と様々で結節の多くは空洞を伴い，壁の厚さは経過，治療で変化する．また，air fluid level（空気液面形成）の出現は二次感染に伴う場合があり，起炎菌としてはS. aureusや嫌気性菌などである．またdiffuse alveolar hemorrhageをきたす症例[16]では，全肺野に浸潤影を認める．

CT検査（図2）では多発性の結節状陰影や空洞，壊死など陰影の性状をより鮮明に確認し得ることができ病変の評価および治療経過の評価に有用である[17]．また肺胞出血をきたす症例では出血部位に一致して出血の程度に応じて種々の程度の浸潤影を認める．

(F) 病理組織学的所見（図3）

特徴的な肺の病理組織学的所見は不規則な地図状の壊死を取り囲むように類上皮細胞のpalisadingがみられる．壊死部は細胞破砕像が目立ち，basophilic necrosisの像を呈する．呼応した肉芽腫性壊死性血管炎が結節外に存在すれば組織学的にも確定的である．ただしこうした組織所見の揃った症例はそれほど多くない．

(G) 診断

本疾患の診断は，副作用を伴う治療薬剤や予後不良を考慮すれば確実な早期診断が重要である．WGの診断には臨床症状と血管炎，肉芽腫性炎症，壊死を組織学的に証明することである．表2にわが国の診断基準を示す．

(H) 予後

適切な治療がなされなければ予後は極めて不良であるが，免疫抑制薬の登場により予後は飛躍的に改善しており5年生存率は75％前後[18,19]とされる．また高齢者では若年者に比し予後不良[20]であるとされる．

2) Churg-Strauss syndrome (CSS), allergic granulomatosis and angitis（アレルギー性肉芽腫性血管炎）

1951年Churg and Straussは，喘息が先行し，発熱，著明な好酸球増多を認めたPN14例中13例に，肺動脈を含む壊死性血管炎と，血管外肉芽腫病変，および好酸球を主体とする細胞浸潤を認め，本疾患を独立した疾患として報告[21]した．好発年齢は39～60歳で，やや女性に多いとされる．わが国における年間新規患者数は，約100例と推定され，年間の医療施設受診者は，約1,800例と推定されている．

(A) 臨床症状

全身血管炎の多彩な症状であるが，特徴的なのはアレルギー性鼻炎や喘息の先行が認められ，これらの症状は，全身血管炎の症状の出現と共に減弱，消失することが一般的である．難治性喘息でステロイド治療していると，本疾患がマスクされていることがあり，ステロイド減量または中止に伴いCSS症状が出現してくることも少なくない．近年，喘息治療薬として頻用されるロイコトリエン拮抗剤によりCSSが誘発されるとの報告[22]があったが，最近の報

表2 ウェゲナー肉芽腫症診断手引き

1. 主要症状
   (1) 上気道（E）の症状
       E：鼻（膿性鼻漏，出血，鞍鼻），眼（眼痛，視力低下，眼球突出），耳（中耳炎），口腔・咽頭痛（潰瘍，嗄声，気道閉塞）
   (2) 肺（L）の症状
       L：血痰，咳嗽，呼吸困難
   (3) 腎（K）の症状
       血尿，尿蛋白，急速に進行する腎不全，浮腫，高血圧
   (4) 血管炎による症状
       ①全身症状：発熱（38℃以上，2週間以上），体重減少（6カ月以内に6kg以上）
       ②臓器症状：紫斑，多関節炎（痛），上強膜炎，多発性単神経炎，虚血性心疾患，消化管出血，胸膜炎
2. 主要組織所見
   (1) E，L，Kの巨細胞を伴う壊死性肉芽腫性炎
   (2) 免疫グロブリン沈着を伴わない壊死性半月体形成腎炎
   (3) 小・細動脈の壊死性肉芽腫性血管炎
3. 主要検査所見
       proteinase-3（PR-3）ANCA（蛍光抗体法でcytoplasmic pattern，C-ANCA）が高率に陽性を示す．
4. 判定
   (1) 確実（definite）
       ①上気道（E），肺（L），腎（K）それぞれ一臓器症状を含め主要症状の3項目以上を示す例
       ②上気道（E），肺（L），腎（K），血管炎による主要症状の2項目以上および，組織所見(1)，(2)，(3)の1項目以上を示す例
       ③上気道（E），肺（L），腎（K），血管炎による主要症状の1項目以上と組織所見(1)，(2)，(3)の1項目以上およびC（PR-3）ANCA陽性の例
   (2) 疑い（probable）
       ①上気道（E），肺（L），腎（K），血管炎による主要症状のうち2項目以上の症状を示す例
       ②上気道（E），肺（L），腎（K），血管炎による主要症状のいずれか1項目および組織所見(1)，(2)，(3)の1項目以上を示す例
       ③上気道（E），肺（L），腎（K），血管炎による主要症状のいずれか1項目以上およびC（PR-3）ANCA陽性を示す例
5. 参考となる検査所見
   (1) 白血球数，CRPの上昇
   (2) BUN，血清クレアチニンの上昇
6. 鑑別診断
   (1) E，Lの他の原因による肉芽腫性疾患（サルコイドーシスなど）
   (2) 他の血管炎症候群（顕微鏡的PN，アレルギー性肉芽腫性血管炎（Churg-Strauss症候群）など
7. 参考事項
   (1) 上気道（E），肺（L），腎（K）のすべてが揃っている例は全身型，上気道（E），下気道（L）のうち単数もしくは二つの臓器に止まる例を限局型と呼ぶ．
   (2) 全身型はE，L，Kの順に症状が発現することが多い．
   (3) 発症後しばらくすると，E，Lの病変に黄色ぶどう球菌を主とする感染症を合併しやすい．
   (4) E，Lの肉芽腫による占有性病変の診断に，CT，MRI検査が有用である．
   (5) PR-3 ANCAの力価は疾患活動性と平行しやすい．稀にP（MPO）ANCA陽性を認める例もある．

（厚生省．難治性血管炎調査研究班1998．）

告ではステロイドの減量効果によるものであり，薬剤投与は関連はないと報告[23]されている．重要なことはステロイド投与が必要な喘息の中にCSSが潜伏している可能性があるということである．したがって，気管支喘息治療中に発熱，著明な好酸球増多を生じた場合には本疾患を強く疑うことが重要である．

(B) 検査所見

本疾患では，白血球増多（10,000～30,000/mm^3），好酸球増多（>1,500/mm^3）は，必発である．IgE上昇例も多く，I型の関与が示唆される．本疾患でもANCA陽性症例の頻度が高く，なかでもpANCAの頻度が高いとされとされ，cANCA陽性例は肉芽腫性変化が強い症例[24]

表3 アレルギー性肉芽腫性血管炎の診断基準

1) 主要臨床所見
  ① 気管支喘息あるいはアレルギー性鼻炎
  ② 好酸球増加
  ③ 血管炎による症状(発熱(38度以上, 2週間以上), 体重減少(6ヵ月以内に6Kg以上), 多発性単神経炎, 消化器出血, 紫斑, 多関節痛(炎), 筋肉痛, 筋力低下)
2) 臨床経過の特徴
  主要所見①, ②が先行し, ③が発症する
3) 主要組織所見
  ① 周囲組織に著明な好酸球浸潤を伴う細小血管の肉芽腫性, またはフィブリノイド壊死性血管炎の存在
  ② 血管外肉芽腫の存在

判定基準

1) 確実(definite)
  (1) 主要臨床所見のうち気管支喘息あるいはアレルギー性鼻炎, 好酸球増加および血管炎による症状のそれぞれ1つ以上を示し, 同時に, 主要組織所見の1項目以上を満たす場合(アレルギー性肉芽腫性血管炎)
  (2) 主要臨床項目3項目を満たし, 臨床経過の特徴を示した場合(Churg-Strauss症候群)
2) 疑い(probable)
  (1) 主要臨床項目1項目および主要組織所見の1項目を満たす場合(アレルギー性肉芽腫性血管炎)
  (2) 主要臨床所見3項目を満たすが, 臨床経過の特徴を示さない場合(Churg-Strauss症候群)

参考となる検査所見

① 白血球増加(10,000/μL以上)
② 血小板増加(40万/μL以上)
③ 血清IgE増加(60U/mL以上)
④ MPO-ANCA陽性
⑤ リウマトイド因子陽性
⑥ 肺浸潤陰影
(これらの所見はすべての例に認められるとは限らない)

参考事項

① ステロイド未治療例では末梢好酸球は2,000μg/mL以上の高値を示すが, ステロイド投与後は速やかに正常化する
② 気管支喘息はアトピー型とは限らず, 重症例が多い. 気管支喘息の発症から血管炎の発症までの期間は3年以内が多い
③ 胸部X線所見は結節性陰影, びまん性陰影など多彩である
④ 肺出血, 間質性肺炎を示す例もみられる
⑤ 血尿, 蛋白尿, 急速進行性腎炎を示す例もみられる
⑥ 血管炎症候寛解後にも, 気管支喘息は持続する例がかなりある
⑦ 多発性単神経炎は後遺症が持続する例がかなりある

厚生省難治性血管炎分科会, 1998

にみられるとされる. またANCA陽性症例では当然のことながら全身性血管炎症状が強いとされる.

(C) 画像所見

胸部X線像での陰影の出現率は, わが国では高いが, Chumbleyら[25]は, 30%以下に過ぎないと報告しており, 以外と少ないものと考えられる. 陰影の性状としては, PIE症候群にみられるmutifocal shadowが特徴的である. CT所見では多発性の浸潤影としてBOOP/EPパターン[26]として認識される陰影が主体である.

(D) 病理所見[27]

本症の組織所見は, 好酸球浸潤の目立つ壊死性血管炎と肉芽腫性病変の存在が特徴的であるとされるが, 肺組織が得られることは極めて稀である. TBLBなどでは好酸球浸潤のみで慢性好酸球性肺炎類似の病理像が得られることがある. 肉芽腫は, 血管外に存在するのを特徴とし,

慢性に経過するにつれ肉芽腫性変化が明らかとなる。血管炎の所見のみで，実際には肉芽腫が証明されない症例も多く，臨床像，および血管炎の存在だけから本症と診断することが多い。

(E) 診断基準

わが国における CSS の診断基準を**表 3**に示す。ACR[28]における診断基準[29]では病理学的な項目があげられているが，実臨床で血管炎を直接証明することは少ない。

(F) 予後

本疾患の予後は WG や MPA に比し良好であり，5 年生存率は 90％以上[13]といわれている。

3) 顕微鏡的多発血管炎
microscopic polyangitis (MPA)

MPA は多発血管炎 (polyarteritis nodosa；PN) と同様の臨床症状を呈する疾患であるが，病変血管が小血管にあることが重要である。病名に示されているように肉眼的な血管は異状を認めず，顕微鏡的に観察される微小血管における壊死性血管炎である。臨床上高頻度に壊死性半月体形成性腎炎をきたすとされるが，呼吸器の病態としては肺胞出血をきたすことや間質性肺炎を合併することが有名である。

(A) 臨床症状

血管炎に基づく全身症状として発熱，倦怠感，体重減少などがみられる。そのほか筋痛や関節痛などもみられることもある。

局所症状としては，全身性血管炎であり肺，腎，消化器，皮膚，関節，心臓，神経など様々な臓器にかかわる症状が出現する可能性がある。なかでも肺と腎臓が重要であり，血尿，蛋白尿，血清クレアチニン上昇には注意が必要である。

肺における病態としては肺胞出血が重要である。いわゆるびまん性肺胞出血 (diffuse alveolar hemorrhage；DAH) を呈する疾患群の重要な疾患の一つであり，一般に MPA の約 1/3 に DAH を呈するとされる。

(B) 画像所見

画像上肺胞出血として両肺びまん性に浸潤影 (**図 4**) を認める。臨床症状として血痰などがなければ BAL によって肺胞出血の確認をすることが後述する間質性肺炎の増悪との鑑別に重要である。

また間質性肺炎の合併もよく知られているが MPA 診断例の 1/3（33 例）に間質性肺炎が合併し，そのうち 7 例は間質性肺炎が先行していたとの報告[29]がみられる。

(C) 病理所見

肺病変としては間質性肺炎を認める場合には，いわゆる UIP パターンが主体である。また肺胞出血時には capillaritis (**図 5**) が認められる。

腎病変では臨床上は急速進行性糸球体腎炎を呈するため血尿，蛋白尿は重要な所見であり，腎生検によって壊死性半月体形成性腎炎の所見を認める。

(D) 診断

表 4に厚生省難治性血管炎調査研究班の診断基準を示す。

(E) 予後

MPA の予後についての報告は少ないが，Corral-Gudio ら[30]は最も死亡頻度が高いのは診断後の 1 ヵ月であり，1 年生存率 77〜100％，5 年生存率は 46〜80％，10 年生存率 60〜80％と報告しており，死亡には年齢，腎障害，免疫抑制薬による治療が関連するとされ，比較的予後は良好である。しかし再発は 19〜39％（平均期間 15〜42 ヵ月）であり，再発の頻度は高いと報告している。

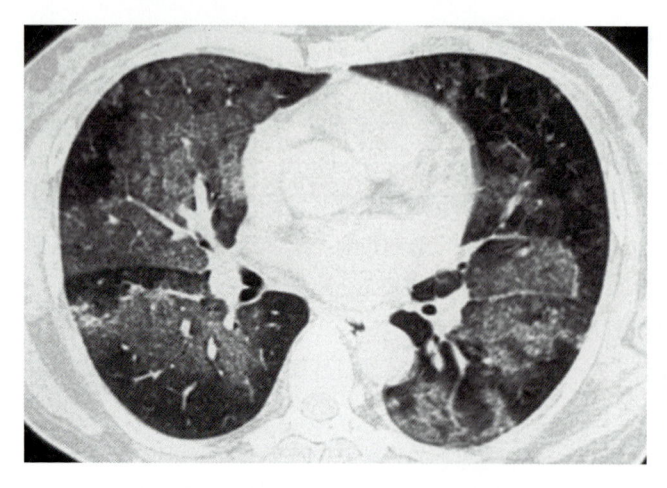

図4 びまん性肺胞出血のCT像
両側びまん性に浸潤影みられ，胸膜直下がspareされているのが明らかである．

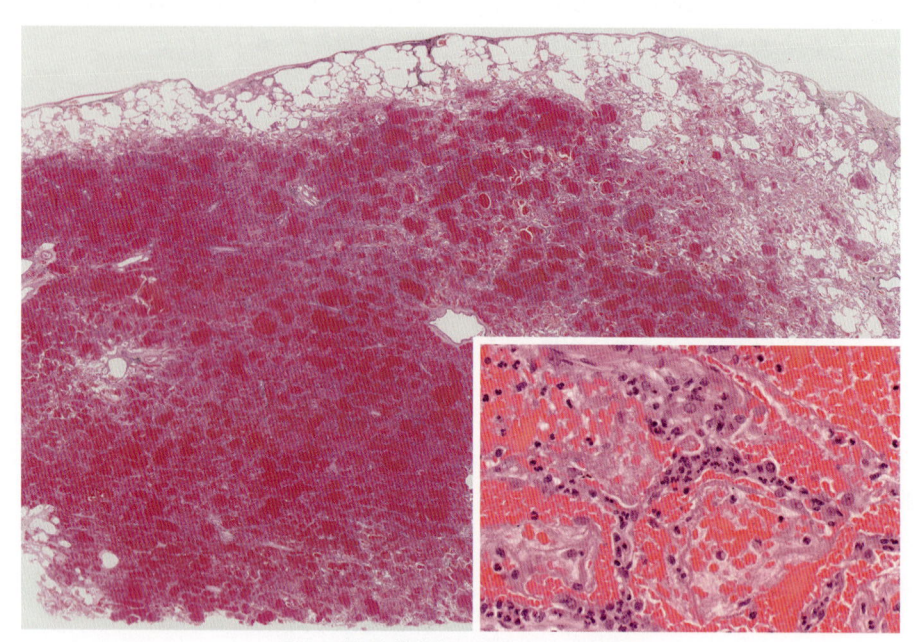

図5 毛細血管炎(Capillaritis)の病理像
MPA症例にみられた肺胞出血の剖検例．ルーペ像では胸膜直下をspareして肺内への出血が認められ，拡大像では赤血球が肺胞腔内に充満し，胞隔への好中球浸潤が著明で毛細血管炎の像を呈している．

4) ANCA関連血管炎の治療(表)

ANCA関連血管の治療の治療指針を表5に示す．病状的には全身性，肺腎型(肺出血例を伴う)，急速進行性糸球体腎炎(PRGN)型においてはステロイドと免疫抑制薬の併用が基本である．免疫抑制薬ではシクロフォスファミド(CPA)が基本であり，経口法と大量静注療法がある．症例によっては血漿交換を併用することも考慮される．また軽症例の限局型やANCA陰性のCSS場合はステロイド単独療法が基本である．血管炎治療のエビデンスと推奨度については表6に示す．

そのほか多発性単神経炎に対しての大量ガンマグロブンリン療法の保険適応となっており，症状が残存する場合には考慮すべき治療法である．

表4 顕微鏡的血管炎の診断の手引き

主要項目
(1) 主要症候
  ① 急速進行性糸球体腎炎
  ② 肺出血,もしくは間質性肺炎
  ③ 腎・肺以外の臓器症状:紫斑,皮下出血,消化管出血,多発性単神経炎など
(2) 主要組織所見
  細動脈・毛細血管・後毛細血管細静脈の壊死,血管周囲の炎症性細胞浸潤
(3) 主要検査所見
  ① MPO-ANCA陽性
  ② CRP陽性
  ③ 蛋白尿・血尿・BUN,血清クレアチニン値の上昇
  ④ 胸部X線所見:浸潤陰影(肺胞出血),間質性肺炎
(4) 判定
  ① 確実(definite)
    (a) 主要症候の2項目以上を満たし,組織所見が陽性の例
    (b) 主要症候の①及び②を含め2項目以上を満たし,MPO-ANCAが陽性の例
  ② 疑い(probable)
    (a) 主要症候の3項目を満たす例
    (b) 主要症候の1項目とMPO-ANCA陽性の例
(5) 鑑別診断
  ① 結節性多発動脈炎
  ② ウェゲナー肉芽腫症
  ③ アレルギー性肉芽腫性血管炎(チャーグ・ストラウス症候群)
  ④ 川崎病血管炎
  ⑤ 膠原病(SLE,RAなど)
  ⑥ 紫斑病血管炎

参考事項
(1) 主要症候の出現する1~2週間前に先行感染(多くは上気道感染)を認める例が多い.
(2) 主要症候①,②は約半数例で同時に,その他の例ではいずれか一方が先行する.
(3) 多くの例でMPO-ANCAの力価は疾患活動性と平行して変動する.
(4) 治療を早期に中止すると,再発する例がある.
(5) 除外項目の諸疾患は壊死性血管炎を呈するが,特徴的な症候と検査所見から鑑別できる.

(厚生省難治性血管炎分科会,1998)

表5 厚労省難治性血管炎研究班によるMPO-ANCA関連血管炎に対する標準的治療プロトコール
顕微鏡的多発血管炎(MPO・ANCA関連血管炎)

寛解導入療法(初期治療):3～6ヵ月を要して治療する.

(1) 重症例(以下の3型があてはまる)
- 全身性血管炎型(3臓器以上の障害)
- 肺腎型(限局性肺出血又は広範囲間質性肺炎と腎炎の合併)
- RPGN型(血清Cr値が1ヵ月以内に2倍以上に増加)
- メチルプレドニゾロン(M-PSL)パルス(0.5～1.0g/日)療法×3日間あるいは経口プレドニゾロン(PSL)0.6～1.0mg/kg/日(40～60mg/日)4週間以内に以下の併用療法を追加する.
- シクロホスファミド大量静注療法(IVCY)0.5～0.75g/m² または経口シクロホスファミド(CY)0.5～2.0mg/kg/日(50～100mg/日)血清Cr≧1.8ml/dlや75歳以上では,IVCY,CYの投与量を75%～50%に減量する.
- パルス後のPSL投与量はPSLの経口投与量に準ずる.
- PSL40～60mg/日の初期投与量を1ヵ月以上続け,以後病状に応じて漸減する.
- IVCYの投与間隔は,3～4週間とする.
- IVCYの総投与回数は3～6回とする.
- 症例により12回迄可とする.
- IVCY投与2週間後のWBC数が3,500/μL以上を保つように,投与量は調節する.
- 経口CY投与は3～6ヵ月間とする.
- CYを服用できない症例:アザチオプリン(AZP)を1.0～2.5mg/kg/日(50～150mg/日)投与する.
- 投与期間は6ヵ月以上とする.
- 上記治療期間はST合剤(Bakter)2T/日を週2日又は1T/日を連日予防投与する.
- RPGNには血液透析や血漿交換を,消化管出血には内視鏡的及び外科的処置を施行する.
- RPGNにはヘパリン(10,000～5,000単位/日)やジピリダモール(300mg/日)などを使用する.

(2) 最重症例(以下の場合が当てはまる)
- びまん性肺出血型,腸管穿孔型,膵炎型,脳出血型抗基底膜抗体併存陽性例,重症例の治療抵抗性症例重症例と同様に,IVCY/CYとPSL治療を施行する.それと共に血漿交換を行う.
- 血漿交換は,2.0～3.0L×3日間を1クールとする.ST合剤(Bakter)2T/日を週2日又は1T/日を連日予防的に投与する.

(3) 軽症例
- 腎限局型(RPGN型は除外),肺線維症型(肺出血型は除外)その他の型(筋・関節型,軽症全身型,末梢神経炎型など)PSL0.3～0.6mg/kg/日(15～30mg/日)経口投与する.
- CY又はアザチオプリン(AZP)0.5～1.5mg/kg/日(25～100mg/日)を適宜併用する.

維持療法

- 寛解導入後は,PSL10～5mg/日で再燃に注意して経過観察する.
- 血管の内腔狭窄及び血栓形成に関し,抗凝固療剤(ワーファリン等),血管拡張剤(プロスタグランジン製剤),抗血小板剤(ジピリダモールなど)を投与する.
- 経口CY投与は投与開始後6ヵ月以内に中止するのが好ましいが,AZPに変更して投与継続するのも可である.

表6 血管炎治療とエビデンス

疾患区分	定義	治療	エビデンスレベル	推奨度
限局型	病変が上気道又は下気道に限局	未記載	-	-
早期全身性(early systemic)	重篤な臓器障害,または生死にかかわる障害がない	MTX+PSL併用療法	1B	B
全身性(generalized)	腎臓または多臓器の重篤な障害(血清クレアチニン<5mg/dL)	CPA+PSL併用療法	1A(MPA, WG), 1B(CSS)	A(MPA, WG, CSS)
重症(severe)	腎,生命にかかわる他の臓器障害(血清クレアチニン>5mg/dL)	CPA+PSL併用療法に血漿交換	1B	A
難治性(refractory)	ステロイドとCPAの併用療法に反応せず進行性病態	専門医への紹介 新規治療への参加	3	C

エビデンスレベル 1A:複数のメタ解析,1B:少なくとも1つのRCT,2A:少なくとも1つの非ランダム化 比較研究,2B:少なくとも1つ以上の準実験的研究,3:比較研究・相関研究・症例対照研究などの非実験的研究,4:専門委員会の意見,報告ないしは権威者の臨床経験

推奨度:A:エビデンスレベル1A,1B.B:エビデンスレベル2A,2Bまたは1A,1Bから推測された推奨.C:エビデンスレベル3または1A,1B,2A,2Bから推測された推奨.D:エビデンスレベル4または2A,2B,3から推測された推奨

(文献14)より引用)

文 献

1) Jennette CJ, Falk RJ, Andrassi K, et al: Nomencalture of systemic vasculitides. Proposal of an International Consensus Conference. Arthritis Rheum 37: 187-192, 1994.
2) 中林公正：ANCA 関連疾患の臨床．日内科学会誌 89：520-523, 2000.
3) Liebow AA: Pulmonary angiitis and granulomatosis. Am Rev Respir Dis 108: 1-18, 1973.
4) DeRemee RA, Weiland LH, McDonald TJ: Respiratory vasculitis. Mayo Clin Proc 55: 492-498, 1980.
5) Fulmer JD, Kaltrider HB :The pulmonary vasculitides. Chest 82: 615-624, 1982.
6) Dreisin RB :Pulmonary vasculitis. Clin Chest Med 3: 607-618, 1982.
7) Cotch MF, Hoffman GS, Yerg DE, et al: The epidemiology of Wegener's granulomatosis. Arthritis Rheum 39: 87-92, 1996.
8) Hoffman GS, Kerr GS, Leavitt RY, et al: Wegener granulomatosis: an analysis of 158 patients. Ann Intern Med 116: 488-494, 1992.
9) Daum TE, Specks U, Colby TV, et al: Tracheobronchial involvement in Wegener's granulomatosis. Am J Respir Crit Care Med 151: 522-526, 1995.
10) Nishino H, Rubino FA, DeRemee RA, et al: Neurological involvement in Wegener's granulomatosis. Ann Neurol 33: 4-9, 1993.
11) Carrington CB, Liebow A: Limited forms of angiitis and granulomatosis of Wegener's type. Am J Med. 41: 497-527, 1966.
12) DeRemee RA, McDonald TJ, Harrison EG, et al: Wegener's granulomatosis. Anatomic correlates, a proposed classification. Mayo Clin Proc 51: 777-781, 1976.
13) Jayne D, for the European Vasculitis Study Group (EUVAS). Update on the European Vasculitis Study Group trials. Curr Opin Rheumatol 13: 48-55, 2001.
14) Nolle B, Specks U, Ludemann J, et al: Anticytoplasmic autoantibodies: Their immunodiagnostic value in Wegener's granulomatosis. Ann Intern Med 111: 28-40, 1989.
15) Kerr GS, Fleisher TA, Hallahan CW, et al: Limited prognostic value of changes in antineutrophil cytoplasmic antibody titer in patients with Wegener's granulomatosis. Arthritis Rheum 36: 365-371, 1993.
16) Bax J, Gooszen HC, Hoortje SJ: Acute fluminating alveolar hemorrhage as presenting symptom in Wegener's granulomatosis:anticytoplasmic antibodies as a diagnostic tool. Eur J Respir Dis 71: 202-205, 1987.
17) Reuter M, Schnabel A, Wesner F, et al: Pulmonary Wegener's granulomatosis: correlation between high-resolution CT findings and clinical scoring of disease activity. Chest 114: 500-506, 1998.
18) Blingny D, Mahara A, Letoumelin P, et al: Predicting mortality in systemic Wegener's granulomatosis: a survival analysis based on 93 patients. Arthritis Rheum 51: 83-91, 2004.
19) Lane SE, Watts RA, Shepstone L, et al: Primary systemic vasculitis: clinical features and mortality. Q J Med 98: 97-111, 2005.
20) Krafcik SS, Covin RB, Lynch JP, Sitrin RG: Wegener's granulomatosis in the elderly. Chest 109: 430-437, 1996.
21) Churg J, Strauss L: Allergic granulomatosis, allergic angiitis and periarteritis nodosa. Am J Pathol 27: 277-301, 1951.
22) Wechsler ME, Finn D, Gunawardena D, et al: Churg-Strauss syndrome in patients receiving Montelukast as treatment for asthma. Chest 117: 708-713, 2000.
23) Keogh KA, Specks U: Churg-Strauss Syndrome: clinical presentation, antineutrophil cytoplasmic antibodies, and leukotriene receptor antagonists. Am J Med 115: 284–290, 2003.
24) Gross WL, Schnabel A, Trabandt A: New perspectives In pulmonary angiitis: From pulmonary angiitis and granulomatosis to ANCA associated vasculitis. Sarcoidosis Vasc Diffuse Lung Dis

17: 33-52, 2000.
25) Chumbley LC, Harrison EG, DeRemee RA: Allergic granulomatos: New perspectives In pulmonary angiitis: From pulmonary angiitis and granulomatosis to ANCA associated vasculitis. Mayo Clin Proc 52: 477-484, 1977.
26) 野間恵之，種田和清，小橋陽一郎：アレルギー性肉芽腫性血管炎と気管支中心性肉芽腫症．臨床画像 18：825-829，1998.
27) Katzenstein AA: Diagnostic features and differential diagnosis of Churg-Strauss syndrome In the lung. Am J Clin Pathol 114: 767-772, 2000.
28) Masi AT, Hunder GG, Lie JT, et al: The American College of Rheumatology 1990 criteria for the classification of Churg-Staruss syndrome (allergic granulomatosis and angiitis). Arthritis Rheum. 33: 1094-1100, 1990.
29) Tzelepis GE, Kokosi M, Tzioufas A, et al: Prevalence and outcome of pulmonary fibrosis in microscopic polyangiitis. Eur Respir J 36: 116-121, 2010.
30) Corral-Gudino L, Borao-Cengotita-Bengoa M, del Pino-Montes J, et al: Overall survival, renal survival and relapse in patients with microscopic polyangiitis: a systemic review of current evidence. Rheumatolgy 50: 1414-1423, 2011.

各論12 びまん性肺胞出血

羽白　高
(公益財団法人天理よろづ相談所病院)

1 病態・病因

びまん性肺胞出血（diffuse alveolar hemorrhage，以下DAHと略す）は，肺胞腔内にびまん性に出血している状態であり，通常，肺癌や気管支拡張などの限局性疾患からの出血は含まない．DAHは一つの疾患概念ではなく，症候群である．したがって，実際の臨床では，DAHの重篤な病態への対応を行いながら，原因疾患の診断と治療を行う必要がある．

DAHをきたすのは，次の3つの病態が考えられる[1]．すなわち，①肺毛細血管炎（pulmonary capillaritis），②単なる肺出血（blant pulmonary hemorrhage），③びまん性肺胞障害（diffuse alveolar damage）である．①の肺毛細血管炎では，肺胞隔壁に好中球が浸潤することで，肺胞壁隔壁の壊死や毛細血管の構造破綻を引き起こし，肺胞腔や間質に血液が流入する．疾患としては，ANCA関連血管炎（ウェゲナー肉芽腫症，顕微鏡的多発血管炎）が代表的で，膠原病ではSLEでのDAH発症が知られている．②は，炎症や肺胞構造の破壊がみられない肺胞腔への出血である．主な疾患は，肺うっ血や播種性血管内凝固症候群，抗凝固薬の影響である．そして，③のびまん性肺胞障害は，肺胞壁の浮腫，硝子膜形成をする病態だが，DAHをきたしうる．原因疾患として，ARDSをきたすあらゆる疾患，感染症（細菌，ウイルス，真菌）や薬剤など多岐に渡る．

2 臨床経過

DAHはあらゆる年代に生じうるし，しばしば既存の併存疾患に合併し発症する．またDAHそのものが，例えば血管炎などの初発症状となる．DAHを起こしうる基礎疾患が不明な場合は，肺胞出血に対する処置を行いながら，検査・診断を行う必要がある．

病歴においては，詳細な現病歴のみならず，職業歴や薬剤（漢方薬や健康食品を含む）の服用状況の確認が必須である．

発症のスピードは，突然発症が多く，あるいは長くても1週以内の発症がほとんどである．咳嗽，血痰，発熱，呼吸困難が主訴となるが，DAHに特異的な症状とはいえない．とりわけ血痰は約3分の1の症例にはみられない．また重症例では，初診時に既に人工呼吸管理を要する急性呼吸不全に至っていることもある．血痰のない，症状の乏しい症例では，BAL後にDAHと判明することも少なくない．

身体所見も非特異的ではあるが，原因疾患である血管炎や膠原病の所見が明らかである場合もある．

血液検査では，血沈の亢進，白血球増多，貧血が主な所見である[2]（表1）．肺腎症候群においては，腎機能の異常，尿所見異常（血尿，蛋白尿，赤血球円柱，白血球円柱）がみられる．膠原病や血管炎の評価のため，各種自己抗体，とりわけP-ANCAやC-ANCAの測定も必要である．

表1 びまん性肺胞出血の検査所見と原因疾患

非特異的所見	
白血球増多	あらゆる疾患
血小板減少	細胞障害性薬剤
	SLE
血沈の亢進	あらゆる疾患
PT・APTTの異常	SLE
	凝固機能異常
	薬剤
尿中の赤血球円柱	血管炎
	SLE
	グッドパスチャー症候群

特異的所見	
抗核抗体	膠原病
リウマチ因子	膠原病
	ウェゲナー肉芽腫症
C-ANCA	ウェゲナー肉芽腫症
	顕微鏡的多発血管炎
P-ANCA	顕微鏡的多発血管炎
	Wegener肉芽腫症

（文献2より著者改変）

画像では，新たに出現した斑状あるいはびまん性の肺胞性浸潤陰影を呈する．末梢がややスペアされた浸潤陰影が多いとされるが，特異的ではない．エアーブロンコグラムを伴うこともある．両側の陰影が典型的であるが，限局性・片側性のこともあり，画像所見のみでの確定診断は難しい．通常，胸部X線写真に加えて胸部CTを撮影することが多い．胸部CTの所見は，すりガラス陰影，コンソリデーション，crazy-paving pattern（すりガラス（様）陰影に広義間質の肥厚が加わった，いわゆる「メロンの皮様」の陰影）など多彩である．

血液ガス分析は，診断的意義よりもむしろ呼吸状態の評価や治療介入前のコントロールとして実施しておく．肺機能検査では，肺拡散能の低下がみられるが，多くのDAH症例で実施困難であろう．

明らかな血痰・喀血，貧血の進行ならびに急速に出現したびまん性の浸潤陰影を持ってDAHと臨床診断することは可能である．しかし，喀血を伴わない場合や画像所見が非特異的であれば，患者の呼吸状態が許す限り，気管支鏡ならびに気管支肺胞洗浄（BAL）を施行すべきであろう（施設によっては非侵襲的陽圧換気呼吸を行いながらBALを実施している）．BALは肉眼的観察が重要である．DAHの場合，洗浄を行い回収するたびに血性の度合いが濃くなる．そのため，1回目の回収液が血性であれば，そのまま注射器においておき，次以降に回収されるBAL液と色合いを比較し記録することが大事である．採取したBAL液を用いて，細胞分画の分析，グラム染色やグロコット染色といった迅速感染症検査，細菌・抗酸菌培養を行う．またヘモジデリン貪食マクロファージの存在は，DAHを強く示唆する．なお，ヘモジデリンは出血後少なくとも48時間経過してからみられるもので，その存在は，気管支鏡手技に伴う出血を除外しうる．また肺胞出血の目安は，BAL液中のヘモジデリン貪食マクロファージの割合が肺胞マクロファージの20％以上を占めることである[3]．

3 治療

DAHそのものに特異的な治療法はなく，原因疾患に対する治療が主である．

喀血が一定量以上ある場合は，呼吸状態に応じて対応する．限局性疾患による喀血と異なり，健側を上にする体位は無効であり，多量出血があれば気道確保のため気管内挿管を要する．

DAHをきたす疾患の多くが血管炎を含めた自己免疫性疾患としての機序によるものと考えられやすいことから，ステロイドパルス療法や免疫性抑制剤投与を早期に行うことが多いかもしれない．しかし，感染症（細菌，真菌，ウイルス感染）によるDAHも考慮すべきであり，漠然とステロイドを開始することには一定の判断が必要である[4]．

肺毛細血管炎が主病態であれば，ステロイド療法が中心となる（肺血管炎の項，参照）．多くの場合，メチルプレドニゾロン500～1000mg

を 3 ～ 5 日投与するパルス療法を行う．その後プレドニゾロン換算で 0.5 ～ 1.0 mg/kg の内服で継続する．血管炎が明らかであれば，早期から免疫抑制剤（シクロフォスファミド，アザチオプリンなど）を併用を考慮する．また，急速に状態が悪化するウェゲナー肉芽腫症による DAH では，高用量ステロイド，免疫抑制剤に加えて，血漿交換を行う[5]．

様々である．明らかな免疫不全でない DAH 患者（原因としての免疫学的異常を伴うもの，伴わないものを含む）での院内死亡率が 24.7% との報告がある[6]．この報告では，予後に関連する要素として，ショック，腎機能低下，LDH 高値があげられている．疾患別では，5 年生存率が SLE が約 20%，ウェゲナー肉芽腫症が約 50%，顕微鏡的多発血管炎が約 60% と報告されている[1]．

4 経過・予後

DAH の短期・長期予後は，原因疾患により

文 献

1) Schwarz MI: The diffuse alveolar hemorrhage syndromes. Up To Date 19. 3, 2011.
2) Lara AR, et al: Diffuse alveolar hemorrhage. Chest 137: 1164-1171, 2010.
3) Lassence AD, et al: Alveolar hemorrhage. Diagnostic criteria and results in 194 immunocompromised hosts. Am J Respir Crit Care Med 151: 157-163, 1995.
4) 村瀬公彦，他：びまん性肺胞出血症例の臨床的検討．気管支学 32：14-21，2010.
5) Szczepiorkowski ZM, et al: Guidelines on the use of therapeutic apheresis in clinical practice-evidence-based approach from the Apheresis Applications Committee of the American Society for Apheresis. J Clin Apheresis 22: 106-175, 2007.
6) de Prost N, et al: Diffuse alveolar haemorrhage: factors associated with in-hospital and long-term mortality. Eur Resp J 35: 1303-1311, 2010.

各論13 肺塞栓・梗塞

中原保治
（国立病院機構姫路医療センター）

　梗塞とは，動脈または静脈の血行障害によりその支配領域で虚血が起こり限局性の壊死をきたすものをいう．肺梗塞の場合，静脈性の梗塞は稀とされてきたが[1]，肺癌に伴う静脈性梗塞の報告が散見される[2]．臨床的にみられる肺梗塞のほとんどは，動脈性で肺血栓塞栓症に続発する．本項では主に肺血栓塞栓症による肺梗塞について述べる．肺血栓塞栓症の塞栓子は血栓のほか，脂肪，腫瘍もありうるが，通常は静脈血栓を起こしやすい要素すなわち手術や血管炎などによる血管内皮細胞障害，長期臥床や静脈瘤など血液の停滞，悪性腫瘍，脱水など血液の過凝固状態（Virchowの三徴）を背景とし下肢の深部静脈に発生した血栓がはがれて肺動脈を塞栓することが多い．肺血栓塞栓症を起こしても肺梗塞に至る率は低く剖検の検討から10～20％と推測される[3]．これは気管支動脈からの血流，肺胞腔からの酸素供給が関係するとされ，梗塞は太い肺動脈の閉塞では起こしにくく末梢の細い肺動脈の閉塞で起こる．

1 疫学

　厚生労働省人口動態統計によると，わが国における肺血栓塞栓症による死亡者数は1988年に人口10万当たり約0.5人であったが2008年には約1.5人と増えている．しかし米国での死亡者数は肺血栓塞栓症の罹患率とその死亡率の報告から[4]，10万当たり4.2～13.6人と推測され，わが国での頻度は低い．また，慢性的な肺血栓塞栓症に限定するとわが国の性別頻度は女／男＝2.1で米国の0.7に比して女性が多く，その成因に差異がある可能性も示唆されている[5]．一方，肺血栓塞栓症は看過されている症例が非常に多いとされ，Freimanは連続61例の剖検例を検討し39例（64％）に肺血栓塞栓症がみられたとし，うち33例（85％）は臨床症状を伴わない"silent"な症例であったとしている[3]．わが国でも中野らが同様の方法で連続成人剖検225例を検討し54例（24％）に肺血栓塞栓症を認めている[6]．

2 自然経過

　肺血栓塞栓症の10％は発症後1時間以内に死亡し，多くは生前に本症が疑われていない[7]．また下肢深部静脈血栓が原因の場合は無治療では約半数が3ヵ月以内に再発する[7]．病理的に肺梗塞の初期像は出血であり，壊死，器質化を経て線維化，瘢痕化するが，瘢痕化には相当の時間を要するとされる[8]．しかし，初期の出血から壊死に至らず吸収される例もみられ不完全梗塞とよばれる．

3 臨床経過

　肺血栓塞栓症，肺梗塞の診断は，血痰，胸痛，呼吸困難，咳嗽，発熱，頻脈などの症状，静脈血栓を起こしやすい背景，造影CT（肺動脈内の血栓所見），肺動脈造影，肺シンチ（換気，血

流）による血栓の所見，D-dimer による線溶亢進所見，心電図（右側胸部誘導の陰性 T，V1 で R／S>1，SIQⅢTⅢ，右脚ブロック）や心臓超音波検査による右心負荷の存在，動脈血ガスの $AaDO_2$ 開大がキーワードとなる．しかしこれらが揃うことは稀で，右心負荷は30％以上の血管床の閉塞がないとみられず[5] D-dimer についても感染，癌，外傷など多くの病態で上昇がみられ診断の決め手とはならない．D-dimer は本症を否定する目的には有用で，ELISA 測定法で $1\mu g/mL$ 未満であれば陰性的中率は98.6％とされる[9]．

わが国では呼吸器疾患の診断に CT 撮影が行われることが多いが，最初から造影下に撮影されるとは限らず本症の単純 CT 所見の重要性は高い．血管影について，閉塞した末梢肺動脈の狭小，中枢側での肺動脈の拡張，その境界での急峻な血管影の狭小化，途絶（それぞれ Westermark's sign, Fleischner's sign, Knuckle sign, Palla's sign）が CT で観察されることがある．肺梗塞本体の CT 画像は胸膜面を底辺とし中枢側を凸とした楔状陰影が典型とされる（Hampton's hump，図1）．また，比較的広範な陰影の場合，濃淡を伴う肺野濃度の上昇を示す例もあり肺炎との鑑別が難しいが，胸膜側に軟部組織濃度帯がみられることが多く肺炎との鑑別点として報告されている（図2）[10]．また肺梗塞は air bronchogram を伴うことが稀であるとの報告もあるが絶対的ではない[11]．出血が主体の場合は10日ほどで陰影が消退する．壊死に陥った場合は吸収に3週間〜1ヵ月かかるとされ，陰影はほぼ最初の形態を保ちながら氷が溶けるように縮小するのが典型的で melting sign とよばれる．その他，肺容積の低下，少量の胸水貯留，また血流の保たれている部位に肺水腫[10]を伴うこともある．

4 治療

急性肺血栓塞栓症の治療は一般的には抗凝固

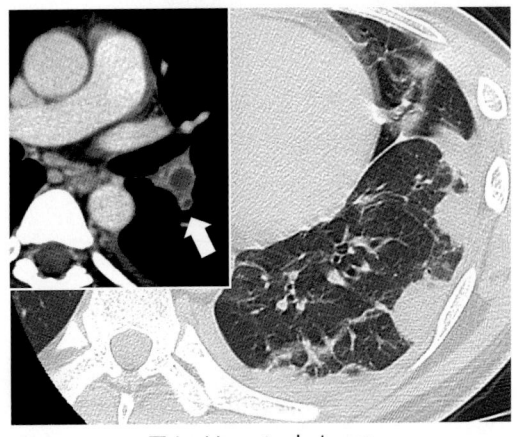

図1　Hampton's hump

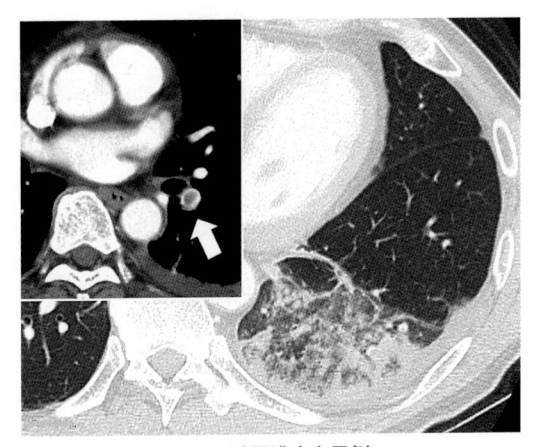

図2　肺野濃度上昇例

療法（未分画ヘパリン．同時にワルファリン開始し INR が治療域で安定するまでヘパリン継続）が用いられる．近年，低分子ヘパリンやフォンダパリヌクスが未分画ヘパリンより利点が多いとされるが[12]保険適用はない．ヘパリンの重篤な副作用として稀にⅡ型ヘパリン起因性血小板減少症がある．また，ワルファリンに代わる経口 Xa 阻害剤やトロンビン阻害剤などの検討がなされている．ショックが遷延する例や右心負荷が高度の例では血栓溶解療法（モンテプラーゼ）が，より重症の例や薬物治療に反応しない例では経皮的心肺補助循環（PCPS）の準備のもと外科的血栓摘除術やカテーテル・インターベンションを考慮する．下肢深部静脈血栓症に起因する場合，下大静脈フィルターも考慮する．

5 予後

 重症の肺血栓塞栓症の場合，急性期に診断できなければ死亡率91%であるが，適切に診断，治療が行われると19%の死亡率にとどまるとされ，早期の診断の重要性が強調される[13]．さらに治療後も，5%程度は肺高血圧が残存するとされる[14]．

文 献

1) Williamson WA, Tronic BS, Levitan N, et al: Pulmonary venous infarction. Chest 102: 937-940, 1992.
2) 河端美則，叶内哲，星俊子，他：肺腫瘍に伴う肺梗塞の病理発生—静脈性梗塞の存在について—肺癌 41：755-762，2001．
3) Freiman DG, Suyemoto J, Wessler S: Frequency of pulmonary thromboembolism in man. N Engl J Med 272: 1278-1280, 1965.
4) White RH: The Epidemiology of Venous Thromboembolism, Circulation 107: 14-18, 2003.
5) Nakamura M, Okada O, Sakuma M, et al: Incidence and clinical characteristics of chronic pulmonary thromboembolism in Japan compared with acute pulmonary thromboembolism: results of a multicenter registry of the Japanese Society of Pulmonary Embolism Research. Circulation Journal 66: 257-260, 2002.
6) 中野赳，伊藤早苗，竹沢英郎：肺塞栓症の疫学．日本医事新報 2949：43-47，1980．
7) Torbicki A, Perrier A, Konstantinides S, et al: Guidelines on the diagnosis and management of acute pulmonary embolism: the Task Force for the Diagnosis and Management of Acute Pulmonary Embolism of the European Society of Cardiology (ESC). Eur Heart J 29: 2276-2315, 2008.
8) 河端美則，星永進，高柳昇，他：主に肺腫瘍にみられる肺梗塞の自然史に関する病理学的研究—肺梗塞は肺胞壁出血を初発とする—．日呼吸会誌 47：851-857，2009．
9) Ruiz-Giménez N, Friera A, Artieda P, et al: Rapid D-dimer test combined a clinical model for deep vein thrombosis. Validation with ultrasonography and clinical follow-up in 383 patients. Thromb Haemost 91: 1237-1246, 2004.
10) 大坪まゆみ，荻野歩，福島藤平，他：肺梗塞のCT．臨床放射線 40：101-108，1995．
11) Fraser RS, Müller NL, Colman N, et al: Fraser and Paré's diagnosis of diseases of the chest; 4th ed, Philadelphia, Saunders, 1999.
12) Tapson VF: Acute pulmonary embolism. N Engl J Med 358: 1037-1052, 2008.
13) Ota M, Nakamura M, Yamada N, et al: Prognostic significance of early diagnosis in acute pulmonary thromboembolism with circulatory failure. Heart Vessels 17: 7-11, 2002.
14) Ribeiro A, Lindmarker P, Johnsson H, et al: Pulmonary embolism: one-year follow-up with echocardiography doppler and five-year survival analysis. Circulation 99: 1325-1330, 1999.

各論14 ARDS

西山 理
（近畿大学医学部）

1 概念

1967年にAshbaughらがショックや外傷などに続発する急性の呼吸不全を報告し[1]，1971年にPettyらがadult respiratory distress syndrome（ARDS；成人呼吸窮迫症候群）として疾患概念を提唱した[2]．その後，1994年のAmerican-European Consensus Conference（AECC）on ARDSにて，acute respiratory distress syndrome（急性呼吸窮迫症候群）とよばれるようになった[3]．また，ARDSより低酸素がやや軽い場合をacute lung injury（ALI）と定義した．両者は同様の病態であるため，特に本疾患の病態に関してはALI/ARDSというように併せて記載される場合も多い[4]．

2 疫学

1994年のAECC以降の報告を表1にまとめた．10万人当たりのALI/ARDSの年間発症率は報告によってばらつきがあるが，20～80人といったところである[5-12]．近年ALI/ARDSの発症率は減少傾向であるとする報告もある[12]．しかし，諸外国と比較して日本から報告された発症率は10万人当たり年間発症率ALI 6.1人，ARDS 4.7人と極めて低い[12]．

3 発症機序と病態

肺胞の傷害によって引き起こされたdiffuse alveolar damage（DAD）が本疾患の病態である．肺胞の傷害を引き起こす原因疾患として，直接肺障害をきたすものと間接的に肺障害をき

表1 ALI/ARDSの発症率

地域	調査年	年間発症人数（対100,000人）	
スウェーデン[5]	1997	ALI	17.9
		ARDS	13.5
米国[6]	1996-1998	ARDS	15.3
オーストラリア[7]	1999	ALI	34
		ARDS	28
米国[8]	1996-1999	ALI	64.2
米国[9]	1999-2000	ALI	86.2
		ARDS	64.0
オランダ[10]	2000-2005	ALI	29.3
		ARDS	24.0
日本[11]	2004	ALI	6.1
		ARDS	4.7
米国[12]	2001	ARDS	81
	2008	ARDS	38.3

表2 主なALI/ARDSの原因となる基礎疾患

直接損傷	間接損傷
頻度の多いもの	
肺炎	敗血症
誤嚥（胃内容物の吸引）	外傷
	高度の熱傷
頻度の少ないもの	
脂肪塞栓	人工心肺後
吸入傷害（有毒ガスなど）	薬物中毒
再灌流肺水腫（肺移植後など）	急性膵炎
溺水	自己免疫性疾患
放射線性障害	輸血関連急性肺障害（TRALI）
肺挫傷	

（文献4より改変引用）

たすものがあるが，前者で頻度の多いものに肺炎や誤嚥，後者で頻度の多いものに敗血症や外傷がある（表2）．これらの原因疾患によりTNF-α，IL-1, 6, 8といった炎症惹起性のサイトカインの放出が起こり，好中球が肺に集積され，好中球から好中球エラスターゼや活性酸素などの組織障害性のメディエーターが放出され，血管内皮や肺胞上皮が傷害される．その結果，血管透過性が亢進し，血管内から蛋白と水分の漏出し，肺胞と間質は滲出液で充満され肺水腫の状態となる[4,13]．さらにサーファクタントの機能不全により肺胞の虚脱が起きる．これらの変化の結果，ガス交換障害，肺コンプライアンスの低下，肺血管抵抗の上昇などが引き起こされる．ガス交換障害は主に拡散障害と換気血流不均等によって生じるが，生理学的シャントが大きくなるとさらに低酸素血症をきたし，炭酸ガス貯留もきたすようになる．肺コンプライアンスの低下は主に換気されない肺胞の拡張不全によって生じ，気道抵抗の上昇につながる．肺高血圧は低酸素性の血管収縮，肺実質の破壊，気道の虚脱，心肥大，血管収縮因子などによって複合的に引き起こされる．

4 病理学的病期

ARDSは病理学的に3つのstageを経過して進行する．急性期は滲出期（exudative stage）といわれ，病理学的にはDADを示し，特徴的な所見は間質と肺胞腔内の浮腫および肺胞道を主体とする硝子膜形成である（図1a）．発症から7〜10日を過ぎた亜急性期は増殖期または器質化期（proliferative stage）といわれ，浮腫は軽減しⅡ型肺胞上皮の増生，筋線維芽細胞の増殖，膠原線維の沈着などが特徴である（図1b）．さらに21〜28日以降にまで進んだ場合，線維化期（fibrotic stage）となり，広範な線維化と囊胞形成により正常の肺胞構造は破壊される[14]．

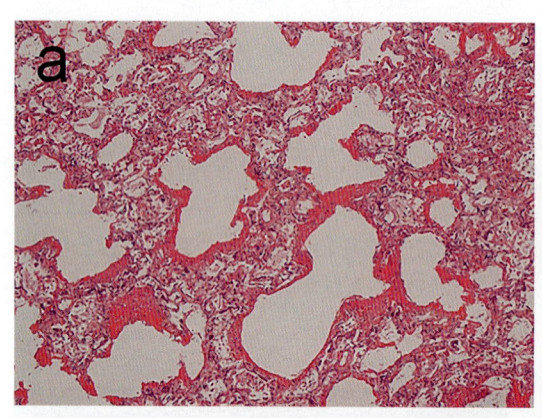

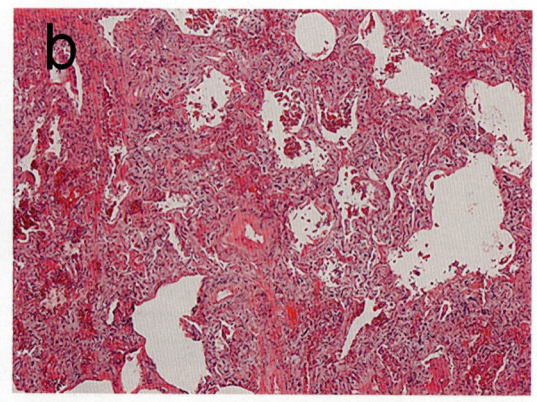

図1　病理組織所見
a) 滲出期：間質と肺胞腔内の浮腫および肺胞道を主体とする気腔内に厚い好酸性の硝子膜形成がみられる．
b) 増殖期：著明な筋線維芽細胞などからなる疎な結合織の増生により肺胞壁が著明に肥厚している．
（近畿大学　木村雅友先生提供．ともに剖検例．）

表3　ALI/ARDSの診断基準

	経過	酸素化	胸部X線所見	肺動脈楔入圧
ALI	急性	$PaO_2/FiO_2 \leq 300mmHg$	両側浸潤陰影	$\leq 18mmHg$ または臨床的に左房圧上昇所見なし
ARDS	急性	$PaO_2/FiO_2 \leq 200mmHg$	両側浸潤陰影	$\leq 18mmHg$ または臨床的に左房圧上昇所見なし

酸素化の基準はPEEPレベルを問わない．
肺動脈楔入圧測定は必須ではない．

（文献3より引用し和訳）

5 診断基準

1994年のAECC on ARDSにて定義された診断基準が現在用いられている[3]．すなわち，先行するリスクファクターを有し，急性に発症した低酸素血症で，胸部X線で両側性の肺浸潤陰影を認め，心原性の肺水腫が否定できるもので，PaO_2/FiO_2が300 mmHg以下であればALI，さらにPaO_2/FiO_2が200 mmHg以下であればARDSと診断される（表3）．

AECCの診断基準は臨床的に簡便で使用しやすいものであるが，その半面DAD以外の病理所見を示す疾患がALI/ARDSと診断されてしまうことがあるという問題点も指摘されている．AECC診断基準のDADに対する診断精度は，感度75％，特異度84％と報告されている[15]．

6 臨床所見および検査所見

一般に肺の異常所見は，ARDSの誘因発症から48〜72時間以内に出現する．初期の臨床症状は，ARDSの原因にもよるが，一般には急性の呼吸不全による症状を呈する．すなわち，労作時，より重症の場合は安静時の呼吸困難が主体で，発熱，乾性咳嗽，胸痛を訴える場合もある．臨床所見としては，頻呼吸，頻脈，チアノーゼ，低酸素血症，広範なラ音などを呈する[4]．

動脈血液ガス分析では低酸素血症，呼吸性アルカローシス，A-a DO_2の開大を認める．血液検査所見は原因疾患を反映するが，白血球上昇，CRP上昇，DICマーカーの異常を示すことが多い．KL-6，SP-Dなどの上昇もみられることが多い[4]．

気管支肺胞洗浄（BAL）が病態の把握や他疾患の除外に役立つ．ARDSの原因疾患が感染症，特に肺炎の場合は起因菌の同定に有用であるし，ニューモシスチスや真菌感染症などの特殊な肺炎，肺胞出血，好酸球性肺炎，薬剤性肺障害，悪性疾患などの鑑別にも有効である．一般にARDSではBAL液中の好中球分画が上昇していることが多い[4]．

近年，ARDSにおいて外科的肺生検の有用性を示す報告が散見される[16,17]．初期の治療に反応が乏しい場合に外科的肺生検を施行すると，治療方針が変更になる場合が少なからずあることが示されているが，今後のさらなる評価が必要である．

7 画像所見

1）胸部X線

両側の浸潤陰影が特徴的である．滲出期では気管支透亮像を伴う両肺のすりガラス（様）陰影や浸潤陰影が主体であるが，増殖期へ進行すると網状陰影や肺の容積減少，気管支透亮像の拡張などがみられるようになる（図2a）．

2）胸部HRCT

初期（滲出期）には，すりガラス（様）陰影またはコンソリデーション，あるいは両者の混在である（図2b）．さらにエアブロンコグラムは高頻度に認められるが，胸水の頻度は比較的少ない[18]．陰影は重力荷重部（dependent zone）に多く認められるが，この所見は間接肺障害によるARDSでより高頻度である．増殖期に入ると，コンソリデーションは減少し，すりガラス（様）陰影は残存するが牽引性細気管支拡張が出現する．増殖期後期になると，肺の線維化を反映してより中枢気管支の牽引性気管支拡張や肺容積減少が出現する．線維化期に入ると，網状陰影や小囊胞性病変の出現がみられ，牽引性気管支拡張や蜂巣肺が著明となる．蜂巣肺は腹側肺に多く出現すると報告されている[19]．

牽引性細気管支拡張や気管支拡張の出現は，線維増殖性病変への進行を示唆する所見であり，これらの所見は生存者に比較して非生存者で多く認められたと報告されている．また，その他の所見を含めて総合的に算出したCTスコアが有意にARDSの予後と相関することが示されている[20]．

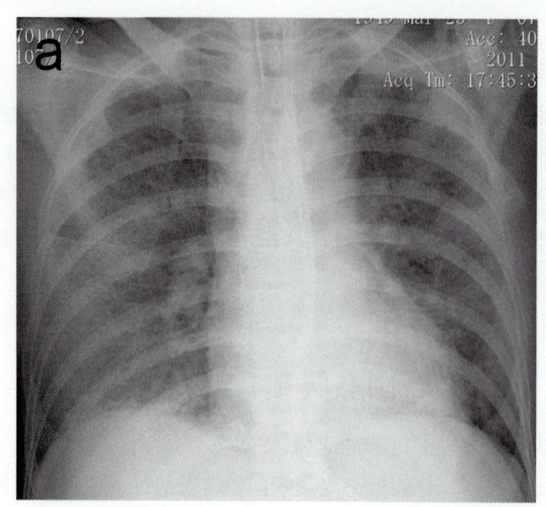

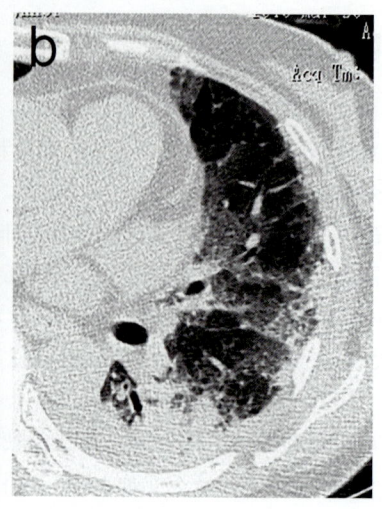

図2 画像所見
a) 胸部X線写真：両側肺野に広範なすりガラス陰影を認める.
b) 胸部HRCT：広範なすりガラス陰影と均等影の混在を認める.均等影は重力荷重部に強い.

8 鑑別診断

心原性肺水腫（左心不全），肺炎，肺結核，播種性結核，間質性肺炎（AIP，COP，IPF急性増悪），過敏性肺炎，好酸球性肺炎，肺胞出血，悪性疾患，薬剤性肺障害などが鑑別となる[4]．特に左心不全は常に鑑別が問題となるが，ARDSと左心不全が併存している場合など明確に鑑別することが困難な場合も少なくない．超音波心エコー検査，BAL，画像所見，BNPなどの検査を参考に総合的な判断が重要となる．

9 治療

ARDSの治療においては，敗血症に対する抗菌薬投与など誘因となる原疾患に対する治療が主体となるが，同時に呼吸管理，全身管理といった総合的な治療が必要となる．ARDSが症候群であることを考えると，一つの治療戦略で予後を改善するのは難しいと言わざるを得ず，ARDSの誘因や重症度，その他の状況に併せて以下に示すような治療戦略を組み合わせていくことが重要となろう．

1) 低用量換気 low tidal volume ventilation

人工呼吸器関連肺障害を防ぐための肺保護戦略としての換気方法である（lung protective ventilation）．肺胞過伸展の防止，肺胞虚脱再開通の防止，高濃度酸素からの回避がその目的であり，人工呼吸器関連肺障害を軽減すると考えられている．low tidal volume ventilation (LTVV) はARDS networkにおけるRCTで予後改善が示された呼吸管理法であり[21]，その後のメタ解析でも予後改善効果が示されている[22,23]．人工呼吸管理となった際には試みるべき呼吸管理方法である．推奨される1回換気量は6 mL/kgであるが，達成できない場合も多く10 mL/kg以下を目標とする．LTVVで生じる高炭酸ガス血症はある程度までは許容する（permissive hypercapnia）．許容の限度は明確ではないが，pH 7.2，$PaCO_2$ 80 mmHg程度までは許容可能と考えられている．気道内圧は吸気終末のプラトー圧で30 cmH₂O以下にコントロールする[21]．

2) high PEEP

高いPEEP圧の効果はいくつかの試験で検証されてきた[24-26]．酸素化の改善は認められるものの生存率などの改善が示せなかったが，近

年のメタ解析において ALI/ARDS の中でも PaO₂/FiO₂ が 200 mmHg 以下の場合，高い PEEP による ICU 生存率改善が示された[27]．高い PEEP の至適圧として 12〜24 cmH₂O が報告されている[24]．

3）open lung ventilation

LTVV と high PEEP を組み合わせた呼吸管理方法である[28,29]．予後の改善効果を示した報告があるが，コントロール群で LTVV を使用していないなどの試験デザインの問題点も指摘されている．使用する場合 PEEP は pressure volume curve から求めた lower inflection point（LIP）の少なくとも 2 cm 高い圧を用いるが，LIP が不明な場合は 16 cmH₂O が推奨される．

4）リクルートメント手技

短時間，高い気道内圧をかける方法である．末梢肺胞の開放と酸素化の改善をねらった手技であるが，生存期間や入院期間への効果は現在のところ明らかではなく，ルーチンの施行は推奨されない[30]．

5）その他の換気法

非侵襲的陽圧換気（NPPV），high frequency oscillatory ventilation（HFOV），inverse ratio ventilation（IRV），airway pressure release ventilation（APRV）など，いくつかの人工呼吸管理法が報告されている．NPPV は人工呼吸関連肺炎の頻度を低下させることが期待され，特に免疫不全患者の呼吸不全では生存率の改善が報告されており[31]，循環動態が安定している場合で，NPPV に慣れている施設では試みてもよいと考えられる．HFOV，IRV，APRV なども酸素化の改善には寄与する場合があるものの，予後を改善したという報告はなく現時点では推奨度は高くない[4]．

6）腹臥位

腹臥位による管理が酸素化を改善させると報告され，いくつかの比較試験が行われたが，有意な生存率の改善は認められなかった[4]．しかし近年，より酸素化の悪い ARDS に限ると ICU 生存率の改善を認めたというメタ解析も報告されている[32]．

7）筋弛緩薬

適切な鎮静にもかかわらず患者と人工呼吸器の同調性が保てない場合に筋弛緩薬の使用を考慮するが，近年 ARDS 治療早期の筋弛緩薬の使用が良好な予後につながると報告された[33]．

8）薬物療法

グルココルチコイドについて，パルス療法などの大量療法の有効性は否定的であるが，少量使用に関しては予後の改善を始め人工呼吸使用日数，ICU 期間などいくつかのパラメーターで改善を示す可能性がでてきており，考慮してもよい治療方法といえる．使用する場合はメチルプレドニゾロン 0.5〜2.5 mg/kg/日の使用が多く報告されている[34]．

その他の薬剤では，好中球エラスターゼ阻害薬，抗凝固薬（アンチトロンビン，遺伝子組換え型活性化プロテイン C，遺伝子組換えトロンボモジュリン）などの有効性を示す報告もあるが，効果は一定しておらず現時点では推奨されない[4]．

9）水分・栄養管理

ARDS では水分バランスをマイナスに保つ戦略が，死亡率での差はないものの酸素化の改善や人工呼吸器使用日数の短縮などにつながると報告されている[35]．栄養管理については，エイコサペンタエン酸と γ リノレン酸を含む栄養剤の投与により死亡率を含めたいくつかのアウトカムの改善を示すと報告されている[36]．

10 予後

ARDS の予後は，肺への保護的な換気が使用

されることにより改善したといわれており，2008年の報告では死亡率は43%とされている[37]．死因は呼吸不全自体よりむしろ他臓器不全が重要で，そういった意味でもARDSの管理においては臓器不全の評価が重要となる．

近年は生存者に関する調査も多く，ARDSから救命された患者は長期経過後も運動機能，精神的な障害，QOLが障害されているとも報告されている[38]．

文　献

1) Ashbaugh DG, Bigelow DB, Petty TL, et al: Acute respiratory distress in adults. Lancet 2: 319-323, 1967.
2) Petty TL, Ashbaugh DG: The adult respiratory distress syndrome. Clinical features, factors influencing prognosis and principles of management. Chest 60: 233-239, 1971.
3) Bernard GR, Artigas A, Brigham KL, et al: The American-European Consensus Conference on ARDS: Definitions, mechanisms, relevant outcomes, and clinical trial coordination. Am J Respir Crit Care Med 149: 818-824, 1994.
4) 社団法人日本呼吸器学会ARDSガイドライン作成委員会：ALI/ARDS診療のためのガイドライン第2版，秀潤社，2010．
5) Luhr OR, Antonsen K, Karisson M, et al: Incidence and mortality after acute respiratory failure and acute respiratory distress syndrome. Am J Respir Crit Care Med 159: 1849-1861, 1999.
6) Arroliga AC, Ghamra ZW, Perez Trepichio A, et al: Incidence of ARDS in an adult population of northeast Ohio. Chest 121: 1972-1976, 2002.
7) Bersten AD, Edibam C, Hunt T, et al: Incidence and mortality of acute lung injury and the acute respiratory distress syndrome in three Australian States. Am j Respire Crit Care Med 165: 443-448, 2002.
8) Goss CH, Brower RG, Hudson LD, et al: Incidence of acute lung injury in the United States. Crit Care Med 31: 1607-1611, 2003.
9) Rubenfeld GD, Caldwell E, Peabody E, et al: Incidence and outcome of acute lung injury. N Engl J Med 353: 1685-1693.
10) Wind J, Versteegt J, Twisk J, et al: Epidemiology of acute lung injury and acute respiratory distress syndrome in the Netherlands: a survey. Respir Med 101: 2091-2098, 2007.
11) 織田成人，平澤博之，北村信哉，他：千葉県における急性肺障害（ALI）／急性呼吸窮迫症候群（ARDS）に関する疫学調査—人口当たりの罹患率および転帰に関する多施設前向き共同研究結果—．日救急医会誌 18：219-228，2007．
12) Li G, Malinchoc M, Cartin-Ceba R, et al: Eight-year trend of acute respiratory distress syndrome: a population-based study in Olmsted County, Minnesota. Am J respire Crit Care Med 183: 59-66, 2011.
13) Piantadosi CA, Schwartz DA: The acute respiratory distress syndrome. Ann Intern Med 141: 460-470, 2004.
14) Katzenstein AA, Askin FB: Surgical pathology of non-neoplastic lung disease. Major problems in pathology. Forth edition. Saunders, Philadelphia, 2006.
15) Esteban A, Fernández-Segoviano P, Frutos-Vivar F, et al: Comparison of clinical criteria for acute respiratory distress syndrome with autopsy findings. Ann Inter Med 141: 440-445, 2004.
16) Papazian L, Doddoli C, Chetaille B, et al: A contributive result of open-lung biopsy improves survival in acute respiratory distress syndrome patients. Crit Care Med 35: 755-762, 2007.
17) Donati SY, Papazian L: Role of open-lung biopsy in acute respiratory distress syndrome. Curr Opin Crit Care 14: 75-79, 2008.
18) Webb WR, Müller NL, Naidich DP: High-resolution CT of the lung. Forth Edition. Lippincott Williams & Wilkins, Philadelphia, 2009.

19) Desai SR, Wells AU, Rubens MB, et al: Acute respiratory distress syndrome: CT abnormalities at long-term follow-up. Radiology 210: 29-35, 1999.
20) Ichikado K, Suga M, Muranaka H, et al: Prediction of prognosis for acute respiratory distress syndrome with thin-section CT: validation in 44 cases. Radiology 238: 321-329, 2006.
21) Ventilation with low tidal volumes as compared with traditional tidal volumes for acute lung injury and the acute respiratory distress syndrome. The Acute Respiratory Distress Syndrome Network. N Engl J Med 342: 1301-1308, 2000.
22) Petrucci N, Iacoveli W: Ventilation with lower tidal volumes versus traditional tidal volumes in adults for acute lung injury and acute respiratory distress syndrome. Cochrane Database Syst Rev; CD003844, 2004.
23) Putensen C, Theuerkauf N, Zinserling J, et al: Meta-analysis: ventilation strategies and outcomes of the acute respiratory distress syndrome and acute lung injury. Ann Inter Med 151: 566-576, 2009.
24) Brower RG, Lanken PN, MacIntyre N, et al: Higher versus lower positive end-expiratory pressures in patients with the acute respiratory distress syndrome. N Engl J Med 251: 327-336, 2004.
25) Mercat A, Richard JC, Vielle B, et al: Positive end-expiratory pressure setting in adults with acute lung injury and acute respiratory distress syndrome: a randomized controlled trial. JAMA 299: 646-655, 2008.
26) Meade MO, Cook DJ, Guyatt GH, et al: Ventilation strategy using low tidal volumes, recruitment maneuvers, and high positive end-expiratory pressure for acute lung injury and acute respiratory distress syndrome: a randomized controlled trial. JAMA 299: 637-645, 2008.
27) Briel M, Meada M, Mercat A, et al: Higher vs lower positive end-expiratory pressure in patients with acute lung injury and acute respiratory distress syndrome: systematic review and meta-analysis. JAMA 303: 865-873, 2010.
28) Amato MB, Barbas CS, Medeiros DM, et al: Effect of a protective ventilation strategy on mortality in the acute respiratory distress syndrome. N Engl J Med 338: 347-354, 1998.
29) Villar J, Kacmarrek RM, Peres-Mendez L, et al: A high positive end-expiratory pressure, low tidal volume ventilation strategy improves outcome in persistent acute respiratory distress syndrome: a randomized controlled trial. Crit Care Med 34: 1311-1318, 2006.
30) Fan E, Wilcox ME, Brower RG, et al: Recruitment maneuvers for acute lung injury: a systematic review. Am J Respir Crit Care Med 278; 1156-1163, 2008.
31) Hilbert G, Gruson D, Vargas F, et al: Noninvasive ventilation in immunosuppressed patients with pulmonary infiltrates, fever, and acute respiratory failure. N Engl J Med 344: 481-487, 2001.
32) Abrouq F, Ouanes-Besbes L, Dachraoui F, et al: An updated study-level meta-analysis of randomized controlled trials on proning in ARDS and acute lung injury. Crit Care 15; R6, 2011.
33) Papazian L, Forel JM, Gacouin A, et al: Neuromuscular blockers in early acute respiratory distress syndrome. N Engl J Med 363: 1107-1116, 2010.
34) Tang BM, Craig JC, Eslick GD, et al: Use of corticosteroids in acute lung injury and acute respiratory distress syndrome: a systematic review and meta-analysis. Crit Care Med 37: 1594-1603, 2009.
35) National Heart, Lung, and Blood Institute Acute Respiratory Distress Syndrome (ARDS) Clinical Trial Network. Wiedemann HP, Wheeler AP, Bernard GR, et al. Comparison of two fluid-management strategies in acute lung injury. N Engl J Med 354: 2564-2575, 2006.
36) Pontes-Arruda A, Demichele S, Seth A, et al: The use of inflammation-modulating diet in patients with acute lung injury or acute respiratory distress syndrome: a meta-analysis of outcome data. JPEN J Parenter Enteral Nutr 32: 596-605, 2008.
37) Zambon M, Vincent JL: Mortality rates for patients with acute lung injury/ARDS have decreased over time. Chest 133: 1120-1127, 2008.
38) Herridge MS, Tansey CM, Matte A, et al: Functional disability 5 years after acute respiratory distress syndrome. N Engl J Med 364: 1293-1304, 2011.

各論15.1
悪性腫瘍とリンパ球細胞増殖性疾患の臨床的側面

平岡範也
(京都第一赤十字病院)

　肺の悪性腫瘍で，びまん性肺疾患の鑑別にあがるのは上皮性腫瘍では細気管支肺胞上皮がん，癌性リンパ管症，その他粟粒影をとる転移性腫瘍などで，非上皮性腫瘍としては主に悪性リンパ腫ということになる．悪性リンパ腫については良性腫瘍あるいは反応性病変との境界が明瞭でないものが含まれ，後半でまとめてリンパ増殖性疾患として扱う．

1　細気管支肺胞上皮癌
bronchioloalveolar carcinoma（BAC）

　BACは1999年WHO国際組織分類（第3版）で独立した肺腺癌の亜型とされ，日本肺癌学会の肺癌取扱い規約（2010年11月改定第7版）でも腺癌の一亜型として分類されている．さらに粘液産生の有無によってmucinous, nonmucinousまたはmixed mucinous and nonmucinous or indeterminate cell typeとして細分類されている．

　BACは，肺胞壁に沿った上皮置換性増殖（lepidic growth）のみからなり，間質や血管，胸膜への浸潤を示さない腺癌である．これはいわゆる野口分類のtype Aからtype Bにあたるもので切除のみで治癒する予後良好な肺腺癌の組織型にあたる[1]．

　したがって，びまん性肺疾患の鑑別にあがる，びまん性細気管支肺胞上皮癌（diffuse BAC）とよばれてきた非区域性の広範な肺炎様の拡がりを示すものの多くは，その病理像が浸潤癌＋BACであり，混合型腺癌（adenocarcinoma with mixed subtype）に分類される．すなわち経気管支肺生検などで得られた小さな病理検体では，BACパターン（lepidic growth）を認めても浸潤像の有無が確認できないことから，最終診断は摘出手術標本による検索が必要であり，臨床診断としてのBACと混乱を生じていた．

　2011年IASLC/ATS/ERSから肺腺癌の分類が発表され[2]，今後WHOの肺癌分類もこれに沿って改定されると思われる．その中でBACやmixed subtype adenocarcinomaという用語は使用しないことが推奨されており，小さな生検組織での診断では，nonmucinous BACはadenocarcinoma with lepidic pattern, mucinous BACはmucinous adenocarcinomaと表記される．また切除標本において，通常nonmucinous（稀にmucionous）adenocarcinomaで直径3cm未満のもので純粋なlepidic growthを示すものはadenocarcinoma in situ（AIS），5mm未満の浸潤がみられるものはminimally invasive adenocarcinoma（MIA）と分類されることとなった．また浸潤癌（invasive adenocarcinoma）のうち，lepidic growthを主体とし，5mm以上の浸潤がみられるものは，特にlepidic predominant adenocarcinomaと表記される（表1）．

　BACの画像所見として報告されているものは，diffuse BACについて検討されているものが多く[3,4]，特に粘液産生型におけるair bronchogramを伴う浸潤影や，造影CTの縦隔条件において粘液貯留部分が低吸収を示し，その中の血

表1 IASLC/ATS/ERS Classification of Lung Adenocarcinoma on Resection Specimens

Preinvasive lesions
　Atypical adenomatous hyperplasia
　Adenocarcinoma in situ (≦3 cm formerly BAC)
　　Nonmucinous
　　Mucinous
　　Mixed mucinous / nonmucinous
Minimally invasive adenocarcinoma
　　(≦3cm lepidic predominant tumor with ≦5mm invasion)
　　Nonmucinous
　　Mucinous
　　Mixed mucinous / nonmucinous
Invasive adenocarcinoma
　　Lepidic predominant
　　　(formerly nonmucinous BAC pattern, with >5 mm invasion)
　　Acinar predominant
　　Papillary predominant
　　Micropapillary predominant
　　Solid predominant with mucin production
Variants of invasive adenocarinoma
　　Invasive mucinous adenocarcinoma (formerly mucinous BAC)
　　Colloid
　　Fetal (low and high grade)
　　Enteric

BAC; bronchioloalveolar carcinoma

（文献2）より引用）

管が強調されてみえる"CT angiogram sign"などは教科書的ではあるが，特異的なものではない[4]．

　前述したように新しいIASLC/ATS/ERSの概念によれば，adenocarcinoma in situ が現時点でのBACの定義を満たすものと理解され，せいぜい3cm以下のground-glass nodule（GGN）がBAC（多くはnonmucinous BAC）の典型的画像ということになり[2]，従来検討されてきたmucinous BACと考えられる疾患の画像は，mucinous adenocarcinoma，もしくはinvasive adenocarcinoma, lepidic predominant の画像として再検討されるものと思われる．

　BACの治療では，近年EGFRチロシンキナーゼ阻害薬（EGFR-TKI）の有効性が注目されている．その有効性の指標ともいえるEGFR mutationはnonmucinous BACに高率に認められmucinous BAC（invasive mucinous adenocarcinoma）には稀であり[2]，EGFR-TKIの有効性もnonmucinous BACに限られると報告されている[5]．

2 癌性リンパ管症
lymphangitic carcinomatosis

　癌性リンパ管症は肺のリンパ組織の中で腫瘍が成長していることを示している．

　多くの転移性悪性腫瘍（乳腺・胃・膵臓・前立腺・原発不明癌など），そして肺癌，特に小細胞肺癌や肺腺癌などにみられることが多い[6]．

　癌性リンパ管症は，まず血行性転移が起こり，間質，リンパ組織へと浸潤することが多いが，縦隔・肺門リンパ節から直接浸潤することもある[4]．したがって縦隔・肺門リンパ節腫大は癌性リンパ管症のCTにおいても半数以下にしか認められない[4,6,7]．

　症状としては息切れが多く画像診断に先行することもあり，発症時胸部X線が30〜50%は正常との報告もある[6]．障害されるリンパ組織は，気管支血管束と小葉中心間質（軸位間質）と小葉間隔壁と胸膜直下領域（末梢間質）であり，これらの部位のリンパ組織への腫瘍増殖とそれに伴い生じる浮腫が，画像上の特徴となっている[4]．約半数の症例は病変が片側性・限局性である．胸水は半数以上の症例にみられる．

　CT所見では気管支血管束の肥厚，小葉間隔壁の肥厚，胸膜直下間質の肥厚，小葉中心領域の気管支血管周囲間質の肥厚などを認め，これらの所見にもかかわらず間質性肺炎のような小葉構造の破壊がないことが特徴である[4,7]．

　特に数珠状または結節状の小葉間隔壁肥厚所見は，しばしば鑑別を要する肺水腫では認められない[4,6]．しかしこれらの所見がないからといって癌性リンパ管症の否定にはならず，またサルコイドーシスや珪肺症でも同様の所見を認めることから特異的所見とはいえない．

表2 Major primary lymphoid lung lesions

Non-neoplastic
- Intrapulmonary lymph node
- Follicular bronchiolitis
- Lymphoid interstitial pneumonia
- Nodular lymphoid hyperplasia

Neoplastic
Malignant lymphoma
　B cell type
　　Extranodal marginal zone lymphoma of MALT (MALT lymphoma)
　　Diffuse large B-cell lymphoma
　　Lymphomatoid granulomatosis
　　Intravascular large B-cell lymphoma
　　Large B-cell lymphoma arising in HHV8 associated multicentric
　　Castleman disease
　　Primary effusion lymphoma

　T cell type
　　Ault T-cell leukaemia / lymphoma

　Posttransplant lymphoproliferative disorders
　Leukaemic infiltration

MALT; mucosa-associated lymphoid tissue

（文献11）より改変引用）

診断は，息切れを訴える担癌患者であれば典型的な HR-CT 像があれば十分であり，通常肺生検は必要ない．新生物を指摘されていない患者では，癌性リンパ管症が限局的であることも多く，病変部位の選択的な生検が必要である．

治療により改善することもあるが，一般に予後は不良で 50％生存率は 3 ヵ月未満で，6 ヵ月生存は 15％以下である[6]．

③ 転移性肺腫瘍（血行性転移）

癌性リンパ管症とは異なり，間質への浸潤所見は認めず辺縁明瞭な多発性結節影を認めることが多い．その分布は肺の小葉構造とは無関係であることが一般的である[4,6]．肺内の結節と脈管構造の関係を見るために MIP（maximum intensity projection）画像が有効である[4]．時に血管内腫瘍塞栓による末梢肺動脈の不整な拡張所見がみられることがある．原発臓器およびその組織型による臨床像の違いについては，テキストブックを参考いただきたい[6]．

④ 肺のリンパ増殖性疾患

肺のリンパ増殖性疾患とは，肺に主としてリンパ球が数ヵ月から数年にわたって増殖または浸潤する疾患であり[8]，欧米では primary lymphoid lung lesion と総称されている炎症性疾患から悪性新生物までの広いスペクトラムをもった疾患群をさす[9-11]（表2）．

これらの疾患群の多くは，主に肺・気道の mucosal associated lymphoid tissue（MALT）である bronchus associated lymphoid tissue（BALT）と関連していると考えられている[9,10]．

肺病変には BALT 以外のリンパ路として，小葉間隔壁や臓側胸膜にも形成されるが，これらの病変が目立つ場合は悪性リンパ腫の可能性が高くなる．

lymphoid interstitial pneumonia（LIP）については，現在特発性間質性肺炎の一型に分類されており[12]，別の章で詳しく述べられるため本章ではその他の疾患について概説する．

reactive lymphoid hyperplasia は，慢性過敏性肺炎，関節リウマチなどの膠原病肺，閉塞性肺炎や感染後器質化肺炎など，慢性炎症に伴う限局性・巣状の BALT の過形成所見であり，その他様々な疾患に合併してみられる[10]．

画像診断や病理診断のみでリンパ増殖性疾患を鑑別することは，しばしば困難であり，確定診断には免疫染色や遺伝子診断を含め総合的な臨床判断が必要となることが多い．一般にリンパ球の単クローン性増殖は悪性を示唆する所見であるが，反応性のリンパ球のみを検査することによる偽陰性や，PCR 法などの増幅により微小なクローンを証明したとしても，直ちに悪性リンパ腫としての強力な治療が必要とはならないことがあり，これらの検査結果は慎重に解釈されるべきである[13]．

以下に代表的なリンパ増殖性疾患について解説する．

1) 濾胞性気管支・細気管支炎
follicular bronchitis/bronchiolitis(FB)

気管支・細気管支周囲のBALTの過形成により，胚中心をもつリンパ濾胞を伴う多クローン性リンパ球を主体とした細気管支壁への細胞浸潤がみられ，しばしば細気管支の狭窄がみられる[10]．若年から成人まで幅広い年齢層にみられ，基礎疾患としてAIDSを含む免疫抑制状態，シェーグレン症候群や関節リウマチなど膠原病，自己免疫疾患，感染症，好酸球増多を伴う過敏反応などが報告されている[11,14]．

臨床症状は咳・呼吸困難などの呼吸器症状で，発熱・体重減少などの全身症状が時に認められる．

HRCTでは両側下肺野優位な小葉中心性・気管支血管束に沿った1～3mm，時に1cm程度までの結節とすりガラス(様)陰影を呈することが多い．嚢胞性陰影やエアトラッピングをあらわしていると考えられる呼気でのモザイク状の透過性亢進もみられることがある[4]．

予後は一般的に良好であるが，時に進行性の場合もあり，その場合はステロイド，免疫抑制剤が使用されることがある．

2) 結節性リンパ増殖症
nodular lymphoid hyperplasia(NLH)

NLHは，偽リンパ腫(pseudolymphoma)とよばれていたもので良性と考えられていたが，その多くが分子病理学的な解析によりモノクローナリティが証明され，現在では肺MALTリンパ腫と認識されている．しかし一部に良性な反応性病変が残されており，NLHに分類されている[8,11,15]．約2/3が孤立性，残りが多発性で，典型例は胸膜直下や気管支血管周囲に2～4cmの辺縁明瞭な結節，あるいはコンソリデーションとして認められる．内部にエアブロンコグラムを伴うことも多い．通常胸水や肺門・縦隔リンパ節腫脹は認めないとされているが，反応性の肺門リンパ節腫脹を約1/3の症例で認めるとする報告もある[15]．

症例の多くは50～60歳代で通常は無症状である．膠原病などの基礎疾患は稀である．過去の文献にあるような発熱・体重減少等全身症状がみられる場合は，MALTリンパ腫の臨床像である可能性を常に考えておく必要がある．

組織学的に多数のリンパ濾胞とともに，リンパ球と形質細胞が気管支・細気管支周囲に浸潤し，病変の中に密な線維化がみられることが特徴的な所見とされている[8,10,11,15]．

3) 悪性リンパ腫

胸部の悪性リンパ腫には縦隔病変を主体とするリンパ節・胸腺由来のものと，肺内リンパ組織（多くはMALT）由来のもの，全身の悪性リンパ腫からの続発性（転移）によるものがある．このうち続発性のものが胸部悪性リンパ腫の90%を占める．縦隔・肺門リンパ節から直接肺内に浸潤するものは，広義間質のリンパ路に病変を認める．一方，血行性に肺内に浸潤するものはリンパ路に沿った病変分布を示さず，粟粒影や器質化肺炎を疑うような浸潤影，小結節など様々な画像パターンをとり，全肺野にすりガラス(様)陰影を呈しARDSとなるような症例も報告されている．

縦隔リンパ節にみられる悪性リンパ腫は，20～30歳代女性に好発する縦隔大細胞型B細胞リンパ腫(primary mediastinal (thymic) large B-cell lymphoma)，縦隔Hodgkinリンパ腫（ほとんどが結節硬化型）などがあるが，いずれも局所での腫瘍増大による上大静脈症候群等の症状が中心であり，肺野に独立した病変を作ることは少ない．

原発性肺悪性リンパ腫は肺門部リンパ節浸潤があってもよいが，診断後3ヵ月間は他部位に病変を認めないものと定義されている．原発性肺悪性リンパ腫は，全悪性リンパ腫の1%以下と稀である．

肺原発リンパ腫には，MALTリンパ腫（low-grade B-cell lymphoma of MALT）以外にdiffuse large B-cell lymphoma（DLBCL），その他の稀なB細胞性あるいはさらに稀なT細胞性のリンパ腫がみられるが，臨床的に問題となる疾患について概説する．なお肺原発のHodgkinリンパ腫は極めて稀であるが，続発性（転移性）悪性リンパ腫としての肺病変の出現頻度は，非Hodgkinリンパ腫よりも高いといわれている[16]．

5 MALTリンパ腫
low-grade B-cell lymphoma of MALT

肺原発の悪性リンパ腫中で70％以上を占めるといわれる．2008年改定のWHO分類ではextranodal marginal zone B-cell lymphoma of MALTに分類され，以前はMALTリンパ腫をhigh gradeとlow gradeに分類していたが，high gradeのものはDLBCLへと改定されている．

中年以降の発症が多いが，HIV感染に伴う例では小児・若年者にもみられる．

肺原発リンパ腫でMALTリンパ腫の次に多いDLBCLは咳・全身倦怠感・体重減少・発熱など症状を認める場合がほとんどであるのに対して，MALTリンパ腫では無症状のことが多く，あったとしても軽い呼吸器症状，胸痛などであり，発熱・体重減少などの全身症状は稀である[17]．病変は気管支を中心として広がる浸潤影・結節影としてみられることが多い．また多発性，両側性のこともあるが，胸郭外への進展は稀である．腫瘍は既存の血管，気管支を破壊せずに進展する傾向があり，CTにおいて約50％の症例でエアブロンコグラムが認められる．腫瘍からリンパ路周辺に拡がると小葉中心性の粒状影やすりガラス（様）陰影，線状影を伴うこともある．そのほか牽引性気管支拡張，気管支の狭窄，嚢胞，CT angiogram sign（前述）も認めることがある[4]．

組織学的にはしばしばリンパ濾胞も認められ，これは反応性リンパ過形成を否定する根拠とはならない．腫瘍辺縁での胸膜・気管支軟骨への浸潤像，気管支上皮へのリンパ腫細胞の浸潤により上皮の変性，腺構造の破壊を伴うリンパ上皮病変（lymphoepithelial lesion）はNLH等の反応性病変には稀であり，MALTリンパ腫に特徴的である[8,11]．免疫グロブリン軽鎖の単クローン増殖（軽鎖制限），免疫グロブリン重鎖の遺伝子再構成が認められれば，診断に有用である．

免疫グロブリン重鎖の遺伝子再構成は，気管支肺胞洗浄液（BALF）でも検索可能であるので，BALFの細胞分画で正常ではほとんど認められないB細胞が増加している場合など，リンパ腫を疑う場合は検索すべきである．

MALTリンパ腫の染色体異常として，trisomy3, t（11, 18）（q21; q21），t（1; 22）（q21; q32），が知られている．最近t（11, 18）の，キメラ遺伝子 API2-MALT1再構成がみられることが報告された．API2-MALT1キメラ遺伝子はMALTリンパ腫に特徴的であり，fluorescence in situ hybridization（FISH）でfusion signalとして検出可能である．MALTリンパ腫の20〜30％，特に肺MALTリンパ腫では約半数に認められ，リンパ腫の発生にも直接関与しているとされている[18]．

MALTリンパ腫は，長期間肺内にとどまる傾向があり，5年生存率も80〜90％と良好である[4,17]．切除にて完治する例も多いが，再発例にはCD20抗体治療の有効性も報告されている．

6 リンパ腫様肉芽腫症
lymphomatoid granulomatosis（LYG）

1972年Liebowらにより報告された稀な疾患で，血管中心性の異型細胞を含む多彩な細胞浸潤と壊死がみられる．ウェゲナー肉芽腫症と悪性リンパ腫のオーバーラップした特徴をもつ

と考えられたため肉芽腫症の名が付いているが，組織学的に真の肉芽腫は認めない．また血管壁全層の細胞浸潤を認めるが，血管炎とは異なり血管壁の壊死は認めない[18]．2008年改定のWHOリンパ系腫瘍の分類では成熟B細胞新生物の中に，他の悪性リンパ腫と同列に表記されており，大部分がEpstein-Barr virus（EBV）感染に関連したB細胞リンパ腫の一型と考えられている[10,19,20]．

組織的に様々な浸潤細胞のうち，大型のB細胞がEBVに感染し増殖した腫瘍細胞の本体であり，他のT細胞を中心とした浸潤細胞はEBV感染細胞が産生するサイトカインにより集簇しているとされている（T cell rich, EBV-associated B-cell lymphoma）[8,19]．また組織学的なGrade分類もEBV感染細胞と相関することも示されている[21]．（Grade分類の定義は確立されたものではないが[21]一般的には次のように分類しているようである：Grade Ⅰ．EBV陽性細胞である大型異型細胞が，高倍率視野あたり5個未満で壊死も無いかごく軽度．Grade Ⅱ．大型異型細胞5〜20個未満．しばしば壊死巣がみられる．Grade Ⅲ．大型異型細胞が20個以上でシート状に増殖，広範な壊死が認められる．DLBCL（あるいはその亜型）とみなされる）．しかし一部の症例でリンパ腫のクローンが証明されないもの（pure LYG）や，T細胞性のリンパ腫の報告もあり，現時点ではLYGはheterogenousな疾患群の可能性がある．

LYGは男性に多く（男女比2：1），中高年での発症が多いが幅広い年齢層にみられる．症状は咳，胸痛，血痰などの呼吸器症状が多いが，発熱，体重減少，倦怠感などの全身症状も認めることがある．皮膚症状（結節，紅斑，水疱など）も20〜40%の症例にみられるが特異的なものはない．中枢神経症状（約20%），末梢神経症状（約10%）などの神経症状が肺病変に先立ってみられることもある．腎炎症状は現さないが剖検では腎臓にリンパ球の浸潤がしばしばみられる．ウェゲナー肉芽腫症とは異なり上気道に病変を認めることは稀である[10]．

胸部画像所見では，末梢性の（1〜8cm程度の）辺縁不明瞭な両側性多発結節が下肺野優位に分布することが多い．経過中約25%に空洞が出現し，非特異的なびまん性浸潤影，胸水（1/3以下）もみられる．胸郭内リンパ節腫脹は通常みられない[21,22]．

約70%以上の症例でEBVのゲノムが証明され，多くの症例で免疫組織学的に免疫グロブリン軽鎖制限，重鎖遺伝子の再構成がみられる[10]．小さな生検標本では，反応性の炎症細胞浸潤しか認められないことがあり，この疾患を正しく診断するためには十分な組織検体を得る努力が必要である．

一部に未治療で長期にわたり不変のものや，自然消退例の報告もあるが，一般に予後は不良で5年生存率は約50%である[22]．特に中枢神経系に病巣を作るものや肝脾腫を伴うものは予後不良である．Grade ⅢとGrade Ⅱの一部にはDLBCLと同様のサイクロフォスファミドやステロイドを含む化学療法や放射線治療が有効との報告がある．またEBV感染との関係からIFN α 2bの治療例や，モノクローナル抗CD20抗体であるrituximabが有効であったとの報告もあるが[10,21]，現時点で確立された治療といえるものはない．

7 血管内リンパ腫
intravascular large B-cell lymphoma（IVL）

1959年Pflegerらによって報告された稀なリンパ腫で，全身の血管（特に毛細血管）内腔に腫瘍細胞が増殖し，全身諸臓器の中でも特に脳・肺・皮膚・骨髄に多彩な症状を呈する[23]．多くの症例で肝脾腫，リンパ節腫脹も認めるが，腫瘍細胞は実質臓器内より周囲の小血管内に存在することが多い．中高年者の不明熱，意識障害の原因疾患としても重要であり，剖検で初めて診断されることもしばしばである．多くの症例で血清LDH, sIL-2Rの上昇を認める．中

枢神経症状のあるものは予後不良とされている．中枢神経症状や皮膚症状を欠き，血小板減少・肝脾腫・血球貪食症候群などを合併し急速な経過を呈する Asian variant IVL も報告されている[24]．また海外では女性に多く皮膚症状のみを呈し，予後も良好な cutaneous variant IVL も報告されているがわが国では稀である[25]．

HRCT ではびまん性の淡い濃度上昇域の存在や，小葉中心性粒状影などがみられることがあるが全く CT で異常がとらえられないこともあり画像からの診断は困難である．

数ヵ所から行うランダム皮膚生検が診断に有効との報告もある[26]．

腫瘍細胞が CD-20 陽性の場合 rituximab を加えた R-CHOP による化学療法が予後を改善する可能性が報告されている[24]．

8 キャッスルマン病
Castleman's disease

1956年 Castleman らが胸腺腫に類似する縦隔腫瘍の中に，独特な組織像を示すリンパ濾胞の過形成病変があることを報告し，その後に Keller, Castleman らにより臨床病理的に hyaline-vascular type, plasma cell type, および mixed type に分類され，Castleman 病とよばれるようになった疾患概念である．

hyaline-vascular type は全体の90％を占め，血管増生が強く胸部 CT でも造影効果がより強い．若年者に多く臨床症状は局所症状以外には無症状であることが多い．一方，高齢者に多い plasma cell type は多発性のことが多く，発熱，貧血，高γグロブリン血症，CRP 等急性期蛋白の増加，脾腫など多彩な全身症状を呈する特徴がある．

Castleman 病の全身型とみなされる症例を1984年 Chen が multicentric Castleman's disease（MCD）として報告した[27]．

わが国では，1980年に森らが同様の症例を idiopathic plasmacytic lymphadenopathy with polyclonal hyperimmunoglobulinemia（IPL）として報告していたため IPL/MCD と併記してよぶことも多い．

MCD では全身のリンパ節以外に肺，腎，末梢神経，皮膚，骨髄などに病変を作る．近年 IL-6 の過剰産生が MCD の臨床症状に関与することが分かり，抗 IL-6 抗体（Tocilizumab）が治療に用いられている．

またカポジ肉腫から分離された human herpes virus 8（HHV-8）との関係が指摘されているが，わが国では HIV 関連の MCD 以外では HHV-8 が検出されることは少ないとされており，悪性リンパ腫への移行（large B-cell lymphoma arising in HHV8-associated multicentric Castleman disease）も稀である．リンパ節組織像は関節リウマチなどの自己免疫疾患，梅毒，悪性腫瘍などでも同様の所見を示すことがあり，これらを除外することが必要である[28]．Castleman 病の肺病変は LIP と類似しているが，LIP では浸潤細胞がほとんどリンパ球であるのに対して，Castleman 病の肺病変は形質細胞主体の浸潤を認めること，比較的短期間で囊胞を多発すること，肺構造の破壊が高度になる傾向が強いことなど独立した病変である可能性が高い[29]．

MCD の肺病変としては，小葉中心性結節や薄壁囊胞（サルコイドーシスと比較し，より末梢の）気管支血管束の肥厚，小葉間隔壁肥厚が多くみられ，すりガラス（様）陰影，コンソリデーション，気管支拡張，胸膜下結節もみられることがある．呼吸機能検査では末梢気道閉塞に伴い残気量の増加がみられることが多い．進行すると混合性換気障害になる．

限局性の hyaline-vascular type のものは切除により治癒することが多いが，plasma cell type は慢性経過であるが有効な治療は確立されておらず，放射線治療やステロイド，シクロホスファミド投与，悪性リンパ腫に準じた化学療法（CHOP，CHOP-R など）が試みられている[30]．

腎臓病変はネフローゼ症候群や，腎不全に進

展することや，また高γグロブリン血症による過粘調度症候群で血栓症を起こすこともある．

⑨ 免疫不全関連リンパ増殖異常症
immunodeficiency associated lymphoproliferative disorders

免疫不全により発症するリンパ増殖性疾患には，原発性免疫異常症関連，HIV 関連，移植後リンパ増殖異常症（post-transplant lymphoproliferative disorders；PTLD）の三つのカテゴリーが WHO 分類であげられているが，HIV 関連のものは他稿を参照いただきたい．

骨髄もしくは臓器移植後，約 4%（1～10%）のレシピエントに良性の過形成性リンパ増殖から悪性リンパ腫まで様々のリンパ増殖性疾患が起きることが知られており，PTLD としてまとめられている[10,28]．特に臓器移植では心肺移植後に最も頻度が高いとされている[10]．

PTLD の多くは EBV 感染と関連しているとされており，免疫抑制剤の使用が発症に関与すると考えられている．発症の時期は，血液幹細胞移植で 70～90 日，臓器移植で 6 ヵ月前後が最も多く，大多数は移植後 1 年以内に発症するが数年後にもみられる[28]．臨床像は伝染性単核球症様の発熱・咽頭痛・頸部リンパ節腫脹を呈するものから限局したリンパ節腫脹，全身の節外臓器まで拡がるものなど様々である．

胸郭内では，縦隔・肺門リンパ節腫大や単発または多発の肺結節影が多く，約半数には胸郭外病変も同時にみられる．肺内病変には，その他 halo sign，斑状・巣状のコンソリデーション，すりガラス（様）陰影もみられる[4]．剖検では胸膜，心膜，胸腺などにも病変を認めることが多い[28]．

予後は様々であるが，一般に移植後 1 年以内に発症するものは，それ以降に発症するものに比べて良好といわれており，免疫抑制剤の減量，中止により改善，治癒するものもある．近年関節リウマチのメトトレキセート（MTX）治療中

に発症するリンパ増殖性疾患の報告が増加しているが，B 細胞のモノクローナルな増殖がみられたにもかかわらず，免疫抑制剤の中止により治癒する "reversible lymphoma" も EBV 感染が関与するとされており[20,28,31]同様の病態と考えられる．

⑩ 成人 T 細胞白血病／リンパ腫
adult T-cell leukemia/lymphoma（ATLL）

Human T-cell lymphotropic virus type 1 (HTLV-1) 感染はわが国を中心とした地域のほかカリブ海沿岸，南米，およびアフリカで流行がみられる．HTLV-1 プロウイルスが DNA に組み込まれた成熟 T 細胞が形質転換して，単クローン性に増殖する腫瘍が ATLL である．ATLL は，わが国で 100 万人以上いると思われる HTLV-1 キャリアの中で，年間 1,000 人弱程度が発症し，キャリアの生涯発症率は約 5%（多段階発癌）とされている[32]．

病型は急性型（55%），慢性型（20%），くすぶり型（5%），リンパ腫型（20%）に分類され，慢性型やくすぶり型から数十年を経て約 25% が急性転化する．ATLL の肺合併症は高頻度であり，ATLL 細胞の浸潤，肺出血，肺炎（サイトメガロウイルス，ニューモシスティス，アスペルギルス，カンジダ等の日和見感染を含む）などがみられるが，ATLL 未発症の HTLV-1 キャリアにおいても約 30% に肺病変が認められる．HTLV-1 は HTLV-1 関連脊髄症／熱帯性痙性脊髄麻痺や HTLV-1 関連ブドウ膜炎，HTLV-1 関連関節炎も引き起こすことが知られており，肺病変は HTLV-1 associated bronchiole-alveolar disorder（HABA）として認識されている[33]．

HTLV-1 感染者の外科的肺生検での検討によれば[34]，慢性副鼻腔炎の合併のない（時にびまん性汎細気管支炎（DPB）様の）炎症性気道病変（主に細気管支炎）とその周囲間質への非特異的な（ATLL 細胞でない T 細胞を主体とした）リンパ球浸潤が HABA の中心的な病態と

考えられる．画像所見としてはDPB類似の小葉中心性結節，気管支拡張がみられるパターンと気管支血管周囲間質の肥厚，すりガラス（様）陰影，結節，小葉間隔壁の肥厚などがみられるリンパ増殖性疾患パターンが報告されている[35, 36]．

治療に関しては現在の見解として，くすぶり型や慢性型の一部（低リスク群）は無治療で経過観察（watchful waiting）するが，同じく悪化するまで経過観察する慢性型リンパ性白血病と比べても予後は不良である[32]．またいったん急性転化すると予後は非常に悪い．急性型やリンパ腫型では化学療法，特に同種骨髄移植を併用した骨髄破壊的治療により予後は改善されつつある．またインターフェロンαと核酸逆転写酵素阻害剤ジドブジンが抗ウイルス薬として有効である可能性や，ATLLの90％以上に陽性となるケモカイン受容体CCR4モノクローナル抗体の有用性も報告されている[32]．ATLL細胞浸潤による肺病変であればATLLそのものの治療ということになるが，反応性のリンパ球浸潤にはステロイド等は一定の効果を認めることもある．またDPB様の肺病変にはエリスロマイシンの長期投与が有効であったとの報告もある．

文献

1) Noguchi M, Morikawa A, Kawasaki M, et al: Small adenocarcinoma of the Lung. Histologic Characteristics and Prognosis. Cancer 75: 2844-2852, 1995.
2) Travis WD, Brambilla E, Noguchi M, et al: International Association for the Study of Lung Cancer/American Thoracic Society/European Respiratory Society International Multidisciplinary Classification of Lung Adenocarcinoma. J Thoracic Oncol 6: 244-285, 2011.
3) Akira M. Atagi S, Kawahara M, et al: High-Resolution CT Findings of Diffuse Bronchioloalveolar Carcinoma in 38 Patients. AJR 173: 1623-1629, 1999.
4) Webb WR, Müller NL, Naidich DP.: High-Resolution CT of the Lung. 4th.edition., Lippincott Williams & Wilkins. Philadelphia: 241-272, 2008.
5) Cadranel J, Quoix E, Baudrin L, et al: IFCT-0401 trial: A Phase II Study of Gefitinib Administered as First-Line Treatment in Advanced Adenocarcinoma with Bronchioloalveolar Carcinoma Subtype. J Thorac Oncol 4: 1126-1135, 2009.
6) Fraser RS, Müller NL, Colman N, et al: Diagnosis of Disease of the Chest. 4th. edition, WB Saunders. Philadelphia: 1381-1417, 1999.
7) Stein MG, Mayo J, Müller N, et al. Pulmonary Lymphangitic Spread of Carcinoma: Appearance on CT scans. Radiology 162: 371-375, 1987.
8) Travis WD, Colby TV, Corrin B, et al: Histological Typing of Lung and Pleural Tumours. 3rd. edition, Springer. Berlin; 1999.
9) 岡 輝明：BALTとその疾患（肺のリンパ球性病変あるいはリンパ増殖性疾患）の病理．呼吸 22：841-849，2003.
10) Katzenstein AA: Katzenstein and Askin's surgical pathology of non-neoplastic lung disease, 4th. Edition, WB Saunders, Philadelphia: 237-259, 2006.
11) Travis WD, Galvin JR: Non-neoplastic pulmonary lymphoid lesions. Thorax 56: 964-971, 2001.
12) Swigris JJ, Berry GJ, Raffin TA, et al: Lymphoid Interstitial pneumonia, A Narrative Review. Chest 122: 2150-2164, 2002.
13) 岡 輝明：肺のリンパ増殖性疾患の病理診断．病理と臨床 26：510-511，2008.
14) Yousem SA, Colby TV, Carrington CB: Follicular bronchitis/bronchiolitis. Hum Pathol 16: 700-706, 1985.
15) Abbodanzo SL, Rush W, Bijwaard KE, et al: Nodular lymphoid hyperplasia of the Lung: A

Clinicopathologic Study of 14 Cases. Am J Surg Pathol 24: 587-597, 2000.
16) Filly R, Blank N, Castellino RA: Radiographic Distribution of Intrathoracic Disease in Previously Untreated Patients with Hodgin's Disease and Non-Hodgkin's Lymphoma. Radiology120: 277-281, 1976.
17) Cordier JF, Chailleux E, Lauque D, et al: Primary Pulmonary Lymphomas: A Clinical Study of 70 Cases in Nonimmunocompromised Patients. Chest 103: 201-208, 1993.
18) Kobayashi Y, Maekawa M, Natsuno Y, et al: Detection of t (11;18) in MALT-Type Lymphoma With Dual-Color Fluorescence In Situ Hybridization and Reverse Transcriptase-Polymerase Chain Reaction Analysis. Diagn Mol Pathol 10: 207-213, 2001.
19) Guinee DG, Jaffe E, Kingma D, et al: Pulmonary Lymphomatoid Granulomatosis: Evidence for a Proliferation of Epstein-Barr Virus Infected B-lymphocytes with a Prominent T-cell Component and Vasculitis. Am J Surg Pathol 18: 753-764, 1994.
20) Rezk SA, Weiss LM: Epstein-Barr virus-associated lymphoprpliferative disorders. Human Patol 38: 1293-1304, 2007.
21) Katzenstein AA, Doxtader E, Narendra S: Lymphomatoid Grnulomatosis, Insights Gained Over 4 Decades. Am J Surg Pathol 34: e35-48, 2010.
22) King TE Jr: Interstitial Lung Disease, fifth-edition. Peaple's Medical Publishing House. Shelton: 1053-1055, 2011.
23) Matsue K, Asada N, Takeuchi M, et al: A clinicopathological study of 13 cases of intravascular lymphoma: experience in a single institution over a 9-yr period. Eur J Haematol 80: 236-244, 2007.
24) Murase T, Nakamura S, Kawauchi K, et al: An Asian variant of intravascular large B-cell lymphoma: clinical, pathological and cytogenetic approaches to diffuse large B-cell lymphoma associated with haemophagocytic syndrome. Br J Haematol 111: 826-834, 2000.
25) Ponzoni M, Ferreri AJ, Campo E, et al: Definition, Diagnosis, and Management of Intravascular Large B-cell Lymphoma: Proposals and Perspectives From an International Consensus Meeting. J Clin Oncol 25: 3168-3173, 2007.
26) Asada N, Odawara J, Kimura S, et al: Use of Random Skin Biopsy for Diagnosis of Intravascular Large B-cell Lymphoma. Mayo Clin Proc 82: 1525-1527, 2007.
27) Chen KTK：Multicentric Castleman's disease and Kaposi's sarcoma. Am J Surg Pathol 8: 287-293, 1984.
28) Bragg DG, Chor PJ, Murray KA, et al: Lymphoproliferative Disorders of the Lung: Histopathology, Clinical Manifestations, and Imaging Features. AJR 163: 273-281, 1994.
29) 岡　輝明：IPL／MCD の肺病変の病理像．日胸 66：229-235, 2007.
30) Dispenzieri A: Castlemann Disease. Cancer treat res 142: 293-330, 2008.
31) Kamel OW, Van de Rijn M, Weiss LM, et al: Reversible Lymphomas Associated with Epstein-Barr Virus Occurring during Methotrexate Therapy for Rheumatoid Arthritis and Dermatomyositis. N Engl J Med 328: 1317-1321, 1993.
32) 塚崎邦弘：ATL．臨床血液 51：1595-1606, 2010.
33) 木村郁朗：HTLV-1 associated bronchiole-alveolar disoeder（HABA）．日本臨床　47：283-293, 1988.
34) 北市正則，西村浩一，泉　孝英，他：HTLV-1 関連気道病変．病理と臨床 20：944-949, 2002.
35) Okada F, Ando Y, Kondo Y, et al: Thoracic Ct findings of adult T-cell leukemia or lymphoma. AJR Am J Roentgenol 182: 761-767, 2004.
36) Okada F, Ando Y, Yoshitake S, et al: Pulmonary CT Findings in 320 Carriers of Human T-Lymphotropic Virus Type 1. Radiology 240: 559-564, 2006.

各論15.2
びまん性肺病変をきたす悪性腫瘍とリンパ増殖性疾患の病理所見

小橋陽一郎
（公益財団法人天理よろづ相談所病院）

1 はじめに

びまん性肺病変をきたす悪性腫瘍としては，原発性よりは転移性のものが多く，成人では上皮性の悪性腫瘍がほとんどを占める．転移性肺癌では実数は胃癌，肝癌，膵癌，大腸癌などが多いが，癌種別では膵癌，乳癌などで肺への転移の頻度が高いことが知られている．肺のリンパ増殖性疾患では反応性から腫瘍性まで幅広い範囲の疾患群が含まれて議論されることが多い．ここでは他のびまん性肺疾患との鑑別が問題となる病態に絞って，その病理所見に触れてみたい．

2 びまん性肺病変をきたす悪性腫瘍

1）転移性肺癌

びまん性肺疾患との鑑別で問題になるのは，微細結節性多発転移，癌性リンパ管症，腫瘍塞栓症などで，原発が不明の場合，診断困難な場合も少なくない．

微細結節性多発転移（図1）：血行性転移の代表的な病態で，小結節性病変が多数形成されるが，血行性であることを反映して，分布に規則性がないことが特徴である．画像上，血行性散布である粟粒結核などとの鑑別を要し，生検が必要となる場合がある．

癌性リンパ管症（図2）：癌細胞が肺のリンパ管内にびまん性に広がって増殖する状態で，原発性の肺癌でも転移形式の一つとしてしばしばみられるが，転移性肺癌では，特に胃癌，乳癌などで頻度が高い．発生病態としては，肺門部などへのリンパ節転移がまず起こり，肺内のうっ滞したリンパ管に沿って逆行性に癌が広がっていくと推測されていた．気管支血管束，小葉間隔壁，胸膜などいわゆるリンパ路が中枢側優位な形でびまん性に肥厚するが，こうした定型的なものは画像で診断可能で，組織学的検索のなされることは少ない．ただ肺門リンパ節への転移がなくとも，癌性リンパ管症のみられることが知られるなど，現在ではどちらかと言えば，血行性転移から癌性リンパ管症が惹起されると考えられている．なお，癌性リンパ管症ではDADを生じてくる症例が少なからず認められ，画像上の鑑別が困難な場合もある．診断確定にTBLBなどが必要とされることも少なくないが，TBLBではEvGなどの弾性線維染色を加味することで，肺動脈周囲のリンパ管の同定が容易となり，診断しやすくなる．またリンパ管，血管あるいは各種のケラチンに対する免疫染色を用いてリンパ管の同定，症例により原発巣の推定も可能である．

腫瘍塞栓：前述の癌性リンパ管症と同時に肺動脈に腫瘍塞栓のみられることがしばしば経験される．血管内に癌がなくとも血管周囲のリンパ管に癌が増殖して，中央の血管を狭窄させ，血栓が形成される場合もある．腫瘍塞栓のみでは，画像所見に乏しく診断困難なことがあり，胃癌などで，原発巣が小さくともびまん性に肺

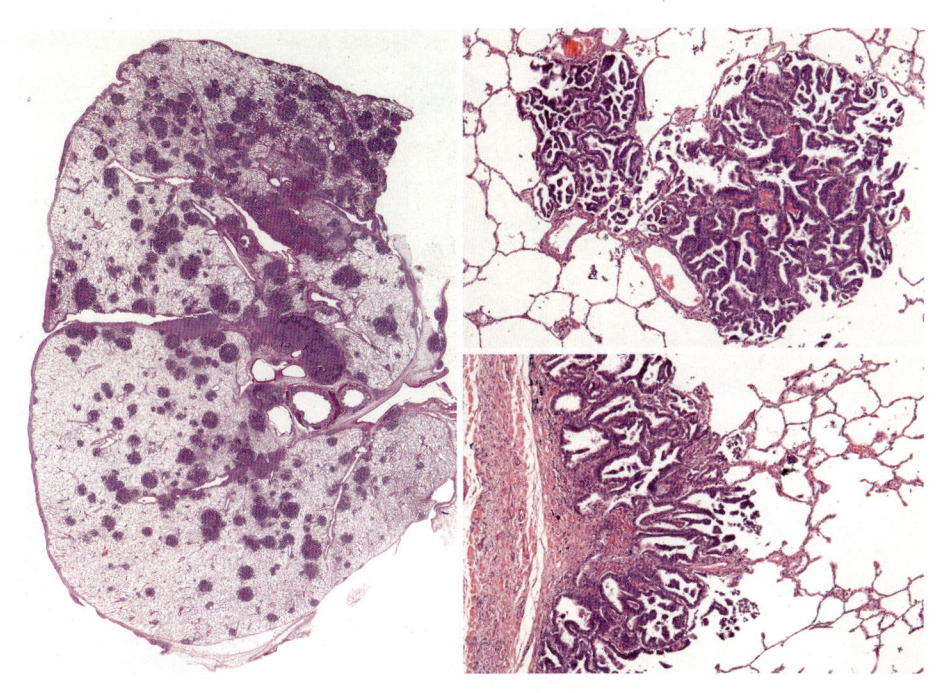

びまん性肺病変をきたす悪性腫瘍とリンパ増殖性疾患の病理所見 | 297

図1 血行性転移
左；CT相応水平断大切片HE．大小の結節がランダムに広がる．右；代表的結節の中拡大．上は小葉内，下は胸膜に沿って腺癌の転移がみられるが，分布は不規則である．

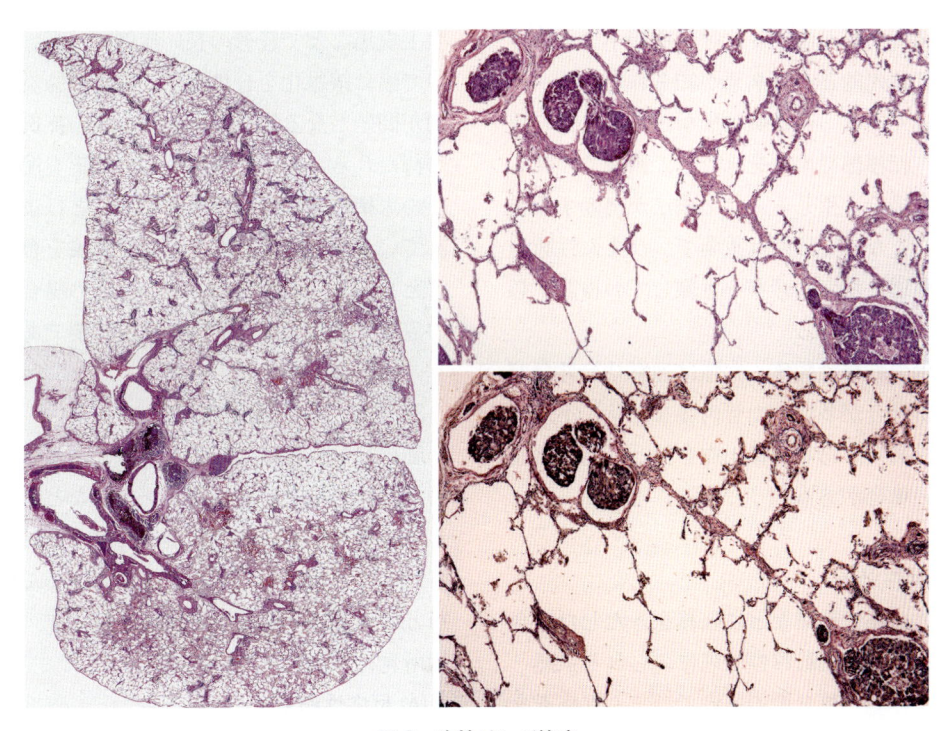

図2 癌性リンパ管症
左；CT相応水平断大切片HE．気管支血管束あるいは小葉間隔壁などいわゆるリンパ路ともよばれる広義間質がびまん性に軽度肥厚する．右；代表的部分の中拡大．上はHE，下はEvG染色．胸膜から連続する小葉間隔壁のリンパ管内に癌細胞のクラスターが散見される．

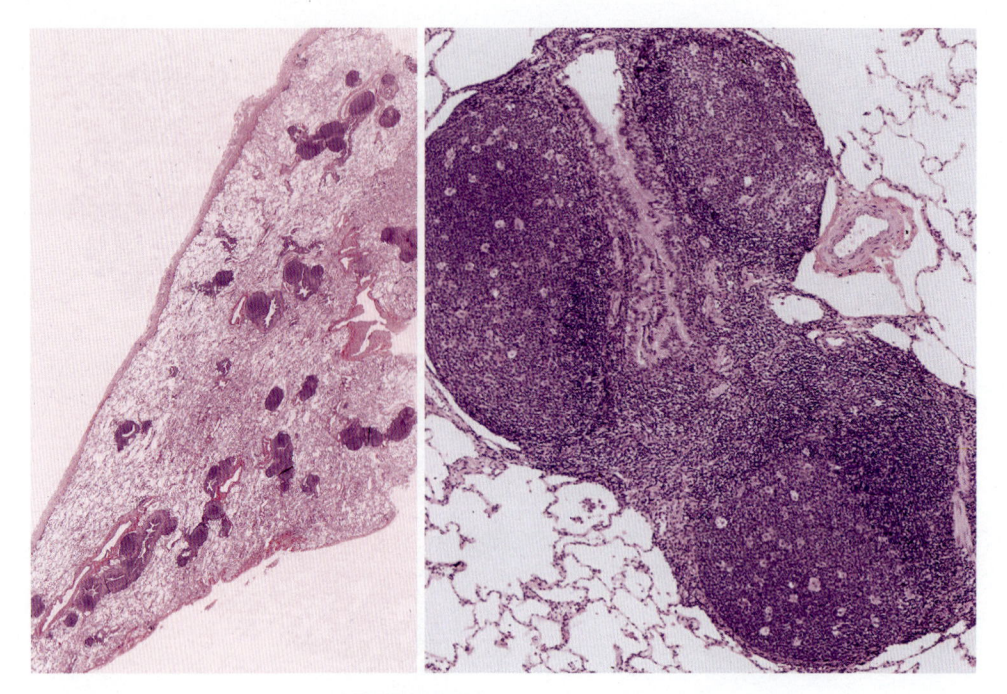

図3 濾胞性細気管支炎　follicular bronchiolitis
左；ルーペ像 HE．細気管支に沿ったリンパ濾胞の増生が多数認められる．右；代表的部分の中拡大．細気管支周囲に胚中心の増大を伴ったリンパ濾胞の増生があり，細気管支内腔は少なからず狭窄を伴う．

動脈に腫瘍塞栓が広がり，呼吸機能不全を引き起こして致死的となる病態が知られており，注意が必要である．逆に絨毛癌など易出血性の腫瘍では，転移部で出血をきたし，画像での判別が困難な場合も生じる．化学療法が奏効する腫瘍も少なくなく，診断は重要で，びまん性肺病変でも腫瘍性病変の存在を意識しての検討が必要であると思われる．

その他の転移性腫瘍：肉腫は通常結節性病変を呈する場合が多い．血管肉腫など時に不規則な多発性病変，あるいは出血を伴って画像診断の難しい場合がある．

2）原発性肺癌

原発性肺癌で他葉などに転移をきたした場合は，転移部は上記転移性肺癌にみられる病態と類似している．原発性の肺癌でびまん性病変を呈するのは，肺胞上皮癌などで時に観察される．UIP パターンの間質性肺炎に癌を合併することがあるのはよく知られているが，逆に，肺胞上皮癌などで経過の長い症例に，長い経過の中で癌に線維化を合併して，間質性肺炎との鑑別が問題となる場合もあり，今後の症例の蓄積が待たれる．扁平上皮癌などで気道を閉塞してその末梢に閉塞性肺炎を生じることはよく知られているが，腫瘍周囲に器質化肺炎を合併することもあり，TBLB などでの診断の場合，背景の癌を見過ごさないよう注意が必要である．

3）肺のリンパ増殖性疾患

肺のリンパ増殖性疾患としては，膠原病関連の反応性の症例から悪性リンパ腫など腫瘍性のものまで，幅広い範囲の疾患群が含まれて議論されることが多い．ここでは他のびまん性肺疾患との鑑別が問題となる病態に絞って，その病理所見に触れてみたい．

(A) 反応性病変

follicular bronchiolitis（図3）：関節リウマチ，シェーグレン症候群などの膠原病で，しばしば細気管支周囲にリンパ濾胞の増生および腫大が

みられ，時に細気管支の狭窄を伴ってくる．びまん性で細気管支周囲に病変が目立つ場合，病理診断名としてこの名称が冠されるが，膠原病関連の肺病変では，細気管支周囲以外にもしばしばリンパ濾胞形成がみられることがあり，所見名として用いられることもある．

lymphoid interstitial pneumonia（LIP）：1966年，Liebowは，リンパ組織の著明な浸潤増生を示す間質性肺炎症例をLIPと命名し，1968年の特発性間質性肺炎を病理形態学的に5型に分類したなかの一型に含めた．浸潤する細胞は分化した小型リンパ球が主体で間質に広範に広がり，気管支血管領域および小葉間隔壁にも著明で，lymphocytic lymphomaとの鑑別が極めて難しいものの，良性の病変であるとしていた．しかし，その後，肺のリンパ増殖性疾患の解析にも細胞表面マーカーの検索あるいは分子生物学的手法が取り入れられ，以前LIPとされていた症例の多くが，低悪性度B細胞リンパ腫を主とする悪性リンパ腫であったと考えられるようになり，Liebowが特徴としてあげた気管支血管束および小葉間隔壁などへの著明な浸潤（lymphangitic involvement, tracking）は，現在では逆に低悪性度B細胞リンパ腫の特徴と考えられている．現今のLIPを特発性間質性肺炎の一型，反応性の病態とする立場からは，LIP病変は肺胞壁を主体とする病変で，胸膜あるいは小葉間隔壁などへの浸潤，lymphangitic involvementはないものとしている．反応性病変としてLIP病変を呈する疾患としては，HIV感染，AIDS関連（特に小児）およびEBV20などのウイルス関連が知られている．間質へのリンパ球様細胞の浸潤を特徴とすることから特発性間質性肺炎群ではcellular NSIPとの鑑別を要するが，細胞浸潤の程度の差としかいいようがなく，厳密には鑑別は困難である．いずれにしても特発性間質性肺炎の一型としてのLIPは極めて稀と思われる．

LIP様病変：肺胞壁以外の，気管支血管束などのいわゆる広義の間質を含めた間質への，びまん性あるいは多結節性のリンパ球様細胞の浸潤増生の目立つ症例で，リンパ腫を除くと，膠原病肺（図4）をはじめとして，MCD（multicentric Castleman's dosease）（図5）あるいはIPL（idiopathic plasmacytic lymphadenopathy with polyclonal hyperimmunoglobulinemia）の肺病変などが鑑別にあがってくる．これらの疾患では，臨床的な鑑別が重要で，純粋に病理組織学的見地のみから鑑別するのは困難である．ただ，臨床的に膠原病などの確定診断の得られない時期に，組織の検討がなされる場合も少なくなく，こうしたとき，広義間質にも病変がみられると，特発性間質性肺炎を意識した厳密な意味でのLIPを組織診断名あるいは組織パターン名として適用することはできない．現在，こうしたときの受け皿として，適当な組織診断名がなく，一時的な受け皿として，LIP様病変として，用いても良いのではと考えている．

pseudolymphoma/ nodular lymphoid hyperplasia：Saltzsteinは，pseudolymphomaを，小型リンパ球の増生を主とする，良性の限局性の病変であるとしたが，このpseudolymphomaには，現在の分子生物学的知識を加味した新しいリンパ増殖性疾患の解釈によれば，多くの悪性リンパ腫（主にlow grade B-cell lymphoma）が含まれていたと考えられる．低悪性度B細胞リンパ腫以外に偽リンパ腫pseudolymphomaとの鑑別が必要な病変としては，inflammatory pseudotumorのplasma cell type，Wegener's granulomatosis, Lymphomatoid granulomatosisでgradeの低いもの，また最近新しい病態として知られるようになった，IgG4関連の肺病変などがあげられる．inflammatory pseudotumorは，背景にmyofibroblastの増生があり，これが腫瘤形成の本態と考えられ，Wegener's granulomatosis（WG），Lymphomatoid granulomatosis（LYG）などでは，血管炎の所見があることなどで鑑別される．IgG4関連の肺病変（図6）でも血管壁への細胞浸潤がみられることがあり，形質細胞が多く，免疫染色でIgG陽性細胞に対

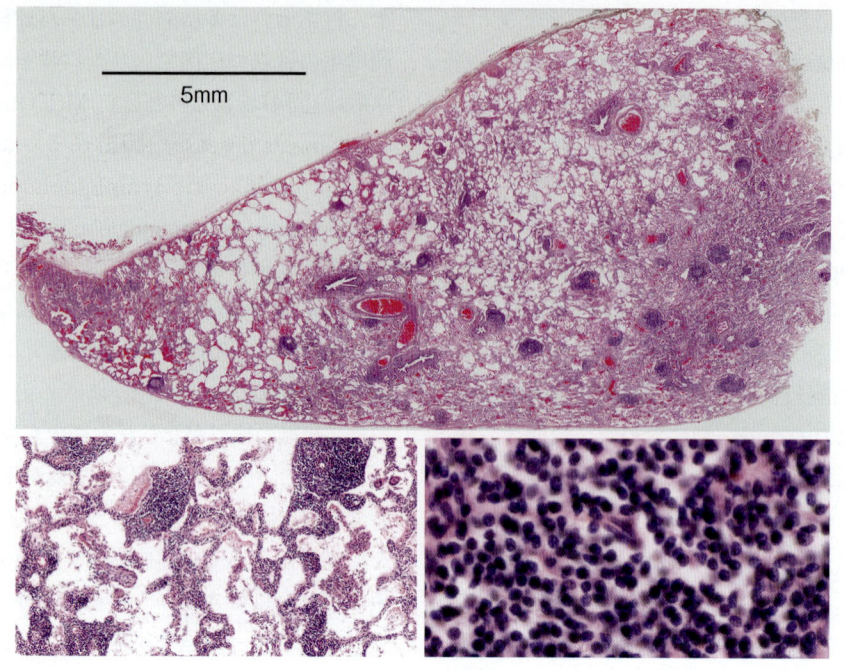

図4 LIP様病変
上；CT相応水平断大切片HE．比較的びまん性に病変は広がり，リンパ濾胞が散見される．下；代表的部分の拡大．左は中拡大で，肺胞壁のびまん性の肥厚および小血管周囲などにリンパ球の集簇巣がみられる．右は一部の拡大で，リンパ球は小型で異型はなく，免疫染色、PCRでも腫瘍性性格は証明されず反応性と考えられた．後にSLEが確定した．

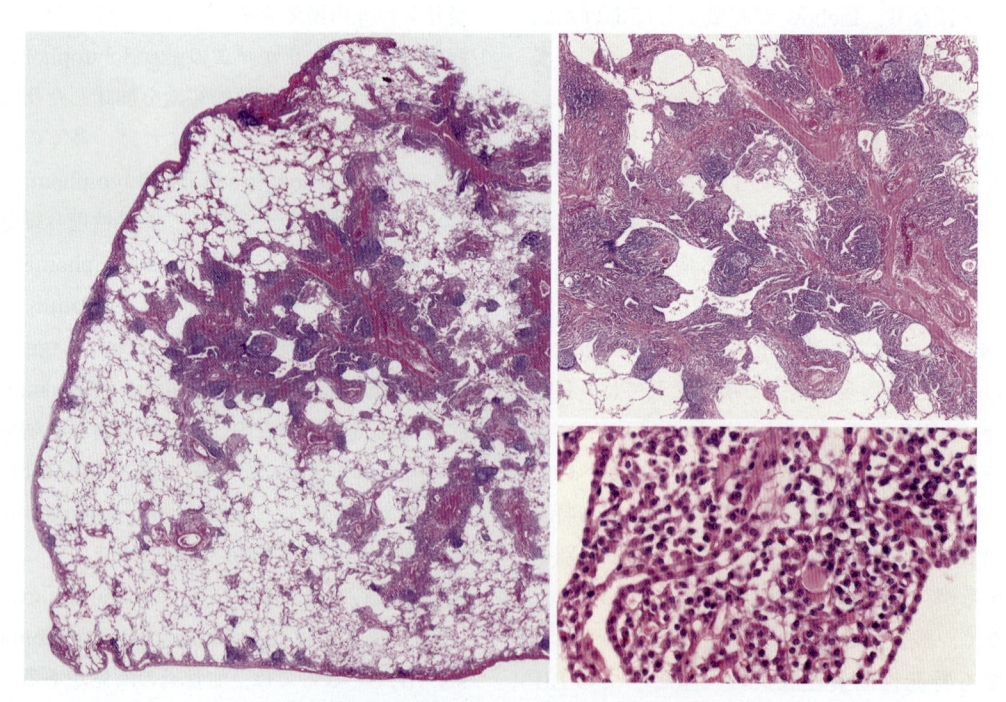

図5 MCD(multicentric Castleman's disease)
左；ルーペ像HE．気管支血管束，小葉間隔壁あるいは胸膜など広義間質を中心に病変がが広がる．右；代表的部分の拡大．上；気管支血管束に沿って線維化と周囲に部分的に集簇巣を形成しながら，比較的密にリンパ球様細胞の浸潤増生がみられる．下；一部の拡大で，増生する形質細胞が主体をしめる．

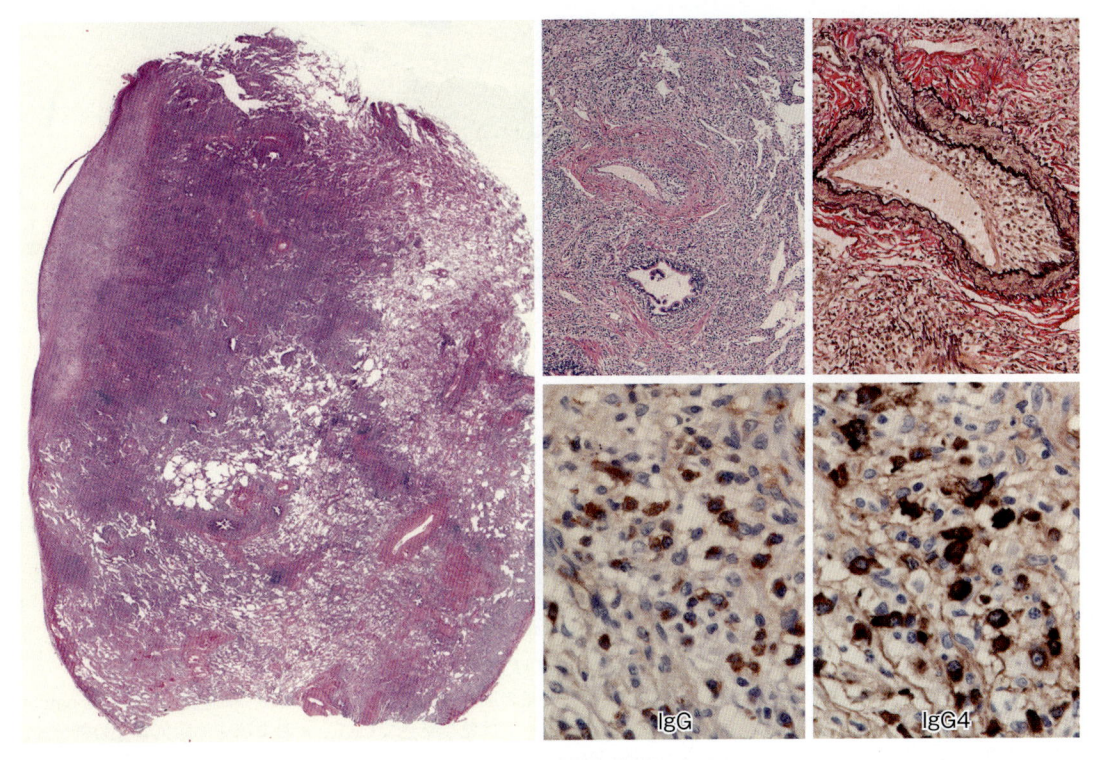

図6　IgG4関連の肺病変
左：ルーペ像HE．vague nodularな結節性病変で，リンパ球様細胞の間質性病変が主体をなす．右上には気道とその周囲の血管病変を示す．肺動脈などの弾性線維は良く保たれているが，少なからず内腔にまで細胞浸潤が認められる．右下：形質細胞の増生がみられ，これらはIgG4/IgGの比率が5割を越えている．

するIgG4陽性細胞の比率が40％を越すのが特徴とされている．ただ，少ないが，上記病変には当てはまらず，リンパ濾胞の目立つ，結節状，限局性のリンパ増殖性の病変で，分子生物学的手法を加味した精査でも腫瘍性性格の証明されない症例がある．こういったものに，本来の，良性の限局性の病変であるという意味でpseudolymphomaを適用してもよいが，やはり含まれる内容が曖昧であり，nodular lymphoid hyperplasiaと反応性の組織診断名を用いたほうが良いのではと思われる．

(B) 腫瘍性病変

低悪性度B細胞リンパ腫（図7, 8）：前述したが，Liebowが間質性肺炎の形態分類の一型として提唱したLIPおよびSaltzsteinの定義によるpseudolymphomaには，現在の分子生物学的知識を加味した新しいリンパ増殖性疾患の解釈によれば，多くの悪性リンパ腫（主にlow grade B-cell lymphoma）が含まれていたと考えられており，肺原発の悪性リンパ腫のなかではこのlow grade B-cell lymphoma of MALT (extranodal marginal zone B-cell lymphoma)の頻度が高い．組織学的には小リンパ球よりやや大きい，分化の良いリンパ球（centrocyte like cell）のいわゆる広義間質（気管支血管束，小葉間隔壁，胸膜などlymphangitic involvement, tracking）での増生がみられ，結節状，多結節状からびまん性に広がるものまで，症例により多彩である．形質細胞への分化の目立つもの，また時にmonocytoid B cellとよばれる組織球類似の分化を示すものなどが知られる．腫瘍性性格を示す組織所見として，B cellが細気管支上皮内に浸潤する像，lymphoepithelial lesionが重視されるが，絶対的ではない．免疫染色によるB cell，T cellの識別，形質細胞への分化のみられるものではκ，λの染色による軽鎖制限

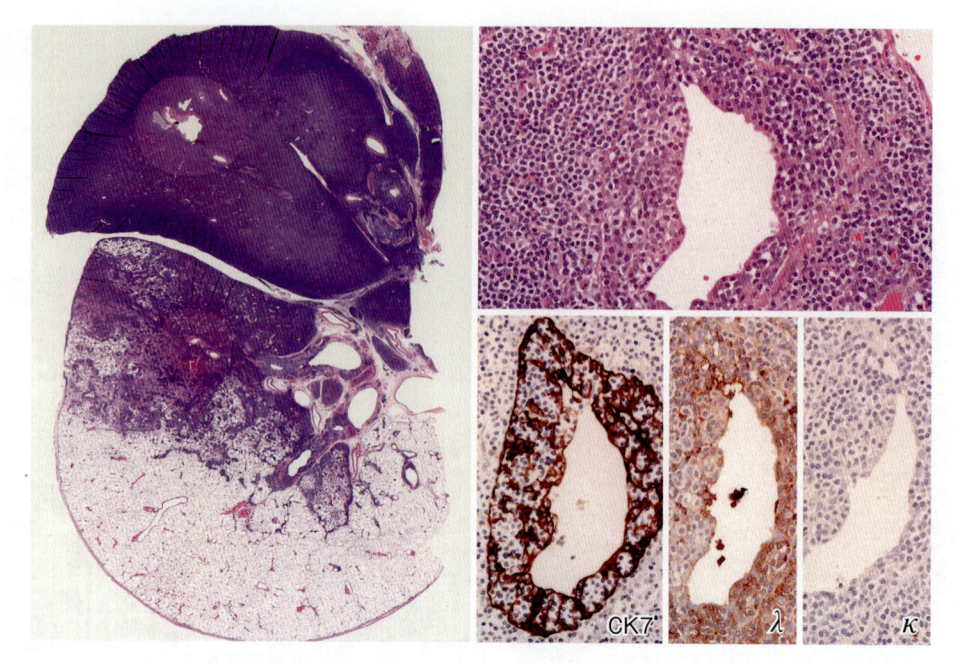

図7　MALTリンパ腫
左；CT 相応水平断大切片 HE．結節性の病変が広がるが，背景の肺構造は比較的良く保たれ，細胞密な部分でも patent な気管支が観察される．右；代表的結節の中拡大．上は HE，下は免疫染色で CK7，κ および λ．紫気管支の部分で，比較的分化の良い小型のリンパ球で，特徴的な lymphoepithelial lesion の部分を示す．上皮マーカーの CK7 でみると，上皮内に多数のリンパ球浸潤がみられることが識別しやすい．形質細胞への分化もあり，λ＞κ で軽鎖制限も明らかである．

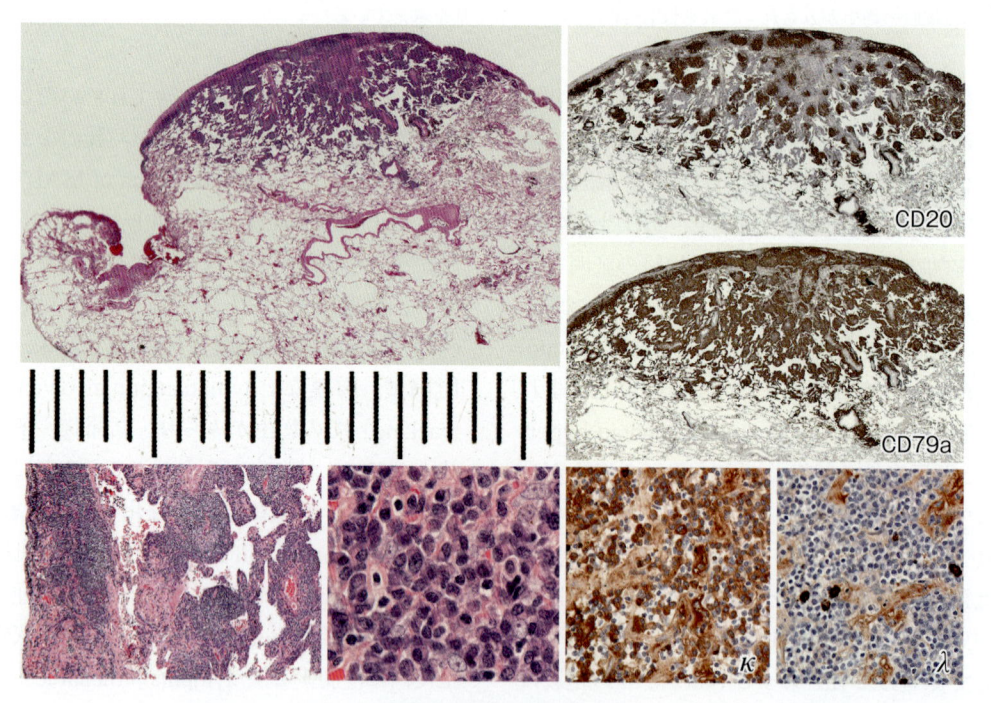

図8　MALTリンパ腫
左上；ルーペ像 HE．比較的早期のものと考えられる．胸膜，気管支血管束，小血管周囲など広義の間質に，密なリンパ球の浸潤増生があり，間質性肺炎様病変を呈す．こういった病変が広い範囲に広がり，間質性肺炎と鑑別を要する症例もある．本例では形質細胞への分化が目立ち，CD79a＞cd20で，κ＞λ で軽鎖制限が明らかに認められる．

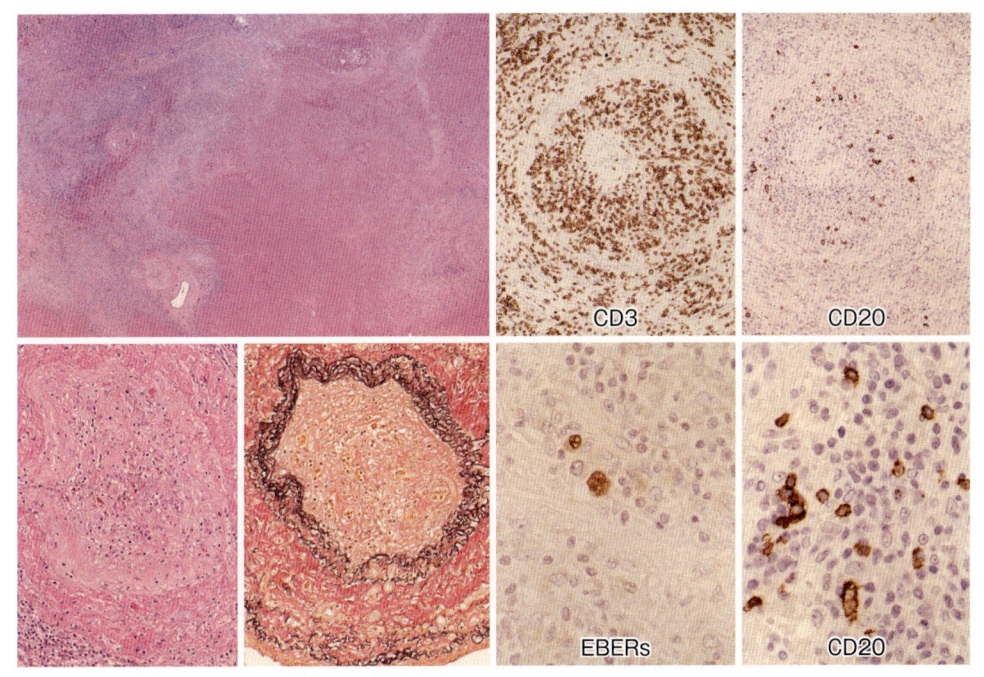

びまん性肺病変をきたす悪性腫瘍とリンパ増殖性疾患の病理所見 | 303

図9 LYG(lymphomatoid granulomatosis)
左上；弱拡大，不規則，広範な壊死がみられる．壊死辺縁部の血管は閉塞，その部の拡大を左下に示すが，血管の弾性線維は比較的よく保たれている．右に血管周囲内に浸潤する細胞の免疫染色を示すが，細胞の多くはT細胞で，それに混在してB細胞がみられ，B細胞の一部の大型のものにEBERS陽性のものが認められている．

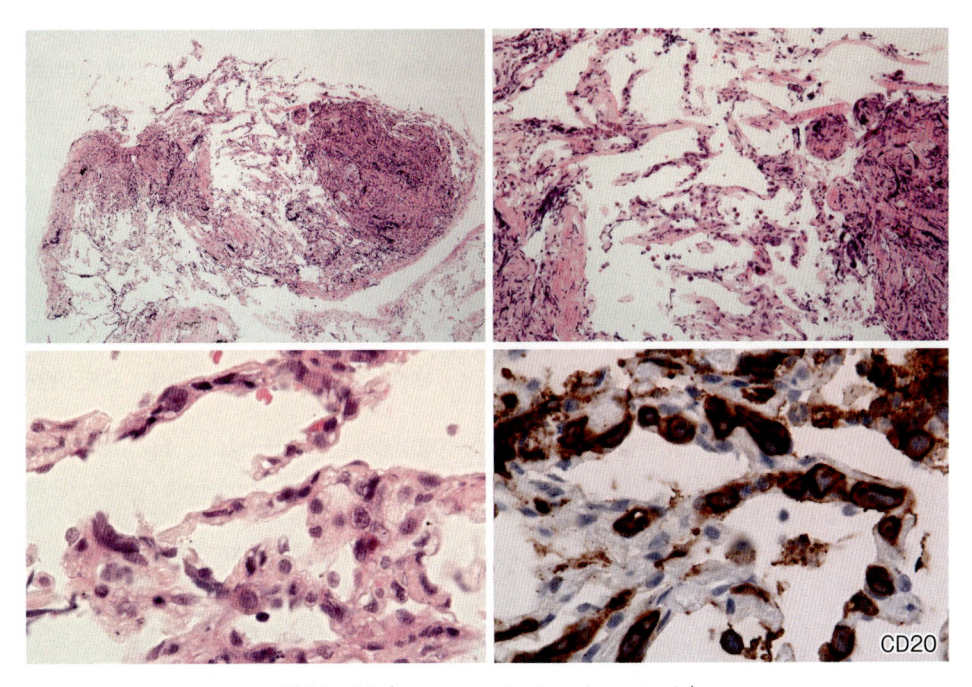

図10 IVL(intravascular lymphomatosis)
左上；TBLB標本弱拡大，右上中拡大および左下強拡大HE．肺胞壁などの軽度の肥厚がみられるが，それらの血管内に少数のやや大型の異型細胞が散見される．これらの細胞はCD20に強陽性(右下)で，B cellの腫瘍であることが推察される．IVLでは，しばしば腫瘍細胞の同定が困難であるが，CD20強陽性のものが多く，CD20の免疫染色は診断に極めて有用である．

などが認められるが，確定診断に重鎖のPCRでのクロナリティーの検討を要する場合もある．アミロイド変性を伴うもの，また臨床的にシェーグレン症候群が疑われる症例もある．

LYG（Lymphomatoid granulomatosis）（図9）：当初Liebowが，臨床および画像所見などはWegener's granulomatosisに類似するが，病理組織学的には悪性リンパ腫との鑑別の難しい一連の疾患群に対して命名したもので，現在でも，厳密には反応性か腫瘍性かの結論は得られていない．組織学的には，広範な壊死を伴う，血管への細胞浸潤像が特徴で，浸潤細胞はリンパ球様細胞，形質細胞および組織球様細胞と多彩である．浸潤細胞のうちリンパ球様細胞の多くは小型～中型のT-cellで，これに混在する少数の大型細胞があり，免疫組織学的にはB-cellで，EBV関連の抗体などに陽性示す．一応，この細胞がLYGの本態で，腫瘍性であると考えられてはいるが，大型の細胞がほとんど認められないものもあり，まだ結論には到っていない．

ホジキン病および非ホジキンリンパ腫：肺原発のホジキン病は極めて稀であるが，縦隔のリンパ節などが原発で，肺への浸潤，転移はしばしば経験される．ホジキン病も増生する細胞は比較的多彩で，時に血管への浸潤を伴い，壊死および空洞を呈する症例もあり，LYGとの鑑別を要する場合もある．MALT以外の非ホジキンリンパ腫が，肺に原発することも比較的稀と考えられ，多くはリンパ節などに発生し，肺へ浸潤あるいは転移したものである．大細胞型のB-cellリンパ腫で，血管への浸潤があり壊死を伴い，一見LYG様の所見を呈する場合もあるが，肺外にリンパ腫病巣がある場合はLYGとはしない．

IVL（intravascular lymphomatosis）（図10）：主に全身の小血管内にリンパ腫細胞の増生がみられる稀な病態で，かつてはneoplastic (malignant) angioendotheliomatosisと呼称されていた．通常，症状は中枢神経あるいは皮膚に出現する場合が多いが，時に画像所見に乏しい呼吸困難などとして肺が問題となり，TBLBなどが施行される場合がある．組織所見に乏しい場合もあるが，多くはB-cellでCD20陽性を示す例が多く，こういった病態を念頭に，免疫染色を加味して検討すると，血管内の腫瘍細胞が識別しやすくなる．

文献

1) Bruce DM, et al: Lymphangitis carcinomatosa: a literature review. J R Coll Surg Edinb 41:7-13, 1996.
2) 河端美則, 片桐史郎：続 肺癌の遠隔転移 4. 癌性リンパ管症 病理と臨床. 肺癌の臨床 4：353-359, 2001.
3) 深山正久, 島田素子, 比島恒和, 他：肺リンパ球増殖性疾患病理と臨床, 14：195-204, 1996.
4) 小橋陽一郎：リンパ球性間質性肺炎（LIP）／偽リンパ腫pseudolymphomaの病理. 病理と臨床 17：135-140, 1999.
5) 岡 輝明：6. IPL/MCDの肺病変. Annual Review 呼吸器：122-130, 2000.
6) 松井祥子：IgG4関連肺疾患の肺病変. 日胸 67：378-386, 2008.

各論16
肺胞蛋白症
(pulmonary alveolar proteinosis;PAP)

井上義一
(国立病院機構近畿中央胸部疾患センター)

1 概念

肺胞蛋白症(pulmonary alveolar proteinosis; PAP)は1958年Rosenらにより記載され[1]，わが国では1960年岡らによって紹介された稀少肺疾患である[2]．PAPはサーファクタントの生成または分解過程に障害により肺胞腔内を主として末梢気腔内にサーファクタント由来物質である好酸性の顆粒状の蛋白様物質の異常貯留をきたす疾患の総称である[3]．PAPは自己免疫性PAP(APAP)，続発性PAP(SPAP)，先天性PAP(CPAP)，未分類PAP(UPAP)に分類されるが，これまで特発性PAP(IPAP)，獲得性あるいは後天性(acquired)PAP，成人型(adult-type)PAPとよばれていた患者の多くは自己抗体(後述)が確認できれば，APAPと考えられる[3]．

2 PAPの病態

1) APAP

1994年Granulocyte Macrophage Colony Stimulating Factor(GM-CSF)欠損マウスの肺でPAP類似所見が認められまた，ReedらはGM-CSF欠損マウスにGM-CSFを吸入させ病変が軽快することを報告した[4,5]．1999年，北村，中田らはIPAPのBALおよび血清中でGM-CSFに対する中和自己抗体を特異的に認めること，肺胞マクロファージ，好中球の機能障害が病態に関与することを発見した[6]．抗GM-CSF自己抗体陽性のIPAPは最近APAPとよばれる[7]．最近，坂上，TrapnellらはGM-CSF抗体をサルに投与しPAP病変を再現し，抗GM-CSF抗体がAPAPの原因であることを証明した[8]．しかしながら，健常者の血液中には微量ながら抗GM-CSF自己抗体が存在することも報告されている[9]．

2) 他のPAP

CPAPの多くは常染色体劣性遺伝であり，surfactant protein(SP)-B，SP-C，ABCA3遺伝子の異常，GM-CSFレセプターの異常が報告されている[7]．SPAPは，血液疾患および悪性疾患(骨髄異形成症候群，Hodgkinおよび非Hodgkinリンパ腫，急性骨髄性およびリンパ球性白血病，慢性骨髄性白血病，hairy cell leukemia，多発性骨髄腫，黒色腫，骨髄増殖性疾患，モノクローナルγグロブリン血症)，免疫不全あるいはその他の異常(Thymic alymphoplasia，IgA欠損症，臓器移植後，Imatinib投与，acquired immune deficiency syndrome，皮膚筋炎)，粉じんなどの吸入(シリカ，アルミニウム，チタニウム，セメント NO_2)，感染(カリニ，抗酸菌，ノカルジア，アスペルギルス，クリプトコッカス，ヒストプラズマ，サイトメガロウィルス)，肺移植後(特発性肺線維症)，アミロイドーシス，ベーチェット病，リジン尿性蛋白不耐症などに伴って発症するといわれている．しかし多くの報告では抗GM-CSF自己抗体の測定は行われていないため今後の再検討が必

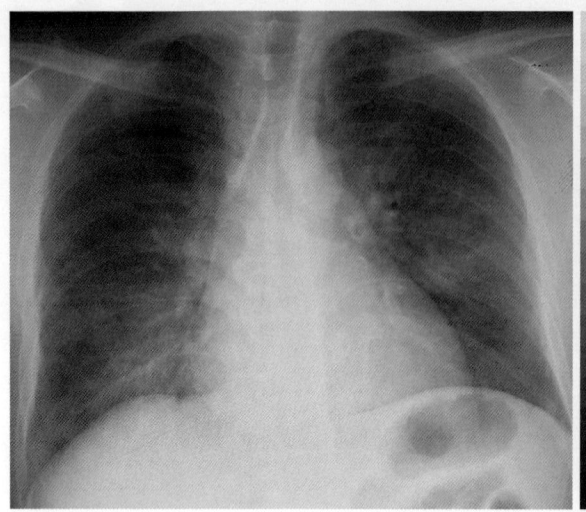

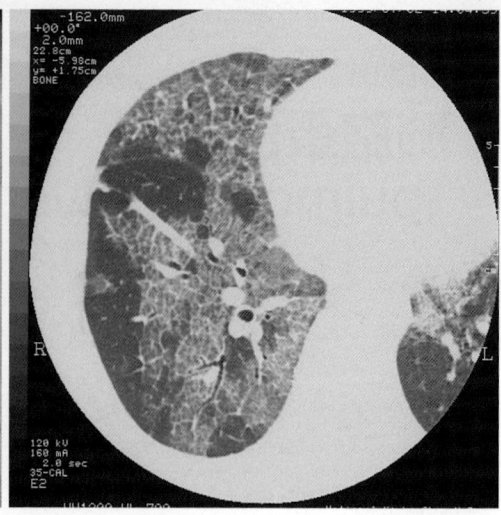

図1 肺胞蛋白症の胸部X線(左)とHRCT(右)

要である[7, 10-12].

③ 疫学

PAPは世界中で発生するが,わが国の大規模コホート疫学調査では,248名のPAP患者の調査を実施し,89.9%がAPAPであった.わが国のAPAPの発生率と罹患率は1,000,000人あたり0.49,6.2人,発症に地域差はなかった.男女比は2:1,診断時の年齢は51歳であった.56%に喫煙歴,23%に粉じん吸入歴を認めた[13].

④ 症状,徴候,合併症

症状は一般的に軽いが,最も多い症状は労作時呼吸困難(40%)であり,次いで咳(10%),痰(白色),微熱,全身倦怠感,体重減少が認められる.1/3の患者は無症状である.画像所見の割に症状が比較的軽微であることが本疾患の特徴である[3, 7, 13].続発性ではPAPの呼吸器症状に加えて原疾患の症状が加わる.先天性は極めて重篤な場合が多い.理学的所見では画像所見に比し理学的にも異常を認めないことが多いが,ラ音,ばち指を聴取することもある[3].合併症として,わが国の調査では,APAP 212名のうち6%に感染症(肺アスペルギルス症,非結核性抗酸菌症,肺結核,肺炎,),1.9%に悪性疾患,1.4%に自己免疫疾患,1.4%に肺線維症を診断時に認めた.SPAPでは原疾患の合併症が加わる[3, 13].

⑤ 検査所見

1) 胸部X線検査

APAPの典型例では中下肺野,中枢部を中心に両側びまん性の肺胞性陰影を認め,bat wing様,butterfly distributionに分布し,肋横隔膜角はスペアされる(図1左).画像所見と臨床所見が開離するのが特徴である(clinicoradiographic discrepancy).

陰影は自然に寛解したり,移動性がみられることがある.線維化を示唆する間質性陰影へ移行した症例もみられる.SPAPでは,基本的にAPAPに類似するが,APAPに比べ遍在性であることが多く下肺野優位性もみられない.悪性血液疾患に関連したSPAPでは,原疾患に伴い肺葉性の浸潤影,結節影,肺門リンパ節腫大などがみられる[14].CPAPの胸部X線写真所見は非特異的な両側性びまん性の網状・微細粒状影を伴うconsolidationないしすりガラス(様)陰影である.

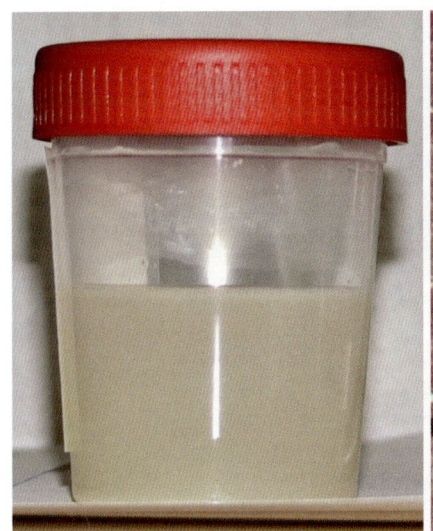

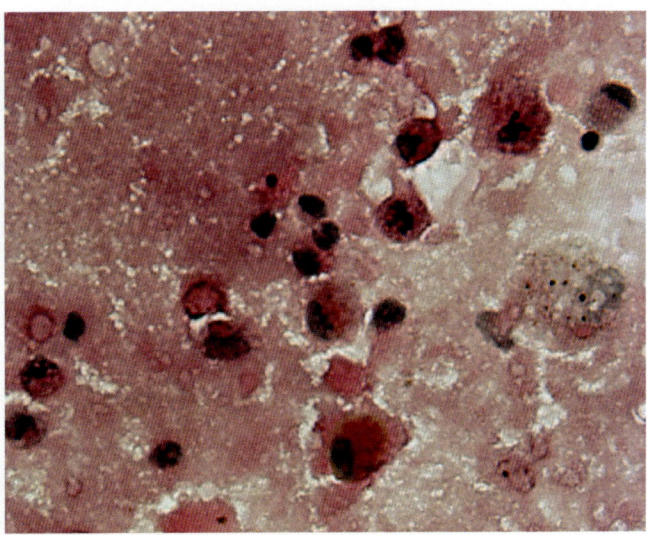

図2　肺胞蛋白症患者のBALFの所見（左肉眼所見，右PAS染色：×40, objective）

2) HRCT

APAPでは，両側すりガラス（様）陰影，病変部位の平滑な胞隔肥厚，これらの所見が重なるcrazy-paving pattern，メロンの皮様所見，浸潤影，斑状，地図状分布（geographic distribution）を認める（図1右）[3]．正常部と病変部が明瞭に区分される（汎小葉性分布），胸膜直下の肺野領域が正常に保たれる所見（subpleural sparing）もしばしば認められる．稀に囊胞，牽引性気管支拡張，蜂巣肺形成を認める．crazy-paving patternは浮腫と拡張したリンパ管による小葉間隔壁の肥厚によると考えられ，PAPの診断に有用な所見であるが，稀に他疾患でもみられることがある[3]．SPAPでもすりガラス（様）陰影が主体であるが，APAPに比べ，crazy-paving pattern, geographic distribution, subpleural sparingの頻度は少なく，すりガラス（様）陰影の分布は，SPAPでは均一で辺縁が不鮮明であることが多い[3,14,15]．日和見感染などの合併症の陰影にも注意を払う．CPAPではHRCTが施行されることが少なく詳細は不明である[3]．

3) 血清学的検査

APAPでは抗GM-CSF自己抗体が特異的に認められる．抗GM-CSF自己抗は体重症度と関係なく早期軽症例でも血清中で検出される．PAPの血清中ではLDH, KL-6, CEA, SP-A, SP-D, 他各種腫瘍マーカーが増加し病勢を反映する．これらのマーカーは間質性肺炎，肺癌などでも増加し，診断の特異性は低い[11,16]．

4) 気管支肺胞洗浄（BALF）

BALFは肉眼的に"米のとぎ汁様"に白濁し，放置すると沈殿する（図2左）．多数のPAS陽性，細胞構造のない円型ないし卵円形の粒子，泡状化したマクロファージ，細胞断片が汚れた背景の中に認められる．細胞分画ではマクロファージの割合は減少しCD4/CD8比はやや増加傾向がある（図2右）[3]．抗GM-CSF抗体を含め，血液中で増加するマーカーの多くはBALF中でも増加している．ChouらはBALFのpapanicolaou染色で緑～オレンジ色のglobulesを認めると報告している[3,17]．BALFは日和見感染の有無のチェックにも有用である．

5) 病理所見

左右肺に肺病変をきたした症例で，以下の基本的組織所見を認める[3]．①末梢気腔内に0.2 microns大の弱好酸球細顆粒状物質が充満し，細顆粒状物質に数10μm大の好酸性顆粒状物

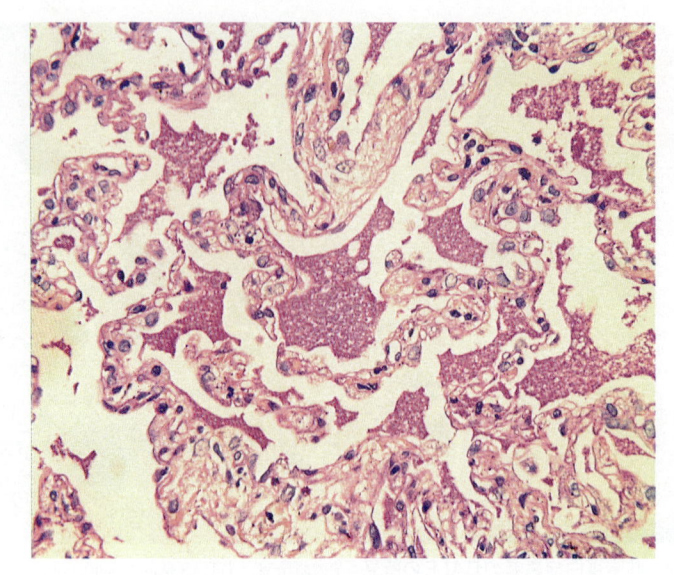

図3 肺胞蛋白症の経気管支肺生検所見（×20，objective）

質が混在する．数 μm 大の lipid clefts も混在する．②末梢気腔内の細顆粒状物質は PAS 染色で陽性所見を示す．③末梢気腔内の細顆粒状物質は免疫染色で SP-A に陽性所見を示す．また，PAP で認め得る所見として，①末梢気腔内に大型泡沫細胞が集積する．細胞質の崩壊過程を示す泡沫細胞を含む．②肺胞領域の間質にリンパ球系細胞浸潤をみる．多くは軽度まで．③間質性線維化病変が存在することがある（図3）．稀に線維化病変が著明な症例がある[3]．

6 診断

以下は，厚生労働省難治性疾患克服研究事業「PAP の難治化要因の解明，診断，治療，管理の標準化と指針の確立研究班」PAP の診断基準である[3]．

PAP の診断は以下の2項目を満たすこと．
(1) **画像所見**：胸部高分解能 CT 撮影で，PAP を支持する所見を有する．
(2) **病理・細胞学的所見**：下の a 項または b 項を満たす．
  a. BAL 液で白濁の外観を呈し，放置すると沈殿する．光顕で，顆粒状の外観を呈する好酸性，無構造物質の沈着や，泡沫状マクロファージ（foamy macrophage）がみられる．
  b. 肺生検の病理組織（TBLB または外科的肺生検）で PAP を支持する所見がみられる．

注1) 胸部高分解能 CT にて，びまん性すりガラス（様）陰影 GGO がみられる．GGO の分布は，自己免疫性肺胞蛋白症では地図状（辺縁が鮮明）であり，続発性肺胞蛋白症では均一（辺縁が不鮮明）であることが多い．

注2) APAP の診断には血清中の抗 GM-CSF 抗体が陽性であることを必要とする．抗 GM-CSF 抗体の測定がなされていない場合はこれまでの分類に従い IPAP とよぶに留める．

図4に研究班の診断のアルゴリズムを示す．

7 重症度分類

研究班では PaO_2 と症状の有無により 1〜5 まで重症度をスコア化している[3,13]．重症度1は無症状で $PaO_2 \geq 70$ Torr，重症度2は症状を認め $PaO_2 \geq 70$ Torr，重症度3は症状不問 70 Torr $> PaO_2 \geq 60$ Torr，重症度4は症状不問 60 Torr $> PaO_2 \geq 50$ Torr，重症度5は症

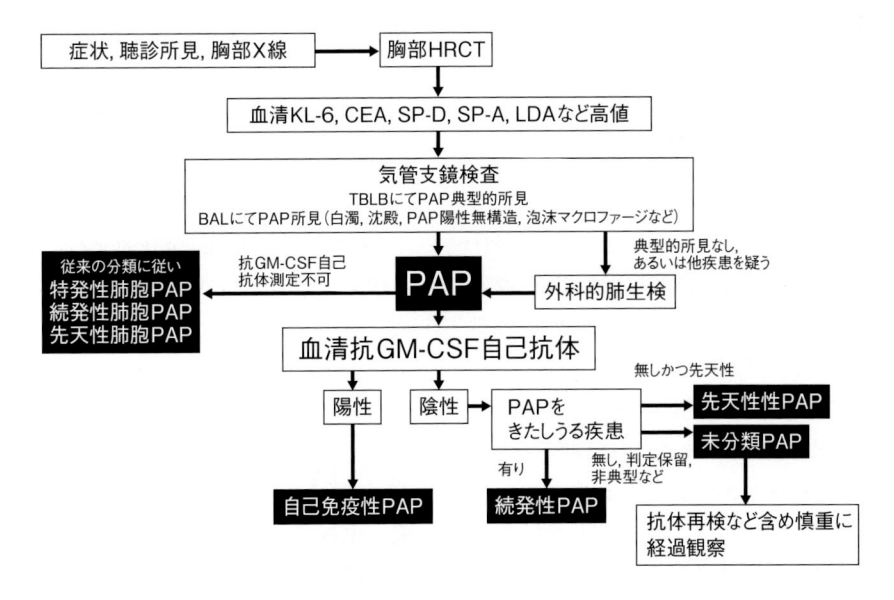

図4 肺胞蛋白症診断のアルゴリズム

図5 重症度に基づく肺胞蛋白症の治療指針

* PaO2:室内気吸入下,安静臥位.
** 経過観察:重症度,症状,肺機能,画像検査,血清マーカーなど
継続性肺胞蛋白症では原疾患の治療で肺胞蛋白症が改善することがある.

状不問 50 Torr > PaO_2 である.PaO_2 は室内空気下,臥位で測定する.SpO_2 での推定も可能である[3].わが国の疫学調査では,APAPの重症度1～5の分布は,26%,27%,25%,17%,5%であった[3,13].

8 治療,管理

CPAPは,対症療法など行うも予後は不良である.SPAPは基礎疾患の治療,あるいは洗浄療法(全肺洗浄あるいは区域洗浄)を行う.骨髄異形成症候群に伴うSPAPで骨髄移植によりPAPも改善したとの報告がある.APAPは,洗浄療法(全肺洗浄)が一般的である[3].図5に,重症度に応じた治療指針(主にAPAP)を示す[3].重症度に応じて,全肺洗浄,区域洗浄が行われるが,薬物療法としてアンブロキソールの内服も行われることがある.この指針はあくまでも治療の目安であり個々の患者の状態に応じた治療を行うこと.なお,ステロイドや免

疫抑制剤は効果を期待できない[3]．

9 新たな試験的治療

1996年Seymourらは GM-CSF を始めて皮下投与し，その後も海外では主に皮下投与が行われていた．わが国では試験的に GM-CSF 吸入療法が行われ[18]，最近，田澤らは62%の患者で有効であったと報告している[19]．前全肺洗浄のできない患者などでよい適応と考えられるが，あくまでも試験的治療であり，GM-CSF（sargramostim，あるいは molgramostim）は，わが国では未承認薬である．まだ少数例しか投与例がなく，安全性など問題点は残る．使用する場合は，倫理委員会などしかるべき手続きが必要である．

10 経過，予後

慢性に経過するが，8〜28%に自然軽快を認める．

Seymourらは343例の生存率の検討を行い，5年生存74.7%，10年生存68.3%であった．また，死亡例は69例であったが，死因は47例でAPAPに伴う呼吸不全，12例でコンロール不良の感染症，5例で膀胱癌，消化管悪性腫瘍，急性心筋梗塞，膵炎，胃小腸からの出血が死因であった．Seymourらは全肺洗浄を行った群では行わなかった群に比べて予後が有意に良好と報告している．GM-CSF 療法の長期予後は不明である．欧米では難治性の PAP に対して肺移植も実施される場合がある．移植肺に PAP が再発する可能性がある[3,10]．

11 社会資源と患者支援

基準を満たせば呼吸機能障害と認定される．PAPは平成21年度から厚生労働省難治性疾患克服研究事業の研究奨励分野として研究が開始された．研究班の公式ホームページに抗体測定情報も含めた，各種情報を掲載している．アドレスは以下の通り．

PAP 専用情報（医療従事者向け）
〈http://www.pap-guide.jp/index.html〉
PAP 一般利用者向け情報サイト
〈http://www.pap-support.jp/〉

また，患者支援団体として「日本PAP患者会（日本）」，「Pulmonary alveoilar proteinosis foundation（米国）」が活動している[3]．

12 症例

症　例▶37歳，男性
主　訴▶咳，白色痰
既往歴，家族歴▶特記事項なし．粉じん吸入歴無し．
喫煙歴▶15〜28歳まで5本/日
現病歴▶2年前から咳，痰を自覚するようになった．近医で時々対症的に治療していたが，胸部X線写真，CTの異常を指摘され（図1），当科紹介受診．
現　症▶ラ音聴取せず．ばち指なし．
検査所見▶WBC 6,100/μL, RBC 569×10^4/μL, Hb 16.2g/dL, Plt 24.9×10^4/μL, T.Prot 5.7 g/dL, LDH 377 U/L, CRP 0.0, 抗GM-CSF 自己抗体 66.7 μg/mL, KL-6 3,130 U/mL, CEA 3.5 ng/mL, SP-A 42.2 ng/mL, SP-D 267 ng/mL
（肺機能）VC 3.35L, %VC 81.0%, FVC 3.19 L, %FVC 77.2, %FEV$_{1.0}$ 2.85L, FEV$_{1.0}$% 89.3%, %TLC 67.0%, RV/TLC 23.5 %, %DLco 55.4%（動脈血ガス）pH 7.401, PaCO$_2$ 37.0 Torr, PaO$_2$ 65.0 Torr,
BALF▶白色混濁．泡沫マクロファージ，PAS陽性無構造物質多数あり（図2）．
TCC 2.7×10^5/mL, PAM 36.6 %, Ly 57.2 %, Nt 6.0 %, Eo 0.2 %, CD4/8 1.79
TBLB▶肺胞腔内に無構造のPAS陽性物質沈着（図3）．
経　過▶APAPの診断後，全肺洗浄施行．胸部

画像所見,肺機能,自覚症状は洗浄後著明に 改善した.

文 献

1) Rosen SH, Castleman B, Liebow AA: Pulmonary alveolar proteinosis. N Eng J Med 258: 1123, 1958
2) 岡捨己,金上晴夫,那須省三郎,他:肺胞蛋白症(pulmonary alveolar proteinosis)の症例と考察.日本臨床 19:391, 1960.
3) 平成22年度厚生労働科学研究費補助金難治性疾患克服研究事業肺胞蛋白症の難治化要因の解明,診断,治療,管理の標準化と指針の確立研究班.井上義一,中田光,監修.平成22年度研究報告書.肺胞蛋白症の診断,治療,管理の指針(案).2011.
4) Stanley E, Lieschke GJ, Grail D, et al: Granulocyte/macrophage colony-stimulating factor-deficient mice show no major perturbation of hematopoiesis but develop a characteristic pulmonary pathology. Proc Natl Acad Sci 91: 5592, 1994.
5) Reed JA, Ikegami M, Cianciolo ER, et al: Aerosolized GM-CSF ameliorates pulmonary alveolar proteinosis in GM-CSF-deficient. mice. Am J Physiol 276: L556-563, 1999.
6) Kitamura T, Tanaka N, Watanabe J, et al: Idiopathic pulmonary alveolar proteinosis as an autoimmune diseases with neutralizing antibody against granulocyte-macrophage colony stimulating factor. J Exp Med 190: 875, 1999.
7) Trapnell BC, Whitsett JA, Nakata K: Pulmonary alveolar proteinosis. N Engl J Med 349: 2527, 2003.
8) Sakagami T, Uchida K, Suzuki T, et al: Human GM-CSF autoantibodies and reproduction of pulmonary alveolar proteinosis. N Engl J Med 361(27): 2679-2681, 2009.
9) Uchida K, Nakata K, Suzuki T, et al: Granulocyte/macrophage-colony-stimulating factor auto-antibodies and myeloid cell immune functions in healthy subjects. Blood 113(11): 2547-2556, 2009.
10) Seymour JF, Presneill JJ: Pulmonary alveolar proteinosis: progress in the first 44 years. Am J Respir Crit Care Med 166: 215, 2002.
11) Presneill JJ, Nakata K, Inoue Y, et al: Pulmonary alveolar proteinosis. Clin Chest Med 25: 593, 2004.
12) Ishii H, Tazawa R, Kaneko C, et al: Clinical features of secondary pulmonary alveolar proteinosis: pre-mortem cases in Japan. Eur Respir J 37(2): 465-468, 2011.
13) Inoue Y, Trapnell BC, Tazawa R, et al: Characteristics of a large cohort of patients with autoimmune pulmonary alveolar proteinosis in Japan. Am J Respir Crit Care Med 177(7): 752-762, 2008.
14) Ishii H, Trapnell BC, Tazawa R, et al: Comparative study of high-resolution CT findings between autoimmune and secondary pulmonary alveolar proteinosis. Chest 136(5): 1348-1355, 2009.
15) Webb WR, Muller NL, Naidich DP: Alveolar proteinosis. in high resolution CT of the lung, 3rd eds. Lippincott Williams & Wilkins, PA, p390-393, 2001.
16) 井上義一:肺胞蛋白症の診断,管理と血清マーカー.細胞 34:8, 2002.
17) Chou CW, Lin FC, Tung SM, et al: Diagnosis of pulmonary alveolar proteinosis: usefulness of papanicolaou-stained smears of bronchoalveolar lavage fluid. Arch Intern Med 161: 562, 2001.
18) Arai T, Hamano E, Inoue Y, et al: Ryushi T, Nukiwa T, Sakatani M, Nakata K. Serum neutralizing capacity of GM-CSF reflects disease severity in a patient with pulmonary alveolar proteinosis successfully treated with inhaled GM-CSF. Respir Med 98: 1227, 2004.
19) Tazawa R, Trapnell BC, Inoue Y, et al: Inhaled granulocyte/macrophage-colony stimulating factor as therapy for pulmonary alveolar proteinosis. Am J Respir Crit Care Med 181(12): 1345-1354, 2010.

各論17 ランゲルハンス細胞組織球症

杉本親寿・井上義一
(国立病院機構近畿中央胸部疾患センター)

1 概念

ランゲルハンス細胞組織球症(Langerhans cell histiocytosis；LCH)は，ランゲルハンス細胞(Langerhans cells；LCs)の増殖と臓器浸潤により特徴付けられる比較的稀な疾患であり，多彩な臨床像と転帰をたどる[1,2,3]．

1953年 Lichtenstein が，組織球の増殖を組織学的特徴とする3疾患(好酸球性肉芽腫症(EG)，Hand-Schüller-Christian病，Letterer-Siwe病)を Histiocytosis X とよぶことを提唱し[4]，現在では"X"細胞が細胞内に Birbeck 顆粒を認め，CD1a 受容体を発現しているランゲルハンス細胞であることが示された．Lettere-Siwe病は，主に乳幼児にみられ，ランゲルハンス細胞が腫瘍性に増殖し，多臓器障害を引き起こす予後不良の疾患である．Hand-Schüller-Christian病は頭蓋骨の欠損像，眼球突出，尿崩症を三主徴とし，ランゲルハンス細胞の非腫瘍性増殖を特徴とする．EG は幼児期から成人まで幅広く発症し，骨病変単独が最も多いとされるが，成人では肺病変単独が多い．主に成人を扱う呼吸器科領域は，喫煙関連肺疾患として EG，あるいは肺ランゲルハンス細胞組織球症(pulmonary Langerhans cell histiocytosis；PLCH)として扱われてきた[5]．

1987年 Histiocyte Society により，3疾患を LCH とよぶことが提唱された[3]．わが国では，厚生労働省難治性疾患克服研究事業臨床調査研究分野の対象疾患として Histiocytosis X とよばれていたが，2008年から LCH とよぶこととなった．表1に LCH の分類[5]を示す．

表1 ランゲルハンス細胞組織球症の分類

単一臓器限局型 (single-system disease involving a single site)
骨，リンパ節，肺など，単一臓器に限局性の病変を持つ． 例：単一の骨病変がある場合．
単一臓器多発型 (single-system disease affecting multiple sites)
単一臓器に多発病変を有する． 例：肺のみに多数の嚢胞性病変を認める場合．骨病変のみであるが，多数の病変がある場合．
多臓器多発型 (multiple-system disease)
多臓器に病変を認める． 例：肺嚢胞性病変と肝病変を認める場合．

(文献5)を引用改変)

2 疫学

Gaensler らは，外科的生検を行ったびまん性肺疾患502例の中で4〜5%に LCH を認めたと報告している[6]．1997年 Watanabe らは，罹患率を10万人あたり男性0.27人，女性0.07人と報告している[7]．また，Alston らにより，小児領域おいて LCH の罹患率は，10万人当たり0.26人，1歳未満では10万人当たり0.9人と報告されている[8]．成人の PLCH は31〜40歳代をピークに分布すると報告している[9]．これまでの PLCH の報告263例では，喫煙者が250例(95.1%)であり，男性156人(59.3%)であった[10]．2008年の厚労省による全国調査(PLCH

42例）では，診断時平均年齢34歳，男性23例（54.8％），喫煙歴有り41例（97.6％）と報告された[11]．

3 病因

小児領域を含むLCHの病因は未だ解明されていないが，成人のPLCHは，先述したように，喫煙の関連が示唆されている．しかしながら，肺に単独で発症したLCHと肺外に発症したLCHの治療反応が異なるとの報告がある[12]．喫煙によりPLCHが誘発された小児発症多臓器多発型LCHの報告もある[13]．

LCsは，皮膚や気管気管支など気道上皮に存在し，吸入抗原などから最初の防御を担っている[14]．たばこ煙によるPLCH発症の機序については，たばこ煙がTNF-α，GM-CSF，TGF-β産生を引き起こし，LCsを分化および活性化させ，細気管支周囲の領域にて限局性にLCsの増殖を促進し，同時に，たばこ煙自体が直接LCs増殖を促進しているのではないかと考えられている．LCHにおけるLCsでは，サイトカイン前駆物質を伴うosteopontinやglycoproteinが豊富に発現している[1,2]．LCH患者の血清IL-17Aが上昇[15]示したことやLCsでのCCR7発現増加[16]など病因との関連が示唆されている．

4 症状

藤本らによる2008年の全国調査では，咳嗽（52％），喀痰（12％），労作性呼吸困難（36％），胸痛（21％），血痰（2％）を認め，他に尿崩症による多飲・多尿，全身症状として体重減少や発熱，全身倦怠感が認められる．肺外病変としては，骨病変（14％），皮膚病変（24％），下垂体病変（12％）を認めている[11]．呼吸器合併症としては，気胸が多く，20～35％認められる[11,17,18]．他に重症肺高血圧症の合併が報告されている[19]．また，肺がん，白血病など様々な悪性腫瘍との合併も報告されている[9,20]．

5 検査所見

血液・血清生化学的検査は，特徴的所見はない．肺機能検査では，拘束性障害，閉塞性障害がみられ，約半数に拡散能障害を認める[9,11,17]．予後不良因子として一秒量低下，一秒率低下，

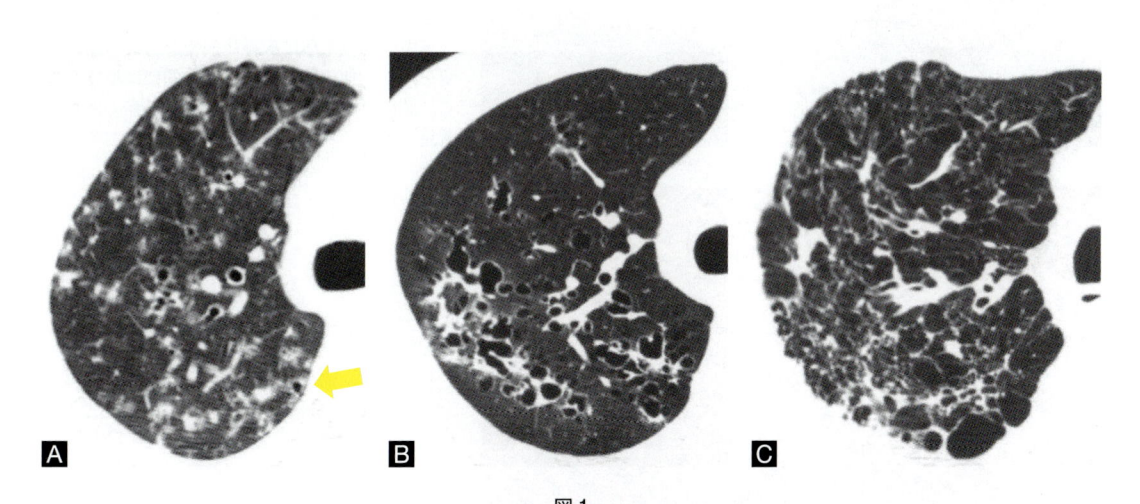

図1
A：32歳女性．小葉中心性に1～5mm大の結節影を多数認め，一部では空洞形成を伴う（矢印）．
B：28歳男性．薄壁嚢胞，厚壁嚢胞を認め，嚢胞は融合し，奇異な形を示す．
C：37歳男性．薄壁嚢胞を多数認め，気腫性変化を高度に認める．

（文献10を改変引用）

DLco 低下，残気量増加があり，重要な所見である[9]．BALF において CD1a ≧ 5％は診断的価値がある[1, 5, 10]．

6 画像所見

胸部 X 線写真では，上肺野優位または全肺野に病変が分布し，囊胞性陰影，小結節影，輪状網状影を認める．高分解能 CT（HRCT）では，壁が厚く不整型な特徴的な囊胞と小結節影を認め，一部の小結節影は内部が空洞を形成したような陰影を認める．初期病変は結節影優位であるが，その後，囊胞性陰影を伴い，最終的には囊胞性陰影優位，気腫性変化を主体とする陰影を呈する[1, 2, 10]（図1）．

7 病理組織所見

LCs は大きさが約 15μm であり，CD1a 染色や S100 蛋白に陽性を示し，電顕にて Birbeck 顆粒を示すことにより同定できる．LCH の初期病変は終末細気管支，呼吸細気管支を中心に気道壁の破壊を伴う LCs の集簇・浸潤を認め，好酸球やリンパ球，マクロファージを主体とした肉芽腫を形成する（図 2-4）．肉芽腫反応により破壊された細気管支の残存内腔が空洞を形成する．病変の進行に伴って，LCs は減少し線維性変化を起こしてくる．進行期（終末期）病変では線維化病変が主体となり，LCs はほとんど認めなくなり，星形状（ヒトデ型）の瘢痕（stellate fibrotic scar）が細気管支周囲で認められ，細気管支の閉塞が起こり，牽引性肺気腫を形成する

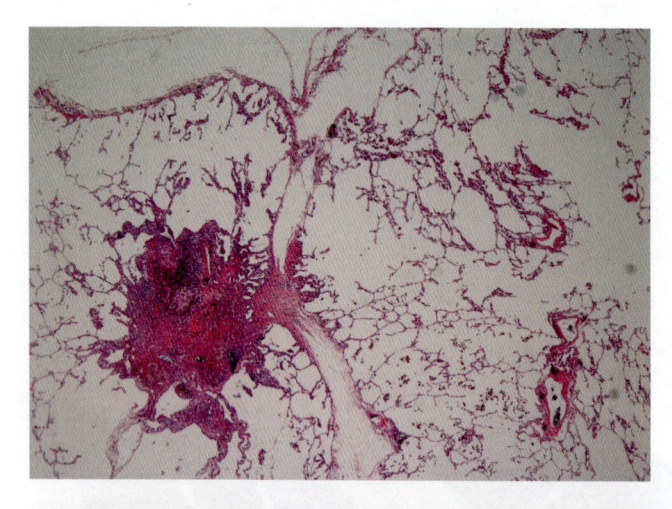

図2
小葉中心部を主体に線維化病変を含む結節性病変をみる．他の肺胞構造は基本的には病変を欠く．肺のランゲルハンス細胞組織球症の弱拡大所見である．

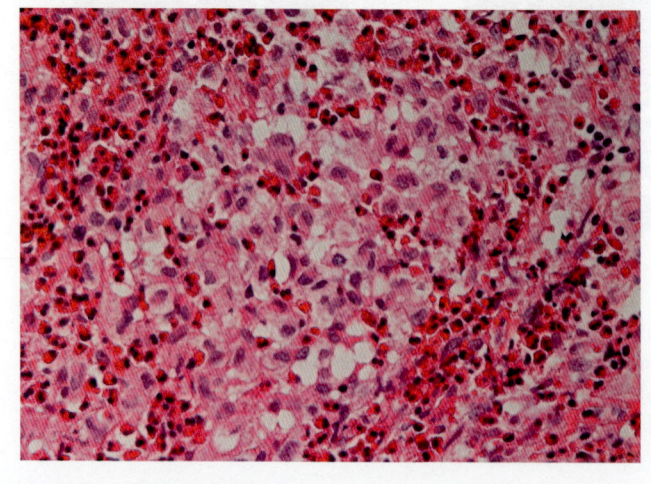

図3
結節性病変内には多数の好酸球と核の淡明な組織球様細胞の集簇をみる．

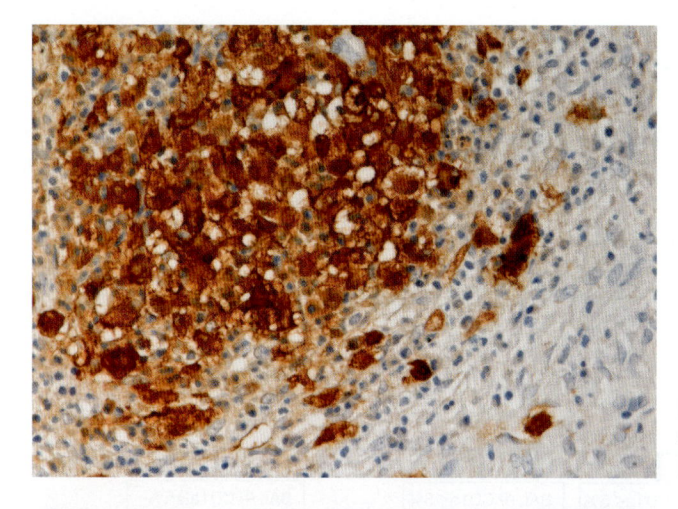

図4
S-100蛋白染色で組織球様細胞の核と細胞質が陽性所見を示す.

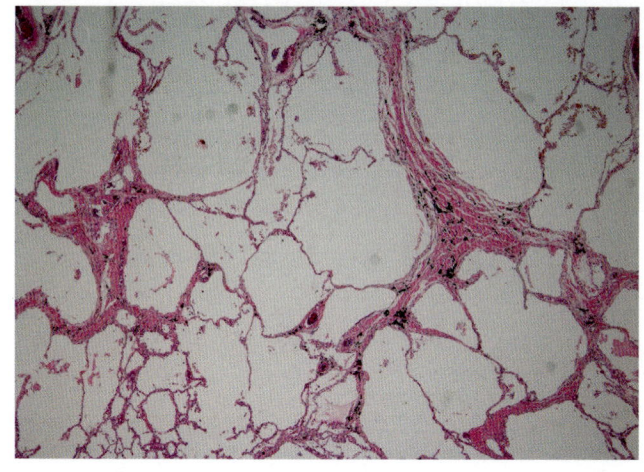

図5
図2-4と同一症例. 25年後の肺病変. 小葉中心部にヒトデ様の線維化病変をみる. 線維化病変内には平滑筋増生を伴っている. 左下視野の正常肺胞構造の部位に比較して線維化病変の周囲には肺気腫病変をみる.

(図5). 病理組織所見は, 同時期に初期病変から進行期病変の所見が様々に組み合わさることにより, 多彩な像を呈している[1,2,10,21].

8 診断

確定診断には病理組織学的に, LCsによる肉芽腫を証明する. しかしながら, 前述のようにPLCHの肺病理組織所見は多彩であり, しばしば外科的肺生検が必要となることを経験する. また, HRCTにて典型的所見を有し, かつBAL中CD1a ≧ 5%を示した場合, LCHの診断的価値があると報告されている[1].

典型的なHRCT所見を呈していれば診断に比較的苦慮しないが, 非典型的なHRCT所見を呈している場合, 特に進行期肺病変では診断が困難なことがある. 鑑別疾患として, 囊胞性病変よりリンパ脈管筋腫症, Birt-Hogg-Dube症候群, 慢性閉塞性肺疾患, リンパ球性間質性肺炎があげられる. また結節性病変, 空洞性病変より肺結核を中心とした抗酸菌感染症, 珪肺症, サルコイドーシス, ウェゲナー肉芽腫症, 空洞形成型転移性肺腫瘍, 肺癌, 菌血症性肺塞栓症, 空洞形成型ニューモシスチス肺炎（肺囊胞, 肺気瘤）があげられる[1,2].

多臓器多発型LCHを鑑別するために, 骨, 皮膚, リンパ節, 視床下部・下垂体など全身を注意深く精査する. 肺外病変にFDG-PETが有用であるとの報告もされている[22]. LCH診断の流れを図6に示す.

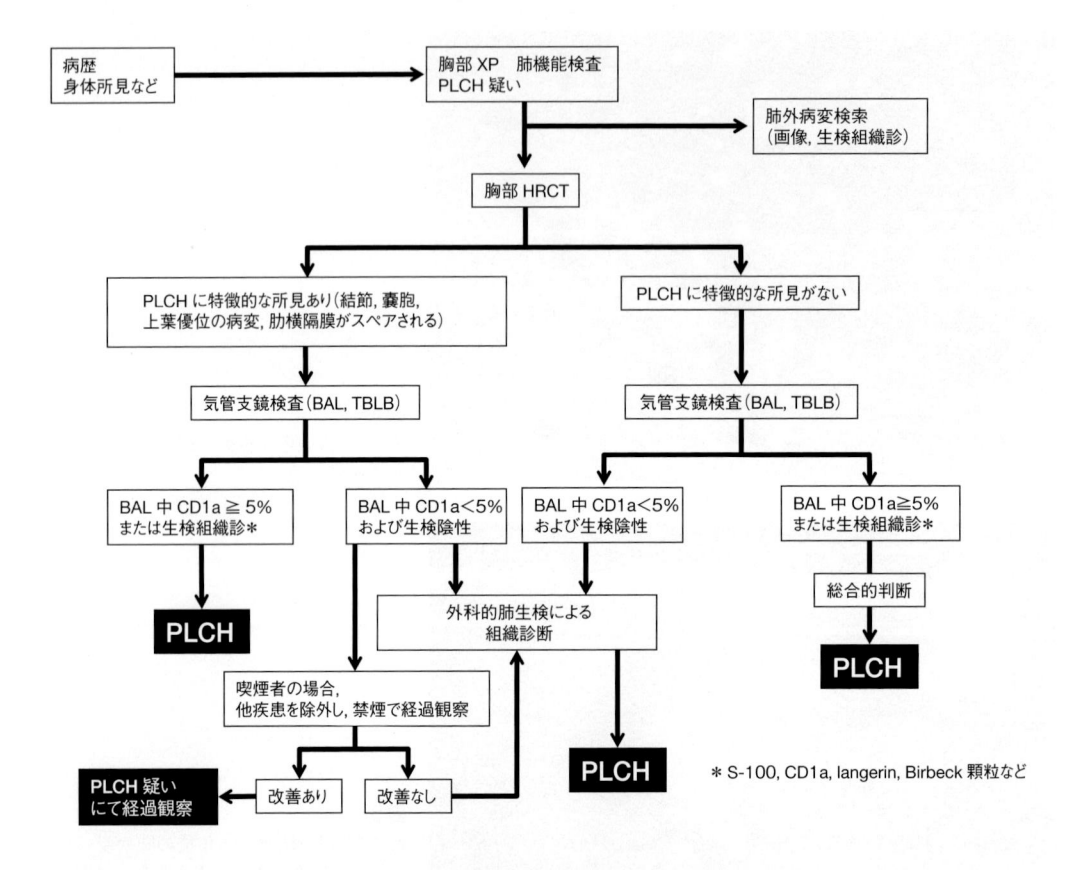

図6 肺ランゲルハンス細胞組織球症診断のアルゴリズム
（文献10）より改変引用）

9 治療と予後

　喫煙者のLCH肺病変には禁煙が最も重要であり，受動喫煙も避けるべきである．禁煙により，多くの患者で改善もしくは進行が抑えられるが，長期的な効果や予後については確立しておらず厳重な経過観察が必要である．病状に合わせてステロイド投与も考慮するがエビデンスが乏しい．進行性の難治症例では，重度呼吸不全を呈することもあり，肺移植も考慮される[1,2]．Vassalloらの報告では，PLCH患者の5年生存率74％，中央生存期間は12.5年であった[9]．また，小児例や成人でも多臓器多発型LCHでは抗腫瘍薬を用いた化学療法が行われることがある．

文 献

1) Vassallo R, Ryu JH, Colby TV, et al: Pulmonary Langerhans'-cell histiocytosis. N Engl J Med 342: 1969-1978, 2000.
2) Tazi A: Adult pulmonary Langerhans' cell histiocytosis. Eur Respir J 27: 1272-1285, 2006.
3) Writing Group of the Histiocyte Society. Histiocytosis syndromes in children. Lancet 1: 208-209, 1987.
4) Lichtenstein L: Histiocytosis X: integration of eosinophilic granuloma of bone, Lettere-Siwe disease, and Schuller-Christian disease as related manifestation of a single nosologic entity.

AMA Arch Pathol 56: 84-102, 1953.

5) 井上義一：ランゲルハンス細胞組織球症の病態と臨床：総括．日サ会誌 29(1)：95-97，2009.

6) Gaensler EA, Carrington CB: Open biopsy for chronic diffuse infiltrative lung disease: clinical, roentgenographic, and physiological correlation in 502 patients. Ann Thorac Surg 30 (5): 411-426, 1980.

7) Watanabe T, Tatsumi K, Hashimoto S, et al: Clinico-epidemiological features of pulmonary histiocytosis X. Intern Med 40 (10): 998-1003, 2001.

8) Alston RD, Tatevossian RG, McNally RJ, et al: Incidence and survival of childhood Langerhans cell histiocytosis in Northwest England from 1954 to 1998. Pediatric blood & cancer 48(5): 555-560, 2007.

9) Vassallo R, Ryu JH, Schroeder DR, et al: Clinical outcomes of pulmonary Langerhans'-cell histiocytosis in adults. N Engl J Med 346 (7): 484-490, 2002.

10) 杉本親寿，井上義一：肺ランゲルハンス細胞組織球症．呼吸 30 巻 1 号：57-62，2011.

11) 藤本圭作，久保恵嗣：若年発症 COPD（若年性肺気腫），肺ランゲルハンス細胞ヒスチオサイトーシス（ヒスチオサイトーシス X），肺胞低換気症候群に関する全国疫学調査．平成 18 年度厚生労働省科学研究費．

12) Konno S, Hizawa N, Betsuyama T, et al: Adult langerhans cell histiocytosis with independently relapsing lung and liver lesions that was successfully treated with etoposide. Internal Medicine 46 (15): 1231-1235, 2007.

13) Bernstrand C, Cederlund K, Ashtrom L, et al: Smoking preceded pulmonary involvement in adults with Langerhans cell histiocytosis diagnosed in childhood. Acta Paediatr 89 (11): 1389-1392, 2000.

14) Vermaelen K, Pauwels R: Pulmonary dendritic cells. Am J Rrespir Crit Care Med 172 (5): 530-551, 2005.

15) Coury F, Annels N, Rivollier A, et al: Langerhans cell histiocytosis reveals a new IL-17A-dependent pathway of dendritic cell fusion. Nature medicine 14 (1): 81-87, 2008.

16) Fleming MD, Pinkus JL, Alexander SW, et al: Coincident expression of the chemokine receptors CCR6 and CCR7 by pathologic Langerhans cells in Langerhans cell histiocytosis. Blood 101: 2473-2475, 2003.

17) 浅本仁，北市正則，長井苑子，他：我が国における肺好酸球性肉芽腫症—17 症例についての臨床的分析—．日胸疾会誌 33(12)：1372-1381，1955.

18) Delobbe A, Durieu J, Duhamel A, et al: Determinants of survival in pulmonary Langerhans' cell granulomatosis (histiocytosis X). Groupe d'Etude en Pathologie Interstitielle de la Societe de Pathologie Thoracique du Nord. Eur Respir J 9: 2002-2006, 1996.

19) Fartoukh M, Humbert M, Capron F, et al: Severe pulmonary hypertension in histiocytosis X. Am J Respir Crit Care Med 161: 216-223, 2000.

20) Howarth DM, Gilchrist GS, Mullan BP, et al: Langerhans cell histiosytosis: diagnosis, natural history, management and outcome. Cancer 85 (10): 2278-2290, 1999.

21) Kambouchner M, Basset F, Marchal J. et al: Tree-dimensional characterization of pathologic lesions in pulmonary langerhans cell histiocytosis. Am J Respir Crit Care Med 166: 1483-1490, 2002.

22) Krajicek BJ, Ryu JH, Hartman TE, et al: Abnormal fluorodeoxyglucose PET in pulmonary langerhans cell histiocytosis. Chest 135: 1542-1549, 2009.

各論18

リンパ脈管筋腫症
(lymphangioleiomyomatosis;LAM)

井上義一
(国立病院機構近畿中央胸部疾患センター)

1 概念

lymphangioleiomyomatosis (LAM) は1919年Lautenbacherらが TSC 患者で最初に報告し[1], わが国においては, 1970年, 山中, 斎木が「び慢性過誤腫性肺脈管筋腫症」として報告したのが最初である[2]. 1995年, 北市らはアジア地区の多数例の臨床像をまとめて報告した[3]. リンパ脈管筋腫症 (LAM) は進行性全身性の難治性稀少疾患で妊娠可能年齢の女性に好発する. 非遺伝性である孤発性LAM (sporadic LAM, S-LAM) と, 常染色体優性遺伝の結節性硬化症 (TSC) に伴うLAM (TSC-LAM) に分類される[4]. わが国では2008年, 特定疾患治療研究事業として医療費助成制度の対象となった.

2 LAMの病態

LAMは平滑筋様のLAM細胞が, 肺囊胞壁, 胸膜, 細気管支, 血管周囲, 体軸リンパ節などで増殖し, 組織を障害することが病態の基本である. 1993年, 16番染色体上の TSC 関連遺伝子 TSC2 遺伝子, 1997年9番染色体上の TSC1 の遺伝子が同定された. TSC1 遺伝子はハマルチン, TSC2 遺伝子はチュベリンをコードし複合体を形成し, セリン/スレオニンキナーゼで

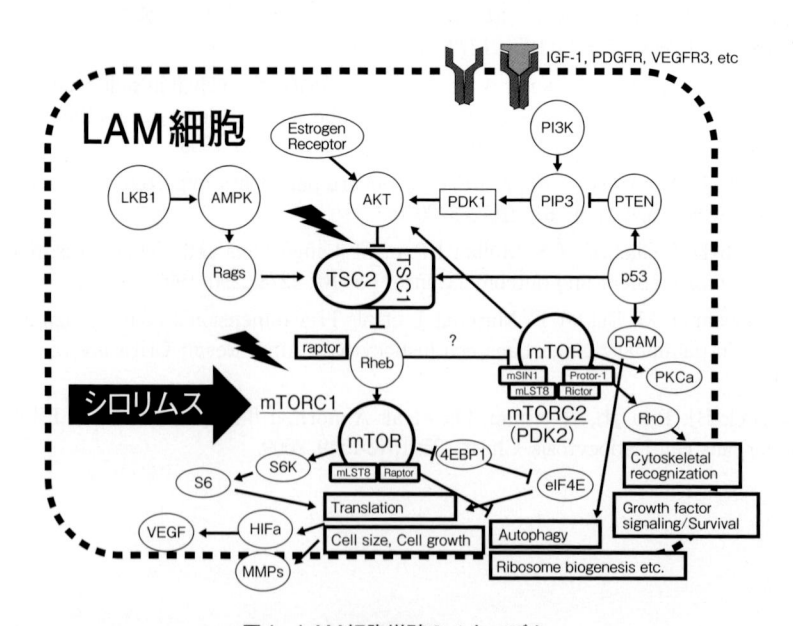

図1 LAM細胞増殖のメカニズム
TSC1, TSC2遺伝子の異常からmTORの抑制が障害されている. シロリムス(ラパマイシン)はmTORを阻害する.

ある，哺乳類ラパマイシン標的タンパク質阻害剤（mTOR）の抑制することで，細胞増殖，血管形成，オートファジーなどを調節している．LAM細胞では*TSC1*，*TSC2*遺伝子の異常のためチュベリン，ハマルチンによるmTORの抑制が欠損し増殖する[4]．LAMは低悪性度の腫瘍性疾患として転移すると考えられている[5]．LAM細胞の増殖にはVEGF，bFGF，IGF，アンギオテンシンなどが関与すると考えられている．またLAM細胞はメタロプロテアーゼを産生し，組織を障害し，修復にも関与するといわれている（図1）[4,6,7]．

3 疫学

日本のLAM有病率は1.2〜2.5人/百万人と考えられている[8]．米国では2.5/百万人，イギリスでは0.9/百万人，フランスでは1.3/百万人といわれている[4]．TSC-LAMはS-LAMの10倍程度と推測され[4]，わが国のLAM患者数は3,000〜4,500人程度と推定する報告もある．本疾患は，通常生殖可能年齢の女性に発症するが，閉経後の女性でも診断されることがある．TSC-LAMは稀に男性にもみられる[8,9]．

4 症状，徴候

無症状であったのに，気胸で急性発症する場合，徐々に呼吸困難を認め慢性に発症する場合，肺外病変で発症する場合などがある．労作性呼吸困難，胸痛（気胸），咳，痰，血痰，乳び胸水を認める．初期は無症状の場合も多い．胸郭外病変として，乳び腹水，後腹膜腔〜骨盤腔のリンパ脈管筋腫や腎の血管筋脂肪腫（AML）に伴う腹部膨満感，腹痛・腹部違和感，下肢のリンパ浮腫，血尿を認める[9]．

5 検査所見

(1) 胸部X線写真では，肺容量減少のない網状粒状影，すりガラス（様）陰影，肺過膨張，肺野の透過性亢進，血管影の減少，胸水貯留を認める（図2左）[9]．
(2) 胸部CTでの判定にはHRCTが必要である．HRCTでは，両側性びまん性，散在性，比較的均等に，数mm〜1cmの境界明瞭な薄壁嚢胞を認める．気胸，胸水，縦隔リンパ節腫大，胸管の拡張，小粒状影を認めることもある（図2右）[9,10]．

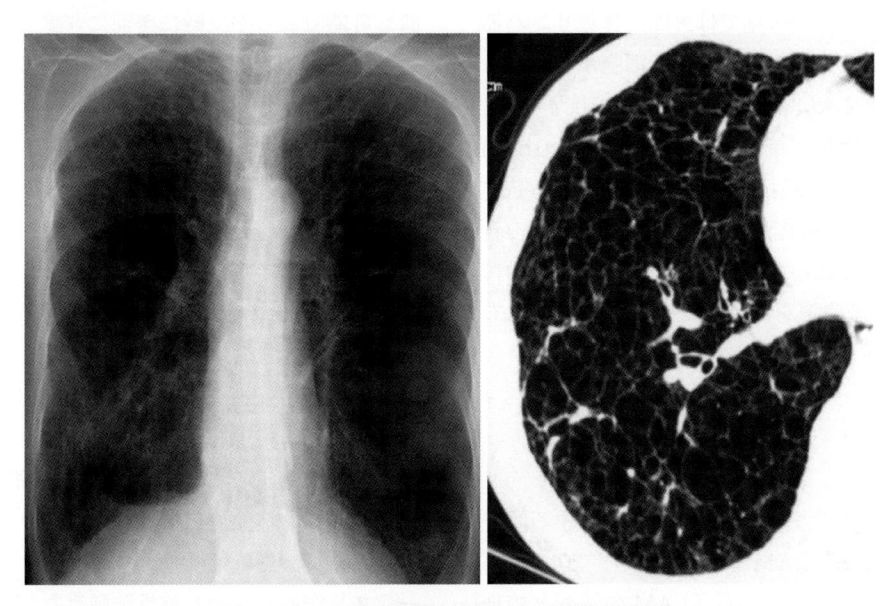

図2　LAM患者の胸部X線像（左）と胸部HRCT像
両側びまん性に網状影，過膨脹所見を認め（左），嚢胞が多発している（右）．

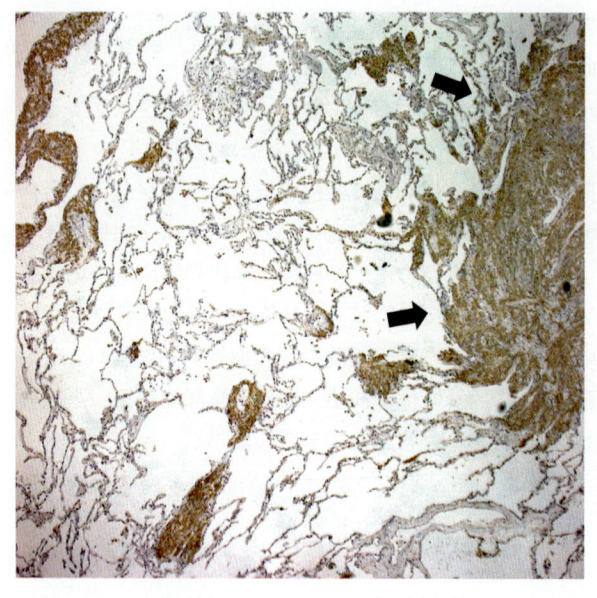

図3 LAM患者の外科的肺生検所見（α-SMA免疫染色）
α-SMA陽性の平滑筋様細胞塊（矢印）を認める．

(3) 呼吸機能検査では，$FEV_{1.0}$，$FEV_{1.0}/FVC$，DLcoの低下，RV，TLCの増加を認める．

(4) 腹部骨盤部画像検査では腎，肝などのAML，後腹膜～骨盤腔のリンパ節腫大，腹水貯留を認める．

(5) 血液・生化学的検査では，特異的所見に乏しい．研究用試薬であり測定は一般的ではないが，血清中のVEGF-Dが増加することが知られている[11]．

(6) 病理組織学的所見では，肺，体軸リンパ節において，結節性にLAM細胞が増殖する（図3）．LAM細胞は，免疫染色で抗α-SMA抗体（図3），抗HMB45抗体，抗estrogen receptor（ER）抗体，抗progesterone receptor（PR）抗体陽性である．リンパ管の新生を伴うことがある．乳び胸水，腹水中にLAM細胞塊を認めることがあり診断に有用である[9]．

6 診断

2008年，厚生労働省「呼吸不全に関する調査研究班」から「LAM診断基準」[9]，2010年ヨーロッパ呼吸器学会から「LAMの診断と管理のガイドライン」が発行された[12]．呼吸不全に関する調査研究班による「LAM診断基準」は難病情報センターホームページ（http://www.nanbyou.or.jp/entry/339）からダウンロード可能である．喫煙歴のない若年女性で，肺気腫所見，気胸を認めた場合LAMの可能性を考慮する．LAMは，特異的肺外病変（腹部の骨盤部の腎AML，後腹膜骨盤腔のリンパ節腫大の画像診断，TSC）を含む特徴的臨床像，HRCTの胸部画像所見などが揃っている場合は，臨床診断も可能であるが，時に鑑別に苦慮する場合もある．わが国の診断基準では，病理による確定診断が推奨されている[9]．

ヘマトキシリンエオジン染色所見とHMB-45陽性所見で病理診断確実，HMB-45陰性の場合はα-SMA陽性とER陽性あるいはPR陽性で病理診断ほぼ確実と分類している[9]．図4に診断基準のアルゴリズムを示す．TSCの診断[13]は，難病情報センターホームページ（http://www.nanbyou.or.jp/entry/243）を参照のこと．

鑑別すべき疾患として，ブラ，ブレブ，慢性閉塞性肺疾患，ランゲルハンス細胞組織球症，シェーグレン症候群に伴う肺病変，リンパ球性間質性肺炎，嚢胞性肺病変を呈するアミロイドーシス，空洞形成性転移性肺腫瘍などの嚢胞性肺疾患，Birt-Hogg-Dube症候群があげられる[9]．

7 治療，管理

　LAMの治療は，基本的にはLAM細胞の増殖抑制とそれに伴う組織の破壊の対策が基本であるが，有効な根本的治療法はまだ証明されていない．適応あれば肺移植の対象疾患である．個体差が大きく，個々の患者の経過などを踏まえて利益と損失を考慮し治療方針をたてる．他分野（内科，移植外科，泌尿器科，婦人科，心療内科，理学療法，コメディカルなど）と連携し包括的な治療と管理が求められる（図5）[13-15]．

　2008年，厚生労働省「呼吸不全に関する調査研究班」から「LAMの治療と管理の手引き」が発行され[14]，前述のヨーロッパ呼吸器学会「LAMの診断と管理のガイドライン」[12]が発行されている．LAMの進行は個々の患者で差が大きく，肺病変，肺外病変の進行に注意しながら個別的に治療，管理を行うことが必要である．以下は「LAMの治療と管理の手引き」を要約する[14]．

1) 気管支拡張剤として，チオトロピウム，サルメテロール，ツロブテロール，テオフィリンなどが用いられる．
2) ホルモン療法として抗エストロゲン療法が実施されているが，エビデンスは乏しく効果は個別的である．LAMの進行を確実に防止できる有効な治療法がなく，実施できる治療としてホルモン療法しかないため，患者が治療を望む場合，ホルモン療法を実施する．ゴナドトロピン放出ホルモンアゴニストとプロゲステロン療法が行われるがわが国で保険適応は無い．
3) 呼吸困難例，呼吸不全例では，呼吸リハビリテーション，適応あれば長期酸素療法を行う．
4) 経過を通じて70％程度の患者が気胸を生じる．繰り返す場合は，早い段階で外科的臓側胸膜補強術（被覆術），内科的胸膜癒着術，外科的胸膜癒着術などを考慮する．強力な胸膜癒着術は，肺移植術の際に出血，手術時間の延長の問題を生じる可能性があり，近年，外科的臓側胸膜補強術（被覆術）が好まれる傾向がある．
5) 乳び胸水を認める場合，低脂肪食，あるいは中鎖脂肪酸の補充と無脂肪食を行う．量が多く自覚症状が強い乳び胸水例は，胸膜癒着術も行われる．
6) リンパ浮腫を認める場合，弾性ストッキング，リンパマッサージを行う．
7) AMLについては腫瘍径に応じた治療管理基準がある．4cm未満，自覚症状なければ年1回の画像検査，腫瘍径4～5cm以上，自覚症状ない場合，6ヵ月ごとの画像チェックを行う．腫瘍径4～5cm以上，自覚症状がある場合，腫瘍の塞栓術か外科的摘出術を考慮．泌尿器科，腎臓内科，消化器外科と連携する．
8) LAMは最終的には肺移植の対象疾患である．長期酸素療法が必要となる場合，肺移植を考慮する．しかしながら移植後，移植肺に再発することがあるといわれている．
9) LAMは若年女性に認められ，社会的，家庭内での損失や影響は大きい．病変は多臓器にわたり，精神社会的なケアを含め，多分野（内科，移植外科，泌尿器科，婦人科，心療内科，理学療法，コメディカルなど）が連携し，包括的な治療と管理が求められる[14,15]．
10) 妊娠中に気胸，乳び胸腹水などのリスクがあるが，妊娠出産は必ずしも禁忌ではない．妊娠の可否は，LAMの病勢に及ぼす影響と，呼吸機能障害の程度を考慮し慎重に考える．妊娠，出産に関して，TSC-LAM患者では，遺伝相談を考慮する．また，呼吸器科医と産科医の両者によって観察されるべきである．
11) 経口避妊薬ピル，ホルモン補充療法など，エストロゲンを含む薬剤はLAMが悪化する事があり避けること．
12) 航空機での旅行は気胸悪化のリスクがあ

図4 LAM診断のアルゴリズム

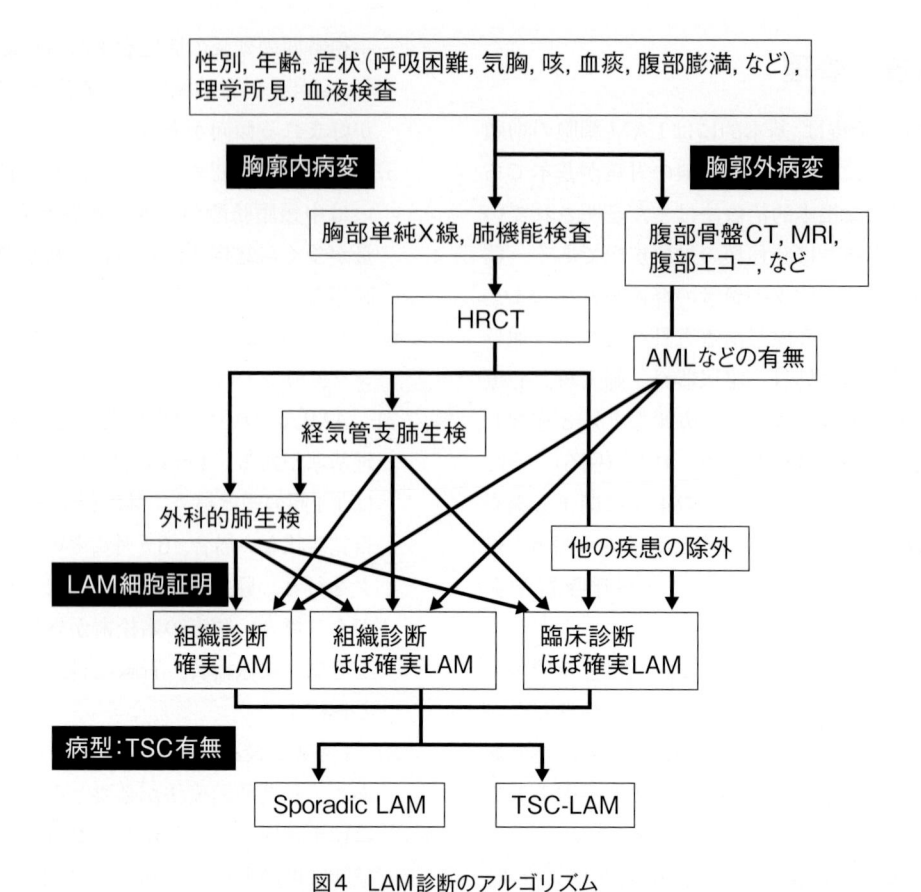

図5 LAMの病態に基づく治療管理

り，呼吸不全の患者では，機内の気圧低下により，搭乗中酸素吸入が必要となる可能性がある．
13) 骨粗鬆症を認める場合はその治療を行う．
14) インフルエンザワクチン，肺炎球菌ワクチンは有用と考えられる．

8 新たな試験的治療

Bisslerらは，シロリムス（ラパマイシン）を用いてAMLを標的として，「シンシナテイ血管筋脂肪腫シロリムス試験（CAST試験）」を実施した．AMLを有する21名の患者にシロリムスが投与され，AMLは40〜60％に縮小した．また12例の患者で肺機能は改善しLAMに対する効果が期待されることとなった[16,17]．

CAST試験の成果を受けて，シロリムスがLAM患者の肺機能（$FEV_{1.0}$の変化）に及ぼす影響を明らかにするため，リンパ脈管筋腫症に対するシロリムスの有効性に関する国際多施設共同試（MILES試験）を実施した[18]．米国，カナダ，日本が参加し実施された．その結果，1ヵ月の$FEV_{1.0}$の変化量は，シロリムス群でプラセボ群に対してシロリムス群で有意差が認められた（$P < 0.001$）．投与期間1年間の$FEV_{1.0}$の変化量もシロリムス群でプラセボ群に対し有意に低かった．FVCの変化量もシロリムス群でプラセボ群に対し有意に高かった（$P = 0.001$）．血清VEGF-D濃度，健康関連のQOLのスコアなども投与期間中シロリムス群で改善した．シロリムスはLAM患者の肺機能を安定化し，血清VEGF-D濃度を低下させ，そして症状が軽快して健康関連QOLを改善した[18]．

9 経過，予後

呼吸不全は慢性に進行するが，突発的に気胸，腹部症状の悪化が認められる．わが国のLAM患者の5年生存率は91％，10年生存率は76％である[8]．

10 社会資源と患者支援

特定疾患として医療費補助の対象疾患である．基準を満たす呼吸機能障害の場合，身体障害制度を利用することができる．これら社会資源は基準を満たせば利用可能である．米国の患者会を中心に患者の輪が世界に広がっている．わが国でも患者会が設立され，患者への情報提供などを行っている．患者と医療関係者が一同に参加する勉強会（LAM勉強会）を2003年から大阪と東京で年1回開催し，厚生労働省研究班の活動の一環として定着している．

11 症例

症例 ▶ 43歳，女性．職業：特記事項なし．喫煙歴：なし．

既往歴 ▶ 33歳 右自然気胸，他院にてブラ多発指摘．胸膜癒着術施行．

家族歴 ▶ 既婚，息子，娘あり．正常分娩．

粉じん吸入歴 ▶ 特記事項なし．

現病歴 ▶ 38歳頃から労作時呼吸困難を認めていたが放置していた．

43歳頃から徐々に呼吸困難増強し当院外来受診した．HRCTにてLAMを疑われた．その後，左気胸のため緊急入院した．入院後，左胸腔持続ドレナージ施行．その後安定期に経気管支肺生検を施行したが明らかなLAM細胞を認めなかった．退院時の動脈血液ガス pH 7.45，$PaCO_2$ 32.4Torr，PaO_2 86.1Torr（room air），肺機能 %VC 77.2%，%FVC 73.2%，$FEV_{1.0}$% 37.5%，%RV 150%，%DLco 38.0%．外科的肺生検は行わず臨床診断LAMと考えた．ヒスロン（メドロキシプロゲステロン）を投与したが効果不十分のためその後中止．47歳から長期酸素療法開始．50歳左気胸のためドレナージ，胸膜癒着施行．ブレレリン点鼻開始．53歳肺移植登録．その後入退院を繰り返し呼吸不全徐々に悪化した．58歳永眠．肺移植登録時の胸部X線写真，HRCT像を図2に示す．

文 献

1) Lautenbacher R: Dysembriomes metoti@iques des reins, carcinose submiliere aigue puomon avec amphyseme generalize et double pneumothorax. AnnMed Interne (Paris) 5: 435-450, 1918.
2) 山中晃, 斎木茂樹：びまん性過誤腫性肺脈管筋腫症：慢性閉塞性肺疾患鑑別のために. 肺と心 17：171-181, 1970.
3) Kitaichi M, Nishimura K, Itoh H, et al: Pulmonary lymphangioleiomyomatosis: a report of 46 patients including a clinicopathologic study of prognostic factors. Am J Respir Crit Care Med 151: 527-533, 1995.
4) McCormack FX, Sullivan EJ, Inoue Y: Lymphangioleio-myomatosis. Murray&Nadel's textbookof respiratory medicine. Ed. Mason RJ, Broaddus VC, MartinTR, et al. Saunders Elsevier: 1496-1515, 2010.
5) Kumasaka T, Seyama K, Mitani K, et al: Lymphangiogenesis-mediated shedding of LAM cell clusters as a mechanism for dissemination in lymphangioleiomyomatosis. Am J Surg Pathol x29(10): 1356-1366, 2005.
6) Inoue Y, King TE Jr, Barker E, et al: Basic fibroblast growth factor and its receptors in idiopathic pulmonary fibrosis and lymphangioleiomyomatosis. Am J Respir Crit Care Med 166(5): 765-773, 2002.
7) 広瀬雅樹, 井上義一：リンパ脈管筋腫症に関する分子生物学的解析. 最新医学 65(9)：146-154, 2010.
8) Hayashida M, Seyama K, Inoue Y, et al：The epidemiology of lymphangioleiomyomatosis in Japan: A nationwide cross-sectional study of presenting features and prognostic factors. Respirology 12: 523-530, 2007.
9) 林田美江, 久保惠嗣, 瀬山邦明, 他：リンパ脈管筋腫 lymphangioleiomyomatosis（LAM）診断基準. 日呼吸会誌 46：425-427, 2008.
10) Silverstein EF, Ellis KWolff M, et al: Pulmonary lymphangiomyomatosis. AJR Am J Roentrogenol 120: 832-850, 1974.
11) Young L, Inoue Y, McCormack FX: Diagnostic potential of serum VEGF-D for lymphangioleiomyomatosis. N Engl J Med 358(2): 199-200, 2008.
12) Johnson SR, Cordier JF, Lazor R, et al (ERS task force): European Respiratory Society guidelines for the diagnosis and management of lymphangioleiomyomatosis. Eur Respir J 35: 14-26, 2010.
13) 結節性硬化症の診断基準・治療ガイドライン作成委員会：結節性硬化症の診断基準および治療ガイドライン日皮会誌：118, 1667-1676, 2008.
14) 林田美江, 藤本圭作, 久保惠嗣, 他：リンパ脈管筋腫 lymphangioleiomyomatosis（LAM）の治療と管理の手引き. 日呼吸会誌 46(6)：428-431, 2008.
15) 大家晃子, 井上義一：リンパ脈管筋腫症. In 工藤翔二, 中田紘一郎, 貫和敏博編. 呼吸器疾患の最新の治療 2007-2009. 南江堂, 318-320, 2007.
16) 井上義一：リンパ脈管筋腫症とその周辺に対する新規分子標的治療薬の展望. 日本胸部臨床, 日本胸部臨床 70：1031-1039, 2011.
17) Bissler JJ, McCormack FX, Young LR, et al: Sirolimus for angiomyolipoma in tuberous sclerosis complex or lymphangioleiomyomatosis. N Engl J Med 358: 140-151, 2008.
18) McCormack FX, Inoue Y, Moss J, et al: Efficacy and safety of sirolimus in lymphangioleiomyomatosis. N Engl J Med 364(17): 1595-606, 2011.

各論19
気管・気管支・肺アミロイドーシス

倉原　優・林　清二
(国立病院機構近畿中央胸部疾患センター)

1 アミロイドーシスの疾患概念

　アミロイドーシスは，アミロイド線維を主とするアミロイド物質が種々の臓器に沈着することで臓器機能障害をきたす疾患である．アミロイド線維蛋白にはAL蛋白 (amyloid light chain protein)，AA蛋白 (amyloid A protein)，AF蛋白 (amyloid protein in familial amyloid polyneuropathy) などがある．1993年の第6回国際アミロイドーシスシンポジウムの分類をもとにして，わが国では厚生労働省特定疾患アミロイドーシス調査研究班による分類が用いられている．この分類では，まずアミロイドーシスを全身諸臓器にアミロイドが沈着する全身性と，ある臓器に限局した沈着を示す限局性とに分類し，更にアミロイド蛋白・前駆体蛋白とそれに対応する臨床病型に分類している．呼吸器系のアミロイドーシスに多いALアミロイドーシスは，異常形質細胞より産生されるモノクローナル免疫グロブリン (M蛋白) の軽鎖 (L鎖) に由来するアミロイド蛋白が，気管・気管支や肺内に沈着するものである．厚生労働省研究班の調査によると，原発性ALアミロイドーシスの5年間の有病率は人口10万人当たり平均0.45で，多発性骨髄腫に伴うものはそれより多く0.93であったが，呼吸器系のアミロイドーシスに関する疫学研究はないため，これについての正確な頻度は不明である．

2 呼吸器系のアミロイドーシスの分類

　呼吸器系のアミロイドーシスの本態は，気管支や肺の局所に集積した形質細胞からの免疫グロブリン過剰産生と，その排出障害による組織沈着と考えられている．前述のごとく，呼吸器系ではAL蛋白によるものが最も多いが，稀にALではなくAAアミロイドーシスが呼吸器に発症することもある．これは，関節リウマチ，Sjögren症候群，全身性エリテマトーデス，Crohn病，悪性リンパ腫などの疾患に続発するとされている．また，呼吸器疾患に続発する反応性AAアミロイドーシスとして，過敏性肺炎，囊胞性肺線維症，間質性肺炎，結核などがある．

　呼吸器系のアミロイドーシスの分類はアミロイド物質の沈着様式で分類されている．Spencer[1]は①気管・気管支型 (tracheobronchial amyloidosis)，②結節性肺実質型 (nodular parenchymal amyloidosis)，③びまん性肺胞隔壁型 (diffuse parenchymal [alveolar septal] amyloidosis) と分類している．また，Schwarz[2]は①口腔咽頭アミロイドーシス，②気管・気管支アミロイドーシス，③結節性肺アミロイドーシス，④びまん性肺胞隔壁型アミロイドーシス，⑤肺門・縦隔リンパ節アミロイドーシス，⑥胸膜アミロイドーシス，⑦肺脈管アミロイドーシスと分類している．幅広いスペクトラムを有する病態であり移行型も存在する．本稿では，汎

用されているSpencerの分類に即し記載する．

③ それぞれの病型の特徴，画像所見

1）気管・気管支型アミロイドーシス

アミロイド物質の沈着が気道に限局する病型で，大部分がALアミロイドーシスであり，男性に多い．症状は軽微であることが多いが，稀に気道狭窄をきたすことがある．115例の良性疾患による気道狭窄をきたした患者のうち，2例（1.7%）がアミロイドーシスによるものだったという報告がある[3]．気管支鏡で偶発的に発見されることもあり，黄白色の結節病変や石灰化病変が観察される．

2）結節性肺実質型アミロイドーシス

気管・気管支型アミロイドーシスと同様に症状は軽度であることが多く，画像診断で孤立性あるいは多発結節影として偶然に発見される場合がある（**図1A**）．結節は径5 cmまでのものが多いが，10 cmを超えるものも報告され，半数近くに石灰化を伴う．症状や画像所見の特異性は高くないため，気管支鏡による生検標本によって病理学的に初めてアミロイドーシスと診断されることも多い．近年，結節性肺実質型アミロイドーシスの一部がSjögren症候群に続発する報告があり，その病態が注目されている．Sjögren症候群は全身の外分泌腺が慢性炎症による機能低下をきたす疾患で，粘調な分泌物が免疫グロブリンの気道クリアランスの低下を引き起こすと考えられている．Sjögren症候群に続発する肺アミロイドーシスのシステマティックレビュー[4]によれば，全37例中96.5%が女性であり，半数に咳や呼吸困難などの呼吸器症状がみられた．Sjögren症候群による肺結節性病変では悪性リンパ腫の除外が必要であるた

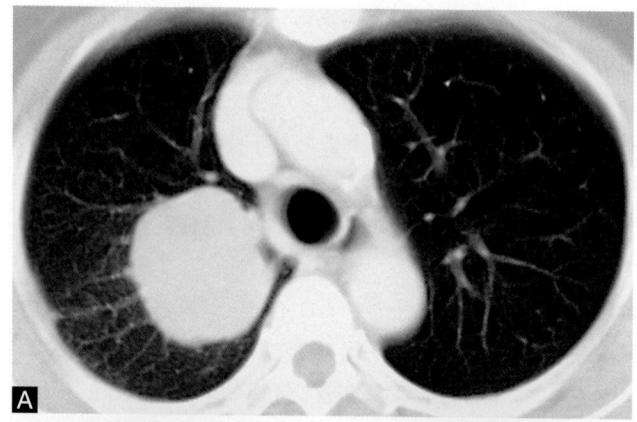

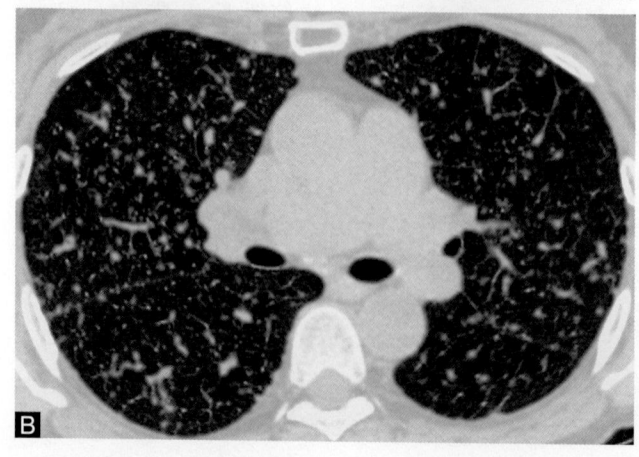

図1
A：68歳女性，結節性肺実質型アミロイドーシス．胸部異常陰影で発見され，気管支鏡下肺生検でALアミロイドーシスと診断された．
B：58歳女性，びまん性肺胞隔壁型アミロイドーシス．HRCT上，ランダムに分布する小粒状影が両側にびまん性にみられる．気管支鏡下肺生検でALアミロイドーシスと診断された．

め，外科的生検が必要であることが多いとされている．病理学的に，結節内にはリンパ球，形質細胞，アミロイドの沈着がみられる．しばしば，結節内に囊胞性病変が混在するため，薄層切片CTの所見が鑑別の手がかりとなる場合がある[5]．

3) びまん性肺胞隔壁型アミロイドーシス

肺胞隔壁や肺血管壁にアミロイドがびまん性に沈着する病型であり，全身疾患に随伴するAL型が多いが，稀に反応性AAアミロイドーシスのこともある．特異的所見，症状に乏しく診断に苦慮することが多いが，呼吸器症状出現後の生存期間中央値は2年未満と予後不良である．高分解能CTでは，びまん性の線状影，網状影，小粒状影が認められる．小粒状影はランダムに分布するため，粟粒結核や転移性肺腫瘍との鑑別が重要である（**図1B**）．FDG-PET検査においてもアミロイドーシスは陽性になることもあるため，現時点で鑑別に有用とは言い難い[6]．また，血管侵襲性にアミロイド沈着があると，血痰・喀血や肺胞出血をきたすこともある．びまん性肺胞隔壁型アミロイドーシスは，心アミロイドーシスを合併することがあるため，胸水貯留も少なからず認められる．これは心不全による胸水貯留と考えられているが，心アミロイドーシスにおける胸水貯留症例の検討において，胸腔へのアミロイドの直接浸潤が近年示唆されている[7]．

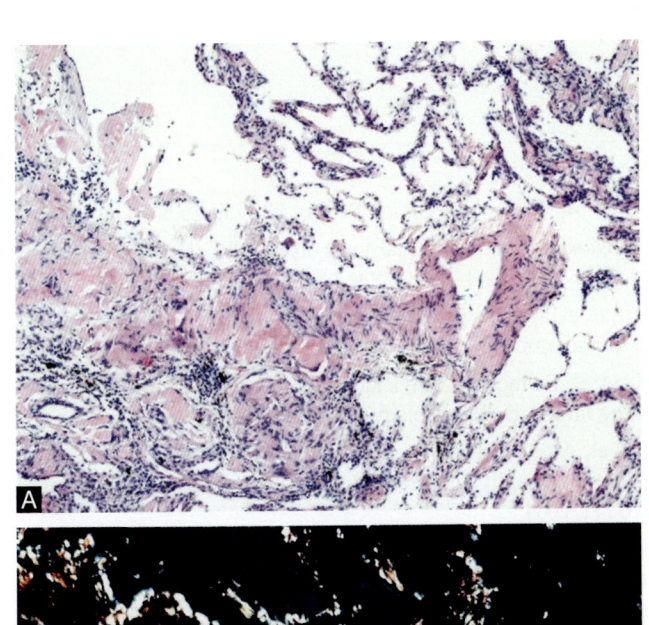

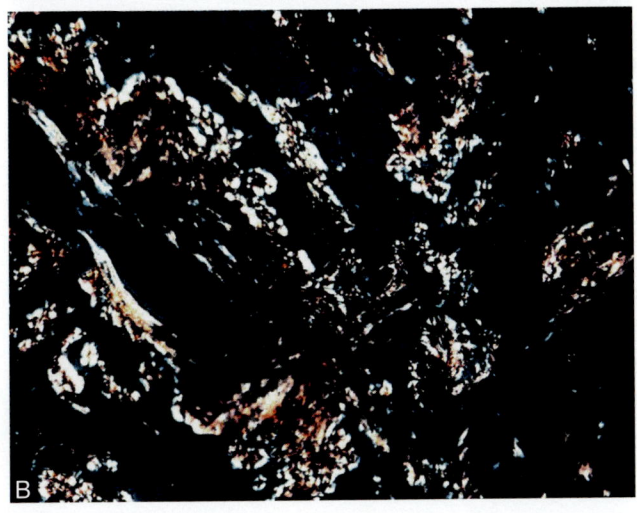

図2 びまん性肺胞隔壁型アミロイドーシス
A：HE染色，B：偏光顕微鏡

4 診断

確定診断は気管支鏡や外科手術などの生検による．組織中のアミロイド蛋白は，Congo Red 染色で橙赤色に染まり，偏光顕微鏡下では緑色の複屈折を示す（図2）．AL 蛋白は過マンガン酸前処理に抵抗性とされるが，本法の感度・特異度はともに十分ではなく診断的意義は限定的である．アミロイド蛋白の確定には特異抗体を用いた免疫染色が重要である．市販の抗軽鎖抗体では染色されないこともある．

また，アミロイドーシスにおける M 蛋白の検出には免疫電気泳動を行うが，より感度が高い免疫固定法においても 20％の症例では検出されない．最近，開発された遊離軽鎖（FLC）測定法は感度が高く，98％の症例で検出可能である[8]が，保険適用外である．

5 治療

気管・気管支型アミロイドーシスは無症状のことが多いため，経過観察が選択される．ただし，気道狭窄に対しレーザーやステントなどだけでなく放射線治療を用いることもある[9]．結節性肺実質型アミロイドーシスも多くが無症状であり経過観察を選択することが多いが，治療的診断のために外科的に切除されることもある．びまん性肺胞隔壁型アミロイドーシスの場合，肺限局型ではコルヒチン，dimethyl sulfoxide などがその治療法として報告されている[10,11]．また全身反応性の AL アミロイドーシスでは，多発性骨髄腫に準じてメルファランとステロイドを含めた化学療法を施行することが多い．

文 献

1) Spencer H: Pathology of the lung. 5th ed. Oxford: Pergamon Press：733-739, 1995.
2) Schwarz MI: Respiratory tract amyloidosis. In interstitial lung disease, BC Dechker Inc, New York: 877-908, 2003.
3) Rahman NA, Fruchter O, Shitrit D, et al: Flexible bronchoscopic management of benign tracheal stenosis: long term follow-up of 115 patients. J Cardiothorac Surg 5: 2, 2010.
4) Rajagopala S, Singh N, Gupta K, et al: Pulmonary amyloidosis in Sjögren's syndrome: a case report and systematic review of the literature. Respirology 15 (5): 860-866, 2010.
5) Jeong YJ, Lee KS, Chung MP, et al: Amyloidosis and lymphoproliferative disease in Sjögren syndrome: thin-section computed tomography findings and histopathologic comparisons. J Comput Assist Tomogr 28 (6): 776-771, 2004.
6) Seo JH, Lee SW, Ahn BC, et al: Pulmonary amyloidosis mimicking multiple metastatic lesions on F-18 FDG PET/CT. Lung Cancer Mar 67 (3): 376-379, 2010.
7) Berk JL, Keane J, Seldin DC, et al: Persistent pleural effusions in primary systemic amyloidosis: etiology and prognosis. Chest 124 (3): 969-977, 2003.
8) Lachmann HJ, Gallimore R, Gillmore J, et al: Outcome in systemic AL amyloidosis in relation to changes in concentration of circulating free immunoglobulin light chains following chemotherapy. Br J Haematol 122 (1): 78-84, 2003.
9) Kalra S, Utz JP, Edell ES, et al: External-beam radiation therapy in the treatment of diffuse tracheobronchial amyloidosis. Mayo Clin Proc 76 (8): 853-856, 2001.
10) Livneh A, Zemer D, Langevitz P, et al. Colchicine in the treatment of AA and AL amyloidosis. Semin Arthritis Rheum 23 (3): 206-214, 1993.
11) 須谷顕尚，田部一秋，永田真，他：Dimethyl sulfoxide が有効であった原発性肺アミロイドーシスの1例．日呼吸会誌 42；835-830, 2004.

各論20 肺胞微石症

立花暉夫[1]・萩原弘一[2]
[1]愛染橋病院　[2]埼玉医科大学病院

1 はじめに [1-8]

　肺胞微石症は，世界的にみて日本に最多の遺伝的肺疾患で，両親の血族結婚が多く，同胞発生が高頻度で，常染色体劣性遺伝により発症する．本症の責任遺伝子SLC34A2変異が発見され，免疫組織学的検索でSLC34A2はⅡ型肺胞上皮に存在が確認されている．微石形成は肺胞内微石のみで，他臓器にはみられない．また転移性肺石灰化症とは異なり主に肺胞壁に微石形成を示す症例はない．胸部単純X線像で，びまん性微細粒状影，肺生検で肺胞内に層状年輪状微石を認め，気管支肺胞洗浄液中に同様微石が確認され，微石の電子顕微鏡所見も報告されている．呼吸機能正常．軽度拡散能低下のみから，末期にブラ，気胸，呼吸不全が出現する．FDG-PET/CTで両肺に著明な集積（SUVmax 7.3）を認めた（表1症例2資料）．血清SP-A．SP-D高値．（計3例）[2]，高値増加が呼吸機能悪化との相関（1例）[2]が札幌医大3内検査結果で確認された．胸部CT所見で気管支血管束．小葉間隔壁．胸膜下に沿う石灰化を認め，肺病理組織像でも同様の所見を示す．長期経過中に異常所見は次第に増強し，末期に下肺優位の濃厚融合性石灰化が出現し．剖検肺で骨化を含む著明な微石集積像を確認できる．一部，線維化も伴う．このように胸部画像所見と肺の病理組織像は相関を示す．長期予後は不良で高頻度に呼吸不全が出現し，死亡する．剖検例の報告もあり以下に述べる．最近も2000年以後，新発見例（表1），剖検例（表2）が継続し，以下に述べるように責任遺伝子異常発見も同様で，今回はそれら症例から得た知見をまとめて提示する．

2 本症に特徴的な責任遺伝子変異 [1,3-8]

　萩原らにより本症に特徴的な第4染色体上のSLC34A2遺伝子変異が発見され，現在までに検索した10例全例で確認された．肺胞微石症責任遺伝子SLC34A2は，3種類の遺伝子変異を示すが，①コード領域への挿入は2名，②エクソン‐イントロン境界領域の点突然変異5名，③コード領域欠失は3名であった．日本人健康人188人検索では肺胞微石症遺伝子を有する人はいなかった[6]．なお，表1，2記載8症例以外に，3人姉妹発生例の遺伝子を検索した2例で同様の遺伝子変異が確認された．本症の発症機序はⅡ型肺胞上皮に発現するSLC34A2遺伝子の変異で肺胞マクロファージにより表面活性物質が分解され放出された燐が処理できずに肺胞中のカルシウムが結合して微石が形成されると想定される．

3 日本の肺胞微石症，最近の報告例

　表1に示すように，同胞発生10例中5例，両親が健康で血族結婚が10例中5例と高頻度．責任遺伝子変異は検索した6例全例で確認された．既報[1,5,7,8]のごとく，上述の特徴的な胸部画像所見，肺病理組織像を示す．

表1 日本の肺胞微石症 最近の報告例

症例No	年齢	性	同胞発生	両親血族結婚	発見動機	肺生検	遺伝子検索	報告年
1	58	女	姉弟従弟発生，弟		呼吸困難	＋	＋	2000（14歳発見）
2	49	男	姉弟発生，弟	＋	息切れ	＋	＋	2001（9歳発見）
3	55	男	兄妹発生，兄		息切れ	＋		2006（9歳発見）[2]
4	82	女			異常肺陰影			2006 [2]
5	16	男			異常肺陰影	＋		2006
6	56	女		＋	息切れ	＋	＋	2009（30歳発見）
7	55	男	兄妹発生，兄	＋	異常肺陰影	＋	＋	2009（6歳発見）
8	15	女		＋	せき	＋	＋	2010
9	59	女	姉弟発生，弟	＋	異常肺陰影			2011（小児期発見）
10	39	女			異常肺陰影	＋	＋	2011（2005発見）

注：遺伝子検査実施，異常発見症例：6例（症例1, 2, 6, 7, 8, 10）；症例10：札幌厚生病院症例

資料

症例1：松宮晴子，山脇 功，鯉沼みゆき，他：血清サーファクタント特異蛋白質（SP-A，SP-D）が高値であった肺胞微石症の1例 呼吸 2000；19：176-180．［生前報告，長期経過後2007年死亡剖検］

症例2：a）泉 信有，吉澤篤人，菅原武明，他：肺胞微石症における black pleural line. 呼吸 2001；20：614-615．［生前報告］
b）Ito K, Kubota K, Yukihiro M, et al：FDG-PET/CT finding of high uptake in pulmonary alveolar microlithiasis. Ann Nucl Med 2007; 21: 415-418.［生前＆剖検報告］
c）滝沢 正：いとこ結婚の両親をもつ姉弟に発生せる肺胞微石症の症例．日本医事新報1959;No1814:49-51．［小児期発見時報告］

症例5：a）吉岡拓人，寺田邦彦，長井苑子，他：肺胞微石症の1例．2006年6月 第67回日本呼吸器学会近畿地方会
b）藤本晃司，小山 貴，玉井 賢，他：若年者に偶然発見されたびまん性肺疾患の一例．2006年10月第42回胸部画像検討会

症例6：a）石原陽介，萩原弘一，全 完，他：SNP解析によりSLC34A2の欠失を証明しえた肺胞微石症の1例．日呼吸会誌 2009；47増刊号，197.
b）Ishihara Y, Hagiwara K, Zen K, et al: A case of pulmonary alveolar microlithiasis with an intragenetic deletion in SLC34A2 detected by a genome-wide study. Thorax 2009, 64: 365-367.

症例7：a）奥野久美子，仁多寅彦，須田理香，他：肺胞微石症の1例．2009年7月 第185回日本呼吸器学会関東地方会［生前＆剖検報告］
b）藤原美恵子，揚 陽，阿部江利子，他：肺胞微石症の一剖検例．日病会誌2011；100：378

症例8：川口 俊，白石 訓，宇治正人，他：画像と遺伝子解析で診断した肺胞微石症の一例．日呼吸会誌 2010；48増刊号，345.

症例9：都築誠一郎，深津明日樹，高橋幸子，他：肺胞微石症の1例．2011年2月 第213回日本内科学会東海地方会

症例10：立花暉夫，萩原弘一，上甲 剛，他：日本の肺胞微石症，最近報告例を中心に．日呼吸会誌 2011；49増刊号，307．［札幌厚生病院症例を含む報告］

4 日本の肺胞微石症，剖検例

表2に示すように，同胞発生が12例中7例．両親が健康で血族結婚が12例中4例と高頻度．責任遺伝子変異は，表1にも記載の3例（症例10, 11, 12）を含む，検索した5例全例で確認された．なお，症例10, 11, 12は，表1記載の症例1, 2, 7と同一症例で，長期経過後，呼吸不全出現死亡した剖検例である．既報[1, 5, 7, 8] のごとく，上述の特徴的な胸部画像所見，肺病理組織像を示す．

5 おわりに

今回は，世界最多の日本の肺胞微石症症例で，2000年以後最近発見例，2011年現在までの全国剖検例をまとめて，常染色体劣性遺伝を示す本症の遺伝学的見地から，さらに世界最多の遺伝子検索結果に焦点を当てて解説した．

表2 日本の肺胞微石症 剖検例

症例No	年齢(発見時)	年齢(死亡時)	性	死因	同胞発生	両親血族結婚	遺伝子検索	報告年
1	18	32	男	呼吸不全	姉弟発生,弟	+		1967
2	42	55	男	脳血管障害				1969
3	33	56	男	呼吸不全				1969
4	41	60	女	呼吸不全	姉弟発生,姉	+		1977
5	60	61	女	呼吸不全				1977
6	35	56	男	胆管癌	兄弟発生,弟			1988
7	68	76	女	呼吸不全				1991
8	10	45	女	呼吸不全			+	1991
9	6	43	女	呼吸不全	兄妹発生,妹		+	1997
10	14	69	女	呼吸不全	姉弟従弟発生,弟		+	2000
11	9	55	男	呼吸不全	姉弟発生,弟	+	+	2007
12	6	56	男	呼吸不全	兄妹発生,兄	+	+	2011

注：遺伝子検索実施，異常発見症例：5例（症例8,9,10,11,12）；症例1,4は弟姉同胞発生例の弟と姉，症例10は表1の症例1と同一，症例11は表1の症例2と同一，症例12は表1の症例7と同一症例，症例8は生前報告後，いずれも長期経過後，呼吸不全死亡剖検例；症例7：肺のみnecropsy

資料
症例1：簱野脩一，上田英雄，村尾 誠，他：肺胞微石症．内科 1967；19：909-916．
症例2：戸塚忠政，草間昌三，三原宏俊,他：肺胞微石症の1剖検例．日胸疾会誌 1969；6：529-536．
症例3：山本好孝，近藤恒二郎：汎発性肺胞微石症の3例．結核 1969；44：398．［症例1生前報告；長期経過後1976年死亡剖検］
症例4：上田真太郎，石井信義，松枝脩二：気管支肺胞系の超微形態とその疾患（その2）―肺胞微石症について―．日胸 1977；36：646-657．［症例1の症例］
症例5：井上とおる，水沼寿洋，森 清男：肺胞微石症の1剖検例―その肺機能について―　内科 1977；40：849-852．
症例6：a）伊藤浩史：胆管癌を合併した肺胞微石症．福岡大医紀 1988；15：445．
　　　　b）伊藤浩史，石原 明，河野 正：肺胞微石症に胆管癌を合併した一剖検例．1989年3月第78回日本病理学会総会
症例7：a）八木祐史，門田永治，前田光代,他：高年齢で発見され，著しい骨形成を呈した肺胞微石症の1剖検例―文献例との考察― 病理と臨床 1991；9：117-120．
　　　　b）浦上理恵，村木正人，保川 淳,他：肺胞微石症の1剖検例．日胸疾会誌1990；28：815．［1989年12月第34回日本胸部疾患学会近畿地方会］
　　　　c）亀井 徹，高木 洋，東田有智,他：自覚症状がなく，びまん性微細粒状影を呈した1例．1980年6月第13回びまん性肺疾患研究会［生前報告］
症例8：石田 直，松村栄久，三宅淳史：33年の経過後呼吸不全を呈し気管支肺胞洗浄にて微石を証明した肺胞微石症の1例．日胸疾会誌 1991；29：627-631．［生前報告；長期経過後1992年45歳死亡剖検］
症例9：a）冨田賢太郎，高川竜子，松下 央,他：肺胞微石症の微石形成の機序.日病会誌 1997；86：193．［剖検報告］
　　　　b）立花暉夫：肺胞微石症．杉本恒明，小俣政男総編集．内科学症例図説．3呼吸器系疾患．しまれな疾患．中山書店．2009；186-187．［生前報告］
症例10：表1の症例1と同じ；症例11：表1の症例2と同じ；症例12：表1の症例7と同じ

謝辞

1960年代立花らの現地調査を主とする全国調査以来，現在も調査継続中で，その間，お世話になった全国の多数の協同研究者，研究協力者の皆様に深く感謝します．最後に，協同研究者，公立学校共済近畿中央病院放射線科 上甲 剛先生に心から感謝します．

文 献

1) 立花暉夫：肺胞微石症,稀少肺疾患をめぐる最近の話題．呼吸器科 5：99-105，2004．

2) Takahashi H, Chiba H, Shiratori M, et al: Elevated serum surfactant protein A and D in pulmonary alveolar microlithiasis. Respirology 11: 330-333, 2006.
3) 萩原弘一：肺胞微石症疾患遺伝子の同定．日内会誌 95：1036-1041，2006.
4) Huqun, Izumi S, Miyazawa H, et al: Mutations in the SLC34A2 gene are associated with pulmonary alveolar microlithiasis. Amer J Respir Crit Care Med 175: 263-268, 2007.
5) 萩原弘一, 立花暉夫, 上甲 剛：肺胞微石症．日本臨牀 新領域別症候群シリーズ No8 呼吸器症候群（第2版）I―その他の呼吸器疾患を含めて―II びまん性肺疾患 C. まれなびまん性肺疾患：492-501, 2008.
6) 萩原弘一：遺伝性呼吸器疾患の遺伝子診断．日胸 67：11 増刊号：S273-274，2008.
7) Tachibana T, Hagiwara K, Johkoh T: Pulmonary alveolar microlithiasis: review and management. Current Opinion in Pulmonary Medicine 15: 486-490, 2009.
8) Hagiwara K, Johkoh T, Tachibana T.: Pulmonary alveolar microlithiasis. McCormack FX, Panos RJ, Trapnell BC, eds. Molecular Basis of Pulmonary Disease: Insights from Rare Lung Disorders. In Respiratory Medicine, Rounds S, series editor. Humana Press; Springer Science and Business Media, LLC. New York: 325-328, 2010.

各論21

誤嚥性肺炎・びまん性誤嚥性細気管支炎

田口善夫
(公益財団法人天理よろづ相談所病院)

誤嚥は口腔から咽喉内にかけての内容物が誤って喉頭下の気道内に侵入することである．この誤嚥によって生じる肺疾患は誤嚥性肺疾患と呼ばれ，**表1**に示すような病態が含まれる．

表1　嚥下性肺疾患の分類

- 嚥下性肺炎（通常型　asipiration pneumonia）
- びまん性嚥下性細気管支炎
  （diffuse aspiration bronchiolitis；DAB）
- 人工呼吸関連肺疾患
  （ventilator associated pneumonia；VAP）
  メンデルソン症候群（Mendelson's Syndrome）

(文献1）より引用改変)

1 病態

誤嚥には，大きく分けて二つの病態がある．一つは食物嚥下に伴って生じる顕性誤嚥（macroaspiration）であり，もうひとつが誤嚥とは無関係に夜間などに知らないうちに生じる不顕性誤嚥（microaspiration, silent aspiration）とよばれるものである．前者は主に胃内容物を嘔吐した際に誤嚥を生じる病態であり，胃内容物の明らかな誤嚥である．このうち胃酸が主な誤嚥物質であれば急性肺障害を生じるメンデルソン症候群を発症する．一方後者は，高齢者の肺炎の原因として重要な病態であり，主に夜間に口腔～咽喉部の分泌物（主には唾液）を気づかずに誤嚥をきたす病態である．このような病態は，高齢者，嚥下反射やせき反射の低下状態などによって生じやすいことが知られている．

また胃食道逆流（gastroesophageal reflux；GER）の存在も不顕性誤嚥に拍車をかける[2]ことが知られている．

不顕性誤嚥については以前から脳血管障害後に生じやすいことが知られているが，なかでも大脳基底核障害時に生じやすい[3]とされている．大脳基底核は嚥下運動に関与するため，この部位の障害は嚥下障害を生じやすくなり，咳反射の低下によってより顕著となる．このような嚥下反射や咳反射の低下には脳内でのドーパミンやサブスタンスP（SP）の産生低下が関与することが示されている．脳血管障害などの既往のない高齢者，特に80歳以上では潜在的に大脳基底核の障害を生じていることが多い．またラクナ梗塞などの軽度な脳血管障害でも不顕性誤嚥は増加する[2]といわれている．

しかし，不顕性誤嚥は正常人でも生じている現象であり，不顕性誤嚥の実際の頻度についてKikuchiら[4]の市中肺炎の検討では71%（12例／17例），正常コントロールは10%（1例／10例）であったと報告している．一方で健常者にみられる不顕性誤嚥は，嚥下障害や顕性誤嚥を伴う不顕性誤嚥に比べると病的意義は少ないとされている．つまり不顕性誤嚥だけが肺炎発症に強く関連しているというよりは，基礎疾患，不顕性誤嚥時の唾液量や唾液内の菌量，咳嗽反射の程度などが複雑に絡み合って肺炎発症に関与している．

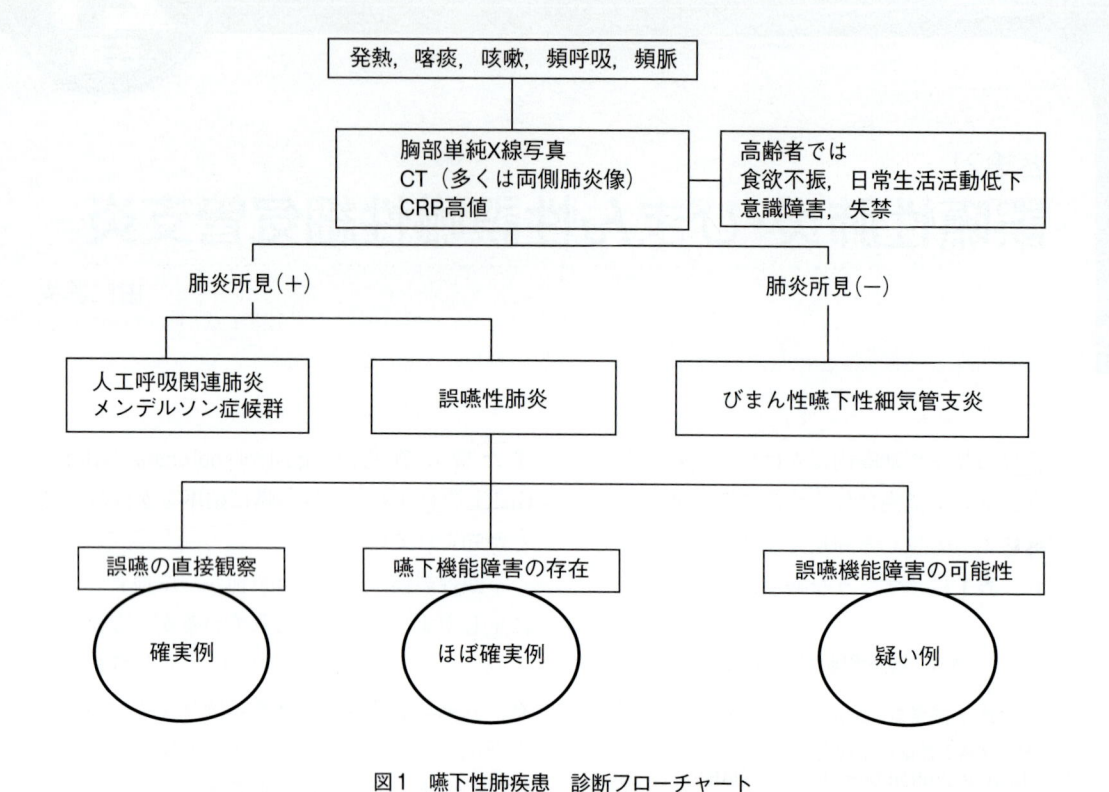

図1 嚥下性肺疾患　診断フローチャート

2　誤嚥性肺疾患の診断

　誤嚥性肺疾患の診断フローチャートを図1に示す．臨床上もっとも頻度が高く，高齢化社会に伴って社会的問題となっているのが誤嚥性肺炎であり，診断と治療においては誤嚥の程度が最も重要であり，治療方針にも大きく関わってくる．

3　誤嚥性肺炎

　誤嚥性肺疾患において最も頻度の高い疾患である．肺炎をみたときには常に嚥下障害を疑う(**表2**)習慣が必要である．近年高齢化とともに誤嚥性肺炎は臨床上非常に重要な病態であり，誤嚥を如何にコントロールするのかが重要な問題である．
　誤嚥性肺炎の症状は発熱，喀痰，咳嗽，頻呼吸，頻脈などが主なものであり，通常の肺炎と

表2　嚥下障害を疑う臨床所見

- 分泌物管理が困難
- 口からこぼれる
- 嚥下の遅延
- 嚥下の前，中，後の咳嗽
- 嚥下後のがらがら声
- 嚥下時ののど仏の動きの減少，欠如
- 何回も飲み込む
- 口腔内食物残留
- 経口摂取がゆっくり，または速い
- 食物の咀嚼が長い
- 食事の時間がやたら長い
- 飲み込むときに頭部や頚部の位置がおかしい
- 嚥下痛がある
- 口腔，咽頭感覚の減退
- しばしば肺炎や気管支炎を繰り返す

（文献5）より引用改変）

変わらない．しかし高齢者や脳血管障害などの基礎疾患を持つ患者が多いことから，発熱が目立たず食欲不振，意識障害，失禁，日常生活活動低下など呼吸器以外の症状が前面に出ること

も多く，病院を受診して初めて胸部単純X線写真やCT像（図2）で誤嚥性肺炎と診断されることも少なくない．また病歴上では急性肺炎に比して病悩期間が長いのが特徴ともいえる．誤嚥性肺炎の診断基準は表3に示すとおりである．

誤嚥性肺炎の治療は先に述べたように誤嚥の評価が最も重要である．誤嚥の客観的評価として水飲み試験（water swallowing test；WST）[6]，反復唾液嚥下試験（The Repeatitive Saliva Swallowing Test；RSST）[7]，簡易嚥下誘発試験（Simple swallowing provocation test；S-ST）[8]，嚥下造影検査（Videofluorography；VF）[9]，シンチグラムによる食道造影など様々な検査法がある．

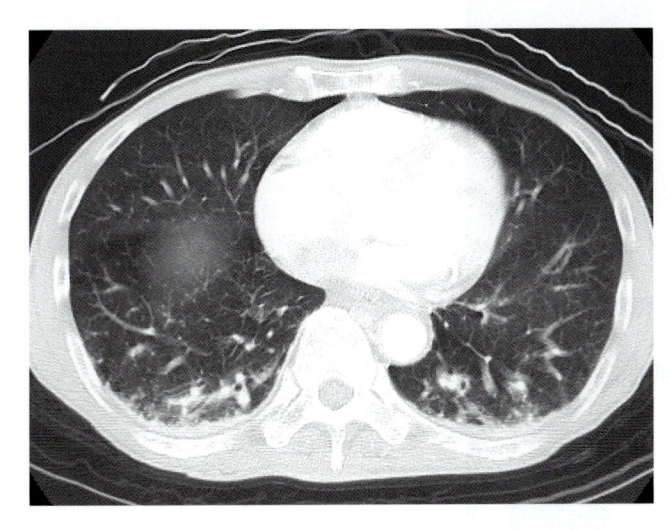

図2 誤嚥性肺炎のCT像
胸部単純X線写真では明らかな異常は指摘できなかったが，CT像では両側背側に浸潤影を認める．誤嚥性肺炎では発症時ADL低下し，仰臥位をきたしている場合が多く，両側背側にみられることが特徴的である．

表3 誤嚥性肺炎の診断基準

Ⅰ 確実例
A. 明らかな誤嚥が直接確認され，それに引き続き肺炎を発症した症例
B. 肺炎例で気道より誤嚥内容が吸引等で確認された症例
肺炎の診断は，次の①，②を満たす症例とする． 　①胸部X線または胸部CT上で肺胞性陰影（浸潤影）を認める． 　②37.5℃以上の発熱，CRPの異常高値，末梢白血球9,000/μL以上，喀痰などの気道症状のいずれか2つ以上が存在する．
Ⅱ ほぼ確実症例
A. 臨床的に飲食に伴ってむせなどの嚥下障害を反復して認め，上記①および②の肺炎の診断基準を満たす症例
B. ⅠのAまたはBに該当する症例で肺炎の診断基準のいずれか一方のみを満たす症例
Ⅲ 疑い症例
A. 臨床的に誤嚥や嚥下機能障害の可能性をもつ以下の基礎病態ないし疾患を有し，肺炎の診断基準①または②を満たす症例 　a. 陳旧性ないし急性の脳血管障害 　b. 嚥下障害をきたしうる変性性神経疾患または神経筋疾患 　c. 意識障害や高度の認知症 　d. 嘔吐や逆流性食道炎をきたしうる消化器疾患（胃切除後も含む） 　e. 口腔咽頭，縦隔腫瘍およびその術後．気管食道瘻 　f. 気管切開 　g. 経鼻管による経管栄養 　h. その他の嚥下障害をきたす基礎疾患

（平成8年度　長寿科学総合研究事業「嚥下性肺疾患の診断と治療に関する研究班」をもとに改変）

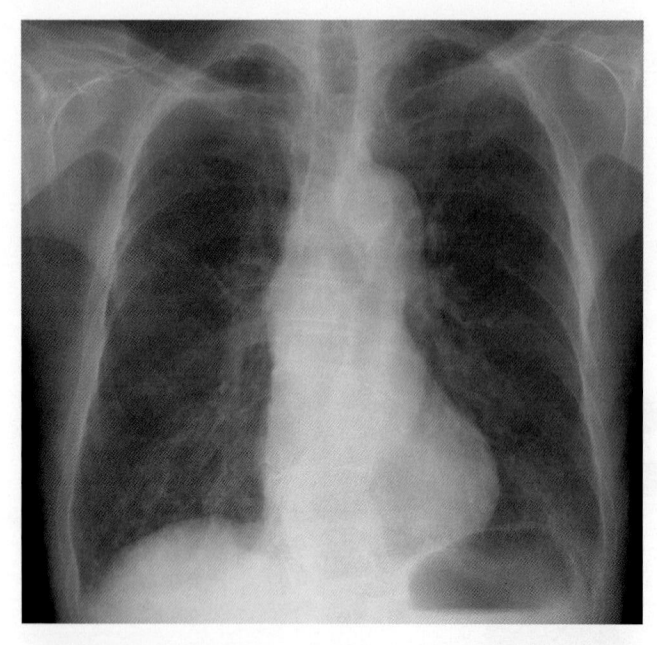

図3 びまん性誤嚥性細気管支炎症例の胸部単純X線写真
中下肺を中心に両側びまん性に粒状影を認め、気管支壁肥厚像も明らかである.

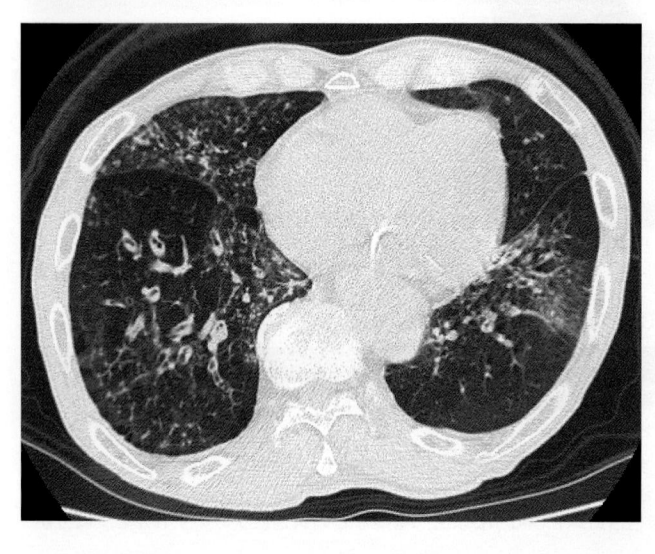

図4 びまん性誤嚥性肺炎のCT像
両側びまん性に小葉中心性の辺縁のぼけた粒状影を認め，一部陰影は癒合し浸潤影を呈する．また慢性誤嚥の結果によると思われる気管支壁肥厚像も明らかである．

4 びまん性誤嚥性細気管支炎
diffuse aspiration bronchiolitis (DAB)[10]

　誤嚥性肺疾患の特殊型であり，比較的少量の口腔内容物を頻回に誤嚥することによって生じ，びまん性汎細気管支炎類似の画像所見を呈する細気管支炎である．症状は発熱，喘鳴，呼吸困難で，明らかな嘔吐や誤嚥の既往がないことが多い．食道疾患など，嚥下障害を生じやすい基礎疾患を有していることが多い．典型例の画像（図3,4）に示すように，小葉中心性の粒状影が主体の病変である．しかしDPBのように過膨張は認めず，理学所見でも所見に乏しいのが特徴的である．病理学的には誤嚥によって生じる細気管支炎（図5）であり，臨床診断基準は表4に示すとおりである．

5 予防

　誤嚥の予防には，誤嚥性肺炎の適切な診断と

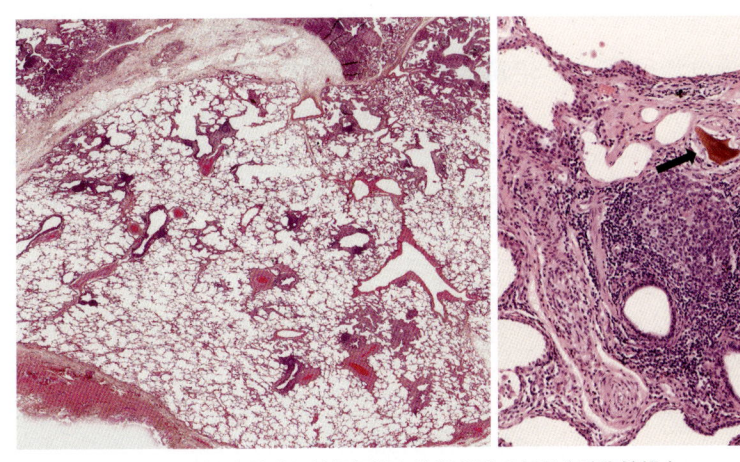

図5 びまん性嚥下性細気管支炎(DAB)の外科的肺生検標本
ルーペ像では細気管支を中心にびまん性に病変がみられる．拡大像では腔内異物の存在（→）と細気管支周囲への小円形細胞浸潤がみられ，典型的なDABの病理像である．

表4 びまん性嚥下性細気管支炎の臨床診断基準

臨床症状・所見
A. 食事摂取と関連した喘鳴，呼吸困難，喀痰咳嗽，微熱のいずれか1つ以上の症状を認める B. 胸部単純X線写真上に明らかな肺炎を示唆する陰影を欠く C. 胸部CTにて比較的びまん性の(小葉中心性の)小粒状影を認める 　(その分布は背側に有意なことが多い) 上記A〜Cの全てを満たす
客観的な嚥下機能障害の確認
A. 誤嚥あるいは食事中のむせの確認 B. 嚥下機能障害あるいは誤嚥をきたしうる基礎病態を有する
病理学的所見
病理学的に細気管支炎の異物反応による炎症，肉芽形成による細気管支閉塞が認められる

(文献1)より引用)

誤嚥のリスクが何かを理解したうえで対応することが重要である．いたずらに経管栄養を行っても口腔内分泌物の誤嚥は避けられず，経管チューブが胃食道逆流を助長するため，誤嚥を予防することはできない．

1) 一般的ケア

高齢者に起こりやすい誤嚥性肺炎の多くは不顕性誤嚥によるものであり，日頃の予防が重要である．予防の骨子は口腔内ケア，誤嚥自体を減少させることである．

①嚥下性肺炎の原因菌の多くは口腔内常在菌であり，歯垢や歯肉ポケット内の嫌気性菌が重要である．適切な口腔内ケアを行うことは嚥下性肺炎の頻度を低下させ，死亡率の減少させる[11]ことが知られている．

②**間接訓練**：嚥下体操，口すぼめ呼吸とストロー呼吸，咳嗽訓練，言語療法などを行うことにより嚥下機能を改善させる．

③**直接訓練**：食事を用いて嚥下訓練を行うことである．食後の体位維持，嚥下運動の促進，ゼリーやペースト食などを導入するなどして誤嚥の頻度を下げる．

2) 薬物療法

不顕性誤嚥は脳内のドーパミン，SP産生低下により嚥下反射，咳嗽反射の低下で生じやすくなるが，ドーパミンやSPの活性を維持する薬剤を使用することにより誤嚥を抑える可能性が期待される．ACE阻害薬[12]やパーキンソン病治療薬（塩酸アマンタジン）[13]が有効であるが，保険適応とはなっていない．

3) 外科療法

胃瘻造設術，耳鼻科手術などがある．耳鼻科的手術には咽頭挙上術，輪状咽頭筋切除術，喉頭摘出および気管咽頭分離術などがある．なかでも喉頭摘出や気管咽頭分離術は誤嚥をほぼ完全に防止できるが発声機能が失われるという欠点もあり十分なインフォームドコンセントを行う必要がある．

文 献

1) 嚥下性肺疾患研究会編：嚥下性肺疾患の診断と治療．ファイザー．2003.
2) 板橋 繁，佐々木英忠：高齢者肺炎．呼吸 19：363-373, 2000.
3) 新井 正，藤原久義：不顕性誤嚥 Geriatric Medicine 39：231-237, 2001.
4) Kikuchi R, Watanabe N, Konno T, et al: High incidence of silent aspiration in elderly patients with community-acquired pneumonia. Am J Res Crit Care Med 150: 251-253, 1994.
5) Mark PE, Kaplan D: Aspiration pneumonia and dysphagia in the elderly. Chest 124: 328-336, 2003.
6) 窪田俊夫，三島博信，花田 実：脳血管障害による麻酔性嚥下障害：スクリーニングテストとその臨床応用．総合リハ 10：271-276, 1982.
7) Baba Y, Teramoto S, Hasegawa H, et al: Characteristics and limitation of portable bedside swallowing test in elderly with dementia: comparison between the repetitive saliva swallowing test and the simple swallowing provocation test. Nihon Ronen Igakkai Zasshi 42: 323-327, 2005.
8) Teramoto S, Matsuse T, Fukuchi Y, et al: Simple two-step swallowing provocation test for elderly patients with aspiration pneumonia. Lancet 353: 1243, 1999.
9) Ott DJ, Pikna LA: Clinical and videofluoroscopic evaluation of swallowing disorders. Am J Roentgenol. 161: 507-513, 1993.
10) Teramoto S, Matsuse T, Ouchi Y: Clinical significance of cough as a defense mechanism or a symptom in elderly patients with aspiration and diffuse aspiration bronchiolitis. Chest 115: 602-603, 1999.
11) Yoneyama T, Yoshida M, Matsui T, et al: Oral care and pneumonia. Lancet 354: 515, 1999.
12) Teramoto S, Ouchi T: ACE inhibitorsand prevention of aspiration pneumoniain elderly hypertensives. Lancet 353: 843, 1999.
13) Teramoto S, Matsuse T, Ouchi T: Amantadine and pneumonia in elderly stroke patients. Lancet 353: 2156, 1999.

肺感染症

各論22.1
びまん性肺野陰影を示す肺感染症

露口一成
(国立病院機構近畿中央胸部疾患センター)

　胸部画像診断検査は，肺感染症を診断するうえでも重要な検査である．ただし免疫正常者に発症する肺炎の多くでは画像診断は胸部単純X線による陰影の存在確認で十分であり，治療にあたっては微生物学的検査による起因菌の確定がより重要である．びまん性であるかどうかを含め陰影の性状が起因菌の推定に果たす役割は必ずしも大きいとはいえない．最も多い市中肺炎であり，大葉性肺炎の代表である肺炎球菌性肺炎でも，左右に陰影がみられる（すなわち「びまん性陰影」を呈する）ことは決して珍しくはない．そういった意味では，「びまん性陰影を示す」肺感染症のみを切り取って論じることは本質的なものとは言い難い．

　しかし，びまん性陰影を示す肺感染症の中には，浸潤影をきたす通常の市中肺炎とは異なった，その起因病原体に特異的な陰影をとるものがある．このような感染症は，通常の市中肺炎に対して行われる経験的治療（empiric therapy）が無効なことが多く，また免疫抑制状態において発症することも多いため，早急な診断を要する．また，びまん性陰影を示すために，往々にして感染症と認識されず，場合によっては間質性肺炎との診断のもとにステロイド治療が行われたりすることもある．こうした意味で，特徴的なびまん性陰影をみたときに鑑別にあげておくべき肺感染症を認識しておくことは意味があろう．

　びまん性陰影を示す肺感染症を考えるとき，免疫不全があるかどうかを考えておくことは重要である．ステロイド・免疫抑制剤・生物学的製剤の投与の有無，免疫不全をきたす疾患の有無（特にAIDSの可能性について）などにつき確認しておくべきである．また特に免疫不全患者では，胸部単純X線でわからないようなわずかな陰影を検出し，かつ陰影の性状を評価するために，HRCTが有用である[1]．

　なお，本稿では紙数の関係で治療については割愛した．詳細については参考文献や感染症の成書を参照されたい．

1 非定型肺炎

　非定型肺炎とは，マイコプラズマ肺炎や肺炎クラミドフィラ肺炎などの非細菌性微生物による肺炎であり，喀痰が少なくβ-ラクタム薬が無効という特徴がある．レジオネラは細菌であるが，同じくβ-ラクタム薬が無効であることより臨床的には非定型肺炎に含められる．2000年に日本呼吸器学会から発表された「成人市中肺炎診療の基本的考え方」では，非定型肺炎の細菌性肺炎との鑑別点として「胸部X線ですりガラス（様）陰影あるいはskip lesionである」との画像所見があげられていたが，細菌性肺炎でもしばしばskipする陰影が認められ画像での鑑別は困難であることから，改訂版である2007年の「成人市中肺炎診療ガイドライン」では画像所見の記載は削除された[2]．しかし，マイコプラズマ肺炎は肺炎球菌性肺炎に比べて複数の肺葉に陰影を呈することが多いとの報告もあり[3]，現

実的にはびまん性陰影をとる肺炎をみた場合，非定型肺炎を意識して治療にあたることが多い．

1) マイコプラズマ肺炎

Mycoplasma pneumoniae は市中肺炎の起因菌として重要であり，特に若年層において多く認められる．マイコプラズマ肺炎のCT所見としては，斑状の浸潤影やすりガラス(様)陰影に加え，細気管支炎を反映する小葉中心性結節影や気管支壁肥厚像がみられることが特徴的である[3,4]．小葉中心性結節影を呈する疾患として，ときに肺結核との鑑別が問題となる．マイコプラズマは通常の培地では発育しないので，診断にあたっては抗体検査が中心となる．CF法では64倍以上，PA法では320倍以上で陽性とされるが，できればペア血清で4倍以上の抗体価上昇を証明することが望ましい．なお，抗マイコプラズマIgM抗体を測定する簡易キットは，感度・特異度ともに十分ではなく，使用にあたっては注意が必要である．

2) 肺炎クラミドフィラ肺炎

肺炎クラミドフィラ肺炎は，*Chlamydophila pneumoniae*によるものである．*Chlamydophila pneumoniae*は近年まで*Chlamydia pneumoniae*とされていたものである．画像上の特徴に関する報告は少なく，マイコプラズマ肺炎と同様に浸潤影，すりガラス(様)陰影，小葉中心性結節影など多彩な陰影をとるとされている[5]．マイコプラズマ肺炎に比べると罹患年齢が高くなる．

3) レジオネラ肺炎

レジオネラ肺炎は成人市中肺炎の約3%を占めるとされているが，重症化する可能性があるので注意しておくべき肺炎である．健常者にも発症しうるが，喫煙・糖尿病・ステロイド投与など何らかの基礎疾患を有することが多い．レジオネラ菌は水中に生息し特に温水中で増殖しやすいため，温泉や循環式浴槽，給湯施設に関連して発症することがある．頭痛・筋肉痛・下痢・意識障害など，肺外症状を伴うことが多いのが特徴である[2]．画像上は斑状の浸潤影をとり片側性のことも両側性のこともある．胸水を認めることもある．他の市中肺炎と画像での鑑別は困難である[6]．レジオネラ菌は通常の血液寒天培地では培養困難でBCYE α 寒天培地などが必要である．尿中抗原検査が簡便で有用であるが，*Legionella pneumophila* 血清型1しか検出できないことに注意が必要である．

2 敗血症性肺塞栓 septic emboli

一般細菌による非典型的な肺感染症としてあげておく．敗血症性肺塞栓は，肺内の多発結節影で生じる血行性の稀な感染症である．リスクファクターとしては，静注薬剤常用・頭頸部の化膿性感染症・血管内デバイス挿入などがあげられる．起因菌は *Staphylococcus* species, *Fusobacterium* species などである．胸膜下に多発の結節影や浸潤影をびまん性に認め，結節影は空洞を伴うことが多い．胸水を認めることも多い[7]．

上述したようなリスクファクターを有し，多発結節影を認めれば疑う．転移性肺癌や粟粒結核などが鑑別にあがる．診断には血液培養で起因菌を証明することが重要で，感染性心内膜炎の除外のため心エコーは必ず行っておく．

3 結核

結核は結核菌 *Mycobacterium tuberculosis* による感染症である．わが国における罹患率は減少しており2007年には人口10万対19.8と20を下回ったものの，世界的には未だ中蔓延国である．健常人でも発症をみるが，リスクファクターとしては，HIV感染，糖尿病，透析を要する慢性腎不全，ステロイド・免疫抑制剤の投与などがあげられ，近年では抗リウマチ剤であるTNF-α阻害薬投与に伴って生じる結核も問題

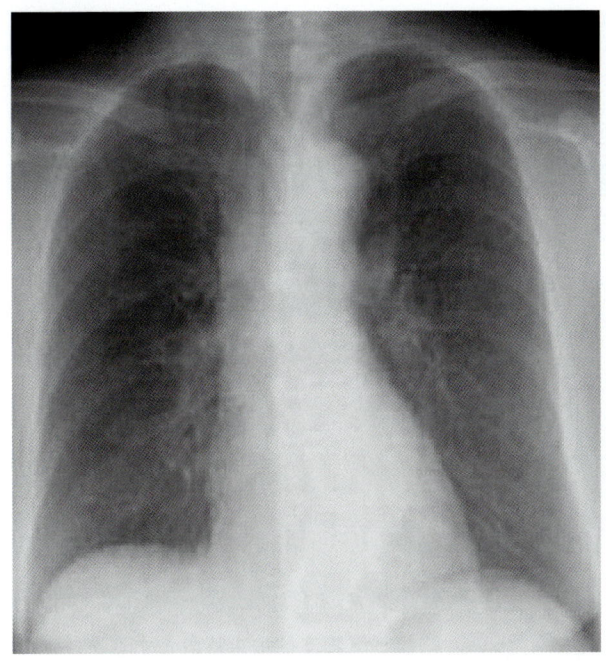

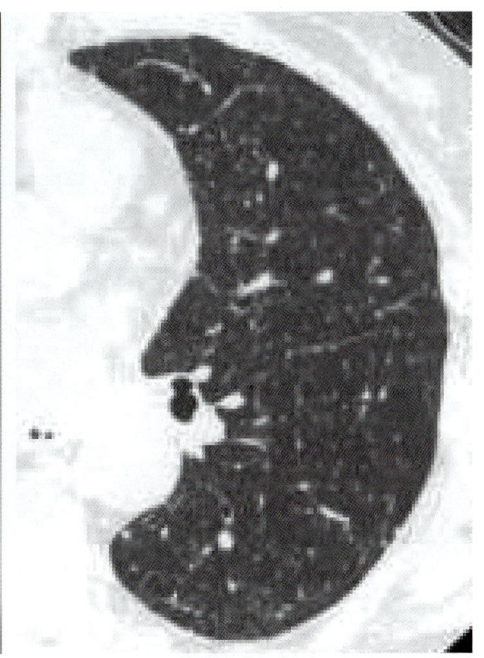

図1　65歳女性
関節リウマチに対してインフリキシマブ投与された後に発症した粟粒結核症例．喀痰，尿の抗酸菌培養でいずれも結核菌を認めた．

となっている[8]．特に免疫不全状態で発症する結核は非典型的な画像を呈することも多いため注意が必要である．結核は空気感染する伝染病で発見の遅れが問題となることが多く，また早期発見して適切な治療を行えば治癒しうる疾患であるため，常に鑑別診断に含めておくことが重要である．

1) 気道散布性結核

結核は多彩な画像所見をとり，換言すればすべての異常陰影で結核の可能性を考えるべきであるともされているが，一方で結核を強く疑う根拠となる所見がある．HRCTにおける気道散布性結核の最も特徴的な所見は小葉中心性結節影とそれに連続する分枝線状陰影であり，木々から芽吹くようにみえることからtree-in-bud appearance（木の芽様所見）とよばれる[9]．細気管支に充満した乾酪物質を反映しており，結核の活動性を示す所見でもある．tree-in-bud appearanceは，結核以外に非結核性抗酸菌症やマイコプラズマ肺炎，びまん性汎細気管支炎でもみられることがある．その他に気道散布性結核でみられる所見は，S^1，S^2，S^6に好発し周囲に散布巣を伴う空洞性陰影，斑状の浸潤影，胸水，内部の壊死を伴うリンパ節腫脹などである．

2) 粟粒結核（図1）

粟粒結核は血行性に全身に播種した，2臓器以上に病変を有する結核と定義される．胸部X線写真上，初期には直径1～2 mmの小結節影が肺野全体に分布するのが特徴であり，進行すると5 mm程度に達することもある[4]．HRCTでは辺縁鮮明な小結節影が気道と無関係に肺野全体にランダムに分布する．これは血行性の進展を反映しており，しばしば血行性の転移性肺癌との鑑別を要する．ときに，胸部X線写真では明らかな異常陰影を認めず，HRCTで初めて陰影を指摘しうることもある．不明熱など粟粒結核が疑われる状況では，胸部X線写真が正常であった場合でもHRCTを施行することを考慮する．

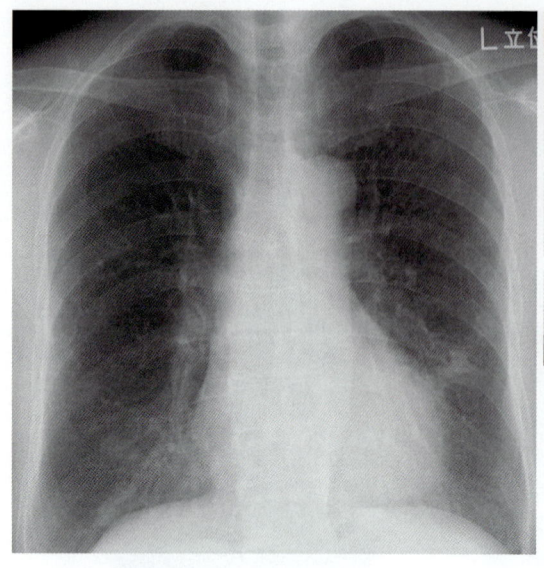

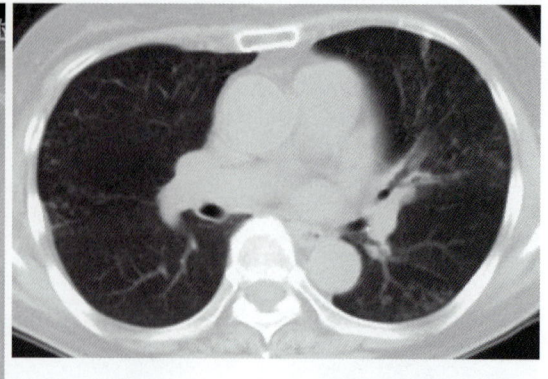

図2 75歳女性
肺MAC症症例.

4 非結核性抗酸菌症

結核菌群とらい菌を除く抗酸菌を非結核性抗酸菌 Nontuberculous mycobacteria（NTM）とよぶ．近年新たな菌種の発見が相次ぎ100種類以上が報告されているが，わが国では M. avium complex（MAC）と M. kansasii で9割程度を占めている．NTMは環境常在菌であり，ヒト─ヒト感染を起こさないことが結核菌との大きな違いである．NTM症は菌種ごとに予後，治療法が異なるため，菌種を正確に同定することが重要である．病理的にはNTM症も結核と同様，肉芽腫性感染症であり，結核と同様の画像所見をとることも多い．小葉中心性結節影やtree-in-bud appearance はNTM症でもみられる．また M. kansasii 症，M. szulgai 症などは喫煙歴を有する男性に多く，結核に類似した上肺野の空洞性陰影の形をとることが多い．一方，結核とは異なる陰影で，びまん性肺野陰影をとるNTM症には次のようなものがあげられる．

1) MAC症（結節・気管支拡張型）（図2）

MAC症もかつては結核に類似した空洞性陰影をとるタイプが多かったが，近年増加しているのは，基礎疾患を特にもたない中高年女性に多い，結節と気管支拡張を特徴とするタイプである．この画像所見はきわめて特徴的で，胸部HRCTで中葉・舌区を中心として胸膜直下に小葉中心性の小結節を認め，かつその潅流気管支の拡張があれば本症を強く疑うべきである．

2) 迅速発育抗酸菌による肺感染症

M. abscessus, M. fortuitum などの迅速発育抗酸菌による肺感染症でも，結節・気管支拡張型肺MAC症でみられるような，気管支拡張と多発症結節影を呈することが多い．M. abscessus 症の15%でMACも検出されるとの報告もあり，疾患の類縁性が示唆される[10]．

5 真菌

1) 肺アスペルギルス症

アスペルギルス属の真菌は，宿主の全身免疫，肺局所の傷害などの因子により，様々な病型をとる．全身性の免疫不全があれば日和見感染としての侵襲性肺アスペルギルス症，既存の肺空洞があればアスペルギローマ，結核後遺症やCOPDなど肺局所の基礎疾患があれば慢性壊死性肺アスペルギルス症を生じる．一方，アスペルギルスがアレルギー反応を引き起こす抗

原としての側面が大きい疾患としてアレルギー性気管支肺アスペルギルス症 Allergic bronchopulmonary aspergillosis（ABPA）があり，他に過敏性肺臓炎や好酸球性肺炎でもアスペルギルスが関係する場合がある[11]．どこまでが感染症でどこまでがアレルギーなのか厳密には難しいが，ここでは，びまん性陰影を呈する感染症として，侵襲性肺アスペルギルス症と慢性肺アスペルギルス症のみを取り上げる．

(a) 侵襲性肺アスペルギルス症
invasive pulmonary aspergillosis

侵襲性肺アスペルギルス症は高度の免疫不全を有する患者に発症する．好中球減少，臓器移植後，白血病などの血液悪性腫瘍，ステロイド治療などがリスクファクターであるが，特に好中球減少が重要である．一方，AIDS での発症は比較的少なく，発症例も好中球減少やステロイド治療歴を有する例が多い[11]．HRCT では，早期には多発結節影とその周囲のすりガラス（様）陰影（halo sign）を認めるのが特徴的であり，後期になると結節の壊死により内部が三日月様にみえる air crescent sign を呈することがある．転移性肺癌や気管支肺胞上皮癌，好酸球性肺炎などとの鑑別が問題となることがある．診断は，気管支鏡検査が望ましいがしばしば一般状態不良で施行困難なため，β-D-グルカンやアスペルギルス抗原検査（ガラクトマンナン抗原の検出による）などの血液検査を画像所見と組み合わせての臨床診断が行われている．

(b) 慢性壊死性肺アスペルギルス症
chronic necrotising pulmonary aspergillosis

侵襲性肺アスペルギルス症が全身的な免疫不全を有する患者に発症するのに対し，慢性壊死性肺アスペルギルス症は肺局所の傷害を有する患者に発症する．具体的には，結核後遺症，COPD，じん肺，間質性肺炎などである．semi-invasive aspergillosis や subacute invasive aspergillosis ともよばれる．進行は緩徐であり症状としては咳嗽，喀痰，発熱，体重減少，喀血等を認める．画像上は，上葉に生じる浸潤影，胸膜肥厚，空洞陰影である．上記のような慢性肺疾患を有する患者で徐々に胸膜肥厚が進行するような場合，本症を疑う．しばしばアスペルギローマを認め，このため慢性壊死性肺アスペルギルス症とアスペルギローマを一つのカテゴリーとして考える研究者もいる．診断にあたっては，組織所見や微生物学的検査でアスペルギルス属を検出することが望ましいが，ほとんどの例で血清のアスペルギルス IgG 抗体が陽性となるため有用な所見である．ただしアスペルギルス IgG 抗体検査は現在のところ保険収載されていない．

2) クリプトコッカス症

クリプトコッカス症は，*Cryptococcus neoformans* によるものがほとんどであるが稀に *Cryptococcus gattii* によることもある．*C. neoformans* はハトやニワトリの糞で汚染された土壌から分離される．AIDS を初めとする免疫不全患者での発症が多いが，免疫正常者でもしばしば発症がみられるのが特徴である．免疫正常者では呼吸器症状は一般に軽度であり，無症状で検診発見されることも多い．画像所見としては，免疫正常者では孤立性あるいは多発性の結節陰影が多く，空洞を認めることもある．また，単発あるいは多発性の浸潤影を認めることもある[12]．免疫不全者では，より陰影は広範囲で空洞形成を伴うことが多く，時に ARDS を呈することがある．診断のためには，喀痰・気管支鏡検体・肺生検検体などの検鏡（グロコット染色による），培養による *Cryptococcus* の証明を行うが，血清によるクリプトコッカス抗原検査も有用である．

3) ニューモシスチス肺炎（図3）

ニューモシスチス肺炎はかつてカリニ肺炎とよばれていたもので，免疫正常者にはまず発症することはないが，AIDS を初めとする免疫不全状態で発症する日和見感染症として重要である．起因病原体である *Pneumocystis jirovecii* は以前は原虫に分類されていたが現在では真菌とし

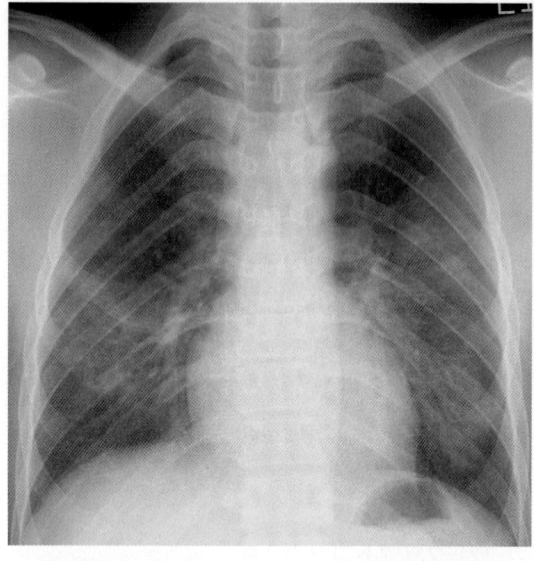

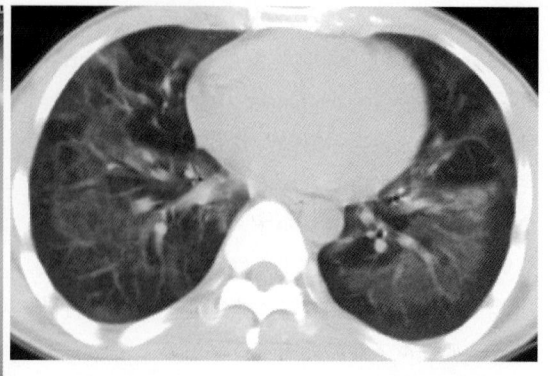

図3 28歳男性
HIVに合併したニューモシスチス肺炎．
β-D-glucan 524 pg/mLであり，BALで大量の
*Pneumocystis jirovecii*を認めた．

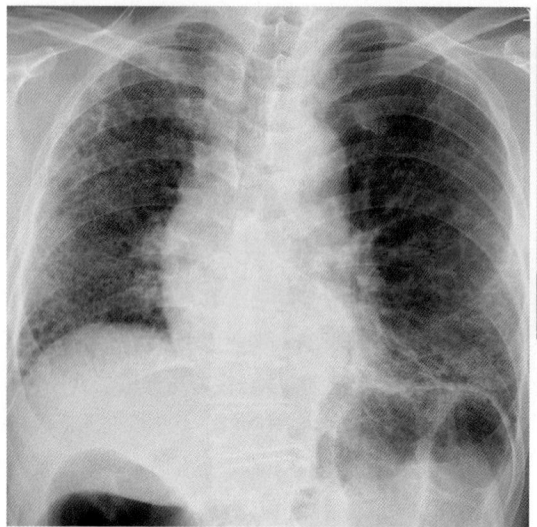

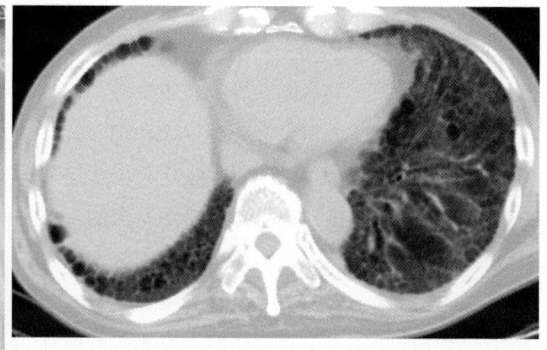

図4 68歳男性
特発性間質性肺炎でプレドニン，アザチオプリン投与中
に両肺のすりガラス（様）陰影増強．白血球67,900個あた
りのCMV pp65抗原（C7-HRP）陽性細胞584個であり
CMV肺炎と診断した．

て分類されている．AIDSでは末梢血CD4陽性細胞数が200/μL以下，非AIDSでは16 mg/日×8週間以上のプレドニン投与やその他のさまざまな免疫抑制剤投与により発症リスクが高くなる[13]．自覚症状は進行性の呼吸困難，乾性咳嗽，発熱である．ニューモシスチス肺炎の特徴的な胸部HRCTの所見は両側のびまん性のすりガラス（様）陰影である．重症になると両側の浸潤影を呈する．AIDS例では囊胞性変化がしばしばみられ，時に気胸を生じてそれがきっかけで発見されることもある[4]．診断のためには，呼吸器検体からグロコット染色等の染色により*Pneumocystis*を証明することが必要である．AIDS例では誘発喀痰でも陽性となる確率が高いが，非AIDS例では菌量が少ないためBALを必要とすることが多い．近年では血清β-D-グルカン値が補助診断として用いられており，カットオフを31.1 pg/mLとした場合の感度，特異度はそれぞれ92.3％，86.1％と報告されている[14]．

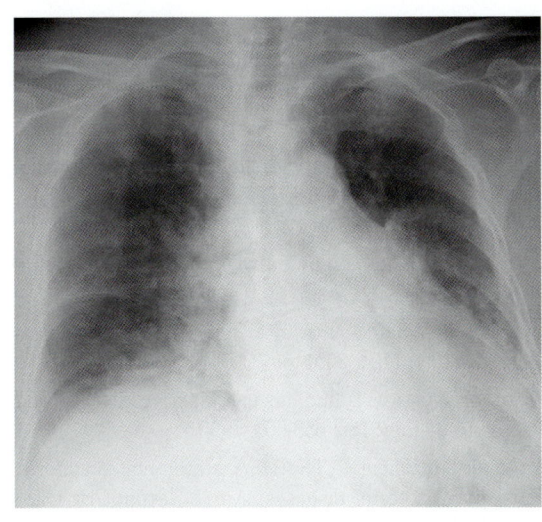

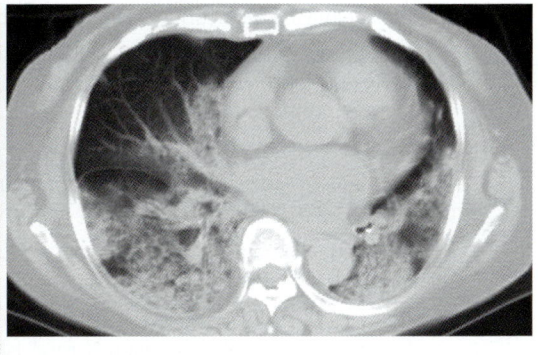

図5　73歳女性
インフルエンザ抗原検査陽性で，他の起因菌は検出されず，インフルエンザ肺炎と考えられた．

6 ウイルス

1) サイトメガロウイルス肺炎(図4)

サイトメガロウイルス（CMV）はヘルペスウイルス科に属するウイルスで，健常人では乳幼児期に大部分が感染を受けて潜伏しているが，免疫抑制状態となったときに再活性化し日和見感染症として発症する．代表的なリスク因子として，AIDS，免疫抑制剤・ステロイド使用，臓器移植後などがある．肺，網膜，消化管など様々な臓器の感染症を引き起こす．CMV 肺炎のHRCT 所見としては，両側のびまん性すりガラス（様）陰影，浸潤影，境界不明瞭な結節影である[4]．画像所見としても臨床的にも，ニューモシスチス肺炎との鑑別を要することが多い．診断にあたっては肺組織や BAL 細胞診で巨細胞封入体やウイルスを証明することが望ましいが困難なことも多いので，末梢血白血球中のCMV pp65 抗原の検出により CMV 血症を証明する方法が広く用いられている．ステロイド投与中のびまん性肺疾患患者における検討で，白血球5万個あたり陽性細胞が7.57個以上となればCMV感染症として治療が望ましいとの報告がなされている[15]．

2) インフルエンザ肺炎(図5)

インフルエンザ肺炎にはインフルエンザウイルス自体による肺炎と，二次性の細菌感染（起因菌としては，*Streptococcus pneumoniae*, *Haemophilus influenzae*, *Staphylococcus aureus* が多い）による肺炎がある．インフルエンザウイルス自体による肺炎の画像所見としては，すりガラス（様）陰影や浸潤影を呈し，時に小葉中心性の粒状影を認めるとされる[16]．

文　献

1) Wheeler JH, Fishman EK：Computed tomography in the management of chest infections: current status. Clin Infect Dis 23: 232-240, 1996.
2) 日本呼吸器学会呼吸器感染症に関するガイドライン作成委員会．成人市中肺炎診療ガイドライン．東京：日本呼吸器学会；2007.
3) Miyashita N, Sugiu T, Kawai Y, et al: Radiographic features of Mycoplasma pneumoniae pneumonia: differential diagnosis and performance timing. BMC Med Imaging 9:7, 2009.
4) Webb WR, Müller NL, Naidich DP:Infections. In High-resolution CT of the lung. 4th ed.

Philadellphia: Lippincott Williams & Wilkins: 415-461, 2009.
5) Nambu A, Saito A, Araki T, et al: Chlamydia pneumoniae: comparison with findings of Mycoplasma pneumoniae and Streptococcus pneumoniae at thin-section CT. Radiology 238: 330-338, 2006.
6) Tan MJ, Tan JS, Hamor RH, File TM, Jr, Breiman RF: The radiologic manifestations of Legionnaire's disease. The Ohio Community-Based Pneumonia Incidence Study Group. Chest 117: 398-403, 2000.
7) Cook RJ, Ashton RW, Aughenbaugh GL, Ryu JH : Septic pulmonary embolism: presenting features and clinical course of 14 patients. Chest 128: 162-166, 2005.
8) Keane J, Gershon S, Wise RP, et al: Tuberculosis associated with infliximab, a tumor necrosis factor alpha-neutralizing agent. N Engl J Med 345: 1098-1104, 2001.
9) Im JG, Itoh H, Shim YS, et al : Pulmonary tuberculosis: CT findings-early active disease and sequential change with antituberculous therapy. Radiology 186: 653-660, 1993.
10) Griffith DE, Aksamit T, Brown-Elliott BA, et al: An official ATS/IDSA statement: diagnosis, treatment, and prevention of nontuberculous mycobacterial diseases. Am J Respir Crit Care Med 175: 367-416, 2007.
11) Kousha M, Tadi R, Soubani AO: Pulmonary aspergillosis: a clinical review. Eur Respir Rev 20: 156-174, 2011.
12) Chang WC, Tzao C, Hsu HH, et al: Pulmonary cryptococcosis: comparison of clinical and radiographic characteristics in immunocompetent and immunocompromised patients. Chest 129: 333-340, 2006.
13) Thomas CF, Jr., Limper AH: Pneumocystis pneumonia. N Engl J Med 350: 2487-2498, 2004.
14) Tasaka S, Hasegawa N, Kobayashi S, et al: Serum indicators for the diagnosis of pneumocystis pneumonia. Chest 131: 1173-1180, 2007.
15) 新井徹, 井上義一, 田村太朗, 他：特発性間質性肺炎および膠原病肺の免疫抑制療法中に発生したサイトメガロウイルス抗原血症の検討. びまん性肺疾患に関する調査研究班（貫和班）平成19年度研究報告書：108-112.
16) Oikonomou A, Muller NL, Nantel S: Radiographic and high-resolution CT findings of influenza virus pneumonia in patients with hematologic malignancies. AJR Am J Roentgenol 181: 507-511, 2003.

各論22.2
びまん性肺疾患に合併する肺感染症

伊藤 穣
(京都大学医学部附属病院)

特発性間質性肺炎，膠原病肺，サルコイドーシスなどのように慢性経過をとるびまん性肺疾患では，経過中にしばしば呼吸器感染症を合併し，その治療に難渋することがある．びまん性肺疾患と呼吸器感染症のかかわりについては，①原疾患に伴う肺胞や気道での構造改変による病原微生物に対する易感染性，②急性増悪における呼吸器感染症の関与，③免疫抑制療法中における日和見感染に分けて考えるとよい．

1 びまん性肺疾患と呼吸器感染症

インフルエンザや肺炎球菌感染症などの一般健常人にも罹患する呼吸器感染症の頻度がびまん性肺疾患を有する患者で高いかどうかについては不明である．結核に関しては，古くから珪肺(silicosis)で合併頻度が高いことが知られている．その頻度は，同じ地域の一般人口や珪肺を有さない同じ職場に従事する労働者と比較しても高く，シリカの曝露をやめた後も，結核発病リスクは高いままとされる[1]．

肺気腫や結核後遺症と同様に，間質性肺炎やサルコイドーシスなどにおいても肺胞構造が改変し囊胞形成を伴ってくると，アスペルギルスなどの真菌が定着してくる．肺アスペルギルス症としては，通常既存の肺病変に合併するアスペルギローマや慢性壊死性肺アスペルギルス症などの慢性経過の病型をとるが，原疾患に対してステロイドなどの免疫抑制療法が加わると，その進行は修飾される．診断は咳嗽，喀痰，血痰，発熱などの臨床症状，真菌球や空洞壁の肥厚などの特徴的な画像所見および気道検体から *Aspergillus* を培養する，もしくは菌糸を病理検査で証明することである．免疫抑制患者に発症する侵襲性アスペルギルス症の診断には，ガラクトマンナン抗原をELISAで検出する血清診断法(アスペルギルス抗原検査)が真菌の証明の代わりに用いられることがあるが，アスペルギローマや慢性壊死性肺アスペルギルス症ではしばしば陰性となる．臨床症状，画像所見が合致すれば，オクタロニー法などによるアスペルギルス抗体陽性例も臨床診断例としている．アスペルギローマに対する抗真菌薬療法の有効性は確立しておらず，肺切除により真菌球を取り除くことが第一選択であるが，基礎疾患の呼吸状態のため外科的治療は困難なことが多い．慢性壊死性肺アスペルギルス症では薬物療法として経口薬であるイトラコナゾール(ITCZ)やボリコナゾール(VRCZ)が用いられる．重症例では注射剤で治療導入することがあり，ITCZやVRCZの注射製剤に加え，ミカファンギン(MCFG)やアムホテリシンBリポソーム製剤(L-AMB)も有効性が期待される[2,3]．

Penaらは米国の427人のサルコイドーシス患者のうち，10人(2％)に肺アスペルギルス症の合併を報告している．10人全員がサルコイドーシスのstage IVの進行例で9人にステロイド±メトトレキサートの治療がなされていた．アスペルギルス症の病型としては全員が空洞形成を伴う慢性肺アスペルギルス症で，気管支肺

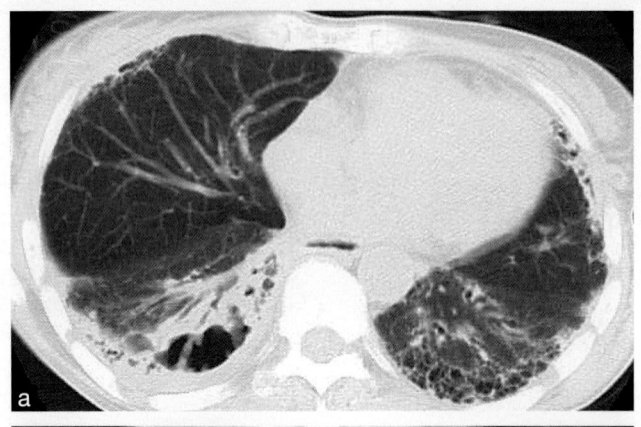

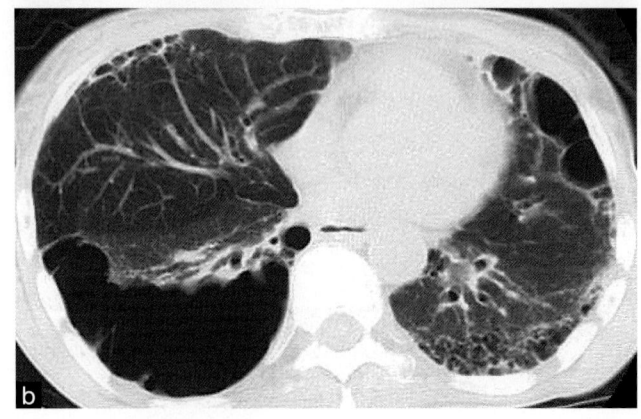

図1 強皮症，関節リウマチに伴う間質性肺炎に合併した *Mycobacterium avium* 症．
治療により排菌が停止し，細菌学的には治癒したが，治療前にあった右下葉の病巣(a)は，巨大な嚢胞性変化に置き換わった(b)．

胞洗浄液（BAL）などから *Aspergillus* を認めたが，血中アスペルギルス抗原は測定した全員で陰性だった．治療は6人にVRCZ，4人にITCZが投与され，5人に外科治療も併用していた．3人が死亡しており，予後は不良であった[4]．また，Baughmanらはサルコイドーシス患者753人のうち7人（0.9％）の肺真菌症合併例を報告している[5]．特発性肺線維症などの間質性肺炎においてもしばしばアスペルギルス症は合併するが，まとまった報告に乏しくその頻度は不明である．

Aspergillus と同じ環境由来菌で，土壌や水などの環境に生息する非結核性抗酸菌もびまん性肺疾患の肺病変にしばしば感染する（図1）．特に，珪肺では結核同様に非結核性抗酸菌症の合併頻度は高い[6]．筆者らの施設で肺 *Mycobacterium avium-intracellulare* complex（MAC）症と新たに診断した164人の基礎疾患として，12人（7.3％）に特発性間質性肺炎や膠原病肺などの間質性肺炎を認めていた．これらの患者の肺MAC症診断5年後の予後をみると，間質性肺炎の存在は肺MAC症治療群での独立した予後不良因子となっていた[7]．

膠原病肺を合併する関節リウマチとシェーグレン症候群では細気管支炎や気管支拡張症などの気道病変もしばしば合併し，緑膿菌や黄色ブドウ球菌などが定着する難治性の慢性下気道感染症へと進行しうる（図2）．Devouassouxらは呼吸機能検査上重篤な閉塞性換気障害を伴う非喫煙の関節リウマチ患者25人についての報告をし，BALを採取した12人のうち9人で緑膿菌，*Aspergillus*，肺炎球菌，インフルエンザ菌，黄色ブドウ球菌の検出を認めている[8]．また，Geriらは，関節リウマチ患者において，生物学的製剤の使用と気道での細菌の定着が下気道感染症の増悪を起こす危険因子であると報告している[9]．さらに，Borieらは重症の慢性気管支炎を合併する5人のシェーグレン症候群患者に

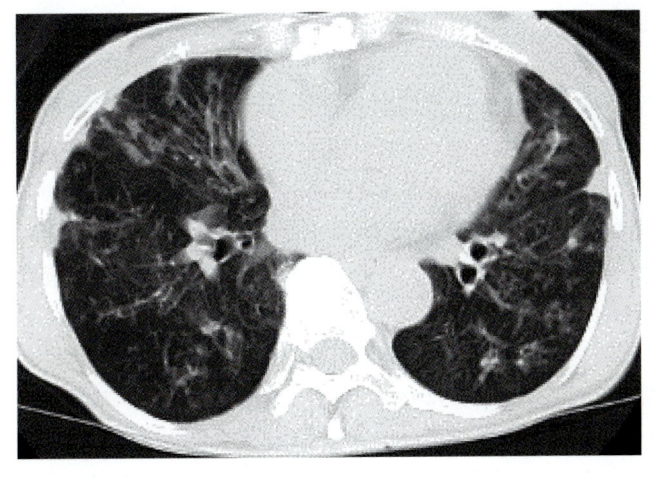

図2 慢性緑膿菌感染症を合併したシェーグレン症候群に伴う気管支拡張症

ついて報告し，気道検体から緑膿菌，インフルエンザ菌や大腸菌を認め，3人で気道感染をくりかえし，1人が肺炎で死亡したと報告している[10]．関節リウマチ患者では20～30%に胸部CT上，細気管支病変や気管支拡張を伴い，13%に閉塞性換気障害を有するという報告もあり，慢性下気道感染症を合併しうる患者は潜在的に数多くいると考えられ注意が必要である．

2 間質性肺炎の急性増悪と呼吸器感染症

　間質性肺炎の急性増悪の原因としては呼吸器感染症，特にウイルス感染との関連が考えられてきた．Woottonらの報告では，特発性肺線維症患者のBALに対してウイルスに対するmultiplex PCRを行ったところ，安定期の検体からはすべて陰性であったが，急性増悪の際に採取された検体では43人中4人（9%）にウイルス（rhinovirus 2人，coronavirus 1人，parainfluenza virus 1人）を検出している．高感度のpan-viral microarrayによりさらにtorque teno virus（TTV）12人（28%），Epstein-Barr virus 2人（5%），herpes simplex virus 1人（2%）を急性増悪の検体から検出した．TTVについては急性増悪とは別の急性肺障害の患者からの検体でも認めていること，一般人口でのTTVの感染率は高く，末梢単核球からも検出されることから急性増悪に対する意義は不明としながらも，新規のTTV感染は肺胞上皮細胞障害に関与している可能性を示唆している[11]．

3 免疫抑制療法中における日和見感染

　膠原病肺を含むびまん性肺疾患に対するステロイド薬やTNFα阻害薬などの免疫抑制療法により，呼吸器感染症のリスクは増大する．原因微生物としてはinfluenza virusや肺炎球菌などの一般細菌を含む市中感染病原体，緑膿菌などの薬剤耐性菌，*Aspergillus*などの真菌，結核菌，非結核性抗酸菌に加えて*Pneumocystis jirovecii*やcytomegalovirusなどの日和見病原体まで広く考慮する必要がある．

　TNFα阻害薬投与時には細菌性肺炎の頻度も高く，TNFα阻害薬に関する国内の市販後調査の結果からは1.4～2.2%に細菌性肺炎を認めている．呼吸器疾患を有する症例では肺炎の発症リスクが約3倍に上昇するとの報告もあり，リウマチ肺を有する患者では細菌性肺炎含め広く呼吸器感染症に注意する必要がある．同じ市販後調査の結果からは，0.1～0.3%の患者に結核の発症を認めており，一般人口と比較した発症リスクは5～10倍程度に増加すると考えられる．ステロイドに関しても結核発症リスクを高めると考えるが，発症閾値となる投与量は不

明で，プレドニゾロン（PSL）換算で10～15 mg/日1ヵ月以上が目安と考えられている．このようにステロイドを投与する場合やTNFα阻害薬を投与する場合，結核感染（潜在性結核感染）者に対してはイソニアジドによる化学予防（潜在性結核治療）が適応となる．潜在性結核感染の有無の判定にはクォンティフェロン®が有用で，画像所見や結核曝露歴なども含めて総合的に判断する．

侵襲性肺アスペルギルス症という診断名は，免疫抑制患者にアスペルギルス症が併発した場合を指し，EORTC/MSGの疾患定義に基づくとステロイドについてはPSL換算で0.3 mg/kg/日（50 kg体重で15 mg/日）の投与が目安である[12]．びまん性肺疾患患者においても免疫抑制療法中の場合の抗真菌薬の第一選択薬は，侵襲性肺アスペルギルス症の推奨薬に基づくVRCZであり，L-AMBも考慮してよい[3]．アスペルギルス症に対しては予防投薬の有効性が明確ではないため，胸部CT検査やアスペルギルス抗原などの血清マーカーにより早期発見と治療介入が重要となる．

日和見感染を起こす真菌症の中ではニューモシスチス肺炎も重要である．びまん性肺疾患患者における発症頻度は不明であるが，TNFα阻害薬に関する市販後調査の結果からは0.2～0.4％と結核より高い頻度で認めている．呼吸器合併症，65歳以上の高齢者，PSL6 mg/日以上のステロイド投与がインフリキシマブ治療中のニューモシスチス肺炎発症のリスク因子であり，リウマチ肺を合併する患者へTNFα阻害薬を投与する場合はニューモシスチス肺炎の発症に注意すべきである[13]．ニューモシスチス肺炎は胸部CT所見上すりガラス（様）陰影を示すことやKL-6も上昇することから，間質性肺炎やその急性増悪とは臨床的に鑑別することは困難で真菌学的診断が必要である．しかし，現在でもP. jiroveciは人工培養地上で培養できず，確定診断は病理検査にて顕微鏡下に菌体を証明することによりなされる．P. jiroveci PCR法での検討からは，P. jiroveciを定着していると考えられるPCR陽性の健常者がいる一方で，HIV感染のない免疫抑制患者からは病理所見では診断の得られない少ない菌量でニューモシスチス肺炎を発病しうることから，定着と疾病との境界があいまいで診断基準が明確化されていない．$(1\rightarrow3)$-β-D-glucanは真菌全般の細胞壁構成成分であるためP. jiroveciに特異的ではないものの，急性増悪時など気道検体の採取が困難な場合には有用な血液マーカーである．病理診断で確定したニューモシスチス肺炎例に対する感度は84～100％，特異度は93～100％と高い．筆者らは，特発性間質性肺炎や膠原病肺を含む胸部CT上すりガラス（様）陰影を呈する免疫抑制患者に対して，気道検体に対するPneumocystis定量PCRと血中$(1\rightarrow3)$-β-D-glucanの測定を行ったが，非感染者に加えニューモシスチス肺炎を発症していない定着者との比較においても，ニューモシスチス肺炎確定例では定量PCRと$(1\rightarrow3)$-β-D-glucanのいずれもが感度100％，特異度80％と高い値を示した．さらに，ニューモシスチス肺炎の経過として矛盾しない臨床診断（推定診断）例での感度，特異度はそれぞれ定量PCRで66.7％，73.3％，$(1\rightarrow3)$-β-D-glucanで76.2％，73.3％であった[14]．ニューモシスチス肺炎の死亡率は非HIV患者では20～40％と予後不良であるが，その発症は治療薬であるST合剤の投与により予防可能である．BALを用いたP. jiroveciの定着に関する検討においてPSL20 mg/日以上の投与中の無症状免疫抑制患者で有意にP. jiroveciを検出したことから，PSL20 mg/日以上のステロイド投与が予防投薬の一つの基準として考えられていた[15]．しかし，上述したようにTNFα阻害薬投与中ではより少ないステロイド投与でも発病すること，間質性肺炎を含む呼吸器疾患を有する患者では，P. jirovecii定着者の頻度が高いとの報告[16]もあることから，予防投薬を行う基準は明確ではない．

文　献

1) Rees D, Murray J. Silica : silicosis and tuberculosis. Int J Tuberc Lung Dis 11: 356–369, 2007.
2) 深在性真菌症のガイドライン作成委員会編：深在性真菌症の診断・治療ガイドライン 2007.
3) Walsh TJ, Anaissie EJ, Denning DW, et al: Treatment of aspergillosis: clinical practice guidelines of the Infectious Diseases Society of America. Clin Infect Dis 46: 327-360, 2008.
4) Pena TA, Soubani AO, Samavati L.: Aspergillus lung disease in patients with sarcoidosis: a case series and review of the literature. Lung 189: 167-172, 2011.
5) Baughman RP, Lower EE: Fungal infections as a complication of therapy for sarcoidosis. QJM 98: 451-456, 2005.
6) Corbett EL, Churchyard GJ, Clayton T, et al: Risk factors for pulmonary mycobacterial disease in South African gold miners. A case-control study. Am J Respir Crit Care Med 159: 94-99, 1999.
7) Ito Y, Hirai T, Maekawa K, et al: Predictors of five-year mortality in pulmonary Mycobacterium avium-intracellulare complex disease. Int J Tuberc Lung Dis. 2011 [Epub ahead of print].
8) Devouassoux G, Cottin V, Lioté H, et al: Characterisation of severe obliterative bronchiolitis in rheumatoid arthritis. Eur Respir J 33: 1053-1061, 2009.
9) Geri G, Dadoun S, Bui T, et al: Risk of infections in bronchiectasis during disease-modifying treatment and biologics for rheumatic diseases. BMC Infect Dis 11: 304, 2011.
10) Borie R, Schneider S, Debray MP, et al: Severe chronic bronchiolitis as the presenting feature of primary Sjögren's syndrome. Respir Med 105: 130-136, 2011.
11) Wootton SC, Kim DS, Kondoh Y, et al: Viral infection in acute exacerbation of idiopathic pulmonary fibrosis. Am J Respir Crit Care Med 183: 1698-1702, 2011.
12) De Pauw B, Walsh TJ, Donnelly JP, et al: Revised definitions of invasive fungal disease from the European Organization for Research and Treatment of Cancer/Invasive Fungal Infections Cooperative Group and the National Institute of Allergy and Infectious Diseases Mycoses Study Group (EORTC/MSG) Consensus Group. Clin Infect Dis 46: 1813-1821, 2008.
13) Harigai M, Koike R, Miyasaka N, et al: Pneumocystis pneumonia associated with infliximab in Japan. Engl J Med 357: 1874-1876, 2007.
14) Matsumura Y, Ito Y, Iinuma Y, et al: Quantitative real-time PCR and the $(1\rightarrow 3)$-β-d-glucan assay for differentiation between *Pneumocystis jiroveci* pneumonia and colonization. Clin Microbiol Infect. 2011. [Epub ahead of print]
15) Maskell NA, Waine DJ, Lindley A, et al: Asymptomatic carriage of *Pneumocystis jiroveci* in subjects undergoing bronchoscopy: a prospective study. Thorax 58: 594-597, 2003.
16) Morris A, Wei K, Afshar K, et al: Epidemiology and clinical significance of *Pneumocystis* colonization. J Infect Dis 197: 10-17, 2008.

各論22.3
AIDS関連のびまん性肺疾患

大野聖子
(京都第一赤十字病院)

HIV感染症における肺病変のスペクトラムは広範囲であり，多くの感染性ないし，非感染性の疾患が起こるとされている（表1）[1]．今回この項目では感染性疾患について述べる．

HIV感染者は日和見感染症として肺感染症を発症し，その比率が50％以上と他の免疫不全の1/3に比して非常に高い[2]．また通常の病原菌でも免疫不全のない人とは異なった臨床症状をきたし，播種性となるため，胸部X線でびまん性の陰影をきたすことが多い．そのため診断も画像のみでは難しいことが多い．鑑別診断はCD4細胞数に大きく関連する[3]．CD4細胞数が200/μL以下の患者では，ニューモシスチス肺炎が最も多い原因である．CD4が200/μL以上の患者では細菌感染が最多の原因となる．緑膿菌はCD4細胞数が100/μL以下の患者の重要な原因となる．結核はすべてのHIV感染患者で考慮されるべきである．CD4細胞数にかかわらず発病しうるが，患者の臨床的状態はCD4細胞数により変化する．診断としては気管支ファイバースコープは91％の診断率であり，（ニューモシスチス肺炎の95％，非定型抗酸菌症の78％，CMVの85％，レジオネラの95％，真菌の82％）一部の喀痰で診断可能な疾患以外は合併感染の否定の目的を含めて必須の検査である[2]．

抗HIV療法開始から16週程度までに，細菌学的には治療に反応しているにもかかわらず，一時的な感染症の臨床症状の悪化がみられることがあり，免疫再構築症候群とよばれている．これは宿主の細胞性免疫能の回復により菌に対する生体の反応性が高まったことによると考えられている．そのため抗HIV療法を開始する

表1 肺合併症のスペクトラム

感染症	細菌	Streptococcus. pneumoniae Haemophilus species Staphylococcus aureus Pseudomonas aeruginosa other bacteria
	抗酸菌	Mycobacterium tuberculosis Mycobacterium avium complex Mycobacterium kansasii other mycobacteria
	真菌	Cryptococcus neoformans Histoplasma capsulatum Coccidioides immitis Aspergillus species Blastomyces dermatitidis Penicillium marneffei other fungi
	ウイルス	Cytomegalovirus other viruses
	寄生虫	Toxoplasma gondii other parasites
悪性腫瘍		Kaposi sarcoma Non-Hodgkin's lymphpma Bronchogenic carcinoma
間質性肺炎		Lymphocytic interstitial pneumonitis Nonspecific interstitial pneumonitis
その他		COPD Asthma Pulmonary artery hypertension Sarcoidosis Immune reconstitution inflammatory syndrome

（文献1）より引用）

表2

胸部X線写真	病因
正常	気管支炎，PCP
大葉性または他の局所性浸潤影	細菌性肺炎，結核，PCP，クリプトコッカス症
びまん性間質性陰影	PCP，結核，細菌性肺炎，異型性肺炎，LIP
胸水	細菌性肺炎，結核，カポジ肉腫，PCPは稀
縦隔リンパ節腫脹	結核，非結核性抗酸菌症，リンパ腫，カポジ肉腫
空洞	肺膿瘍，*Mycobacterium kansasii*，結核，黄色ブドウ球菌
嚢胞，ブラ	PCP

＊どんな肺炎でも肺門部リンパ節腫脹はありうることに注意

(文献8)より引用)

前に日和見合併症の評価をしておき，十分な治療を行うことが必要である．わが国では現在のところ，抗HIV治療開始が待てそうな症例では，ニューモシスチス肺炎，サイトメガロウイルス感染症の場合は3週間の治療終了後，非結核性抗酸菌症，結核症の場合は，1～2ヵ月間の治療後に抗HIV療法を始めていることが多い[4,5]．しかし海外から日和見感染症治療開始後早期（日和見感染治療から14日以内に開始）に抗HIV療法を開始することの意義が報告されており[6]，症例によっては早期治療への移行が試みられている．DHHSガイドラインでは，結核症で，CD4陽性細胞数が200/μL未満の場合2～4週以内に抗HIV治療を開始することを推奨している[7]．

1 ニューモシスチス肺炎

1) 概念・定義

ニューモシスチス肺炎（以下PCP *Pneumocystis jiroveci pneumonia*）は*Pneumocystis jiroveci*が原因の肺炎である．*Pneumocystis jiroveci*は以前は原虫と分類されていたが，1988年に分類学上真菌に変わっているものの，生物学的には原虫に似た特徴をもつ．PCPの予防投与や抗HIV療法が広く用いられるようになるまでは，AIDS患者の70～80％がPCPを発症し，高度の免疫不全下で発症したPCPの致死率は20～40％であった．約95％はCD4が200/μL未満で発症している[9]．HIVの診断さえつけば，PCPは，予防内服と抗HIV療法が広まったことで，克服可能となっている．しかし，日本においてはまだ新規HIV/AIDS患者の増加が続いており，2010年には年間284件AIDS関連のPCPの報告があり，1999年の2倍とまだまだ増加している[10]．

PCPの感染リスクはCD4 200/μL以下で有意に高くなるとされている．また1/3の症例で他の感染症を同時に合併している[2]．PCPに特徴的な胸部X線であるびまん性あるいは肺門周囲の間質性陰影は，AIDSにおいては結核，真菌感染，LIP，NSIPの経過でも起こりうる[3]．そのため，経験的に治療を行うのではなく，迅速に診断的な検査を施行し，PCPかどうかまた合併感染の有無を確定した上で治療を行うことが大切である．

2) 臨床症状

潜在性に進行する．診断前に発熱，咳，呼吸困難が数週から2～3ヵ月間ある．比較研究によると，その期間はエイズ以外のPCPでは平均5日なのに対し，AIDSでは28日であった[11]．ときに悪寒，胸部圧迫感．喀痰はない．

3) 画像所見

(A) 胸部X線

10％は正常である．両側性の対称なすりガラス（様）陰影，または微細顆粒影，網状影．進行

すると, 肺門周囲に優位なまたはびまん性の肺胞性浸潤影となる. 5〜35%に囊胞陰影が出現する. 上葉に多く, 通常多発性であり, 治療が奏効すれば完全に消失する[12]. 5〜10%に気胸を合併する.

(B) HRCT

両側対称性のびまん性すりガラス(様)陰影が多い. また肺門周囲に強い場合もしばしばあり, 小葉間隔壁で明瞭に境された地図状分布を示す場合もある. 囊胞形成が1/3程度にみられる. その他, 多発小結節, 不規則線状影, 小葉間隔壁の肥厚, リンパ節腫脹, 胸水, 気胸が10〜20%にみられる. PCPにおけるHRCTの感度は100%, 特異度89%と報告されており, PCPの存在診断としては必須の検査である[13].

4) 検査所見[14]

(A) LDHが上昇し, 肺炎の重症度に比例する. しかし非特異的で薬剤性肝障害, リンパ腫, 他の肺疾患でも上昇しうる. CRPは軽度上昇, リンパ球減少を伴う. β-D-グルカンが上昇する

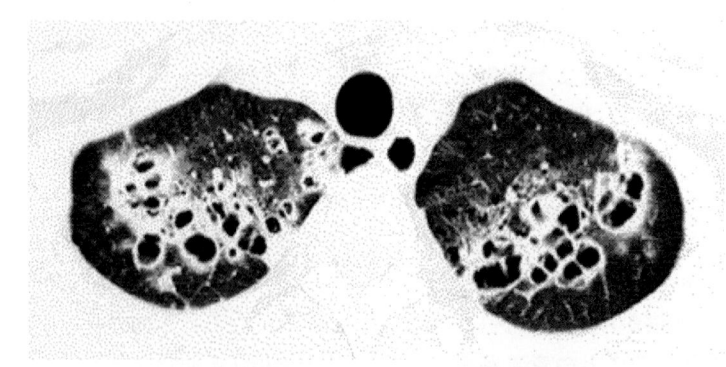

図1 AIDSに伴ったPCP; 囊胞形成例

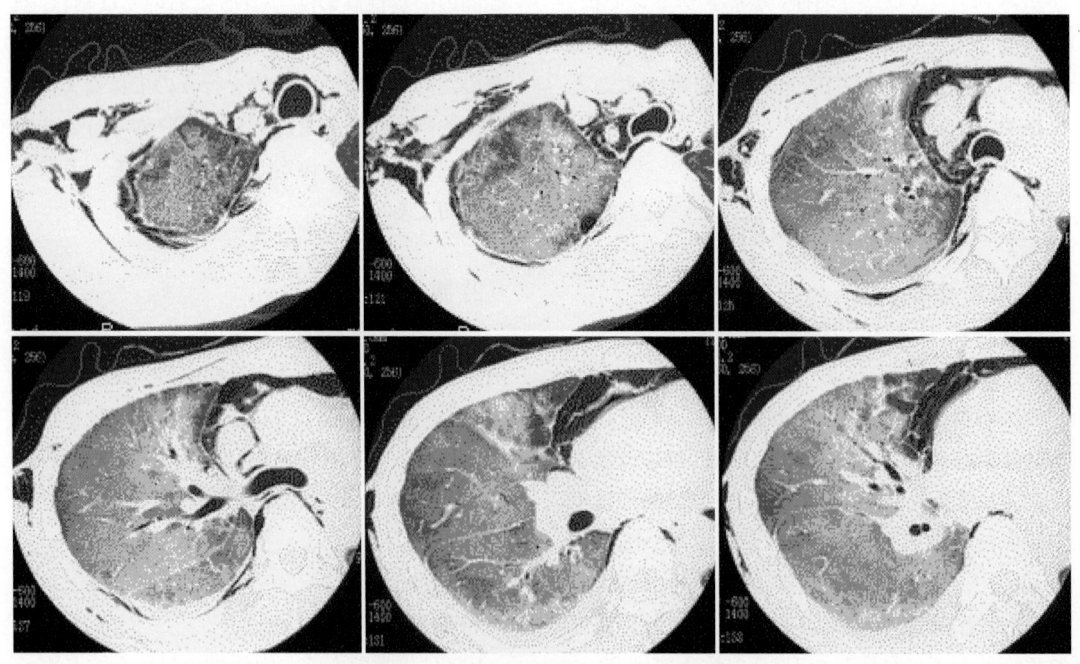

図2 AIDSに伴ったPCP HRCT像
両側肺にすりガラス(様)陰影と縦隔, 皮下気腫がみられる.

(*Pneumocystis jiroveci* 嚢子の細胞骨格の主成分である）が，これも他の真菌感染症でも上昇する．

(B) 動脈血ガス分析と A-aDO₂
A-aDO₂ が 20 以上の場合は A-aDO₂ が上昇する他の理由がない限り，*Pneumocystis jiroveci* を証明するための次の検査に進むべきである．

(C) Ga シンチグラフィ
80〜95% の感度で陽性であり，早期の胸部 X 線，CT で異常を示す前より，陽性となる場合もあるが，他の CMV，MAC，TB，リンパ腫，NSIP でも陽性で診断価値は限られる．

5) 診断
Pneumocystis jiroveci は，通常誘発痰（3〜5% の食塩水をウルトラネブライザーで吸入，または BAL 液から検査を行う．BAL 液の感度は 95% 以上であり，TBLB，胸腔鏡下肺生検は他の疾患の診断が目的でない以外はほとんど必要ない[14]．検出の標準的方法は嚢子壁を染色する Grocott 染色である．Giemsa 染色およびその変法である Diff-Quik 染色は *Pneumocystis jiroveci* の栄養体と嚢子内の胞子小体を染色する迅速検査であり，感染症が起こっている場合栄養体が増える（嚢子の 9 倍）ため感度が高い．しかし検体は乾燥固定が必要で感染防御の整った検査室で行う必要があり，また診断には熟練が必要である[15]．PCR を用いる方法はより感度が高いが，特異度が低い．主に HIV 陰性者（87%）の PCP における BAL 液検体で通常の染色で感度 60%，特異度 100% に比し，PCR 法は感度 100%，特異度 85% とういう報告がある[16]．HIV 陽性患者の *Pneumocystis jiroveci* 保菌率が 10〜69% と報告されており[17]，PCR のみ陽性の場合はこのことも考慮する必要がある．しかしながら PCR 法の感度の高さのため 2006 年 ATS は新しい方法として 0.9% Nacl 10 mL で 1 分間うがいをした液での PCR 検査を紹介しており，感度 88%，特異度 85% であり，外来検査や気管支鏡のできない施設で試みても良いのではと提案している[17]．

6) 管理・治療
Pneumocystis jiroveci は誘発喀痰検査と BAL により治療開始後も 10〜60 日間は同定される．また治療開始後 2 週間までは誘発喀痰検査の感度は低下しない．したがって，治療は患者の症状が出て，胸部 X 線で PCP が疑われた日から開始すべきである．臨床的に PCP の治療が奏効した後も，*Pneumocystis jiroveci* 嚢子は BAL 検体から 3 ヵ月間検出される[3]．

(A) 一般的アプローチ[3, 18]
一般的には治療は診断が証明された患者に施行されるべきである．副作用の頻度が高いため，確定診断されていない患者への治療は，不必要な副作用の危険がある．第一選択薬は Trimethoprim-sulfamethoxazole（ST 合剤）で，TMP 換算で 15 mg/kg/日を 6〜8 時間ごとに分割投与して，21 日間内服または静脈内投与する．HIV 感染者は ST 合剤の副作用が出やすい．第二選択薬は Pentamidine で，3 mg/kg を 1〜2 時間かけて点滴する．第三選択薬は軽度〜中等度症例では Atovaquone で，1500 mg/日を分 2 で内服する（わが国未承認薬であるが，エイズ治療薬研究班より入手可能である）．

(B) ステロイド[3, 18]
ステロイドは PaO₂ が 70 mmHg 以下あるいは A-aDO₂ が 35 mmHg 以上の患者に適応がある．Prednisolone を，40 mg 経口 1 日 2 回 5 日間，その後 40 mg 24 時間ごと 5 日間，その後 20 mg 24 時間ごと 11 日間投与する．ステロイドは PCP 治療開始後速やかに投与すべきであり，72 時間以内が望ましい．非経口投与が必要な場合は，methylprednisolone 1 mg/kg を 6 時間ごと第 1〜7 病日，methylprednisolone 1 mg/kg を 1 日 2 回第 8，9 病日，methylprednisolone 0.5mg/kg

を1日2回第10, 11病日, methylprednisolone 1mg/kgを1日1回第12〜16病日投与する.

7) 経過予後[3]

ST合剤は軽症や中等症（$PO_2 > 60$ mmHg）のPCPには90%以上有効である. PCPの治療に反応する平均期間は約4〜6日である. 治療を開始して3〜5日以内に低酸素血症が進行する場合がある. この低下は死んだ病原体に対する炎症反応と考えられている. 4〜6日しても悪化が続いたり, 7〜10日経過しても改善しない場合は, 合併肺病変の再評価や, 治療の変更を行うが, このような状況下で他の薬剤に変更しても生存率の改善は得られない.

8) 予防[18]

HIV陽性の青年期以降の患者はCD4が200未満または口腔内カンジダ症の既往がある場合, PCPの予防投与を行う. またPCP罹患後も2次予防としてPCPの予防投与を行う. そしてCD4が200以上になり3ヵ月間を過ぎるまで継続する.

2 抗酸菌感染症

国ごと, 人種ごとにその比率が大きく異なる領域であるが, 日本ではHIV感染者の合併呼吸器感染症の約10%を占めている.

[1] 結核

1) 概念・定義[1,3]

HIV感染者は一般人と比べて非常に高い頻度で結核を発症する. その理由は2つあり, 一つ目は潜伏結核をもっているHIV感染者の結核再燃の危険性が大変高いためである. 潜伏結核が再燃する割合はHIVに感染していない人では一生に5〜10%であるが, HIV感染者では1年に5〜10%となる. 2つ目の理由は結核に新しく感染した場合にHIV感染者が活動性結核となる可能性（9〜37%）が高いことである. またHIV感染者では結核治療中でも耐性菌結核の再感染が起こると証明されており, 耐性菌患者との接触にも注意が必要である.

HIV感染者の結核の特徴としては, 50%以上の症例で肺以外からも検出される. 特にCD4が低い患者に著明である. また粟粒結核の頻度も高い（30%）.

2) 画像所見

免疫能が比較的保たれている時期（CD4が350/μL以上）では肺尖部に空洞形成を伴う典型的な像を呈する. しかし免疫能が低下してくる時期では, 下葉の病変, 非空洞性病変, 肺門・縦隔リンパ節腫脹（3/4）を示す. また30%に多発小粒状陰影（粟粒影）をしめす.

3) 診断

通常と同じく, 喀痰の塗抹, 培養, PCRをおこない, 陰性であれば, 気管支洗浄を行う. 粟粒結核が疑われる場合は, 肺, 肝, 骨髄の生検が有用で, 肉芽腫を証明できる. 結核菌の血液培養（lysis centrifugationもしくはラジオメトリーBACTEC法）も有用で40%が陽性になる（非AIDSでは5%以下）.

4) 管理・治療[1,3]

HIV感染症合併結核の治療上の問題点として, 薬剤の副作用が起こりやすい, Rifamycin系薬剤と抗HIV薬との間に薬剤相互作用がある, そして免疫再構築症候群の3点が重要である[4]. Rifamycin系薬剤と抗HIV薬との間に薬剤相互作用があるため, RFPによる結核の治療中であればEFVを用い, RBTによる結核治療中であればPIを用いる.（RALもRFP投与時には倍量）免疫再構築症候群は結核の治療を開始後, 2ヵ月以内にARTを始めた場合に高率にみられ, 副作用との鑑別が重要となる.

以上の理由で結核患者の抗HIV療法開始時期についてはなるべく開始を遅らせることが, 推奨されていたが, 早期開始例で死亡率が低下

することが報告がされたため，DHHS（2011年版）および抗HIV治療ガイドライン2011では開始時期を早めるように改訂されている[4,7]．すなわちCD4陽性細胞数が200/μL未満の場合結核治療の開始後2～4週以内にHIV治療を開始，200～500/μLでは2～4週間以内，あるいは少なくとも8週間までには抗HIV療法開始療法を開始，>500/μLでは結核治療の開始後8週以内に抗HIV療法を開始が勧められている．治療内容，治療期間は他疾患と同様であるが，臨床的に効果の遅い症例や3ヵ月以上結核菌の喀痰培養が陽性の症例では3ヵ月間延長が推奨されている[4]．

潜在性結核菌感染（LTBI）の検査として近年PPD以外にQFT検査が登場している．QFT検査については，永井英明ら[19]は，HIV合併結核13例では判定不可例は1例（CD4 14/μL），陽性率76.9%とツ反の15.4%に比較し感度は有意に高く，HIV感染症においても有用であるが，CD4の著減例では判定不可となる可能性があると報告している．米国では[18] HIV患者は診断時に全員にLTBIの検査を行い，CD4が200/μL未満の場合には200/μL以上となった時点で再度LTBIの検査を実施する．そして①LTBI検査陽性で治療歴がない場合，②LTBI検査陰性であるが密接な接触あり，③LTBI検査結果にかかわらず，未治療のまま治癒した陳旧性陰影ありの場合LTBIの治療を勧めている．

[2] Mycobacterium avium Complex (MAC)感染症

1) 概念・定義[1]

AIDSではCD4 50/μL以下の進行した状態で発症する．ほとんどが全身性感染で，侵入門戸は肺かどうか不明である．ほとんどのMAC感染症は，潜在的感染の再活性よりむしろ新たな病原体を獲得したことによると推測されている．病原体は主に血液，骨髄，肝，リンパ節から培養される．組織像は肉芽腫形成が不良で乾酪壊死はない．

2) 画像所見[2]

縦隔のリンパ節腫大，粟粒陰影，肺の結節陰影，斑状陰影，間質浸潤影を呈し，結核と鑑別は困難である．

③ サイトメガロウイルス感染症

1) 概念・定義

Cytomegalovirus（CMV）は通常は患者のCD4細胞数が100/μL未満まで低下しないと，有意な疾患を引き起こさない．臨床的なCMV感染の再活性化は，眼，消化管，あるは中枢神経系などの1つもしくは3つ以上の臓器に影響を及ぼすことが多い．肺が侵されることは非常に稀である[3]．臨床的なCMVの臓器障害を調べるためのCMVの血液および尿培養は，感度も特異度も低い．CMV患者の診断は（網膜炎と中枢神経疾患を除いて）組織病理学的検査による．つまり，CMV肺炎の診断はBALで培養陽性だけでは不十分で，肺の組織内に複数のCMV封入体をみつける必要がある[1]．

2) 画像所見

両側性の間質の浸潤影でPCPとの区別は困難．CMV肺炎は末期像であり，他の臓器の炎症を伴うことが多い．

④ 真菌感染症

真菌感染はAIDSの5%以下に起こるが，全身性になる．AIDSでは播種性のカンジダやアスペルギルスは少なく，肺を侵すことも少ない．カンジダは気管支粘膜や肺の実質にあまり炎症反応を起こさずに浸潤する．また気管支壁を越えるような浸潤性のアスペルギルス症は非常に稀であり，ステロイド使用，好中球減少，広域抗菌薬使用後のケースに限定される[1]．

クリプトコッカス症[14]はHIV感染患者にお

ける最も頻度の高い，真菌感染症である．

1）概念・定義

CD4が50/μL程度の進行期のAIDS患者の8〜10％に起こり，その80％が髄膜炎を合併するといわれている．体内への侵入門戸は肺であるが，肺クリプトコッカス症の合併頻度は4〜35％程度といわれている．

2）画像所見

両側性の間質性陰影（粒状網状影）が50〜60％，境界鮮明な多発結節影が30％（AIDS早期に），稀にすりガラス（様）陰影，肺胞性浸潤影，粟粒影，胸水，リンパ節腫脹がみられる．

3）診断

喀痰培養陽性は25％以下でBAL液の培養陽性80％以上である．特にPCPなど他の感染症の合併を診断するためにもBALは必要とされている．

5 細菌感染症

1）概念・定義[1]

1980年代米国では11％が原発性の細菌性肺炎を起こした．近年HAART導入後むしろ増加している．起炎菌は肺炎球菌とインフルエンザ桿菌であり，しばしば菌血症を伴う．肺炎球菌の肺炎の年間発症率が非感染者に比し約5倍高いといわれており，ワクチン接種が推奨されている．

文　献

1) Murray-Nadel Textbook of Respiratory Medicine Fourth edition Saunders, 2010.
2) Wormser GP, et al eds: AIDS and Other Manifestations of HIV Infection. Noyes Publications, Park Ridge: 408-444, 1987.
3) SPACH & HOOTON　HIVマニュアル　日本医学館，1996.
4) 抗HIV治療ガイドライン　平成22年度厚生労働省科学研修費補助金エイズ対策研究事業　HIV感染症及びその合併症の課題を克服する研究班．2011年3月．
5) HIN感染症治療研究会HIV感染症「治療の手引き」第15版2011年12月発行．
6) Zolopa A, Andersen J, Powderly W, et al: Early antiretroviral therapy reduces AIDS progression/death in individuals with acute opportunistic infections: a multicenter randomized strategy trial. PLoS ONE 4: e5575, 2009.
7) Guidelines for the Use of Antiretroviral Agents in HIV-1-infected Adults and Adolescents（米国DHHS, January 11, 2011版）
8) Frederick Southwick編集：感染症診療スタンダードマニュアル第2版（日本語版）501，羊土社，2011．
9) Stansell JD, Osmond DH, Charlebois E, et al: Predictors of *pneumocystis carinii* pneumonia in HIV-infected persons. Pulmonary Complications of HIV Infection Study Group. Am J Respir Crit Care Med 155: 60-66, 1997.
10) 2010年エイズ発生動向年報　表11　AIDS報告症例における指標疾患の分布　厚生労働省エイズ動向委員会．平成23年5月23日．
11) Kovacs JA, Hiemenz JW, Macher AM, et al: *pneumocystis carinii* pneumonia: A comparison between patients with the acquired immunodeficiency syndrome and patients with other immunodeficiencies. Ann Intern Med 100: 663-671, 1984.
12) Chow C, Templeton PA, White CS: Lung cysts associated with *pneumocystis carinii* pneumonia: Radiographic characteristics, natural history, and complications. Am J Roentgenol 161: 527, 1993.

13) Gruden JF, Huang L, Turner J, et al: High-resolution CT in the evaluation of clinically suspected *Pneumocystis carinii* pneumonia in AIDS patients with normal equivocal or nonspecific radiographic findings. Am J Roentgenol 169: 967, 1997.
14) Fraser and Pare's Diagnosis of Diseases of the CHEST Fourth Edition Saunders,1999.
15) Thomas CF, Limper AH: *Pneumocystis* Pneumonia. N Engl J Med; 350: 2487-2498, 2004.
16) Flori P, Bellete B, Durand F, et al: Comparison between real-time PCR, conventional PCR and different staining techniques for diagnosing *Pneumocystis jiroveci* pneumonia from bronchoalveolar lavage specimens. Journal of Medical Microbiology 53: 603-607, 2004.
17) Huang L, Morris A, Limper AH, et al: An Official ATS workshop summary: Recent advances and future directions in *Pneumocystis* Pneumonia (PCP). Proc Am Thorac Soc 3: 655-664, 2006.
18) CDC: Guidelines for Prevention and Treatment of Opportunistic Infections in HIV-Infected Adults and Adolescents: Recommendations from CDC, the National Institutes of Health, and the HIV Medicine Association of the Infectious Diseases Society of America. MMWR 58: 1-198, 2009.
19) 永井英明, 川辺芳子, 有賀晴之, 他：HIV 感染症における結核感染診断に対しての QuantiFERON®-TB 第 2 世代の有用性についての検討. 結核 82：635-640, 2007.

各論22.4
肺感染症と肉芽腫性肺疾患の病理所見

北市正則・清水重喜
(国立病院機構近畿中央胸部疾患センター)

1 肺感染症の病理所見[1-9]

肺感染症は病因微生物と治療の立場から細菌性，結核性，真菌性，ウイルス性，寄生虫などに分けられる．感染症は病因微生物が診断できると治療可能な場合が多い．肺感染症の病変分布は一側性であることがほとんどであるが，ウイルス性肺炎，ニューモチスチス肺炎などでは発症の時期から両側性の肺病変を来たす．肺胞領域を侵す肺感染症では病変の主体は気腔内に存在する．この所見が肺感染症の病理診断の原則である．例外は菌血症による感染症の進展である．病因微生物による病名が同じであっても病理組織学的所見は微生物の量と個体の防御機能と免疫能との関係が病理所見に反映される（表1）[5,9]．

1) 強い免疫抑制状態にない症例でのびまん性肺感染症

(1) Bacterial pneumonia（細菌性肺炎）

肺感染症の中で最も多い．内因性肺炎とは細菌を含む口腔・咽頭液を微小な単位で下気道に吸引（microaspiration）によって起こる肺炎である．外因性肺炎とは結核菌やLegionella pneumophilaなどの細かく霧状にエアゾル化された微生物を吸引することによって起こる肺炎である．形態学的には大葉性と小葉性肺炎（気管支肺炎）に分けられる．頻度的には細菌性肺炎は急性気管支肺炎とほぼ同義である．小葉中心部の気腔内に淡明な細胞質をもつマクロファージが増加し，多数の好中球の浸潤が認められる[8,9]．

(2) Mycoplasma pneumonia（マイコプラズマ肺炎）

頻度の高い疾患である．通常は一側性で，エリスロマイシンなどの抗生物質が有効である．稀であるが，両側性肺疾患として発症し，肺生検の対象となる場合がある．マイコプラズマは気道壁上皮細胞と親和性が高く，導管部細気道の末端部で気道上皮細胞の剥離と再生性変化，ポリープ型閉塞性細気管支炎が観察されることがある[3,8,9]．

(3) Legionella pneumonia（Legionella肺炎）

Legionella pneumophilaが病原微生物であり，12の血清型が知られている．エリスロマイシンを含む抗生物質が有効である．病初期にはフィブリン析出と好中球が末梢気腔内に充満する．時間経過とともに硝子膜形成の所見と器質化肺炎の所見が加わる．病理組織学的所見を観察できる機会は少ないが，肺の炎症性病変の病理診断では注意を要する疾患である[8,9]．

(4) Pulmonary tuberculosis（肺結核症）

結核菌（Mycobacterium tuberculosis）による肺感染症である[1-9]．多剤耐性肺結核では患側肺に空洞病変を含めて全葉に結核性病変が広がり，さらに対側肺に結核性病変が進展する場合がある．このような症例では患側肺の全摘術

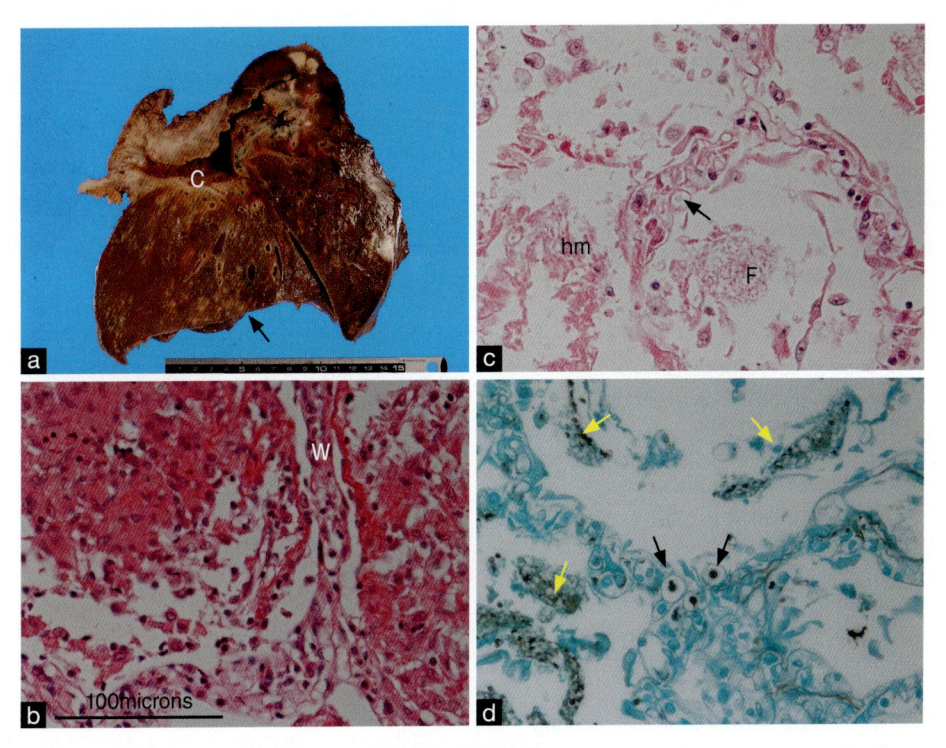

図1 肺感染症

(a, b)：多剤耐性肺結核症例．2年間の抗結核薬治療と空洞切開にもかかわらず空洞内出血が続くため右肺全摘が施行された．(a)：右肺は650gの重量増加を認めた．右肺割面では右肺下葉S6から上葉に60×30×30mmの空洞病変形成 <C> と皮膚瘻を認めた．右肺下葉底区には1～2mm径の散布病変を多数認めた（矢印）．(b)：(a)の右肺下葉底区の矢印部位の組織学的所見．多所的に小葉中心部主体の末梢気腔内に肉芽腫性病変を認めた．この視野では肺胞壁(W)を挟んで肺胞腔内に類上皮細胞肉芽腫形成を認めた．Bar=100 microns, (HE染色, ×40). (c, d)：Acquired immune deficiency syndrome（AIDS）（後天性免疫不全症候群）症例の剖検肺所見．Pneumocystis jiroveci（P. carinii）とcryptococcusの感染症を認めた．(c)：HE染色標本では末梢気腔内に硝子膜形成(hm)と泡沫状滲出物(F)を認めた．肺病変として，びまん性肺胞傷害（DAD）パターンを認めた．肺胞壁の毛細血管内に2 microns径の酵母様真菌としてクリプトコッカスを認めた（矢印）．Bar=100microns, (HE染色, ×40). (d)：(c)と同一肺組織のグロコット染色．グロコット染色では肺胞壁の毛細血管内に2～3microns径の酵母様真菌としてクリプトコッカスを認めた．毛細血管内のクリプトコッカスにはbuddingも認めた（黒い矢印）．末梢気腔内の泡沫状滲出物の内部に1～2microns大の多辺形構造としてPneumocystis jiroveci（P. carinii）を多数認めた（黄色矢印）．個体の免疫機能不全のため，本検体ではクリプトコッカスとPneumocystis jiroveciに対する炎症性細胞反応を認めなかった．Bar=100 microns, (Grocott染色, ×40).

が治療法として選択される（図1a, b）[1,2,6]．

(5) Non-tuberucullous mycobacteriosis (NTM)（非結核性抗酸菌症）

M.intracellulare, M.avium, M.kansasiiなどの非結核性抗酸菌（NTM）の感染によって起こされる疾患である[6,9]．自己免疫性肺胞蛋白症（autoimmune pulmonary alveolar proteinois）やじん肺症のびまん性肺疾患にNTM感染症が重なっておこる場合がある[6,8,9]．

(6) Fungal disease（真菌症）

クリプトコッカス症では左右肺に肉芽腫性病変としての多発結節性病変をきたす例がある．クリプトコッカスの菌量が多いと肉芽腫性病変に中心壊死をきたす．菌量が少ない場合には器質化肺炎（OP）パターンに数個の多核巨細胞を認める症例もある．いずれの場合もグロコット染色によって3～7micronsの酵母様真菌を病変に認める（図）．Pneumocystis jiroveci（P. carinii）が肉芽腫性病変をきたす場合もある．

表1 Acute infiltrative lung disease in the nonimmunocompromised and the immunocompromised hosts（急性びまん性肺疾患を呈した肺感染症：非免疫抑制状態と免疫抑制状態に二大別して疾患名を列挙した）

Infections of the lung :
(A)：Acute infiltrative lung disease in the nonimmunocompromised host
（A-1）Bacterial infections Pneumococcal lobar pneumonia Legionnaire's disease Other bacterial pathogens Chlamydia psittasi, Coxiella brunetti, Mycoplasm pneumonia
（A-2）Mycobacterilal infections, either tuberculous or non-tuberculous Milliary tuberculosis
（A-3）Viral infections Influenza, Measles, Respiratory syncitial virus, Adenovirus, SARS（severe acute respiratory syndrome）-associated corona virus（＊）
（A-4）Fungal infections Cryptococcus neoformans（bilateral lung nodules） Histoplasma capsulatum, Coccidioidomycosis, Blastomyces dermatiditis, Sporothrix schenckii, Asperghillus
（A-5）Parasites Dirofilaria（bilateral lung nodules）
(B)：Acute infiltrative lung disease in the immunocompromised host
（B-1）Viral infections Measles, Herpes simplex virus, Herpes varicella-zoster, Cytomegalovirus
（B-2）Bacterial infections Pseudomonas aerugionosa, Serratia marcescens, Nocardia asteroids, Legionella pneumophila,
（B-3）Mycobacterial infections Mycobacterium tuberculosis Mycobacterium avium-intracellulare
（B-4）Fungal infections Aspergillus, Mucormycosis, Candidiasis, Cryptococcosis, Histoplasmosis, Pneumocystis jiroveci（P. carinii）
（B-5）Protozoal infections Toxoplasmosis, Strongyloidiasis

（文献5, 6, 9））

(7) Viral pneumonia（ウイルス肺炎）

ウイルス性肺炎は肺病変として diffuse alveolar damage（DAD）パターンを示す場合が多い[6,9]．Influenza, SARS（severe acute respiratory syndrome）（coronavirus），Epstein-Barr virus の肺感染症では封入体様構造を認めない[6]．cytomegalovirus, adenovirus, herpesvirus, varicella-zoster, respiratory syncytial virus, parainfouenza, measles のウイルス肺感染症では封入体構造を認める[6]．外科的肺生検検体で DAD pattern を認識した場合，封入体様構造を探す作業を始める．丹念な検鏡で封入体様構造を検出できない場合，influenza と SARS の可能性を考えて臨床所見との総合的な検討を行う[6,9]．

(8) Parasite infections（寄生虫性肺感染症）

Dirofilaria 感染症では左右肺に結節性病変を示すことがある．

2）強い免疫抑制状態の症例でのびまん性肺感染症

強い免疫抑制状態では微生物に対して好中球主体の反応あるいは生体反応が無い状態となる．肉芽腫性病変は不完全あるいは肉芽腫性病変が起こらなくなる．Pneumocystis jiroveci（P. carinii）とクリプトコッカスの組み合わせなど，2種以上の微生物が共存したびまん性肺感染症が起こることもある．AIDS 症例での肺感染症がその例である[5,6]（表1），（図1c, d）．

2 肉芽腫性肺疾患の病理所見と鑑別診断[10-19]

肉芽腫性病変の定義はある程度人為的であるが，van Furth らの提唱した mononucelar phagocyte system（MPS）系細胞の局所的，組織化された集合あるいは類上皮細胞を含む MPS 系細胞の局所的, 組織化された集合とする定義を用いている．特に結節性で組織化された

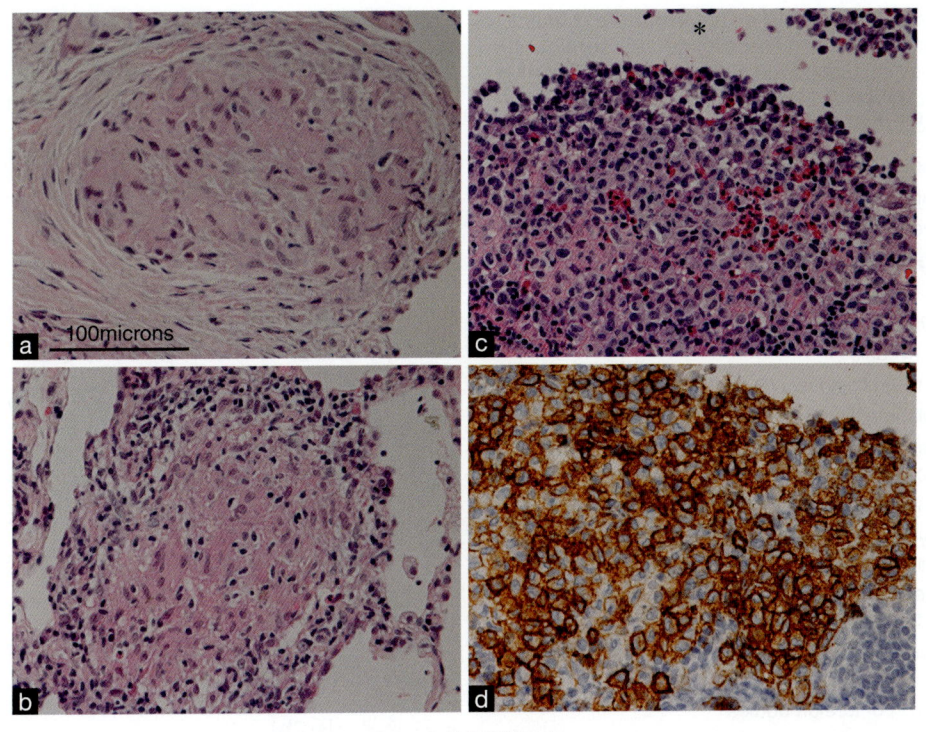

図2　肉芽腫性肺疾患

(a)：Sarcoidosis(サルコイドーシス)，経気管支肺生検検体．類上皮細胞肉芽腫の周囲に線維化病変を認めた．この線維化病変は肉芽腫性病変の時間的長さを示唆すると考えた．Bar=100microns，(HE染色，×40)．(b)：Methotrexate-induced granulomatous lung disease(メソトレキセートによる肉芽腫性病変)，経気管支肺生検検体．関節リウマチの治療のために投与されたmethrexateによる肉芽腫性病変と考えた．類上皮細胞肉芽腫の内外にリンパ球系細胞浸潤を認めた．(a)のサルコイドーシスの肉芽腫に比較して肉芽腫周囲の線維化病変は目立たない．肉芽腫性病変の時間的経過は比較的短いと推定した．Bar=100microns，(HE染色，×40)．(c, d)：Pulmonary Langerhans' cell histiocytosis (PLCH)(肺のLangerhans細胞組織球症)，外科的肺生検検体．(c)：呼吸細気管支レベルに形成された含気腔開大病変(*)の壁に組織球様細胞の集簇を認めた．好酸球浸潤も認めた．組織球様細胞には腎形様核と核溝を認めた．Bar=100microns，(HE染色，×40)．(d)：ほぼ全ての組織球様細胞にCD1a免疫染色で細胞膜に陽性所見を認めた．HE染色所見と合わせて組織球様細胞はLangerhans細胞と考えた．Bar=100 microns，(CD1a染色，×40)．

肉芽腫の構成細胞の主体が類上皮細胞である場合，類上皮細胞肉芽腫と呼ぶ．類上皮細胞は光学顕微鏡による観察所見から記載された有核細胞である．その特徴は①比較的大型の有核細胞で多辺形あるいはやや細長い形状を示し，②核は楕円形あるいは腎形で淡明であり，線細なクロマチンを持つ．また1～2個の核小体を持つ．③細胞質は豊かで好酸性を示し，④隣接する同種類の有核細胞と接着し，細胞境界が不明瞭であり，解像度の良好でない顕微鏡の時代には上皮細胞に類似した特長が見られたので，類上皮細胞(epithelioid cells)と呼ばれた[14, 15]．肉芽腫性病変の認識には鍍銀染色で肉芽腫の内外で細網線維形成をみる所見が有用である[6]．類上皮細胞はCD68染色に陽性所見を示し，ケラチン(AE1/AE3)染色には陰性を示す．

(1) Sarcoidosis(サルコイドーシス)

左右肺を侵す肉芽腫性肺疾患を対象とした生検ではサルコイドーシスを鑑別対象とすることが多い．米国Detroit市での1997年の調査ではサルコイドーシスに対するlife time riskはアフリカ系米国人で2.4％，白人系米国人で0.85％と報告された[17]．サルコイドーシスの基本病変は径300 microns前後までの類上皮細胞肉芽腫であり，肺では主に間質に形成される(図

表2 Major pathologic differential diagnosis of sarcoidosis at small biopsy and surgical biopsy of lung（経気管支肺生検などの小さな生検検体と外科的肺生検検体でのサルコイドーシスを中心とした鑑別対象の疾患名を列挙した）

Tuberculosis（最も重要な鑑別対象である）
Non-tuberculous mycobacteriosis（NTM）
Cryptococcosis
Aspergillosis
Hiistoplasmosis
Coccidioidomyocosis
Blastomycosis
Pneumocystis jiroveci (P. carinii) pneumonia
Mycoplasma, Parasites, other infections
Hypersensitivity pneumonitis (HP): subacute HP, chronic HP
Pneumoconiosis:
Beryllium (chronic beryllium disease). Titanium, Alminium
Drug reactions（各症例での治療歴との関係を検討することが重要）
methotrexate(Rheumatrex), eternecept(Enbrel), cromolyn sodium (Intal)
Aspiration of foreign bodies
Wegener's granulomatosis (sarcoid-type granulomas are rare)
Chronic interstitial pneumonia,
Such as usual, nonspecific and lymphocytic interstitial pneumonia
Sjoegren disease-associated chronic interstitial pneumonia
Necrotizing sarcoid granulomatosis（NSG）（壊死性肉芽腫性病変であるがステロイド治療の適応あり．稀な疾患である．）
Granulomatous lesions of unknown significans (the GLUS syndrome)
Sarcoidosis（米国での調査では人口の約1％の頻度で生涯に罹患の可能性がある．）

（文献12, 13, 17, 19））

2a)[14, 15]．サルコイドーシスの肺病変と鑑別になる主要な肺疾患を表2に示した[12, 14-16, 18, 19]．

(2) Hypersensitivity pneumonitis（HP）（過敏性肺炎）

過敏性肺炎は抗原を肺に吸入して免疫反応によって起きるびまん性肺疾患である．亜急性過敏性肺炎では左右肺にほぼ均等分布で多所的に小葉中心部主体に器質化肺炎（OP）パターン，リンパ球系細胞浸潤と小型肉芽腫性病変を認める[14, 15]．慢性過敏性肺炎では胸膜下と小葉中心部に肺胞構造の消失を伴う線維化病変を来たし，小型肉芽腫性病変あるいは多核巨細胞の集簇を認める．肺胞構造の消失を伴う線維化病変の左右肺の分布では特発性肺線維症（IPF/UIP）に類似した症例が多い．

(3) Pneumoconiosis（塵肺症）

ベリリウム，チタニウム，アルミニウムの吸入によって肉芽腫性肺疾患をきたす（各論5.2を参照）．

(4) Drug-induced granulomatous lung disease（薬剤誘起性肉芽腫性肺病変）

関節リウマチの治療薬であるmethotraxate, eternecept, 抗アレルギー薬のcromolyn sodiumなどで肉芽腫性肺疾患をきたすことがある[13, 19]（図2b）．

(5) Pulmonary infections（肺感染症）

肉芽腫性肺疾患の診療の基本は感染症の診断と鑑別診断である．HE染色所見から肉芽腫性病変を考えた時は偏光板検鏡による偏光性物質の有無の検討，鍍銀染色による肉芽腫性病変の確認，EvG弾性線維染色による肉芽腫性病変の存在部位の解析とともにチール・ニールセン染色とグロコット染色によって抗酸菌と真菌様構造の有無を検討する[3-9]．

(6) Necrotizing sarcoid granulomatosis（NSG）（壊死性サルコイド肉芽腫症）

組織学的に壊死病変を示す肉芽腫性病変であるが，ステロイド治療が選択肢となりえる疾患として重要性がある．稀な疾患である[11, 19]．

(7) Pulmonary Largerhans cell histiocytosis（PLCH）（肺Langerhans細胞組織球症）

(1-5)はCD68陽性細胞の集簇による肉芽腫性病変であるが，肺Langerhans細胞組織球症はS-100 proteinとCD1a陽性細胞の集簇を含

む肉芽腫性病変を形成する[19] (図2c, d).

3 おわりに

　肺組織に壊死病変を認めた場合，lymphomaを含む悪性腫瘍，循環障害としての肺梗塞と感染症を含む壊死性肉芽腫性病変が主要な鑑別対象となる．各症例での病理診断ではまづHE染色所とEvG弾性線維染色所見の検討を行う．次いで，連続切片でのHE染色，チール・ニールセン染色，グロコット染色，鍍銀染色を検討する．HE染色所見から必要と判断した場合はCD68，S-100，CD1a，keratin（AE1/AE3, CK7など），リンパ球系細胞のマーカー（LCA，CD20, CD3など）の免疫染色も行う．

文献

肺感染症の項目の文献

1) Medlar EM: The behavior of pulmonary tuberculous lesions. A pathological study. Am Rev Tuberculosis and Pulmonary Diseases, 71: 1-244, 1995.
2) 岩崎龍郎：結核の病理．財団法人結核予防会, p.220, 1951（復刻版1976）．
3) Flint A, Colby TV: Chapter Two. Infectious disorders presenting as diffuse lung disease. In: Surgical Pathology of Diffuse Infiltrative Lung Disease, Grune & Stratton Inc, Orlando: 13-62, 1987.（泉 孝英，北市正則監訳：びまん性肺疾患の生検診断．金芳堂, 1989, p.172.）．
4) Colby TV, Lombard C, Yousem SA, Kitaichi M: Chapter 5, Infections. In: Atlas of Pulmonary Surgical Pathology, W.B. Souders Co., Philadelphia: 155-204, 1991.
5) Thurlbeck WM, Miller RR, Mueller NL Rosenow ECIII: Diffuse Diseases of the Lung. A Team Approach. Chapter 4.: Acute infiltrative lung disease in the nonimmunocompromised host, Chapter 5:. Acute infiltrative lung disease in the immunocompromised host. B.C. Decker, Philadelphia: 43-63, 65-91, 1991.
6) Kradin RL, Mark EJ: Pulmonary infections. In: Kradin RL (ed): Diagnostic Pathology of Infectious Disease. Sunders Elsevier, Philadelphia: 125-188, 2010.
7) Corrin B, Nicholson A: Infectiopus diseases. In: Pathology of the Lungs, Churchill Livingstone Elsevier, Edinburgh, Third Ed: 155-262, 2011.
8) 北市正則：肺感染症の病理．松本慶蔵，安藤正幸，佐々木英忠，福地義之助編集：肺炎．医薬ジャーナル社，大阪：60-71, 2003.
9) 北市正則：肺感染症の病理所見．斉藤　厚編集：新しい診断と治療のABC17／呼吸器4．肺炎．最新医学社，大阪：23-41, 2003.

肉芽腫性肺疾患の項目の文献

10) Longcope WT, Freiman DG: A study of sarcoidosis. Based on a combined investigation of 160 cases including 30 autopsies from the Johns Hopkins Hospital and Massachusetts General Hospital. Medicine 31: 1-132, 152.
11) Liebow AA. The J: Burs Amberson Lecture. Pulmonary angiitis and granulomatosis. Am Rev Respir Dis 108: 1-18, 1973.
12) American Thoracic Society: Statement on sarcoidosis. Am J Respir Crit Care Med 160: 736-755, 1999.
13) Myers JL, El-Zammar O: Pathology of drug-induced lung disease. In: Katzenstein ALA. Surgical Pathology of Non-Neoplastic Lung Disease, 4th Ed, Sunders Elsevier, Philadelphia: 85-125, 2006.
14) 北市正則：サルコイドーシス，過敏性肺臓炎，慢性ベリリウム肺の肺病変の病理組織学的比較検討．日胸疾会誌22：769-782, 1984.
15) Kitaichi M: Pathology of pulmonary sarcoidosis. Clinics in Dermatology 4: 108-116, 1986.
16) 北市正則：特集サルコイドーシス1988. サルコイドーシスの病理組織像．サルコイドーシスの病

理像．最新医学 43：1383-1386, 1446-1453, 1988.
17) Kitaichi M. Prevalence of sarcoidosis around the world. Sarcoidosis Vasculitis and Diffuse Lung Diseases 15: 16-18, 1998.
18) 北市正則：第2章　肺結核の診断・治療．B.肺結核と鑑別すべき疾患．3.病理所見からの鑑別．泉 孝英監修，冨岡洋海編集，結核　第4版，医学書院，東京：161-165, 2006.
19) 北市正則：第8章サルコイドーシス以外の肉芽腫性疾患．1.病理．安藤正幸，四元秀毅監修，日本サルコイドーシス／肉芽腫性疾患学会編集，サルコイドーシスとその他の肉芽腫性疾患．克誠堂，東京：250-256, 2006.

各論23 慢性細気管支炎，閉塞性細気管支炎，びまん性気管支拡張症

伊藤功朗
(京都大学医学部附属病院)

　細気管支領域の慢性炎症性疾患には様々な病態・疾患が含まれる．びまん性汎細気管支炎，移植後の閉塞性細気管支炎，膠原病（関節リウマチやシェーグレン症候群など）に伴う細気管支炎，HTLV-1関連気管支・肺胞異常症などであり，多様な免疫機序の関与が想定されている．進行すると広範な末梢～中枢気道の破壊・気管支拡張となって感染を反復したり，高度な末梢気道閉塞をきたしたりする．その結果，呼吸不全に至るため，早期の診断・治療が望まれる．画像診断が発達しているわが国発の疾患概念が多いのも，この領域の特徴である．

1 びまん性汎細気管支炎
diffuse panbronchiolitis（DPB）

1）疾患概念

　DPBは1969年にHommaらによって臨床病理学的に独立した疾患概念として提唱された[1]．呼吸細気管支領域を病変の主座とする慢性炎症が，びまん性にみられる疾患である．慢性進行性の呼吸機能障害をきたす．病理学的には呼吸細気管支を中心とした細気管支炎・細気管支周囲炎である．肉芽組織や瘢痕により呼吸細気管支の閉塞をきたし，進行すると中枢領域の気管支拡張を呈する．患者は高率に慢性副鼻腔炎を合併することから，DPBは副鼻腔気管支症候群に含まれる．発症はほとんどが東アジア人で，白人にはきわめて稀である．このため，疾患の発症には人種特異性や遺伝的素因の関与（特にHLAの関与）が想定されている．

2）病理

　呼吸細気管支領域にリンパ球や形質細胞を主体とする細胞浸潤を認め，気道壁の肥厚や内腔の狭窄を伴う．呼吸細気管支壁および隣接する肺胞管壁には泡沫細胞の集簇がみられる．細気管支の炎症，リンパ濾胞と泡沫細胞集簇の3つの所見はunit lesions of panbronchiolitisとよばれ，DPBに特徴的である[2]．臨床診断されたDPBと，組織学的に診断されたDPBとは必ずしも一致していないともいわれている．

3）検査所見と診断

　発病年齢は40～50歳にピークがあるが，若年者から高齢者までみられ，男女差はない．典型的には，慢性副鼻腔炎の既往や合併があり，慢性の気道症状，びまん性の細気管支病変を反映する典型的な画像所見があれば，本疾患を疑う．厚生科学研究びまん性肺疾患研究班の診断基準を表1に示す[3]．検査所見としてはCRP，赤沈高値，白血球数増加，IgGなどのγグロブリン増加，寒冷凝集素価の高値を呈する．呼吸機能検査では一般的に閉塞性障害を示すが，進行すると拘束性障害も伴うことがある．血液ガス所見では，進行例で低酸素血症や高二酸化炭素血症がみられる．画像所見は，肺野全体に粒状影（CTでは小葉中心性粒状影，分岐状粒状影）や気管支拡張所見，気管支壁肥厚が種々の程度でみられ[4]（図1），残気量の増加を反映し

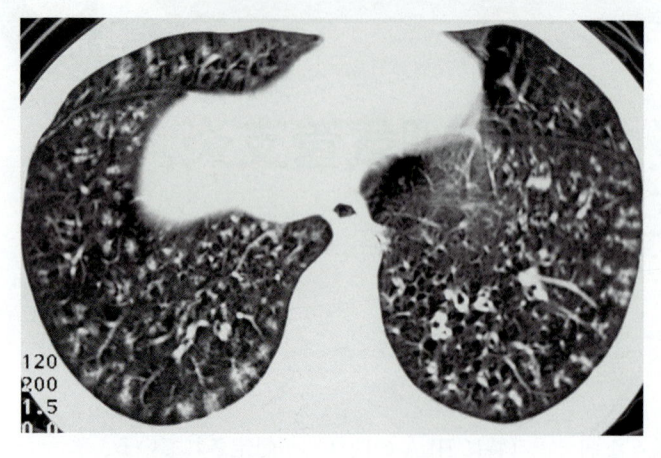

図1　DPB症例の胸部CT
26歳男性．両側全肺野に小葉中心性の分岐状粒状影がみられる．

表1　びまん性汎細気管支炎の診断基準

1. 主要臨床所見
(1) 必須項目
①臨床症状：持続性の咳，痰，および労作時息切れ
②慢性副鼻腔炎の合併ないし既往
③胸部X線写真またはCT所見：胸部X線；両肺のびまん性散布性粒状影　またはCT；両肺のびまん性小葉中心性粒状病変
(2) 参考項目
①胸部聴診所見：断続性ラ音
②呼吸機能および血液ガス所見：1秒率低下（70％以下）および低酸素血症（80Torr以下）
③血液所見：寒冷凝集素価64倍以上
2. 臨床診断
(1) 診断の判定
確実：必須項目①②③に加え，参考項目の2項目以上を満たすもの
ほぼ確実：必須項目①②③を満たすもの
可能性あり：必須項目のうち①②を満たすもの
(2) 鑑別診断
慢性気管支炎，気管支拡張症，線毛不動症候群，閉塞性細気管支炎，嚢胞性線維症など．病理組織学的検査は本症の確定診断上有用である．

て過膨脹所見もみられる．

4）治療と予後

　疾患が進行すれば，末梢から中枢気管支へと病変が進み，末梢気管支閉塞や中枢気管支拡張の所見を伴ってくる．後述の「気管支拡張症」に記載の病態により細菌感染による増悪を反復し，やがて呼吸不全が進行するのが自然経過である．治療としては，マクロライド少量長期療法が有用であり，DPBの5年生存率は，調査初期（1970年代）の63％から後期（1985年以後）の91％へと大幅に改善した[5]．細菌への作用（バイオフィルム抑制，遊走抑制など），炎症性サイトカイン作用の抑制，抗酸化ストレス作用，粘液分泌抑制作用などといった，マクロライド系抗菌薬の抗菌作用以外の機序によるものと考えられている．DPBにおけるマクロライド療法の成功は，種々の慢性気道疾患の長期管理にマクロライド系抗菌薬が試みられるきっかけとなっている[6]．細菌感染による増悪時には，原因となる細菌に有効な抗菌剤の投与が必要である．

2 閉塞性細気管支炎
bronchiolitis obliterans（BO）

1）疾患概念

　細気管支周囲の線維化によって細気管支腔が狭窄，閉塞する症候群であり，これは病理学的には絞扼性細気管支炎（constrictive bronchiolitis）に相当する．BOの原因・原疾患としては骨髄や肺の移植後，膠原病，感染症，薬物などがあり，原因不明のものは特発性とされる（表2）．発症機序は，拒絶反応や薬剤などによる細気管支領域の障害（傷害期）に続いて，炎症細胞の浸潤（炎症期），炎症の治癒過程での線維芽細胞などによる過剰修復（リモデリング期）が起こり，気道狭窄・閉塞に至ると考えられてい

表2　閉塞性細気管支炎の原因

- 移植：肺移植，心肺移植，骨髄移植など
- 膠原病：関節リウマチ，シェーグレン症候群など
- 薬剤：ペニシラミン，金製剤，コカイン，アマメシバなど
- 感染：マイコプラズマ，肺炎クラミジア，ウイルス（アデノウイルス，RSウイルス，インフルエンザウイルス，麻疹ウイルスなど），百日咳菌など
- 吸入物質：二酸化窒素，塩化亜鉛，ジアセチル，mustard sulfate（化学兵器）など
- 炎症性腸疾患
- 放射線
- 原因不明（特発性）

る[7]．

2) 移植後のBO

BOのうち近年注目されているものは臓器移植後の慢性拒絶反応である．これは，移植後の全経過で35〜65%，5年間では15〜40%程度に発症すると報告されている．肺移植後のBOは，移植6ヵ月以上経過してから起こり，最も頻度の高い死亡原因である．BOは病理学的な診断であるが，TBLBによる小組織での評価は困難で，また，移植後においては外科的肺生検が必ずしも容易ではない．このため，1993年にInternational society for heart and lung transplantation（ISHLT）は，臨床的に一秒量の低下をもってbronchiolitis obliterans syndrome（BOS）と診断することを提唱した．2002年に改訂されたBOSの病期を表3に示す[8]．肺移植後患者の28〜51%にBOSが発症するとされている．BOSはいったん発症すると進行性で予後が悪く，有効な治療法はみつかっていない．したがって，予防が主体であり，術後早期の急性拒絶反応が関与する可能性が高いことから，その早期の適切な治療がBOSの予防に重要と考えられている．BOSの治療としては，免疫抑制剤の調整（シクロスポリンからタクロリムスへの変更，Mycophenolate mofetil（MMF）の導入など）のほか，アジスロマイシンによる治療などが試される．

一方，同種造血幹細胞移植後のBO（図2，図

3）は，慢性GVHDの肺病変としてとらえられており，移植後の2〜26%に発症するとされる．多くの症例は移植後100日から1年以内に慢性GVHDに伴い発症する．初期は無症状のことが多いが，進行すると息切れ，乾性咳嗽，喘鳴などを呈する．発熱は一般的には認めない．死亡率は報告により異なるが，中央値は65%程度とされる[10]．NIHから提唱されている診断基準を表4にあげる[9]．治療は慢性GVHDに準じて行われる．一般的にプレドニゾロン1

表3　BOSの病期分類

BOS Stage	Classification
0	FEV$_1$ > 90% of baseline & FEF$_{25-75\%}$ > 75% of baseline
0-p*	FEV$_1$ 81-90% of baseline &/or FEF$_{25-75\%}$ ≤ 75% of baseline
1	FEV$_1$ 66-80% of baseline
2	FEV$_1$ 51-65% of baseline
3	FEV$_1$ ≤ 50% of baseline

*0-p=potential BOS.　　　　　　　　（文献6）より）

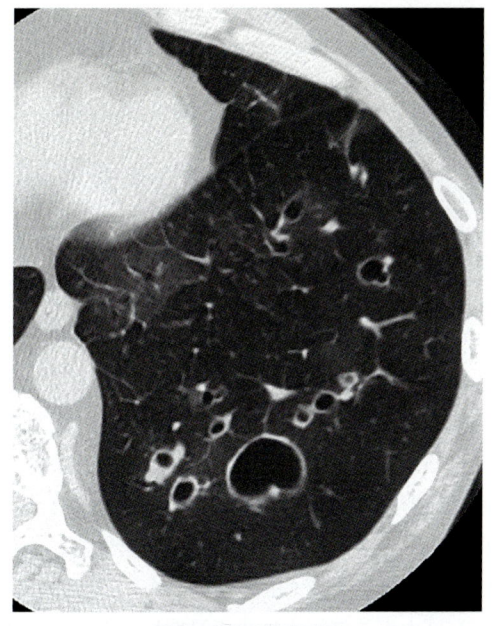

図2　BOの胸部CT
24歳男性．急性白血病に対して同種骨髄移植を行った後，GVHDを発症した．肺野のモザイク・パターンがみられ，中枢気管支拡張を伴っている．脳死肺移植を行い，回復した．

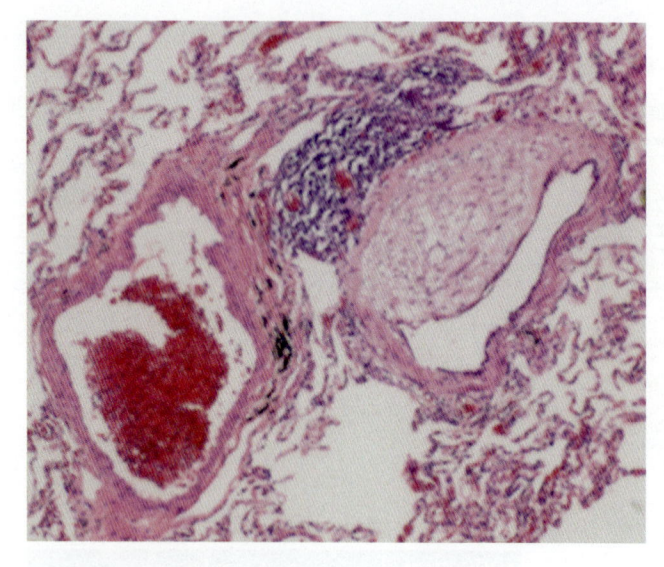

図3 BOの病理組織像
44歳女性．急性白血病に対して血縁者末梢血幹細胞移植を行った後，GVHDを発症した．気道上皮の剥離，気道壁肥厚，泡沫細胞の集簇がみられ，リンパ濾胞が隣接している．生体肺移植を行い，回復した．

表4 同種造血幹細胞移植後のBOの診断基準

同種造血幹細胞移植における慢性GVHDである．移植100日以後に，緩徐に進行する呼吸困難，咳嗽，喘鳴を呈し，胸部X線写真は正常であり，
① $FEV_1/FVC<0.7$ であり，$\%FEV_1<75\%$．
② 以下のいずれかを認める．
　a) HRCT（吸気および呼気で撮影）におけるair trapping（呼気撮影），small airwayの壁肥厚あるいは気管支拡張．肺実質に病変はみられない．
　b) residual volume>120%
　c) 病理学的にconstrictive bronchiolitisと診断されている．
③ 臨床症状に基づき，画像検査や微生物学的検査などで気道感染症を認めない．

～1.5 mg/kg/dayを4～6週間続け，その後6～12ヵ月かけて漸減・中止する．そのほか，マクロライド，吸入ステロイド剤，免疫抑制剤などが試みられることがある．

移植後のBOの診断にはHRCTが有用である．air-trappingによって小葉性あるいは区域性に肺野濃度が低下し，これが正常の肺野と混在することでモザイクパターンを呈する．これは呼気で撮影したCTで顕著となる．また，しばしば中枢の気管支拡張所見を呈したり，症例によっては小葉中心性の粒状・分岐状構造がみられたりする（図2）．

3）薬剤その他によるBO

ペニシラミン，金製剤，サラゾスルファピリジンなどでBOが報告されているが，その多くはRAを基礎疾患に持つため，どの程度薬剤がBOの発症に関与しているかは不明である．また，健康食品であるアマメシバ（*Sauropus androgynus*）によるBOが台湾やわが国から報告された[11]．職業・化学薬品吸入によるものとしては，人工バター風味料に含まれるジアセチルに曝露されたポップコーン工場労働者にBOの集団発生が報告されている[12]．また，気道感染症ではないが，HTLV-1キャリアに何らかの免疫学的機序が関与して生じる肺病変（HTLV-1-associated bronchopneumopathy）の一型として，DPB類似の細気管支炎がある．

3 急性感染症としての細気管支炎

様々な病原体が細気管支炎を起こすとされている．RSウイルス，パラインフルエンザウイルス，インフルエンザウイルス，アデノウイルス，ライノウイルスなどのウイルスのほか，百日咳菌，マイコプラズマや肺炎クラミジアといった気道感染症を起こす病原体が原因となりえる．これらのウイルス感染が移植後の患者で起こった場合にはBOのリスクになるとされている．

表5 気管支拡張症の原因(%)

Etiology	Nicotra et al/1995 (n=123)	Pasteur et al/2000 (n=150)	Shoemark et al/2007 (n=165)
感染後	35	29	32
特発性	30	53	26
遺伝性疾患(CF, PCD, and AAT deficiency)	4	4.5	11
誤嚥/食道胃逆流	—	4	1
免疫不全	—	8	7
関節リウマチ	—	3	2
潰瘍性大腸炎	—	<1	3
ABPA	—	7	8

上記のほか，先天性疾患（気管支肺分画症，Williams-Campbell症候群，Swyer-James症候群など），免疫疾患としてシェーグレン症候群，サルコイドーシスなど，間質性肺疾患における牽引性気管支拡張などがある．日本では，びまん性汎細気管支炎に伴うものもみられる．

CF: cystic fibrosis, PCD: primary cilliary dyskinesia, AAT: α1-antitrypsin, ABPA: allergic bronchopulmonary aspergillosis

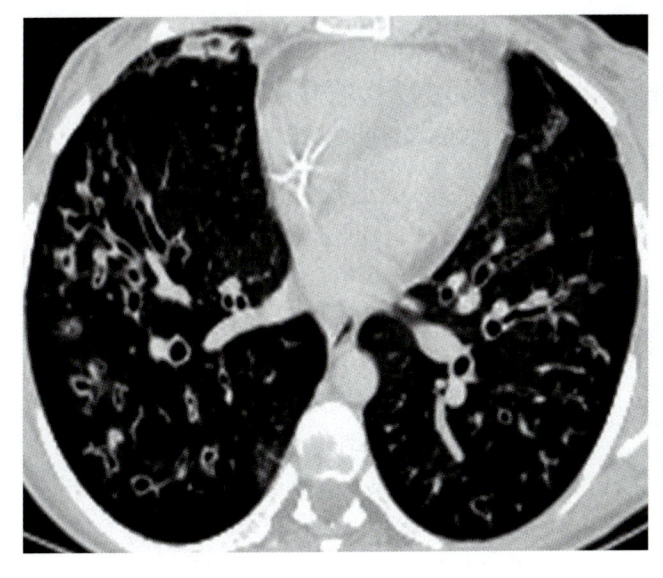

図4 嚢胞性線維症の胸部CT
27歳白人女性．末梢から中枢気道まで幅広く気管支拡張像がみられる．肺野のモザイク・パターンがみられる．

しかし，健常人においては，これらの急性感染症に引き続いてair trappingを伴うような重度の閉塞性障害を起こしたという報告は散在するものの，慢性のBOに進行するかについては証拠に乏しい．

細気管支炎を起こす病原体の代表例であるマイコプラズマは気道上皮に感染して炎症を惹起する．マイコプラズマ肺炎と診断した20例のHRCT所見を検討したところ，75%に細気管支病変（放射線学的には小葉中心性粒状影）がみられ，40%ではこれが両側肺にみられた[13]．肺炎所見（硬化影やすりガラス陰影）よりも細気管支所見がメインと考えられる症例は25%にみられ，これは比較対照とした細菌性肺炎では2%であった．

4 びまん性気管支拡張症

気管支拡張症とは，局所性またはびまん性に，中枢気管支や径2mm以上の気管支が恒常的に拡張した状態であり，通常は画像所見で診断される．臨床的には粘液の過分泌を呈し，し

ばしば下気道感染による増悪を起こす．厳密には気管支拡張症は疾患名ではなく病態名であり，表5にあげたような多種多様な原因や疾患が含まれており，これらはびまん性気管支拡張症も呈しうるし，「原因不明」であることも多い[14]．原疾患によって異なるが，びまん性気管支拡張症には副鼻腔炎を合併する場合（副鼻腔気管支症候群）がしばしばみられる．図4に遺伝性疾患である囊胞性線維症（cyctic fibrosis）の胸部CT写真を提示する．

一般的に理解されている気管支拡張症の病態としては，気道感染から排泄障害，気道閉塞，気道防御機構の破たんへと進み，その際に宿主の生体免疫反応として放出された好中球プロテアーゼ，炎症性サイトカイン，一酸化窒素，酸素ラジカルなどが作用し，気道壁の弾性線維や気道平滑筋が破壊されたり，気道周囲の肺胞領域が破壊されたりする．その結果，気管支が異常に拡張し，防御能の低下から更なる感染をよぶという悪循環が生じる．障害された気管支上皮細胞の機能不全により，気道の局所防御能が低下していたり，気管支内腔の分泌物による閉塞で細菌や分泌物の除去ができなかったりすると，細菌が慢性的に生着し，反復性・慢性の感染症が起こる．しばしば喀痰の量と膿性度の増加に特徴づけられる急性増悪が起こる．約1/3の患者で緑膿菌が生着しており，このような患者では急性増悪の頻度が高く，肺機能の低下が著しい．

5 好酸球性細気管支炎
eosinophilic bronchiolitis

2001年にTakayanagiらが報告した疾患概念であり，末梢血とBAL中に好酸球増多を認め，HRCT上，小葉中心性粒状影など細気管支病変の所見を認め，病理学的に好酸球による細気管支炎を呈する疾患とされている[15]．図5にCT像を提示する．臨床的には，呼吸困難，咳嗽，喀痰を伴う閉塞性障害を認め，吸入ステロイド剤は効果が乏しく，経口ステロイド剤が有効とされる．喘息の一亜型なのか，喘息を合併する独立した疾患なのかは確定していない．

謝辞

移植後GVHDによる閉塞性細気管支炎症例の画像，病理標本を提供いただいた京都大学呼吸器外科　板東徹先生に深謝申し上げます．

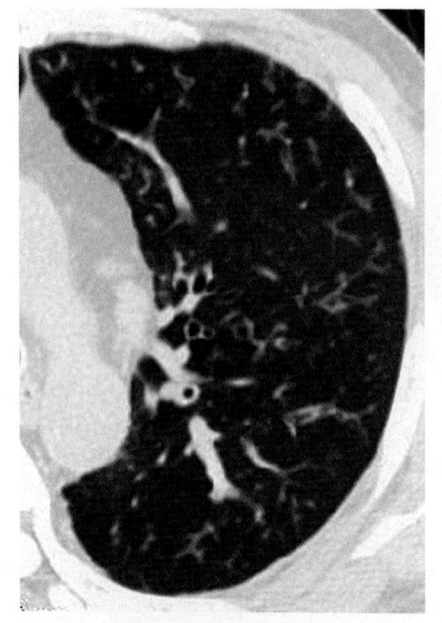

図5　好酸球性細気管支炎の胸部CT
64歳男性．末梢気道の分岐状陰影が目立つ．中枢気道の壁肥厚もみられる．

文献

1) Homma H, Yamanaka A, Tanimoto S, Tamura M, Chijimatsu Y, Kira S, Izumi T: Diffuse panbronchiolitis. A disease of the transitional zone of the lung. Chest. Jan; 83 (1): 636-639, 1983.
2) Kitaichi M, Nishimura K, Izumi T: Diffuse panbronchiolitis, In: Sharma OP, ed. Lung Diseases in the Tropics: Mercel Dekker, New York: 479-509, 1991.
3) 中田紘一郎：びまん性汎細気管支炎の診断指針及び治療指針の日本呼吸器学会と合同による普

及について．厚生科学研究びまん性肺疾患研究班平成 13 年度研究報告書．31-37, 2002.

4) Nishimura K, Kitaichi M, Izumi T, Itoh H: Diffuse panbronchiolitis: correlation of high-resolution CT and pathologic findings. Radiology Sep 184 (3): 779-785, 1992.

5) Kudoh S, Azuma A, Yamamoto M, Izumi T, Ando M: Improvement of survival in patients with diffuse panbronchiolitis treated with low-dose erythromycin. Am J Respir Crit Care Med. Jun; 157 (6 Pt 1): 1829-1832, 1998.

6) Friedlander AL, Albert RK: Chronic macrolide therapy in inflammatory airways diseases. Chest 138: 1202-1212, 2010.

7) Nicod LP: Mechanisms of airway obliteration after lung transplantation. Proc Am Thorac Soc. Jul 3 (5): 444-449, 2006.

8) Estenne M, Maurer JR, Boehler A, et al: Bronchiolitis obliterans syndrome 2001: an update of the diagnostic criteria. J Heart Lung Transplant. Mar 21 (3): 297-310, 2002.

9) Filipovich AH, Weisdorf D, Pavletic S, et al: National Institutes of Health consensus development project on criteria for clinical trials in chronic graft-versus-host disease: I. Diagnosis and staging working group report. Biol Blood Marrow Transplant. Dec 11 (12): 945-956, 2005.

10) Soubani AO, Uberti JP: Bronchiolitis obliterans following haematopoietic stem cell transplantation. Eur Respir J. May 29 (5): 1007-1019, 2007.

11) Lai RS, Chiang AA, Wu MT, et al: Outbreak of bronchiolitis obliterans associated with consumption of *Sauropus androgynus* in Taiwan. Lancet 348: 83-85, 1996.

12) Kreiss K, Gomaa A, Kullman G, Fedan K, Simoes EJ, Enright PL: Clinical bronchiolitis obliterans in workers at a microwave-popcorn plant. N Engl J Med. Aug 1; 347 (5): 330-338, 2002.

13) Differentiation of bacterial and non-bacterial community-acquired pneumonia by thin-section computed tomography. Eur J Radiol. Dec 72 (3): 388-395, 2009.

14) O'Donnell AE: Bronchiestasis. Chest 134: 815-823, 2008.

15) Takayanagi N, Nakazawa M, Kawabata Y, et al: Chronic bronchiolitis with associated eosinophilic lung disease (eosinophilic bronchiolitis). Respiration 68: 319-322, 2001.

各論24.1
肺気腫と気腔開大性肺疾患

西村浩一
(St. George's Hospital Medical School)

1 COPDと肺気腫

　肺気腫とは，"肺胞隔壁の断裂を伴う末梢気腔の異常な拡大"と，組織学的に定義されている．一方では，歴史的に，肺気腫という臨床診断名も，しばしば使用されて来た．しかし，COPD（chronic obstructive pulmonary disease）に関する診療ガイドラインの展開が進み，GOLD（global initiative for chronic obstructive lung disease）の登場によって，臨床診断名としてはCOPDを使用し，これは気道閉塞または気流制限とよばれる閉塞性肺機能障害によって定義されるという概念が普及した．現在では肺気腫という臨床診断名は過去のものとなりつつある．

　びまん性肺疾患とは，胸部X線写真で少なくとも両肺に浸潤影がみられる場合に使用される呼称である．COPDと臨床診断された症例には，肺気腫の病変が多かれ少なかれ両肺に拡がって認められるが，X線透過性が減弱し浸潤影の原因となることはない．このため，COPDや肺気腫の病変は，びまん性肺疾患からは除外されるのが通常である．

　X線CT，特にHRCTの普及に伴って，従来は認識できなかった気腫性病変がしばしば認識されるようになった．COPDでは，CTで描出される低濃度吸収域（low-attenuation are；LAA）が，気腫性病変に対応するとして実証されている．consolidationやすりガラス様所見の内部に，肺気腫病変が存在すると，周囲に病変を欠いていれば認識できなかった肺気腫が顕在化したように描出されることは稀ではない．これは，胸部X線写真のみならず，さらにHRCTでもしばしば経験される．本来は，周囲組織との境界は明瞭でない，壁をもたないのが，肺気腫の特徴であるが，周囲に病変を伴う場合にはその原則が失われる．実地臨床では多様な肺疾患を背景に描出されたLAAを肺気腫として認識すべきか，それ以外の嚢胞性病変であるかの鑑別に悩まされることは多い．

　COPD患者から得られた肺標本には，肺気腫の組織学的所見は極めて高率に認められる所見である．多くの病理学的な検討では，肺気腫の存在の有無を評価する定性的診断ではなく，肺気腫の程度と拡がりを評価する定量的診断が使用されている．言い換えれば，病理学的診断では，肺気腫がある，ないというような単純な二者択一の診断は，推奨されない．Thurlbeckのパネル法やmean linear intercept（MLI）のような定量的評価が重要視され，同様にCTによる肺気腫診断についても，定量的評価の必要性が指摘されてきた．

2 蜂巣肺をめぐって

　"気腔開大性びまん性肺疾患"という名称から最初に想い浮かぶのは，蜂巣肺形成を伴う特発性肺線維症（IPF/UIP）である．間質性肺炎・肺線維症関連疾患の中で，蜂巣肺形成はユニークな特徴であり，鑑別診断をすすめるうえで最初の手掛かりとなることが多い．

しかし，厳密には蜂巣肺は，疾患に特異的な所見ではなく，様々な肺疾患が進行して生じる非特異的な終末像（end-stage lung）の一つとして位置づけられている．臨床医が実地臨床で遭遇する蜂巣肺の頻度が十分に明らかとされているわけではないが，特発性肺線維症における蜂巣肺に遭遇する機会の頻度が高いことは事実であろう．

蜂巣肺は，元来は肉眼的な病理学所見に対する用語であった．肉眼的に完成した大きさに及ばないが顕微鏡下では同様の組織学的所見として認められる所見はmicroscopic honeycombとよばれるが，HRCTでは明らかな嚢胞形成とは把握できずにconsolidation様の所見にわずかに内部の気道が拡張したように描出される．筆者らの研究では[2]，径1.0mm程度のmicroscopic honeycombがHRCTで認識できる限界と推察された．内部に粘液が充満する場合は，さらにHRCTでの診断は困難であった．

蜂巣肺では，肺気腫とは異なり，拡大した気腔は肺胞由来とは考えられてはいない．細気管支上皮に被覆され，周囲の肺胞は凝縮，線維化して蜂巣肺の壁を形成するため，通常蜂巣肺の壁は厚い．

びまん性肺胞障害（diffuse alveolar damage；DAD）では，機序はUIPとは異なるが，時間的な経過とともに，蜂巣肺形成が出現する．この場合は，肺胞管に開口する肺胞の入口部を硝子膜が塞ぎ肺胞が虚脱するため，肺胞管が拡張し蜂巣肺形成へと進行すると考えられている．したがって，DADにおいて認められる蜂巣肺において，拡大した気腔は肺胞管に由来したものである．

3 気腫合併肺線維症 combined pulmonary fibrosis and emphysema

1) 背景

特発性肺線維症においては，肺底部には蜂巣肺所見がきわめて高率に認められる．一部の特発性肺線維症の症例には，蜂巣肺所見以外に，肺尖や上肺に肺気腫所見が目立って存在することは，しばしば経験され，喫煙に起因する肺気腫所見が合併するものとして考えられていた．1990年にWigginsらは，HRCTによってこの所見が明瞭に描出された8例について初めて記載している[3]．わが国からも，1993年にHiwatariらが肺気腫と診断された152例中の9例に同様の所見が認められたことを報告している．

2005年にフランスのCottinらは，combined pulmonary fibrosis and emphysema（CPFE）の病名をはじめて使用し，61例をまとめて記載した[4]．このCottinらの報告が，この病態に関するブームに火をつけたようになり，多くの追加的な報告や，またその病態生理に関する新しい知見が発表されるようになった．現在では，CPFEは特発性肺線維症と肺気腫が単に合併しただけではなく，いくつかの特徴を有する一つの独立した疾患であるとする見解が有力である[5]．以前から間質性肺炎関連疾患を研究課題としていたグループ，またCOPDや肺気腫の立場から研究を積み重ねてきたグループの2つの視点からのアプローチが競ってCPFEを追及しているかの印象さえ受ける．わが国でも，厚労省の研究班が，CPFEを研究課題とする計画であり，今後の知見の集積に期待される．

2) CPFEの定義と診断の基準

Cottinらの最初の記載は，フランス国内の多施設に質問紙を配布し，データを集積して報告したものである[4]．これは，CT所見において，肺気腫の存在と肺線維症を伴うびまん性肺疾患が認められたものを選択基準として集積された．CTにおける肺気腫は，1mm厚以下の薄壁または壁を有さずに健常肺と比較すると濃度が低い領域として定義し，上肺に多発性ブラ（1cm大以上）を伴うことがあると書かれている．さらに，CTにおける肺線維症を伴うびまん性肺疾患は，末梢性，肺底部優位に分布する

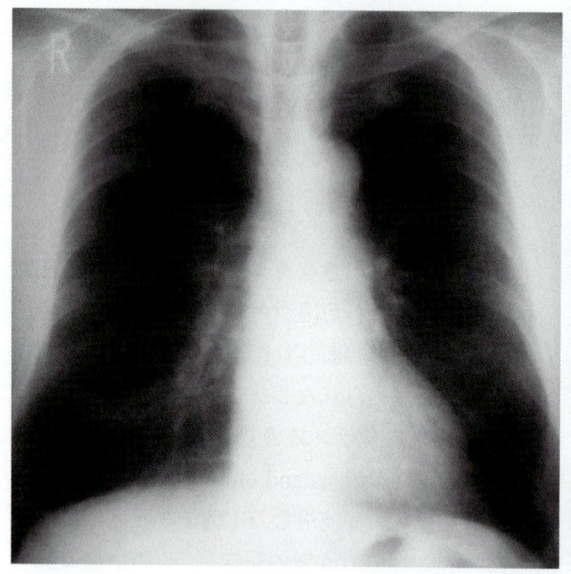

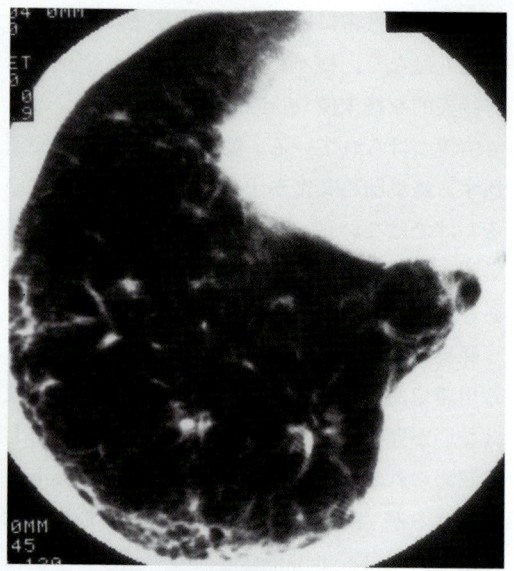

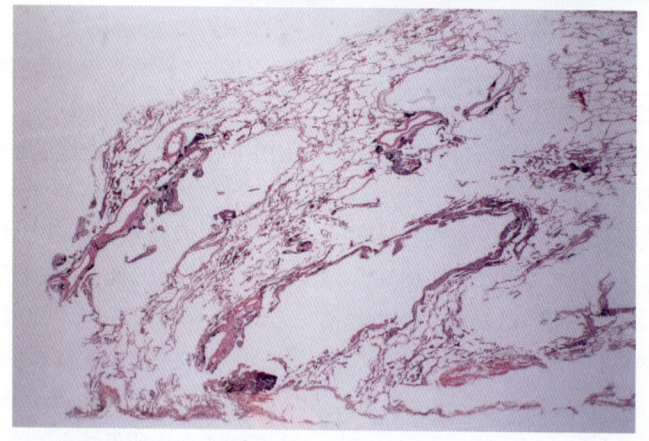

図1 気腫合併肺線維症(combined pulmonary fibrosis and emphysema)の1例

61歳男性．current smoker(19歳から20本/日)，fine crackles聴取．FEV_1は1.91L(72.6%pred)，FEV_1/FVCは64.1%，DLcoは58.7%であった．HRCTでは，気管支と肺血管が細くCT値がびまん性に低下し肺気腫を呈し，肺底には小囊胞の集合像が認められる．左S^{1+2}とS^6から外科的肺生検が行われ，UIP＋肺気腫と診断された．後者の標本の一部には，囊胞が認めらるが，囊胞間には構造を保った肺胞が存在し，これは肺気腫の所見であることが確認される．

網状所見と蜂巣肺，構造改変によって定義し，牽引性気管支拡張所見や細気管支拡張所見を伴うことがあるが，局所的なすりガラス様所見やコンソリデーションはあってもよいが優位ではないものとすると記載されている(図1)．CTがないケースは除外されている．また，膠原病や，薬剤性間質性肺炎，じん肺，過敏性肺炎，サルコイドーシス，ランゲルハンス細胞組織球症，リンパ脈管筋腫症，好酸球性肺炎などの他の間質性肺疾患は除外されている．

上述の記載に従って，症例が集積されたわけであるが，CT所見が診断において中心的な役割を担っている．臨床情報をブラインドにした2人の放射線科専門医が判定し，意見が一致しない場合は第3の専門医にコンサルトした．しかし，肺気腫のCT所見および特発性肺線維症のCT所見を記載すること自体は容易ではあるが，異なる条件，異なる装置でスキャンした多数のCTを観察して肺気腫があるかないか，特発性肺線維症があるかないかを同じ基準で判定する作業は必ずしも容易ではない．CTによる肺気腫の定量的評価も，背景に特発性肺線維症

がある場合での応用はきわめて困難である．

3) 臨床的な特徴

CPFE および類似した病態に関する文献のまとめを表1に示した．症例の集積の目的が異なり比較するには問題がある可能性や，同じグループからの報告では重複したケースがあると推察される．性別では圧倒的に男性に多く，また喫煙歴を有するものがほとんどである．やはり，肺気腫の原因は喫煙であり，過去には男性の喫煙者が多いことを反映していると考えられる．年齢の平均値は70歳前後であり，肺機能検査では，FVC や VC，TLC は増加しており，その傾向は特に特発性肺線維症と比較した場合には明らかである．気流制限の指標となる FEV_1/FVC は，特発性肺線維症と比較すると低い．しかし，気流制限のありなしの判定に使用される FEV_1/FVC が 70% を超えるもの，70% を下回るものなど様々であり，CPFE の診断において気流制限の有無はあまり関係してない印象である．特発性肺線維症と比較すると，肺拡散能もまた，CPFE の方が不良である．

4) 画像診断と病理組織学的所見

CPFE の CT 所見の記載をみると，特発性肺線維症の CT 所見と全く同様の記載であり，CPFE における病理組織所見は UIP を念頭においたものと推察されてもおかしくない．しかしながら，病理組織学的所見は，必ずしもそうではない．Cottin らが報告した 61 例の中の 8 例では，外科的肺生検が実施されており，それを review したところ UIP と考えられるのは 5 例であり，DIP, organizing pneumonia, unclassifiable interstitial pneumonia が各 1 例含まれていた[4]．Jankowich らの報告による 10 人中 2 人は外科的肺生検をうけていたが，気腔内に色素沈着を伴うマクロファージが充満する DIP 様所見が認められ，構造改変を伴う線維化が高度であるため，分類不能であるとして NSIP の診断がつけられていた（今日での NSIP の意味とは異なる）[6]．Grubstein らが報告した 8 例中 1 例は心肺移植を受けており，肺病変は主として UIP と考えらえたが，一部には DIP 様所見が認められたと記載されている[7]．これに対して，Rogliani らの報告では，外科的肺生検で UIP と診断された症例を対象としているため，

表1．CPFEおよび類似の病態についての主な文献的報告

著者名	年	発表ジャーナル	N	Male (%)	Ever smoker (%)	平均年齢	平均FVC (%)	平均FEV_1/FVC(%)	平均RV (% pred)	平均TLC (% pred)	平均DLco (% pred)
Cottin ら[4]	2005	Eur Respir J	61	98%	100%	65歳	90%	69%	90%	88%	37%
Grubstein ら[7]	2005	Respir Med	8	88%	100%	69歳	86%	70%	98%	86%	30%
Mura ら[9]	2006	Respir Care	21	95%	100%	66歳	77%	74%	111%	95%	48%
Rogliani ら[8]	2008	Respir Med	9	67%	100%	71歳	82%	85%	78%	76%	―
Jankowich ら[6]	2008	Respiration	10	100%	100%	70歳	82%	70%	85%	82%	31%
Mejia ら[11]	2009	Chest	31	97%	77%	67歳	62%	91%	―	―	―
Akagi ら[12]	2009	Respir Med	26	88%	92%	65歳	87%[1]	77%	75%	78%	45%
Cottin ら[10]	2010	Eur Respir J	40	95%	98%	68歳	86%	75%	87%	84%	24%
Kitaguchi ら[15]	2010	Respirology	47	98%	―	70歳	95%	72%	118%	―	40%
Kurashima ら[14]	2010	Respirology	221	95%	100%	71歳	87%	70%	―	94%	65%
Jankowich ら[13]	2010	Lung	20	100%	100%	69歳	77%	67%	75%	76%	29%
Washko ら[16]	2011	N Engl J Med	194	48%	100%	64歳	88%[2]	71%	―	―	―
Usui ら[17]	2011	Respirology	101	95%	100%	70歳	―	―	―	―	―

1) VC，2) 中央値

UIP 以外の肺病変に関連した組織所見は記載されていない[8]．

したがって，CT の所見に基づいて診断された CPFE における間質性肺炎の組織型としては，その主体は UIP であるが，一部に喫煙に関連した肺病変と考えられる DIP 様の病変が混在している可能性があるということができる．言い換えれば，CT 所見によって CPFE を定義したわけであるが，その定義に使用された CT 所見とは，UIP の CT 所見と同じであるにもかかわらず，実際の組織所見では UIP 以外の肺病変も稀ではないといった一見矛盾した現実となっている．

Cottin らは，61 例の CT 所見として，線維化病変は，蜂巣肺（95% に認められた），網状病変（87%），牽引性気管支拡張（69%），すりガラス様所見（66%），構造改変（39%），気腫性病変は，小葉中心性肺気腫（97%），傍隔壁性肺気腫（93%），ブラ（54%）とまとめて記載している[4]．UIP の CT 所見と比較すると，すりガラス様所見の頻度が高いが，それが DIP 様所見に対応したものかどうかまでの検証は行われていない．Mura らは，腹臥位 HRCT で線維化と気腫化を定量化して[9]，Rogliani らは上，中，下肺にわけて簡易的に定量化して報告しているが[8]，線維化と気腫化の両者を同時に定量化する共通の方法が確立されているとは言い難い．

5) 肺高血圧と生命予後

Cottin らによる最初の報告によると，CPFE の診断時点で心臓エコーにより 47% で肺高血圧が認められ，推定肺動脈収縮期圧は 48±19 mmHg であったこと，また 1，2，5 年生存率は 91.3%，87.5%，54.6% であったが，肺高血圧の存在が生命予後に大きく関連していたと記載している[4]．さらに，2010 年には右心カテーテル検査を実施した 40 例の平均肺動脈圧は 40±9 mmHg で，1 年生存率は 60%，肺血管抵抗，心拍数，心係数，肺拡散能が有意に生命予後と関連していたと続編ともいえる報告を行っている[10]．

Mejia らは，肺気腫のない特発性肺線維症の患者と CPFE を比較すると，生存期間の中央値は前者で 25%，後者で 34% と，CPFE では予後不良であったと報告している[11]．Akagi らは，26 人の CPFE と 33 人の特発性肺線維症を[12]，Jankowich らは 20 人の CPFE と 24 人の特発性肺線維症を比較し[13]，生命予後には有意差を認めなかったことを報告している．Kurashima らは，生存期間の中央値は特発性肺線維症で 7.5 年，CPFE で 8.5 年であり，肺気腫の合併はむしろ予後に対して良好に働いていると報告している[14]．このように特発性肺線維症と比較して，CPFE の生命予後が，不良であるのか，同等であるのか，または，CPFE の方が予後良好であるかについては，それぞれの報告があり意見が分かれている．

6) 課題

問題点として，CPFE または類似の病態として発表された論文を詳細に検討すると，記載した著者によって微妙な違いがある．最も，全ての報告が CPFE の名称を使用しているわけではないので，当然といえば当然なのかもしれない．CT の所見によって CPFE を定義しているため，どこからを線維化病変と判定するか，どこからを肺気腫と判定するか，その指針はあるもののまだまだ研究者の見解が統一して一致しているわけではない．より普遍的で確立した診断名とするためには，誰の目にも CPFE として把握できるための共通した基準が必要と思われる．

文　献

1) Hiwatari N, Shimura S, Takishima T: Pulmonary emphysema followed by pulmonary fibrosis of

undetermined cause. Respiration 60: 354-358, 1993.
2) Nishimura K, Kitaichi M, Izumi T, Nagai S, Kanaoka M, Itoh H: Usual interstitial pneumonia: histologic correlation with high-resolution CT. Radiology 182: 337-342, 1992.
3) Wiggins J, Strickland B, Turner-Warwick M: Combined cryptogenic fibrosing alveolitis and emphysema: the value of high resolution computed tomography in assessment. Respir Med 84: 365-369, 1990.
4) Cottin V, Nunes H, Brillet PY, Delaval P, Devouassoux G, Tillie-Leblond I, Israel-Biet D, Court-Fortune I, Valeyre D, Cordier JF: Combined pulmonary fibrosis and emphysema: a distinct underrecognised entity. Eur Respir J 26: 586-593, 2005.
5) Cottin V, Cordier JF: The syndrome of combined pulmonary fibrosis and emphysema. Chest 136: 1-2, 2009.
6) Jankowich MD, Polsky M, Klein M, Rounds S: Heterogeneity in combined pulmonary fibrosis and emphysema. Respiration 75: 411-417, 2008.
7) Grubstein A, Bendayan D, Schactman I, Cohen M, Shitrit D, Kramer MR: Concomitant upper-lobe bullous emphysema, lower-lobe interstitial fibrosis and pulmonary hypertension in heavy smokers: report of eight cases and review of the literature. Respir Med 99: 948-954, 2005.
8) Rogliani P, Mura M, Mattia P, Ferlosio A, Farinelli G, Mariotta S, Graziano P, Pezzuto G, Ricci A, Saltini C, Orlandi A: HRCT and histopathological evaluation of fibrosis and tissue destruction in IPF associated with pulmonary emphysema. Respir Med 102: 1753-1761, 2008.
9) Mura M, Zompatori M, Pacilli AM, Fasano L, Schiavina M, Fabbri M: The presence of emphysema further impairs physiologic function in patients with idiopathic pulmonary fibrosis. Respir Care 51: 257-265, 2006.
10) Cottin V, Le Pavec J, Prevot G, Mal H, Humbert M, Simonneau G, Cordier JF: Pulmonary hypertension in patients with combined pulmonary fibrosis and emphysema syndrome. Eur Respir J 35: 105-111, 2010.
11) Mejia M, Carrillo G, Rojas-Serrano J, Estrada A, Suarez T, Alonso D, Barrientos E, Gaxiola M, Navarro C, Selman M: Idiopathic pulmonary fibrosis and emphysema: decreased survival associated with severe pulmonary arterial hypertension. Chest 136: 10-15, 2009.
12) Akagi T, Matsumoto T, Harada T, Tanaka M, Kuraki T, Fujita M, Watanabe K: Coexistent emphysema delays the decrease of vital capacity in idiopathic pulmonary fibrosis. Respir Med 103: 1209-1215, 2009.
13) Jankowich MD, Rounds S: Combined pulmonary fibrosis and emphysema alters physiology but has similar mortality to pulmonary fibrosis without emphysema. Lung 188: 365-373, 2010.
14) Kurashima K, Takayanagi N, Tsuchiya N, Kanauchi T, Ueda M, Hoshi T, Miyahara Y, Sugita Y: The effect of emphysema on lung function and survival in patients with idiopathic pulmonary fibrosis. Respirology 15: 843-848, 2010.
15) Kitaguchi Y, Fujimoto K, Hanaoka M, Kawakami S, Honda T, Kubo K: Clinical characteristics of combined pulmonary fibrosis and emphysema. Respirology 15: 265-271, 2010.
16) Washko GR, Hunninghake GM, Fernandez IE, Nishino M, Okajima Y, Yamashiro T, Ross JC, Estepar RS, Lynch DA, Brehm JM, Andriole KP, Diaz AA, Khorasani R, D'Aco K, Sciurba FC, Silverman EK, Hatabu H, Rosas IO: Lung volumes and emphysema in smokers with interstitial lung abnormalities. The New England journal of medicine 364: 897-906, 2011.
17) Usui K, Tanai C, Tanaka Y, Noda H, Ishihara T: The prevalence of pulmonary fibrosis combined with emphysema in patients with lung cancer. Respirology 16: 326-331, 2011.

各論24.2
肺気腫と気腔開大性肺疾患の病理所見

北市正則
(国立病院機構近畿中央胸部疾患センター)

1 肺気腫と気腔開大性肺疾患

肺気腫とはemphysemaあるいはpulmonary emphysemaの日本語訳である．emphysemaの語源はギリシャ語であり，inflate あるいは flowを意味していた[1]．en, in + physema, a blowingの意味がある[2]．emphysema（vesicular emphysema）の最初の記載は1819年のLaennec（Rene TH Laennec, 1781-1826）の記録から始まる[1,3]．Laennecは次の記載を行った．"marked variation in the size of the air vesicles, which might be smaller than a millet seed or as large as a cherry stone or haricot. Vesicles of the latter size were produced by the coalescence of adjacent air spaces following rupture of the alveolar walls"[4,5]．

pulmonary emphysemaの用語は1958年までは inflation of pulmonary tissue の意味で使用されていた．air space自体を侵すvesicular emphysemaとthe tissues between air spacesを侵すinterlobular emphysemaを意味していた（表1）[1]．1958年9月に英国Londonで開催されたCIBA Guest Symposium ではvesicular emphysemaと，bronchiectasisあるいはhoneycomb lungなどの他のinflationと区別することが試みられた[1]．その結果，肺気腫は肺組織の既存構造との関係を根拠として，次のように定義された[6]．

表1 pulmonary emphysemaの分類（Heard BE, 1969）[1]

1. vesicular or lobular emphysema (including Bullae)
　1.1. partial lobular
　　1.1.1. central lobular or centrilobular (including focal dust emphysema)
　　　1.1.1.1 distensive
　　　1.1.1.2 destructive
　　1.1.2. peripheral lobular or paraseptal
　1.2. panlobular (or panacinar)
　　1.2.1 distensive
　　1.2.2 destructive
　1.3. irregular (related to scar)
2. interlobular (or Interstitial) emphysema (including Bleb)

Emphysema is a state of inflation of any tissue by air or gas.
Pulmonary emphysema is a state of inflation of pulmonary tissue by air or gas. Vesicular and interlobular forms occur.
Vesicular pulmonary emphysema is a condition of the lung characterized by increase beyond normal in the size of air spaces distal to the terminal bronchiole either from dilation or from destruction of their walls.
Interlobular pulmonary emphysema is a state of inflation of the interlobular (interstitial) tissue of the lung by air or gas.
1969年には肺気腫は終末細気管支より末梢の含気腔開大であるとの定義がなされた．1969年の肺気腫の定義には肺胞壁の破壊は含まれていなかった．

CIBA Guest Symposium による肺気腫の定義(1959)[6]

Emphysema is a condition of the lung characterized by increase beyond the normal in the size of air spaces distal to the terminal bronchiole either from dilatation or from destruction of their walls.

CIBA Guest Symposiumによって，vesicular emphysemaの病型としてpanacinar emphysemaとcentrilobular emphysemaの用語が採用された[6]．centrilobular emphysemaとpanlobular (panacinar) emphysemaの用語は1952年のGoughの記載に始まる[7,8]．

その後，emphysema (vesicular emphysema)の定義には肺胞壁破壊の条件が入れられた．

WHOによる肺気腫の定義(1961)[9]

Emphysema is a condition of lung characterized by increase beyond the normal in the size of air spaces distal to the terminal bronchiole, with destructive changes in their walls.

ATSによる肺気腫の定義(1962)[10]

Emphysema is an anatomic alteration of the lung characterized by an abnormal enlargement of the air spaces distal to the terminal, nonrespiratory bronchiole, accompanied by destructive changes of the alveolar walls.

NIH Workshopによるrespiratory airspace enlargementの定義(1985)(表2)[11]

Respiratory airspace enlargement is defined as an increase of airspace size as compared with the airspace of normal lungs. The term applies to all varieties of airspace enlargement distal to the terminal bronchioles, whether occurring with or without fibrosis or destruction.

NIH Workshopによる肺気腫の定義(1985)[11]

Emphysema is defined as a condition of the lung characterized by abnormal, permanent enlargement of airspaces distal to the terminal bronchiole, accompanied by the destruction of their walls, and without obvious fibrosis.

表2 respiratory airspace enlargementの分類
(NIH Workshop, 1985)[11]

1. simple airspace enlargement
   a. congenital
   b. acquired
2. emphysema
   a. centriacinar emphysema
   b. panacinar emphysema
   c. distal acinar emphysema
3. airspace enlargement with fibrosis

respiratory airspace enlargement の用語は終末細気管支より末梢の気腔開大性病変を意味する．emphysema (肺気腫)の定義には終末細気管支よりも末梢の持続した含気腔開大と，これらの含気腔壁の破壊があるとの条件が入れられた．centriacinar emphysemaのうち，喫煙習慣に関係した病態はcentrilobular emphysemaと呼称される．3.のair space enlargement with fibrosisは2.の肺気腫とは異なる病態であり，慢性線維化間質性肺炎の時の蜂巣肺形成を意味する．

1985年のNIH Workshopの内容が20年以上が経過した現在に至るまで，肺気腫の定義として使用されている（表2）[12,13]．この文章のうち，「without obvious fibrosis」の語句を肺気腫の診断基準に入れる妥当性について1994年にSniderとThurlbeckの間で討論がなされた[14]．

1) simple airspace enlargement（単純な気腔開大性肺疾患）

気腔開大を見るが，細葉のパターンは保存され，破壊の所見を欠く病態である．Down症候群の肺組織，代償性の過膨張，加齢による肺組織変化が例とされた[11]．

2) emphysema(肺気腫)

1985年のNIH Workshopでは3種の病型が列挙された（表2）（図1）[11]．

(a) centriacinar emphysema (CAE) (細葉中心性肺気腫)

CAEはproximal location of the primary

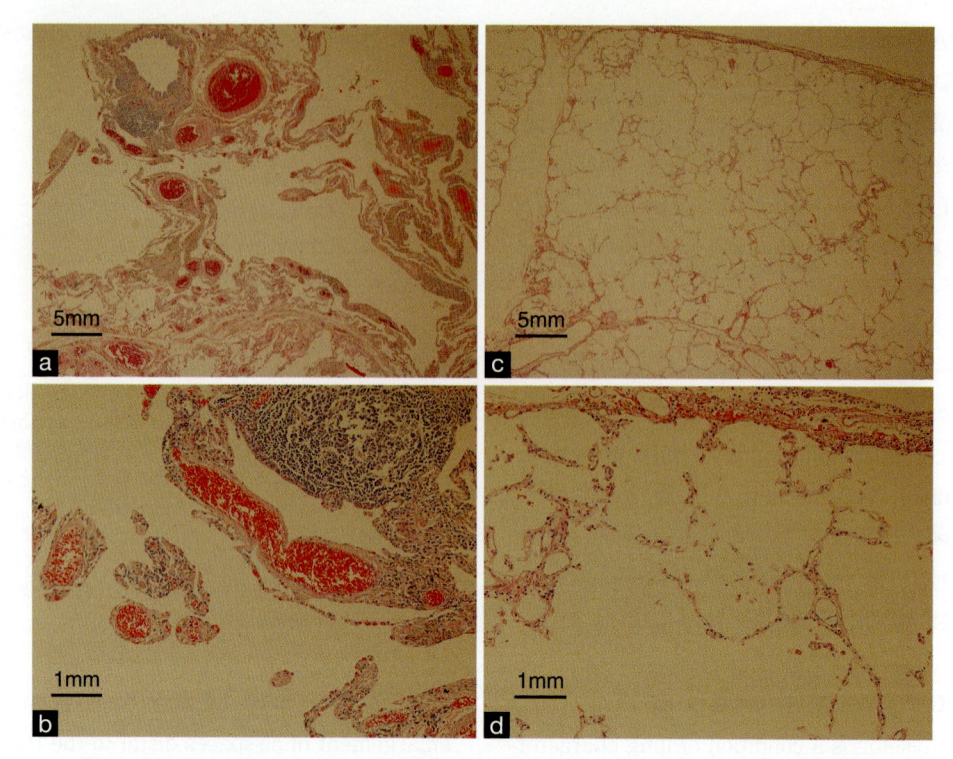

図1：(a, b)centilobular emphysema(CLE)と(c, d)panlobular emphysema(PLE)

(a)：CLE（小葉中心性肺気腫）：呼吸細気管支レベルで含気腔の開大を認めた．隣接した導管部細気道の壁にリンパ濾胞形成を認めた．Bar=5mm（HE染色，×2）．(b)：(a)の一部拡大．拡大した呼吸細気管支の気腔に小片化された肺胞壁と小血管の割面を認めた．Bar=1mm（HE染色，×10）．(c)：PLE（汎小葉性肺気腫）．小葉の全体に含気腔の開大を認めた．Bar=5mm（HE染色，×2）．(d)：(c)の一部拡大．胸膜下で含気腔の開大と小片化された肺胞壁を遊離状態で認めた．Bar=1mm（HE染色，×10）．

part of the acinusである呼吸細気管支が侵されるため，proximal acinar enlargementとも呼称される．cigarette smokingに関係してair-flow obstructionが起こるCAEはcentilobular emphysema（CLE）（小葉中心性肺気腫）の名称が使用される[11]．CLEは上肺野に始まり，上肺野が最も侵される．Thurlbeckはcentrilobular emphysematous spaceの壁にはfocal fibrosisとround cell infiltrationはcommonであると記載した[7]．

coal dust（石炭の塵埃）と他の鉱物の塵埃曝露でも呼吸細気管支の拡張が起こる．Dust-laden macrophageの強い集簇をみる．CAE病変は左右肺に比較的均等に分布する．coal dustに曝露されて起こるCAEはcoal pneumoconiosisの用語が使用される[11]．

(b)panacinar emphysema(PAE)（汎細葉性肺気腫）

PAEはpanlobular emphysema（汎小葉性肺気腫）とも呼称され，acinusのすべての成分を均等に侵す．PAEはlung bases（肺底部）で病変程度が高い傾向があり，タバコ喫煙者の小葉中心性肺気腫を伴う傾向がある．肺気腫が高度になるとcentrilobular emphysemaとpanacinar emphysemaの鑑別は次第に困難となる[11]．

panacinar emphysemaはhomozygous alpha-1 protease inhibitor deficiency（homozygous AATD）で観察される[3]．AATDは米国の肺気腫の2%に相当する[15]．AATDの症例は米国では5,000人を超える数で登録されている[16]．AATD症例は日本では1995年までに12例が報告された[17]．AATD患者は20歳代から30歳代の年齢で息切れ，咳，痰，喘鳴の症状で受診することが多い[15, 18]．

(c) distal acinar emphysema (DAE)（細葉辺縁性肺気腫）

DAEではalveolar ducts and sacs（肺胞管と肺胞嚢）が優勢に侵される．DAEはsecondary interlobular septa（二次小葉の隔壁）と関連するためにparaseptal emphysemaとも呼称される．DAE型の肺気腫は，広範囲のbullous emphysemaでair-flow obstructionが軽度の症例と若年成人の自然気胸spontanous pneumothorax（自然気胸）に関係する[6]．

3) airspace enlargement with fibrosis

間質性肺線維症に伴う蜂巣肺，結核症，サルコイドーシスあるいは好酸球性肉芽腫症（肺Langerhans細胞組織球症）などの肉芽腫性肺疾患に伴う線維化病変に囲まれた気腔開大の病態をさしている[19-21]．2)で述べた肺気腫とは異なる病態である．

2 chronic obstructive pulmonary disease (COPD)（慢性閉塞性肺疾患）

CDOPDはタバコの煙など毒性物質を長期間吸入することによって起こる肺の炎症性疾患である[22,23]．全喫煙者の10〜15%が臨床的に有意なairflow obstructionをきたす[24]．咳嗽，喀痰あるいは呼吸困難の症状とタバコ喫煙を代表とするCOPDの危険因子への曝露歴をもつ患者では考慮すべき診断名である[25]．診断はspirometryによって確認される．気管支拡張剤投与後のFEV$_1$（一秒量）が予測値の80%未満で，かつ，FEV$_1$/FVCが70%未満の存在から，完全には可逆性でない気流制限の存在を確認する[26]．さらに，他疾患の可能性を除外することによってCOPDと診断される[23]．

わが国では1960年代からタバコの販売と消費が増加した．約20年経過してわが国では"chronic bronchitis and emphysema"（疾患概念としてはCOPDと同義である）は死因の第10位となった．2001年に発表された，わが国の調査ではCOPDの有病率は40〜49歳で3.1%，50〜59歳で5.1%，60〜69歳で12.2%，70歳以上では17.4%である[22]．40歳以上の年齢では530万人がCOPDに罹患している[23]．米国では1400万人がCOPDを有していると見積もられている[27]．

COPDの病理所見は気管から内径2mm以上の中枢気道の病変，内径2mm未満の小気管支と細気管支の病変，呼吸細気管支と肺胞の間の肺実質の病変と肺血管系の病変のそれぞれについて炎症細胞の浸潤所見と構造変化の所見がみられる[12,13,26,28,29]．COPDの主要な病理所見の一つは肺気腫である．

3 bleb（ブレブ）

blebは臓側胸膜内の空気の集まりである（a collection of air between the layers of the visceral pleura）．弾性線維染色では臓側胸膜のinternal elastic layerとexternal elastic layerの間の腔形成として認められる．blebはinterstitial emphysemaの一種である[1,6,21,30,31]．

4 bulla（ブラ）

bullaはふくらんだ状態で直径1cm以上の肺組織内の腔形成をさす[6]．Reidはbullaに3種類のタイプを指摘した（表3）[32]．type 1 bullaは手術によって肺組織が切除された時はふくらんだ状態であっても，体内では胸壁の形に順応してブラ周囲の肺組織に埋め込まれ，周囲の肺組織を種々の程度に圧排している[32-34]．

5 lymphangioleiomyomatosis (LAM)（リンパ脈管平滑筋腫症）

LAMは女性に好発する稀な疾患であり，肺には両側多発性の嚢胞性病変をきたす．平滑筋様細胞（LAM細胞）が肺間質，リンパ管壁と

表3　Lynne ReidによるBullaeの分類（1967）[32]とThurlbeckの説明（1976, 1991）[7, 33]

type I bulla - Narrow neck:
The bulla projects like a mushroom above the pleural surface and communicates with the lung by a narrow neck. (These have a narrow neck: The walls and deep surfaces are mainly pleura and connective tissue: the bulla only contain air or a few flimsy strands of lung. Type I bulla are most commonly seen near the apex of the lung.)

type II bulla - Broad Base and Superficial:
The second type has a broad base as it represents overdistension of a shallow subpleural layer. (These have a broad base and are superficial: The walls are formed by pleura, and the deep surface is a region of emphysematous lung. The bulla usually contain emphysematous lung and they are located superficially; blood vessels can usually be seen crossing them. Type II bullae may occur anywhere in the lung.)

type III bulla - Broad Base and Deep:
The third type represents overdistension of a much deeper region of lung perhaps extending to the hilum. (These are similar to type II bullae but lie within the lung substance. as such, the walls are formed by emphysematous lung tissue and contain emphysematous lung. Type III bullae may also be found in any part of the lung.)

bullaとは膨張した状態で10mm径以上の含気腔開大性肺病変を意味する（CIBA Guest Symposium, Thorax 1959）[6]．ブラの記載ではtype 1 bullaとtype 2 bullaあるいはtype 3 bullaを区別する必要がある．type 1 bullaはirregular emhysemaあるいはparaseptal emphseymaの亜型である可能性がある．type 1 bullaは生体内では肺組織に入り込み，周囲の肺組織を圧排する．type 2 bullaとtype 3 bullaはcentrilobulr emphysemaまたはpanlobular emphysemaを伴う．bullaについてのThurlbeck（1976, 1991）の説明を括弧に挟んで示した[7, 33]．

リンパ節内に増生する．平滑筋様細胞は免疫染色でalpha-smooth muscle actin（α-SMA），estrogen receptor（ER），progesterone receptor（PR），HMB-45の抗体に陽性を示す[35, 36]．

6 Birt-Hogg-Dube syndrome（BHD症候群）

1977年にBirtらは皮膚組織の多数の小さな丘疹様病変であるfibrofolliculomaをきたした家系について報告した[37]．2001年に染色体17p.11.2の位置に存在するBHD-associated geneが局在化され，folliculin（FLCN）という蛋白質をcodeするFLCN（BHD）geneが同定された．2009年までに世界でFLCN遺伝子変異をもつ約200の家系が報告された[38]．BHD症例では特に顔面のskin firofolliculomas, pulmonary cysts, spontaneous pneumothorax, renal cancerをきたす．BHD症候群では平均年齢38歳（22〜71歳）で初回の自然気胸をきたす[38]．BHD症候群では成人例の80%以上で肺には多発性囊胞性病変をきたし，肺の囊胞性病変は肺底部に多い．組織学的には肺の囊胞性病変は肺胞腔の囊胞性拡張であり，球形の上皮細胞で被覆されている．囊胞性病変の壁には平滑筋組織は認められない[39]．

7 combined pulmonary fibrosis and emphysema syndrome（CPFE）（肺線維症と肺気腫合併症候群）

CPFE syndromeは胸部CT所見に根拠をおいて提案された症候群である[40, 41]．この症候群提唱の意味はIPF（特発性肺線維症）の症例群には，疾患の進行に比して比較的lung volumeが保たれるグループがあること，肺高血圧（pulmonary hypertension）（PH）をきたす頻度が高く，PHをきたすと生命予後が悪くなることである．CPFE症例は全例，喫煙歴があり，男性が多く，胸部CT所見では両側上肺野にcentrilobular emphysemaあるいはparaseptal emphysemaの陰影が，両側下肺野に肺線維症示唆の間質性陰影が認められた（図2）[40-42]．

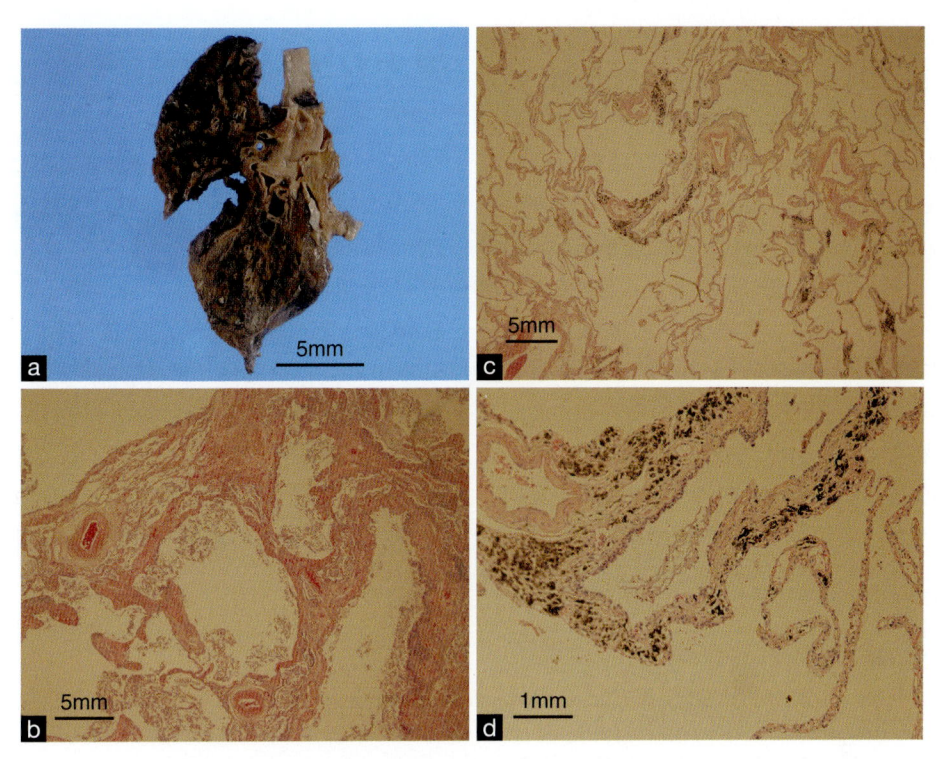

肺気腫と気腔開大性肺疾患の病理所見 | 385

図2 combined pulmonary fibrosis and emphysema(CPFE)
剖検例．胸部CT所見と呼吸機能所見を含む臨床所見はCPFEを示した症例(70歳代，男性)．(タバコ20年/日×30年以上の喫煙歴があった)．(a)：右肺のスライス面では下葉肺底部に線維化病変を認めた．上葉と肺底部以外の下葉で広範に肺気腫病変を認めた．Bar=50mm．(b)：右肺下葉S10では，視野の右上部に正常肺胞壁を認めた以外は肺胞領域に線維化病変による広範な蜂巣肺形成を認めた．本検体では，この視野のように線維化病変にはabrupt change(急峻な変化)を認めた．このため線維化病変はUsual interstitial pneumonia(UIP)と考えた．Bar=5mm(HE染色，×2)．(c)：右肺上葉S3では高度な肺気腫病変を認めた．内径300 micronsの導管部細気道の内腔には粘液貯留を認めた．この導管部細気道の壁には中等度の炭粉沈着を認めた．導管部細気道に付着する肺胞壁数の減少を認めた．肺胞領域で肺胞壁は減少し，肺胞表面積の減少と，肺胞壁毛細血管床の減少を認めた．このような病変のため呼気では導管部細気道が周囲の肺胞領域から圧排され虚脱するために，気体の通過可能な面積はさらに減少すると考えた．Bar=5mm(HE染色，×2)．(d)：(c)の一部拡大．小葉中心部の拡張した含気腔に遊離状態の肺胞壁を認めた．導管部細気道には粘液貯留を認めた．導管部細気道の上皮下に中等度の炭粉沈着を認めた．Bar=1mm(HE染色，×10)．

8 airspace enlargement with fibrosis(AEF)

　AEFの意味は，表2で示したNIH Workshop (1985)で記録されたairspace enlargement with fibrosisの意味とは異なる[11,21,34]．airspace enlargement with fibrosis(AEF)は肺癌の治療のために1996年から2004年の期間に肺葉切除を受けた817例の組織学的所見を喫煙歴と術後経過の関連から検討した過程で作られた用語である[43]．AEFの病理所見はthin-walled cysts(thinner than that of honeycombing)の肉眼所見とfibrous (frequently hyalinized) interstitium with structural remodelingなどの組織学的所見から認識された．230 non-smokersと587 smokersの症例のうち，肺葉切除あるいは片肺全摘の手術後，原因不明の急性呼吸不全が約11例で観察された．その頻度は817例のうち，1.3%であった．UIP pattern(−)の462例で術後急性呼吸不全の発生は1例(0.2%)であったのに対して，UIP pattern(+)の125例では術後急性呼吸不全の発生は10例(8%)であった．組織学的所見ではcentrilobular emphysema(CLE)，respiratory bronchiolitis(RB)，usual interstitial pneumonia (UIP) pattern と AEF の所見が score 化して検討された．AEF は約 100 例 (約 12.5%) で認められた．肺手術後の急性呼吸不全は UIP pattern (−) の 462 例のうち 1 例 (0.2%) で，UIP pattern (+) の 125 例のうち 10 例 (8%) で認められた．AEF (+) で UIP pattern (−) の 31 例では肺手術後の急性呼吸不全は認められなかった (0%)．AEF は喫煙歴のない軽度塵肺症の症例でも認められることがある[43]．AEF は特発性肺線維症 (IPF) 症例で認められるかも知れない肺病変である[44]．AEF の認識には小葉中心性肺気腫 (CLE) の病変スペクトラムをどのように理解するかが一つの問題である[7, 14]．

9 おわりに

肺気腫についての Laennec (1819)，Gough (1952)，Heard (1958) らの研究を基礎にして[1, 5, 8, 45, 46]，1958 年 9 月に英国で CIBA Guest Symposium が開催された[6]．同年の 1958 年 6 月に米国コロラド州 Aspen で第 1 回 Aspen Emphysema Conference が開催され[47, 48]，これらが COPD 研究へと発展した[22, 23, 26, 28]．特発性肺線維症 (IPF) などのびまん性肺疾患症例は，喫煙関連の COPD 症例と年齢が重なることが多い．びまん性肺疾患では COPD の病態を含めた検討が今後の課題の一つとなる．

文献

1) Heard BE : Pathology of Chronic Bronchitis and Emphysema, J.&A. Churchill, LTD, London: 136, 1969.
2) 高久文麿編集：Stedman's English-Japanese Medical Dictionary, 3rd Ed, Medical View, 東京：477-478, 1990.
3) Talamo RC, Blennerhasset JB, Austen KF: Familial emphysema and alpha1-antitrypsin deficiency. New Engl J Med 275: 1301-1304, 1966.
4) Taraseviciene-Stewert L, Volekel NF: Molecular pathogenesis of emphysema. J Clin Invest118: 394-402, (Ref 3 is Laennec (1819)), 2008.
5) Laennec RTH : De l'auscultation mediate, Traite du diagnostic des poumons et du Coeur, Brosson et Chande, Paris, France, Vol 1, 210, 1819.
6) Fletcher CM, Gilson JG, Hugh-Jones P, Scadding JG: Terminology, definitions, and classification of chronic pulmonary emphysema and related conditions. A report of the conclusions of a CIBA Guest Symposium. Thorax 14: 286-299, 1959.
7) Thurlbeck WM: Chapter One: Historical, Chapter Four: Morphology of emphysema and emphysema-like conditions. In: Chronic Airflow Obstruction in Lung Disease, W.B. Saunders Company, Philadelphia: 456 (1-11, 96-234), 1976.
8) Gough J: Discussion on the diagnosis of pulmonary emphysema. The pathological diagnosis of emphysema. Pro Roy Soc Med 45: 570-577, 1952.
9) Denolin H, Fletcher CM, et al: World Health Organization. Chronic cor pulmonare: report of an expert committee. World Health Organization Technical Report Series, No. 213: 15 (Circulation 1963; 27: 594-615), 1961.
10) Harris HW, Menfely GR, Renzetti AD Jr, Steele JD, Wyatt JP: American Thoracic Society. Chronic bronchitis, asthma, and pulmonary emphysema. A statement by the committee on diagnostic standards for nontuberculous respiratory diseases. Am Rev Respir Dis 85: 762-768, 1962.
11) Snider GJ, Kleinerman J, Thurlbeck WM, Bengali ZH: Report of a National Heart, Lung, and Blood Institute, Division of Lung Disease Workshop, The definition of emphysema. Am Rev Respr Dis 132: 182-185, 1985.
12) Tuder RM, Voelkel NF: Chapter 6. Pathobiology of emphysema. In : Voelkel NF and McNee W (eds), Chronic Obstructive Lung Diseases, BC Decker Inc, Hamilton: 63-75, 2008.

13) Yoshida T, Tuder RM: Pathobiology of cigarette smoke-induced chronic obstructive pulmonary disease. Physiology Review 87: 1047-1082, 2007.
14) Austin JHM, Mueller NL, Friedman PJ, Hansell DM, Naidich DP, et al: Glossary of terms for CT of the lungs: recommendations of the Nomenclature Committee of the Fleischner Society. Radiology 200: 327-331, 1996.
15) Takabe K, Seyama K, Shinada H, Noguchi T, Miyahara Y, et al: A new variant of alpha-1-antitrysin deficiency (Siiyama) associated with pulmonary emphysema. Intern Med 31: 702-707, 1992.
16) Wood AM, Stockley RA: Alpha one antitrypsin deficiency : from gene to treatment. Respiration 74: 481-492, 2007.
17) Seyama K, Nukiwa T, Souma S, Shimizu K, Kira S: α1-antitrypsi-deficinet variant Siiyama (Ser53【TCC】to Phe53【TTC】is prevalent in Japan. Status of α1-antitrypsin deficiency in Japan. Am J Respir Crit Care Med 152: 2119-2126, 1995.
18) Needham M, Stockley RA: α1-Antitrypsin deficiency・3: Clinical manifestations and natural history. Thorax 59: 441-445, 2004.
19) Heppleston AG: The pathology of honeycomb lung. Thorax 11: 77-93. 1956.
20) Sobonya RE. Emphysema. In: Saldana MJ (ed). Pathology of Pulmonary Disease, J.B. Lippincott Co, Philadelphia: 275-294, 1994.
21) Lamb D: Chapter 19. Chronic bronchitis, emphysema, and the pathological basis of chronic obstructive pulmonary disease. In: Hasleton PS (ed), Spencer's Pathology of the Lung, Fifth Ed, McGraw-Hill, New York: 597-629, 1996.
22) Fukuchi Y, et al: Guidelines for the Diagnosis and Treatment of COPD (Chronic Obstructive Pulmonary Disease), 2nd Edition, Pocket Guide, Committee for the Second Edition of the COPD Guidelines of the Japanese Respiratory Society, The Japanese Respiratory Society: 2-3, 2004.
23) Nagai A, et al: Guidelines for the Diagnosis and Treatment of COPD (Chronic Obstructive Pulmonary Disease), 3rd Edition, Pocket Guide, Committee for the Third Edition of the COPD Guidelines of the Japanese Respiratory Society, The Japanese Respiratory Society, p.5. 2010.
24) American Thoracic Society. Cigarette smoking and health. Am J Respir Crit Care Med 153: 861-865, 1996.
25) Celli BR, MacNee W: ATS/ERS Task Force. Standards for the diagnosis and treatment of patients with COPD: a summary of the ATS/ERS position paper. Eur Resp J 23: 932-946, 2004.
26) Pauwels MSA, Buist AS, Calverley PMA, Jenkins CR, Hurd SS: NHLBI/WHO Workshop Summary. Global strategy for the diagnosis, management, and prevention of chronic obstructive pulmonary disease. NHLBI/WHO Global Initiative for Chronic Obstructive Lung Disease (GOLD) Workshop summary. Am J Respir Crit Care Med 163: 1256-1276, 2001.
27) Barnes PJ: Review article. Medical Progress. Chronic obstructive pulmonary disease. New Engl J Med 343: 269-280, 2000.
28) Rodoriguez-Roisin R (ed) : Chapter 4. Pathology, Pathogenesis , and Pathophysiology. In: Global Initiative for Chronic Obstructive Lung Disease (GOLD), 2010 Global Initiative for Chronic Obstructive Lung Disease, Inc: 23-30, (Available from: http://www.goldcopd.org/), Updated 2010.
29) Hogg JC, Chu F, Utokaparch S, Woods R, Eliott WM, et al: The nature of small-airway obstruction in chronic obstructive pulmonary disease. New Engl J Med 350: 2645-2653, 2004.
30) Miller WS: A study of the human pleura pulmonalis: Its relation to the blebs and bullae of emphysema. Am J Roent and Radium Therapy 15: 399-497, 1926.
31) Miller MS: A further study of emphysematous blebs. Am J Roent and Radium Therapy 18: 42-47, 1927.
32) Reid L: Chapter XIV, Bullae.p.211-240. In: The Pathology of Emphysema, Year Book Medical Publishers, Inc, Chicago: 372, 1967.

33) Thurlbeck WM, Miller RR, Mueller NL Rosenow ECIII: Diffuse Diseases of the Lung. A Team Approach. Chapter 12. Chronic airflow obstruction. B.C.Decker, Philadelphia: 204-225, 1991.

34) 北市正則, 高木理博, 玉舎　学：のう胞性（気腔開大性）肺疾患の病理：研究の歴史と疾患の成り立ち. 呼吸器科 15：269-277, 2009.

35) Kitaichi M, Nishimura K, Itoh H, Izumi T: Pulmonary lymphangioleiomyomatosis: a report of 46 patients including a clinicopathologic study of prognostic factors. Am J Respir Crit Care Med 151: 527-533, 1995.

36.) 林田美江, 久保惠嗣, 瀬山邦明, 熊坂利夫, 井上義一, 他：厚生労働省難治性疾患克服研究事業呼吸不全に関する調査研究班. 特別報告. リンパ脈管筋腫症 lymphangioleiomyomatosis（LAM）診断基準. 日呼吸会誌 46：425-427, 2008.

37) Birt AR, Hogg GR, Dube WJ: Hereditary multiple fiobrofolliculomas with trichodiscomas and acrochondrons. Arch Dermatol 113: 1674-1677, 1977.

38) Menko F, von Steensel MAM, Giraud S, Friis-Hansen L, Richard S, et al: diagnosis and management. Lancet Oncol 10: 1199-1206, 2009.

39) Adrey BP, Smith ND, Navar R, Yang XJ: Birt-Hogg-Dube syndrome. Clinicopathologic findings and genetic alterations. Arch Path Lab Med 130: 1865-1870, 2006.

40) Cottin V, Nunes H, Brillet P-Y, Delavai P, Devouassoux G, et al: Combined pulmonary fibrosis and emphysema: a distinct underrecognized entity. Eur Resp J 26: 586-593, 2005.

41) Cottin V, Cordier J-F: The syndrome of combined pulmonary fibrosis and emphysema. Chest 136: 1-2, 2009.

42) Cottin V, Le Pavec J, Prevot G, Mal H, Hambert M, et al: Pulmonary hypertension in patients with combined pulmonary fibrosis and emphysema syndrome. Eur Respir J 35: 105-111, 2010.

43) Kawabata Y, Hoshi E, Mura K, Ikeya T, Takahashi N, et al: Smoking-related changes in the background lung of specimens resected for lung cancer：a semiquantitative study with correlation to postoperative course. Histopathology 53: 707-714, 2008.

44) Corrin B, Nicholson AG：Interstitial lung disease. In: Pathology of the Lungs, Third Ed., Churchill Livingstone Elsevier, Edinburgh: 266-305, 2011.

45) Leopold JG, Gough J: The centrilobular form of hypertrophic emphysema and its relation to chronic bronchitis. Thorax 12: 219-235, 1957.

46) Heard BE: A pathological study of emphysema of the lungs with chronic bronchitis. Thorax 13: 136-149, 1958.

47) Voelkel NE, Petty TL: Chapter 1. History of chronic obstructive pulmonary disease. In: Voelkel NF, McNee W (eds), Chronic Obstructive Lung Disease, 2nd Ed., BC Decker, Inc., Hamilton: 1-8, 2008.

48) Symposium on Emphysema and "Chronic Bronchitis" Syndrome, Aspen, Colorado, June 13-15, 1958. Am Rev Resp Dis 80：1-213, 1959.

各論25 肺高血圧症

木村 弘
(奈良県立医科大学)

1 定義と分類

肺高血圧症(pulmonary hypertension；PH)は安静時における平均肺動脈圧が25 mmHg以上のときと定義される．ただし，健常人においては安静時の平均肺動脈圧は20 mmHg以上にならないことより，COPDや間質性肺炎などの呼吸器疾患においては，平均肺動脈圧が20 mmHg以上の場合にPHと診断する．血行動態的には，平均肺動脈圧が25 mmHg以上で，肺動脈楔入圧が15 mmHg以下の場合は肺動脈性肺高血圧症(pulmonary arterial hypertension；PAH)(もしくは，前毛細血管性肺高血圧症)，肺動脈楔入圧が15 mmHg以上の場合は肺静脈性肺高血圧症(後毛細血管性肺高血圧症)という．

PHの臨床的分類は，2008年に米国ダナポイントにおいて改訂され，グループ1の肺動脈性肺高血圧症(pulmonary arterial hypertension；PAH)，グループ2の左心疾患によるPH，グループ3の肺疾患/低酸素血症によるPH，グループ4の慢性血栓塞栓性肺高血圧症(chronic thromboembolic pulmonary hypertension；CTEPH)，グループ5のその他の原因不明/多因子PH，に分類された(表1)．また肺静脈閉塞症/肺毛細血管腫症は，従来PAHに包括されていたが，病態および治療ストラテジーが異なるため，グループ1'として分類された[1,2]．

PAHのうち，膠原病，門脈圧亢進症，HIV感染症，先天性心疾患などに伴う肺高血圧症は

表1 肺高血圧症の臨床分類
(Dana Point分類，2008年)

1.	肺動脈性肺高血圧症(PAH)
	・特発性(IPAH) ⎫ 従来のPPH
	・遺伝性　　　 ⎭
	・薬物および毒物誘発性
	・各種疾患に伴うPAH(APAH)
	・結合組織病
	・門脈圧亢進症
	・HIV感染症
	・先天性心疾患
	・住血吸虫症
	・慢性溶血性貧血
	・新生児遷延性PH
1'.	肺静脈閉塞性疾患 および/または肺毛細血管腫症
2.	左心疾患による肺高血圧症
3.	肺疾患および/または低酸素血症による肺高血圧症
	・COPD
	・間質性肺疾患
	・拘束性および閉塞性の混合パターンをとる肺疾患
	・睡眠呼吸障害
	・肺胞低換気障害
	・高所の慢性曝露
	・成長障害
4.	慢性血栓塞栓性肺高血圧症(CTEPH)
5.	原因 および/または多因子性肺高血圧症
	・血液疾患：骨髄増殖性疾患，脾摘出
	・全身性疾患：サルコイドーシス，肺ランゲルハンス細胞ヒスチオサイトーシス，リンパ脈管筋腫症，神経線維腫症，血管炎
	・代謝疾患：糖原病，ゴーシェ病，甲状腺疾患
	・その他：腫瘍性閉塞，線維性縦隔炎，透析を要する慢性腎疾患

(文献2)より)

associated with PAH(APAH)と分類される．このAPAH，薬物に伴うもの，新生児遷延性など以外のPAHは特発性肺動脈性肺高血圧症(idiopathic pulmonary arterial hypertension；

IPAH）となる（図1）．従来から，広く用いられてきた原発性肺高血圧症（primary pulmonary hypertension；PPH）とはIPAHと遺伝子異常を伴う遺伝性PAHを包括したものである．

2 疫学

わが国のPPH（IPAH）の全国平均有病率は，平成20年度厚生労働省特定疾患臨床調査個人票による調査結果から，人口10万人あたり0.89人と計算される．診断においては右心カテーテルを必須とするため，確定診断まで至らない症例も多数存在すると推測される．発症年齢は0歳から70歳代まで広い年齢層に分布するが，ピークは20歳から40歳までの若年者に多くみられる．小児では明らかな性差が認められないのに対して，成人においては女性に多くみられ，その男女比は約1：2とされている．

3 病因と病態生理

肺循環系は体循環系と比較して低圧・低抵抗系である．しかしPAHでは，何らかの機序で肺循環系への傷害がもたらされ，肺内の動脈の不規則な拡張と狭小像，末梢肺小動脈における内膜（血管内皮細胞）および中膜の増殖性変化，動脈瘤状変化（plexiform lesion）などの肺血管リモデリング（組織改築）が生じる（図2）．そのために肺動脈圧および肺血管抵抗の上昇がもたらされる．初期の段階では，肺動脈圧上昇の機序としては機能的な肺血管攣縮も関与する．肺血管病変は肺毛細血管より上流に位置するため肺動脈楔入圧の上昇は認めない．肺動脈圧の上昇，つまり，右室に対する後負荷の増大により，右室の拡張，さらには右室肥大が生じるが，初期には右室拍出量は維持される．しかし，後

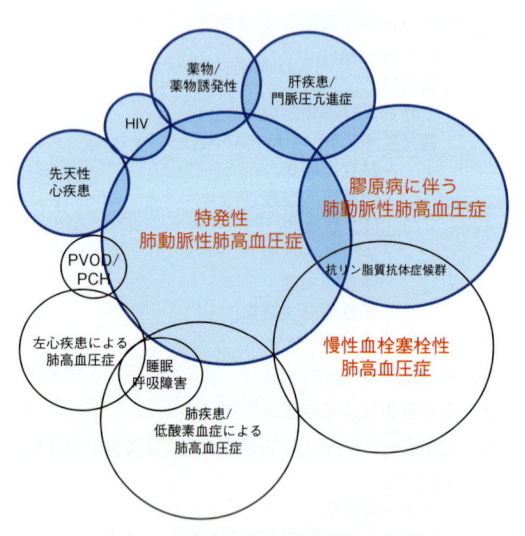

図1 肺高血圧症の相互関係（木村）
青色部分がPAHに相当する．

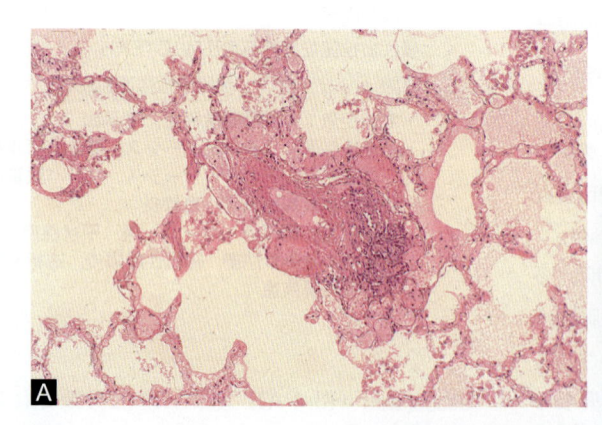

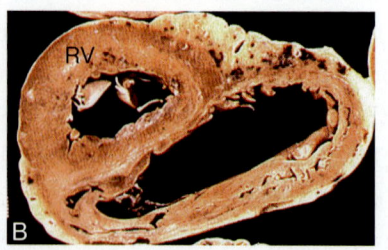

図2 肺高血圧症の組織像と心臓の割面
(A) 肺高血圧症のHE像：肺内の動脈の不規則な拡張と狭小像，動脈瘤状変化（plexiform lesion）がみられる．
(B) 肺高血圧症の心臓の割面：右心室（RV）の拡張性肥大が著明である．

（病理各論コア画像 14. 肺高血圧症. 日本病理学会教育委員会編集 http://jsp.umin.ac.jp/corepictures2007/05/o14/index.html より引用）

負荷の増大が急激であったり，右室の限界を超える場合には右心不全が引き起こされる．右室拍出量の制限に，心室中隔の左室壁後方への偏位による左室拡張制限も加わり，心拍出量は低下するため体血圧は低下する．体動時に四肢筋への血流分布が増大すると脳血流が低下し失神発作を引き起こすこともある．肺高血圧症では，動脈血酸素分圧（PaO_2）は，肺血栓塞栓症の関与を認めない限り，多くの場合は正常か軽度の低下にとどまる．PaO_2 の低下は，心拍出量の低下に起因する組織低酸素（右心カテーテル時の混合静脈血酸素分圧の低下），肺毛細血管レベルでの肺胞気との接触時間の短縮，左心不全の合併による肺内うっ血による換気血流のミスマッチなどに起因する．

　PAH の発症における遺伝子異常に関しては，Transforming growth factor-β（TGF-β）スーパーファミリーに属する骨形成蛋白質の受容体タイプⅡ（Bone morphogenic protein receptor type Ⅱ；BMPR Ⅱ）の異常が2000年になり報告された．BMPR Ⅱ遺伝子は肺血管の構成細胞における増殖および細胞死に関係する遺伝子である．この遺伝子異常は肺血管においてアポトーシス抵抗性細胞の増殖を招き，PH の病因に深く関わると考えられているが，遺伝性PAHで50〜100%，IPAHでは約25%で異常を認めるにとどまる．また，遺伝性出血性毛細血管拡張症に伴うPAHでは，TGF-β スーパーファミリーに属するActivin receptor-like kinase-1；ALK-1）の遺伝子異常が報告されている[3]．またIPAHにおける肺血管内皮細胞の増殖性変化は腫瘍性病変の成立過程と共通部分があり，monoclonal な細胞増殖が引き起こされるとの仮説が提唱されている[4]．

4 臨床症状と身体所見

　PH の初期臨床症状としては，労作時の息切れ，易疲労感・全身倦怠，動悸，めまい・立ちくらみ，失神，浮腫，血痰，胸痛などがあげられる．身体所見としては，心音Ⅱ音における肺動脈成分の亢進が特徴的である．また三尖弁逆流による収縮期雑音も聴取される．

5 診断と臨床評価

❶右心カテーテル検査はPH 診断のゴールデンスタンダードである．PAH を対象とした厚生労働省特定疾患治療給付対象疾患の改定認定基準においても，右心カテーテルによる診断が必須事項となっている（2009年12月）．安静時の平均肺動脈圧が25 mmHg 以上で肺動脈楔入圧が15 mmHg 以下の場合はPAHと診断しうる．心内シャントがないことの確認も重要である．さらに臨床分類における鑑別診断，および他の肺高血圧をきたす二次性肺高血圧症の除外診断が必要となる．

❷心エコーでは，ドップラー法における三尖弁収縮期圧較差（$\Delta P(TR)$）の増大（40 mmHg以上），右室・右房の肥大および拡大，心室中隔の扁平化ないし左室側への圧排と奇異性運動，左室拡張終期径の低下などが認められる．なお，心エコーはあくまでスクリーニング検査として有用であるが，確定診断には右心カテーテルが必須となる．確定診断および臨床経過の把握には，肺動脈圧のみではなく心拍出量，肺血管抵抗を評価する必要があり，$\Delta P(TR)$ のみでは肺高血圧の病態を正確には評価しえない．

❸胸部X線写真にて肺動脈本幹部の拡大が認められる．一方，末梢肺血管陰影の狭小化が認められる．

❹心電図にて右軸偏位，V1でのR/S＞1，V5でのR/S＜1，不完全右脚ブロックといった右室肥大の所見に加え，V1-V4での陰性T波，肺性Pなどが認められる．

❺肺血流シンチグラムでは，IPAHにおいては正常パターンもしくは肺区域に一致しない不規則な斑状血流欠損像を示す．区域性血流欠損を認めないことがCTEPHとの鑑別にお

❻動脈血液ガス分析では，軽度のPaO_2の低下とともに$PaCO_2$の低下がみられることが多い．しかしPaO_2は正常のこともある．肺機能検査においては，肺拡散能の中等度以上の低下がしばしば認められる．心拡大による軽度の肺活量低下も認められる場合がある．

❼血液検査では，PAHに特異的検査所見はなく，あくまで二次性肺高血圧症のスクリーニングに行われる．PAHの一部では，赤沈値亢進，抗核抗体陽性，γ-グロブリン高値を認める．膠原病に伴う肺高血圧症との鑑別のために，血清補体価や各種自己抗体の測定も重要となり，膠原病のいずれの診断所見も満たさない場合にIPAHと臨床的に診断される．

❽重症度の評価および治療効果の判定には，WHO心機能分類，6分間歩行試験（6MWT），BNP値，尿酸値などが有用である．

6 呼吸器疾患に伴う肺高血圧症

呼吸器疾患に伴うPHはダナポイント分類ではグループ3に位置づけられている．主な呼吸器疾患としては，COPD，間質性肺炎/肺線維症，肺結核後遺症，肥満低換気症候群などが該当する．PHの形成機序は，機能変化（低酸素性肺血管攣縮）と形態変化（肺血管リモデリング）との混在によるが，グループ3の疾患の特徴としては，PAHと比較すると機能変化の要素が強い．特発性間質性肺炎/特発性肺線維症（IIPs/IPF）においても，膠原病に合併する肺高血圧症（CTD-PAH）と比較すると，炎症性機序を介する肺血管リモデリングの程度は比較的軽度に留まる．呼吸器疾患に伴うPHでは，その程度も軽症例が多く平均肺動脈圧が20 mmHg以上の際にPHと診断する．

7 膠原病に伴う肺高血圧症

膠原病に合併する肺高血圧症（CTD-PAH）は，疾患への認識の高まり，診断技術の向上等により，従来考えられていたよりその頻度は高まっている．一般に，膠原病性PHはIPAHと比べ予後は不良である．そのため早期診断と早期治療が重要となる．

わが国における膠原病を対象としたPHの有病率に関する2004年の疫学調査では，混合性結合組織病（MCTD）の16.0%，強皮症（SSc）の11.4%，全身性エリテマトーデス（SLE）の9.3%でPAHの合併が報告されている[5]．欧米においてもほぼ同様で，SScの7～12%，門脈圧亢進症の2～6%にPHが合併するとされている[6]．

CTD-PAHの予後に関しては，米国での54のPH専門施設におけるコホート研究が2010年に報告された．全例にて右心カテーテル（RHC）が施行されており，RHCによる心機能，心エコーによる右心機能は，ともにCTD-PAH（n=641）ではIPAH（n=1,251）と比較して良好であった．一方で，CTD-PAHでは心囊水の出現頻度が高く，6分間歩行距離（6MWD），肺拡散能（DLco）が低く，BNPが高値であり，予後解析でも1年後生存率と入院回避率はCTD-PAHはIPAHより不良であった．CTD-PAHのなかでも，特にSSc-PAHのフェノタイプは特徴的であり，血行動態は他のCTD-PAHと同レベルであったものの，BNPはより高値，DLcoはより低値であった．またSSc-PAHの1年生存率は，MCTD-PAHとの間では差は認めないものの，SLE-PAHやRA-PAHと比較し明らかに不良であった[7]．このように，CTD-PAHでは血行動態の検査所見はIPAHより良好であるにもかかわらず，予後が悪いことから，より早期の診断，治療が必要であるといえる．

CTD-PAHに対する治療はPAHに対する治療が適応される．CTD-PAHを対象とした免疫抑制療法の治療効果に関しては，その効果は限定的なものであり，また疾患により一様ではない．CYPおよび/またはステロイド剤による免疫抑制療法の初回治療効果をNYHA心機能分

類の改善度で評価すると，CREST症候群では全く効果を認めなかった．一方，SLEやMCTDでは改善効果を認める症例が存在するものの，その効果は各々約1/3の症例に留まっていたという[8]．SSc-PAHでは，PHに対しても免疫抑制療法の効果は期待しがたく，他のCTD-PHに対する治療と同様に，肺血管拡張薬を遅れることなく適切に使用すべきである．

8 治療と薬理メカニズム

治療の目的は，肺血管への選択性の高い薬剤にて肺血管の収縮を解除すること，さらに，肺血管構成細胞の増殖を抑制し肺血管リモデリングを改善することにある．PHにおいては，肺血管におけるプロスタサイクリン（PGI_2）系の作用機序が抑制され，また一酸化窒素（NO）系の抑制（フォスフォジエステラーゼ-5の活性化），エンドセリンの活性化が認められる[9]．その結果，肺小動脈の収縮とともに，構成細胞の増殖が引き起こされる．よって，これらの生理活性物質を介した薬剤を用いることで肺血管平滑筋の弛緩，細胞増殖の抑制を図る．しかし，現在の臨床現場では，肺高血圧治療薬にて肺血管拡張効果は認めても，細胞増殖の抑制や肺血管リモデリングの抑制を期待するまでの薬効は十分とはいえない．

1）支持療法および一般的処置

支持療法としては，肺動脈での二次的血栓形成を防止する目的でワルファリンによる抗凝固療法が推奨される．さらに，利尿薬，ジギタリス製剤を投与する．右心不全に対するジギタリス製剤の有効性に関しては，必ずしも意見の一致をみていないが，不整脈の出現に十分注意しつつ投与されることが多い．また，病状の進行に伴い心拍出量が低下するため，たとえPaO_2の低下はなくとも，組織低酸素の指標となる$P\bar{v}O_2$値（右心カテーテル時の肺動脈血から測定）が低下する．このため，組織低酸素の改善のために長期酸素吸入（在宅酸素療法）を施行する（わが国における在宅酸素療法の保険適用は，肺高血圧症を認める場合にはPaO_2値によらず認められる）．症状が進行し，右心不全症状をきたした場合には，安静度を強めるとともに，利尿薬の追加投与を行う．著明な肺高血圧のため十分な心拍出量が出せず，体血圧が維持できない場合には，ドブタミンやドーパミンの投与も行われる．PAHの確定診断後には，まず支持療法および一般的処置を行い，引き続き特異的薬物療法としての肺血管拡張療法を行う．図3にPAHに対する治療アルゴリズム（Dana Point, 2008年）を示す（2011年4月現在で日本において未発売の薬剤は英字表記とした）．

2）肺血管拡張療法

PAHに対する肺血管拡張療法においては，いかに肺血管に対する選択性の高い血管拡張薬を病期に応じて的確に用いるかが重要なポイントとなる．

右心不全急性期に，エポプロステノール（フローラン注）などの血管拡張薬を新規に開始することは，容易に全身血圧の低下を招くため禁忌となる．血管拡張薬は右心不全の急性期を乗り越えた後に，全身血圧や尿量の維持に注意を払いながら慎重に開始する．

WHO機能分類クラスIIおよびクラスIIIでは，ホスフォジエステラーゼ5型阻害薬またはエンドセリン受容体拮抗薬が用いられる．前者としてはシルデナフィル（レバチオ錠；エビデンスA）もしくはタダラフィル（アドシルカ錠；エビデンスB），後者としてはエンドセリンA，B受容体拮抗薬のボセンタン（トラクリア錠；エビデンスA），もしくはエンドセリンA受容体選択的拮抗薬のアンブリセンタン（ヴォリブリス錠；エビデンスA）を投与する．エポプロステノール（エビデンスA）も推奨される．エビデンスはやや劣るがベラプロスト徐放薬（ケアロードLA錠，ベラサスLA錠）も用いられる．なお，わが国においては，ボセンタ

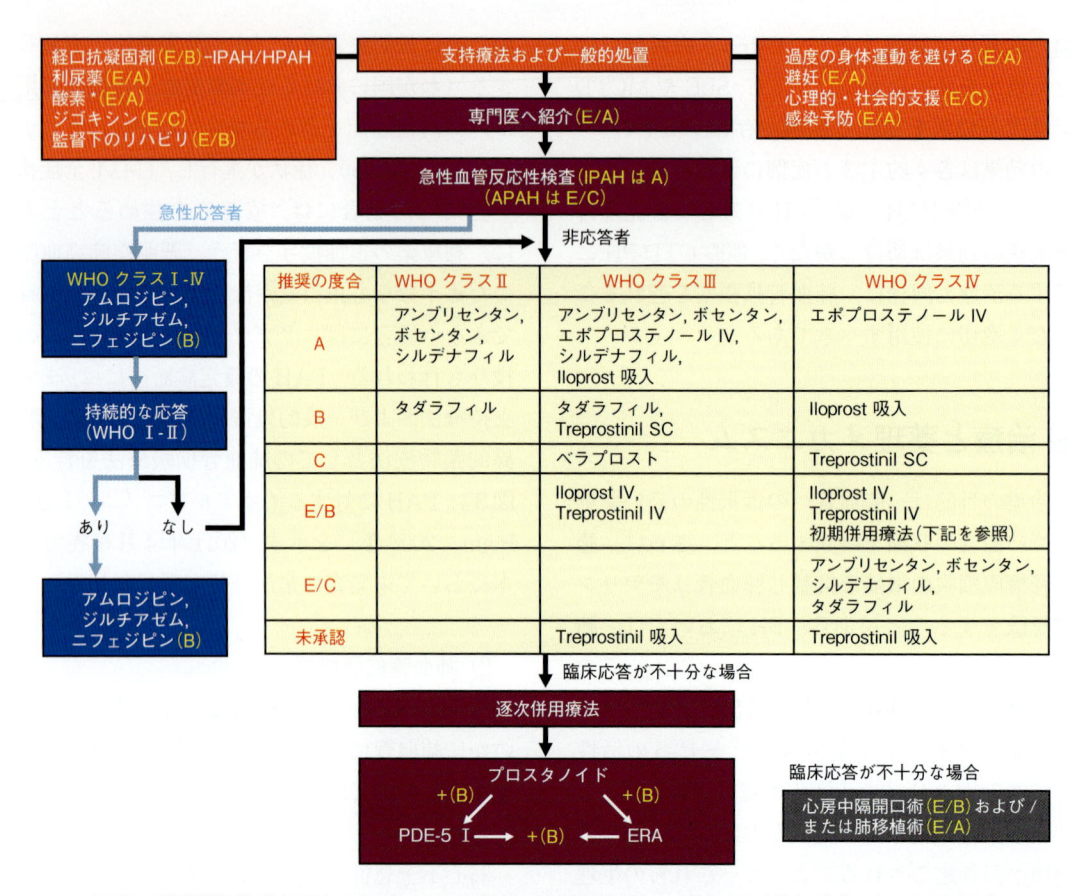

図3 肺動脈性肺高血圧症のエビデンスに基づく内科的治療アルゴリズム（ダナポイント，2008年）

推奨の度合	WHO クラスⅡ	WHO クラスⅢ	WHO クラスⅣ
A	アンブリセンタン，ボセンタン，シルデナフィル	アンブリセンタン，ボセンタン，エポプロステノールIV，シルデナフィル，Iloprost 吸入	エポプロステノール IV
B	タダラフィル	タダラフィル，Treprostinil SC	Iloprost 吸入
C		ベラプロスト	Treprostinil SC
E/B		Iloprost IV，Treprostinil IV	Iloprost IV，Treprostinil IV 初期併用療法（下記を参照）
E/C			アンブリセンタン，ボセンタン，シルデナフィル，タダラフィル
未承認		Treprostinil 吸入	Treprostinil 吸入

ERA：エンドセリン受容体拮抗薬，PDE-5I：ホスフォジエステラーゼ5型阻害薬
推奨の度合　A：強く推奨，B：通常の推奨，C：やや推奨，E/B：専門家の意見のみに基づく通常の推奨，E/C：専門家の意見のみに基づいてやや推奨．

（2012年3月現在で，Barst RJ, et al: JACC 2009; 74: S78-84 より改変．）

ンはクラスⅢ以上での保険適用となっている．また，エンドセリン受容体拮抗薬は一般的に肝障害をきたしやすいが，アンブリセンタンはその程度が比較的軽度にとどまる．ボセンタンはCYP系代謝薬剤との相互作用が強いため，シクロスポリンなどとの免疫抑制剤との併用は禁忌となっているが，アンブリセンタンとは併用は可能となっている．ただし，アンブリセンタンはシクロスポリンとの併用によりAUCが約2倍になるため，最大投与量は10 mg/日ではなく，5 mg/日に制限されている．

WHOクラスⅣでは，エポプロステノール（フローラン注；エビデンスA）が最も強く推奨され予後改善効果も明らかである．エビデンスは低いが，エンドセリン受容体拮抗薬やホスフォジエステラーゼ5型阻害薬も用いられる．

これらの各種血管拡張薬は臨床効果が不十分な場合には，重症度にかかわらず，逐次併用療法（エンドセリン受容体拮抗薬，ホスフォジエステラーゼ5型阻害薬，ベラプロストやエポプロステノールなどのプロスタノイド）を考慮する．

3）外科的治療ほか

最大限の内科的治療を試みても，失神発作を繰り返したり，右心不全症状が改善しないなど治療に抵抗性を示す場合には，心房中隔裂開術により右→左シャントを作成することもある．

肺移植に関しては，重症患者おいては検討を行う必要があるが，移植適応例はすべての内科的治療に反応しない例とされる．

本症の的確な予防法は現時点では確立されていない．過労やストレスをさけ，右心不全に対しては減塩食とともに水分制限を指導する．また，過度の運動や高所への旅行は避けるとともに，喫煙および妊娠も避けるように指導する．

4）薬理メカニズム

(A) PGI₂による血管拡張作用

ベラプロストやエポプロステノールなどのプロスタノイドに関しては，アラキドン酸からシクロオキシゲナーゼやPGI₂合成酵素（PGIS）などの働きによりプロスタサイクリン（PGI₂）の産生が主経路となる．PGI₂は周囲に拡散し，血管平滑筋細胞のレセプターを介し，アデニル酸シクラーゼ（AC）を活性化しセカンドメッセンジャーである細胞内サイクリックAMP（cAMP）濃度を上昇させ，強力な血管拡張作用がもたらされるとともに，細胞増殖抑制作用も有する．PGI₂は強力な血小板凝集抑制作用も有する．ベラプロストは，わが国において開発されたプロスタサイクリン類似体の経口薬である．プロスタサイクリンと同様に血管拡張作用および血小板凝集抑制作用を有する．一方，エポプロステノールはプロスタサイクリン製剤の静注薬である．肺循環動態および運動耐容能の改善とともに，QOLおよび生命予後の改善も報告され，WHOクラスIV症例では第一選択治療薬となっているが，長期間にわたるプロスタサイクリン治療に対して不応性の症例も存在する．投与方法としては，半減期が短く光にて代謝されやすいことより，皮下に携帯用小型ポンプを埋め込み中心静脈よりの持続静注を行う．近年，新規PGI₂類似体や，吸入や皮下注などの投与経路の工夫が開発されてきている．

(B) NOおよびシルデナフィルにおける肺血管拡張作用

血管内皮細胞において，ひずみストレスやセロトニン，アセチルコリンなどの血管作動性物質刺激により細胞内Ca^{2+}濃度が上昇すると，内皮型一酸化窒素合成酵素（eNOS）が活性化され，L-アルギニンがL-シトルリンに変換される際に一酸化窒素（NO）が産生される．産生されたNOはグアニル酸シクラーゼ（GC）を活性化して細胞内セカンドメッセンジャーであるサイクリックGMP（cGMP）濃度を上昇させる．このcGMPはcGMP依存性プロテインキナーゼを活性化させることにより血管平滑筋を弛緩させ血管拡張作用をもたらす．同時に，血管平滑筋細胞の遊走・増殖抑制作用なども認める．NOによって，GCの活性化を介して産生されたcGMPは，ホスフォジエステラーゼの作用によりGTPに分解される．シルデナフィルは，肺動脈平滑筋と陰茎血管平滑筋に多く存在するホスフォジエステラーゼ5型（PDE5）の阻害薬で，その投与によりcGMPの分解が阻害される結果，血管平滑筋内のcGMP濃度が維持され平滑筋弛緩反応がもたらされる．

(C) エンドセリンの血管作用

ETファミリーは，ET-1，ET-2およびET-3の3種類からなり，その受容体にはET_AおよびET_Bの2種類が存在する．血管平滑筋細胞には主にET_A受容体が存在し，その受容体に最も親和性が高いET-1が作用すると細胞内Ca^{2+}濃度が増加し平滑筋の収縮がもたらされる．一方，血管内皮細胞にはET_B受容体が存在し，ET-1がET_B受容体に作用すると細胞内Ca^{2+}が増加し，NOやPGI₂の産生を介して平滑筋の弛緩がもたらされる．PAH患者では，肺高血圧の重症度に従い血中ET-1濃度の上昇と肺血管におけるET-1産生の増加が報告されている．ET-1はPAHの病態においては炎症，線維化，平滑筋細胞増殖などを誘発し病態形成に関与する．そのためエンドセリン受容体拮抗薬がPAHに対する治療に用いられる．ETA受容体とETB受容体の双方をブロックするボセンタンと，ET_A選択的受容体阻害薬であるアンブリセンタンがある．

⑨ 予後

予後に関しては，従来は確定診断からの中間生存率は2.5～3年，5年生存率は40%前後ときわめて不良であった．しかし，近年，プロスタサイクリン持続療法やエンドセリン受容体拮抗薬，フォスフォジエステラーゼ5型阻害薬などが導入されて以来，著しい改善がみられる．死因としては右心不全が約50%に，突然死が約25%にみられる．

文 献

1) Galiè N, Hoeper MM, et al: Guidelines for the diagnosis and treatment of pulmonary hypertension: the Task Force for the Diagnosis and Treatment of Pulmonary Hypertension of the European Society of Cardiology (ESC) and the European Respiratory Society (ERS), endorsed by the International Society of Heart and Lung Transplantation (ISHLT). Eur Heart J. 30: 2493-2537, 2009.

2) Barst RJ, Gibbs JS, et al: Updated evidence-based treatment algorithm in pulmonary arterial hypertension. J Am Coll Cardiol 54 (1 Suppl): S78-84, 2009.

3) International PPH Consortium. Heterozygous germline mutations in BMPR2, encoding a TGF-beta receptor, cause familial primary pulmonary hypertension. Nat Genet 26: 81-84, 2000.

4) Lee SD, Shroyer KR, et al: Monoclonal endothelial cell proliferation is present in primary but not secondary pulmonary hypertension. J Clin Invest 101: 927-934, 1998.

5) 吉田俊治，深谷修作：膠原病性肺高血圧症の頻度と病態の解析．全身性自己免疫疾患における難治性自己免疫疾患の診断と治療法に関する研究班．平成15年度総括・分担研究報告書：40-43, 2004.

6) Simonneau G, Robbins IM, et al: Updated clinical classification of pulmonary hypertension. Am J Coll Cardiol 54: S43-54, 2009.

7) Chung L, Liu J, et al: Characterization of connective tissue disease-associated pulmonary arterial hypertension from REVEAL: identifying systemic sclerosis as a unique phenotype. Chest 138: 1383-1394, 2010.

8) Sanchez O, Sitbon O, et al: Immunosuppressive therapy in connective tissue diseases-associated pulmonary arterial hypertension. Chest 130: 182-189, 2006.

9) Humbert M, Sitbon O, et al: Treatment of pulmonary arterial hypertension. N Engl J Med 351: 1425-1436, 2004.

症例

国宝

症例1

亜急性に進行し，器質化肺炎の目立つびまん性肺疾患を呈したperipheral T cell lymphoma, unspecifiedの一例

寺田邦彦・田口善夫・小橋陽一郎
(公益財団法人天理よろづ相談所病院)

症　例：68歳，男性

主　訴：労作時呼吸困難

既往歴：胆石（41歳時手術），糖尿病（56歳），胃潰瘍（66歳），皮膚炎（68歳）

家族歴：父：肺癌

患者背景：住宅販売，喫煙歴60本/日×46年（Former smoker），ペット飼育歴なし，粉じん吸入歴なし

現病歴：2002年5月より労作時呼吸困難が出現．5/7初診時，微熱，軽度炎症所見あり，胸部単純写真で両肺底部に浸潤影を認めた．LVFXにて一時解熱するも，陰影は消退せず，精査目的に5/1入院．

入院時現症：身長162 cm，体重65 kg，BT 36.0℃，BP 108/70 mmHg，PR 80 bpm，reg，RR 20 bpm，SpO₂ 94%，Eyes: not anemic, not icteric, Oral: not injected, SLNs: not palpable, Lungs: 両下肺野で coarse crackle (+), Heart: S3(−), no significant murmur, Abdomen: n.p., Ex: edema (−), clubbing (−)

入院時検査所見：RBC 5.03×10⁵/μL, Hb 15.7 g/dL, WBC 9,700/μL (Lym 44.0%, Mon 8.0%, Eos 4.0%, N 44.0%), Plt 23.3×10⁴/μL, CRP 0.4 mg/dL, ESR 21 mm/1hr, PT 12.0 sec（PT-INR 1.13），aPTT 31.6 sec, BUN 14.1 mg/dL, Cr 0.9 mg/dL, UA 5.7 mg/dL, TP 6.8 g/dL, Alb 3.9 g/dL, T-cho 192 mg/dL, LDH 295 IU/L, AST 26 IU/L, ALT 18 IU/L, T-Bil 0.8 mg/dL, γGTP 25 IU/L, ALP 180 IU/L, Na 139 mmol/L, K 4.2 mmol/L, Cl 103 mmol/L, Ca 9.8 mg/dL, CEA 3.4 ng/mL, CYFRA 9.9 ng/mL, Pro GRP 23.9 pg/mL, CA19-9 <2.0 U/mL, sIL-2R 1,383 U/mL KL-6 429 U/mL, RF 6.9 IU/mL, ANA<40倍，抗DNA抗体<2.0 IU/mL, CH50 42.1 U/mL, C3 111.0 mg/dL, C4 19.8 mg/dL, MPO-ANCA<10EU, ACE 16.4 IU/L, リゾチーム 13.7 μg/mL, IgG 968 mg/dL, IgA 285 mg/dL, IgM 65 mg/dL, ハト血清LST 174.0%
β-D-グルカン <5.5 pg/mL（<20），CMV抗原；C10/C11=0個/0個，HTLV-1抗体(−)

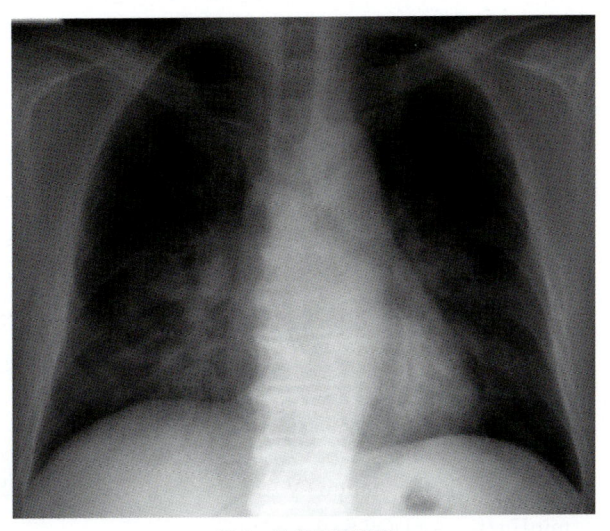

図1　胸部単純写真
両下肺野に浸潤影を認めるが，容量減少は認めず．

図2 胸部CT
両側下肺野背側優位にびまん性に拡がる斑状のすりガラス(様)陰影を認める．気管支血管周囲に陰影が強く，一部浸潤影を呈している．しかし，明らかな気管支・細気管支の拡張は認めない．縦隔リンパ節腫脹を軽度認める．

ABG：(room air) pH 7.437，$PaCO_2$ 36.0 mmHg，PaO_2 68.3 mmHg，BE1.1 mmol/L，HCO_3 24.2 mmol/L

尿所見：蛋白(−)，潜血(−)

気管支鏡検査：(2002/5/20) BAL 部位：右B^5b，総細胞数：7.0×10^5/mL，細胞分類：Lym 84%，N 1%，Eos 6%，Mφ 9%，CD4/CD8＝10.6/79.8＝0.1

微生物検査：有意菌認めず，グロコット染色(−)

呼吸機能検査：(2002/5/27) VC 2.40 L (74.1%)，$FEV_{1.0}$ 1.95L (83.6%)，$FEV_{1.0}$/FVC 81.6%，% DLco 22.1%，DLco/VA 3.04cc/min/mmHg/L，A-aDO2 55.9 mmHg

胸部単純写真(図1)：両下肺野に butterfly 様に浸潤影を認めるが，容量減少は認めず．

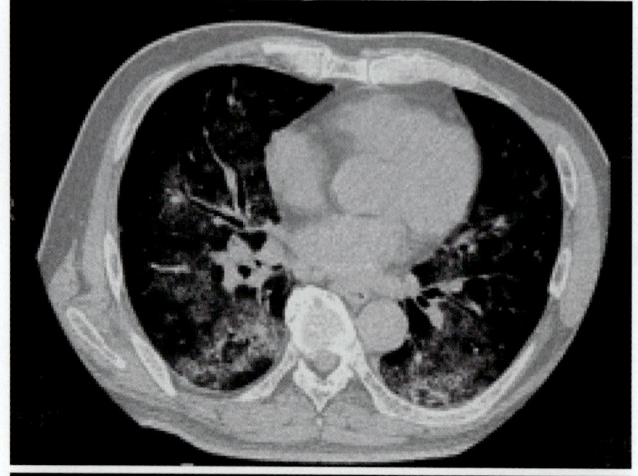

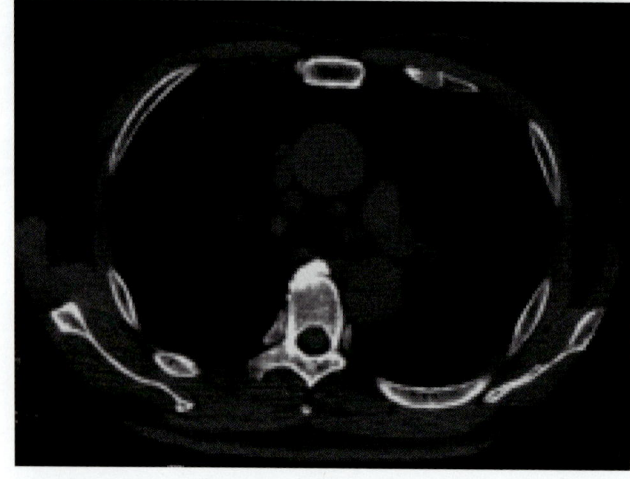

胸部CT(図2)：両側下肺野背側優位に胸膜直下が spare されてびまん性に広がる斑状のすりガラス(様)陰影を認める．気管支血管周囲に陰影が強く，一部浸潤影を呈している．しかし，明らかな気管支・細気管支の拡張は認めない．縦隔リンパ節腫脹を軽度認める．

ガリウムシンチグラフィ：ほぼ全肺野でびまん性に集積亢進を認める．その他集積亢進部位は認めず．

経過：2002/6/4 胸腔鏡下肺生検を施行．

病理(図3)(左S^6)：組織学的に背景の肺胞構造は比較的よく保たれていたが，一部で構造改変傾向を伴う軽度の線維化が見られた．肺胞管から肺胞嚢にかけて気腔内の器質化病

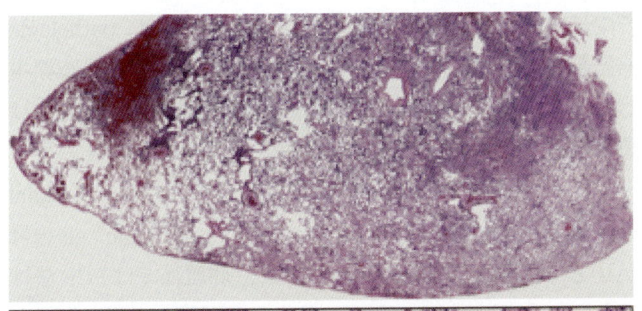

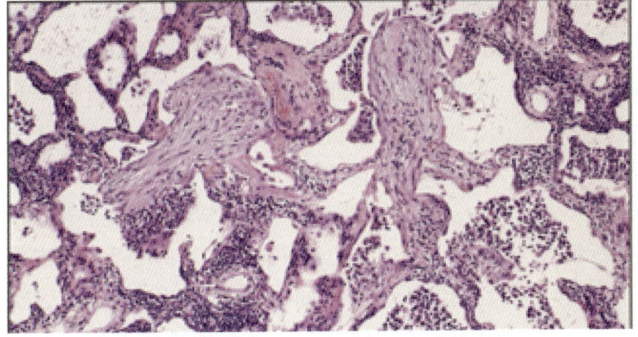

図3
(左S⁶) 組織学的に背景の肺胞構造は比較的よく保たれていたが, 一部で構造改変傾向を伴う軽度の線維化あり. 肺胞管から肺胞嚢にかけて気腔内の器質化病変を広範に認め, 背景に細胞性の間質性肺炎がある. 部分的に気腔内にリンパ球様細胞や肺胞マクロファージが認められ, BOOPパターンの組織所見を呈するが, 通常のBOOPパターンよりも間質への細胞浸潤が目立つ所見であった. パラフィン切片からのPCR法ではclonalなバンドは認めなかったが, 小型ながら核にくびれの目立つCD3, CD4陽性のリンパ球様細胞を認めた.

変が広範に認められた. 背景に細胞性の間質性肺炎があり, 部分的に気腔内にリンパ球様細胞や肺胞マクロファージが認められた. 本例はいわゆるBOOPパターンの組織所見を呈するが, 通常のBOOPパターンよりも間質への細胞浸潤が目立つ所見であった. 部分的に血管内および周囲にわずかに好酸球が見られたりするところもあり反応性病変が主体と考えられたが, 細胞浸潤がかなり密なところもあり, リンパ球系細胞が腫瘍性か否かが問題であった. パラフィン切片からのPCR法ではclonalなバンドは認めなかったが, 小型ながら核にくびれの目立つCD3, CD4陽性のリンパ球様細胞を認めた.

生検後の経過: 入院後より末梢血に異型リンパ球が出現し, 胸腔鏡下肺生検後には増加傾向にあった. 細胞表面マーカーを検索したところ, CD4陽性T細胞の増加を認め, その半数以上はCD7陰性で, CD2+, 3+, 4+, 5+, 7-, 8-, 10-, 11b-, 16-, 56-, 57-, TCR α β typeのpathologic cellと考えられた (PCR法でTCR γのclonal bandあり). 後日行った, 骨髄検査でも有核細胞の7.4%が異型リン

パ球であり, 細胞表面マーカーより末梢血と同様のpathologic cellであることがわかった. T-cell lymphomaの肺浸潤を疑いVEPA療法を施行も効果なく, 陰影の主体をなす病変は反応性のBOOP病変と判断しシクロスポリン及びプレドニンによる治療に変更した. その後, 肺野の浸潤影は著明に改善し, 末梢血のpathologic cellも減少したが消失はしなかった.

(2回目入院) 2002年11月全身倦怠感, 呼吸困難が出現, 末梢血のpathologic cellも増加し再入院. 胸部単純写真では右下肺野に限局する浸潤影を認め, CTでは初回入院時のようなすりガラス (様) 陰影は目立たず, 右下肺にφ2.5cmの腫瘤様陰影を認めた. 縦隔リンパ節腫大は著明となり, 全体として悪性リンパ腫として矛盾しない陰影へと変化した. VP療法ではコントロールつかず, VAD療法を施行. その経過中に中枢神経浸潤 (髄液中にpathologic cell) をきたし, 髄注 (MTX+AraC+PSL) を施行したところ軽快した. 再発時に皮疹の出現を認め, 同生検を施行したところ, 真皮内の主に血管周囲性にリンパ球様細

胞の浸潤が認められた．浸潤する細胞の中にはCD3，CD4陽性の核のくびれのある異型細胞が含まれ，PCR法でTCRγのclonal bandを認め，皮膚へのpathologic cellの浸潤と確認された．

2003年1月末梢血のpathologic cellの増加にて再々発．肺病変の悪化に対しBALを再度施行したところ，末梢血および皮膚と同様のpathologic cellを確認した．VAD療法やDeVIC療法など施行も悪化し永眠された．

末梢血中の異型リンパ球について電子顕微鏡で検討すると，pathologic cellsに深い切れ込みを持った脳回状の特徴的な核型が認められた．

解説

肺病変の主体はBOOPパターンを呈する反応性病変と考えられたが，背景の間質や気腔内へ浸潤するリンパ球様細胞の中にpathologic cellが含まれている可能性が疑われた．肺標本でのPCR法ではclonal bandを認めず確定には至らなかったが，末梢・皮膚生検・BAL（再々発時）よりPCR法で同一のTCRγのclonal bandを認め，同じcloneのpathologic cellの可能性が高いと考えられた．肺組織ではPCR法は陰性であったが，組織学的所見を有意ととるとpathologic cellが浸潤していたと考えられた．

Pathologic cellはT細胞性の腫瘍細胞であり，peripheral T-cell lymphoma, unspecifiedやMycosis Fungoides/Sezary Syndrome（MF/SS）が鑑別にあがる．形態学的，表現形質の特徴はMF/SSに合致するが，本例では皮膚病変は比較的軽度で，肺の病変が主体であることがMF/SSの病像としてはかけ離れており，peripheral T-cell lymphoma, unspecifiedの範疇と思われた．以上より，本例はT-cell lymphomaの肺浸潤に伴うBOOP様病変を呈した症例と考えられた．

症例2 関節リウマチに合併した慢性細気管支炎に加わったマイコプラズマ細気管支炎

伊藤功朗
(京都大学医学部附属病院)

症　例：69歳，女性

主　訴：約3年間続く慢性咳嗽，喀痰，多関節痛

既往歴：小児期より手指変形あり．1994年に関節リウマチ（RA）と診断され，ブシラミン100〜200 mg/日を7年間投与されていた．1998年と1999年に股関節の人工関節置換術を受けた．ARAの診断基準をみたす活動性のRAである．

生活歴：喫煙歴なし．幼稚園の保母をしていた．粉じん吸入歴なし．若年時，鶏を飼っていた．

家族歴：母方の祖父，祖母がRAの可能性あり

現病歴：2001年5月以来，手指や手関節のこわばりが増悪していた．膿性喀痰は断続的に認めていた．2001年8月ごろより，慢性気管支炎と考えられて，cefdinir 2週間，clarithromycin 3週間の投与をうけたが，改善はみられなかったため，10月1日に，2年以上続く咳嗽にて受診．38℃までの間欠的な発熱を認めた．吸入ステロイド剤，β2刺激剤の吸入やclarithromycinの2ヵ月投与にても，呼吸器症状は持続し，2002年6月5日には胸部画像で下肺野優位の陰影の増悪を認めた．病理学的診断のため，2002年8月5日に他院で外科的肺生検を施行された．

身体所見：体温36.8℃，血圧92/52，脈拍81/分．心音清，呼吸音は両側肺にてfine cracklesを聴取．手指変形あり．ばち指なし．表在リンパ節腫脹なし．

検査データ：（2002年6月19日）WBC 7,200/μL（分画正常），RBC 349×10^4/μL，Hb 10.2 g/dL，Ht 31.8%，PLT 29.6×10^4/μL，GOT 14 IU/L，GPT 9 IU/L，LDH 135 IU/L，BUN 15.3 mg/dL，Cr 0.67 mg/dL，RF 45 U/mL，CRP 7.6 mg/dL，寒冷凝集素価32倍，マイコプラズマ抗体（PA法）1280倍．

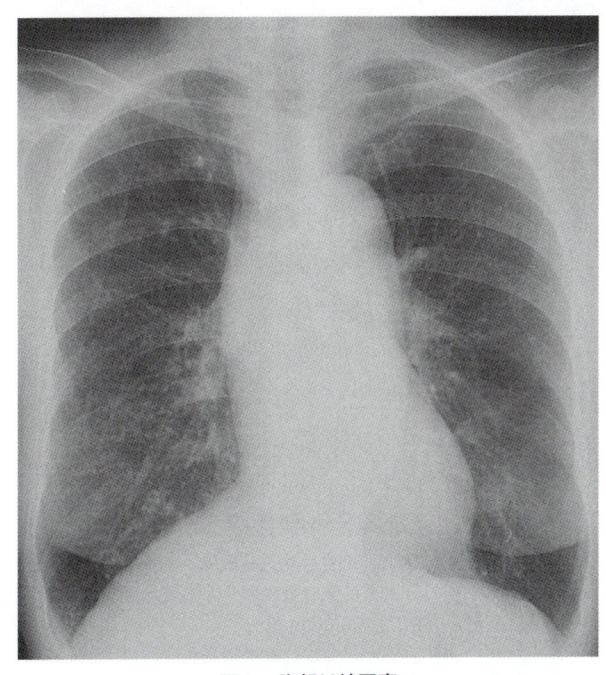

図1　胸部X線写真
右中下肺野，左下肺野に粒状影を認める．

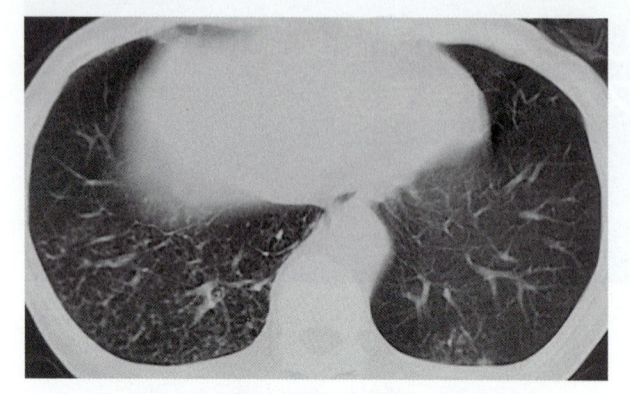

図2　胸部CT写真
両側下葉に小葉中心性の分岐状陰影を認める．所見は右下葉に強い．

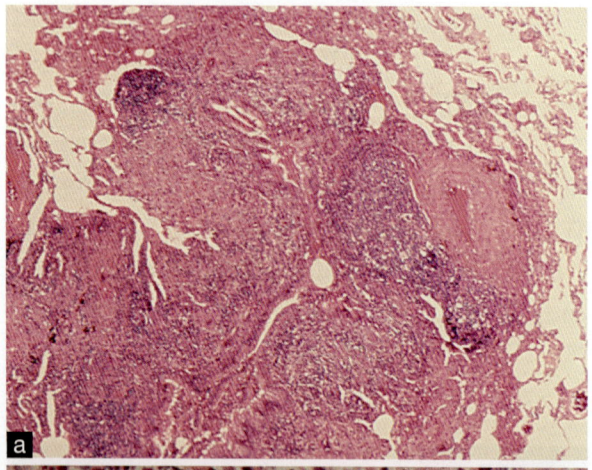

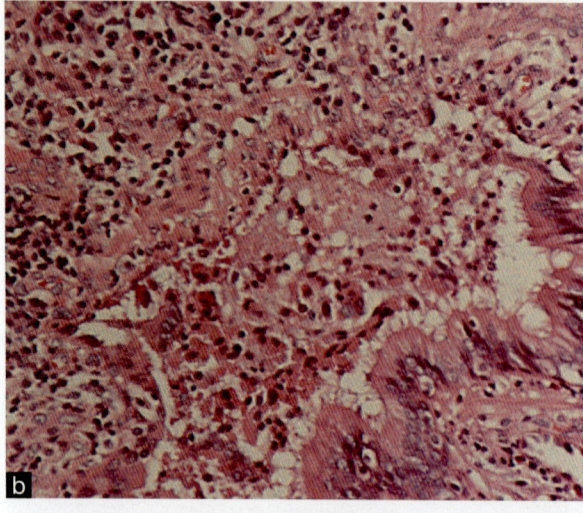

図3　肺生検病理組織像
a：リンパ球主体の気道上皮下の炎症にリンパ濾胞を伴う．慢性細気管支炎の所見である．
b：好中球やマクロファージを含む滲出物が気腔内に充満している．気道上皮は化生上皮で置換されている．比較的急性の細気管支炎の所見である．

喀痰培養：常在菌のみ．抗酸菌培養陰性．

呼吸機能検査所見：FVC 2.05 L（95.8%），FEV$_{1.0}$ 1.99 L，FEV$_{1.0}$/FVC 97.1%，FEV$_{1.0}$%pred 136.3%

動脈血ガス分析：（2002年8月2日，室内気）PaO$_2$ 92.2Torr，PaCO$_2$ 35.8Torr，HCO$_3^-$ 22.3Torr，pH 7.411

2002年6月5日の胸部X線写真を図1，胸部CT写真を図2に示した．

VATS下肺生検：2002年8月5日に施行され，右S^{6}より組織採取された．

病理所見（図3）：主病変は細気管支炎で，慢性細気管支炎の所見に加えて急性細気管支炎の所見がみられた．56ヵ所の小葉中心部に炎症性病変がみられ，そのうち，46ヵ所では導管部気道の上皮下にリンパ系細胞が浸潤する細胞性細気管支炎，リンパ濾胞が31ヵ所（うち3個で胚中心形成）みられ，これらは慢性細気管支炎の所見であり，RAに伴う細気管支炎の所見である．加えて，13ヵ所では導管部気道気腔内に好中球，マクロファージが浸潤する急性細気管支炎の所見がみられ，13ヵ所では細気管支内腔にポリープ状の肉芽組織が形成されていた．12ヵ所では細気管支上皮細胞の剥離がみられ，3ヵ所で上皮化生がみられた．これらは比較的急性経過の細気管支・肺胞領域の炎症性病変であり，マイコプラズマ感染に矛盾しなかった．

治療経過：病理組織の結果をうけて，ブシラミンの投与は継続のまま，clarithromycin 400 mg/日を継続したところ，5ヵ月の経過で咳嗽，喀痰の軽減がみられた．2002年9月25日にマイコプラズマ抗体を再検査したところ，40倍へと低下していた．胸部X線所見も改善してきていたが，2003年1月

に38℃の発熱を認め，胸部CTでは治療前の陰影の改善と，新たな陰影が認められた．
診断：RAに合併する慢性細気管支炎に加わったマイコプラズマ細気管支炎．

解説

本症例の場合，画像上，びまん性細気管支炎の増悪を認めた．RA患者に細気管支炎をみる場合，RAの肺病変としての細気管支炎（follicular bronchiolitisやcellular bronchiolitis，constrictive bronchiolitis）を第一に考える．しかしながら，抗リウマチ薬（D-ペニシラミン，金製剤，ブシラミン）による閉塞性細気管支炎の報告があり，これらの薬剤投与歴があれば，慎重な判断を要する．また，その他の疾患（DPBや感染性細気管支炎）の偶然の合併も鑑別診断としてあげられる．本例では，慢性的な咳嗽，喀痰といった症状ながら，膿性喀痰を生じており，何らかの感染症の合併も疑った．マイコプラズマ抗体価は3ヵ月の経過で1280倍から40倍へと推移しており，ここからも感染症の存在が示唆される．マイコプラズマがcommonな感染症であることを考慮すれば，RA患者において偶然の合併により細気管支炎の治療に難渋することがあっても不思議ではない．マイコプラズマは気道上皮細胞に感染し，気管支・細気管支炎を引き起こす．Rollinsらによるマイコプラズマ感染症の肺病理組織の検討では，多核白血球に富む細気管支内腔の浸出液，細気管支上皮化生，細気管支へのリンパ球・形質細胞浸潤，細気管支周囲隔壁の肥厚，近傍のⅡ型肺胞上皮細胞の過形成といった所見がみられた[1]．本例においてもこれらと一致する所見が得られている．なお，マイコプラズマ細気管支炎においては，発症に免疫学的機序の関与が考えられることから，全身ステロイド剤の投与が有効であったとの報告が近年散見される．

興味深いことに，マイコプラズマ感染とRA発症の関連性については様々な報告がある．まず，*Mycoplasma pneumoniae*（*M. pneumoniae*）による肺炎患者では関節炎が起こりえる．また，RA患者の血液中から高率にマイコプラズマ属のDNAが検出された報告もある（*M. fermentans*が8/28例，*M. pneumoniae*が5/28例）[2]．RA患者の関節包液の検討では，*M. fermentans*のDNAが検出され（6/34症例），関節包液中の特異的抗体価が高値であった（17/38症例）[3]．RAの患者では*M. pneumoniae*抗体価が高かったという症例対照研究もある[4]．少なくとも，Toll-like receptorなどの自然免疫系を介して，マイコプラズマなどの感染がRAの発症や経過に影響を及ぼす可能性はあるのではないかと推察される．

謝辞

症例の診断・治療に関わってくださった，北市正則先生，高橋憲一先生，田久保康隆先生に感謝申し上げます．

文献

1) Rollins S, Colby T, Clayton F. Open lung biopsy in *Mycoplasma pneumoniae* pneumonia. Arch Pathol Lab Med 110: 34-41, 1986.
2) Haier J, Nasralla M, Franco AR, et al. Detection of mycoplasmal infections in blood of patients with rheumatoid arthritis. Rheumatology (Oxford). 38 (6): 504-509, 1999 Jun.
3) Horowitz S, Evinson B, Borer A, et al. *Mycoplasma fermentans* in rheumatoid arthritis and other inflammatory arthritides. J Rheumatol 27 (12): 2747-2753, 2000 Dec.
4) Ramírez AS, Rosas A, Hernández-Beriain JA. Relationship between rheumatoid arthritis and *Mycoplasma pneumoniae*: a case-control study. Rheumatology (Oxford). 2005 Jul; 44 (7): 912-914, Epub 2005 Apr 6.

症例3 多中心性キャッスルマン病（multicentric Castleman's disease）に合併した肺硝子様化肉芽腫（pulmonary hyalinizing granuloma）

竹内奈緒子・井上義一
（国立病院機構近畿中央胸部疾患センター）

症　例：49歳，男性
主　訴：微熱，全身倦怠感，体重減少
既往歴：34歳時くも膜下出血，40歳時IgA腎症
家族歴：特記すべきことなし
職業歴：鍛造品
喫煙歴：なし
現病歴：くも膜下出血，IgA腎症にて他院通院中．2008年2月初旬より発熱，全身倦怠感，体重減少を認め，胸部X線，CTにて両肺野に多発結節影を認めたため4月10日に当院紹介受診，翌日入院．

現　症：身長169 cm，体重57 kg（9 kg/月減少），体温37.3℃，血圧122/62 mmHg，脈拍92/分（整），呼吸数15/分，S_PO_2 100%（room air），眼瞼結膜：貧血あり，眼球結膜：黄疸なし，心音：清，呼吸音：両下肺野に fine crackles 聴取，腹部：異常なし，両頚部，両鎖骨上窩，両腋窩，両鼠径部に軽度リンパ節触知　神経学的所見：左同名半盲，皮膚所見 体幹部（腹部，背部）に褐色斑，下腿浮腫なし，ばち指なし

胸部X線所見（図1）：両肺野びまん性に結節影，粒状影を認めた．

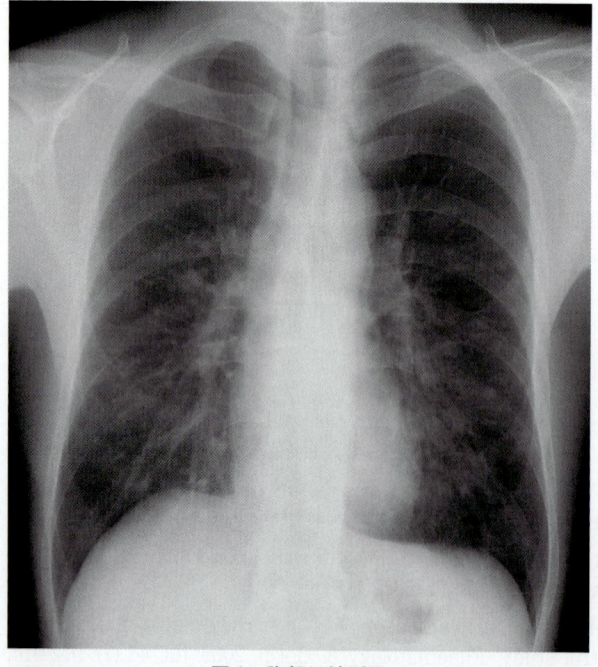

図1　胸部X線所見

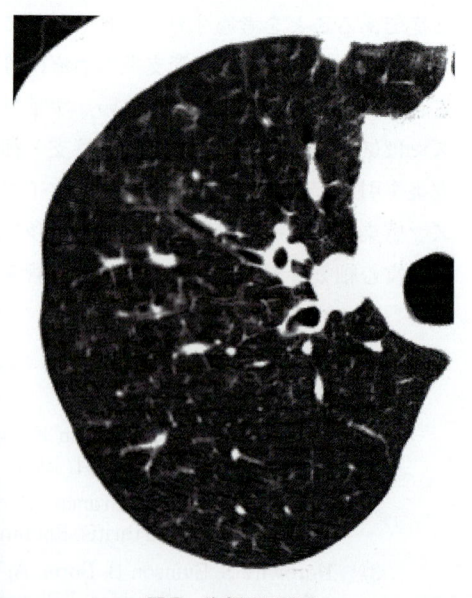

図2　胸部CT所見

多中心性キャッスルマン病(multicentric Castleman's disease)に合併した肺硝子様化肉芽腫(pulmonary hyalinizing granuloma) | 407

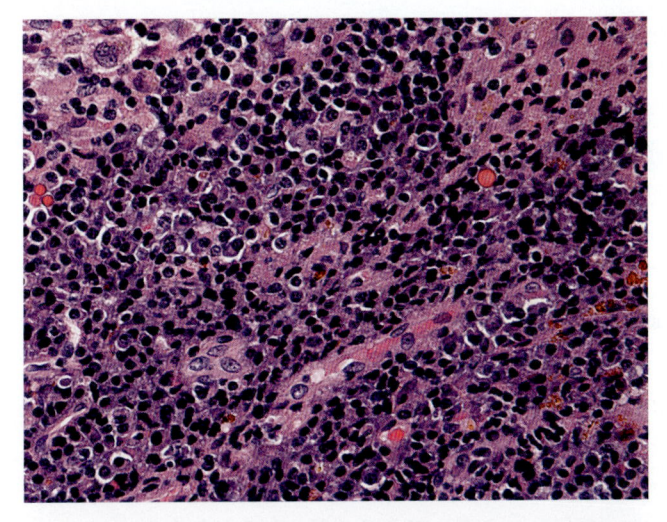

図3 右頚部リンパ節生検
リンパ濾胞形成，胚中心形成を認めた．濾胞間には多数の形質細胞の増生があり，Rossel小体も認めた．キャッスルマン病，plasma cell variantの所見であった(HE染色)．

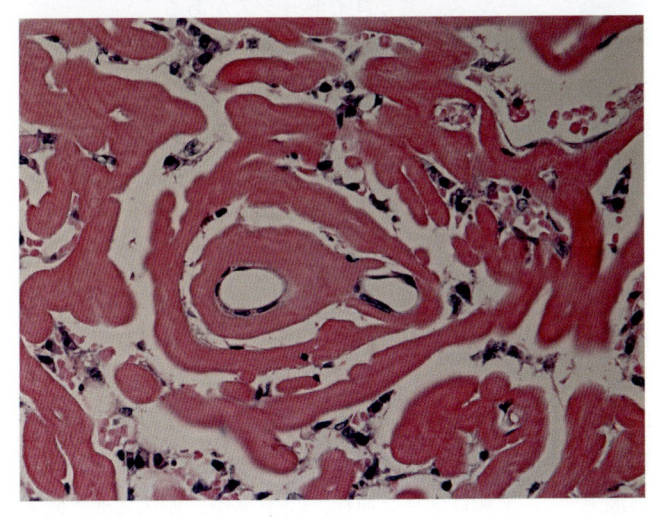

図4 胸腔鏡下肺生検(右S³)
硝子様線維化結節性病変内に細血管壁を含む，多数のロープ状の硝子様線維化と形質細胞の浸潤をみる(HE染色)．

胸部CT所見（図2）：大小不同の粒状影，結節影が気管支血管束周囲にみられ，一部は小葉中心性にみられた．有意な縦隔リンパ節腫大なし．

肺機能所見：VC 4.23 L, %VC 113.7 %, $FEV_{1.0}$ 3.53 L, $FEV_{1.0}$% 84.85 %, %DLco 97.3 %

動脈血ガス所見（室内換気）：pH 7.414, PaO_2 91.6 mmHg, $PaCO_2$ 38.6 mmHg, HCO_3 24.2 mmHg

検査所見：WBC 8,000/μL (Neu. 63.3 %, Mono. 15.1%, Eos. 1.5 %, Lym. 19.7 %), RBC 345×10⁴/μL, Hb 8.3 g/dL, Plt 41×10⁴/μL, TP 8.7 g/dL (Alb 27 % γ-G 49.9 % poly clonal), T-Bil 0.21 mg/dL, AST 14 IU/L, ALT 18 IU/L, LDH 10 IU/L, BUN 13 mg/dL, Cre 0.83 mg/dL, CRP 13.37 mg/dL, ESR 114 mm/hr, IgG 4,696 mg/dL, IgA 493 mg/dL, IgM 112 mg/dL, IgE 247 mg/dL, KL-6 1330 U/mL, sIL-2R 2,820 U/mL, CH50 46.9 U/mL, ASO 306 IU/mL, RF 1 IU/mL, 抗核抗体 80倍，特殊自己抗体(−), IL-6 52.5 pg/mL

喀痰所見：一般細菌陰性，抗酸菌塗抹陰性，細胞診陰性

BALF所見（右B⁵a）：回収率53.3%，総細胞数 1.78×10⁵/mL，細胞分画 (Mφ 83.8%, Lym. 9.9%, Neu 1.1%, Eos 4.2%), CD4/CD8 0.44

経気管支肺生検(右B³a, B⁸a)：mural alveolitis

胸腔鏡下肺生検（右 S3）（図4）：肉眼所見では白色の充実性病変であり，肺内に好酸性物質沈着を主体に結節性病変を認め，結節性病変は細血管周囲を中心としたロープ状の好酸性物質の沈着を認めた．硝子化肉芽腫の所見であり，この結節性病変の周囲に形質細胞の集積を認めた．

診　断：多中心性キャッスルマン病（multicentric Castleman's disease；MCD）に合併した肺硝子化肉芽腫（pulmonary hyalinizing granuloma：PHG）

解　説

PHG は 1977 年に Engleman らによって初めて報告された極めて稀な肉芽腫性肺疾患である[1]．病因は明らかにされていないが，自己免疫学的機序や，結核や真菌，ヒストプラズマ感染との関連を示唆する報告がみられる[2,3]．病理学的に硝子化した膠原線維束とその周囲のリンパ球や形質細胞浸潤を特徴とする．発症年齢は中央値44歳（19〜77歳）であり，性差や人種差はないとされる[1,2,4]．症状は非特異的であり，咳嗽，血痰，全身倦怠感，発熱，胸痛などを呈するが，約25％は無症状である[2]．画像上の特徴として多発性，両側性が多く，境界は比較的明瞭な結節，腫瘤性陰影である．大きさは数 mm 〜 15 cm まで様々である[1,2,5]．確定診断には肺生検が必要であり，結核菌，真菌を含めた感染症の検索も必須である．PHG の合併例として後腹膜線維症，硬化性縦隔炎などがある[1,2]．また，多発性骨髄腫や MALT リンパ腫，脳腫瘍など悪性腫瘍との合併も報告されており[6-8]，全身検索も不可欠である．PHG の報告は 100 例に満たず，現在確立された治療法はないが，緩徐に進行した症例や，切除後再発した症例もあり，長期間の注意深い観察が必要となる．PHG の鑑別診断として転移性肺腫瘍，リウマチ結節，inflammatory pseudotumor，solitary fibrous tumor，Wegener 肉芽腫症，サルコイドーシス，アミロイドーシスがある．

一方，キャッスルマン病は，縦隔リンパ節の過形成とする良性のリンパ増殖性疾患である[9]．Keller らによってリンパ濾胞間に硝子化を伴った血管増生を主体とした hyaline vascular type と濾胞間の形質細胞の浸潤を主体とした plasma cell type に分けられたが[10]，MCD は主に plasma cell type に分類される全身性の疾患である[11,12]．胚中心の B 細胞から分泌される IL-6 の過剰産生によって多発性リンパ節腫大，発熱，全身倦怠感，体重減少などの症状を認め，検査所見として貧血，血小板増加，多クローン性高γグロブリン血症，CRP 高値，赤沈亢進，低アルブミン血症などを認めるとされている．MCD を合併した PHG である本症例は，過去に1例の報告があり[13]，2例目の報告となる．

文　献

1) Engleman P, Liebow AA, Gmelich J, et al: Pulmonary hyalinizing granuloma. Am Rev Respir Dis 115: 997-1008, 1977.
2) Yousem SA, Hochholzer L: Pulmonary hyalinizing granuloma. Am J Clin Pathol 87: 1-6, 1987.
3) Pinckard JK, Rosenbluth DB, Patel K, et al: Pulmonary hyalinizing granuloma associated with Aspergillus infection. Int J Surg Pathol 11: 39-42, 2003.
4) Winger DI, Spiegler P, Trow TK, et al: Radiology-Pathology Conference: pulmonary hyalinizing granuloma associated with lupus-like anticoagulant and Morvan's Syndrome," Clinical Imaging 31: 264-268, 2007.
5) Chalaoui J, Grégoire P, Sylvestre J, et al: Pulmonary hyalinizing granuloma: a cause of pulmonary nodules. Radiology 152: 23-26, 1984.
6) Drasin H, Blume MR, Rosenbaum EH, et al: Pulmonary hyalinizing granulomas in a patient with

malignant lymphoma, with development nine years later of multiple myeloma and systemic amyloidosis. Cancer 44: 215-220, 1979.

7) Ren Y, Raitz EN, Lee KR, et al: Pulmonary small lymphocytic lymphoma (mucosa-associated lymphoid tissue type) associated with pulmonary hyalinizing granuloma. Chest 120: 1027-1030, 2001.

8) Anazawa Y, Nagai H, Motomiya M, et al: A case of pulmonary hyalinizing granuloma. Tohoku J Exp Med 167: 39-45, 1992.

9) Castleman B, Iverson L, Menendez VP: Localized mediastinal lymph node hyperplasia resembling thymoma. Cancer 9: 822-830, 1956.

10) Keller AR, Hochholzer L, Castleman B: Hyaline-vascular and plasma-cell types of giant lymph node hyperplasia of the mediastinum and other locations. Cancer 29: 670-683, 1972.

11) Gaba AR, Stein RS, Sweet DL, et al. Multicentric giant lymphnode hyperplasia. Am J Clin Pathol 69: 86-90, 1978.

12) Chen KT: Multicentric Castleman's disease and Kaposi's sarcoma. Am J Surg Pathol 8: 287-293, 1984.

13) Atagi S, Sakatani M, Akira M, et al: Pulmonary hyalinizing granuloma with Castleman's disease. Internal Medicine 33: 689-691, 1994.

症例4

肺門リンパ節腫大により中枢部の肺動脈狭窄を起こし，肺動脈圧上昇をきたしたサルコイドーシスの一例

大野聖子[1]・北市正則[2]
([1] 京都第一赤十字病院　[2] 国立病院機構近畿中央胸部疾患センター)

症　例：58歳，女性

主　訴：仰臥位の喘鳴

家族歴：母；喘息，兄；高血圧

既往歴：1993年甲状腺亜全摘術．右甲状腺癌（乳頭癌と濾胞癌 T2N1bM0，両側頸部リンパ節転移あり）

生活歴：喫煙歴なし，飲酒歴；少量のみ．ペット；室外犬．旅行歴；2002年2月温泉旅行

職業歴：事務員，粉じん曝露，化学薬品吸入なし．

現病歴：近医にて1993年5月甲状腺癌亜全摘後，levothyroxine sodium（T4-Na）100μg投与され，以後3ヵ月に1回経過観察されていた．2002年2月よりH-JⅡ度の労作性呼吸困難が出現した．近医で胸部X線写真をとり，心肥大といわれた．4月ころより，咳，少量の粘稠痰と微熱が出現するようになり，近医で感冒薬を処方された．以後も咳，痰は持続していた．6月中旬より仰臥位で喘鳴が出現するようになったため，近医を受診．胸部X線，CTで両側肺門，縦隔リンパ節腫脹と両肺野の多発結節影を認めたため，7月19日当院を紹介された．即日気管支鏡検査を行い，入院となった．

入院時現症：身長157 cm，体重56 kg，血圧104/50，脈拍80/分，体温36.2℃，眼瞼結膜に貧血・黄疸を認めず．心雑音聴取せず．心音整．肺音 wheeze Ⅰ度．両側下肺に late inspiratory fine crackles を聴取．肝脾は触知せず．表在リンパ節腫脹なし．四肢末梢の浮腫なし．ばち指なし．

血液検査所見：WBC 6,660/μL（Neut. 69.5%，Lymp. 19.7%，Mon 4.9%，Eos.3.9%，Bas. 0.5%），Hb 14.6 g/dL，Ht 45.9 %，RBC 556 ×10⁴/μL，Plt 23.9×10⁴/μL，CRP 0.2 mg/dL，TP 7.5 g/dL，Alb 4.1 g/dL，（Al 57.1%，α1 3.2%，α2 10.3%，β8.9%，γ23.2%），GOT 25 IU/L，GPT 17 IU/L，LDH 174 IU/L，ALP 228 IU/L，T-Bil 0.5 mg/dL，CPK 38 IU，T.Chol 193 mg/dL，BUN 23 mg/dL，Cre 0.71 mg/dL，UA 5.5 mg/dL，Ca 9.3 mg/dL，Na 142 mEq/L，K 4.3 mEq/L，Cl 105 mEq/L，Glucose 96 mg/dL，Ig-G 1,701 mg/dL，Ig-A 260 mg/dL，Ig-M 127 mg/dL，ACE 37.1 IU/L/37℃（正常は8.3〜21.4），リゾチーム 33.6μg/mL（正常は5.0〜10.2），HCV(−)，HBs抗原(−)，HIV(−)，RPR(−)，RAPA(−)，ANA 1,280×（Discrete sp.），CH50 48.2 U/mL，KL-6 635 U/mL，可溶性IL-2レセプター4570 U/mL，CEA 0.4 ng/mL

尿所見：潜血(−)，蛋白(−)，糖(−)，沈渣；著変なし．

動脈血ガス分析：(room air)（7月22日）安静時，pH 7.419，$PaCO_2$ 39.0 Torr，PaO_2 67.5 Torr，BE 0.8 mEq/L，SaO_2 93%

呼吸機能検査所見：（7月23日）VC 2.67 L（106.7%），$FEV_{1.0}$ 1.69 L（80.5%），$FEV_{1.0}$% 63.3%，TLC 4.21（108.1%），RV/TLC 36.6%，%DLco 87.6 %，%DLco/VA 98.0%

気管支鏡検査所見：（7月19日）気管と両側主

気管支粘膜には発赤，腫脹，血管の怒張あり．右中間気管支幹と中葉気管支には内腔の狭窄あり．右中葉で擦過細胞診後，気管支洗浄施行．細胞診 class Ⅱ，細菌，真菌，抗酸菌塗抹培養陰性．TB，MAC PCR(-)．

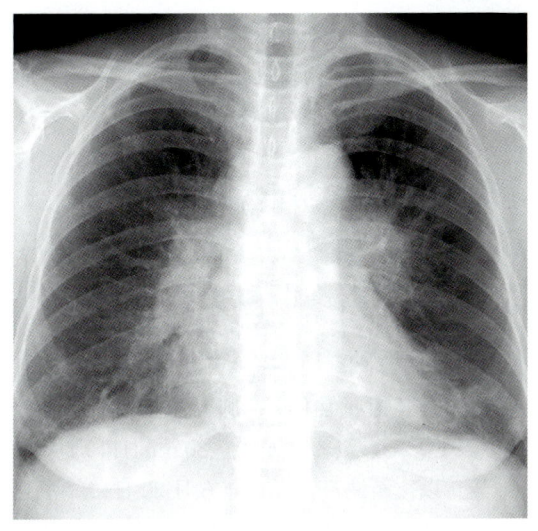

BALF（7月28日）：（左肺 舌区 回収率70/150），細胞数 4.4×10^5/mL，Mφ 76%，Ly 24%，CD4/8 19.89．細菌培養 常在菌のみ．真菌培養陰性，抗酸菌培養陰性．

TBLBと気管支粘膜生検で確診つかず．

胸部X線，CT所見（図1, 2）：縦隔・両側肺門リンパ節が著明に腫大し，各リンパ節の境界は不明瞭であった．両側肺動脈は扁平化，狭小化していた．少量の心嚢水を認めた．肺野末梢に粒状影が散布しており，血管近傍，気道周囲，胸膜直下に分布していた．辺縁が淡く，不明瞭で周囲に柵状影を伴った大小の結節影が散在していた．

心臓超音波検査所見：LV wall motion 正常．LA, RA, RV mild dilatation, TR mild, mild pulmonary hypertension, calculated sPA = 29.6 mmHg+CVP

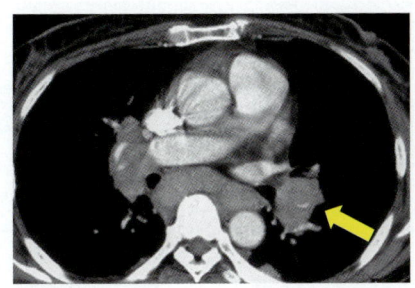

図1　胸部X線 2002年8月12日
心拡大が軽度で，縦隔・肺門リンパ節腫大がある．両側肺野に多発性結節〜斑状影があり，肺門から末梢に向かって網状影が拡がっている．

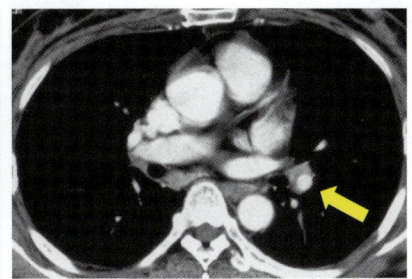

2002年7月29日　　　　PSL治療後 2003年3月3日
縦隔・両肺門リンパ節の腫脹があり，両側の主幹肺動脈は扁平に狭窄していた．矢印は左肺底動脈本幹の扁平化を示している．治療後は正常に戻っている．

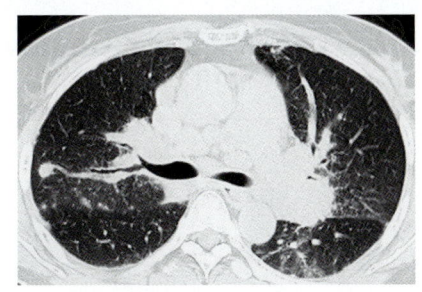

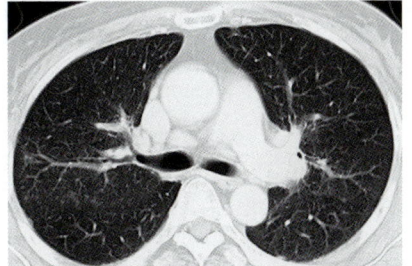

2002年7月2日　　　　PSL治療後 2002年10月2日
血管近傍，気道周囲，胸膜直下に，粒状影と斑状影が存在するが，治療後は消失した．

図2　胸部CT（2002年8月22日からprednisolone 60mg/日が投与された）

腹部超音波検査所見：腹腔内に 7 ～ 17.5 mm 大のリンパ節腫脹が数個あり．

　右心カテーテル検査；PA 33/13（mean 20），RV 33/0，PCWP mean 9

肺動脈造影（図3）：左肺動脈は肺底動脈本幹が狭窄していた．ltA^{1+2} は扁平化．右肺も肺底動脈本幹が狭窄していたが，左肺よりは軽度であった．

肺血流シンチ（図3）：左肺 S^8 に取り込み低下あり．その他の部位にも不均一な取り込み低下あり．

Ga シンチ：肺門縦隔に取り込みあり．肺野にははっきりとした取り込み増加なし．

病理所見：左前斜角筋リンパ節生検（図4）

　3.5 × 3.5 mm までのリンパ節6個が生検された．リンパ節内に 100 ～ 300 microns 径の類上皮細胞肉芽腫形成が多数認められた．壊死病変を認めず，肉芽腫性病変周囲の硝子様化は軽度であった．リンパ節のサルコイドーシスと矛盾しないと診断した．時間経過は比較的短いサルコイドーシス病変と推定した（近畿中央胸部疾患センター北市正則先生記載）．

　入院後経過；左前斜角筋リンパ節生検を施行し，多数の類上皮細胞肉芽腫を認めた．血清 ACE 高値などの所見を総合してサルコイドーシスと診断した．臨床所見では肺外臓器病変を認めなかった．低酸素血症，肺動脈の狭窄があり，肺動脈圧の上昇もあるため 2002 年 8 月 12 日より prednisolone 60 mg/日の内服を開始した．リンパ節腫脹，肺野陰影，気管支狭窄，閉塞性換気障害は改善した．肺血流シンチも正常化し，肺動脈圧も低下した（表1）．その後約2ヵ月で 30 mg/日にまで減量，以後漸減し，2004 年 6 月 30 日に終了した．2004 年 12 月 14 日両肺野に多発小粒状影が出現し，ACE は 28.8 IU/L/37℃と上昇したが，経過観察のみで，2005 年 4 月 ACE は

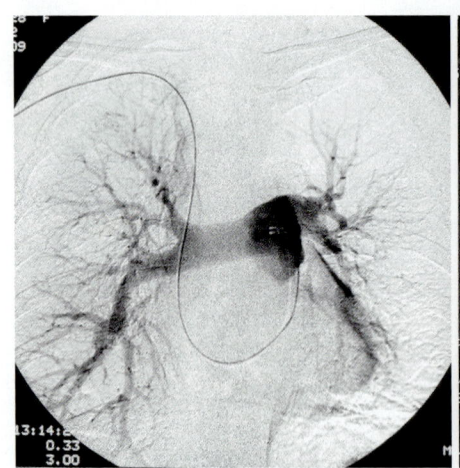

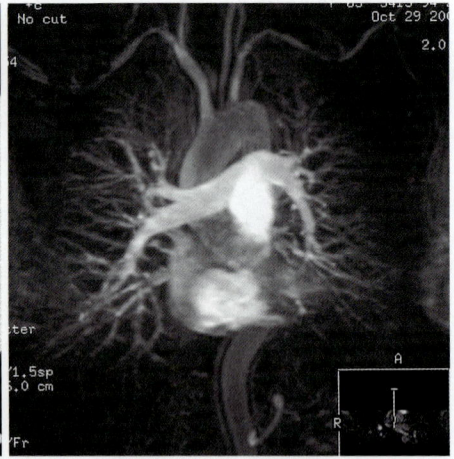

2002年8月9日治療前　　　　　　　2002年10月29日治療後

肺動脈造影では左肺動脈は肺底動脈本幹が狭窄．左肺 A^{1+2} は扁平化．右肺も肺底動脈本幹が狭窄しているが，左側よりは軽度である．肺血流シンチでは lt S^8 に取り込み低下あり．その他の部位にも不均一な取り込み低下あり．治療後はすべて正常化している．

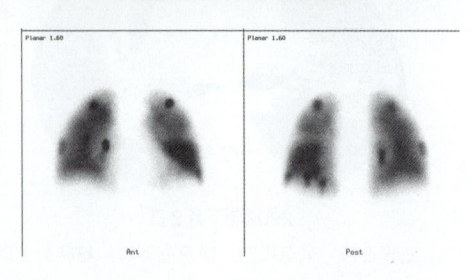

図3　肺動脈造影と肺血流シンチ（2002年8月22日から prednisolone 60 mg/日が投与された）

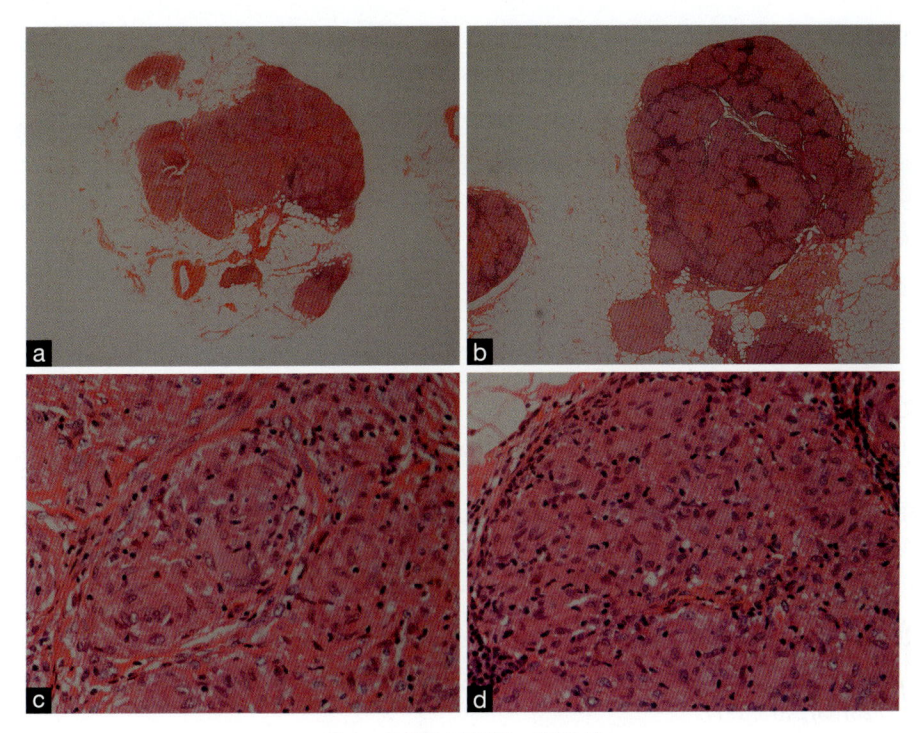

図4 左前斜角筋リンパ節生検

(a)：3×1.5mmのリンパ節は類上皮細胞肉芽腫形成で置換されている．HE染色，×2，BAR=1mm．(b)：(a)の一部拡大．類上皮細胞肉芽腫の周囲に軽度の硝子様線維化病変を見る．HE染色，×40．(c)：3.5×3mmのリンパ節は類上皮細胞肉芽腫形成で置換されている．HE染色，×2，BAR=1mm．(d)：(c)の一部拡大．リンパ節の被膜（左上）と被膜下の類上皮細胞肉芽腫形成を見る．HE染色，×40．（近畿中央胸部疾患センター北市正則先生記載）

表1 呼吸機能検査の経過（2002年8月22日からprednisolone 60mg/日が投与された）

	2002年7/23	8/28	2003年3/10
%VC	106.7	119.6	128.4
FEV$_{1.0}$%(L)	63.3(1.69)	79.4(2.43)	77.2(2.47)
PEFR(L/S)	4.78(73.7%)	7.18(111.3%)	6.77(105%)
V50(L/S)	1.06(27.2%)	2.91	2.84(72.9%)
V25(L/S)	0.27(16.5%)	0.80	0.68(40.9%)
%DLco	87.6		89.6
RV/TLC	36.6%		32.3%
PaO$_2$	67.5		79.7
PaCO$_2$	39.0		38.8
sPA(心エコー)	29.6＋CVP	20.4＋CVP	11.7＋CVP

22.9 IU/L/37℃となり，7月以降正常化した．9月のCTでは陰影も完全に消失していた．以後再発はみられていない．

解説

本症例は中枢部の肺動脈の狭窄が起こり，肺動脈圧の上昇と肺血流シンチで左下葉の取り込み低下を認めたサルコイドーシスである．肺動脈高血圧の病因としては肺門リンパ節の主幹肺動脈への圧迫が考えられた．中枢部の肺動脈の狭窄が起こり，その部位のリンパ節の腫大による外からの圧迫が原因と考えられる症例は非常に稀である．著者の検索では6例報告されてい

る[1-6]．中にはジョギング中に突然死が起こり，剖検でサルコイドーシスと診断された報告[2]があり，症状が重篤な場合は治療が必要となる．本症例は起坐呼吸，低酸素血症など有症状例であったため，ステロイド治療を行った．ステロイド治療によって肺動脈狭窄，肺血流異常，気管支狭窄共正常化した．

著明な肺門リンパ節腫脹をきたす症例では，造影CT（薄いスライス幅）で肺門部の肺動脈狭窄の有無を確認することが重要であると考える．ただし，不可逆性の変化は残さないので，軽症の場合は自然経過をみることも可能と考える．

文献

1) Battesti JP, Georges R, Basset F, et al: Chronic cor pulmonale in pulmonary sarcoidosis. Thorax 33: 76-84, 1978.
2) Martin J, Dowling G: Sudden death associated with compression of pulmonary arteries in sarcoidosis. Can Med Assoc J 133: 423-424, 1985.
3) Turiaf J, Battesti JP, Marland P, et al: Sarcoidosis involving large pulmonary arteries, in Johns Williams W, Davies BH(eds). Eighth International Conference on Sarcoidosis and Other Granulomatous Diseases. Cardiff, Wales, Alpha Omega: 3-8, 1980.
4) Hietala SO, Stinnett RG, Faunce HF, et al: Pulmonary artery narrowing in sarcoidosis. JAMA 237: 572-573, 1977.
5) Honda T, Hayasaka M, Hachiya T, et al: Unilateral hilar lymphadenopathy of sarcoidosis or sarcoid reaction compressing the trunk of the right pulmonary artery. Respiration 67: 330-332, 2000.
6) Dumas de la Roque A, Maitre S, Resten A, et al: Hilar adenopathy compressing the pulmonary arteries in the course of sarcoidosis. Rev Mal Respir 24: 1151-1154, 2007.

症例5 縦隔の肉芽腫性炎症・線維化により，中枢部の肺動脈狭窄と肺動脈圧上昇をおこしたサルコイドーシスの一例

大野聖子[1]・北市正則[2]
([1]京都第一赤十字病院 [2]国立病院機構近畿中央胸部疾患センター)

症　例：37歳，女性

主　訴：喀血

既往歴：7年前（1993年）より，耳介のピアスをしていた所に皮膚病変が出現．1998年に某病院皮膚科にて生検を受け，異物性肉芽腫という診断であった．その時の胸部X線で両肺門リンパ節腫脹があったが，精査されなかった．現在，耳介部位は瘢痕状で tranilast を服用している．cefadroxil にてじんま疹．

生活歴：喫煙歴なし．ペット飼育歴なし

家族歴：甥；多発性硬化症

職業歴：20歳より事務職．粉じん吸入歴なし，化学薬品吸入歴なし

現病歴：2000年2月ころより，軽い咳がでていた．3月より微熱があった．4月14日咳き込んだ後に新鮮血1～2 mL を喀出し，当院救急外来受診した．止血剤の投与で改善を認めたが，同年6月13日より，咳の後，1 mL 程度の喀血が毎日1回出現したため，6月15日当院呼吸器科を受診した．

入院時現症：身長155.7 cm，体重47.4 kg，血圧106/54，脈拍84/分，体温37.0℃，心音整，心雑音聴取せず．肺音清．肝脾は触知せず．表在リンパ節腫脹なし．四肢末梢の浮腫なし．ばち指なし．右耳介に瘢痕状皮膚病変あり．

血液検査所見：WBC 6,800/μL，Hb 13.3 g/dL，Ht 39.7%，Plt 41.9×10^4/μL，CRP 0.2 mg/dL，ESR 17 mm/hr，TP 6.9 g/dL，Alb 3.9 g/dL，(Al 59.9%，α 13.2%，α 210.3%，β 8.9%，γ 17.7%)，GOT 17 IU/L，GPT 11 IU/L，LDH 263 IU/L，ALP 194 IU/L，T-Bil 1.7 mg/dL，CPK 22 IU，T-Chol 144 mg/dL，BUN 11 mg/dL，Cre 0.6 mg/dL，UA 5.2 mg/dL，Ca 9.0 mg/dL，Na 137 mEq/L，K 3.9 mEq/L，Cl 99 mEq/L，Glucose 77 mg/dL，Ig-G 1186 mg/dL，Ig-A 223 mg/dL，Ig-M 258 mg/dL，Ig-E 64 IU/mL，ACE 18.0 IU/L/37℃（正常は8.3〜21.4），lysozyme 7.9 μg/mL（正常は5.0〜10.2），HBs-Ag(−) HCV-Ab(−)，HIV(−)，RPR(−)，RAPA(−)，ANA 40×（homogeneous, speckled），CH50 35.3 U/mL，Anti-DNA Ab(−)，C3d-IC 6.7 μg/mL，PR3-ANCA＜10 EU，MPO-ANCA＜10 EU，Anti-SS-A Ab(−)，Anti-SS-B Ab(−)，KL-6 343 U/mL，sIL-2R 672 U/mL，CEA 0.3 ng/mL，CYFRA＜1.0 ng/mL，NSE 6.6 ng/mL，β-D-glucan 7.0 pg/mL，Cryptococcus Ag(−)，EBNA 40×，EAIgG 1.0，VCA IgG 640×，VCA IgM＜10

尿所見：潜血(−)，蛋白(−)，糖(−)，沈渣；著変なし．

ツベルクリン反応：0×0/4×5（陰性）

動脈血ガス分析：pH 7.406，PaCO$_2$ 41.5 Torr，PaCO$_2$ 62.9 Torr，BE 0 mEq/L，SaO$_2$ 91.8%．

呼吸機能検査所見：VC 2.40 L（85.4%），FEV$_{1.0}$ 1.69 L（71.08%），FEV$_{1.0}$% 66.0%，TLC 3.54（86.0%），RV/TLC 32.3%，%DLco 75.0%，%DLco/VA 87.3%，PEFR 3.85 L/S（56.3%），V50 1.24 L/S（28.3%）

BAL所見（6月28日）:（右肺中葉回収率 80/150＝53％）細胞数 2.0×10^5/mL, Mφ 93％, Ly 5％, その他 2％, CD4/8 2.70, 細菌培養 *Staph.epidermidis* 少量. 真菌培養陰性, 抗酸菌塗抹培養陰性. 細胞診 class II

胸部X線, CT（図1, 2, 3）：両肺門およびそれより末梢の気管支血管束周囲に濃い濃度上昇があり，これが，肺動脈中枢部と気管支を取り巻き，外より締め付けるように狭窄していた．肺野末梢に粒状影と粒状影が集合したと思われる塊状影が認められた．

気管支鏡検査所見（図4）：左主気管支，両側上

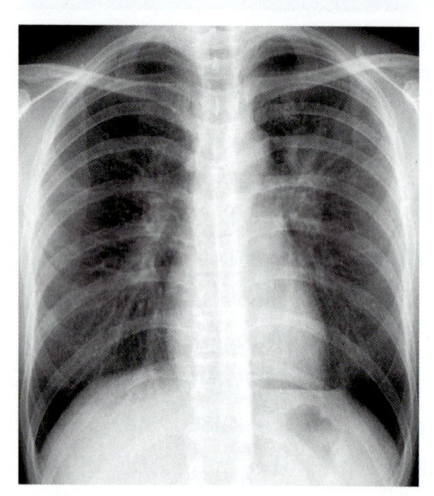

図1　胸部X線　2000年6月15日

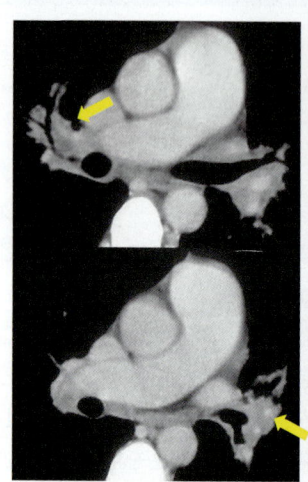

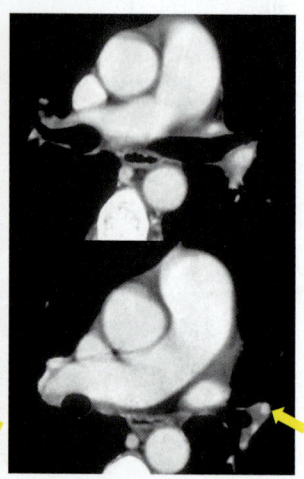

2000年6月27日治療前　　　2000年10月25日治療後

図2　胸部CT（2000年7月27日からprednisolon(PSL) 50mg/日の内服を開始した）
両側肺門部およびそれより末梢の気管支血管束周囲に濃い濃度上昇があり，これが，外側より締め付けるように肺動脈（下部矢印〜左下葉各区域枝分岐部の狭窄）と気管支（上部矢印）を狭窄していた．PSL治療後，濃い濃度上昇は改善しているが，肺動脈の狭窄は不変である．右上葉気管支の径は正常化している．

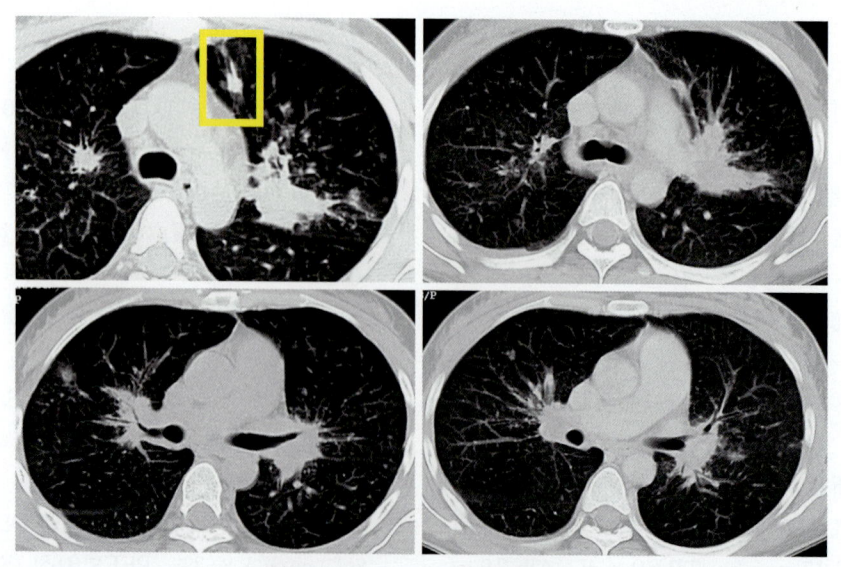

図3　HRCT　2000年6月22日
肺野末梢に粒状影と粒状影の集合したと思われる塊状影がある．左肺S^{3}の四角で囲んだ部分から生検された．

葉気管支粘膜の血管怒張が著明であった．左上区（B1+2,3）入口部はピンポイント状に狭窄していた．右上葉口，中葉口も中等度に狭窄していた．
心電図：正常
心臓超音波：軽度TR．軽度肺高血圧．

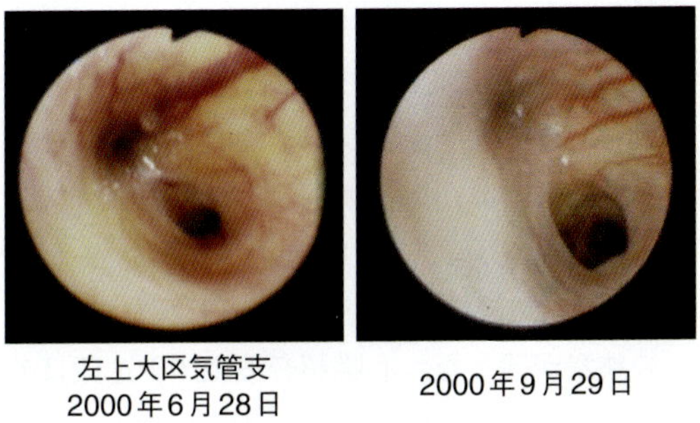

図4　気管支鏡検査
左主気管支，両側上葉気管支粘膜は全体的に浮腫状で血管怒張が著明．左上区（B1+2,3）入口部はpin hall stenosisを示している．右上葉口，中葉口も中等度狭窄．PSL治療後浮腫は改善したが，左上区の狭窄は改善しなかった（2000年7月27日からprednisolon（PSL）50mg/日の内服を開始した）．

左上大区気管支
2000年6月28日

2000年9月29日

calculated sPA=45+CVPmmHg
腹部超音波：著変なし．
肺動脈造影（図5）：両上葉で不整狭窄を認めた．左下葉各区域枝分岐部の狭窄と末梢血管の不整を認めた．

右心カテーテル検査（10月31日）；PA 28.9/12.2（mean19.3），PCWP 10.7/8.8（m9），RV 6.8/6.8（mean 4.3），CO 6.17，CI 4.34，肺血管抵抗；187.7 dyne/sec/cm^{-5}/m^2（正常160以下）

肺血流シンチ（図5）：左肺全体と右上葉の血流の低下を認めた．
Gaシンチグラフィ：両肺門に取り込みあり．
病理組織所見：外科的肺生検所見（図6a〜d）：左肺S3の肺組織には3×2.5 mmと2.5×2 mmの範囲の類上皮細胞肉芽腫の集簇と導管部細気道壁の類上皮細胞肉芽腫形成を認めた．Ziehl-Neelsen染色とグロコット染色で抗酸菌と真菌様構造を認めず，サルコイドーシスの肺病変として矛盾しない所見と考え

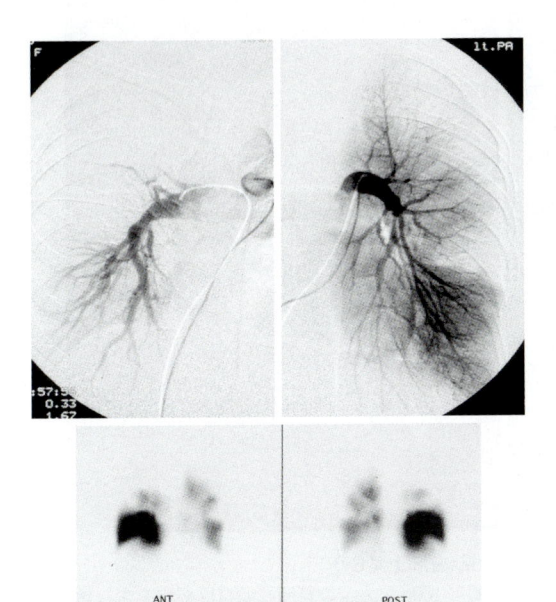

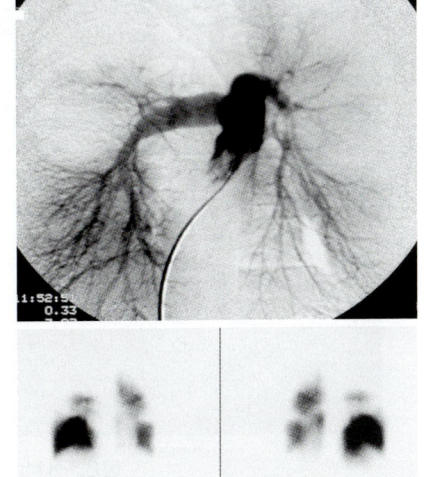

2000年7月5日治療前

2000年10月31日治療後

図5　肺血管造影（上段）と^{99m}Tc-MAA肺血流シンチ（下段）
（2000年7月27日からprednisolon（PSL）50mg/日の内服を開始した）
肺動脈造影：肺血流は両側上葉で不整狭窄を認めた．左肺下葉各区域枝分岐部の狭窄と末梢血管壁の不整を認めた．
肺血流シンチ：左肺全体と右肺上葉の血流の低下を認めた．左右肺の血流PSL治療後の改善を認めなかった．

た.

入院後経過：診断確定のため2000年7月17日開胸肺生検を施行し，左肺S³の肺野の結節陰影部を採取した（気管支粘膜の血管怒張のため分離換気はリスクが高く，小開胸で施行した）．病理組織では類上皮細胞肉芽腫をを認めた．後に入手した，2年前の耳介の生検でも肉芽腫がみられた．これらの所見を総合して本症例はサルコイドーシスと診断した．

低酸素血症と肺動脈狭窄を伴うサルコイドーシスであるため，2000年7月27日より，prednisolone（PSL）50 mg/日を開始した．2ヵ月後40 mg/日に減量．以後ゆっくり減量し，2002年11月30日に終了した．しかし2003年4月CTにて両肺に多発小粒状影が出現．血清ACEは27 IU/L/37℃と初めて上昇を認めた．

肺動脈圧の高値は不変であった．7月4日よりprednisolone 10 mg/隔日で再開し，肺野陰影は消失した．2009年2月19日prednisoloneを終了し，以後の増悪はなく，無症状で経過している．

治療3ヵ月目の胸部CTでは両肺門およびそれより末梢の気管支血管束周囲の濃い濃度上昇，肺野の粒状影共に著明に改善したが，胸部CT，肺動脈造影における肺動脈狭窄の改善はなく，肺血流シンチの改善も認めなかった．一方，閉塞性換気障害，動脈血ガス分析は改善を示し，臨床症状は全く消失した（図6）．気管支鏡所見も改善したが，瘢痕性の狭窄が残った．心臓超音波上のPA圧は若干改善したが，2011年4月41.5 mmHg+CVPとまだ軽度高値を示している．

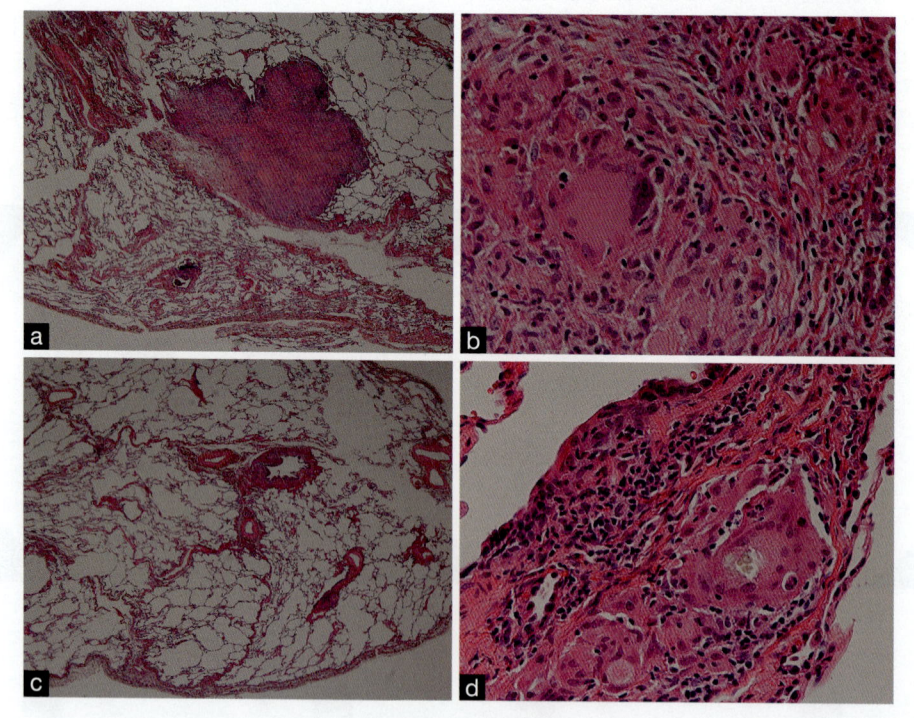

図6 外科的肺生検所見(左肺上葉S³)
(a)：この検体では肺胞領域の2.5×2mmの範囲と肺胞壁の200×100micronsの範囲に多核巨細胞を含む類上皮細胞肉芽腫形成を認めた(矢印)．HE染色，×2，BAR=1mm．
(b)：(a)の長い矢印部位の拡大．多核巨細胞を含む類上皮細胞肉芽腫形成を認めた．HE染色，×40．
(c)：導管部細気道(短い矢印)と呼吸細気管支壁(長い矢印)の壁に多核巨細胞を含む類上皮細胞肉芽腫形成を認めた．HE染色，×2，BAR=1mm
(d)：(c)の長い矢印部位の拡大．呼吸細気管支壁に多核巨細胞を含む類上皮細胞肉芽腫形成を認めた．多核巨細胞の細胞質に偏光性を有する構造を認めた．HE染色，×40．

表1 呼吸機能検査の経過
（2000年7月27日からprednisolon（PSL）50mg/日の内服を開始した）

	2000年6/22	2000年8/21	2002年9/24
%VC	85.4	84.1	100.1
$FEV_{1.0}$%(L)	66.0(1.69)	76.0(1.96)	73.2(2.02)
PEFR(L/S)	3.85(56.3%)	4.62(68.0%)	5.54(81.9%)
V50(L/S)	1.24(28.3%)	2.07(47.5%)	1.79(41.6%)
V25(L/S)	0.38(15.9%)	0.40(17.0%)	0.58(25.3%)
%DLco	75.0	62.7	73.3
RV/TLC	32.3	25.1	26.9
PaO_2	61.3	77.5	83.0
$PaCO_2$	41.3	36.1	38.7
sPA(心エコー)	45＋CVP	40＋CVP	36＋CVP

解説

サルコイドーシスにおいて，中枢部の肺動脈狭窄を起こした症例の報告は稀である．この病態を起こす原因としては1980年にDamuthら[1]は①肺門リンパ節による外からの圧迫，②肺動脈壁の肉芽腫性炎症，③縦隔の肉芽腫性炎症・線維化の3つの機序の可能性をあげている．

①肺動脈狭窄部位にリンパ節の腫大がみられ，それによる外からの圧迫が主たる原因と考えられる症例が報告がされているが，本書の症例4は①の機序に該当する．

②肺動脈自体の血管病変として考察すると，武村ら[2]はサルコイドーシスの剖検症例40例の観察所見を報告した．それによると全例に血管病変が存在していた．すべてのサイズの肺動脈，静脈に起こっているが，動脈より静脈の頻度が高く，動脈では中小の動脈に多く起こりarteriole，venuleの段階の血管病変は血管内腔の狭窄を起こしやすいと報告している．

③1980年Damuthら[1]は胸部血管雑音と肺高血圧症が起こったサルコイドーシス症例を報告し，その原因を①，②の機序以外に縦隔の肉芽腫性炎症・線維化のための肺動脈の狭窄ではないかと考察している．その症例は胸部X線で肺門陰影の拡大があり，肺血流シンチで右上葉と左肺全体の血流低下があり，肺動脈造影で両側肺動脈の中枢部の多発性の同心性の狭窄を示していた．その後1985年Manglerら[3]が類似症例の報告を行い，日本でも1994年に安東ら[4]が肺高血圧症は伴っていないが類似した症例報告を行っている．安東らの報告例のCTでは中枢側気管支血管束周囲に濃い濃度上昇があった．これらの3症例はステロイドで治療を行っているが肺動脈病変の改善はないかごく軽度であった．これらの症例に，本症例は画像および臨床経過において非常に類似している．

慢性経過の縦隔炎は肉芽腫性縦隔炎と縦隔線維症の広いカテゴリーで解釈され，肉芽腫性縦隔炎の一部は縦隔線維症に進展すると考えられている[5]．原因の判明した肉芽腫性縦隔炎の11％がサルコイドーシスであったとSchomengerdtら[6]の総説では述べている．安東らの症例と，本症例のCT像は近年Devarajら[7]が報告した縦隔線維症のCT像と相似している．縦隔線維症は太い肺動静脈の閉塞や狭窄を起こし，これが予後に大きな影響を及ぼす．2010年Toonkel[8]らは肺静脈の圧迫により肺高血圧を起こし，縦隔鏡検査でサルコイドーシスによる縦隔線維症と診断した症例を報告している．

本症例は，肺野病変の組織診のみで直接縦隔部の生検を施行していないが，一連の病変と考えると，縦隔の肉芽腫性炎症・線維化が拘扼性の肺動脈と気管支の狭窄を引き起こしたと考えている．

治療としては，ステロイド療法を施行したが，CT上の濃い濃度上昇は消失し，低酸素血症，肺動脈圧は改善したが，肺動脈と気管支の狭窄は不変であった．しかし以後の進行はなく，以後無症状で経過している．一方本書症例4はCT所見，臨床症状，肺動脈と気管支狭窄共，ステロイド治療によって正常化した．本症例のような縦隔の肉芽腫性炎症と線維化病変の場合は，一旦線維化が起こった部分は改善しないことが推測される．したがって恒久的な線維化が起こる前に早期にステロイド療法を施行することが必要と考える．一方，本書症例4のようなリンパ節の圧排の場合は恒久的障害とはなりえないので，臨床症状が軽度であれば，自然にリンパ節腫大が消退するのを待つことが可能と考える．

最後にサルコイドーシス症例の中で，このような肺動脈病変を診断するにおいては，造影CT（薄いスライス）が有用であった．肺門部から周囲の気管血管束に濃い濃度上昇のあるサルコイドーシス症例は肺血管陰影に異常がないかをCTで確認し，肺血流シンチへつなぐことが病態発見につながると考える．特に早期治療が必要かもしれない肉芽腫性縦隔炎を見落とさないことが肝要と考える．

文献

1) Damuth TE, Bower JS, Cho K, et al: Major pulmonary artery stenosis causing pulmonary hypertension in sarcoidosis. Chest 78l: 888-891, 1980.
2) Takemura T, Matsui Y, Saiki S, et al: Pulmonary vascular involvement in sarcoidosis. Human pathology 23: 1216-1223, 1992.
3) Mangla A, Fisher J, Libby DM, et al: Sarcoidosis, pulmonary hypertension, and acquired peripheral pulmonary artery stenosis. Catheterization and Cardiovascular Diagnosis 11; 69-74, 1985.
4) 安東優，宮崎英二，松本哲郎，他：多発性に区域，亜区域枝領域肺動脈の血流障害を認めたサルコイドーシスの1例．日本胸部疾患学会誌 32；328-333，1994．
5) Murray-Nadel Textbook of Respiratory Medicine Fourth edition Saunders, 1850-1858, 2010.
6) Schomengerdt C, Suyemoto R, Main Fl: Granulomatous and fibrous mediastinitis. Journal of Thoracic and Cardiovascular Surgery 3: 365-379, 1969.
7) Devaraj A, Griffin N, Nicholson AG, et al: Computed tomography findings in fibrosing mediastinitis. Clinical Radiology 621: 781-786, 2007.
8) Toonkel R, Borczuk A, Pearson G, et al: Sarcoidosis-associated fibrosing mediastinitis with resultant pulmonary hypertension: A case report and review of the literature. Respiration 79: 341-345, 2010.

症例6 無症状で軽快し，多発性浸潤陰影を呈した壊死性サルコイド肉芽腫症（necrotizing sarcoid granulomatosis；NSG）の一例

新井　徹
（国立病院機構近畿中央胸部疾患センター）

症　例：65歳，女性

主　訴：胸部異常陰影，唾液に血液が混じったような味がした

既往歴：卵巣嚢腫

生活歴：粉じん吸入歴なし，ペット飼育歴なし

家族歴：特記すべきことなし

職業歴：主婦

喫煙歴：なし

現病歴：唾液に血液が混じったような味がしたために近医を受診．胸部異常陰影を指摘され前医を受診．気管支鏡などの精査にて確定診断に至らず，当院を紹介となった．

現　症：身長148.5 cm，体重61 kg，胸部聴診；no rale, no murmur, 表在リンパ節腫脹なし，腹部異常所見なし，下腿浮腫なし，ばち指なし，皮膚異常所見なし

胸部X線所見：両側肺野に多発性の浸潤陰影を認める．両肺門の腫大を認める（図1）．

胸部造影CT所見：気管前，気管分岐部に小リンパ節を認めるが，肺門リンパ節腫大は認めない．腹部には明らかなリンパ節腫大，他臓器病変を認めず．

HRCT所見：斑状の浸潤影が一定の傾向なく分布する．major fissure を引き込む傾向のある陰影（図2A）や軽度拡張する air bronchogram を伴った陰影も認められる（図2B）．陰影の軽い部分では粒状陰影が集簇している．浸潤影の辺縁には線状陰影が認められる．Minor fissure には粒状陰影が目立つ．

ガリウムシンチグラフィ：肺野陰影に一致する形で取り込みの上昇を認める．また，眼球，鼻腔，耳下腺の取り込み上昇を認め，panda sign 陽性であった（図3）．

鑑別診断：サルコイドーシス，膠原病肺（特に

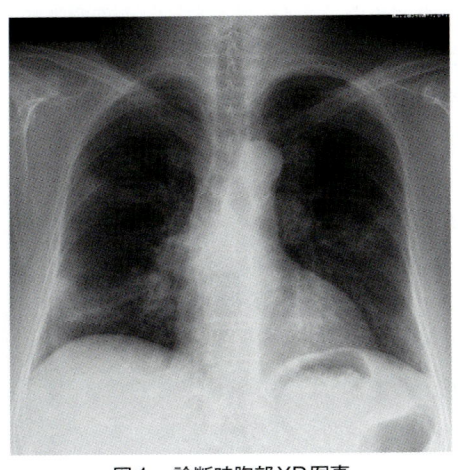

図1　診断時胸部XP写真

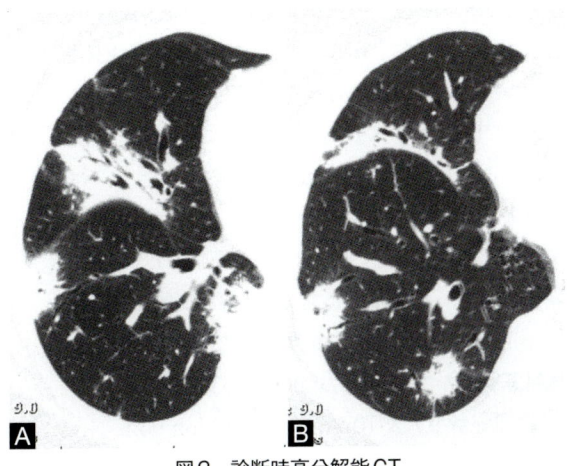

図2　診断時高分解能CT

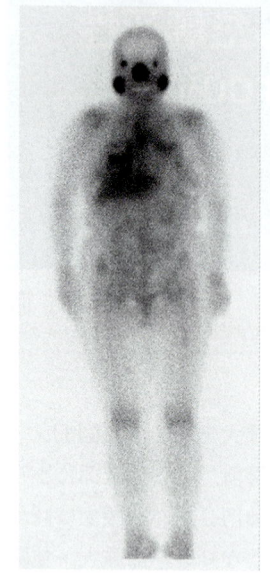

図3 ガリウムシンチグラフィ

表1 入院時検査所見

<Hematology>		<Biochemistry>		<Serology>	
WBC 8,400/μL		TP	6.9 mg/dL	CEA	1.1 ng/mL
Neu 66.2%, Ly 18.5%		ALB	3.4 mg/dL	CYFRA	1.5 ng/mL
Eo 3.0%, Mo 10.7%		T.Bil	0.37 mg/dL	IgG	2,044 mg/dL
Ba 2.0%		ALP	182 IU/L	IgA	474 mg/dL
RBC 384×10^4/μL		ChE	272 IU/L	IgM	51 mg/dL
Hb 11.3g/dL		GOT	18 IU/L	IgE	136 IU/mL
Hct 34.8%		GPT	14 IU/L	RAPA	(−)
Plt 36.6×10^4/μL		γGTP	26 IU/L	ANA	(−)
ESR 115mm/hr		LDH	167 IU/L	MPO-ANCA	(−)
<Infection>		CPK	42 IU/L	PR3-ANCA	(−)
β-D-glucan 13.2pg/mL		BS	83 mg/dL		
Crptococcus Ag(−)		UA	6.3 mg/dL	KL-6	307 U/mL
Mycoplasma Ab(−)		BUN	12.6 mg/dL	SP-D	26.4 ng/mL
C. pneumonia IgA		Crtn	0.7 mg/dL	ACE	18.7 U/mL
C. pneumonia IgG		Ca	8.7 mg/dL	sIL-2R	1,410 U/mL
pair 血清陰性		Na	142 mEq/L	Lysozyme	10.8 μg/mL
		K	4.2 mEq/L	CRP	2.62 mg/dL

シェーグレン症候群），特発性器質化肺炎，リンパ増殖性肺疾患，慢性過敏性肺炎

肺機能所見：VC 2,160 mL（95.4％），1秒率87.6％，%DLco 58.9％，pH 7.419，PaCO$_2$ 39.9 Torr，PaO$_2$ 85.8 Torr

検査所見（表1）：CRP 2.62 mg/dL と軽度上昇，IgG 2,044 mg/dL，IgA 474 mg/dL と上昇，WBC 8,400/μL で分画は正常であった．ACE 18.7 IU/L と正常，リゾチーム 10.8μg/mL とわずかに上昇，可溶性 IL-2R 1,410 U/mL と高値を示し，KL-6，SP-D は正常であった．抗核抗体，RAPA，MPO-ANCA，PR3-ANCA はすべて陰性であった．CEA，SCC，CYFRA はいずれも正常であった．β-D グルカン，クリプトコッカス抗原，抗トリコスポロン抗体，マイコプラズマ抗体陰性であった．ツベルクリン反応陰性であった．

尿所見：比重 1.025，蛋白(−)，潜血(−)，糖(−)

喀痰所見：一般細菌：常在菌，抗酸菌：塗抹，培養陰性，細胞診：異型細胞なし

BALF 所見（左 B^{4}a）：回収：53 mL/100 mL，総細胞数 9.7×10^5/mL，分画 Mph 96％，Ly 4％，CD4/8 8.7

経気管支肺生検所見（右 B^{8}a，B^{2}b）：リンパ球浸潤を伴った線維化像．

外科的肺生検所見（右 S^9）（図4）：外科医の触診では病変は画像でみえるよりも広範囲であり，周囲への浸潤傾向が強いことを反映すると考えられた．フィブリノイド壊死を伴う血管炎の所見が認められ，血管壁に微小壊死を伴う類上皮細胞肉芽腫形成，好中球，好酸球よりなる微少膿瘍を認め，それに伴い血管腔がほぼ閉塞された部位がみられた．しかし EvG 染色にて弾性線維の断裂は乏しく，内膜肥厚を認めた．また，肺胞腔内，小葉間隔壁，気管支血管周囲結合織，臓側胸膜に，多核巨細胞径 200μm までの非壊死性類上皮細胞肉芽腫形成が認められた．以上の所見より，necrotizing sarcoid granulomatosis（NSG）と考えられた．感染症の除外が重要であるが，外科的肺生検時の肺組織からの培養所見，臨床経過の所見を合わせて，感染症は否定的であった．

経　過：精査中も自覚症状に乏しく，陰影の明らかな悪化傾向を認めないため，無治療にて経過観察を行った．陰影は明らかな改善を認

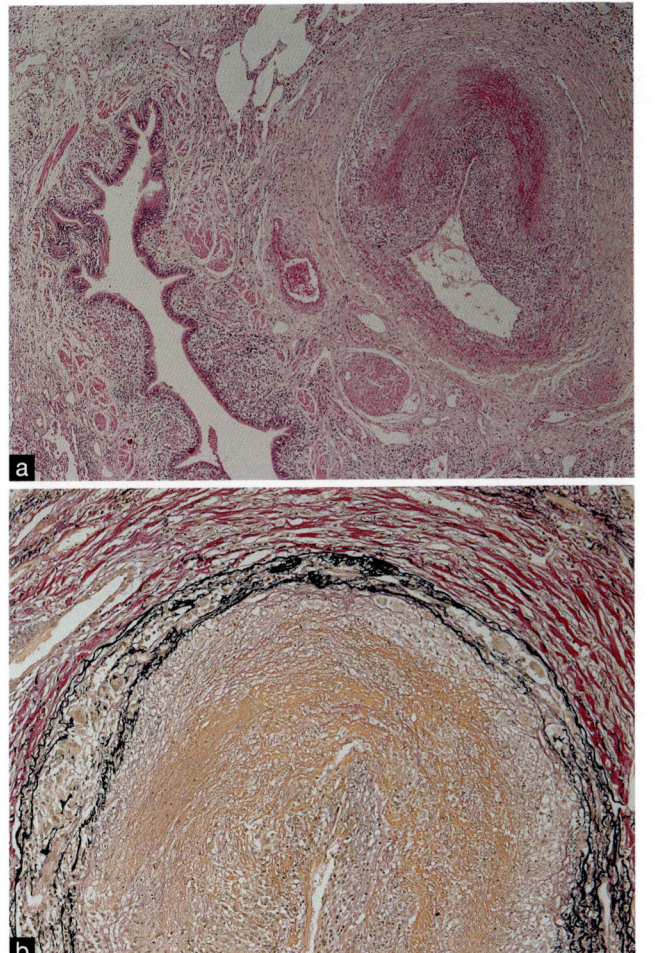

図4　開胸肺生検組織像(右S⁹)
類上皮細胞肉芽腫が導管部細気道の上皮下とこの気道に伴走する肺動脈の壁に形成されている．肺動脈の肉芽腫性病変には壊死を伴っている(a, HE stain, ×4)．肺動脈の肉芽腫性病変は中膜層と内膜層に形成されていた．内膜層の病変には壊死を伴っていた(b, EvG stain, ×8)．

め，わずかに索状陰影を残すのみとなった．CRPも陰性化した．診断から8年の経過で，明らかな再燃を認めていない．

解説

NSGはpulmonary angitis and granulomatosisに包括される一疾患としてLiebowが1973年に提唱した疾患である[1]．女性に多く，広範な年齢で発症するが平均年齢は50歳である．咳嗽，発熱，胸痛，呼吸困難，血痰，体重減少などの症状を示すが，無症状例も25%で認められる．画像的には，多発性，両側性に結節陰影を示すことが多く，空洞形成や壊死を示唆する不均一な造影パターンを呈する(表2)．結節は胸膜直下や気管支血管束に沿った分布を示す．浸潤陰影のみパターンは稀である．肺門リンパ節腫脹や胸水をしばしば伴う．肺外病変は一般的ではないが，眼病変や下垂体機能低下の報告が稀に認められる．抗好中球細胞質抗体陰性で，ACEやリゾチームが高値を示す場合もある．ツベルクリン反応は陰性であるが，BALのCD4/8は低値を示す場合もある．一般に予後は良好とされる[2]．

NSGの組織像の特徴は，通常のサルコイドーシスにみる類上皮細胞肉芽腫と種々の程度の肺実質の壊死，著明な肉芽腫性血管炎とまとめられる．肉芽腫はサルコイドーシスと同様に孤立性ないし融合性で間質の他に肺胞腔内にも多い．肉芽腫内には高頻度に壊死を生じる．壊死

表2 Necrotizing sarcoid granulomatosisの臨床所見, 画像所見の特徴

	Liebow[1]	Saldana[6]	Churg[7]	Koss[8]
症例数	11	30	32	13
男性/女性	1/1	12/18	1/4	3/10
両側性(%)	82	12	72	62
孤立性(%)	18	88	22	15
肺門リンパ節腫脹(%)	9	7	65	8
空洞(%)		3	0	23
再燃(%)	25	11	12	15
死亡(%)	0	0	4[a]	0

文献2)から引用改変. [a] 1例が小細胞癌で死亡した.

表3 Necrotizing sarcoid granulomatosis(NSG)とウェゲナー肉芽腫症(WG)の比較

臨床病理学的特徴	WG	NSG
肺病変	66-85%	100%
肺外病変(部位)	90-100%	10% or less
	耳鼻科領域, 腎, 皮膚, 神経	眼, 神経
ANCA	陽性	陰性
組織所見		
サルコイド肉芽腫	稀	特徴的
血管炎	特徴的	特徴的

文献2)より引用改変

の形態は凝固壊死, ならびにフィブリノイド壊死であり, 時に好中球の浸潤を伴うこともある. 肉芽腫性血管炎は最も特徴的な組織像で, 肉芽腫が血管壁のみならず内腔を充満し, 壁の強い破壊傾向を示し, 血管内の肉芽腫の中心や内膜にフィブリノイド壊死をしばしば認める. 通常のサルコイドーシスでは壊死は外膜や中膜に認められる. 組織学的にはウェゲナー肉芽腫症との鑑別が重要で, その組織学的, 臨床的相違点は表3のようにまとめられる[2].

NSGをサルコイドーシスの一型とする考え方と, NSGをサルコイドーシスとは独立した疾患単位とする考え方があるがコンセンサスには至っていない. サルコイドーシスのリンパ節組織からpropionibacterium acnesが分離され[3], in situ hybridizationによって, そのDNAがリンパ節の肉芽腫に局在する[4]ため, propionibacterium acnesがサルコイドーシスの原因である可能性が指摘されている. 本例の肺病変内の肉芽腫内にもin situ hybridizationによってpropionibacterium acnesのDNAが存在することが示された[5]. したがって, NSGとサルコイドーシスは同一の原因による一連の疾患の可能性がある.

文献

1) Liebow AA: The J. Burns Amberson lecture: pulmonary angitis and granulomatosis. Am Rev Respir Dis 108: 1-18, 1973.

2) Travis WD, Colby TV, Koss MN: Non-neoplastic Disorders of the Lower Respiratory Tract. American Registry of Pathology, Washington 251-254, 2002.

3.) Ishige I, Usui Y, Takemura T, et al: Quantitative PCR of mycobacterial and propionibacterial DNA in lymphnodes of Japanese patients with sarcoidosis. Lancet 354: 120-123, 1999.

4) Yamada T, Eishi Y, Ikeda S, et al: In situ localization of Propionibacterium acnes DNA in lymph nodes from sarcoidosis patients by signal amplification with catalysed reporter deposition. J Pathol 198: 541-547, 2002.

5) Arai T, Inoue Y, Eishi Y, et al: Propionibacterium acnes in granulomas of a patient with necrotizing sarcoid granulomatosis. Thorax 63: 90-91, 2008.

6) Saldana MJ: Necrotizing sarcoid granulomatosis: clinicopathologic observation in 24 patients [Abstract]. Lab Invest 38: 364, 1978.

7) Chrug A, Carrington CB, Gupta R: Necrotizing sarcoid granulomatosis. Chest 76: 406-413, 1979.

8) Koss MN, Hochholzer I, Feigin DS, et al: Necrotizing sarcoid-like granulomatosis: clinical pathologic, and immunopathologic findings. Hum pathol 11S: 510-519, 1980.

症例7 禁煙後も多発性嚢胞性病変の進行を認め，ステロイドが著効した剥離性間質性肺炎（desquamative interstitial pneumonia；DIP）の一例

金子正博
（神戸市立医療センター西市民病院）

症　例：73歳，男性
主　訴：労作時呼吸苦
既往歴：約20年前に十二指腸潰瘍・胆石症にて手術
家族歴：特記事項なし
職業歴：2002年1月まで材木業（冬季は常時，木屑を燃やしていた）
喫煙歴：3年前まで，20本/日×約50年
薬物摂取歴：なし
アレルギー歴：なし
家　屋：木造，30年強
ペット飼育歴：なし
現病歴：平成12年の検診にて初めて胸部異常影を指摘され，他院にて精査（CT，気管支鏡など）の結果，慢性好酸球性肺炎と診断された．禁煙の上無投薬にて経過観察されていたが，禁煙後も肺病変は進行し，毎年11月〜1月になると肺炎の増悪にて入院を繰り返していた．

　肺病変の再評価および今後の加療を目的に，平成15年11月に当院を紹介受診した．精査のため同年12月入院となった．

　咳・痰なし，発熱なし，食欲良好，体重減少なし，関節痛なし，皮疹なし．
現　症：身長156 cm，体重52.6 kg，体温36.5度，脈拍88/分（整），呼吸数16/分（整），血圧110/70，S_PO_2（room air）96%，意識清明，表在リンパ節触知せず，ばち指なし，関節腫脹なし，前頸骨浮腫なし，胸部聴診で正常肺胞呼吸音を聴取・副雑音なし，他特記所見認めず．

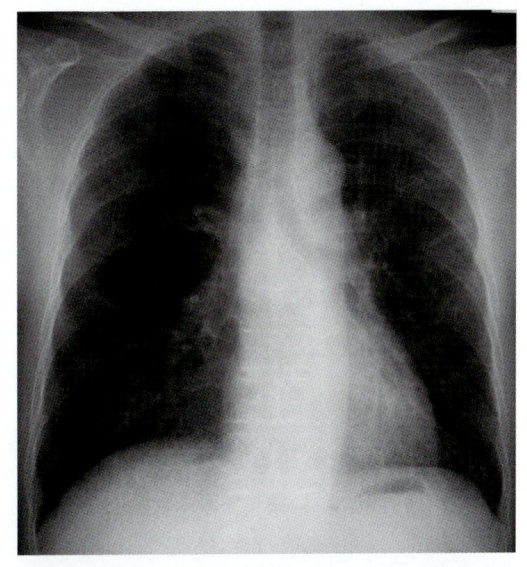

図1　胸部X線
胸膜下から小葉内にびまん性に線維化肥厚した肺胞壁を認める．小葉中心部では小葉中心性肺気腫を認める．

胸部X線所見（図1）：右下肺野および左全肺野に，網状影・すりガラス陰影を認める．
胸部HRCT所見（図2）：左上葉および両下葉に，すりガラス陰影と嚢胞状陰影を認める．
検査所見：WBC 11,100/μL（Stab 3%，Seg 58%，Ly 28%，Mo 7%，Eo 4%），Hb 14.6 g/dL，Plt 32.7×10^4/μL，CRP 0.2 mg/dL，Na 141 mEq/L，K 5.0 mEq/L，Cl 103 mEq/L，BUN 16 mg/dL，Cre 0.85 mg/dL，T-Bil 0.8 mg/dL，ALP 436 IU/L，γGTP 47 IU/L，AST 48 IU/L，ALT 26 IU/L，LDH 268 IU/L，CPK 62 IU/L，KL-6 1,440U/mL，SP-D

125 ng/mL，リウマチ因子 640 倍，抗核抗体 40 倍，抗 SS-A 抗体 陰性，抗 SS-B 抗体 陰性，PR3-ANCA 10 未満 EU，MPO-ANCA 10 未満 EU，その他の各種自己抗体 陰性．

尿所見：pH 6.0，糖(-)，蛋白(-)，潜血(-)，ケトン体(-)，ビリルビン(-)，ウロビリノゲン normal，比重 1.019．

喀　痰：出ず

動脈血ガス所見（室内気・臥位）：pH 7.409，$PaCO_2$ 39.8 Torr　PaO_2 75.4 Torr　HCO_3^- 24.6 mmol/L

肺機能所見：VC 2.44 L（81.0%），$FEV_{1.0}$% 80.7%，$FEV_{1.0}$ 1.96 L（80.0%），DLco 5.12 mL/M/mmHg（DLco 39.1%），DLco/VA 1.711 mL/M/mmHg/L（DLco/VA 40.8%）．

BALF 所見：左 B^4 にて施行．回収率 60/150 mL＝50.0%，総細胞数 8.00×10^5/mL（Mφ 32%，Ly 5%，Ne 42%，Eo 21%），CD4/8 1.47，細胞診 Class II，一般細菌・抗酸菌培養 陰性．

経気管支肺生検所見：左 B^8 にて施行．気道周囲および血管周囲の間質の線維化および軽度の単核炎症細胞を認める．好酸球浸潤はほとんど認めない．

入院後経過：検査結果より，前医診断の慢性好酸球性肺炎は否定的であった．毎冬季に肺病変が増悪していたとのエピソードから，職場での木屑を燃やした煙への曝露の影響も考えられた．確定診断のため胸腔鏡下肺生検を施行した．

胸腔鏡下肺生検所見（図3，4）：左 S^{1+2} および S^8 より検体採取．線維化病変にて肥厚した肺胞壁が，胸膜下から小葉内まで，びまん性にみられ，増生した2型肺胞上皮細胞で被覆されている．肺胞腔内には好酸性細胞質をもつマクロファージが増生しており，DIP と診断

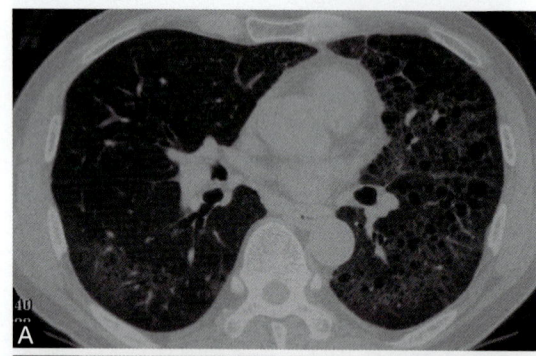

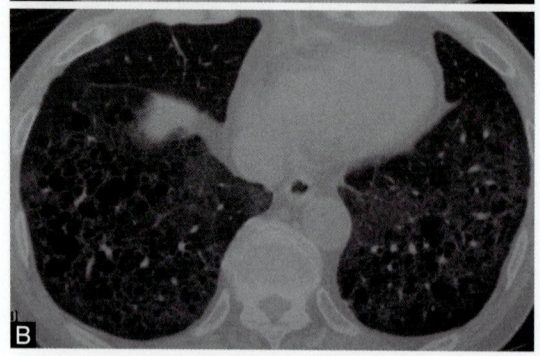

図2　胸部HRCT
A：右下肺野，左全肺野に網状影，すりガラス陰影を認める．
B：すりガラス陰影と囊胞状陰影を認める．

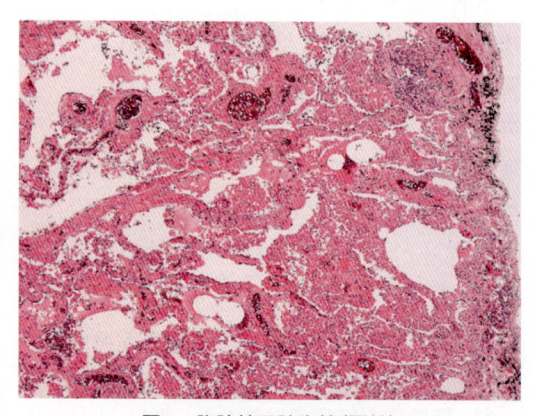

図3　胸腔鏡下肺生検（弱拡）

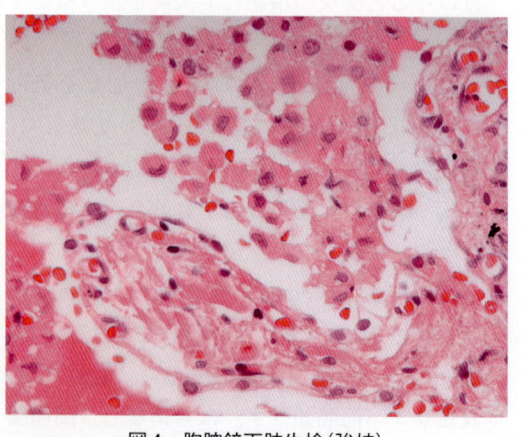

図4　胸腔鏡下肺生検（強拡）
肺胞腔内には好酸性細胞質をもつマクロファージが増生している．

した．小葉中心部では小葉中心性肺気腫を認める．弾性線維染色では，既存の肺胞壁の弾性線維の融解傾向を認める．

診　断：#1.Desquamative interstitial pneumonia (DIP)
#2. Centrilobular emphysema

胸腔鏡下肺生検後経過：禁煙後も肺病変が進行していることで，職業性の煙曝露の影響も考えられたが，廃業後も肺病変の改善を認めないことから，2003年1月よりDIPに対して副腎皮質ステロイドの投与を開始した（PSL 30 mg/日）．PSL開始後，徐々にすりガラス陰影は消退，囊胞状陰影は目立たなくなり，肺拡散能の改善をみた．PSL 30 mg/日を4週間投与した後漸減したが，再燃なく経過し，42週間でPSLの投与を終了した．終了後も2011年10月現在まで，再燃無く経過している．

解　説

DIPは喫煙との関連を指摘されている，比較的稀な間質性肺疾患である．画像所見では，肺の中・外層のすりガラス陰影を認め，蜂巣肺はきたさず，病理所見では，末梢気腔内へのマクロファージの集積，肺胞隔壁の線維化肥厚を特徴とし，scarrling fibrosisやfibroblastic focusは目立たないとされる[1]．予後は良好で，多くは禁煙あるいは副腎皮質ステロイドにより改善し，10年生存率は約70％である[1]．

本症例では，禁煙後も肺病変が進行していたこと，また冬季に増悪していたことから，職業性の煙曝露の影響による可能性も考えた．しかし，煙曝露回避後も肺病変の改善を認めていないことから，副腎皮質ステロイドを開始したところ，すりガラス陰影と囊胞状陰影の消退を認めるなど著効した．

本症例では病理上，DIPに典型的な像に加え，小葉中心性肺気腫と肺胞構造の破壊を認めた．DIPでは，小囊胞像を認めるとの報告があるが，喫煙者に多いことから囊胞像は小葉中心性肺気腫と考えられる．しかし，非喫煙者にもみられるとの報告や，本症例と同様治療により消退したとの報告[2]もあり，囊胞像は可逆性の細気管支拡張であるとの意見もある．また，囊胞状陰影が改善する機序としては，小葉中心性肺気腫が周囲の病変により牽引されて拡張していた可能性も考えられる．

文　献

1) Travis WD, King Jr TE：American Thoracic Society/ European Respiratory Society International Multidisciplinary Consensus Classification of the Idiopathic Interstitial Pneumonias. Am J Respir Crit Care Med 165:277-304, 2002.

2) Akira M, et al：Serial computed tomographic evaluation in desquamative interstitial pneumonia. Thorax 52: 333-337, 1997.

症例8 シェーグレン症候群に合併し，肉芽腫を示した間質性肺炎の一例

橋本成修・寺田邦彦・田口善夫
(公益財団法人天理よろづ相談所病院)

症　例：68歳，女性
主　訴：発熱，黄色痰，呼吸困難
既往歴・併存症：高血圧（40歳より，アムロジピン内服中），十二指腸潰瘍（40歳），肺炎球菌性肺炎（67歳）
家族歴：特記事項なし
喫煙歴：10本/日×30年（67歳まで）
職　歴：主婦（粉じん曝露歴なし）
現病歴：1999年頃から口腔内乾燥，レイノー症状あり，2002年3月25日から38℃の発熱，黄色痰を自覚，徐々に呼吸困難が出現してきたので，29日当院救急外来へ，細菌性肺炎との診断でLVFXを投与するも改善得られず4月3日緊急入院となった．
現　症：身長154.6cm，体重56kg，体温38.0℃，血圧120/65 mmHg，SpO₂ 96%（室内気），眼結膜貧血なし．心音純，肺音 両下肺にcoarse crackle聴取．両下腿浮腫あり．両手指に表皮剥離あり．その他明らかな異常所見を認めず．
画像所見：2001年9月5日（入院7ヵ月前）胸部単純X線写真（以下胸部XP）では，両側肺尖にapical cap様の所見を認める程度で，肺野に異常所見認めず，CTRも正常であった．2002年3月29日当院救急外来受診時の胸部XPでは両側肺底部に淡い粒状影，すりガラス(様)陰影が出現したが，肺容量に変化なく，両側CPアングルは両側シャープであった．しかし，入院時4月3日の胸部XPでは両側下肺野の陰影は濃厚となり，特に右側で濃い濃度上昇域が認められCPアングルが不明瞭化，左側中下肺野のすりガラス(様)陰影にも濃度上昇を認めた．

胸部CTでは2002年4月3日入院同日，肺野条件で，①右下肺野胸膜側に非区域性に拡がる浸潤影，②両側上肺野優位の小葉中心性のすりガラス(様)陰影，粒状影，小葉間・小葉内隔壁の若干の肥厚，縦隔条件で③葉間胸水を含む両側胸水と軽度の心嚢水あるいは心膜肥厚，④軽度のリンパ節腫大（#7 20 mm×15 mm）を認めた．

胸部画像所見の経過では，外科的肺生検（以

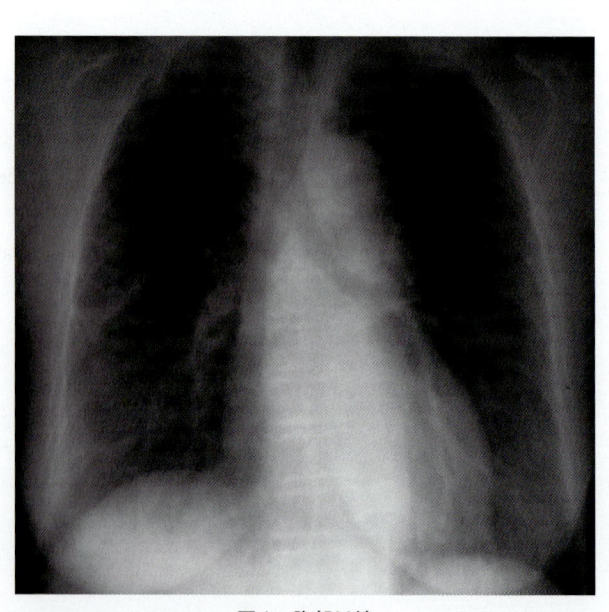

図1　胸部X線
両側上肺野に微細粒状影，右下肺野に淡い浸潤影を認める．

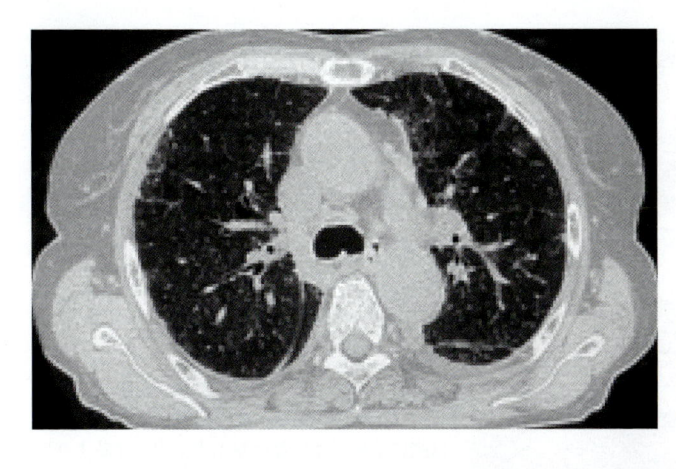

図2　胸部CT
両側上肺野優位の小葉中心性のすりガラス（様）陰影，粒状影，小葉間・小葉内隔壁の若干の肥厚を認める．

下SLB）前4月17日の胸部XP（図1）で浸潤影・すりガラス（様）陰影とも淡くなっていたが，両側上肺野に微細粒状影が気管支肺動脈束に沿って残存，一方下肺野の浸潤影は治療に反応して改善を認めた．4月15日の胸部CT（図2）では，上記と同様の変化を認めた一方で，上肺野にモザイク状すりガラス（様）陰影が新たに出現していた．

入院時4月3日に撮像されたガリウムシンチグラフィでは両肺野びまん性に著明なuptakeと腰椎にもuptakeを認めた．

血液検査所見：Hb 9.9 g/dL，HT 34.9%，MCV 83，Plt $27.4 \times 10^4/\mu L$，WBC 9,600/μL，CRP 11.6 mg/dL，BUN 10.3 mg/dL，Cr 0.6 mg/dL，TP 6.3 g/dL，Alb 2.1 g/dL，Glb 4.2 g/dL，RF 52.1 IU/mL，ANA 10,240倍，抗ENA抗体(+)：Sm 33 U/mL，SS-A 180 U/mLと陽性，IgG 2548 mg/dL，IgA 513 mg/dL，IgM 168 mg/dL，KL-6 400 U/mL，CEA 2.2 ng/mL PR3-ANCA <10 EU，MPO-ANCA <10 EU，抗β2GPI抗体，HTLV1抗体陰性，ACE 19.2 IU/mL，sIL-2R 3535 U/mlL

尿検査所見：蛋白(1+)，糖(-)，潜血(-)，RBC 0-1/HPF，WBC 0-1/HPF，硝子円柱散見するのみ

気管支鏡検査（4/8）：BALF：右B_5，回収率54/150，細胞数4×10^5/mL，分類：好中球12%，リンパ球23%，組織球64%，CD4/8=2.0，一般・抗酸菌培養，細胞診陰性

TBLB：右B_3，B_5，気腔内器質化病変あり

肺機能検査（4/16）：VC 1.88 L，%VC 79.7%，$FEV_{1.0}$ 1.49 L，%$FEV_{1.0}$ 80.9%，$FEV_{1.0}$/FVC 79.3% ABGA (nasal prong 2 L/m) pH 7.434，pCO_2 38.0 Torr，pO_2 97.4 Torr，HCO_3 25.4 mEq/L

[その他]

口唇生検：小葉，導管内にリンパ球浸潤あり．シルマーテスト・ローズベンガルテストとも陽性．ぶどう膜炎は認めず．

骨髄穿刺：異型細胞認めず

入院後経過：LVFX中止，PAPM/BPと利尿剤投与を行い喀痰，浮腫と炎症所見は改善したが，発熱，低酸素血症と胸部画像所見が改善せず，聴診所見もcoarseからfine crackleに変化した．感染症に併存・続発する炎症性肺疾患の原因精査のため4月19日にVATS肺生検を実施した．

外科的肺生検病理組織所見（図3）：外科的生検は，右上葉（S^2），下葉（S^9），および縦隔リンパ節（#7）より施行された．リンパ節では構造は保たれているものの，sinusに形質細胞が多く，sinus辺縁に小さな肉芽腫を認めるが喫煙者として生理的な反応で生じうるlevelであった．形質細胞のκ，λの比率に異常は認めず．肺は，上葉に比して下葉で変化が強かった．上葉では気管支血管束に病変が拡がっているが肺胞壁の変化はごく軽度であった．下葉では軽度既存構造の破壊を伴い，

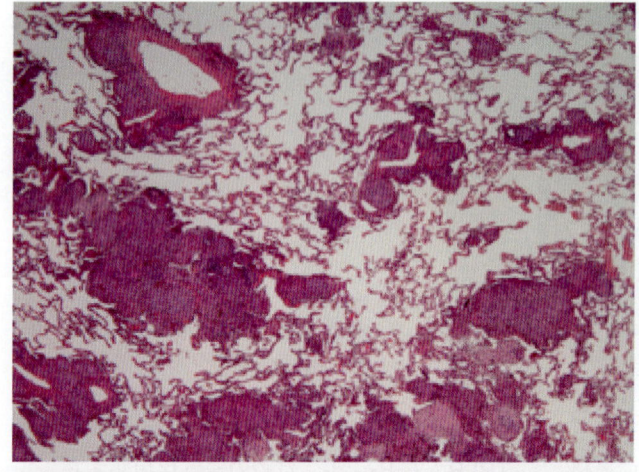

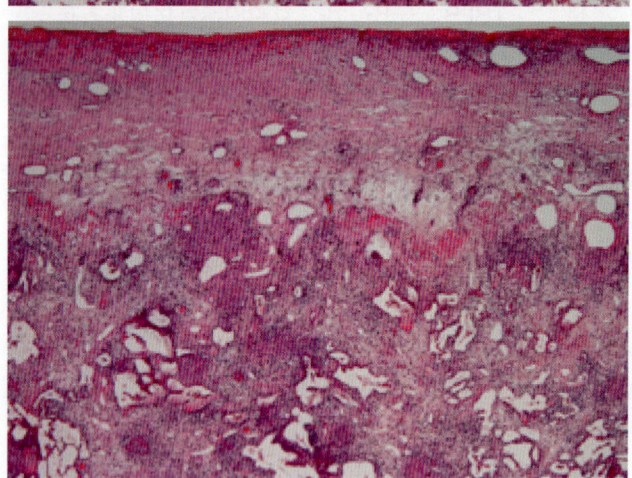

図3-① 右S² (HE染色)
病変は主に気腔内に器質化病変を伴って存在し，気管支血管束など広義間質に拡がる．病変は主に壊死を伴わない類上皮細胞肉芽腫より形成されている．

図3-② 右S⁹ (HE染色)
病変は，上葉(①)と比して強い．時相の揃った比較的疎なびまん性の線維化巣で，胸膜肥厚を伴い，蜂巣肺形成はない．真菌・抗酸菌認めず，リンパ球の小集簇は確認できるがPCRでmonoclonalityはなし．

時相の揃った比較的疎なびまん性の線維化巣で，蜂巣肺形成は認めず．下葉では胸膜肥厚が著明であった．病変は主に壊死を伴わないしっかりとした類上皮細胞肉芽腫より形成されていた．病変は主に気腔内に器質化病変を伴って存在し，上葉では一部血管壁に，下葉では静脈，気道周囲，小葉間隔壁，胸膜にも認められた．なお，真菌・抗酸菌は認めず，病変内にリンパ球集簇が目立つもののPCRでmonoclonalityは明らかではなかった．

以上より悪性リンパ腫，真菌，抗酸菌症など肉芽腫形成性感染症は否定的，過敏性肺炎，サルコイドーシス，および膠原病関連間質性肺炎が鑑別にあがった．過敏性肺炎としては胸膜に肉芽腫が存在する点，通常幼弱な肉芽腫が認められることが多いなかで本例ではしっかりとした肉芽腫を認める点が，サルコイドーシスとしてはリンパ節の所見が少ない点から，一元的には膠原病関連間質性肺炎が考えやすい．しかし肉芽腫病変が多く認められることより既存のシェーグレン症候群に伴うfibrosing NSIPに，サルコイドーシスとしての病変が合併した可能性もあるが，結論には至らず．

診断後の経過：口唇，肺，リンパ節生検の結果より，シェーグレン症候群に伴う膠原病関連間質性肺炎およびサルコイド反応あるいはサルコイドーシスの合併の可能性が高いと判断し，2002年4月30日よりステロイドパルス療法，プレドニン20 mg/日の後療法を行い画像，症状ともに軽快，ゆっくりとプレドニン5 mg/日まで減量し治療継続中である．

症例9 カレー粉への過敏性の関与が考えられたNSIPの一例

新井 徹
（国立病院機構近畿中央胸部疾患センター）

症　例：50歳，男性
主　訴：咳嗽，喀痰，労作時呼吸困難
既往歴：30歳時に十二指腸潰瘍にて手術
生活歴：常用薬，健康食品使用歴なし
家族歴：父親；糖尿病
職業歴：カレー工場（カレー粉とコショウを巨大な釜に入れる仕事）15年間勤務．マスクせず．
喫煙歴：Current smoker，20本/日×30年
現病歴：咳嗽，喀痰，労作時呼吸困難が出現し，1ヵ月後に近医を受診し，感冒薬，鎮咳剤で改善しないために当院紹介．胸部X線所見異常を認め，入院となった．症状は仕事の有無変化を認めなかった．

現　症：身長165 cm，体重46.6 kg，胸部聴診；fine crackles，表在リンパ節腫脹なし．下腿浮腫なし，ばち指なし，皮膚異常所見なし
胸部X線所見（初診時）（図1）：全肺野にふわふわした多発性斑状陰影（multiple fluffy shadows）を認めた．
胸部HRCT所見（初診時）（図2）：びまん性に気道周囲中心の陰影を認めた．小葉中心性陰影というよりも，少し中枢側の気道周囲の病変で，一部に牽引性気管支拡張を伴っていた．また，末梢気道周辺にも陰影を認めた．
肺機能所見：VC 2,790 mL（76.5％），1秒率85.6％，TLC 2,910 mL（45.7％），％DLco 32.5％，
血液ガス所見：pH 7.397，$PaCO_2$ 42.0 Torr，

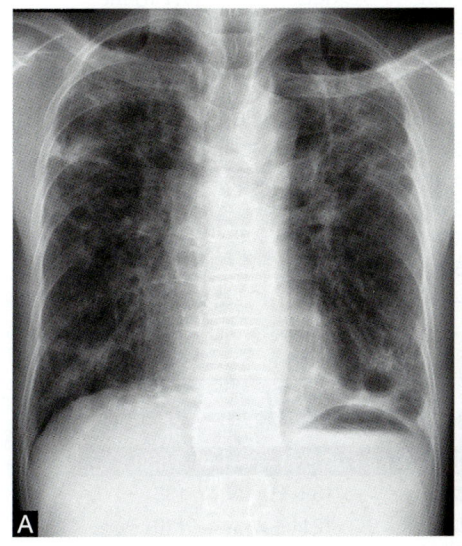

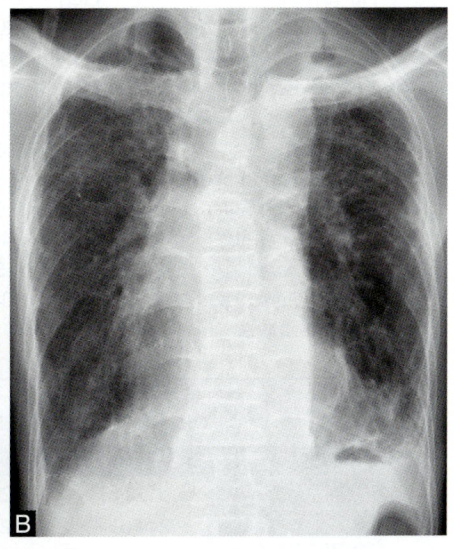

図1　胸部X線像
（A：診断時，B：1年後）

PaO₂ 79.5 Torr, SaO₂ 95.5%

検査所見：入院時検査所見では軽度の貧血（Hb 13.1 g/dL）を認めるほか，白血球 8,100/μL で分画異常なく，LDH 182 IU/L と上昇せず，肝機能，腎機能にも異常所見は認められなかったが，CRP 0.76 mg/dL，KL-6 5,570U/mL，SP-D 2,410 ng/mL，と上昇していた（**表1**）．

職業よりカレーに対する過敏反応も疑われたため，患者末梢血リンパ球を用いて DLST が行われた（**表2**）．アレルギー疾患，喘息気質のない健常な3人の医師を対照とした．末梢血ではカレーパウダー，ブラックペッパー，ホワイトペッパーすべてに対して陽性を示した．これに対して健常者3人では，すべて陰性であった．また，患者

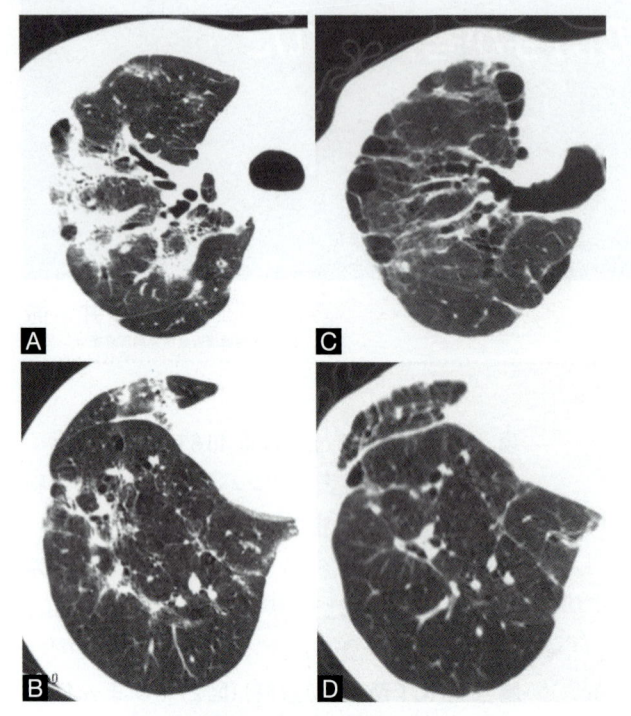

図2　胸部高分解能CT
（A, B：診断時，C, D：1年後）

表1　入院時検査所見

<Hematology>	<Biochemistry>		<Serology>	
WBC 8100/μL	TP	6.1 mg/dL	CEA	8.6 ng/mL
Neu 51.4%, Ly 35.2%	ALB	3.5 mg/dL	CYFRA	5.1 ng/mL
Eo 4.2%, Mo 8.7%	T.Bil	0.86 mg/dL	IgG	1743 mg/dL
Ba 0.5%	ALP	209 IU/L	IgA	317 mg/dL
RBC 390×10⁴/μL	γGTP	34 IU/L	IgM	41 mg/dL
Hb 13.1g/dl	GOT	33 IU/L	IgE	1017 IU/mL
Hct 39.6%	GPT	18 IU/L	RAPA	(−)
Plt 19.3×10⁴/μL	γGTP	26 IU/L	RF	1 U/mL
ESR 16 mm/hr	LDH	182 IU/L	ANA	(−)
	CPK	32 IU/L	MPO-ANCA	(−)
<Infection>	UA	6.3 mg/dL	PR3-ANCA	(−)
β-D-glucan<5 pg/mL	UN	9.5 mg/dL	その他自己抗体陰性	
Crptococcus Ag(−)	Crtn	0.5 mg/dL		
Mycoplasma Ab(−)	Na	140 mEq/L	KL-6	5,570 U/mL
C. pneumonia IgA	K	4.5 mEq/L	SP-D	2,410 ng/mL
C. pneumonia IgG	Cl	104 mEq/L	ACE	15.7 U/mL
pair 血清陰性			sIL-2R	1,530 U/mL
			CRP	0.76 mg/dL

表2　カレーの成分に対するリンパ球刺激試験

	患者 S.I. (%)	対照1 S.I. (%)	対照2 S.I. (%)	対照3 S.I. (%)
カレーパウダー	311 (+)	122 (−)	133 (−)	135 (−)
ブラックペッパー	244 (+)	122 (−)	121 (−)	130 (−)
ホワイトペッパー	2459 (+)	123 (−)	124 (−)	137 (−)

（陽性：S.I. 180%以上）

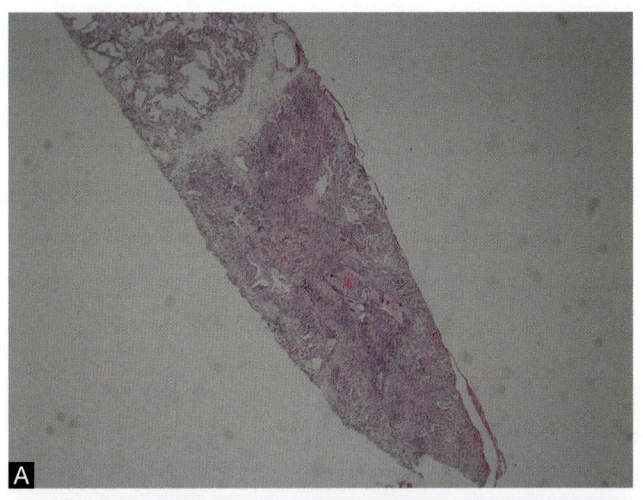

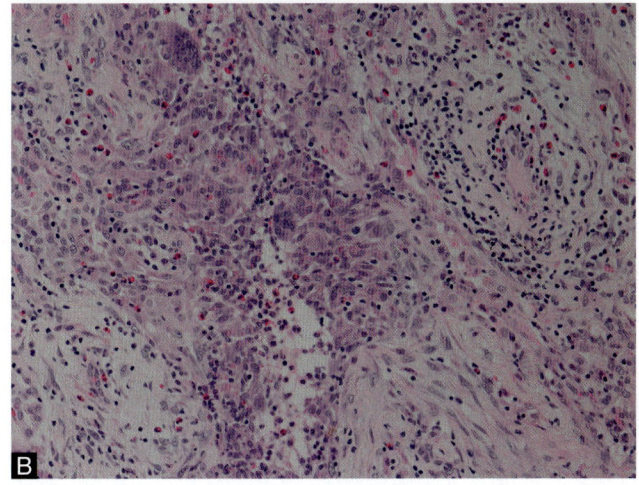

図3 VATS組織像(右S⁸)
肺病変はびまん性で，肺胞壁は比較的疎な線維化病変とリンパ球系細胞浸潤で肥厚し，基本病変はNSIPと考えられた(A：HE, ×2)．同幹部細気道は上皮細胞層が多核巨細胞を含む再生性細胞で置換され，リンパ球系細胞浸潤と好酸球の浸潤を伴い，高度の内腔狭窄を示した(B：HE, ×20)

の胸水リンパ球を用いたDLSTでも，カレーパウダーに対して陽性を示した（data not shown）．

喀痰検査：細菌検査：常在菌のみ，抗酸菌：塗抹，培養陰性

BALF所見（左B⁴）：回収：70 mL/150 mL，総細胞数 4.1 × 10⁵/mL，分画 Mph 23.8%, Ly 70.4%, Neu 0.2%, Eo 2.6%, CD4/8 0.94

経気管支肺生検所見（右B⁸a, B²b）：幼弱な線維化病巣あり，肉芽組織が肺胞管を中心とした気腔内に認められ，肺胞内にもポリープ状に気腔内に突出する幼弱な線維化病巣がみられた．リンパ球の浸潤もみられるが多くはなかった．

胸腔鏡下肺生検所見（右S³, S⁸）：本例における基本的な病変は, cellular and fibrosing patternのNSIPであった（**図3A**）．呼吸細気管支や肺胞管にはポリープ様の肉芽組織形成を認めた．肺胞管を癒合する線維化病変を認めることから, organizing pneumonia patternでは説明できないと考えられた．小葉中心部においては，一部の呼吸細気管支に好酸球と多核巨細胞の浸潤を伴って扁平上皮化生が認められた（**図3B**）．また，背景には気腫性の変化と肺胞マクロファージが集簇する変化が認められた．

左気胸時の手術組織標本では，リンパ球浸潤を伴った臓側胸膜の炎症所見を認めた．

鑑別診断

1. カレー粉，コショウの吸入曝露による間質

性肺炎
2. カレー,コショウの経口摂取による間質性肺炎
3. カレー,コショウに付着する細菌などによる疾患（Byssinosis類似の疾患や過敏性肺炎など）
4. 肺病変先行型の膠原病

経　過：職業歴，リンパ球刺激試験の結果から，カレー粉の吸入が原因として考えられたため，カレー製造工場からの隔離，カレー・その他の香辛料・刺激物の摂取制限で経過をみたが，VATSの1ヵ月後に右気胸を発生し，線維化に伴う病状の進行と考えられた．気胸の改善を待ってステロイド投与を開始したが，さらに左気胸も発症し，左開胸ブラ切除術が行われた．ステロイドは漸減中止し，カレー製造工場からの隔離のみで経過観察を行った．肺野の浸潤陰影は明らかに改善を示したが，囊胞性変化，胸膜肥厚は進行し，VATS約1年後にII型呼吸不全にて死亡．

解　説

本例においては，患者が取り扱っていたカレー粉，コショウに対してリンパ球刺激試験が陽性を示したことから（**表2**），本例は患者が取り扱っていたカレーが原因である可能性が考えられた[1]．また，カレー製造工場からの隔離，カレーと香辛料の摂取制限により肺野陰影の改善を得たことも，これに矛盾しない．ただし，本例の病変分布が吸入曝露による疾患として矛盾しないかが問題となった．

本例においては，胸膜病変はカレーの吸入曝露では説明しがたく，カレーの経口摂取による曝露が重要であるとも考えられる．しかし，慢性過敏性肺炎において胸膜肥厚をきたす症例を認めること[2]，珪肺において胸膜内に珪肺結節を認めることから[3]，カレーの吸入曝露であってもリンパを介するカレー粉，またはカレーを貪食したマクロファージの移動などにより，小葉中心部以外にも病変が生ずる可能性も否定はできない．サトウキビに繁殖した放線菌による過敏性肺炎であるサトウキビ肺（bagassosis）においても，胸膜の線維化が発生することが報告されており[4,5]，胸膜病変の存在により過敏性肺炎など経気道的吸入が関与する可能性を否定することはできない．

カレーが直接関与しない場合として，カレーやコショウに付着する細菌，真菌が関与して，bagassosisのように過敏性肺炎を発生したり[5]，byssinosisのように一種の気管支炎を発生したりする可能性が考えられる[6]．Byssinosisとは綿花栽培業者に発生するもので，綿花に付着する細菌由来のエンドトキシン吸入により，咳，呼吸困難，胸部不快，喘鳴などが発症すると考えられている．勤務を開始する週の始めに症状が最も強く，週末には改善することが特徴である[6]．最終的には，気道狭窄を生ずるとされる．本例に関しても，職業は異なるが類似の病態を生ずる可能性は否定できない．しかし，症状の変化はbyssinosisに一致していない．病変分布が多彩であることから，肺病変先行型の膠原病も否定はできないが，自己抗体陰性，皮膚所見や関節痛などを認めないことから，現時点では否定的と考えられた．

本例において，亜急性に生じた肺野の浸潤陰影はカレー曝露の回避等で明らかに改善したが，肺野末梢を中心とした囊胞性変化は悪化し，CO_2ナルコーシスを生じて死亡するに至った．慢性過敏性肺炎においては囊胞性変化をしばしば伴い，病状の悪化に伴って囊胞の増大を認めること，抗原回避を行っても病状の悪化が継続することが報告されており[7,8]，本例は吸入物質が関与して生じた間質性肺炎として矛盾しない経過と考えられた．ただ，スパイスは全世界で多数の人間が使用しているにも関わらず，その吸入に関連した間質性肺炎の報告はわずかである[9]．したがって，カレー粉そのものが関与したと結論づけるには今後の症例の蓄積が必要と考えられた．

文　献

1) Ando S, Arai T, Inoue Y, et al: NSIP in a curry sauce factory worker. Thorax 61: 1012-1013, 2006.
2) Travis WD, Colby TV, Koss MN : Non-neoplastic Disorders of the Lower Respiratory Tract. American Registry of Pathology, Washington: 115-123, 2002.
3) Arakawa H, Honma K, Saito Y, et al: Pleural disease in silicosis: pleural thickening, effusion and invagination. Radiology 236: 685-693, 2005.
4) Buechner HA. Bagassosis: a true pneumoconiosis. Ind Med Surg 31: 311-314, 1962.
5) Fraser RS, Colman N, Muller NL, et al: Immunologic lung disease. In Synopsis of diseases of the chest, 3rd ed. Philadelphia: Elsevier Saunders 505-511, 2005.
6) Cooper JAD, Jr. Occupational asthma, byssinosis, and industrial bronchitis. In: Fishman AP, Elias JA, Fishman JA, et al: ed. Fishman's pulmonary diseases and disorders. 4th ed. New York. Mc Grow Hill: 981-991, 2007.
7) 倉島一喜, 高柳　昇, 前野有理, 他：進行性の気腫性嚢胞を合併し, 気胸を繰り返した慢性鳩飼病の1例. 日呼吸会誌 41：416-420, 2003.
8) 山口修二, 藤内　智, 秋葉裕二, 他：両側気胸と縦隔気腫を合併した農夫肺の1例. 日胸疾会誌 35：650-655, 1997.
9) Alleman T, Darcey DJ. Case report: Bronchiolitis obleterans organizing pneumonia in a spice process technician. J Occup Envirin Med 44: 215-216, 2002.

症例10 屋根職人に発症した好酸球性肺炎

大野聖子
(京都第一赤十字病院)

症　例：61歳，男性
主　訴：発熱
既往歴：10歳時に急性腎炎
生活歴：タバコ80本/日×39年（2001年12月1日より禁煙），住居は木造築35年
家族歴：父；腎不全，母；脳梗塞
職業歴：屋根（日本瓦）職人（鳩，ツバメ，コウモリの巣を片づけることがある）
現病歴：2001年11月26日頃より鼻汁出現．バファリン内服するも微熱が続いた．12月5日に近医受診．胸部X線にて左肺野に浸潤影を認めたためCFPN-PI内服開始．左肺野は改善したが右に新たな浸潤影が出現したため17日よりCAMに変更した．21日より38℃台の発熱となり25日の胸部X線にて右下肺野の浸潤影が増悪したため，12月26日当院紹介，即日入院となる．
理学所見：身長166.5 cm，体重53.8 kg，意識清明，体温37.4℃，血圧138/70，脈拍70/分（整），心音清，両下肺背側部にcoarse crackles聴取，腹部平坦軟，ばち指なし，表在リンパ節触知せず，関節腫脹なし，皮疹，浮腫なし
検査所見：（12月26日）WBC 8,500/μL（Neut：60.4%，Lym：16.1%，Mono 8.3%，Eos 23.7%，Baso 0.3%），RBC 466×10^6/μL，Hb 13.8 g/dL，Ht 41.3%，Plt 348×10^3/μL，LDH 347 IU/L（150〜450 IU/L），ALP 276 IU/L，AST 23 IU/dL，ALT 28 IU/dL，γ-GTP 43 IU/L，Ch-E 61 IU/L，T-Bil 0.5 mg/dL，T-cho 166 mg/mL，BUN 10 mg/dL，Cre 0.65 mg/dL，UA 3.3 mg/dL，CRP 10.6 mg/dL，KL-6 232 U/mL，β-D-グルカン 6.1 pg/mL，ACE 6.1 IU/L，IgG 1216 mg/dL，IgA 357 mg/dL，IgM 68 mg/dL，IgE 220 IU/mL，RAPA（−），ANA（−），CH50 43.4 U/mL，マイコプラズマ抗体40未満，寒冷凝集素32倍，IC（C1Q）1.5 μg/mL以下
尿／便検査所見：尿潜血（+/−），尿蛋白（+），糖（−），沈渣異常なし，便虫卵（−）
血液ガス分析：（12月26日）pH 7.468，PaCO$_2$ 31.7 Torr，PaO$_2$ 69.9 Torr，BE 0.2 mmol/L
BAL所見：（12月27日）rtB8，回収率45/150 mL，細胞数6.0×10^5/mL（Lym 70%，Eos 14%，Mφ 11%，Neut 5%），CD4/CD8 2.04，抗酸菌培養陰性，一般細菌常在菌のみ
心電図：within normal limits
臨床経過：12月27日BAL後PSL（30 mg）内服開始．症状，胸部X線の浸潤影共に改善した．以後PSL漸減し4月23日には中止した．3月20日より仕事を再開．2002年5月28日の胸部X線上に新たに右中肺野および左下肺野に浸潤影が出現しており，精査加療のため再入院．6月12日に胸腔鏡下肺生検を施行した．

[2回目入院時]
理学所見：体温36.3℃，心音清，両下肺側胸部にfine crackles聴取，ばち指なし
検査所見：（5月28日）WBC 6,450/μL（Neut

61.5%, Lym 25.4%, Mono 5.1%, Eos 5.0% Baso 0.5%, Leu 2.4%), RBC $43.6\times10^4/\mu L$, Hb 13.4 g/dL, Plt $26.3\times10^4/\mu L$, 赤沈 13 mm/1hr, TP 6.4 g/dL, Alb 4.2 g/dL, AST 20 IU/mL, ALT 15 IU/mL, LDH 209 IU/L(106〜211 IU/L), ALP 203 IU/L, γ-GTP 27 IU/L, T-Bil 0.9 mg/dL, T-cho 168 mg/mL, BUN 11 mg/dL, Cre 0.76 mg/dL, UA 5.1 mg/dL, Ca 9.1 mmol/L, Na 145 mmol/L, K 4.0 mmol/L, Cl 109 mmol/L, CRP 1.4 mg/dL, KL-6 155U/mL, RAPA(-), ANA(-), CH50 38.7 U/mL, ACE 9.0 IU/L, リゾチーム 9.8 μg/mL, IgE 120 IU/mL, MPO-ANCA<10EU, PR3-ANCA <10EU, トリコスポロン抗体<8倍, HTLV-1<16倍

血液ガス分析：(6月10日) pH 7.421, PaCO$_2$ 34.8 Torr, PaO$_2$ 81.3 Torr, BE-1.1 mmol/L

呼吸機能：(6月7日) VC 3.01L(86.1%), FEV$_{1.0}$ 2.52L (84.8%), FEV$_{1.0}$/FVC 79.5%, DLco 11.64 mL/min/mmHg (67.2%), %DLco/VA 3.17 mL/min/mmHg/L (67.4%), RV/TLC 32.6%, TLC 4.46 L (70.4%)

BAL所見：(6月7日) rtB[5], 回収率 85/150 mL

細胞数 6.0×10^5/mL (Lym 56%, Eos 32%, Mϕ 12%), CD4/CD8 2.21, 細胞診 class II, 抗酸菌(-), 一般細菌(-)

胸部X線，CT：初回入院時（2001年12月26日の胸部X線では，右下葉と左中肺野胸膜側に浸潤影を認めた．胸部CTでは舌区に浸潤影を認め，気管支透亮像が細気管支レベルま

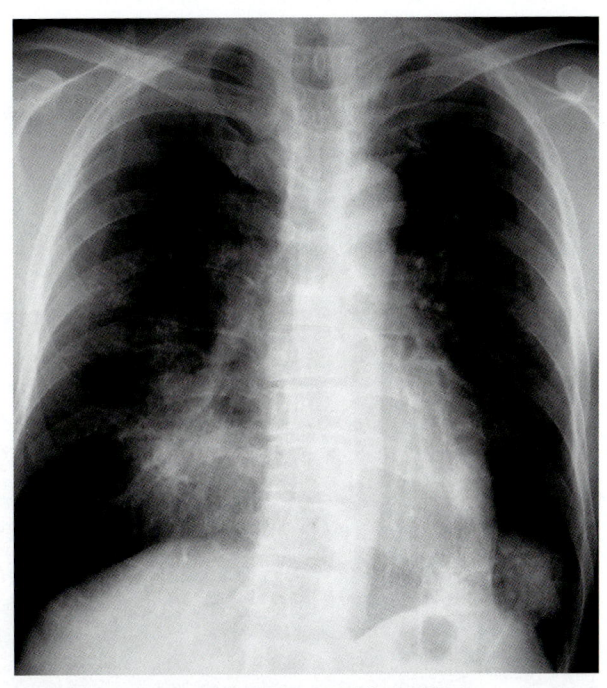

図1 胸部X線 2002年6月5日
右下葉縦隔側および左下肺野に新しく陰影が出現していた．

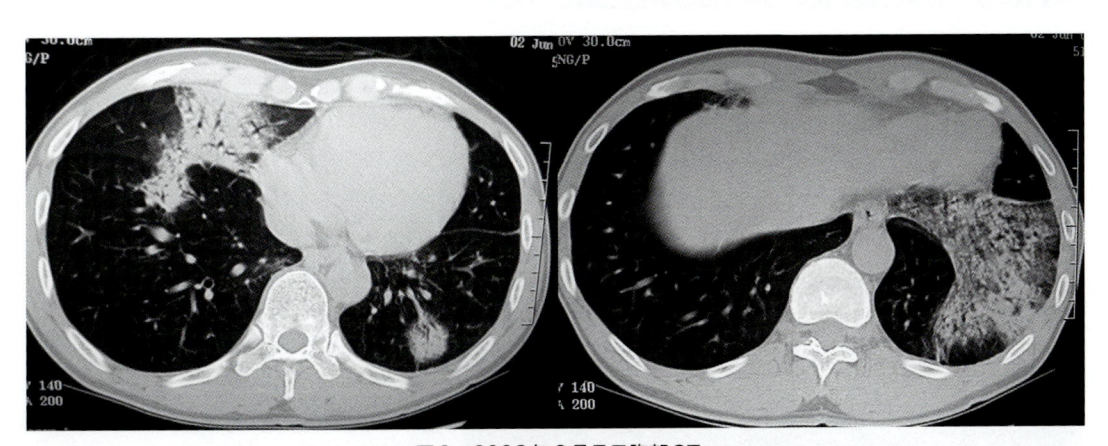

図2 2002年6月7日胸部CT
右中葉と左下葉に浸潤影が，右下葉，左下葉に2cm程の結節影が出現している．
結節の中にも気管支透亮像がみられ，周囲にすりガラス(様)陰影を伴っていた．

で拡がっていた．右下葉にも浸潤影を認め，区域性に胸膜側に拡がっていた．

再燃時（2002年6月5日）の胸部X線では，初回入院時の場所とは異なり，右下肺野縦隔側および左下肺野に新しく陰影が出現していた（図1）．胸部CTでは初回入院時に認められた舌区と右下葉の浸潤影はともに消失していたが，新たに右中葉と左下葉に浸潤影が出現していた．また右下葉，左下葉に2cm程の結節影が散見され，結節の中にも気管支透亮像がみられ，周囲にすりガラス（様）陰影を伴っていた（図2）．

外科的肺生検所見：2002年6月12日右中葉と右下葉から採取された．

右中葉の標本では，呼吸細気管支，肺胞管，肺胞に多数の肉芽組織が形成され，これらの肉芽組織の中に多数の類上皮細胞肉芽腫と多核巨細胞がみられた（図3）．類上皮細胞肉芽腫は単独でも末梢気腔内と間質に形成されており，過敏性肺炎が鑑別となった．しかし末梢気腔内に硝子様浸出物の器質化所見が数ヵ所でみられ，小葉間結合織，小血管腔内に有意な好酸球の浸潤を認める（図4）ことから，好酸球肺炎のスペクトラムと考えられた．

経　過：その後，ステロイドは使用せず自然に消退傾向を認めた．しかし同年6月下旬に脊髄空洞症を発症し，ステロイドパルス（1g 3日間）施行し，神経症状が軽快したため，7月30日退院となった．入院中の詳しい問診で，屋根工事において，漆喰とグラスウール

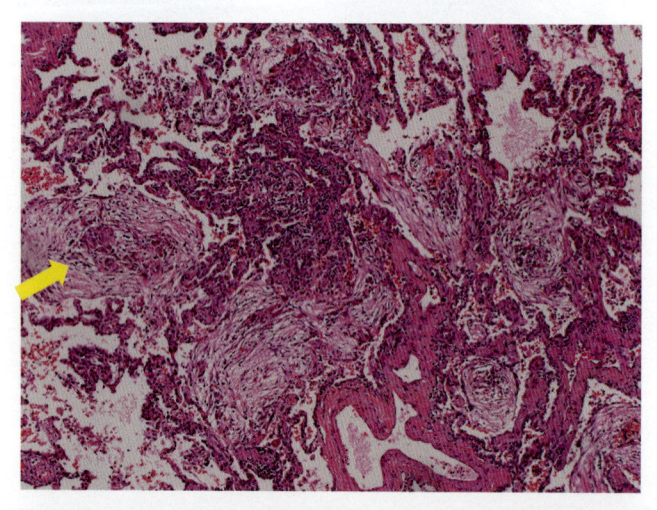

図3　病理組織所見（HE染色）
呼吸細気管支，肺胞管，肺胞に多数の肉芽組織が形成され，これらの肉芽組織の中に多数の類上皮細胞肉芽腫と多核巨細胞（矢印）がみられた．

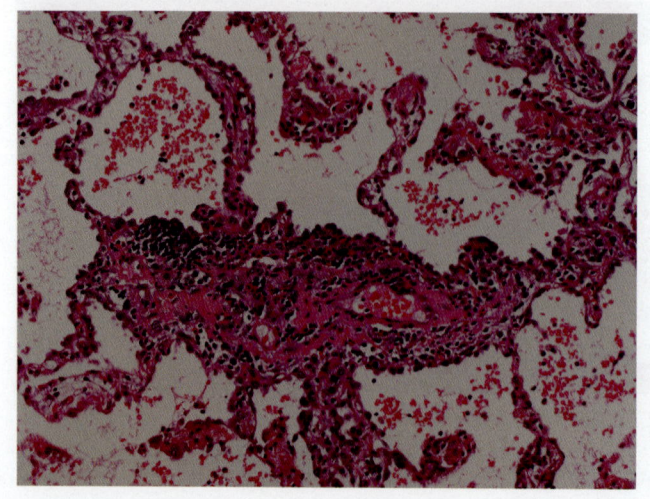

図4　病理組織所見（HE染色）
肺胞隔壁の肥厚と，II型肺胞上皮の過形成，および小葉間結合織，肺胞隔壁に有意な好酸球の浸潤を認める．

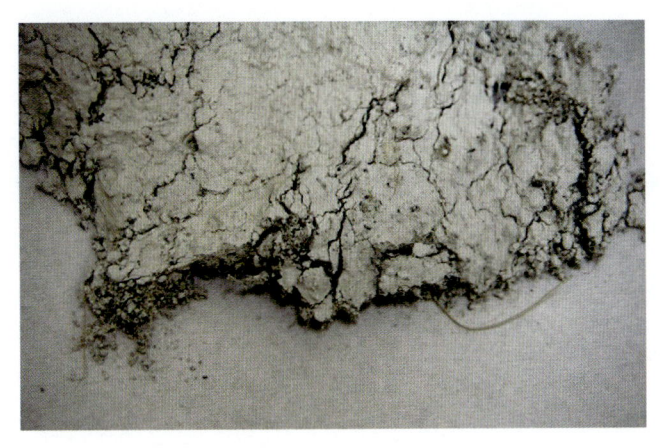

図5　漆喰とグラスウールを混ぜた物

を混ぜた物で瓦を屋根に固定しており（図5），漆喰とグラスウールは通常は混ぜた物を使用するが，発病前には自分で混ぜていたことがわかった．退院後は仕事に復帰されたが，漆喰とグラスウールが初めから混ざっているものを購入し使用することに変更した．以後再燃はみられていない．

解説

画像所見では典型的なBOOP/EPパターンであった．病理診断も好酸球性肺炎で矛盾しなかった．経過としては一旦改善後半年後に再発しており，原因として屋根工事中のグラスウールの吸入の可能性が考えられた．グラスウールは溶かした硝子を遠心力で繊維状にしたものである．2002年WTCテロにおいて，消防士の急性好酸球性肺炎が報告されている[1]．それによると，BALでマクロファージ内に多量の繊維状鉱物を検出し，それらはアスベスト繊維（長さ30μm以上）と非アスベスト繊維（クロム，珪素含有）（7μm程度）があり，後者はおそらく削りとられたガラスに起因すると考察されていた．繊維状鉱物による肺の障害については，産業医学総合研究所ホームページに繊維状鉱物による肺の障害としてラットの実験[2]で「繊維状のチタンとアスベスト吸入後1週間後のラットの気管支肺胞洗浄液では多量の炎症細胞が現れ，特に好酸球が増加した．じん肺を起こす石

英粒子や，非繊維状のチタンを注入しても好酸球は増加しないので，表面結晶構造と，化学組成まで同一でも，形状が繊維である繊維状チタンが強い急性肺障害を起こしたのは興味ある．」と報告している．また同ホームページでは繊維長が異なるクリソタイル（アスベスト）繊維の急性肺障害[3]では「ラットの気管支肺胞洗浄の結果，投与初期にはどの繊維でも肺胞内に白血球の増加をきたし，長さ1μm以下では好中球，20%以上10μm以上を含む場合では好中球と好酸球を主とした各種炎症細胞であった．好酸球は，ある長さ以上の繊維で観察されることから繊維長の関与が示唆された．」と報告している．つまり長い線維の吸入が好酸球の増加する炎症を惹起する可能性を示している．またWHOは人造のガラス状繊維の人体への毒性の研究の中で，人造のガラス状繊維はアスベストと同様に気道に吸入されるが，アスベストと違って，非結晶性であるため通常はその生体におよぼす持続性は低い[4]と報告している．

本症例は病理標本でアスベスト小体の検出はなく，聞き取りでもアスベストの曝露はなかった．また経過，画像所見からは本症例は急性ではなく，慢性の好酸球性肺炎である．しかしグラスウールの吸入後2回好酸球性肺炎が起こり，吸入停止後は再発がなかった．組織学的確定はできていないが，繊維性鉱物の吸入により好酸球性肺炎を引き起こした可能性があると考えている．

文 献

1) Rom WN, Weiden M, Garcia R, et al: Acute Eosinophilic Pneumonia in a New York City Firefighter Exposed to World Trade Center Dust. Am J Respir Crit Care Med 166: 797-800, 2002.
2) 産業医学総合研究所　有害性評価研究部　京野 洋子：繊維状鉱物による肺の障害 http://www.jniosh.go.jp/old/niih/jp/current/topics/senijyou_hai.html
3) 産業医学総合研究所　実験動物管理室　戸谷忠雄：繊維長が異なるクリソタイル繊維の急性肺障害 http://www.jniosh.go.jp/old/niih/jp/current/topics/senichou.html
4) Baan RA, Gross Y: Man-made mineral (vitreous) fibres: evaluations of cancer hazards by the IARC Monographs Programme. Mutation Research 553 : 43-58, 2004.

症例11 発熱，両側多発肺野陰影と好酸球増多を示した肝原発の血管肉腫の一例

和田　広[1]・中野恭幸[1]・北市正則[2]
([1]滋賀医科大学　[2]国立病院機構近畿中央胸部疾患センター)

症　例：21歳，男性

主　訴：発熱，腰痛，肺野異常影

既往歴：幼少時よりアトピー性皮膚炎，気管支喘息

家族歴：伯母が強皮症，祖母，伯父が悪性疾患

生活歴：喫煙歴なし，粉じん曝露歴なし

現病歴：2004年4月下旬ころから腰痛が出現し，近医を受診したところ，WBC (25,000)，CRP (16) の上昇を指摘された．37℃から38℃台の発熱を認めていたため，抗生剤，NSAIDSを処方されたが，改善なく，胸部CTで両肺野に多発結節陰影を認め，末梢血好酸球増多 (25%) もみられたため，精査加療目的に2004年6月中旬，当院に紹介となった．

入院時現症：身長155.4 cm，体重69.7 kg，体温37.9℃，脈拍120/分，血圧118/62 mmHg，呼吸数16/分，顔面，耳介，頚部にアトピー性皮膚炎を認める．表在リンパ節は触知されず．呼吸音正常．心雑音は聴取されず．神経学的所見に異常を認めず．

検査所見：WBC 9,700/μL (Eo 27.0%) (2619/μL)，RBC 438×10^4/μL，Hb 11.2 mg/dL，Plt 40.5×10^4/μL，GOT 33 IU/L，GPT 85 IU/L，LDH 231 IU/L，γ-GTP 371 U/L，ALP 1,193 U/L，IgE 14,149 IU/mL，CRP 15.11 mg/dL，ESR 135 mm/hr，SIL-2Re 1,960 U/mL，β-Dグルカン 0.0 pg/mL，アスペルギルス抗原 (−)，クリプトコッカス抗原 (−)，抗核抗体 (−)，MPO-ANCA (−)，PR3-ANCA (−)．

肺機能検査：VC 3.61 L (85%pred)，FEV$_{1.0}$ 2.89 L (79.3%pred)，FEV$_{1.0}$% 80%，DLco 22.45 mL/min/mmHg/L (80.6%pred)

心電図：normal sinus rhythm，HR 105/分

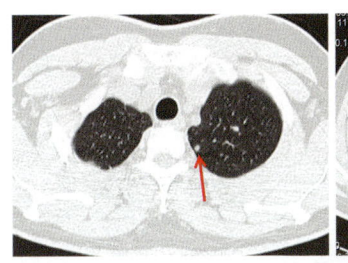

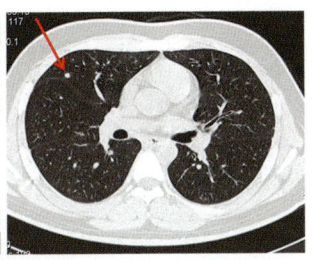

心エコー：wall motion：normal，TR：slight，EF：57.7%

図1　胸部CT
両肺に多発する1〜4mm径の結節影(矢印)を認める．転移性腫瘍を含む多数の鑑別診断があげられた．

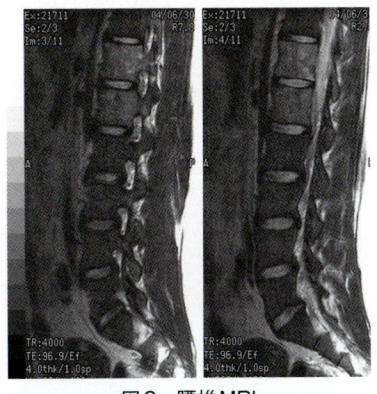

図2　腰椎MRI
T2強調画像にて，Th12，L1に骨融解像を伴わない高信号域あり．血液系疾患と骨転移が鑑別にあげられた．

胸部X線：特記すべき異常なし
胸部CT（図1）：両肺に1〜4mm径の境界明瞭な結節影を合計50個程度が認められた．
　鑑別診断には真菌感染，結核，水痘性肺炎，転移性腫瘍，hyalinizing granuloma などの炎症性偽腫瘍，サルコイドーシス，necrotizing sarcoidal gralomatosis（NSG），ウェゲナー肉芽腫症（WG），epithelioid hemangio-endothelioma，多発過誤腫があげられた．
BALF（右B[3]）：回収率100mL/150mL，総細胞数 1.1×10^5/mL，培養陰性，細胞分画（マクロファージ90％，リンパ球5％，好酸球5％），細胞診 class II
腰椎MRI（図2）：Th12とL1にT2強調画像で，骨融解を伴わない高信号域がみられた．血液系疾患と骨転移が鑑別にあげられた．

骨シンチ：前頭骨に斑状の集積増加，正面像にて頭蓋骨に2ヵ所の小集積あり．左臼蓋下端，右大腿骨中央と遠位に2ヵ所小集積あり．右上腕骨頭に集積増加あり．腰椎L1の両端に集積増加，中央部は集積が減弱，T12にも集積減弱あり．多所的な骨病変が推定された．
骨髄穿刺：好酸球の増多を認めた．腫瘍性病変と肉芽腫性病変は指摘されなかった．
胸腔鏡下肺生検（図3，4）：2004年7月上旬，右肺 S^3，S^4，S^8 から生検された．結節影に一致する部位には，気管支中心性および血管周囲の炎症細胞浸潤がみられ，壊死を伴っていた．好酸球および貪食顆粒を伴う組織球様の細胞が気管支壁にみられ，ある部分では好中球が混在していた．大型の組織球様の細胞の

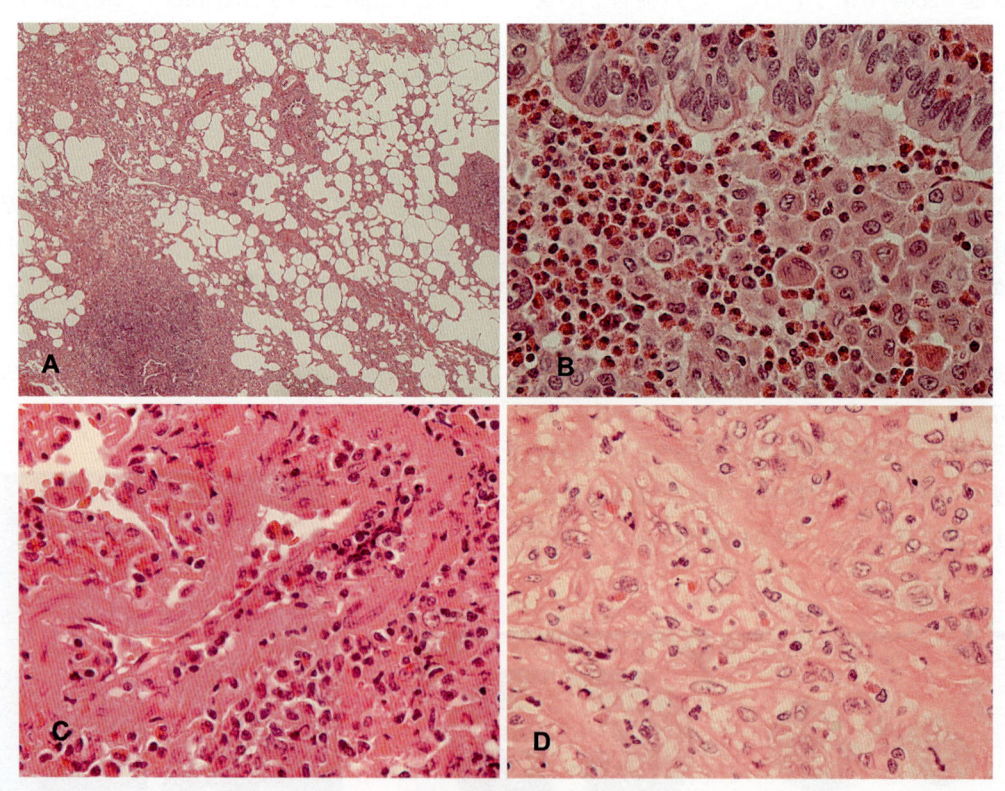

図3　胸腔鏡下肺生検
A：多所的に肺病変をみる（HE染色，×4）．
B：多数の好酸球性が気道内に浸潤する部位をみる．好酸球性肺炎が鑑別に上がる所見である（HE染色，×40）．
C：筋性動脈壁にはリンパ球系細胞浸潤をみる．リンパ球系細胞増殖性疾患も鑑別にあげられた（HE染色，×40）．
D：筋性動脈の外膜層に異型細胞の増生をみる．外科的生検の時点では，これが悪性腫瘍の所見と評価できなかった（HE染色，×40）．

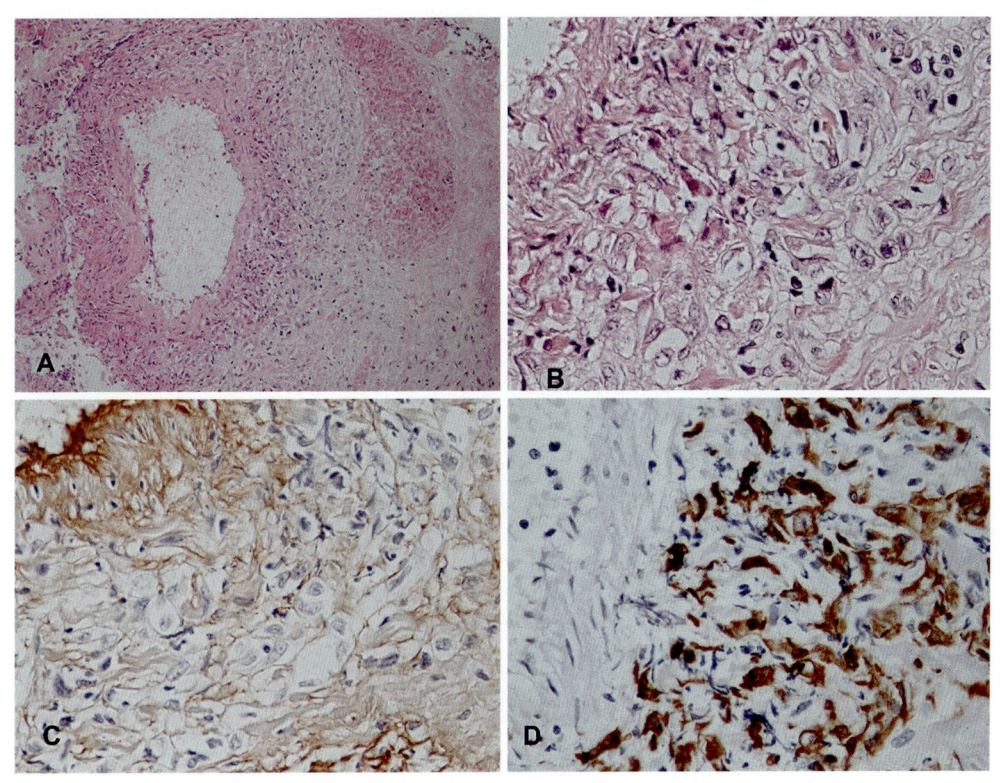

図4 胸腔鏡下肺生検（剖検所見を観察した後の再検討）
A：筋性動脈の外膜層に異型細胞増生による拡大をみる（HE染色，×4）．
B：筋性動脈の外膜層に異型細胞増生をみる（HE染色，×40）．
C：血管内皮細胞のマーカー（Factor 8）の免疫染色．筋性動脈の外膜層の異型細胞に陽性所見をみる（Factor 8 related antigen染色，×40）．
D：ケラチン染色で筋性動脈の外膜層の異型細胞に強い陽性所見をみる．Epithelioid angiosarcomaの一つの特徴的所見である（AE1/AE3染色，×40）．

所見からLangerhans cell histiocytosis（LCH）の可能性があげられたが，CD1aとS-100の免疫染色は陰性であった．PAS染色やGrocott染色で真菌は認められなかった．

入院後経過：末梢血好酸球増多，両肺野の多発結節影，発熱を伴う疾患として，血管炎症候群（Churg-Strauss syndrome）を考えた．診断確定のため2004年7月上旬までに，経気管支肺生検，骨髄穿刺，肝生検，胸腔鏡下肺生検，皮膚生検の順に施行した．これらの病理所見には，多臓器に好酸球の浸潤を認めるも明らかな血管炎の所見はなく，Hypereosinophilic syndromeもしくは，Churg-Strauss syndromeが考えられた．これらの生検後，診断的治療として，ステロイドPSL 60 mgを開

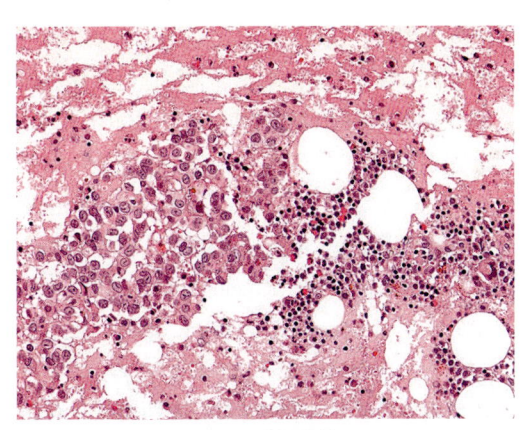

図5 骨髄穿刺
核小体が明瞭で核に異型性を伴った大型の細胞の集団がみられ，周囲の非腫瘍性血島と腫瘍細胞巣とは明瞭に区分され，接する非腫瘍部にはさほど好酸球は多くない（HE染色，×40）．

444　症例11

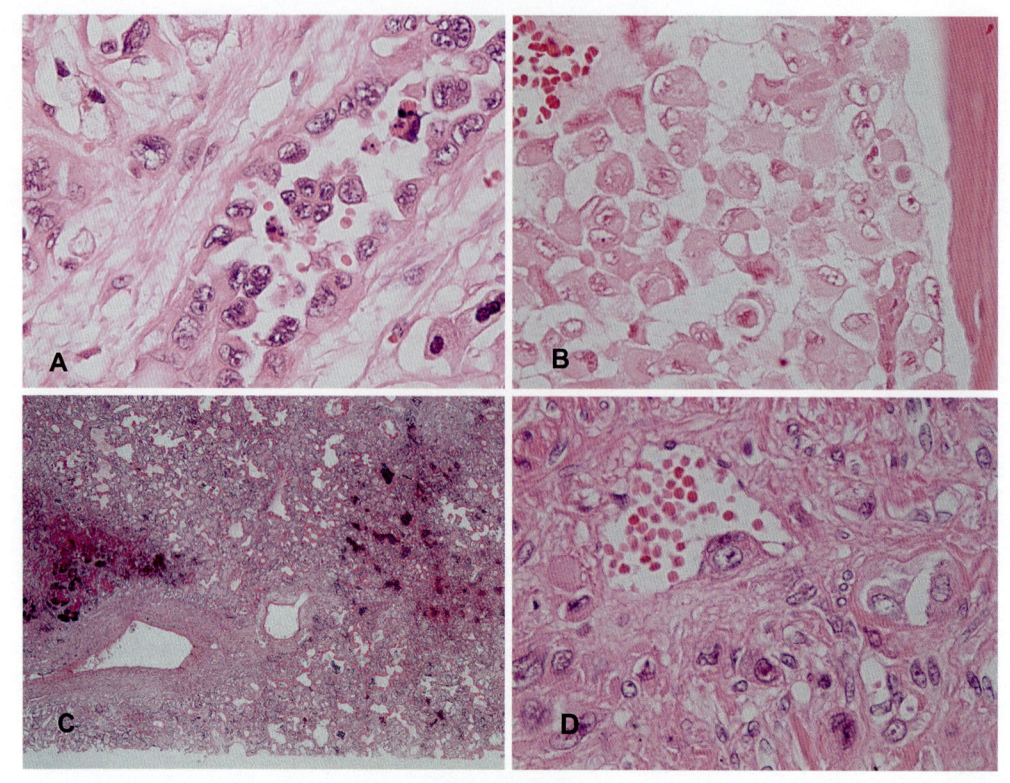

図6　剖検所見

A：肝臓：腫瘍性病変は核小体が明瞭な高度異型細胞が管腔を形成し，血管内皮細胞層を置換して増生で占められていた．Epithelioid angiosarcomaの所見である(HE染色，×40)．
B：骨髄Th12：骨髄組織を置換して核小体が明瞭な上皮細胞様の異型細胞が増生している．この視野の右側には骨梁をみる．肝のAngiosarcomaの骨髄転移と考える(HE染色，×40)．
C：肺組織：肺では出血と小血管の外膜層に腫瘍細胞の浸潤増生をみる(HE染色，×4)．
D：肺組織：細血管の内膜層を置換して核小体が明瞭な異型細胞増生を見る．肝angiosarcomaの肺転移と考える(HE染色，×40)．

始した．数日で解熱および末梢血好酸球数の減少(3％)，CRPの低下がみられた．しかし，3週間後頃より，CRPの上昇，肝機能の増悪がみられた．その後，Cyclophosphamide 50 mgを開始し，100 mgに増量するも効果は認められなかった．Cyclophosphamideを中止し，Cyclosporin A 50 mgに変更した．その後も大きな改善がみられないため，3ヵ月後に両側腸骨から骨髄穿刺，左腸骨より骨髄生検を施行した．組織所見では，核に異形成を伴った大型の細胞集団がみられるが，周囲の非腫瘍性部分と腫瘍細胞巣とは明瞭に区分されていた(図5)．好酸球はそれほど多くは認められなかった．以上の所見より，CD68

は陰性であったが，granulocytic sarcomaとの診断に至り，血液内科に転科した．ダウノマイシン(Daunorubicin) 50 mg×5日間，キロサイド(cytarabine 100mg×7日間)による化学療法が施行されたが，胸部X線所見は急速に悪化し，初診から8ヵ月後に死亡した．

剖検所見（図6）

肝　臓：2,025 gに腫大し，左葉外側区域に9×8×4.5 cmの腫瘍性病変，右葉S[8]には1 cm大の白色腫瘤状病変がみられた．腫瘍性病変内では，核小体が明瞭な細血管構造を作る高度異型細胞が肝組織を置換して増生してい

た．また，小血管の内膜層を置換した増生もみられた．

骨髄（Th12）では，骨髄組織を置換して核小体が明瞭な上皮細胞様の腫瘍細胞が増生し，腫瘍細胞の増生部では骨梁の融解消失の傾向を認めた．

脾臓は，195 g に腫大し，7 mm 径までの白色結節性病変が多数みられた．核小体が明瞭な異型細胞が血管構造を作って増生している所見がみられた．

膵臓では膵尾部で 15×5 mm の黒緑色の腫瘤状病変がみられ，この部位は脂肪壊死が主体であったが，1×1 mm の広がりで脂肪組織の小葉間結合織内に血管構造を示す腫瘍細胞の増生がみられた．

肺は，左肺 710 g，右肺 730 g と重量増加を示し，10 mm 径までの白色結節性病変が多数みられた．右下葉の検体では小血管外膜層に核小体が明瞭な腫瘍細胞の浸潤増生がみられ，細気管支内腔と硝子膜形成部に細菌塊がみられた．気腔内の出血が加わり，肺胞含気率＝5％，正常肺胞壁率＝0％であった．

剖検診断：以上の所見から肝臓原発の血管肉腫と診断した．臓側胸膜，小血管外膜層，小葉間結合織を含む両肺，脾臓，膵周囲脂肪組織，左腸骨と脊椎（Th12, L1）に転移を認めた．肺には急性気管支肺炎と diffuse alveolar damage（DAD），出血が加わり，最終的には呼吸不全で死亡したと考えられた．

胸腔鏡下肺生検の再検討（図4）：壊死病変と著明な好酸球増多に加えて，大型異型細胞（組織球様の細胞）が小血管外層に他所的に浸潤増生する所見を認めた．これらの異型細胞は，CD34, Factor 8, ケラチン（AE1/AE3）に陽性で，LCA（白血球共通抗原）が陰性であった．angiosarcoma では，20～50％に cytokeratin 陽性が報告されており，epithelioid type の angiosarcoma ではケラチンの免疫染色の陽性頻度が高いと報告されている[1]．Fletcher らは epithelioid angiosarcoma の8例中8例がケラチン染色が陽性であったと報告している[2]．本症例の外科的肺生検検体でのケラチン（AE1/AE3）染色陽性所見は epithelioid angiosarcoma として矛盾しない結果であった．これらの異型細胞は血管外膜層のほか，小葉間結合織，臓側胸膜，細気管支上皮下にも認められた．本症例の外科的肺生検検体には好酸球浸潤が高度であるが，血管肉腫の肺転移所見が基本病変と考えた．

診 断：左右肺を含む多臓器に転移を伴う肝臓原発の血管肉腫

解 説

本症例は若年者の肝血管肉腫（hepatic angiosarcoma）の症例である．剖検時までに確定診断に至らなかった．Angiosarcoma（血管肉腫）は内皮細胞の分化を示す悪性腫瘍で，種々の程度の脈管形成を示す．全ての肉腫の中で 1～2％以下の稀な腫瘍である[1]．全ての臓器に発生することがあるが，米国 AFIP の10年間 366例の angiosarcoma の集計では皮膚（33％），軟部組織（24％）に多く，肝臓は 8％である[3]．肝血管肉腫についての米国の10年間の168例の調査から人口1千万人について年間死亡率は 0.75 人と報告された．vinyl chloride などの原因が指摘された症例は 42 例（25％）で，126 例（75％）は原因不明であった．肝血管肉腫は 50～60 歳代に多いが，10～19 歳 4 例（3％），20～29 歳（1 例）（1％）に認められた[4]．このように本症例は肝血管肉腫であったこと，21歳の若年で発病したことはさらに頻度の低い病態であると考えられた．

さらに本症例で生前診断がつかなかった一因として，好酸球増多に翻弄されたところがある．好酸球増多を伴う疾患を前提に鑑別診断をしていったことと，肺を含む4臓器の生検組織で好酸球浸潤の所見が得られるものの基本病変を確定的にとらえきれず，多臓器に好酸球浸潤

をきたす原因不明の疾患（hypereosinophilic syndrome, Churg Strauss syndrome など）を考えることになった.

悪性腫瘍に好酸球増多が合併することがあることが知られている[5,6]. 好酸球性肺炎あるいは末梢血での好酸球増多が肺癌, 胃癌, 前立腺癌の肺転移, lymphoma, mycosis fungoides, malignant vascular tumor の症例での記載がある[5,6]. 軟部組織の横紋筋肉腫[7]や平滑筋肉腫[8]での肺組織での好酸球増多例が報告されている. 好酸球増多の機序としては, 腫瘍細胞が好酸球増多もしくは好酸球への分化を促進さ せるサイトカインを産生する可能性が示唆されている[7,9]. 本症例では, ステロイド治療後に末梢血中の好酸球が激減したこと, 剖検にて好酸球の浸潤がみられなくなっていたことより, 好酸球増多に働くサイトカインをステロイドが抑制したと推察した. 臨床的には悪性腫瘍に好酸球増多を合併する可能性を常に考慮しておく必要性を考えさせられる症例であった. 肺病理所見では好酸球を含む多彩な炎症性病変を伴い, 多所的に血管外膜層に浸潤増生する悪性腫瘍の存在を知る必要性を喚起する症例であった.

文献

1) Mietinnen M: Vacular tumors. In: Diagnostic Soft Tissue Pathology, Churchill Livingstone, New York: 311-342, 2003.
2) Fletcher CD, Beham A, Bekir S, Clarke AM, Marley NJ: Epithelioid angiosarcoma of deep soft tissue. A distinctive tumor readily mistaken for an epithelial neoplasm. Am J Surg Pathol 15: 915-924, 1991.
3) Weis SW, Goldbrum JR: Malignant vascular tumors. In: Enzinger band Weiss's Soft Tissue Tumors. Fifth Ed, Mosby Elsevier, Philadelphia: 703-732, 2008.
4) Falk H, Herbert J, Crowley S, Ishak KG, Thomas LB, Popper H, Caldwell GG: Epidemiology of hepatic angiosarcoma in the United States: 1964-1974. Environme Healt Perspectives 41: 197-113, 1981.
5) Cordier J-F: Eosinophilic pneumonias. In: Schwarz MI, King, TEJr (eds). Interstitial Lung Disease, Fourth edition, BC Decker Inc, Hamilton: 657-700, 2003.
6) Gotlib J, Cools J, Malone JM, Schriener SL, Gilland G, Coutre SE: The FIPL-ODGFR a fusion tyrosine kinase in hypereosinophilic syndrome and chronic eosinopphilic leukemia: implication for diagnosis, classification, and managenemnt. Blood 103: 2879-2891, 2004.
7) Lo Re V, 3rd, Fox KR, Ferrari VA, et al: Hypereosinophilia associated with cardiac rhabdomyosarcoma. Am J Hematol 74: 64-67, 2003.
8) Onishi S, Hojo N, Sakai I, et al: Secondary amyloidosis and eosinophilia in a patient with uterine leiomyosarcoma. Jpn J Clin Oncol 35: 617-621, 2005.
9) Wasserman SI, Goetzl EJ, Ellman L, et al: Tumor-associated eosinophilotactic factor. N Engl J Med. 290: 420-424, 1974.

症例 12

Henoch-Schönlein紫斑病(HSP)に伴った間質性肺炎の一例

守本明枝・望月吉郎
(国立病院機構姫路医療センター)

症　例：77歳，男性
主　訴：発熱，咳嗽
既往歴：59歳時に心筋梗塞，60歳時に高血圧，前立腺肥大症，72歳時に胃癌(胃全摘術施行)
生活歴：喫煙30本/日×40年，粉じん曝露歴なし，ペット飼育歴なし，住居；築35年木造
薬剤服用歴；amlodipine, besilate, tamsulosin, センナ葉エキス
職業歴：元変電所勤務
家族歴：妹；膵癌
現病歴：平成16年3月頃より，血尿，蛋白尿が出現し，当院腎臓内科に紹介．初診時，下腿紫斑，腎機能障害，胸部X線にて両下肺野網状影を認めた．6月初旬より発熱，咳嗽，腹痛が出現し，胸部陰影および腎機能の悪化を認めたため，当科入院となった．

入院時現症：身長176 cm，体重68 kg，体温36.0℃，血圧130/70 mmHg，脈拍84/分(整)．SpO_2 97%(室内気)．胸部聴診上は両側下肺野背側で吸気時終末にfine crackles聴取．心音清，腹部に明らかな異常なし．両下腿伸側中心に直径3 mm大の紫斑を多数認めた．浮腫(-)，ばち指(+)

動脈血ガス所見：pH 7.443, $PaCO_2$ 35.5 Torr, PaO_2 108.6 Torr

検査所見：WBC 10,500/μL (Neu 69%Ly17%, Eo 3%,), RBC 315×10^4/μL, Hb 11.9 g/dL, Plt 29.3×10^4/μL, TP 6.6 g/dL, GOT 44 IU/L, GPT 44 IU/L, LDH 436 IU/L, BUN 21 mg/dL, Cr 1.4 mg/dL, CRP 14.0 mg/dL, ESR 150 mm/hr, IgG 1,712 mg/dL, IgA 206 mg/dL, IgM 71 mg/dL, KL-6 2,490 U/mL, PT 12.5秒, APTT 34.3, ANA 320, RF 40倍, RAPA 160倍, PR3-ANCA(-), MPO-ANCA(-)，その他の自己抗体はすべて陰性．
　尿蛋白(3+) 尿潜血(3+) 尿沈渣；赤血球20～50/HPF，白血球10～19/HPF，顆粒円柱1/HPF，尿蛋白定量：0.85g/日, Ccr：33 mL/分

肺機能検査所見：%VC 69.0%, $FEV_{1.0}$% 78.4%, %DLco 34.7%

胸部X線所見(図1)：両下肺野末梢優位の網状影を認めた．

胸部CT所見(図2)：両下肺野優位の胸膜直下に帯状のコンソリデーション，索引性気管支

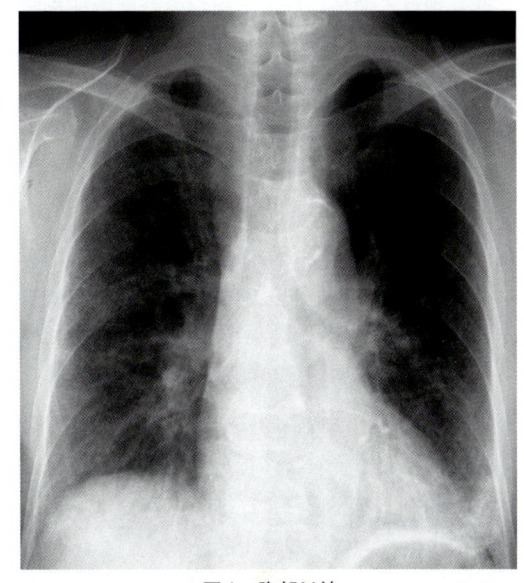

図1　胸部X線

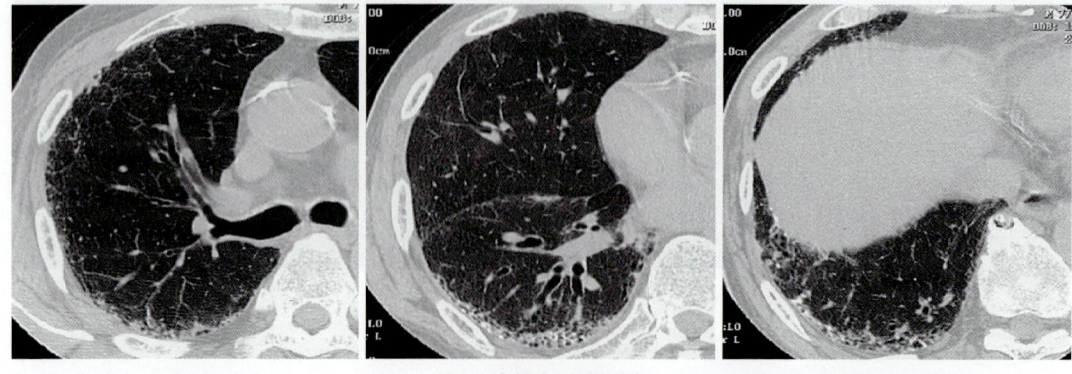

図2 胸部CT(HRCT)

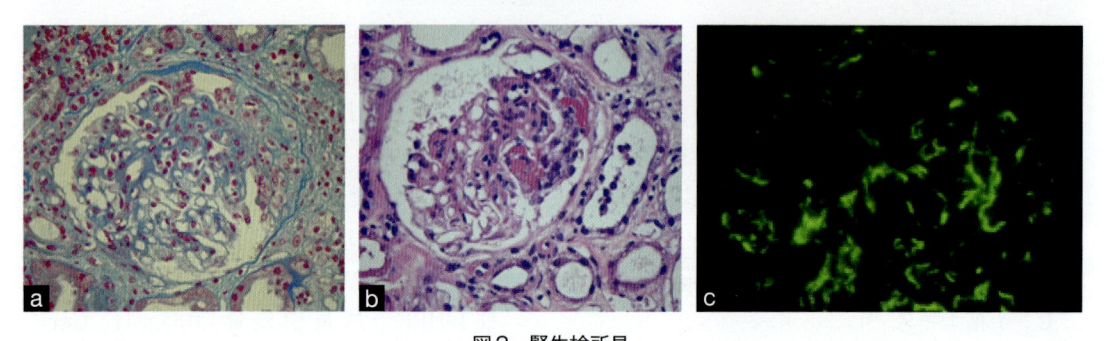

図3 腎生検所見
3a(AZAN stain: × 400), 3b(HE stain: × 400), 3c(Immunofluorescence: × 400)

拡張を認めた．両側下葉の容積は減少していたが，あきらかな蜂巣肺の所見は認めなかった．また，3月のCTと比較して，新たに左S^6にすりガラス(様)陰影の出現を認めた．

腎生検所見（図3）：diffuseでsegmentalなメサンギウム領域の拡大と細胞の軽度増加を認め，16%の糸球体に半月体形成を認めた．免疫染色ではメサンギウムにIgA(2+)，IgM(+)，C3(+/−)の沈着を認めた．

皮膚生検所見：左下腿前面より施行．leukocytoclastic vasculitisを認めた．

胸腔鏡下肺生検所見（図4）：S^2では，線維化病変は胸膜側から内側に拡がり，背景の肺構造など比較的保たれ，気腔内器質化病変など腔内埋め込み型の線維化が主体であった．S^9では線維化病巣は胸膜側にやや強く，正常肺胞領域と比較的急激な移行を示すところもみられた．中小の静脈および細小血管では，周囲の線維化などに伴う2次的な変化で，いわゆる血管炎の明らかな所見は認めなかった．ま

た，小骨化病変が目立ち，骨化は気腔内および間質双方に認めた．以上より，肺病理組織からは，fibrotic NSIPパターンを主体とした病変と考えられた．

診断・経過：腎生検と皮膚生検から，HSPと診断し，肺病変についてもHSPに伴う間質性肺炎が疑われた．いずれの病変もステロイド治療の適応と判断し，predonisolone 40 mg/日の投与を開始した．腎障害について，速やかな改善が得られ，胸部CT上も若干の改善が得られたため，徐々にpredonisoloneを漸減し，経過観察中であったが，脳梗塞を発症し死亡した．

解 説

HSPは，1801年にHeberden，1837年にSchönlein[1]が小児における紫斑と関節痛との関連を報告，1874年，1899年にHenoch[2]が急性腹症と腎炎を付け加え，まとめられてできた

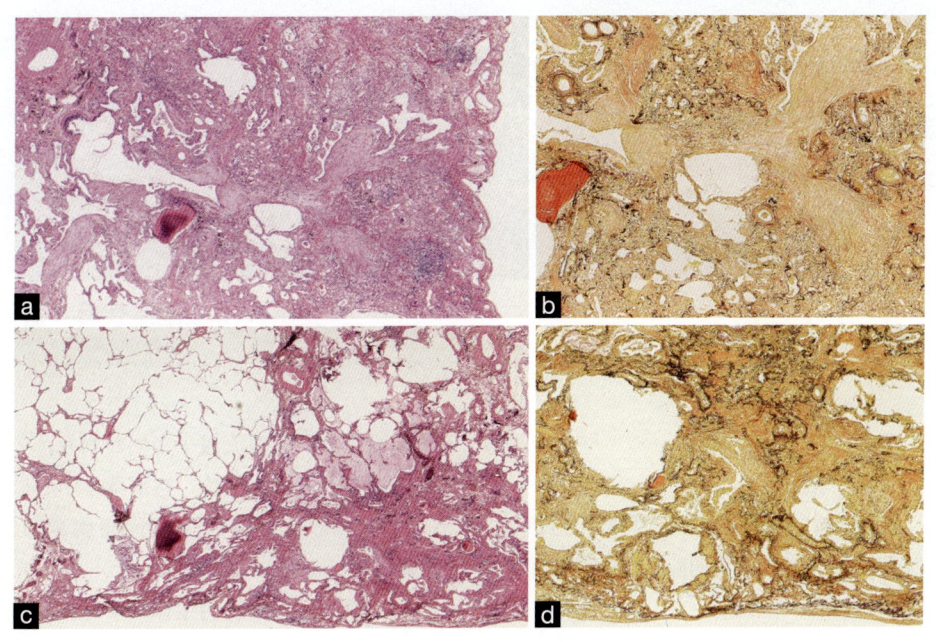

図4 VATSによる病理組織所見（右S²(ab)およびS⁹(c, d)）
4 a,c（HE stain: ×400）, 4 b,d（EvG stain: ×400）

疾患概念である．3〜10歳の小児に好発し，IgAを主体とする免疫複合体の沈着を認める小血管の血管炎とされ，紫斑，関節痛，腹痛，腎炎を主徴とする全身性疾患である．

本症例は，臨床症状および腎のメサンギウム領域へのIgAの沈着を認めたことや皮膚にleukocytoclastic vasculitisの所見を認めたことより，HSPと診断した．HSPに肺病変を伴う頻度は，5%未満で，また，そのほとんどはびまん性肺胞出血であるとされている．Hassenらは124症例のHSPのうち3症例（2.4%）に肺病変を認め，その内訳は，びまん性肺胞出血2例，UIP 1例であったと報告した[3]．また，肺病変合併のHSPの文献報告28例を検討し，びまん性肺胞出血26例，UIP 1例，bronchial petechiae 1例であったと報告している．

本症例における肺病変は，fibrotic NSIPパターンを主体とする多彩な病理像であり，膠原病肺に類似した所見を呈していた．この肺病変が，HSPそのものによる肺病変なのか，偶然合併した他の肺病変なのかは不明である．文献的にはHSPの肺病変のほとんどが肺胞出血であり，本症例の肺病理で小骨化病変が目立っていた点は，反復する肺胞出血の可能性も示唆しており，間質性肺炎との関連が興味深い．一方，合併する他疾患としては，RF，RAPA，抗核抗体が陽性であることから，肺病変先行型膠原病が考えられるが，現時点では診断基準を満たすものはない．いずれにせよ，HSPに合併した間質性肺炎の報告は過去にUIPの1例のみで，稀な症例と考えられた．

文献

1) Schönlein H: Allgemeine und Specielle Pathologie und Therapie.Vol.2. Third edition.Wurzburg, Herisau, 1837.
2) Henoch EH: Uber ein eigenthumliche Form von Purpura.Berl Klin Wochenschr 11: 641-643, 1874.
3) Hassan F, et al: Pulmonary Lnvolvement in Henoch-Schönlein purpura.Mayo Clin Proc 79: 1151-1157, 2004.

症例13 一側肺に急速に進行し経口ステロイド治療で軽快した特発性器質化肺炎

西尾智尋・冨岡洋海
（神戸市立医療センター西市民病院）

症　例：77歳，男性
主　訴：全身倦怠感
既往歴：49歳時に鼠径ヘルニア手術．55歳時に膀胱がん膀胱鏡により切除．73歳時に前立腺肥大症
生活歴：喫煙歴20本/日×60年（2003年から禁煙）．飲酒歴なし．ペット飼育なし．住居は木造で築10年未満
家族歴：特記事項なし
職業歴：歯科医師（技工の仕事もしている）
現病歴：2004年5月中旬より食欲不振，全身倦怠感あり，さらに労作時呼吸困難も出現し，近医を受診したところ，胸部X線で肺炎像を認めたため，5月下旬に当院入院となった．
入院時現症：身長164 cm，体重51 kg，体温36.4℃，脈拍88/分，血圧140/58 mmHg，S$_P$O$_2$ 97%（室内気）．右下肺野に coarse crackles 聴取．ばち指は認めず．
胸部X線所見：入院時，右下肺野には air bronchogram を伴った淡い浸潤影が斑状に分布していたが，第21病日には（**図1**），右中下肺野の volume loss を伴い，陰影内部に濃厚な部分が出現．また，右上肺野や左下肺野にも淡い浸潤影の出現を認めた．なお，左肺に関しては，肺尖部と下肺野に硬化結節とブラ様の囊胞性変化や左胸膜癒着を認め，これらの陳旧性変化による血流減少が伺われた．
胸部CT所見：入院時，右下葉を中心にすりガラス陰影を認め，一部背側胸膜直下では consolidation を示していたが，第18病日には（**図2a, b**），背側主体のすりガラス陰影と consolidation が，右肺尖部から上葉，下葉にかけて拡がり，右肺の volume loss も進行していた．また，右中葉や左舌区にも新たなすりガラス陰影の出現を認めた．
肺機能検査所見：VC 1.26L，%VC 40.4%，FEV$_{1.0}$ 0.84L，FEV$_{1.0}$% 68.9%．
動脈血液ガス（3LO$_2$吸入下）：pH 7.456，PaCO$_2$ 37.8 Torr，PaO$_2$ 83.0 Torr，HCO$_3^-$

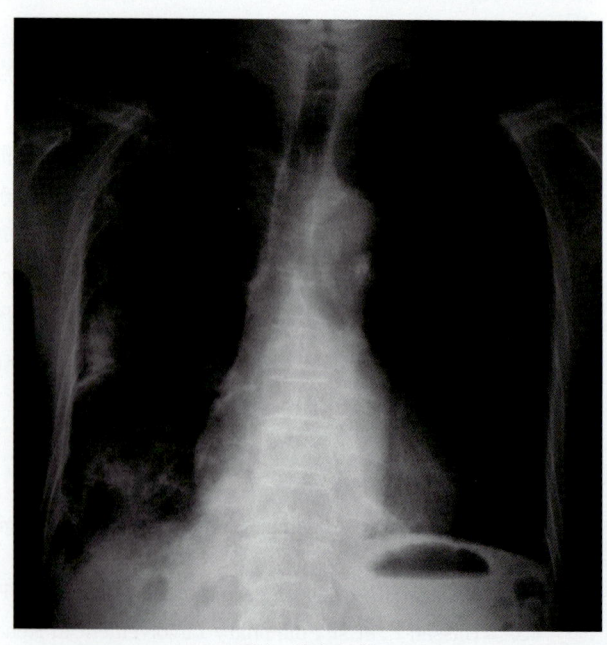

図1　胸部X線

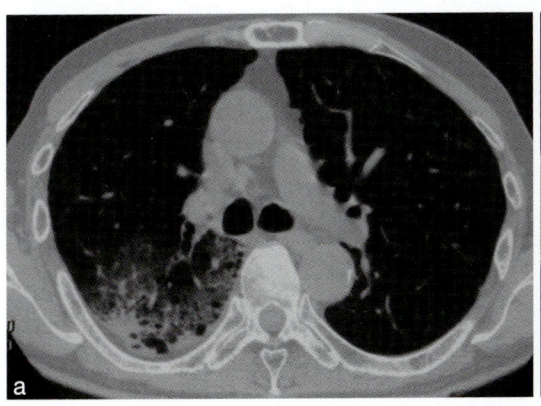

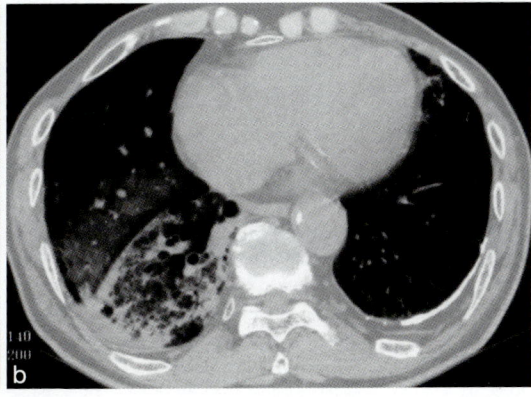

図2 胸部CT

26.0 mmol/L

検査所見：WBC 7,900/μL（Neu 69.2%, Ly 17.9%, Mo 6.9%, Eo 5.2%, Baso 0.8%），Hb 12.9 g/dL, Plt 15.1×10^4/μL, GOT 18 IU/L, GPT 10 IU/L, LDH 241 IU/L, BUN 13 mg/dL, Cre 0.71 mg/dL, CRP 5.9 mg/dL, SP-D 323 ng/mL, KL-6 583 U/mL, β-D glucan<5.33 pg/mL, クリプトコッカス抗原 陰性, アスペルギルス抗原陰性, CEA 3.3 ng/mL

喀痰所見：細菌，真菌，抗酸菌培養いずれも陰性

BALF（右 B^9）：総細胞数2.0×10^5/mL, 細胞分画（Mφ 11%, Ly 76%, Neu 8%, Eo 5%）. CD4/8 1.05. 細菌，真菌，抗酸菌培養いずれも陰性

胸腔鏡下肺生検（右 S^2, S^{10}）：肺胞壁の肥厚は目立たず，末梢気腔内には幼弱な肉芽組織が充満し，一部に膜状の硝子様物質の形成や泡沫細胞を認めた（図3a）．なお，背景には小葉中心性肺気腫の所見を認め，また陳旧性肺結核に伴うような線維化も認めた．弾性線維染色では肺胞構造は保たれていた（図3b）．

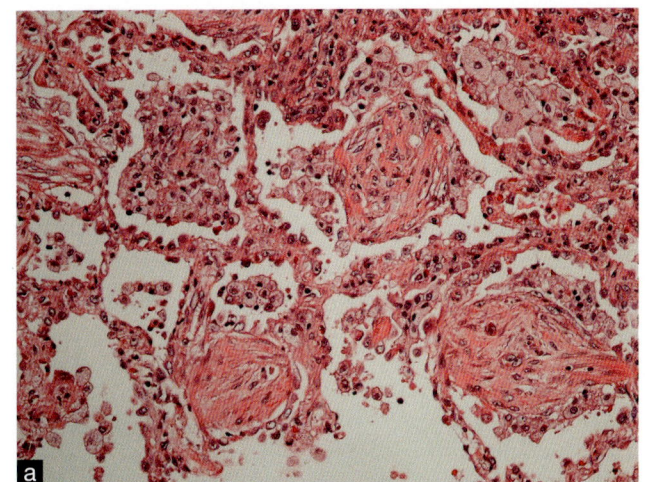

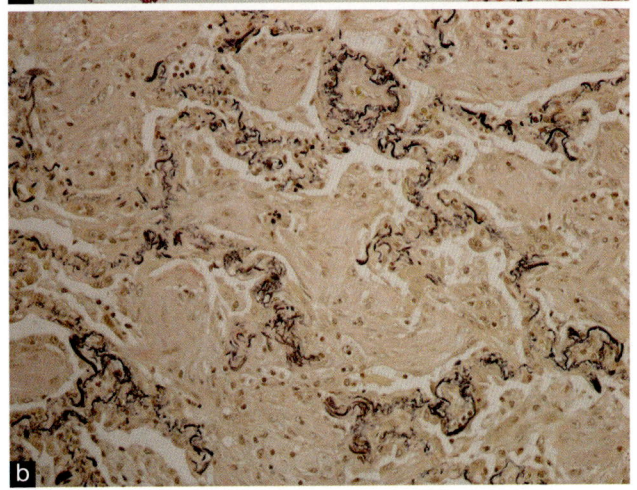

図3 胸腔鏡下肺生検による病理組織所見

診断：Cryptogenic organizing pneumonia（COP：特発性器質化肺炎）

経　過：プレドニゾロン30 mg/日を開始し，2日後より解熱し，酸素化も徐々に改善した．1ヵ月後の胸部X線で陰影はほぼ消失し，胸部CTでも明らかに改善がみられた．

解　説

COPは50～60歳代に好発し，咳嗽や発熱，呼吸困難などの市中肺炎に類似した症状を呈する疾患である．細菌性肺炎と診断され，抗生剤投与を受けることが多い．胸部聴診上，捻髪音を認め，呼吸機能では拘束性障害と拡散能低下を呈するほか，画像上，末梢優位のすりガラス陰影や浸潤影を両側に認めることが特徴である．約1/3の症例では陰影の移動がみられる．BALでリンパ球増多が認められ，TBLBで腔内器質化病変と胞隔の炎症像が認められればCOPと診断してよい．経過中の自然軽快もありうるが，多くはステロイド治療を要する．治療反応は良好であることが多いが，ステロイド減量中や中止後の再発も多い．

本症例では右肺片側性に病変がみられた点が非典型的であり，その原因としては陳旧性病変による左肺の血流低下が考えられた．

（本症例は第108回びまん性肺疾患研究会にて市原秀基（現　岡山大学血液腫瘍呼吸器内科）が発表した．）

文　献

1) Cordier JF: Cryptogenic organising pneumonia. Eur Respir J 28: 422, 2006.
2) Müller NL, Staples CA, Miller RR: Bronchiolitis obliterans organizing pneumonia: CT features in 14 patients. AJR Am J Roentgenol 154: 983, 1990.

症例14

咽頭痛，労作時呼吸困難と発熱で発症し，広範な多臓器浸潤と血球貪食症候群と共に急速に進行した肺浸潤を呈したEBウイルス慢性活動性感染症に続発した末梢型T細胞リンパ腫の一例

黄瀬大輔[1]・富井啓介[2]・今井幸弘[2]
[1]京都大学医学部附属病院　[2]神戸市立医療センター中央市民病院

症　例：33歳，男性
主　訴：発熱，咽頭痛，全身倦怠感
既往歴：幼少時よりアトピー性皮膚炎．蚊アレルギーなし．薬剤アレルギーなし
家族歴：特記すべきものなし
職業歴：金融関係営業管理職
嗜好歴：ビール2L毎日，非喫煙者
出生地：兵庫県
現病歴：2001年頃より易疲労感あり．2004年1月咽頭違和感，嗄声を自覚．5月から発疹が全身に出現．6月より37℃代の発熱が出現，労作時の呼吸困難と嗄声の悪化を自覚したため前医受診．発作性上室性頻拍による心不全の診断にて7月に前医入院．心臓カテーテルによる心筋焼灼術を行い，その後は内服治療により心不全は軽減した．

前医入院中も38℃代の発熱を毎晩認めた．前医で行われた血液検査にて炎症所見はWBC 5,800，CRP 0.76程度であったが，可溶性IL-2受容体の値が3,036と高値であった．発熱の精査目的で当院へ紹介され，7月16日に転院となった．

盗汗無し．食思不振あり．体重が1ヵ月で7kg減少した．

入院時身体所見：167.3 cm，45 kg（BMI 16.1），体温38.8℃，血圧100/60，心拍数112，S$_P$O$_2$ 98%（room air），呼吸数12回/分
全身状態：不良
眼瞼結膜：貧血は認めない
口腔：アフタあり．硬口蓋に点状出血．咽頭

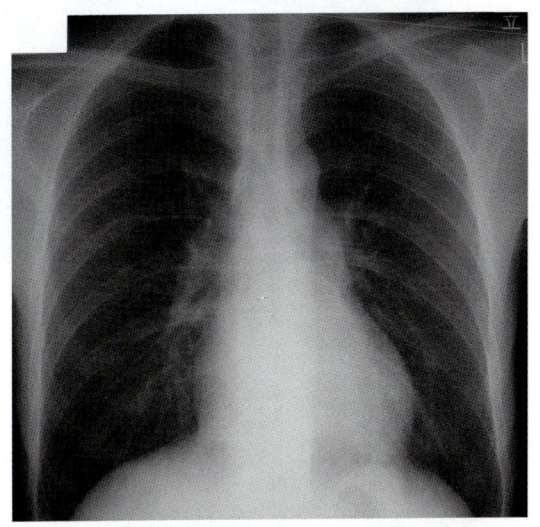

図1　胸部単純X線写真（7月16日当院入院時）
両側肺外側に淡いすりガラス（様）陰影，右下肺野気管支血管束に沿った浸潤影を認める．

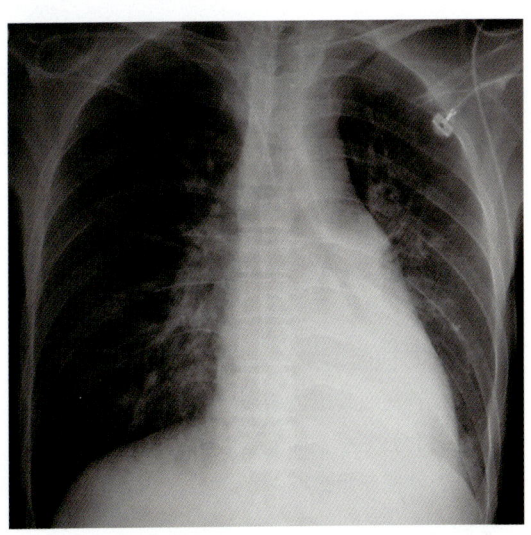

図2　胸部単純X線写真（7月21日ICU入室時）
右下肺野の浸潤影が増強，左肺門部の血管影が増強，左下葉の無気肺を認める．

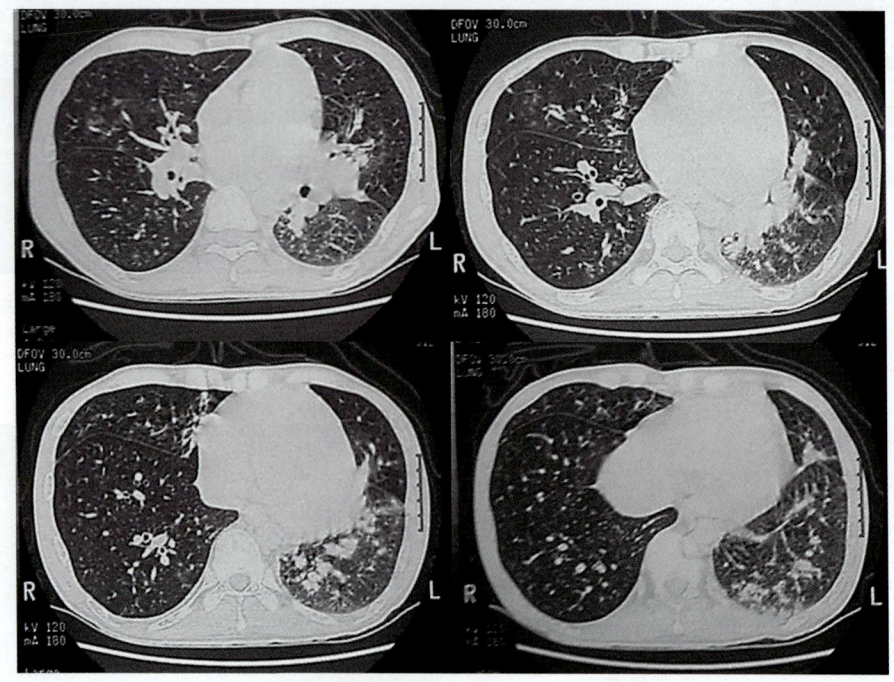

図3 胸部単純CT(7月21日ICU入室時)
右中葉，左下葉に気管支血管束に沿った浸潤影，左下葉の一部において小葉間隔壁の肥厚を認める．

後壁に白苔を伴った凹凸のある病変あり．扁桃腺には異常なし
表在リンパ節：左頸部と右腋窩にリンパ節を触知，鼠径リンパ節は触知しない．
呼吸音：清
心音：整，心雑音なし，Ⅲ音とⅣ音は聴取しない
腹部：平坦，軟，圧痛無し，肝脾腫なし
胸部単純X線写真（図1，2）：（7月16日）両側肺外側に淡いすりガラス（様）陰影，右下肺野気管支血管束に沿った浸潤影を認める．
（7月21日）右下肺野の浸潤影が増強，左肺門部の血管影が増強，左下葉の無気肺を認める．
胸部単純CT（図3）：（7月21日）右中葉，左下葉に気管支血管束に沿った浸潤影，左下葉の一部において小葉間隔壁の肥厚を認める．縦隔リンパ節腫脹は明らかでない．胸水は認めない．
入院時検査所見：TP 7.9 mg/dL, Alb 2.7 mg/dL, globulin 5.2 mg/dL, Ig-G 3,320 mg/dL, Ig-A 899 mg/dL, Ig-M 179 mg/dL, ChE 0.31 IU/L, AST 37 IU, ALT 24 IU, LDH 657 IU（LDH-1 65%, LDH-2 19%, LDH-3 12%, LDH-4 2%, LDH-5 2%）, T-Bil 1.4 mg/dL, γGTP 99 IU/L, ALP 290 IU/L, LAP 152 IU/L, CK 33 IU/L, Amy 58 SU/L, BUN 17 mg/dL, Cr 0.8 mg/dL, Na 127 mEq/L, K 3.8 mEq/L, Cl 87 mEq/L, Ca 8.1 mg/dL, CRP 2.5 mg/dL, ESR 81 mm/1h, TSH 1.74 μIU/mL, fT3 2.14 ng/dL, fT4 1.15 pg/mL, WBC 5,000/mm^3（Band 22%, Seg 54%, Eos 6%, Baso 1%, Lymph 5%, Mono 10%, Aty. Ly 2%）, CD4 31/mm^3, CD8 26/mm^3, RBC 362万/mm^3, Hb 11.7 g/dL, Ht 32.6%, Plt 8.8万/mm^3, Reti 14‰, APTT 35.5秒, PT-INR 1.15, Fib 352 mg/dL, D-Dimer 1.0, HTLV-1(−), HIV(−), RPR(−), TPHA(−), HBsAg(−), HCV(−), β-D-グルカン 3.3 pg/mL, エンドトキシン <5.0 pg/mL, RA(−), 抗核抗体(−), MPO-ANCA<10, PR3-ANCA<10, C3 79 mg/dL, C4 23 mg/dL,

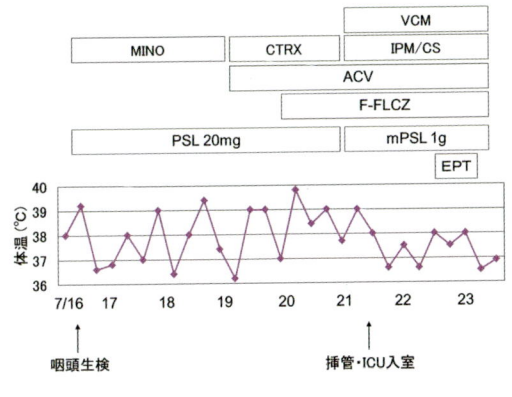

図4 当院における臨床経過

MINO, ミノサイクリン：CTRX, セフトリアキソン；VCM, バンコマイシン：IPM/CS, イミペネム・シラスタチン：ACV, アシクロビル：F-FLCZ, ホスフルコナゾール：PSL, プレドニゾロン：mPSL, メチルプレドニゾロン.

sIL2-R 5,464 U/mL, ferritin 425 ng/mL, EBV-VCA-IgG 10,240倍, EBV-VCA-IgM 10倍, EBV-EA-IgG 2,560倍, EBV-EA-IgM 10倍, EBNA 320倍, EBV-DNA定量 11×10^5 copy/mL

入院後の経過（図4）：入院までの経過から何らかのウイルス感染に非Hodgkinリンパ腫などの悪性腫瘍やSLEなどの膠原病が合併している可能性が考えられた．全身の衰弱が進んでおり，入院日よりプレドニゾロン20mg/dayを開始した．抗生剤や抗真菌剤，抗ウイルス剤による治療を行ったが，発熱，咽頭痛は持続し咽頭アフタ様病変が拡大した．7月20日頃から室内気でSpO_2 92〜93％と呼吸状態の悪化を認め，7月21日には呼吸状態悪化のために挿管・人工呼吸管理を開始し，メチルプレドニゾロン大量投与を行った．喀痰よりグラム陽性球菌を検出したため，バンコ

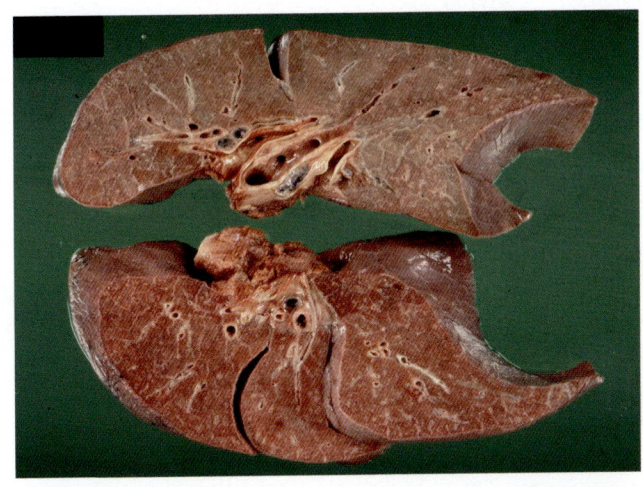

図5 肺組織（肉眼所見）
血管周囲・小葉間間質肥厚を認める．

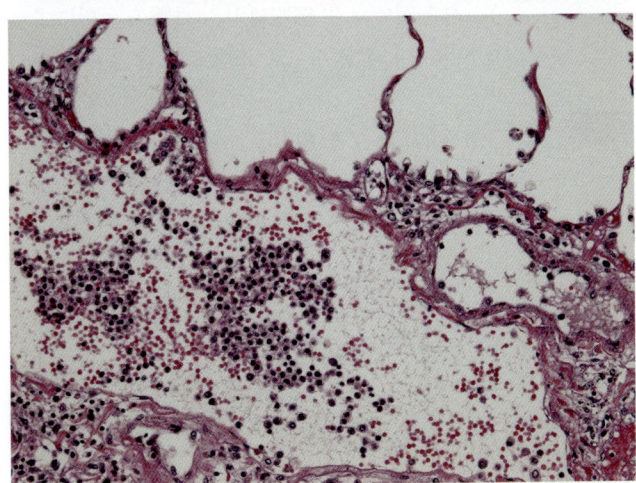

図6 肺組織（顕微鏡所見）
肺間質に多数のリンパ球が浸潤し，肥厚している．リンパ管内にも異型のあるリンパ球を多数認める．肺胞領域は比較的保たれている．

マイシンによる治療を開始.

7月22日に骨髄生検施行,単球・小型異型性リンパ球・組織球の増多を認め,一部では貪食像を認めた.骨髄液中に異常なT細胞が単クローン性に増殖していた.EBV関連抗体が高値であることが判明し,慢性活動性EBV感染症とそれに続発したT細胞性リンパ腫と診断.治療としてエトポシドを開始したが,7月23日に死亡.家族の承諾を得て剖検を施行した.

剖検所見:全身のリンパ節,扁桃,肝,脾,腎,副腎,心臓,肺,脳,腸など全身諸臓器にTリンパ球の浸潤を認め,その中にLMP1陽性の大きな分葉核を持つ細胞が少数認められた.

肺では肉眼所見(図5)で血管周囲・小葉間間質肥厚を認め,限局した部位に気管支肺炎,軽度の肺水腫を認めたが,びまん性肺胞傷害の所見は目立たなかった.顕微鏡所見(図6)では肺間質に腫瘍浸潤を認めた.咽頭においてもLMP-1陽性異型リンパ球の浸潤を認めた.

表1 Strausの診断基準

I．6ヵ月以上持続する重症疾患において
1. EBウイルス初感染として発症あるいは
2. EBウイルス抗体の著明な異常(VCA-IgG抗体≧5,120倍,EA-IgG抗体≧640倍,あるいはEMNA抗体<2倍)
II．主な侵襲臓器の組織学的証拠
1. 間質性肺炎
2. 骨髄低形成
3. ブドウ膜炎
4. リンパ節炎
5. 慢性肝炎
6. 脾腫
III．侵襲臓器内にEBウイルス増加を検出
1. 螢光抗体補体法によるEBNAの検出あるいは
2. EBウイルスゲノムの証明

(日本小児科学会雑誌2003;107(1):2-9.より引用)

診 断:EBウイルス慢性活動性感染症に続発した末梢型T細胞リンパ腫とウイルス関連血球貪食症候群.

解 説

慢性活動性EBV感染症ではEBVがTリンパ球もしくはNK細胞に感染し,感染リンパ球はクローン性の増殖を示す.症状は伝染性単核球症に似て,発熱,肝脾腫,リンパ節腫脹などを主とする[1].蚊アレルギーが高率に合併するとされる.経過中,ウイルス関連血球貪食症候群,心筋炎,心内膜炎・心外膜炎,冠動脈瘤,慢性活動性肝炎,肝硬変,肺炎,腎炎を合併し,また高率に悪性リンパ腫を発症し予後不良な疾患である[2].Strausによる診断基準[3]を表1にあげる.

本例では3年前に倦怠感を訴えており,この時期にEBV初感染が起こった可能性がある.剖検では全身臓器への異型リンパ球が浸潤し,リンパ球の一部にEBV感染を認めた.肺のHRCTでは気管支血管束周囲の間質影,小葉間隔壁の肥厚を認め,剖検肺において認めた間質への腫瘍細胞浸潤を反映した所見であろう.心筋にも腫瘍細胞の浸潤を認めており,経過中に認めた発作性上室性頻拍は心への細胞浸潤が原因であったと考えられる.咽頭違和感,咽頭痛も腫瘍細胞の浸潤による症状であったのだろう.本症例ではT細胞性リンパ腫の診断によりエトポシドを使用したが救命には至らなかった.

最終的に,T細胞リンパ腫の全身臓器への浸潤に血球貪食症候群と感染症を合併したことにより多臓器不全をきたし死に至ったと考える.

文 献

1) 金兼弘和,他:モダンメディア 56(5):93-99,2010.
2) Kimura: Rev Med Virol 16 (4): 251-261, 2006.
3) Straus: J Infect Dis 157 (3): 405-412, 1988.

症例 15

若年女性の慢性過敏性肺炎の一例

玉舎　学・井上義一・北市正則
(国立病院機構近畿中央胸部疾患センター)

症　例：18歳，女性
主　訴：慢性咳嗽
既往歴：幼少期に日光過敏．猫に接触で蕁麻疹
家族歴：父；気管支喘息，母；第3度房室ブロック
個人歴：喫煙；たばこ10本/日（4年間）．飲酒；焼酎0.5本/日．ペット；猫．自宅は鉄筋コンクリート建て（築15年）で山際．ベランダに鳥が飛来．子どもの頃から冬場は羽毛布団を使用．ヘアスプレーを常用．海外渡航歴なし．薬剤吸入歴なし．健康食品摂取なし．
現病歴：2003年7月下旬からサービス業に従事．勤務の部屋は地階にあり，カビの臭いがした．8月頃より乾性咳嗽が出現し，労作時の息切れを伴った．10月に抜歯後の抗生剤の服用にて薬疹が出現した時に胸部X線を撮影され，異常陰影を指摘された．薬剤性肺炎を疑われ近医に入院．補液の治療にて改善したため退院．しかし，その後も咳嗽と呼吸困難感が消失せず，11月下旬に受診，12月上旬に精査のため入院．
現　症：身長165.5 cm，体重44.5 kg，脈拍80/分 整，血圧106/60 mmHg，呼吸数20/分，体温36.5℃，心音清，呼吸音清，表在リンパ節触知せず，下腿浮腫なし，ばち指なし，皮疹なし．
胸部X線所見：両肺野びまん性に淡いすりガラス（様）陰影から粒状影を認めた（図1）．
胸部CT所見：両側上肺野から下肺野の内外層ともに，びまん性に小葉中心性を主体とした粒状から分枝状のすりガラス（様）陰影と葉間胸膜の肥厚を認めた（図2）．
肺機能検査所見：VC 1.34 L, %VC 40.2%, $FEV_{1.0}$ 1.31 L, $%FEV_{1.0}$ 100%, $FEV_{1.0}$% 100%, DLco 9.21 mL/M/mmHg, %DLco 36.3%, DLco/VA 3.957 mL/M/mmHg/L, %DLco/VA 64.0%.

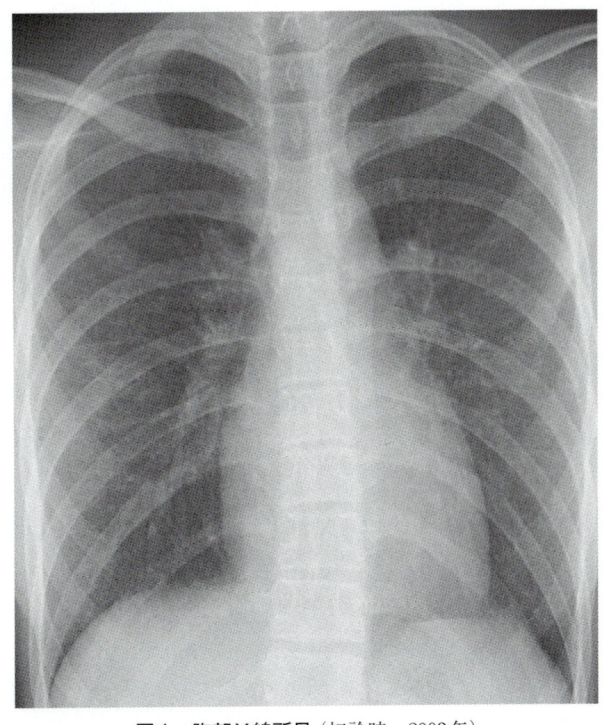

図1　胸部X線所見（初診時，2003年）

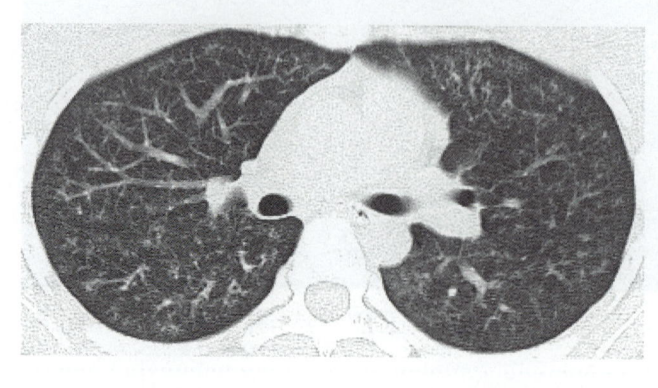

図2　胸部CT所見（初診時，2003年）

動脈血液ガス所見（room air）：PaO$_2$ 96.5 torr, PaCO$_2$ 40.5 torr, HCO$_3^-$ 24.2 mmol/L, pH 7.395.

血液検査所見：ESR 6 mm/h, CRP 0.28 mg/dL, WBC 4,940/μL, （St 1.0%, Seg 51.5%, Mono 3.0%, Eos 6.0%, Baso 0.3%, Lym 37.5%）, RBC 4.42×10^6/μL, Hb 13.9 g/dL, PLT 208×10^3/μL, LDH 152 U/L, BUN 8 mg/dL, Cre 0.51 mg/dL, KL-6 775 U/mL, TP 6.3 g/dL, Alb 4.2 g/dL（Alb 65.6%, α1-G 2.7%, α2-G 9.6%, β-G 9.8%, γ-G 12.3%）, IgG 814 mg/dL, IgA 139 mg/dL, IgM 211 mg/dL, PT 100%, APTT 41.7 秒, FDP 2.0 μg/mL, HIV抗体＜32倍, ATLA抗体＜16倍, RF＜10.3 IU/mL, Total ANA＜20倍, 抗ds-DNA抗体 1.0 IU/mL, MPO-ANCA＜10 EU, PR3-ANCA＜10 EU, CEA 1.6 ng/mL, sIL-2R 521 U/mL, ACE 13.6 IU/L, β-D-グルカン＜5.29 pg/mL, アスペルギルス抗原（-）, クリプトコッカスネオフォルマンズ抗原（-）, IgE 338 IU/mL, IgE（RAST）；ネコヒセツ, スギ, ヒノキ, ハウスダスト, ケヤキ, ヒョウダニ, コナヒョウダニ, ハルガヤ, カモガヤ, アルテルナリアが陽性. その他8項目は陰性.

BALF所見：（右 B^{5}a）, 回収率（80/150 mL）53.3%, 総細胞数3.7×10^5/mL, 細胞分画；Mφ 69.0%, Lym 27.8%, Neut 0.4%, Eos 2.2%, Baso 0.6%, CD$_4$/CD$_8$ 4.29, 培養；normal flora

入院後経過：2003年12月上旬に入院後, 無治療にて経過観察するも改善せず. 12月TBLB, BAL を施行. 12月下旬に退院. 2004年1月上旬に再入院, 確定診断のために, 2004年1月下旬にVATS肺生検を施行.

胸腔鏡下（VATS）肺生検検体の病理組織学的所見：右肺S^3, S^5, S^{6}で生検された. 右肺上葉S^{3}からの生検検体は臓側胸膜が20 mmの長さで観察できた. 径10 mm, 3 mm, 3 mm, 2 mmなどの拡がりで小葉中心部優位に慢性炎症性病変がみられ, その内部に140×100 microns などの疎な構築で肉芽腫病変がみられた. 右肺下葉S^{6}からの肺組織では18 mmの長さで臓側胸膜が観察できた. 小葉中心部に優位な慢性炎症性病変は線維化病変が優位であり, 線維化病変には中等度の平滑筋増生を伴っており, 130×140 microns などの疎な構築の肉芽腫病変を含んでいた. 小葉中心部に優勢な炎症性病変は径10, 5, 3, 5, 3, 3 mmなどの拡がりでみられた. このような組織学的所見から本症例の肺病変は慢性過敏性肺炎と考えた. 本検体では肉芽腫性病変形成とリンパ球系細胞浸潤を含む亜急性の肺病変が主体と考えた（図3）.

診　断：慢性過敏性肺炎（亜急性過敏性肺炎の要素が主体）

沈降抗体に関する追加血液検査：抗トリコスポロン抗体（セロタイプ1）8倍（＜32）, （セロタイプ2）8倍（＜32）, PDE IgG 0.268（＜0.3）, PDE IgA 0.109（＜0.3）, インコ糞 IgG 0.098（＜0.3）, インコ糞 IgA 0.053（＜0.3）, その他13項目は陰性.

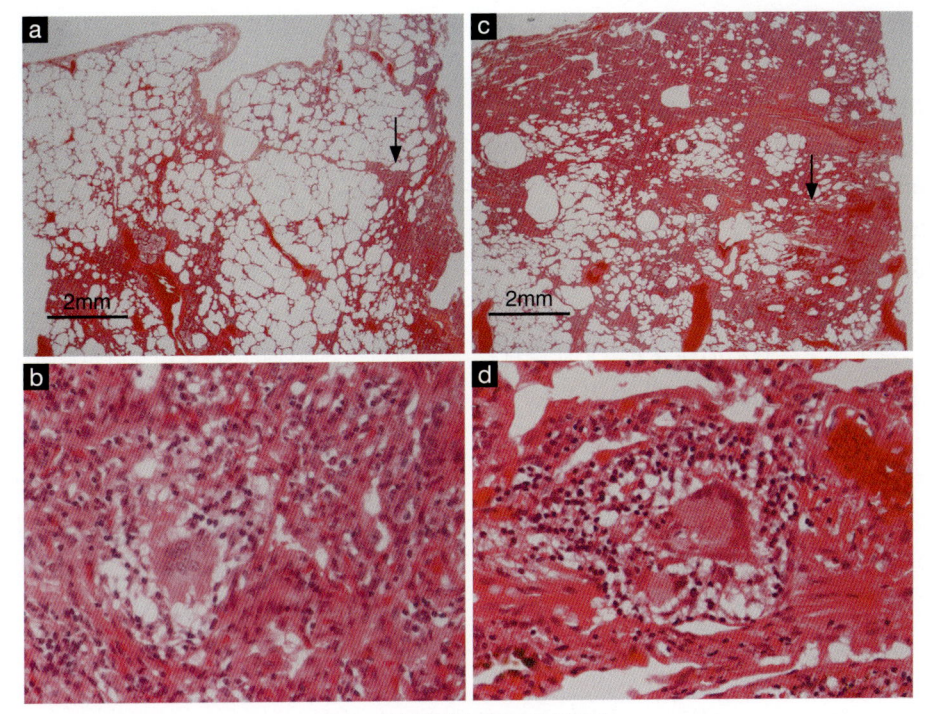

図3 外科的肺生検(VATS)所見

(a):右肺上葉S³の肺組織には小葉中心部に2〜3 mmの拡がりでリンパ球系細胞浸潤がみられた．矢印の部位に140×100 micronsの範囲で疎な構築で肉芽腫病変を認めた．Bar=2 mm.(HE染色，×1)．(b):(a)の矢印の部位の拡大．多核巨細胞，類上皮細胞，リンパ球を含む，疎な構築の肉芽腫性病変を認めた．(HE染色，×40)．(c):右肺下葉S⁶の肺組織にはS³よりも高度に3〜10 mm径の拡がりで小葉中心部に優勢な慢性炎症性病変を認めた．小葉中心部の病変には肺胞構造の消失を伴う線維化病変を含んでいた．矢印の部位で130×140 micronsの肉芽腫性病変を認めた．Bar=2 mm.(HE染色，×1)．(d):(c)の矢印の部位の拡大．2個の多核巨細胞と類上皮細胞，リンパ球を含む疎な構築の肉芽腫病変を認めた．(HE染色，×40)．

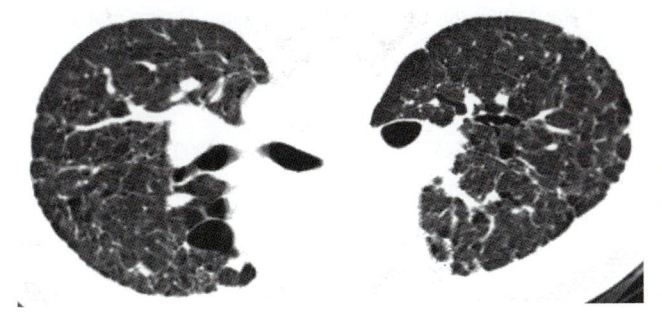

図4 胸部CT所見（2011年1月）
小葉中心性の粒状のすりガラス(様)陰影に加えて濃度差を伴う斑状のすりガラス(様)陰影と一部には線状陰影を認めた．広範囲の気管支拡張像と多発の囊胞様変化も認めた．

治療と経過：2004年2月下旬からprednisolone 50 mg/日開始．以降漸減．

2005年11月に転居した．その後は病状が安定している（図4）．

解　説

本症例は若年発症の過敏性肺炎と考えた．262名の夏型過敏性肺炎の報告例では35名（13.4%）が15歳以下であった[1]．セキセイインコでの過敏性肺炎の沈降抗体などの検討では，

50〜60歳代に発症のピークがあり，20歳以下は，6.5％と報告された[2]．小児での過敏性肺炎症例の検討では，原因抗原は86症例中で鳥関連が70症例で，真菌関連は15症例であり，鳥関連の頻度が高い特徴がある[3]．

本例は若年発症のため，過敏性肺炎が妥当な診断といえるかどうかについて議論を重ねた．過敏性肺炎では，原因抗原に対してアレルギー学的機序を証明するための検査として沈降抗体，皮膚試験，吸入試験が試みられてきた[4]．本例での沈降抗体は，測定した範囲ではすべて陰性であった．過敏性肺炎では本例のように吸入抗原をはっきりさせられない場合があり，特に慢性経過の症例では抗原回避が困難な症例が経験される．

近年，鳥抗原では鳥の糞に多様な物質を含んでいるため，抗原は単一でないとの意見がある[5]．本例での症状発現の時期は8月頃であった．しかし，生活様式の変化に伴い，日本で以前に経験された木造家屋の夏型過敏性肺炎の発症時期がカビの増殖時期とは必ずしもいえないことが指摘されている[6]．温度が23〜32℃で湿度80％以上であればカビは旺盛に発育すること[6]に留意すべきである．

亜急性過敏性肺炎は末梢気道から肺胞領域に至る位置，いわゆる小葉中心性の病変が肺病変の主体となる．過去のエアゾル吸入の研究から，粒子径により沈着部位が異なることが知られている[7]．過敏性肺炎で抗原となる粒子は約1〜10μmと考えられており，未知の吸入抗原を探索する時の参考になる．

文献

1) Ando M, Arima K, Yoneda R, et al: Japanese summer-type hypersensitivity pneumonitis: geographic distribution, home environment, and clinical characteristics of 621 cases. Am Rev Respir Dis 144: 765-769, 1991.

2) Hendrick DJ, Faux JA, Marshall, R: Budgerigar-fancier's lung: the commonest variety of allergic alveolitis in Britain. British Medical Journal, 2: 81-84, 1978.

3) Fan LL: Hypersensitivity pneumonitis in children. Current Opinion in Pediatrics 14: 323-326, 2002.

4) Pepys J: Hypersensitivity Diseases of the Lungs due to Fungi and Organic Dusts. pp.1-147, S. Karger AG. Basel, 1969.

5) McSharry C, Anderson K, Boyd G: A review of antigen diversity causing lung disease among pigeon breeders. Clinical and experimental allergy 30: 1221-1229, 2000.

6) 宮治　誠，西村和子：住まいとカビと病原性．pp 5-207，八坂書房，東京，2009.

7) Heyder J, Gebhart J, Rudolf G, et al: Deposition of particles in the human respiratory tract in the size range 0.005-15μm. J Aerosol Sci 17(5): 811-825, 1986.

症例16 多発空洞性肺病変を呈したホジキンリンパ腫の一例

水守康之[1]・小橋陽一郎[2]・望月吉郎[1]
([1]国立病院機構姫路医療センター　[2]公益財団法人天理よろづ相談所病院)

症　例：19歳，男性
主　訴：咳嗽，血痰，胸痛
既往歴：1歳時に川崎病（冠動脈病変なし）．喫煙歴なし，飲酒歴なし．
家族歴：祖父；糖尿病，父；痛風．
現病歴：2004年11月より乾性咳嗽が出現，12月中旬には血痰，右胸痛が出現．胸部X線上，両肺に空洞病変を指摘され入院となる．受診前の8ヵ月間に約12 kgの体重減少あり．
現　症：身長175 cm，体重64.2 kg，血圧118/68 mmHg，脈拍78/分（整），SpO_2 97%，両側頸部に鶏卵大，両側鎖骨上窩に拇指頭大の表在リンパ節腫脹を触知，腋窩・鼡径リンパ節は触知せず．呼吸音・心音は正常．

入院時胸部単純X線写真および胸部CT（図1）：
胸部X線写真では右上肺野および右下肺野

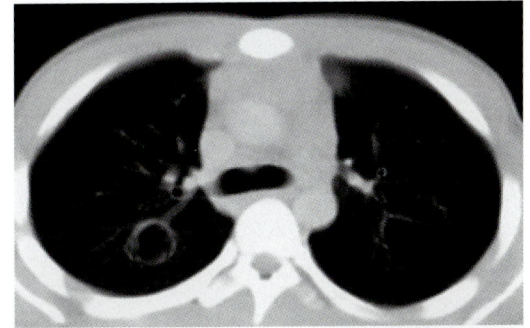

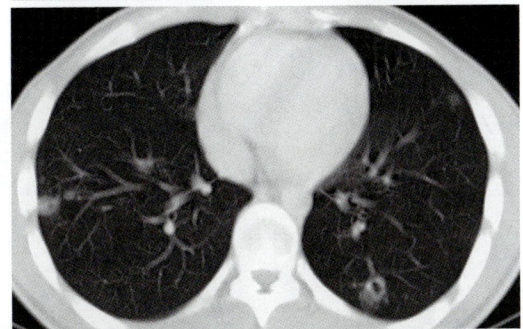

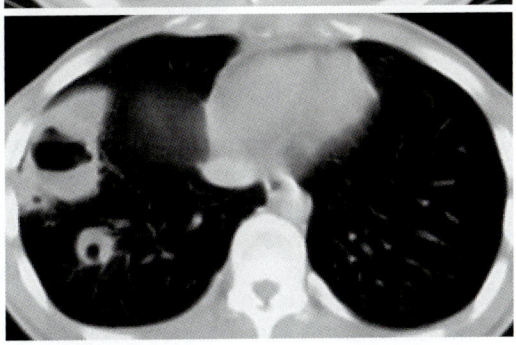

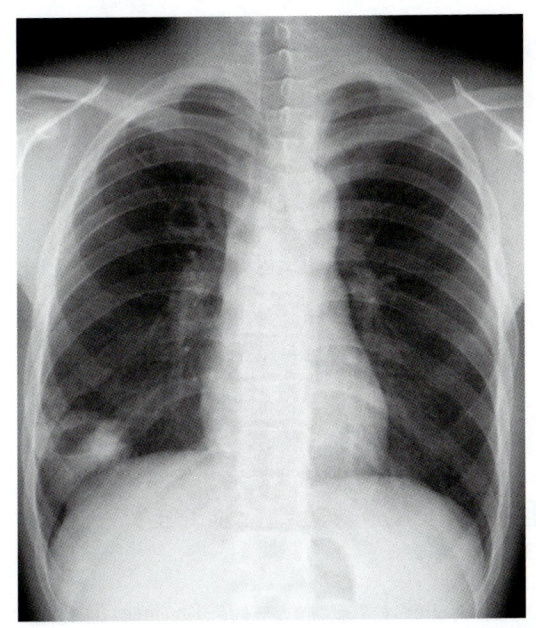

図1　胸部X線および胸部CT

に空洞性陰影を認めた．胸部CTでは肺野条件で右上葉S^2に薄壁空洞影（φ25mm），右下葉S^{10}および左下葉S^{10}に空洞を伴う結節影（φ20 mmおよび15 mm），右下葉S^8に空洞を伴う腫瘤影（φ60 mm）を認めた．また両肺下葉に小結節影（φ2〜5 mm）を数ヵ所認めた．縦隔条件では，両側鎖骨上窩から上縦隔および前縦隔に連続した癒合傾向の強いリンパ節腫大を認めた．

腹部CT：肝脾腫を認めた．腹腔リンパ節腫大は認めなかった．

ガリウムシンチグラフィ（図2）：両側鎖骨上窩から縦隔にかけて集積亢進あり，肺野も空洞壁肥厚部に一致した集積亢進を認めた．また肝脾に集積亢進を認めた．

入院時検査所見：WBC 16,700/μL（Neu 88.4%, Eos 5%, Bas 0.4%, Ly 3.5%, Mo 2.7%），RBC 466×10^4/μL, Hb 12.8 g/dL, Ht 37.7%, Plt 48.5×10^4/μL, TP 9.0 g/dL, Alb 3.7 g/dL, T-bil 0.2 g/dL, AST 13 IU/L, ALT 12 IU/L, LDH 167 IU/L, CPK 29 IU/L, BUN 12 mg/dL, Cr 0.7 mg/dL, Na 144 mEq/L, K 5.3 mEq/L, Cl 103 mEq/L, Ca 9.5 mg/dL, CRP 12.5 mg/dL, sIL2R 2,510U/mL, CEA 1.1 ng/mL, CYFRA 0.6 ng/mL, β-D glucan 1.2 pg/mL, RF<10 U/mL, PR3-ANCA<10EU

入院後経過：右頸部リンパ節生検にてReed-

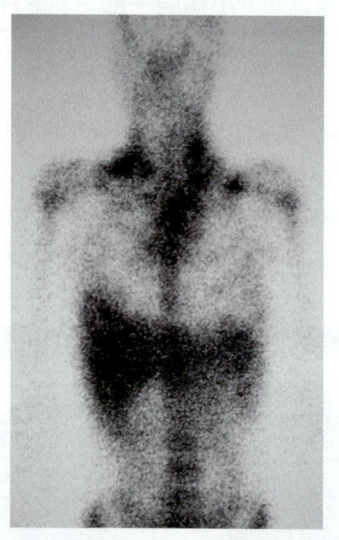

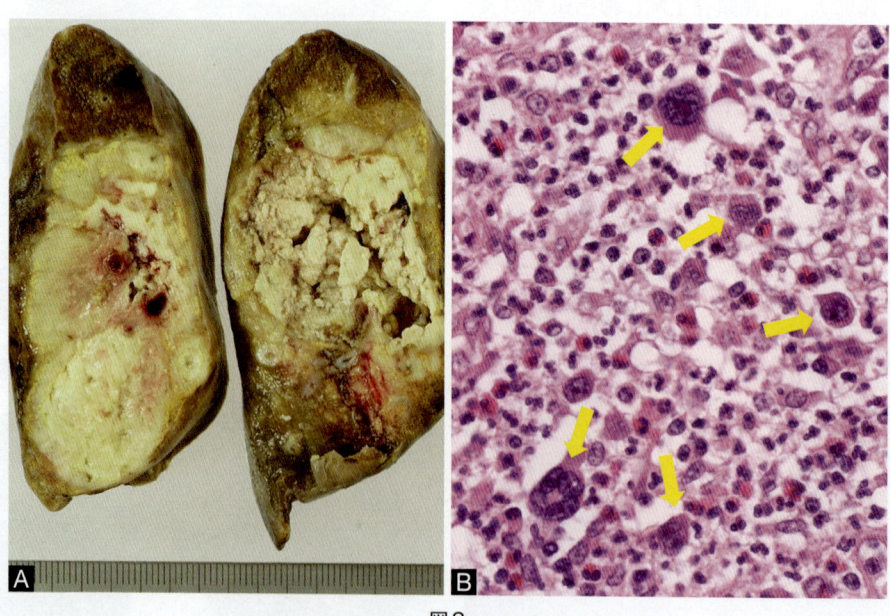

図2　^{67}ガリウムシンチグラフィ

図3
A：胸腔鏡下肺生検にて得られた右下葉の空洞を伴う腫瘤の肉眼的所見．
B：壊死周囲部の拡大像．リンパ球，好中球，好酸球などに混じり大型の多核異型細胞が散見される（矢印）（HE染色，×40）．

Sternberg細胞を認め，HLと診断された．しかし肺病変についてはHLで多発空洞性病変がみられることは極めて稀であり，結核や真菌症合併の可能性を否定できず，右下葉空洞病変に対して胸腔鏡下肺生検を施行した．

肺生検病理所見：広範で不規則な壊死が広がり気道内にも壊死物質がみられた．一見すると肉芽腫性の感染を疑わせる所見であったが抗酸菌，真菌は検出できず，腫瘍の壊死部周辺にはリンパ球，好中球，好酸球など多彩な細胞に混じって多核の大型の異型細胞が散見された（図3）．CD30陽性の腫瘍細胞が比較的多く，Reed-Sternberg細胞に相当する形態の細胞を認めたことからHLと診断された．免疫染色でALK-1は陰性であった．HLの亜分類では，リンパ節に線維性の皮膜肥厚，隔壁形成が目立つことより結節硬化型の範疇に属すると考えられた．

診 断：Hodgkinリンパ腫（結節硬化型）Ann Arbor分類ⅣB期

生検後経過：ABVD療法が施行された．3コースの時点で陰影は消失した．

解 説

初発時にHLで肺病変を認める頻度は9〜12%[1,2]，再発では頻度が高くなり38%とされる[3]．陰影は結節影，腫瘤影，小葉間隔壁の肥厚，浸潤影が多い[4]．HLの空洞影は治療後にしばしば認められるが，初発時は1%未満とされる．またHLの空洞影は単発が多く，多発空洞性肺病変は極めて稀で過去の報告は10例に満たない[5]．悪性リンパ腫の肺病変は無症状が多いが，本例のように咳嗽，発熱，胸痛などを認め，空洞性病変を呈する場合には，抗酸菌や真菌感染症の鑑別が重要である．HLの肺病変は少量の検体では診断が困難とされており，確定診断には外科的生検も考慮される[5]．

文 献

1) Castellino RA, Blank N, Cassady JR, et al: Roentgenologic aspects of Hodgkin's disease. Cancer 31: 316-323, 1973.
2) Filly R, Blank N, Castellino RA: Radiographic distribution of intrathoracic disease in previously untreated patients with Hodgkin's disease and non-Hodgkin's lymphoma. Radiology 120: 277-281, 1976.
3) Rosenberg SA, Diamond HD, Jaslowitz B, et al: Lymphosarcoma: a review of 1269 cases. Medicine 40: 31-84, 1961.
4) 中村尚生，栗原泰之，中島康雄，他：肺のリンパ増殖性疾患．臨床画像 16：798-804，2000.
5) Bieliauskas S, Reyes-Trocchia A, Krasan GP, et al: Lymphoma Presenting as Multiple Cavitary Pulmonary Nodules With Associated Mediastinal Adenopathy and Neck Mass. J Pediatr Hematol Oncol 31: 730-733, 2009.

健診発見の特発性肺血鉄症
(idiopathic pulmonary hemosiderosis)

症例 17

小橋保夫・新井 徹
(国立病院機構近畿中央胸部疾患センター)

症　例：20歳，女性

主　訴：なし（健診発見胸部異常陰影）

既往歴：11歳時に急性腎炎

生活歴：喫煙歴：なし，粉じん曝露歴：なし，服薬歴：なし，海外渡航歴：なし，ペット飼育歴：7年前より室内犬を飼育，鳥関連接触歴：冬季のみ羽毛布団を使用．

家族歴：父：高血圧，高脂血症，心筋梗塞，腹部大動脈瘤，父方の祖母と叔父：腎不全

職業歴：学生（コンビニエンスストアや焼き肉店で短期アルバイトの経験有り）

現病歴：X年3月，大学3回生時の健診にて胸部異常陰影を指摘され，近医を受診した．胸部CTで肺野にびまん性の小粒状影を認めたため，精査目的で2ヵ月後当院に紹介となった．自覚症状はなかったが陰影の改善が認められなかったため，6ヵ月後に検査入院となった．

現　症：身長157cm，体重43kg，意識清明，血圧110/66mmHg，脈拍66/分（整），体温36.2℃．眼瞼結膜貧血なし，眼球結膜黄染なし．表在リンパ節触知せず．胸部聴診上心音，呼吸音に異常を認めず．腹部は平坦，軟で肝・脾触知せず．四肢に浮腫を認めず．ばち指，関節腫脹・圧痛，皮疹，甲状腺腫大なし．神経学的所見に異常を認めず．

胸部単純X線写真：（図1）

高分解能CT：（図2）

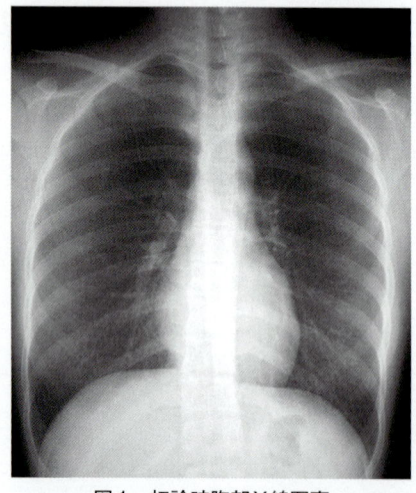

図1　初診時胸部X線写真
両側中肺野，下肺野優位に粒状陰影を多数認める．肺門リンパ節腫脹，心拡大，胸水貯留を認めない．

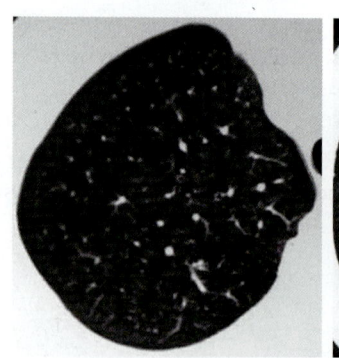

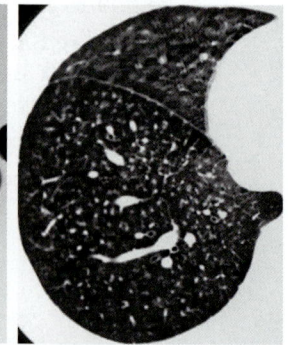

図2　初診時，高分解能CT
比較的明瞭な粒状陰影が両側肺，中・下葉優位にびまん性に認められる．分布は小葉中心性の部分とともに，葉間胸膜，静脈，気管支壁など小葉辺縁性に認められ，一部小葉間隔壁肥厚像も認められた．

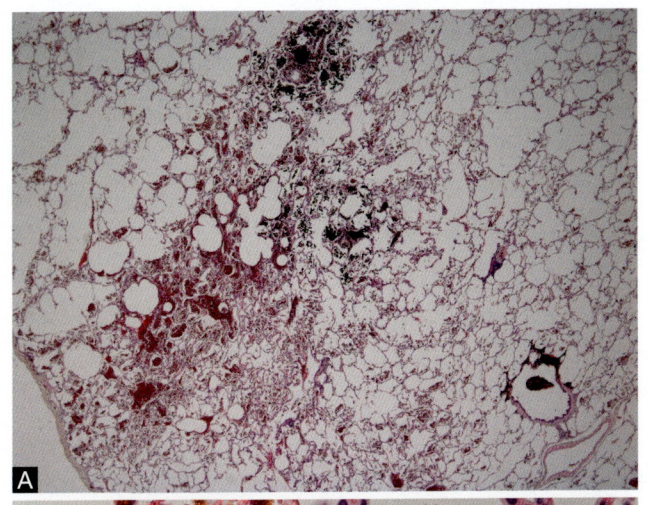

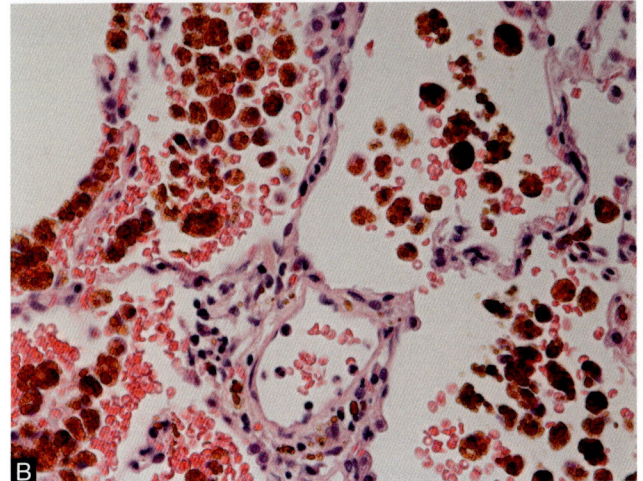

図3 胸腔鏡下肺生検病理組織所見

A：左S^{1+2}の肺病理組織HE染色所見．弱拡大．小葉中心部に末梢気腔内と線維化病変を示す間質に褐色顆粒としてヘモジデリン沈着を認める(視野中央上部)．導管部細気道の壁とその内腔のマクロファージの細胞質にヘモジデリン沈着を認める(視野の右側下部)．臓側胸膜(視野左側下部)から小葉中心部にかけて出血がみられ，ヘモジデリン含有マクロファージが混在している．

B：図Aの視野中央部の拡大所見．0.5〜4 microns径の褐色顆粒はBerlin blue鉄染色で青染し，ヘモジデリンであった．細血管の周囲間質と末梢気腔内のマクロファージの細胞質にヘモジデリン沈着が認められる．末梢気腔内の赤血球とヘモジデリン沈着を持つマクロファージが混在していることから，末梢気腔内への出血が継続している可能性が考えられた．肺胞壁には好中球浸潤など毛細血管炎の所見は認めず，肺ヘモジデローシスの原因は不明であった．

心電図：特記所見なし

心エコー：EF 73 %，asynergy (−)，右心系・左心系ともに拡大なし．TR I°，PR (−)

肺機能検査所見：VC 2.99 L，％VC 97.6 %，$FEV_{1.0}$ 2.67 L，$FEV_{1.0}$％ 90.5 %，RV 1.96 L，％RV 216.3 %，FRC 3.22 L，％FRC 145.5 %，TLC 4.95 L，％TLC 113.1 %，RV/TLC 39.6 %，V_{50} 3.72 L/S，V_{25} 2.09 L/S，DLco 20.5 mL/min/mmHg，％DLco 102.2 %，DLco/VA 5.08 mL/min/mmHg/L，％DLco/VA 86.7 %

動脈血液ガス (room air)：pH 7.379，$PaCO_2$ 45.6 Torr，PaO_2 95.9 Torr

検査所見：WBC 5,000/μL (Eos 7.0 %，Neu 58.6 %，Lym 31.6 %，Mon 2.6 %)，RBC 4.29 $\times 10^4$/μL，Hb 11.3 g/dL，Ht 36.9 %，MCV 84.5 %，MCH 26.5 %，Plt 17.4$\times 10^4$/μL，LDH 155 IU/L，CPK 54 IU/L，BUN 12.3 mg/dL，Cr 0.6 mg/dL，TP 7.2 g/dL，Alb 4.3 g/dL，T-Bil 0.5 mg/dL，GOT 17 IU/L，GPT 6 IU/L，ALP 239 IU/L，Fe 38 μg/dL，UIBC 296 μg/dL，TIBC 334 μg/dL，各種膠原病に対する抗体検査，間質性肺炎マーカー，腫瘍マーカーに異常所見は認められなかった．

尿所見：尿蛋白 (−)，尿潜血 (−)，尿所見に特記所見なし

ツベルクリン反応：弱陽性 (0×0/14×11 mm)

気管支鏡検査所見：BALF所見：右B^4にて施行．血性．回収率112/150 mL (74.7 %)，細胞数1.57$\times 10^5$/mL，細胞分類Mφ 8.6 %，Lym

11.8％，Neu 15.2％，Eos 4.2％，CD3 68.6％，CD4 29.5％，CD8 42.2％，CD4/CD8 0.70
培養検査所見：混合性常在菌，抗酸菌塗抹・培養陰性
細胞診：陰性．多数のヘモジデリン含有マクロファージおよび赤血球が認められた．
TBLB 所見：肺胞内にヘモジデリン含有マクロファージが認められた．
胸腔鏡下肺生検（11ヵ月後）（図3A, 3B）：細気管支血管鞘と小葉中心部の気腔内を主体に褐色顆粒を持つ，マクロファージの集積，鉄染色で青染するヘモジデローシスが認められた．ヘモジデローシスの原因となる pulmonary veno-occlusive disease や肺胞毛細血管炎の所見は認められず，グロコット染色，PAS 染色，チール・ニールセン染色で真菌様構造，抗酸菌は認められなかった．また，嚢胞様病変，壊死性病変，肉芽腫性病変，lymphangioleiomyomatosis（LAM）の時に認められる LAM cell cluster 相当の病変，有意な偏光性物質の沈着を認めなかったため，肺ヘモジデローシスの所見が主病変であり，特発性肺血鉄症（idiopathic pulmonary hemosiderosis；IPH）と診断した．
経　過：BALF 所見より肺胞出血が考えられたが，無症状で，検査所見からも肺胞出血の原因が確定できず，約1年の経過で画像上も陰影の残存が認められたため，胸腔鏡下肺生検術を施行した．病理所見から IPH と診断した．診断以前から無症状であり，また，当院初診時より症状に変化がないため無治療にて経過観察を行った．33ヵ月後の胸部 CT では初診時の胸部 CT と比較し，小葉中心性の粒状陰影は軽度減少しており，また，肺機能上も RV 1.47 L，%RV 154.7％，RV/TLC 31.8％と改善傾向を示している．

解　説

IPH は原因不明のびまん性肺胞出血（diffuse alveolar hemorrhage；DAH）を呈する疾患の一つである．発症頻度はわが国では小児期人口100万人当たり1.23人とされている．80％は小児期に発症し，その大部分は10歳までに診断される．20％が成人発症で，主に30歳までに発症し男性例が多いとされている．血痰または喀血，鉄欠乏性貧血，胸部 X 線上の浸潤陰影が3主徴であるが，IPH に特異的な症状，検査所見，画像所見はない．DAH と診断された症例で病理組織学的，免疫学的に DAH を来しうる原因が特定されない場合，IPH と診断される．治療としてはステロイドや免疫抑制剤が使用されることが多く，予後は小児期では5年生存率が67.1％であるが成人例では予後良好である場合が多い[1-4]．

Saeed らの小児 IPH17 例の報告[5]では，全例で咳嗽，貧血が認められ，15例で低酸素血症，12例で発熱を認めたが，血痰を認めたのは1例のみであった．DAH においては33％の症例で血痰を認めないとの報告や，DAH27例中4例において呼吸器症状を伴わないとの報告を認めるが[5]，IPH ではほとんどの症例で何らかの呼吸器症状が認められる．したがって本例では呼吸器症状を含めて全く無症状であったことが特徴的である．

IPH においては，急性期に胸部 X 線上，両側性または片側性に非区域性肺胞性陰影を認め，出血の改善に伴い軽減するが，症状の悪化により繰り返し陰影の出現が認められる．胸部 CT ではすりガラス（様）陰影を呈する．寛解期・慢性期には肺胞性浸潤陰影は吸収され，様々な程度の線維化を生じ，間質性網状陰影や小葉中心性微細粒状陰影が浸潤陰影と同様の領域に生じ，慢性期には線維化が認められるとされている[4]．しかしながら，胸部 CT にて小葉中心性粒状陰影を呈する IPH 症例の報告は，わが国では新実らの1例[7]のみである．同症例では小葉中心性粒状陰影に加え，一部に浸潤陰影が認められたが，本例では小葉中心性粒状陰影のみが認められ点が稀と考えられる．

本例では病理学的にヘモジデローシスが強い部分では線維化およびヘモジデリンの沈着が認められており，この部分が小粒状陰影として胸部CTで認識されていると考えられる．組織内に鉄染色陽性物質を多数貪食したマクロファージが認められ，胸部CT上，両側びまん性の粒状陰影が認められた点から，溶接工肺の可能性も考えられるが[8,9]，職業歴はなく，否定的であった．また，本例のように閉塞性障害を呈するDAH症例においては，サルコイドーシスや顕微鏡的多発血管炎，ウェゲナー肉芽腫，LAM，ランゲルハンス細胞組織球症などを背景にDAHが生じた可能性を検討する必要があるとされる[10]が，いずれも組織学的には否定的であった．本例においては，病変分布が小葉中心性であったことから胸部CTで小葉中心性粒状陰影を示し，同時に肺機能検査で残気率，残気量が増加したと考えられる．また，組織学的に小葉中心性の線維化病変と出血を認めたことから，何らかの吸入物質が原因となって出血を生じた可能性も考えられた．

文献

1) 新井 徹：特発性肺血鉄症．北村諭，工藤翔二，石井芳樹編．別冊・医学のあゆみ．呼吸器疾患 ver. 5-state of arts. 医歯薬出版，東京：334-336, 2008.
2) Fontenot AP, Schwarz MI: Diffuse alveolar hemorrhage. In: Schwarz MI, King TE Jr. ed. Interstitial Lung Disease. 4th ed. Hamilton, Ontario: BC Decker: 634-644, 2003.
3) Ohga S, Takahashi K, Miyazaki S, Kato H, Ueda K: Idiopathic pulmonary haemosiderosis in Japan: 39 possible case from a survey questionnaire. Eur J Pediatr 154: 994-995, 1995.
4) Ioachimescu OC, Sieber S, Kotch A: Idiopathic pulmonary haemosiderosis revisited. Eur Respir J 24: 162-167, 2004.
5) Saeed MM, Woo MS, Maclaughlin EF, Margetis MF, Keens TG: Prognosis in Pediatric idiopathic haemosiderosis. Chest 116: 721-725, 1999.
6) 村瀬公彦，櫻井綾子，立川良，竹島好，富井啓介：びまん性肺胞出血症例の臨床的検討．気管支学 32：14-21, 2010.
7) 新実彰男，網谷良一，倉澤卓也，橋本尚子，加藤元一，板東憲司，伊藤春海，久世文幸：特発性肺ヘモジデローシスの2症例—CT所見を中心に－日本胸部疾患学会誌 30：1749-1755, 1992.
8) Roggli VL, Butnor KJ: Pneumoconioses. In Leslie KO, Wick MR ed. Practical Pulmonary Pathology. A Diagnostic Approach. Churchill Livingstone; 322-324, 2005.
9) Akira M: Uncommon pneumoconiosis. CT and pathologic findings. Radiology 197: 403-409, 1995.
10) Ioachimescu OC, Stoller JK: Diffuse alveolar hemorrhage. Diagnosing it and finding the cause. Cleve Clin J Med 75: 258-280, 2008.

細気管支病変の著明な夏型過敏性肺炎の一例

症例18

塚本宏壮・望月吉郎
(国立病院機構姫路医療センター)

症　例：53歳，女性
主　訴：喀痰，咳嗽，労作時呼吸困難
既往歴：49歳時に気管支喘息，50歳時に肺炎
生活歴：喫煙：40本/日×21〜50歳．職歴：鉄工所で研磨工として従事（23〜50歳）．住宅：5〜6年前よりベランダに鳩が20羽程度飛来し糞が多量に付着．木造築50年の住居に10年前より居住．日当たり・風通し不良，湿気多い．
現病歴：2006年6月下旬から咳嗽，喀痰出現，37〜38℃の発熱を認めるようになり7月当科紹介となる．当初細菌性細気管支炎の関与も考え，外来にてレボフロキサシン，クラリスロマイシンを投与されたが，呼吸困難の増悪を認め，8月に入院となった．
家族歴：母に気管支喘息

現　症：身長167 cm，体重44 kg，体温36.8℃，血圧94/64 mmHg，脈拍85/分（整），皮疹なし．チアノーゼなし．ばち指なし．表在リンパ節触知せず．心雑音なし．両下肺でcoarses crackles聴取．腹部異常なし．神経学的異常なし．
胸部X線所見：びまん性に淡いすりガラス（様）陰影を認めた．
胸部CT所見：びまん性に拡がるすりガラス（様）陰影と小葉中心性の粒状影とそれにつながる樹枝状影を認めた．
検査所見：WBC 7,800/μL（Bas 0.9 %，Eos 12.3 %，Neu 48.3 %，Ly 32.2 %，Mo 6.3 %），RBC 455万/μL，Ht 39.9 %，Plt 39.5×万/μL，TP 7.0 g/dL，GOT 20 IU/L，GPT 10 IU/L，LDH 175 IU/L，BUN 6 mg/dL，Cr

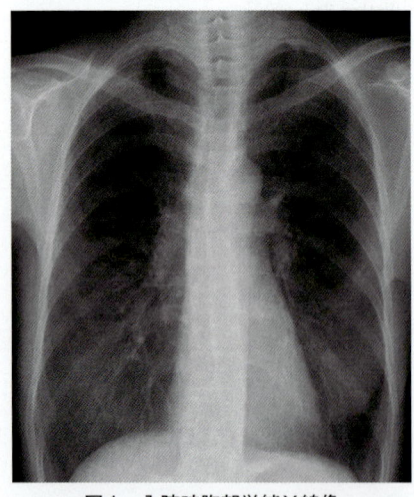

図1　入院時胸部単純X線像
びまん性に淡いすりガラス（様）陰影を認めた．

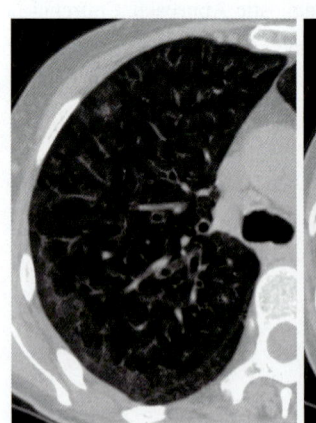

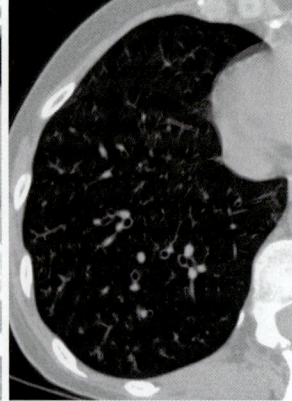

図2　入院時胸部HRCT
びまん性に拡がるすりガラス（様）陰影と小葉中心性の粒状影，樹枝状陰影を認めた．

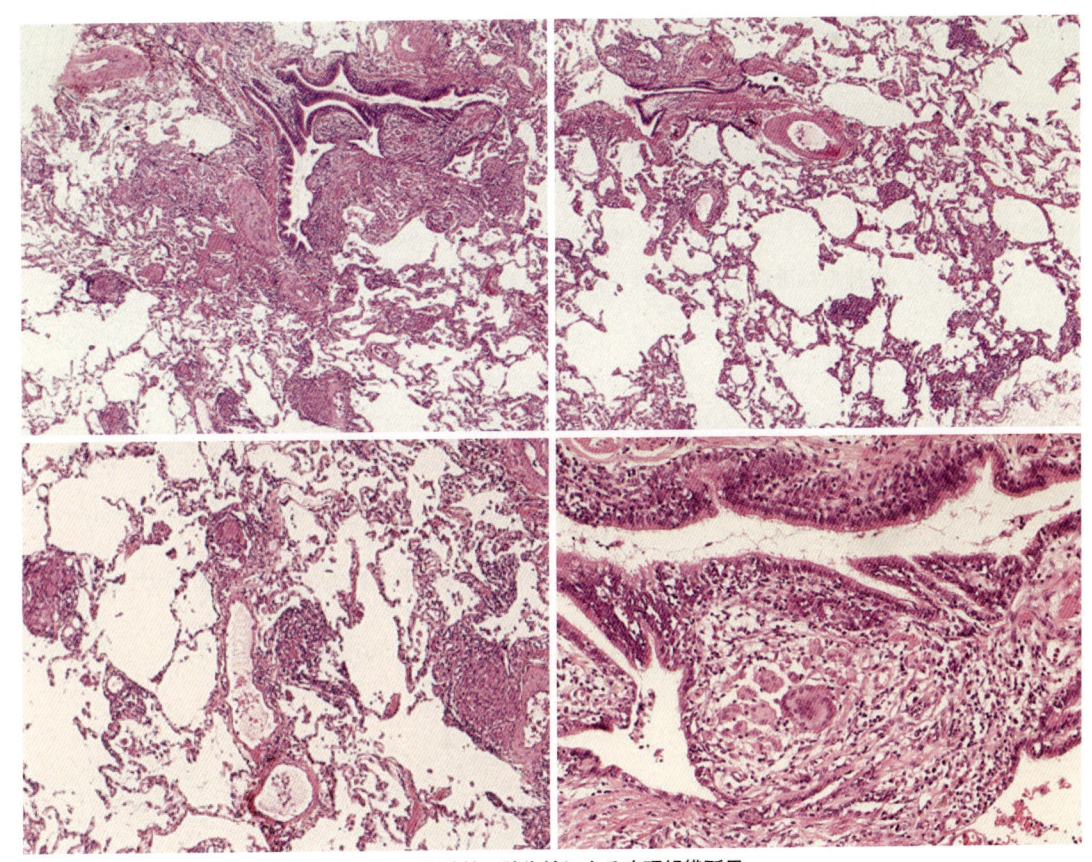

図3 胸腔鏡下肺生検による病理組織所見

0.5 mg/dL, CRP 0.2 mg/dL, IgE 172 IU/mL, KL-6 1,340 U/mL, RA<20 IU/L, 抗核抗体 320倍, 抗 *Trichosporon* 抗体 32倍, 抗 PDE 抗体(−)

血液ガス：pH 7.425, PaCO$_2$ 55.0 Torr, PaO$_2$ 51.1 Torr

肺機能所見：%VC 79.3 %, FEV$_{1.0}$% 59.3 %, %DLco 35.4 %

BALF：（右 B^{4}b）総細胞数 7.0 × 10^5/mL, 細胞分画 (Ly 67 %, Mφ 21 %, Neu 10 %), CD4/8 比 0.69

病理組織所見（胸腔鏡下肺生検）：終末細気管支から呼吸細気管支にかけての細気管支に病変の主座を認め，気管支周囲には炎症細胞が浸潤し線維化が拡がっており，細気管支内腔を狭小化するような病変を認めた．また一部好酸球浸潤を認め，周囲の肺胞壁には壊死を伴わない肉芽腫が散見された．軽い細胞性間質性肺炎を背景に認めた．

治療と経過：入院後無治療で徐々に喀痰・咳嗽は減少，PaO$_2$は72 Torr，％VCは84 %，FEV1.0%は70 %にそれぞれ改善し画像上の改善も認めた．自宅は湿っぽく，市販の乾燥剤が1日で一杯になるほどで浴室にはカビが一面に生えていた．外泊試験を行ったところ呼吸困難の増悪を認め，再入院でプレドニゾロン40 mg/日より開始し漸減，15 mg/日で退院となった．引っ越しのためN-95マスクを着用して自宅の掃除を行ったところ，全身に皮疹が拡がり再入院となった．その後は夫の実家で生活し，症状なく経過している．

解説

本例の経過は過敏性肺炎で合致するものであった．過敏性肺炎と細気管支病変および閉塞性

換気障害との関連については文献上いくつかの報告がある．Sutinen らは過敏性肺炎の 90% 以上で病理学的に細気管支レベルに炎症性変化と肉芽腫を認め，さらに約 16 % に気管支閉塞の所見がみられるとした[1]．Warren らは 14 例中 3 例で flow-volume 曲線のスロープ低下[2]を認めたとしている．岩神らは著明な閉塞性換気障害を呈した夏型過敏性肺炎の 1 例[3]を報告し，細気管支レベルでの肉芽腫，細胞浸潤や炎症性分泌増加による気道抵抗の増加などの機序を考察している．本例も細気管支レベルに病変を認めており，閉塞性換気障害をもたらしたと推測される．多量の抗原にさらされ，強い反応を示したことが一因かもしれないと考えている．

文献

1) Sutinen S, Reijula K, Huhti E, et al: Extrinsic allergic bronchiolo-alveolitis : serology and biopsy findings. Eur J Respir Dis 64 : 271-282, 1983.
2) Warren CP, Tse KS: Cherniack. Mechanical properties of the lung in extrinsic allergic alveolitis. Thorax 33: 315-321, 1978.
3) 岩神真一郎，椎名健二，大和田明彦，他：著明な閉塞性換気障害を示した夏型過敏性肺像炎の 1 例．日呼吸会誌 36：1048-1052，1998．

症例19 発熱が持続し，PR3-ANCA陰性のウェゲナー肉芽腫症

池添浩平[1]・寺田邦彦[2]・田口善夫[2]
[1]京都大学医学部　[2]公益財団法人天理よろづ相談所病院

症　例：55歳，男性
主　訴：発熱
既往歴：十二指腸潰瘍
家族歴：特記事項なし
喫煙歴：20本/日×35年の現喫煙者
職　歴：鉄工所勤務
現病歴：2005年の検診で胸部異常影を指摘され，胸部CTなどの精査の上経過観察となっていた．2007年3月頃より咳，発熱が持続，前医で施行されたTBLBで肉芽腫を認めたため，肺結核を疑われ1ヵ月加療されたが改善しないため精査目的で当院へ入院した．
現　症：身長169.5 cm，体重44 kg，体温38.6℃，血圧94/60 mmHg，SpO₂ 97%（室内気），眼結膜貧血あり，充血あり．心音純，呼吸音整調．両大腿筋把握痛あり．その他明らかな異常所見を認めず．

画像所見：2007年5月当院初診時の胸部単純X線写真（図1）では，肺野の過膨張の他，両側上肺野の胸膜直下に，右側優位に結節影が散見される．2007年5月の胸部CT（図2）を2005年5月に施行された胸部CTと比較して検討すると，右S¹に認められる胸膜下結節影は2005年より認められ，やや縮小している印象である．一方，左上葉，右S⁶に認められる胸膜直下の結節影は2005年には認められず，新たに出現したと考えられる．陰影はいずれも索状影を伴った収縮傾向のあるdenseな結節影である．その他の肺野に異常所見を認めず，縦隔，肺門リンパ節腫大を認めない．FDG-PETではCTで認められた結節影の部位に淡い集積を認めた．

血液検査所見：Hb：8.8 g/dL, HT 27.8%, MCV 82, Plt：61.3×10⁴/μL, WBC：11,900/μL, CRP：12.5 mg/dL, ESR：>100 mm/hr, BUN：26.1 mg/dL, Cr：0.9 mg/dL, TP 8.6

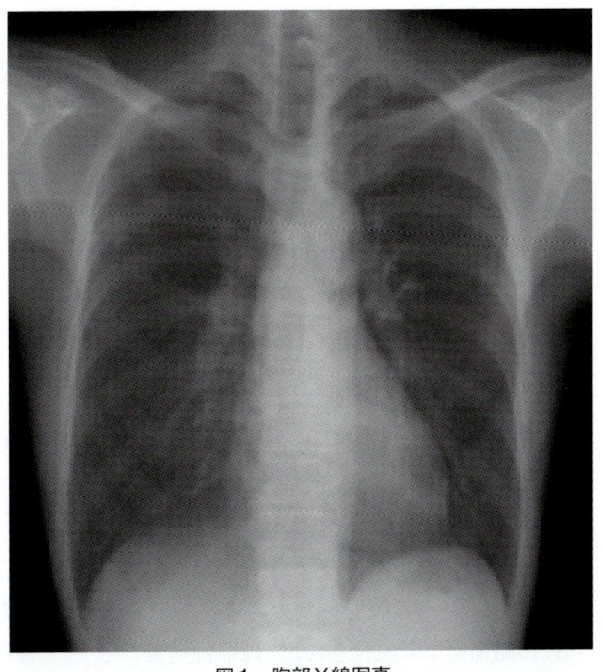

図1　胸部X線写真
肺野の過膨張の他，両側上肺野の胸膜直下に，右側優位に結節影が散見される．

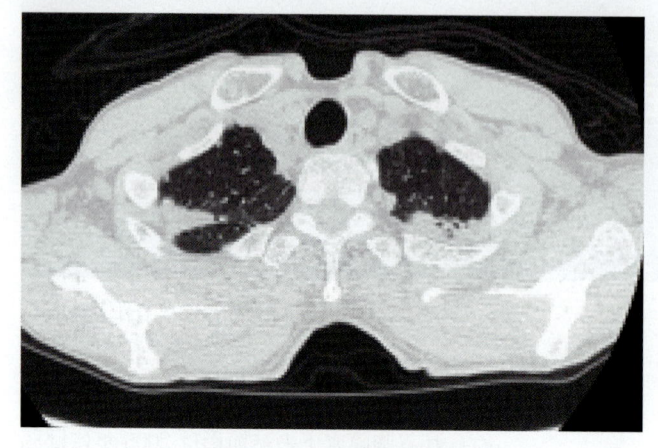

図2 胸部CT
右S¹に索状影を伴った収縮傾向のあるdenseな結節影を認め、その他左上葉、右S⁶にも胸膜直下に同様の結節影を認める。その他の肺野に異常所見は認めず、縦隔、肺門リンパ節腫大を認めない。

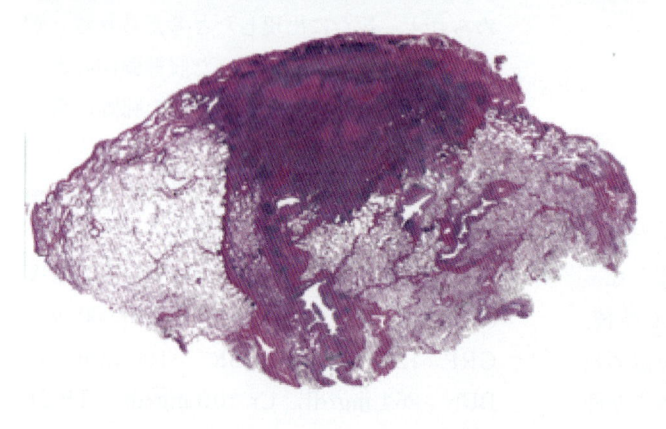

図3 右S¹のルーペ像HE.
硝子様線維性病変を含む線維化病変があり、その周囲に類上皮細胞と多核巨細胞が出現し一部に壊死性血管炎も認められる。いずれもZiehl-Neelsen染色、Grocott染色で抗酸菌、真菌は認められなかった。

g/dL, Alb 2.1 g/dL, Glb 6.5g/dL, RF：90.0IU/mL, ANA：<40倍, 抗ENA抗体（-）, IgG 4,133 mg/dL, IgA 454 mg/dL, IgM 83 mg/dL, CH50 51.6 U/mL, C3 154.2 mg/dL, C4 26.5 mg/dL, CEA 1.4 ng/mL, CYFRA 1.0 ng/mL, ProGRP 28.5 pg/mL, PR3-ANCA：<10EU, MPO-ANCA：274EU, 抗CCP抗体：1.1U/mL

尿検査所見：pH 5.5, 蛋白（1+）, 糖（-）, 潜血（1+）, RBC 2-4/HPF, WBC 0-1/HPF

肺機能検査：VC 3.33L, %VC 91.5%, FEV$_{1.0}$ 2.84L, %FEV$_{1.0}$ 94.0%, FEV$_{1.0}$/FVC 85.3%

外科的肺生検病理組織所見（図3）：外科的肺生検は、2005年より認められ陳旧性病変と考えられる右S¹と、新しい病変と考えられる右S⁶の結節影より施行された。陳旧性病変として生検された右S¹では、硝子様線維性病変を含む線維化病変が認められ、その周囲に類上皮細胞と多核巨細胞が出現し一部壊死性血管炎も認められる壊死性肉芽腫性病変であった。新しい病変として生検された右S⁶でも壊死を伴う肉芽腫性結節が認められ、結節性病変には硝子様化線維化病変、壊死部分には核の破砕、好中球浸潤、多核巨細胞が認められた。いずれもZiehl-Neelsen染色、Grocott染色で抗酸菌、真菌は認められなかった。以上2部位の病変は、時間経過は異なるものの、ウェゲナー肉芽腫症として矛盾しない所見と考えられた。並行して施行された腎生検所見でも巣状壊死性糸球体腎炎の所見、間質へのびまん性形質細胞、リンパ球浸潤の所見が認められ、こちらもウェゲナー肉芽腫症として矛盾しない所見であった。

診断後の経過：新旧2部位の肺生検では、時間経過は異なるもののウェゲナー肉芽腫症として矛盾せず、また腎生検所見も同疾患に矛盾

しなかったため，一元的にウェゲナー肉芽腫症と診断，ステロイド（PSL 50 mg/day）とシクロフォスファミドで治療を開始した．速やかに解熱しCRPは陰性化，肺の結節性病変も縮小傾向を示した．ステロイドを漸減しても経過は良好であり，現在無治療であるが再燃なく寛解を維持している．

解　説

ウェゲナー肉芽腫症（WG）は，一般に発熱，体重減少などの全身症状と共に，多くの場合膿性鼻漏，鼻出血などの上気道症状が先行し，発症経過は亜急性であることが多い．本症例は無症状で2年前より肺病変が存在し，自然軽快と増悪を伴って経過し，全身症状，糸球体腎炎を伴って顕在化してきたと考えられるが，このような報告例は極めて稀である．Fienbergが1981年に報告しているprotracted typeのウェゲナー肉芽腫症の報告に類似していると考えられる[1]．

WGの肺病変のCT所見の特徴は，しばしば空洞を伴う大小の多発結節影，もしくは胸膜直下の楔状の浸潤影とされているが，本症例では典型的な画像パターンとは異なり，通常は陳旧性瘢痕性病変と判断される様な画像パターンであったことは興味深い．

本症例は，PR3-ANCA陰性，MPO-ANCA陽性のWGと診断した．WGのうち5～10％はMPO-ANCA陽性と報告されており，MPO-ANCA陽性のWGも少ないながら存在する．PR3-ANCA陽性のWGは，PR3 ANCA陽性のWGより腎臓・眼・末梢神経障害合併頻度が少ない可能性が報告されている[2]．またChenらの報告では，MPO-ANCA陽性のWGはPR3-ANCA陽性のWGに比べ，腎生検で線維性半月体や間質の線維化などの慢性所見の頻度が高かった[3]．本症例では肺生検，腎生検共に慢性経過の所見も認められた．自己抗体の違いが組織所見や発症経過，予後などに関し異なる病型を表している可能性がある．

文　献

1) Fienberg R: The protracted superficial phenomenon in pathergic (Wegener's) granulomatosis. *Hum Pathol* 12 (5): 458-467, 1981.

2) Prevalence and spectrum of rheumatic diseases associated with proteinase3 - antineutrophil cytoplasmic antibodies (ANCA) and myeloperoxidase - ANCA. *Rheumatology* 40 (2): 178-184, 2001.

3) Chen M, et al: Renal histology in Chinese patients with anti-myeloperoxidase autoantibody-positive Wegener's granulomatosis. *Nephrol Dial Transplant* 22: 139-145, 2007.

症例20 シェーグレン症候群に合併したアミロイド結節，囊胞性病変，濾胞性細気管支炎の一例

宮川倫子[1]・望月吉郎[2]
([1]医療法人社団木村内科　[2]国立病院機構姫路医療センター)

症　例：57歳，女性
主　訴：血痰
既往歴：53歳時にSjögren症候群（以下SjS）を指摘，以後無治療で経過観察．

家族歴：父親；がん（詳細不明）．
職業歴：サービス業
喫煙歴：なし
現病歴：血痰を主訴に近医受診．胸部異常影を指摘され当院紹介．ドライアイ，口腔内乾燥症状あり．
現　症：身長153 cm，体重57 kg，血圧124/74 mmHg，脈拍75/分（整），SpO_2 98％，ばち指なし．皮疹なし．表在リンパ節触知せず．心音異常なし．肺野ラ音なし．腹部触診上異常なし．
胸部画像所見：両肺に小結節および薄壁囊胞を多数認めた．間質性変化は明らかではなかった．
検査所見：RFは23.6 IU/mLと軽度上昇を認めた．またIgGが1,702 mg/dLと軽度上昇していたが，蛋白分画のモノクローナルな増加

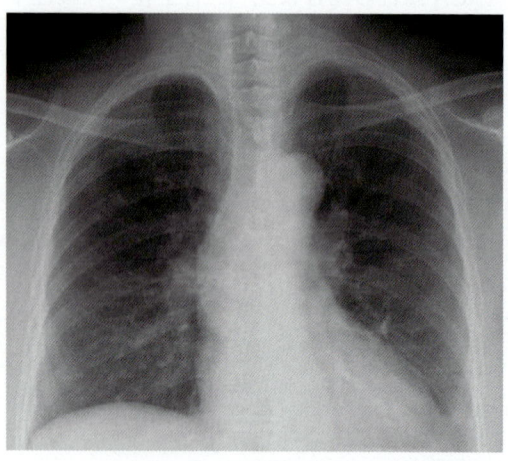

図1　胸部X線
両側に小結節を認める．明らかな間質影は認めない．

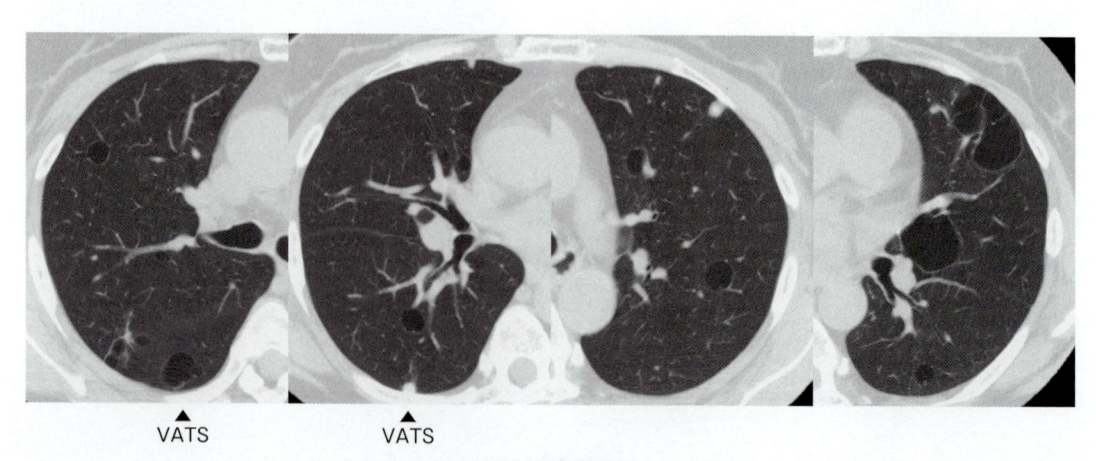

図2　胸部HRCT
両側散在性に1cm以下の小結節と薄壁囊胞を認める．明らかな間質影は認めない．S^2, S^6 で胸腔鏡下肺生検を行った．

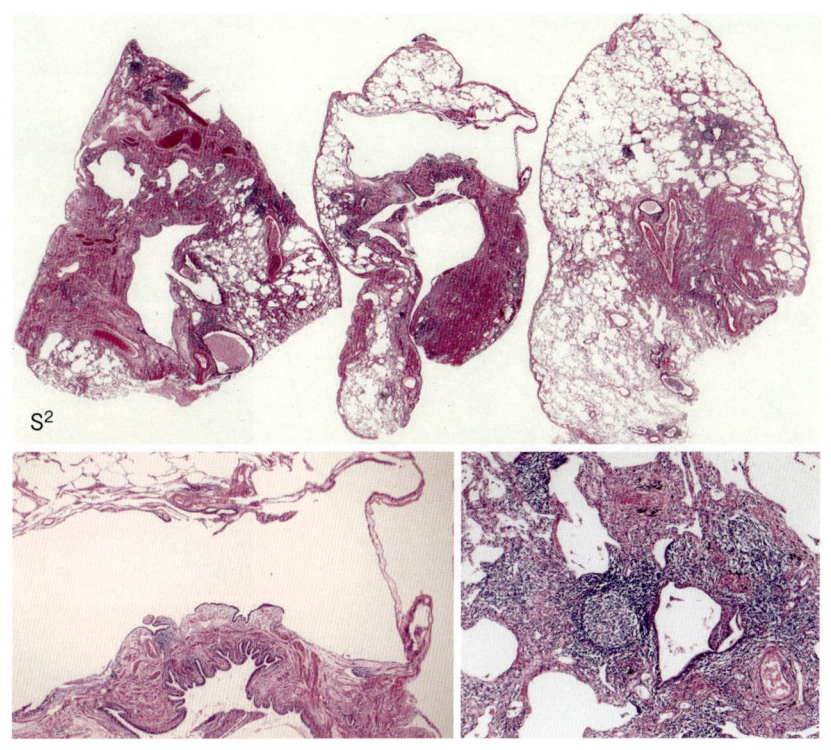

図3　VATSによる病理組織所見(右S²)
上はS²のルーペ像, HE. 比較的限局した線維化病変がみられ, 囊胞性の病変が散見される. 左下は, 囊胞性病変の中拡大で一部に気道上皮もみられており, 細気管支などが拡張したとも観察される. 右下は細気管支周囲の一見follicular bronchiolitis様の病変の拡大である. 少ないが, lymphoid hyperplasia の所見も散見される.

は認めなかった. 自己抗体では抗SS-A抗体が>500 U/mL, 抗SS-B抗体が37.3 U/mLであった. 呼吸機能検査では1秒率が65.3%と低下, 残気率が44.0%と増加していた. また, Shirmer試験, rose-bengal試験, ガムテストがそれぞれ陽性であった. その他には異常所見は認めなかった.

経　過：はじめは転移性肺腫瘍を疑い上下部内視鏡検査, 甲状腺・腹部超音波, FDG-PETを施行するも明らかな異常所見は認めなかった. 肺野の結節は全て1 cm以下と小さく, 気管支鏡などでの診断確定は困難で, また, 囊胞についても精査する必要があると考え, 右S², S⁶で胸腔鏡下肺生検を施行した. S²には比較的限局した線維化病変がみられ, 囊胞性病変が散見された. 囊胞性病変の一部には気道上皮もみられた. 細気管支周囲にはfollicular bronchiolitis様の病変を認め, 一部に, lymphoid hyperplasia の所見も認めた (図3). S⁶では結節性病変を認め, Congo red 染色およびDyron染色に陽性で, アミロイドの結節性病変と診断した (図4). また過マンガン酸カリウム処理後のCongo red染色で消失せず, 免疫組織化学でアミロイドAAが陰性であることからALアミロイドと考えた. 以上の結果からSjS関連肺病変と考えられ, 以後無治療で経過観察しているが, 血痰は自然に消失し, 肺野病変に関しても増悪なく経過している.

解　説

アミロイドーシスは, 不溶性のアミロイド線維を主成分とするアミロイド蛋白が臓器や組織

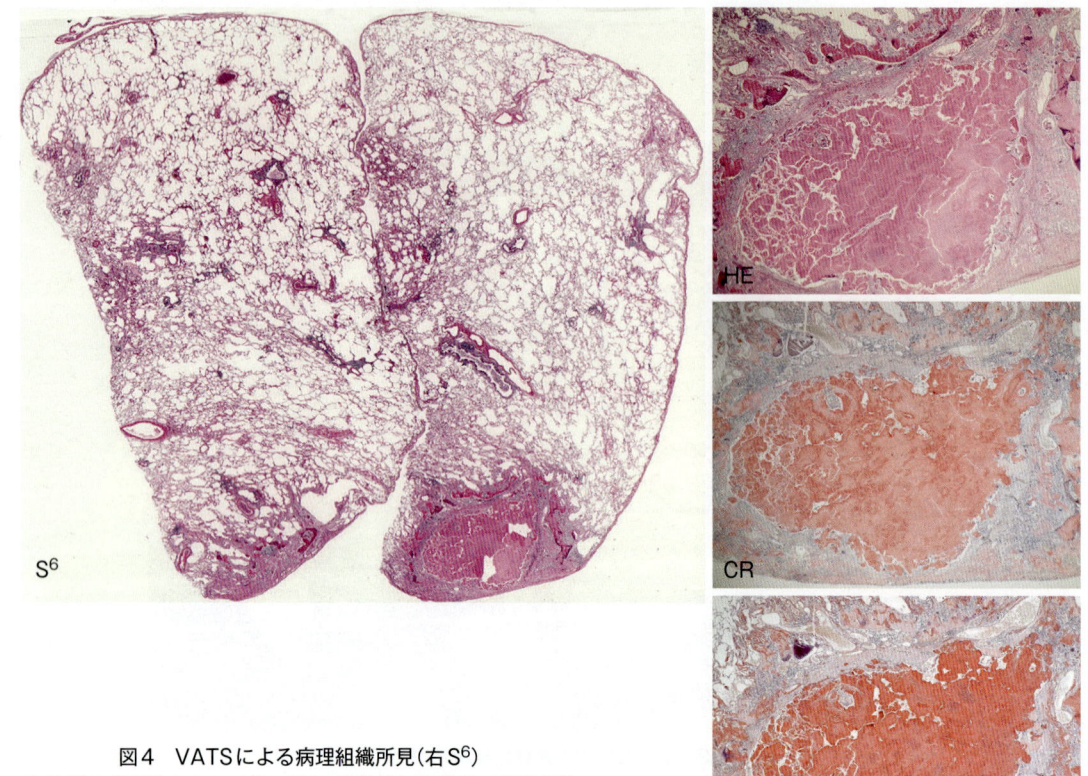

図4 VATSによる病理組織所見（右S⁶）
左はS⁶の代表的なルーペ像，HE．部分的に間質性の病変が散見されるが，一ヵ所ピンク色の結節性病変が認められる．この部分はcongo red（CR）染色およびダイロン染色に陽性で，アミロイドの結節性の病変と考えられる．

の細胞外空間に沈着し機能障害を伴いうる代謝性疾患である．前駆物質の生化学的性質に応じて，アミロイド線維が限局性に沈着することも，全身ほとんどの臓器に沈着することもあり，HE染色で好酸性の均質無構造な物質としてみられ，Congo red染色で赤色，偏光顕微鏡で緑色の複屈折を認め確定診断となる．アミロイドーシスは，大きく全身性と限局性に分類される．肺アミロイドーシスに関しても，全身性の一病変として肺に沈着する場合と肺のみに沈着する場合がある．本例では消化管精査を行うも異常はなく，血清蛋白分画正常，尿蛋白陰性，AL型全身性アミロイドーシスをきたす原発性マクログロブリン血症，多発性骨髄腫の存在を疑わせる所見はなく，限局性結節性肺アミロイドーシスと考えられた．一般にアミロイド結節の特徴としては，多くは1～3cmの不整結節

で，石灰化や空洞，嚢胞を認めることがあり[1]，また多発結節，単結節のどちらもありうるが，圧倒的に多発結節の頻度が高い．SjSのアミロイド結節については，SjSが高γグロブリン血症を伴いやすいことや，肺局所に慢性炎症をきたしやすい状態であることからアミロイド前駆物質が形成されやすく，また細気管支周囲への形質細胞やリンパ球浸潤による腔の狭小化や外分泌腺の異常から分泌物の粘稠度が増してクリアランスが悪くなり，肺野末梢にアミロイド沈着をきたしやすくなるといわれている．結節性肺アミロイドーシスの種類としては，免疫グロブリンL鎖によるAL型とアミロイドA蛋白によるAA型の報告があるが，SjSに合併する場合には本例のようなAL型が多くなっている．

本例では嚢胞性病変が多数認められた．SjS

における囊胞形成の機序としてはアミロイド沈着や炎症細胞浸潤による肺胞壁の虚血性変化や脆弱化，アミロイド沈着や炎症細胞浸潤による細気管支狭窄に起因したチェックバルブ機構が報告されている[1,2]．本例では病理所見において，囊胞性病変の一部に気道上皮がみられていたことから，細気管支などが拡張したと考えられ，チェックバルブ機構が働いたものと考えられた．

組織学的に結節性肺アミロイドーシスと多発性肺囊胞を確認し得たSjSの報告は検索しえた範囲では本例で6例目であり[2-6]，貴重な症例と考えられた．

SjSの呼気HRCTではエアートラッピングがある例が報告されており，細気管支の炎症に起因すると想定されている[7]．本例における1秒率の低下や残気率の上昇は同じ機序によるものではないかと考えている．今回筆者らは血痰を契機に発見され，多発アミロイド結節と囊胞性病変を認めたSjSの1例を経験した．現在無治療で経過観察を行っているが，約1年半の時点で肺野病変に変化を認めていない．

文献

1) Jeong YJ, Lee KS, Chung MP, et al: Amyloidosis and lymphoproliferative disease in Sjögren syndrome: thin-section computed tomography findings and histopathologic comparisons. J Comput Assist Tomogr 28: 776-781, 2004.
2) Kobayashi H, Matsuoka R, Kitamura S, et al: Sjögren's syndrome with multiple bullae and pulmonary nodular amyloidosis. Chest 94: 438-440, 1988.
3) 細野達也，坂東政司，鈴木恵理，他：結節性肺アミロイドーシスを伴う多発性肺囊胞を呈したシェーグレン症候群の1例．日呼吸会誌 45：869-873，2007．
4) 照内聡美，坂東政司，弘中 貢，他：多発性肺囊胞と結節性肺アミロイドーシスを伴ったSjoegren症候群の1例．日呼吸会誌 38: 918-922, 2000．
5) Bonner H Jr, Ennis RS, Geelhoed GW, et al: Lymphoid infiltration and amyloidosis of lung in Sjögren's syndrome. Arch Pathol. 95: 42-44, 1973.
6) Schlegel J, Kienast K, Störkel S, et al: Primary pulmonary nodular amyloidosis and multiple emphysematous bullae in Sjögren syndrome. Pneumologie 46: 634-637, 1992.
7) Franquet T, Díaz C, Domingo P, et al: Air trapping in primary Sjögren syndrome: correlation of expiratory CT with pulmonary function tests. J Comput Assist Tomogr 23: 169-173, 1999.

症例21 多発浸潤影をきたした肺結節性リンパ過形成（pulmonary nodular lymphoid hyperplasia）の一例

松田能宣・橘　和延
（国立病院機構近畿中央胸部疾患センター）

症　例：43歳，女性

主　訴：自覚症状なし

既往歴：アレルギー性鼻炎，26歳時に下方注視麻痺（両眼かどうかなど詳細は不明）

家族歴：祖母；悪性リンパ腫，母親；胃癌

喫煙歴：なし

職業歴：20〜27歳まで幼稚園教諭，結婚後ピアノ教師

薬剤服用歴：青汁（2001年〜），牡蠣肉エキス（2005〜2007年7月），コエンザイム（2007年5月〜），体脂肪減少薬（2005年5月〜），コンドロイチン（2006年7月〜）

現病歴：2002年秋健康診断で胸部X線上肺野異常陰影を指摘された．同年11月他院を受診し，気管支鏡検査を受け，TBLBの病理組織所見で単核球の浸潤と気道周囲のリンパ濾胞を認め，膠原病肺が疑われた．しかし，膠原病を示唆する臨床症状は認めず，無治療で経過観察されたが，胸部X線，CTで認められた陰影の増悪は4年間認めなかった．2006年10月，肺野陰影がやや悪化しているように思われたため，VATS下肺生検を勧められ，当院へ紹介となり，2007年7月精査目的に入院となった．

現　症：身長163 cm，体重57.3 kg，血圧98/57 mmHg，脈拍64/分，SpO$_2$ 97%（room air），表在リンパ節腫脹なし，胸部聴診異常なし，皮疹・ばち指を認めず．

胸部X線写真（図1）：右上中肺野に気管支透亮像を伴った浸潤影を認める．

胸部CT（図2）：すりガラス（様）陰影に細かい網状影，小葉間隔壁肥厚や小葉内網状影が認められる．このすりガラス（様）陰影の辺縁には小葉中心性の分枝状影，粒状影を伴っており，その分岐状陰影に沿って，さらにすりガラス（様）陰影が認められる．

肺機能検査所見：% VC 111.9 %，% FEV$_{1.0}$ 103.7%，FEV$_{1.0}$% 76.68%，% DLco 70.1%

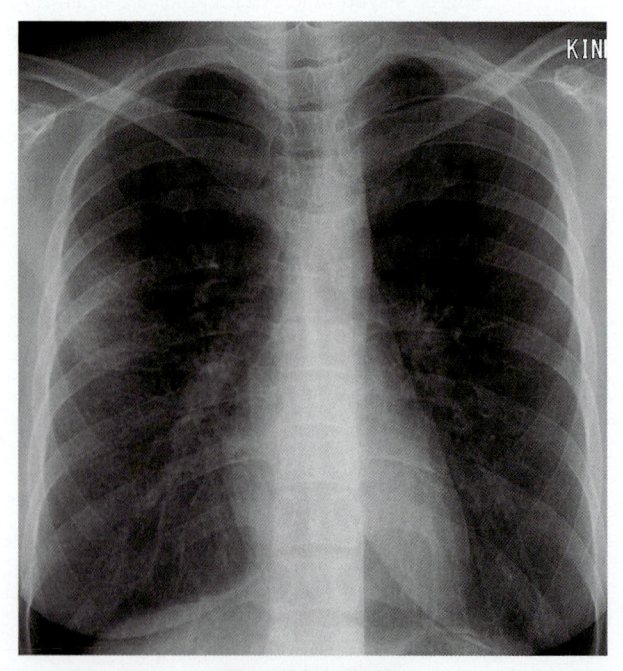

図1　胸部X線所見
右の上中肺野に気管支透亮像を伴った浸潤影を認める．

多発浸潤影をきたした肺結節性リンパ過形成(pulmonary nodular lymphoid hyperplasia)の一例 | 479

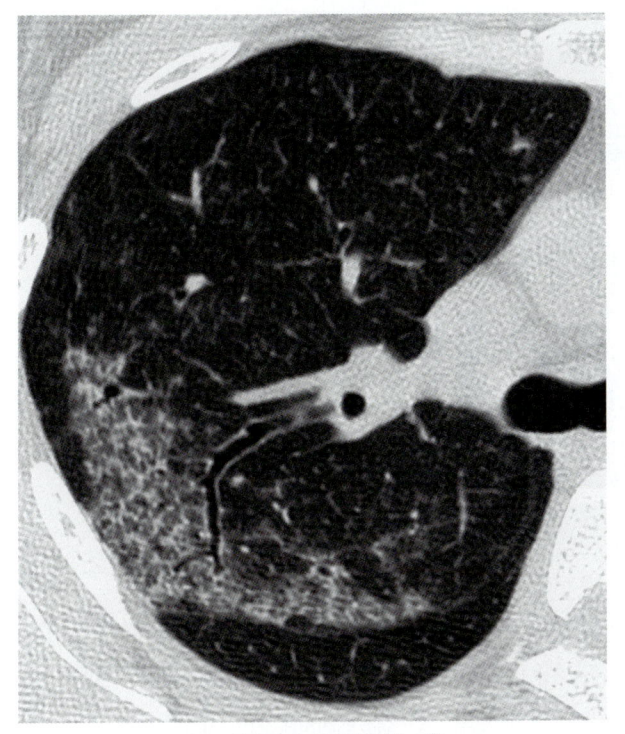

図2 胸部HRCT所見(右S^2)
すりガラス(様)陰影に細かい網状影,小葉間隔壁肥厚や小葉内間質肥厚が認められる.

検査所見:WBC4,400/μL (Neut 64.9%, Lym 26.9%, Eos 0.2%, Mono 7.8%, Baso 0.2%), RBC 472×10^4/μL, Ht 42.2%, Hb 13.8 g/dL, PLT 20.3×10^4/μL, CRP 0.04 mg/dL, TP 7.0 g/dL (Alb 4.3 g/dL, γ-gl19.4%), AST 19 IU/L, ALT 15 IU/L, LDH 147 IU/L, CPK 35 IU/L, BUN 10.6 mg/dL, Cre 0.75 mg/dL, Ca 9.2 mg/dL, RF 36 IU/mL, KL-6 259 U/mL, SP-D 116 ng/mL, ACE 13.3 IU/L, sIL-2R560 IU/mL, CEA 0.2ng/mL, pro-GRP 20.6 ng/mL, CYFRA 0.7 ng/mL, CA125 19.1, IgG 1,501 mg/dL, IgA 127 mg/dL, IgM 48 mg/dL, IgE 453 IU/mL, ANA×40 (Homogeneous, Speckled, Nucleolar), RAPA×160, anti-dsDNA Ab<5 IU/mL, anti-Sm Ab<7.0 U/mL, anti-RNP Ab<7.0 U/mL, anti-Scl-70 Ab(-), anti-Centromere Ab<5U/mL, anti-SS-A Ab<7.0 U/mL, anti-SS-B Ab<7.0 U/mL, anti-Jo-1 Ab(-), anti-CCP Ab<0.6 U/mL, MPO-ANCA<10EU, PR3-ANCA<10EU, HIV(-), HTLV-1(-), 検尿 糖(-), 蛋白(-), 潜血(-)

BALF(右B^4):総細胞数 1.99×10^5/mL, 細胞分画(Mϕ 57.0%, Lym 41.2%, Neu 1.6%, Eo 0%), CD4/CD8 5.58

病理組織所見(TBLB):右S^{2}b, S^{8}aから生検された.肺胞壁内のリンパ球系細胞浸潤と線維化病変による肥厚を認めた.

臨床経過:上記の検査で診断に至らなかったために胸腔鏡下肺生検を行った.

病理組織所見(胸腔鏡下肺生検)(図3):右S^2, S^{6}から生検された.線維性変化を背景にして lymphoid nodule, lymphoid follicle, germinal center を認め, germinal center は CD20 陽性細胞で形成されていた.BCL-2 の染色では germinal center は陰性で, 周囲の細胞が陽性を示し, follicular lymphoma は否定的であった.また, BCL-2 陽性細胞は気道に浸潤し, lymphoepithelial lesion を呈した.CD3 染色で示される T-cell は germinal center の周囲を中心に認められ, T-cell と B-cell の混在を認めた.MIB の染色では陽性細胞が germinal center 内で偏在し, これは germinal center が良性の経過であることを示していた.IgG のκ鎖とλ鎖の染色では有意な偏りを認めず, MALT lymphoma は否定的であった.

診 断:nodular lymphoid hyperplasia
病理学的には, 1) primary pulmonary MALT lymphoma, 2) variant of nodular lymphoid hyperplasia, 3) lymphocytic interstitial pneumonia (LIP), 4) follicular hyperplasia of BALT (follicular bronchiolitis)が鑑別にあげられたが, MALT lymphoma は免疫染色などの結果から否定

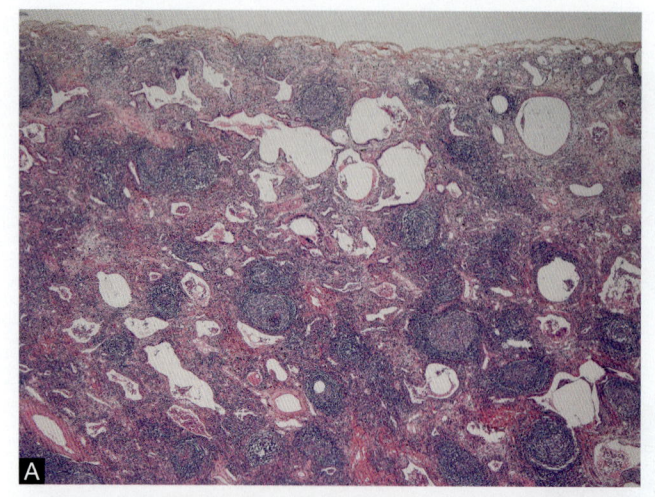

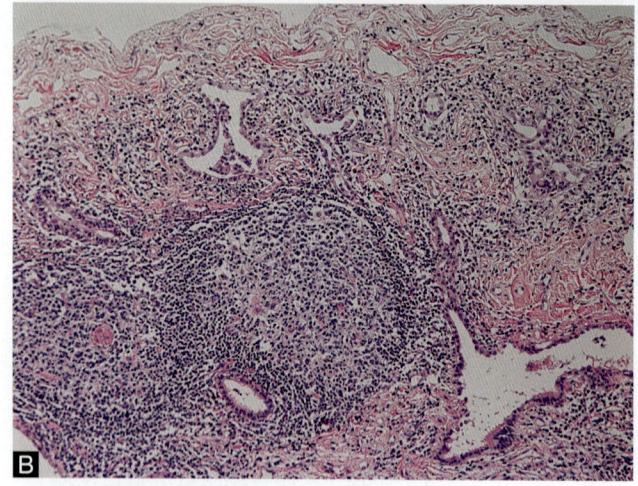

図3 胸腔鏡下肺生検による病理組織所見（右S²）
A：病変部肺組織全体にリンパ濾胞形成が多数みられる．リンパ濾胞形成は胚中心形成を伴うものが多い．濾胞間の肺組織は肺胞構造の消失を伴う線維化病変を示す（HE染色，×2）．
B：肺組織のリンパ濾胞形成には胚中心形成を伴い，Mantle zoneとmarginal zoneの拡大をみない．リンパ濾胞間の肺組織は線維化病変を示している（HE染色，×10）．

で，本例が限局性である点から否定的，follicular bronchiolitisは，本例が，気管支壁に限局していない点から否定的と考えた．MALT lymphomaは腫瘤状を呈し，弱拡大で観察した時には青く染まるリンパ球がシート状に充満しているようにみえる．しかし，本例においては，線維性組織によってgerminal centerが互いに区切られて，散在性に認められる．これはリンパ腫としては稀な所見である．また，κ鎖，λ鎖の両方，B細胞とT細胞の両方が認められること，4年以上の間，腫瘤様陰影が増大しないこと，胸腔鏡下肺生検後提出したFISH法でAPI2/MALT1の転座は検出されず，サザンブロット法による遺伝子再構成は検査された全てのプローブで陰性であったことからも，MALT lymphomaは否定的と考えた．

治療・経過：経過観察の方針となり，胸部HRCT上陰影の多少の消長はあるものの，2010年8月の時点で臨床症状，血液検査，画像所見とも大きな変化を認めていない．

解　説

結節性リンパ過形成（nodular lymphoid hyperplasia）は反応性のpolyclonalなリンパ球増殖からなる良性の病変としてKradinらによって初めて示された[1]．

Abbondanzoら[2]は14例の良性のgerminal centerと線維性組織を伴う症例を報告した．そ

の特徴は，年齢は 19〜80 歳，胸部 X 線写真で単発または多発の結節性陰影を示し，多くの場合，偶然発見であった．全ての症例での組織学的な特徴は，腫大した反応性の germinal center と保たれたマントル層および濾胞間のシート状分布の成熟形質細胞からなる境界明瞭な腫瘤であった．また，濾胞間の背景には線維化所見が認められた．分子生物学的検索を行った 10 例すべてでリンパ腫は否定され，全例が良性の経過をたどった．また，Miyoshi ら[3] は過去の報告例 22 例の特徴について報告した．22 例中 13 例が無症状であり，22 例中 8 例が 2 つ以上の病変を有していた．また CT が撮影されていた 8 例中 3 例においてすりガラス(様)陰影を認めた．本例は lymphoepithelial lesion が存在すること以外，この概念に合致し，総合的には nodular lymphoid hyperplasia と診断した．その後の臨床経過もこの疾患の経過と一致すると考えられる．

文 献

1) Kradin RL, Mark EJ：Benign lymphoid disorders of the lung, with a theory regarding their development. Hum Pathol. 14: 857-867, 1983.
2) Susan L. Walter A, Karen R, Bijwaard E, et al: Nodular Lymphoid Hyperplasia of the Lung A Clinicopathologic Study of 14 Cases. Am J Surg Patho 24: 587-597, 2000.
3) Miyoshi S, Hamada H, Katayama H, Higaki J, et al: A case of pulmonary nodular lymphoid hyperplasia with a resected cavity followed by spontaneous regression of the remaining lesions. Intern Med 49: 1617-1621, 2010.

症例22 pulmonary tumor thrombotic microangiopathyによる急性呼吸不全を呈した胃癌の一剖検例

新井 徹
(国立病院機構近畿中央胸部疾患センター)

症　例：49歳，男性
主　訴：呼吸困難（MRC Grade 4）
既往歴：中耳炎（25歳時），高脂血症（47歳時），糖尿病（47歳時）
生活歴：粉じん吸入歴なし，ペット飼育歴なし
家族歴：特記すべきことなし
職業歴：18歳から発症まで，超伝導関連の企業にて鉛を溶かす作業や酸化ビスマスを混ぜる作業を行っていた．
喫煙歴：タバコ20本/日×30年
現病歴：労作時呼吸困難（MRC Grade 2）が出現した数日後に当院を受診し，その9日後に呼吸困難が急速に増悪したために再診し，緊急入院となった．発症半年前に健診で胸部異常陰影を指摘されて当院を受診しているが，この際の胸部CTでは胸膜石灰化の所見のみで肺野には異常陰影を認めなかった．
現　症：身長161 cm，体重71 kg，血圧112/71 mmHg，脈拍110/分（整），体温36.4℃，胸部聴診上異常所見なし，SpO_2 90%（経鼻4L/分の酸素吸入下），表在リンパ節腫脹なし，腹部異常所見なし，神経学的異常所見なし
胸部X線所見（入院時）：両側肺野にびまん性小粒状陰影，軽度の心拡大を認める（図1A[1]）．初診時に比較していずれも増悪傾向であった．
HRCT所見：両肺野びまん性に微細な小葉中心性粒状影と胸膜直下の分岐状陰影の増強を認め，初診時に比較して陰影の増強傾向を認めた（図1B[1]）．

胸部造影CT所見（入院時）：肺動脈中枢部の血栓，下肢静脈血栓を示唆する欠損像を認めず，腹部CTで胃小弯側（図1C[1]）や腸間膜のリンパ節腫脹（図1D[1]）を認めた．
血液ガス所見：pH 7.484，$PaCO_2$ 24.0 Torr，PaO_2 54.0 Torr
検査所見：WBC 13,200/μL，好中球分画87.7%，CRP 4.65 mg/dLと軽度の炎症所見を認めた．GOT 219 IU/L，GPT 117 IU/L，LDH 571 IU/L，ALP 1,492 IU/Lと肝胆道系酵素の上昇を認め，T-Bil 1.90 mg/dLと高値を示した．CPK 90 IU/Lと正常範囲内であったが，BNP 361.0 pg/mLと高値を示した．CEA 27.3 ng/mL，CYFRA 8.6 ng/mL，可溶性IL-2R 772 U/mLと高値を示した．KL-6，SP-Dは正常範囲内で，特異的な自己抗体，HTLV-I抗体は陰性であった．止血検査では，PT 15.6秒，PT-INR 1.46と延長を認め，D-ダイマー 8.9μg/mLと高値を示した．
尿所見：比重1.025，蛋白（−），潜血（−），糖（−），
喀痰所見：一般細菌：常在菌，抗酸菌：塗沫，培養陰性，細胞診：異型細胞なし
心電図：完全右脚ブロック，I誘導におけるS波，III誘導，胸部誘導における陰性T波
心エコー：脈拍113/分，systolic PAP 80 mmHg，RVDd 55 mm，VCI 20 mm，LVDd 31 mm，EF 64%，paradoxical motion of septum（+）
経　過：入院時，著明な低酸素血症と心電図，

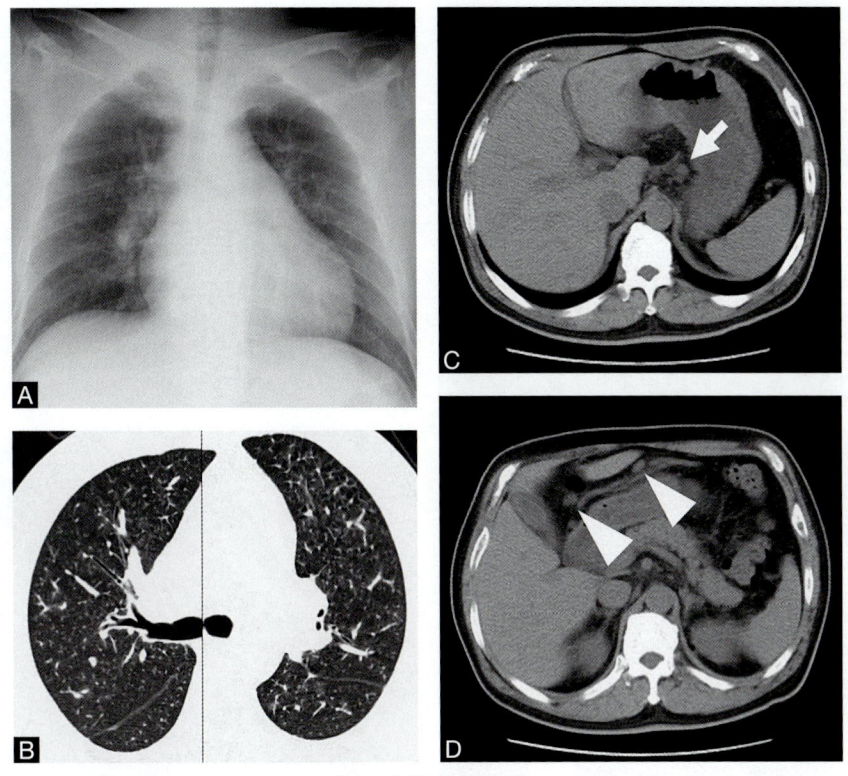

図1 入院時画像所見

A) Chest X-ray films on admission to our hospital revealed bilateral micronodular shadows and cardiomegaly.
B) Chest high resolution computed tomography (CT) on admission to our hospital showed diffuse centrilobular nodular shadows and accentuated branching opacities suggesting enlargement of the peripheral pulmonary arterioles.
C, D) Abdominal CT demonstrated lymphadenopathies of paragastric lymph nodes (C, arrow) and mesenteric lymph nodes (D, arrow head).

(日本呼吸器学会雑誌 2011；49；892：Fig 1より転載)

心エコー所見から急性右心不全と考えられた．肺血栓塞栓症を疑って造影CTを行ったところ，明らかな血栓は認められなかったが，腹部リンパ節腫脹を認めた．また，血清CEA高値を認め，入院後の病歴聴取で黒色便を認めることが明らかとなった．したがって，上部消化管悪性腫瘍とそれに伴って発症したpulmonary tumor thrombotic microangiopathy（PTTM）の可能性が高いと考えられた．入院後もさらに急速に低酸素血症は進行し，入院当日深夜に突然，心肺停止となり，蘇生処置を行ったが，入院後約14時間の経過で死亡．

剖検所見：胃角部には70 mm×50 mm大のBorrman 3型の胃癌を認め，組織学的には印環細胞型を含む低分化腺癌であった（図2A[1]）．1 cm程度のリンパ節転移を膵体上部，腸間膜根部，下大静脈周囲などに広範に認めた．左右肺，肝臓，腹部大動脈周囲，左右副腎周囲，脳底部硬膜に癌性リンパ管症の所見を認めた．左右肺の全葉には，2〜3 mm大の結節性病変がびまん性に認められた．中枢肺動脈には血栓や腫瘍塞栓を認めず，組織学的に直径数百 μmの肺動脈にフィブリン析出と内膜層主体の線維化病変を伴った器質化，腫瘍塞栓を認めた．肺病変はPTTMと診断

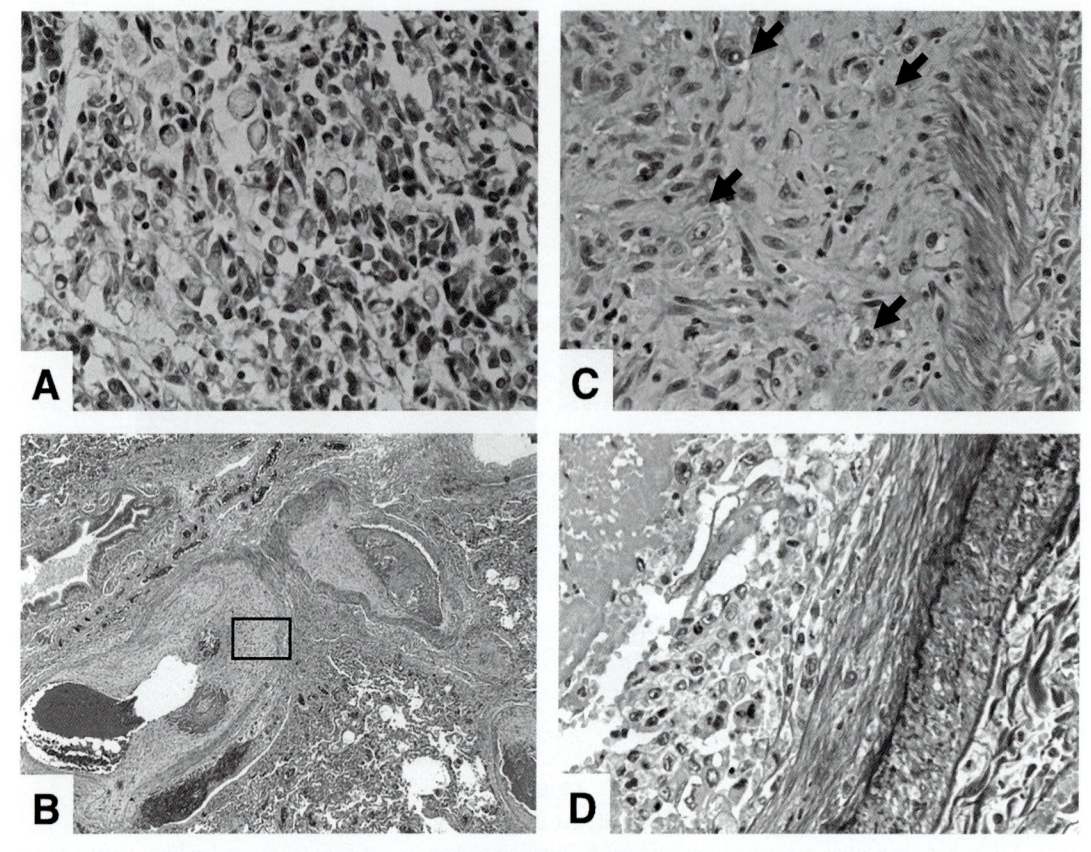

図2 剖検病理組織所見

Postmortem findings:(A) Stomach: Poorly differentiated adenocarcinoma including numerous signet ring cells, was recognized in the gastric angle (HE stain). (B-D) Lung: (B) Lumen of small pulmonary arteries were narrowed and almost obstructed with thrombotic embolisms of tumor cells (HE stain). (C) The emboli included signet ring cancer cells. The squared region of Fig. 2B was enlarged. Arrows pointed several carcinoma cells (HE stain). (D) Intimal proliferation of muscular pulmonary artery was shown (EvG stain).

（日本呼吸器学会雑誌 2011；49：893，Fig 2 より転載）

した（図2B-D[1]）．

解説

悪性腫瘍に伴う肺腫瘍塞栓症は固形悪性腫瘍症例の剖検例の2.4～26%に認められる[2,3]．PTTMは1990年にvon Herbayら[4]が確立した疾患概念で，肺動脈腫瘍塞栓症の特殊な型と位置づけられており，悪性腫瘍剖検例の3.3%に認められる[4]．von Herbayらの報告した21例は，胃癌11例，肺癌3例，乳癌2例，大腸癌1例，膵臓癌1例，前立腺癌1例，肝臓癌1例，膀胱癌1例で，19例は腺癌であった[4]．その後のわが国からの報告[5]に本例を加えると，15例中14例が腺癌で，10例が胃癌原発であり，胃癌原発の症例が多いと考えられている．

画像的には，葉，区域などの中枢肺動脈には血栓・塞栓を認めず，肺実質領域での明らかな腫瘍形成が認められないこと，肺血流シンチグラフィでは両肺野にびまん性の微細な欠損像が認められることが特徴とされる[6]．HRCTでは下肺野優位の粒状陰影，tree-in-bud様の分岐状陰影などが報告され，基本的には末梢の肺動脈陰影の拡張に伴う陰影と考えられる[7]．全く異常所見を認めない例や，これらの所見に加えてすりガラス(様)陰影や肺梗塞の合併を反映する

と思われる硬化像を認める症例や全く異常所見を認めない症例も報告されている[7].

PTTMの病理組織学的な特徴として，1) 肺動脈末梢の腫瘍塞栓，2) 血栓の器質化・再疎通像，3) 小動脈内膜の線維細胞性肥厚があげられ[4]，腫瘍細胞は病変の中の一部に過ぎない．その病変形成については，von Harbeyらは血管内において局所的に凝固能が亢進し，腫瘍細胞の付着による内膜障害から内膜の線維細胞性増殖が生ずると考えた[4]．加賀田らは，免疫組織学的検討でPTTMの腫瘍塞栓部の腫瘍細胞にtissue factor，VEGF-A，fibroblast growth factorが陽性を示すことから，これらの因子によって血栓形成や内膜平滑筋細胞増生が促進され，血管の狭窄を生ずると推測している[8].

PTTM症例の病状は重篤な場合が多く，特異的な画像診断所見を認めないことから生前の診断は困難で，数日間の急速な経過で死亡する例が報告されている[9]．したがって，原因不明で急速に進行する呼吸不全，肺高血圧症を呈する症例では，PTTMを鑑別疾患の一つとして念頭におき，可能であれば経気管支肺生検[10]やCTガイド下肺生検[11]，スワンガンツカテーテルを用いた肺動脈血細胞診[12]による悪性細胞の検出を検討する．また，PET検査や上部消化管内視鏡検査による悪性腫瘍の局在の検索が生前の確定診断に有用である[7]．稀ながら，速やかな診断と化学療法により救命できた症例[5]を認め，早期発見，早期治療が重要と考えられる．

文献

1) 竹崎彰夫, 新井 徹, 西山明秀, 他：日呼吸会誌 49：890-896, 2011.
2) Kane RD, Hawkins HK, Miller JA, et al: Microscopic pulmonary tumor emboli associated with dyspnea. Cancer 36: 1473-1482, 1975.
3) Winterbauer RH, Elfenbein IB, Ball WC Jr: Incidence and clinical significance of tumor embolization to the lung. Am J Med 45: 271-290, 1968.
4) von Herbay A, Illes A, Waldherr R, et al: Pulmonary tumor thrombotic microangiopathy with pulmonary hypertension. Cancer 66: 587-592, 1990.
5) 石黒 卓, 高柳 昇, 安藤正志, 他：化学療法が有効であったPulmonary tumor thrombotic microangiopathyの1例. 日呼吸会誌 49：681-687, 2011.
6) Kinuya K, Yamanouchi K, Terahata S: Diagnosis: pulmonary tumor thrombotic microangiopathy developing cor pulmonale. Ann Nucl Med 16: 220, 2002.
7) 宇留賀公紀, 黒崎敦子, 藤井丈士, 他：Pulomnary tumor thrombotic microangiopathy (PTTM) の臨床像，画像よび病理学的特徴. 臨床放射線 54：27-32, 2009.
8) 加賀田豊, 中西邦昭, 尾関雄一, 他：Pulmonary Tumor Thrombotic Microangiopathyの免疫組織学的検討 TF, FGFとVEGFの役割. 脈管学 43：679-684, 2003.
9) 鈴木 学, 木田恵子, 伊藤永喜, 他：急速な経過をたどったpulmonary tumor thrombotic microangiopathyの1剖検例. 日呼吸会誌 45：560-565, 2007.
10) 野口真吾, 今永知俊, 清水真喜子, 他：経気管支肺生検にて診断しえたpulmonary tumor thrombotic microangiopathyの1例. 日呼吸会誌 46：493-496, 2008.
11) 宇留賀公紀, 諸川納早, 榎本崇宏, 他：CTガイド下肺生検にて診断しえたpulmonary tumor thrombotic microangiopathyを伴った原発性肺腺癌の1例. 日呼吸会誌 46：928-933, 2008.
12) Masson RG, Ruggieri J: Pulmonary microvascular cytology. Chest 88: 908-914, 1985.

症例23 両肺野に空洞を伴う結節影，浸潤影を認めた結節硬化型のホジキン病

西村倫太郎[1]・小笠原隆[2]・笠松紀雄[2]・橋爪一光[2]

[1]千葉大学大学院医学研究院　[2]県西部浜松医療センター

症　例：22歳，男性
主　訴：発熱，咳嗽
既往歴：10歳代に伝染性単核球症
生活歴：喫煙歴なし，飲酒歴なし，ペット飼育歴なし
家族歴：特記事項なし
現病歴：2009年6月初旬に咳嗽，倦怠感を自覚．翌日に39℃の発熱も出現したため，同日近医を受診．血液検査にて炎症反応の上昇と，胸部単純X線写真にて両肺野に多発結節影を指摘され，精査加療目的に同日当科紹介受診となった．
初診時現症：身長171 cm，体重52.3 kg，血圧117/73 mmHg，脈拍135/分，体温38.6℃，S_pO_2 96%（室内気）．左鎖骨上窩に径2 cm大のリンパ節を触知．弾性硬，無動性で圧痛はなかった．胸部・腹部・四肢に異常を認めず，皮膚症状や関節症状も認めなかった．体重減少，夜間の発汗なし

入院時検査所見：WBC 11,900/μL（Neu 80.4%，Lym 12.4%，Mon 6.8%，Eos 0.2%，Bas 0.2%），RBC 515×10^4/μL，Hb 12.2 g/dL，Ht 37.2%，PLT 30.2×10^4/μL，TP 6.4 g/dL，ALB 3.9 g/dL，AST 15 IU/L，ALT 11 IU/L，LDH 175 IU/L，BUN 11.4 mg/dL，Cre 0.73 mg/dL，CRP 19.0 mg/dL，sIL2-R 842 U/mL，CEA 1.0 ng/mL，CYFRA<1.0 ng/mL，ProGRP 12.3 pg/mL，MPO-ANCA<10EU，PR3-ANCA<10EU，ACE 17.7 IU/L，ferritin 530.9 ng/mL，β-D glucan<5.0 pg/mL，EBV VCA-IgG 7.4（+），EBV VCA-IgM 0.0（−），EBV EBNA-IgG 0.3（−），EBVEA-IgG 1.3（+）

動脈血ガス所見（室内気）：pH 7.472，$PaCO_2$ 37.9 Torr，PaO_2 77.4 Torr，HCO_3^- 27.1 mEq/L

胸部単純X線所見（図1）：両肺野の多発結節影と左下肺野の腫瘤影を認めた．

胸部CT所見（図2）：両肺に多発する大小の結節影を認め，一部は空洞を伴っていた．左下葉に空洞を伴う腫瘤影を認め，縦隔リンパ節の腫大も

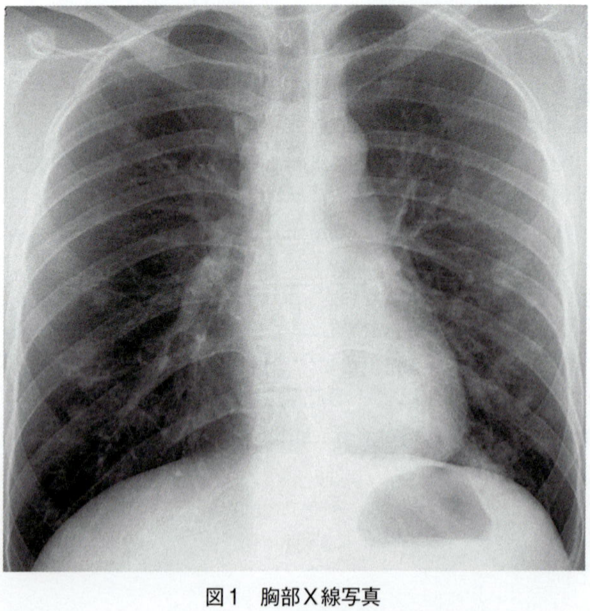

図1　胸部X線写真

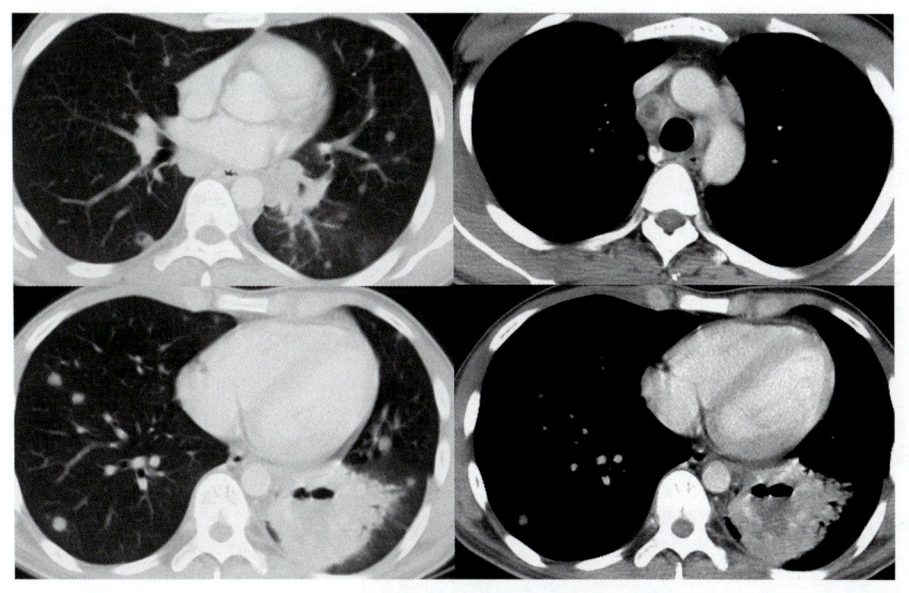

図2　胸部CT

認めた.

FDG-PET所見：左鎖骨上窩および縦隔・肺門部リンパ節（SUVmax=14.03），両肺の多発結節影と左下葉の腫瘤影（SUVmax=9.74）に加え，腰椎椎体（SUVmax=19.18），右腸骨にも集積を認めた.

気管支鏡所見：気管分岐部はやや開大し，左主気管支の粘膜は浮腫状で発赤を伴い，血管増生，そして白色の扁平隆起性病変が敷石状に認められた．左上下幹分岐部周囲では膜様部優位に白色隆起性病変が癒合し，左下幹はピンホール様に狭窄していた．気管，右主気管支に異常所見は認めなかった.

臨床経過：画像所見より悪性リンパ腫や肉芽腫性疾患，抗酸菌感染症などが鑑別にあがり，気管支鏡下に左主気管支，左上下幹分岐部にて白色扁平隆起性病変の生検を行ったところ，未分化大細胞リンパ腫が疑われたが確定診断には至らなかった．次いで左鎖骨上窩リンパ節生検を追加したが，サルコイドーシスを示唆する所見であり，反応性病変の可能性が考えられたため，胸腔鏡下右肺部分切除術を施行した．後述の病理組織所見よりホジキンリンパ腫，結節硬化型，Ann Arbor分類Ⅳ期の診断にて化学療法（ABVD療法：doxorubicin, bleomycin, vinblastine, dacarbazine）を開始した．2コース終了後の胸部CTでは両肺の多発結節影，左下葉の腫瘤影ともに著明な縮小がみられた．気管支鏡所見も左下幹の狭窄は残存していたが，左主気管支の病変は大部分が消失．一部に黄色の隆起性病変を残すのみに改善した.

気管支鏡下生検病理所見：全ての検体（3検体）において，免疫染色にて少数のCD30陽性の核異型を伴う大型細胞やリンパ球様細胞の浸潤増殖を認めた.

左鎖骨上窩リンパ節生検病理所見（図3）：異型細胞は認めず，硝子様化線維化病変に囲まれて壊死を伴わない小型の類上皮肉芽腫を多数認めた.

胸腔鏡下右肺部分切除術病理所見（図4）：右S^4, S^9より肺組織を採取．病変にホジキン細胞，Reed-Sternberg細胞，lacunar細胞を散見し，S^9の組織では壊死病変も認めた．免疫染色では，大型異型細胞としての腫瘍細胞はCD15陰性，ALK陰性であったが，CD30陽性であった．追加項目としてEBV encoded small RNA（EBER）in situ hybridization

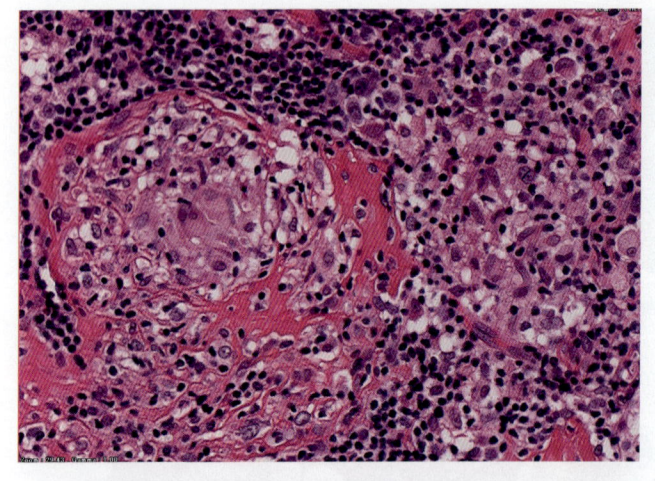

図3　左鎖骨上窩リンパ節生検による病理組織所見（HE染色）

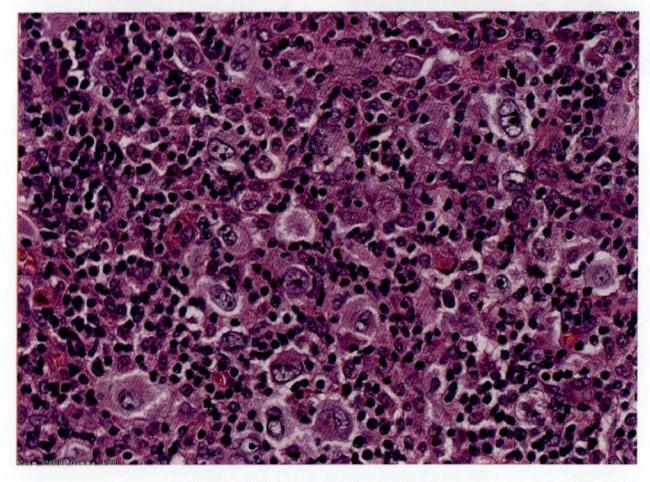

図4　胸腔鏡下肺生検による病理組織所見

（ISH）が陽性であった．

解説

　わが国においてホジキンリンパ腫は稀な疾患である．Fillyらは無治療のホジキンリンパ腫164例を断層写真で検討したところ，11.6%に肺内病変（胸郭内病変は64%）を認め，気管支内病変を認めたのは1例のみであったと報告している[1]．肺原発，気管支原発を含め本症例のように初診時より病変を認める症例は少ない．特に気管支内病変は稀であり，ホジキンリンパ腫と初めて診断された患者の1.9%にしか認めなかったとの報告もあるが[2,3]，診断時に気管支鏡検査が行われない症例も多く，現在の報告で示されるものよりは実際の頻度は多いと考えられるため，気管支鏡検査にて隆起性粘膜病変を認めた場合，悪性リンパ腫の気管支内病変も鑑別として考慮し精査を進める必要がある．

　Yousemらは肺原発ホジキンリンパ腫の定義として，組織学的にホジキンリンパ腫であること，肺門部リンパ節病変が存在しないか微小であること，臨床的・病理学的に遠隔部位の病変が除外できることをあげており[4]，本症例はこの定義には合致しないため縦隔リンパ節原発の可能性もあるが，肺内・気管支内病変に比べリンパ節病変が軽微であることから肺・気管支原発である可能性も考えられる．

　本症例において左鎖骨上窩リンパ節生検の結果，気管支内病変の生検結果と併せてサルコイ

ド反応の可能性が考えられた．悪性新生物によるサルコイド反応とサルコイドーシスの組織所見は類似しており鑑別は困難だが，ホジキンリンパ腫の13.8％にサルコイド反応を伴うとの報告があり，非ホジキンリンパ腫，上皮性悪性腫瘍と比較し高頻度とされているため[5,6]，診断の際には注意が必要である．

文献

1) Filly R, Blank N, Castellino RA: Radiographic distribution of intrathoracic disease in previously untreated patients with Hodgkin's disease and non-Hodgkin's lymphoma. Radiology 120: 277-281, 1976.

2) Trédaniel J, Peillon I, Fermé C, et al: Endobronchial presentation of Hodgkin's disease: a report of nine cases and review of the literature. Eur Respir J 7: 1852-1855, 1994.

3) Kiani B, Magro CM, Ross P: Endobronchial presentation of Hodgkin lymphoma: a review of the literature. Ann Thorac Surg 76: 967-972, 2003.

4) Yousem SA, Weiss LM, Colby TV: Primary pulmonary Hodgkin's disease. A clinicopathologic study of 15 cases. Cancer 57: 1217-1224, 1986.

5) 安東優，伊東猛雄，横山敦，他：非乾酪性類上皮肉芽腫を伴ったホジキンリンパ腫の1例．日サ会誌 27：75-79，2007．

6) Brincker H: Sarcoid reactions in malignant tumours. Cancer Treat Rev 13: 147-156, 1986.

症例24 IgG4陽性の形質細胞による肺病変を認めた多中心性キャッスルマン病

児山紀子・笠井孝彦・木村 弘
(奈良県立医科大学)

症　例：45歳，男性
主　訴：全身倦怠感
既往歴：24歳時に虫垂切除術，35歳からアレルギー性鼻炎，41歳時に胃潰瘍およびH.pylori感染を指摘され除菌治療．輸血歴なし
生活歴：喫煙歴　10本/日×25年（20～45歳），飲酒歴なし，ペット飼育歴なし
家族歴：特記事項なし
職業歴：生花店経営
現病歴：1998年（35歳時）に検診の胸部X線で肺門リンパ節腫大を指摘され精査目的に当科受診．自覚症状を認めず経過観察されていた．2008年6月の胸部CTで肺門・縦隔のリンパ節腫大に肺野の小粒状陰影と囊胞性陰影や腹腔内リンパ節腫大，脾腫大を指摘された．リンパ増殖性疾患を疑い精査目的に2009年1月胸腔鏡下生検を施行した．
現　症：身長166 cm，体重59 kg，体温36.2℃，血圧114/70 mmHg，脈拍88/分（整），皮膚所見なし，眼瞼結膜貧血様，表在リンパ節腫大触知せず，心音清，呼吸音ラ音聴取せず，ばち指なし，下腿浮腫なし．
検査所見：WBC 4,800/μL，(Sta 2.0%, Seg 43.0%, Lym 35.0%, Mon 13.0%, Eos 6.0%, Bas 1.0%)，RBC 394×10^4/μL，Hb 8.4 g/dL，Ht 27.5%，Ret 21‰，Plt 53.1×10^4/μL，ESR 112 mm/h，CRP 12.1 mg/dL，TP 9.0 g/dL，Alb 3.1 g/dL，Glb 5.9 g/dL，GOT 12 IU/L，GPT 8 IU/L，LDH 86 IU/L，γ-GTP 21 IU/L，TG 34 mg/dL，T-Cho 100 mg/dL，Glu 102 mg/dL，CRE 0.75 mg/dL，Ca 9.0 mg/dL，T-Bil 0.4 mg/dL，IgA 359.3 mg/dL，IgG 3692.2 mg/dL，IgM 150.5 mg/dL，M蛋白(-)，ACE 5.3 U/L，RF 12 IU/mL，抗核抗体×160（Speckled type），抗SS-A抗体(-)，抗SS-B抗体(-)，C-ANCA(-)，P-ANCA(-)，抗Jo-1抗体(-)，抗CCP抗体(-)，抗Scl-70抗体(-)，抗RNP抗体(-)，抗Sm抗体(-)，KL-6 350 U/mL，IgE 6,940 U/mL，可溶性IL-2受容体 2,030 U/mL，IL-6 58.5 pg/mL，VEGF 2,010 pg/mL，IgG4 330 mg/dL

動脈血ガス所見（room air）：PaO_2 92.9 Torr，$PaCO_2$ 38.5 Torr，pH 7.456

肺機能所見：VC 4.47 L，%VC 119%，$FEV_{1.0}$ 2.94 L，%$FEV_{1.0}$ 91.2%，$FEV_{1.0}$% 68.7%，DLco 18.22 mL/min/mmHg，%DLco 65.5%

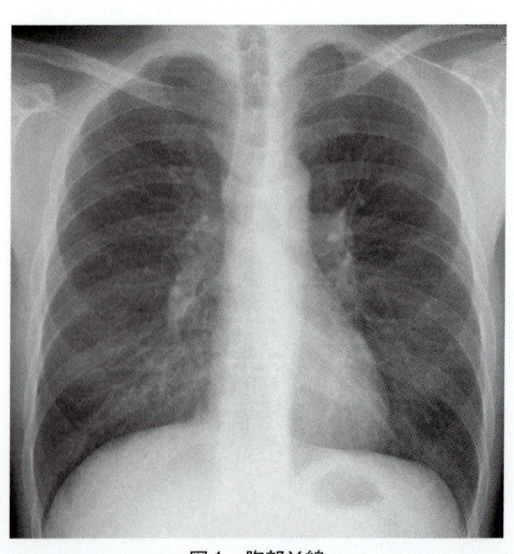

図1　胸部X線

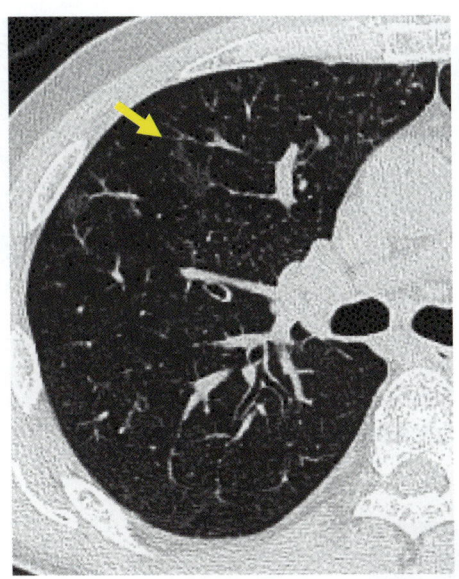

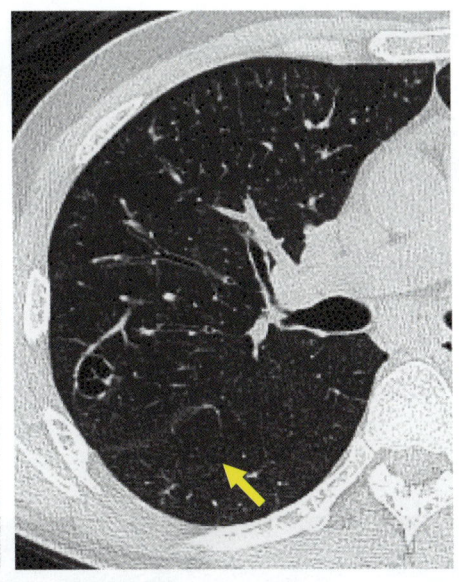

図2　胸部CT（HRCT）：囊胞性陰影
斑状の淡いすりガラス（様）陰影や囊胞性病変が認められる．

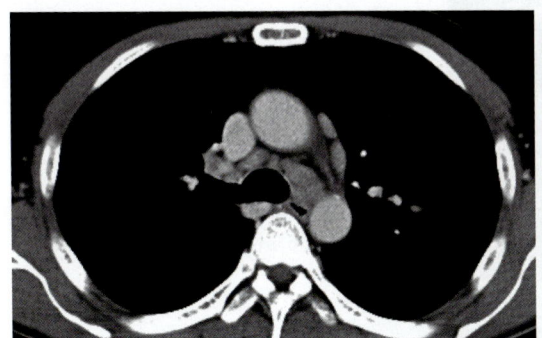

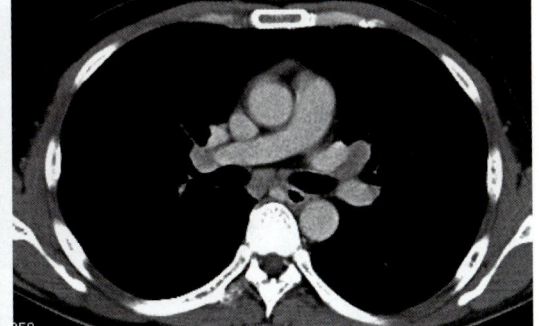

図3　胸部CT（胸部造影CT縦隔条件）
肺門・縦隔リンパ節腫大を認めた．

胸部X線所見（図1）：2009年1月16日の胸部単純X線写真では軽度の両側肺門リンパ節腫脹がみられ両側肺野にびまん性に粒状影が認められた．

胸部CT所見（図2, 3）：2008年12月2日の胸部CTでは融合傾向の少ない肺門・縦隔リンパ節の腫大，肺野の気管支血管束に連なる小粒状影，軽度の斑状の淡いすりガラス（様）陰影や囊胞性病変，わずかな小葉間隔壁肥厚，気管支壁肥厚を認めた．

病理所見（図4-6）：2009年1月20日胸腔鏡下肺（右S^6）生検ならびに縦隔リンパ節（＃7）生検が施行された．

①リンパ節所見：リンパ濾胞の間に広範に形質細胞浸潤が認められた．免疫染色で形質細胞の40〜50%がIgG4陽性であった．IL-6も形質細胞に陽性であった．

②肺組織所見：小葉中心部と細気管支血管鞘に不整な形状の線維化病変を認め，周囲にリンパ球や形質細胞の集簇がみられ，形質細胞の一部にRussell小体が認められた．リンパ節と同様に形質細胞に占めるIgG4は，40〜50%程度であった．

リンパ節，肺組織ともにmonoclonalityは

492 | 症例24

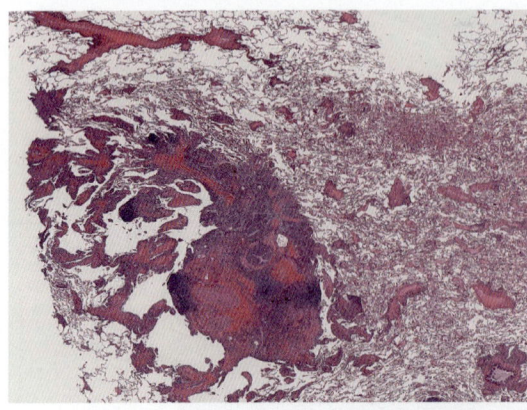

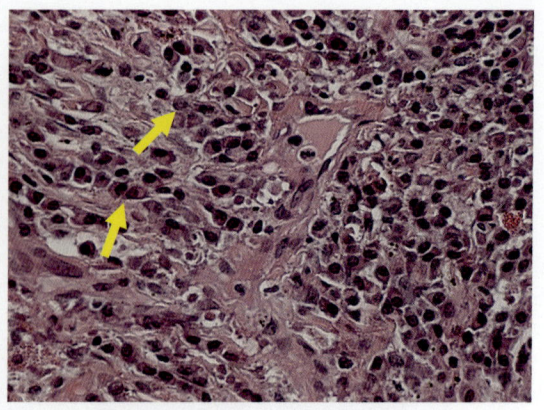

図4 VATSによる右肺S⁶の病理組織所見((HE染色)
左：弱拡大　右：強拡大　矢印：ラッセル小体

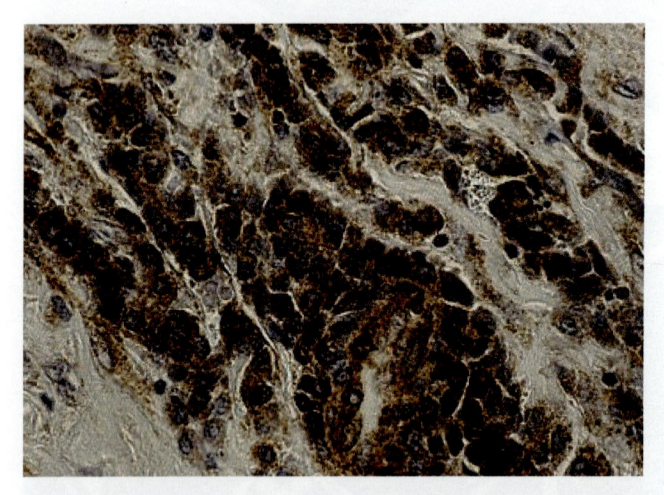

図5 VATSによる右S⁶の病理所見（強拡大）
形質細胞はIL-6陽性であった（IL6免疫組織染色）．

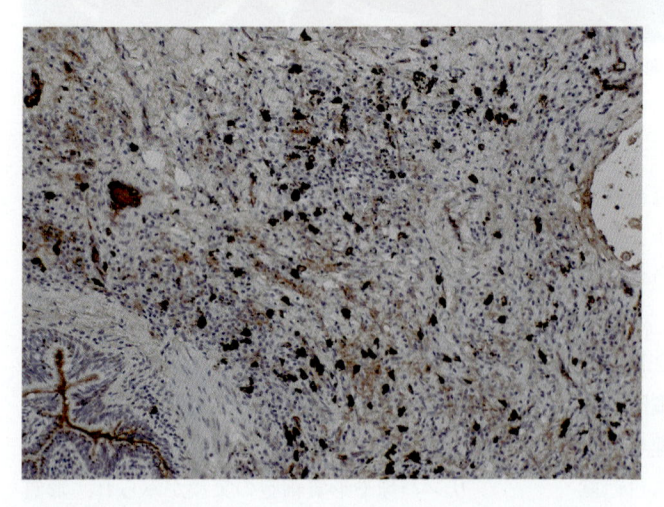

図6 VATSによる右S⁶の病理所見（強拡大）
形質細胞のIgG4/IgGは40～50％であった（IgG4免疫組織染色）．

認められなかった．以上の所見から形質細胞型多中心性キャッスルマン病と診断した．IgG4関連肺疾患が鑑別にあがるが，臨床所見が多中心性キャッスルマン病に矛盾しない一方でIgG4関連疾患にみられる臨床所見を認めないことからIgG4関連肺疾患と診断する

のは適切ではないと考えた.

治療と経過：貧血, 全身倦怠感の進行により 2010 年 6 月からプレドニゾロン 1 mg/kg/日によるステロイド治療を開始. 縦隔リンパ節は縮小し, Hb10.2 g/dL, IL6 28.8 pg/mL, IgG 2,668 mg/dL と改善傾向である.

解　説

キャッスルマン病は 1954 年 Castleman らが胸腺腫に類似した病変からなる縦隔リンパ節腫大を呈する症例を報告したものが最初である[1]. その後 Kellar らが hyaline vascular type と plasma cell type の 2 つの subtype を提唱し, Chen らが全身性 plasma cell type の症例を多中心性キャッスルマン病として報告した. 病因は不明であるが, HIV 感染症例においては HHV-8 が関連していると報告されている. 検査所見は polyclonal な高γグロブリン血症, 赤沈亢進, IL-6 異常高値による炎症性蛋白 (CRP, 血清アミロイド A, フィブリノーゲンなど) の著明な上昇や鉄利用障害による貧血などの症状を呈する. 近年この異常高値を呈する IL-6 に対して受容体抗体トシリズマブ投与の有効性が示され, 現在わが国でキャッスルマン病治療薬として承認されている.

多中心性キャッスルマン病の約半数が肺病変を有するとされ, 肺門縦隔リンパ節腫大, 気管支血管束の肥厚, 肺野の小葉中心性粒状影や末梢の多発性嚢胞形成が報告されている. 肺病変の病理組織は主に形質細胞の浸潤であり, IgG4 関連肺疾患との鑑別が重要である. Sato らは, 両者の病理学的な鑑別は困難であり, IL-6, CRP の上昇が鑑別に有用であると報告している[2]. IgG4 関連疾患は近年新たに提唱された疾患概念であり, 両疾患の今後のさらなる病態解明が望まれる.

文　献

1) Castleman B, Towne VW: Case records of the Massachusetts General Hospital; weekly clinicopathological exercises; founded by Richard C. Cabot. N Engl J Med 251: 396-400, 1954.

2) Sato Y, Kojima M, Takata K, Morito T, Mizobuchi K, Tanaka T, Inoue D, Shiomi H, Iwao H, Yoshino T: Multicentric Castleman's disease with abundant IgG4-positive cells: a clinical and pathological analysis of six cases. J Clin Pathol 63: 1084-1089, 2010.

症例25 多発性骨髄腫に合併したびまん性胞隔型肺アミロイドーシスの一例

渡部悦子・望月吉郎
（国立病院機構姫路医療センター）

症　例：78歳，男性
主　訴：労作時呼吸困難
既往歴：60歳時上行結腸癌切除，73歳〜高血圧，心室性期外収縮，気管支喘息
家族歴：父；胃癌，母；心臓病
職業歴：25〜60歳まで鉄工業．現在は農業．
喫煙歴：なし
現病歴：高血圧，心室性期外収縮，気管支喘息で近医にて加療中．2008年初めから労作時呼吸困難あり．徐々に増悪するため，9月に当科紹介となった．
現　症：身長155 cm，体重51 kg，体温36.8℃，SpO_2 97％（室内気），血圧127/78 mmHg，脈拍82/分（整）．表在リンパ節触知せず．心音整．両下肺野でfine crackles聴取．腹部異常なし．浮腫なし．皮疹なし．関節腫脹・変形なし．ばち指なし．神経学的異常所見なし．
胸部X線所見（図1）：両側中下肺野優位に網状影，すりガラス(様)陰影を認めた．
胸部CT所見（図2）：気管支血管束肥厚，胸膜・小葉間隔壁の肥厚，胸膜および小葉中心性の粒状影を認めた．
血液検査：WBC 6,900/μL（Neu 61.8％，Bas 0.1％，Eos 1.8％，Ly 33.9％，Mo 2.3％），RBC 449×10^4/μL，Hb 12.8 g/dL，Ht 37.9％，Plt 35.8×10^4/μL，TP 6.7 g/dL，T-Bil 0.7 mg/dL，GOT 24 IU/L，GPT 24 IU/L，LDH 183 IU/L，BUN 14 mg/dL，Cr 0.82 mg/dL，CRP 0.15 mg/dL，CH_{50}

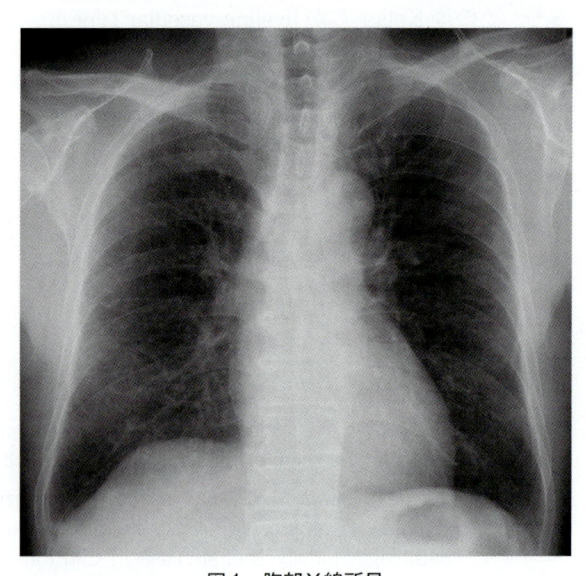

図1　胸部X線所見
両側中下肺野優位に網状影，すりガラス(様)陰影を認める．

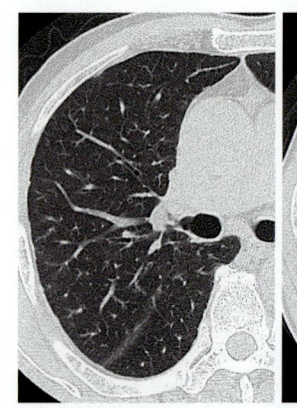

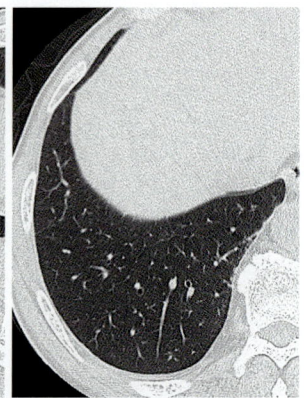

図2　胸部CT所見
気管支血管束の肥厚，胸膜・小葉間隔壁の肥厚，胸膜および小葉中心性の粒状影を認める．

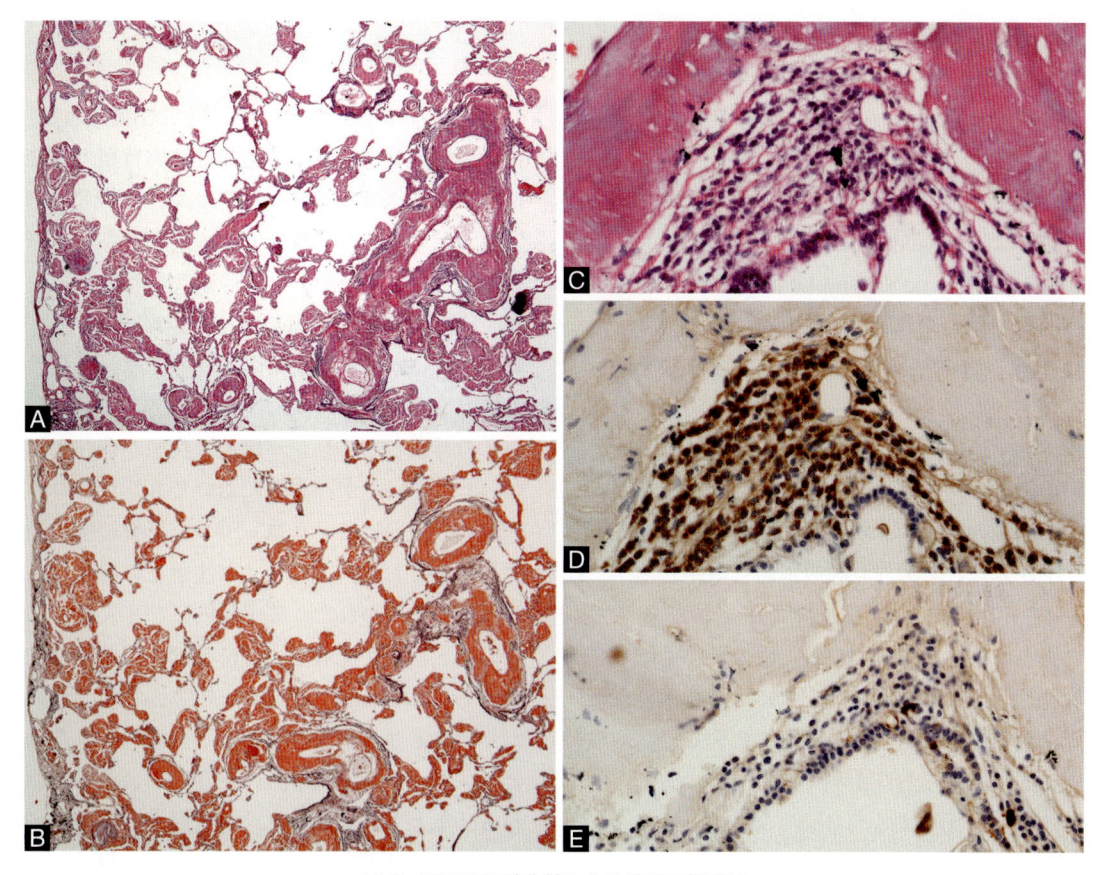

図3 VATS下肺生検による病理組織所見

肺胞壁，血管壁などにアミロイドの沈着を認めた．毛細血管壁などのアミロイド沈着の周囲に形質細胞の浸潤がみられ，免疫染色でcytoplasmic λ陽性のクロナールな増生を認めた．

[A：HE染色，B：Dylon染色，C：HE染色，D：cytoplasmicλ，E：cytoplasmicκ]

39.6 U/mL，C_3c 105.1 mg/dL，C_4 25.7 mg/dL，IgG 751 mg/dL，IgA 37.7 mg/dL，IgM 32.9 mg/dL，IgE<30 IU/mL，蛋白分画：γ分画の抑制，Mピーク（−），抗核抗体（−），各種自己抗体陰性，sIL-2R 872 U/mL，KL-6 559 U/mL，SP-D 36.6 U/mL，

動脈血ガス所見（room air）：pH 7.401，$PaCO_2$ 38.1 Torr，PaO_2 96.8 Torr

尿検査所見：蛋白（+/−），糖（−），潜血（−），沈渣；異常なし，尿中 Bence Jones 蛋白（+）

呼吸機能検査所見：VC 2.57 L（86.5％），$FEV_{1.0}$ 1.87 mL（101.6％），$FEV_{1.0}$% 71.4％，DLco 12.43 mL/min/mmHg（104.9％），RV/TLC 32.32％

気管支鏡検査BALF（rB⁴b）所見：回収率 73/150 mL，総細胞数 $3.1×10^5$/mL，Mφ 95％，Lym 3％，Neut 1％

骨髄穿刺所見：異型を伴う形質細胞が存在（6.6％）．

経　過：尿中BJP陽性，骨髄所見より多発性骨髄腫と診断した．気管支鏡（TBLB rB⁴a，rB⁸a）の病理所見では胞隔へのアミロイド沈着を認めたが，間質性肺炎の合併も考慮し，確定診断目的に2008年11月7日胸腔鏡下肺生検（rS²，rS⁹）を施行した．

病理組織所見（図3）：背景の肺の構造は比較的保たれているが，肺胞壁，血管壁などにびまん性の肥厚がみられ，これらはDylon染色，Congo red染色ともに陽性で，アミロイドの沈着と考えられた．毛細血管壁などのアミロ

イド沈着の周囲に形質細胞の浸潤がみられ，免疫染色で cytoplasmic λ 陽性のクロナールな増生を認め，MALToma の可能性も示唆された．

診　断：AL 型アミロイドーシス（多発性骨髄腫および myeloma cell の肺への浸潤，または MALT type の lymphoma cell の骨髄への浸潤）

経　過：多発性骨髄腫に対する化学療法を勧めたが，本人・家族ともに積極的な治療は希望されず，無治療経過観察とした．経過で両肺の陰影は増悪傾向で，胸部 CT でも広義間質の病変の悪化がみられた．徐々に肺機能の低下がみられ，労作時呼吸困難も増悪した．

2010 年 11 月 13 日低酸素血症にて救急搬送され，心エコーでびまん性の壁運動低下を認め，心アミロイドーシスによる心不全が疑われたが，搬送後約 7 時間で死亡した．剖検の同意は得られなかった．

解　説

肺アミロイドーシスは限局性気管支沈着型，びまん性気管支沈着型，結節性肺実質型（結節型肺アミロイドーシス），びまん性胞隔型の 4 型に分類される[1]．本例で認めたびまん性胞隔型肺アミロイドーシスは肺胞壁，血管・気道周囲，胸膜に広範にアミロイドが沈着するため，画像的には網状影，小葉間隔壁の肥厚，多発性小結節などが認められる．一般にアミロイドーシスの背景としてリンパ増殖性疾患が存在するといわれているが，本例においても，アミロイド沈着の周囲にモノクローナルな形質細胞の浸潤を認めており，アミロイド沈着との関連から興味深いと思われた．肺実質内にびまん性にアミロイド物質が沈着し，特に毛細血管壁への沈着から Alveocapillary block を生じる．これにより低酸素血症が進行，呼吸不全で死亡する場合が多く，症状出現からの生存期間は約 6 週間から 2 年とされている[2]．本症例でも初診時には肺機能は正常範囲であったにもかかわらず，その後 2 年 2 ヵ月の経過で死亡した．

文　献

1) Spencer H, Hasleton PS: Spencer's Pathology of the Lung. 5th ed, McGraw-Hill 776-783, 1996.
2) Crosvie WA, et al: Pulmonary amyloidosis with impaired gas transfer. Thorax 27: 625, 1972.

IgG4陽性形質細胞浸潤を伴う線維化病変を認めた慢性間質性肺炎

症例26

梅田幸寛[1]・石﨑武志[1]・能登原憲司[2]・福岡順也[3]
[1] 福井大学医学部附属病院　[2] 倉敷中央病院　[3] 富山大学附属病院

症　例：57歳，男性

主　訴：乾性咳嗽

既往症：56歳時に適応障害

生活歴：喫煙10本×35年，飲酒；機会飲酒，ペット飼育；犬

職業歴：警察官，粉じん曝露歴なし

家族歴：父；肺気腫

現病歴：2005年（54歳）ごろから乾性咳嗽が出現，その後次第に症状が増悪し，呼吸苦を自覚するようになった．2007年5月に前医を受診，CTの結果間質性肺炎と診断された．その後，同院で経過観察されていたが，咳嗽，労作時呼吸困難，全身倦怠感が続き精査目的で2008年5月に当科に紹介入院となった．

現　症：身長165 cm，体重70 kg，体温36.1℃，血圧132/92 mmHg，脈拍80/分（整），胸部聴診上両下肺で吸気末期に fine crackles 聴取，心音異常なし，ばち指なし，関節に変形・腫大なし，皮膚異常なし

検査所見：WBC 9,300/μL（Neu 53.4%，Eos 2.2%，Bas 0.5%，Lym 37.5%，Mon 6.4%），RBC 424×10^4/μL，Hb 12.9 g/dL，Plt 22×10^4/μL，BUN 19 mg/dL，Cr 0.77 mg/dL，TP 7.7 g/dL（Alb 54.0%，α1 2.1%，α2 9.5%，β 10.0%，γ 24.4%），Alb 4.4 g/dL，T-Bil 0.6 mg/dL，AST 23 IU/L，ALT 26 IU/L，LDH 204 IU/L，Amy 114 IU/L，T-Chol 206 mg/dL，TG 343 mg/dL，FBS 98 mg/dL，CRP 0.08 mg/dL，KL-6 1,150 U/mL，SP-A 92.0 mg/mL，SP-D 105.0 ng/mL IgG 2,060 mg/dL，IgG1 902 mg/dL（423-1080），IgG2 925 mg/dL（265-931），IgG3 151 mg/dL（5-121），IgG4 340 mg/dL（4-108），IgA 484 mg/dL，IgM 125 mg/dL，IgE 295.0 U/mL（各種吸入系RAST陰性），sIL-2R 590 U/mL，RF 63.6 IU/mL，ANA×160（homo），抗CCP抗体<0.6，抗RNP抗体(−)，抗SM抗体(−)，抗SS-DNA抗体(−)，抗DS-DNA抗体(−)，抗SS-A抗体(−)，抗SS-B抗体(−)，抗Scl-70抗体(−)，抗Jo-1抗体(−)

尿所見：Pro(−)，OB(−)，Uro(−)，Glu(−)

血液ガス所見（室内気）：pH 7.395，PaCO$_2$ 41.0 Torr，PaO$_2$ 82.4 Torr，HCO$_3^-$ 24.6 mmol，B.E. 0.2 mmol，SaO$_2$ 95.8%

肺機能検査所見：VC 3.76L，%VC 107.4%，FVC 3.86L，%FVC 110.3%，FEV$_{1.0}$ 2.89L，FEV$_{1.0}$% 74.9%，DLco 9.89 mL/min/mmHg，%DLco 48%

BALF所見：左B5b　回収率50/100 mL　総細胞数　20.0×10^5/mL，Mφ 81.6%，Lym 16.6%，Neu 1.6%，Eos 0.2%，CD4$^+$/CD8$^+$ 1.62

胸部X線所見（図1）：両側下肺優位に網状陰影とすりガラス(様)陰影を認める．

胸部CT所見（図2）：両側肺末梢優位に網状陰影とすりガラス(様)陰影を認める．上肺には気腫性変化を認める．

腹部CT所見：左腎嚢胞以外異常なし

ガムテスト：11 mL/10min

唾液腺シンチグラフィ：正常

口唇生検：ごく軽度の炎症細胞浸潤を認める．

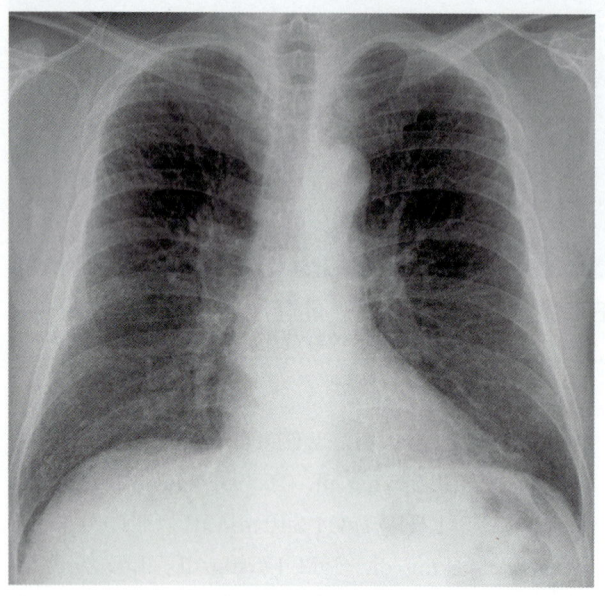

図1　胸部X線所見
両側下肺優位に網状陰影とすりガラス(様)陰影を認める．

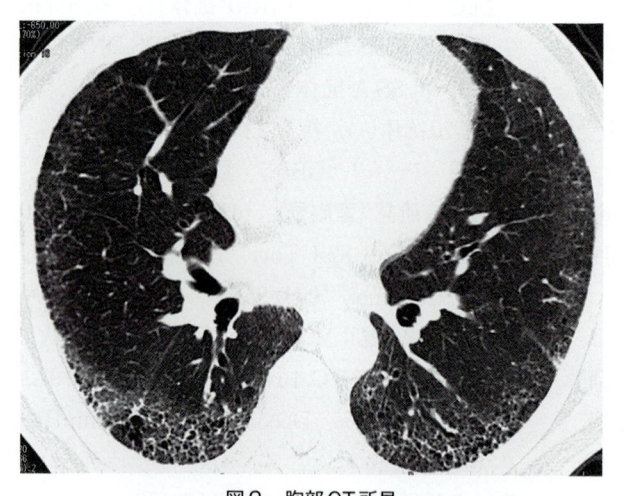

図2　胸部CT所見
両側肺末梢優位に網状陰影とすりガラス(様)陰影を認める．

シルマーテスト：両眼ともに1mm
フルオレセイン染色試験：角膜に障害を認めない．
胸腔鏡下肺生検所見（図3）：強い構造改変と線維化，蜂巣肺形成を伴う間質性肺炎で，辺縁優位でpatchyな小葉内分布も合わせUIPパターンと考えられた（図3A）．しかしながら，特発性肺線維症の場合と大きく異なり，リンパ球，形質細胞の浸潤およびリンパ濾胞の過形成が顕著にみられ，これに伴って炎症細胞が血管壁内にも浸潤し，一部内腔の狭小化が生じていた（図3B）．このような変化は，膠原病肺，特に関節リウマチ関連の間質性肺炎に類似する所見と考えられた．

免疫染色の結果，IgG4陽性形質細胞は顕著でないものの増加し，一部では50個/HPF以上みられた（図3C）．強拡大5視野合計でのIgG4+/IgG+形質細胞比は58.1%と増加していた．

臨床経過：肺病変先行型膠原病肺もしくはIgG4関連間質性肺炎の診断で，以降外来観察を行ったところ，労作時呼吸困難の悪化，VCの軽度低下を認め，2008年9月よりプレドニゾロン（60 mg/body）で，ステロイド治療を開始した．当初軽度の呼吸機能改善を認めたが，減量に伴い呼吸機能は緩徐に悪化を認め，画像上の陰影悪化・容量減少も認めたため，2011年3月からシクロスポリンを併用開始し，以降も悪化傾向あり2011年9月ピルフェニドンを追加併用している．2011年9月現在，明らかな膠原病の発症は認めない．

解説

IgG4関連疾患は2001年にHamanoらが硬化性膵炎において血清IgG4レベルが高値であることを報告して以来，全身の様々な臓器においてIgG4の関与が報告され，全身性疾患として認知されてきている．肺実質病変としては，炎症性偽腫瘍，間質性肺炎，細気管支炎，胸膜炎などが報告されている．IgG4関連疾患ではTh2優位のサイトカイン増加により，アレルギー性の要因（高IgE血症，好酸球増多）やIgG4へのクラススイッチ，線維化などが引き起

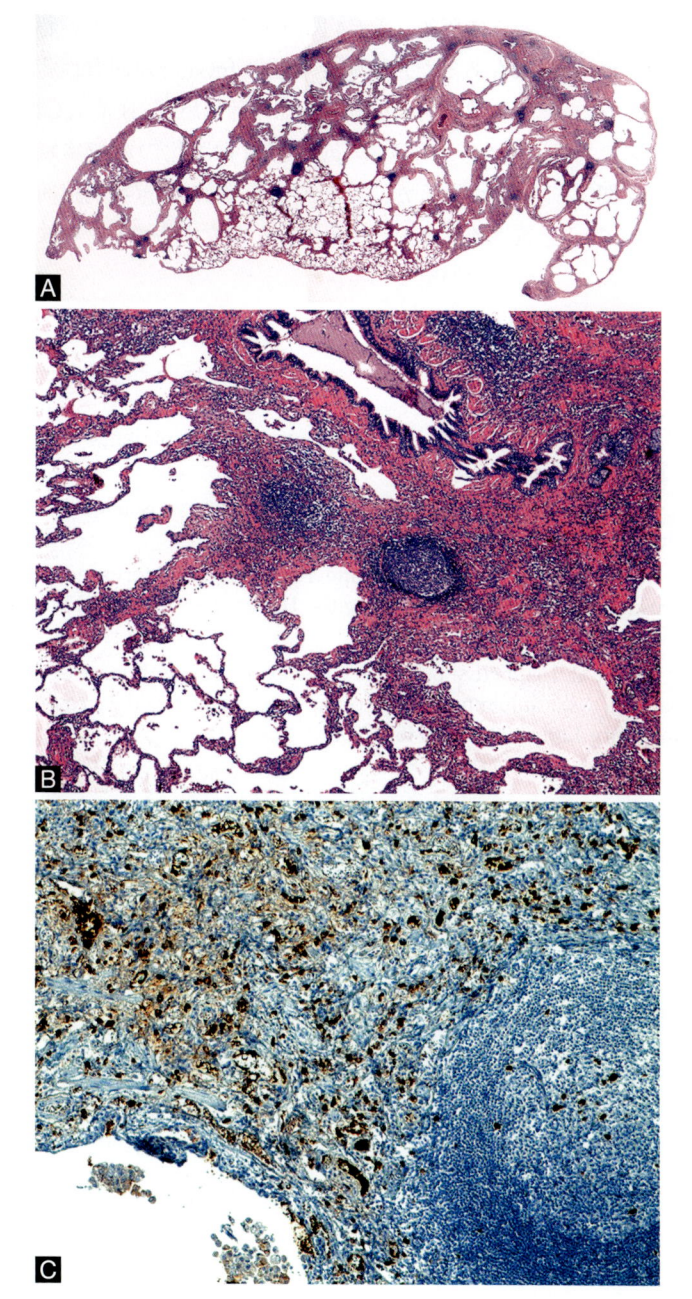

図3　VATSによる病理組織所見
A：ルーペ像では辺縁優位の強い構造改変と線維化，蜂巣肺形成を認め，UIPパターンと考えられる(HE染色).
B：リンパ球，形質細胞の浸潤およびリンパ濾胞の過形成が顕著にみられる(HE染色).
C：免疫染色の結果，IgG4陽性形質細胞は増加し，一部では50個/HPF以上みられる(IgG4免疫染色).

こされることなどが報告されている．

　診断に関しては，厚生労働科研班のIgG4関連多臓器リンパ増殖性症候群（IgG4+MOLPS）の診断基準（案）において，「(1)血清学的に高IgG4血症（135 mg/dL以上），(2)組織に著明なIgG4陽性形質細胞浸潤（強拡大5視野でIgG4+/IgG+が50%以上）を認め，他疾患の除外ができるもの」などいくつかが提案されてい

る．

　今回の症例は，上記の診断基準に合致するものの病理学的・血清学的に関節リウマチを中心とした膠原病肺との鑑別が問題となった．Shresthaらの報告ではIgG陽性形質細胞浸潤が見られるリウマチ肺でNSIPパターンのもので組織学的なIgG4+/IgG+形質細胞比が29%（IgG4+形質細胞20/HPF），UIPパターンのも

ので 43%（23/HPF）としている．本症例はこれらの報告に比べても IgG4 陽性形質細胞の浸潤は多かった．しかしながら，他臓器に明らかな IgG4 関連病変がなかったことや，本来ステロイド治療に良好な反応を示すことが IgG4 関連疾患の特徴とされるにもかかわらず，本例では減量に伴い呼吸機能の悪化をきたしたことなど，積極的に IgG4 関連疾患とは考えにくい特徴もあった．肺病変単独の IgG4 関連間質性肺炎と膠原病肺を含めた他の肺疾患が，血清 IgG4 レベルと IgG4+/IgG+ 形質細胞比のみで鑑別可能かどうか，また肺病変単独の IgG4 関連間質性肺炎という疾患概念が成立するのか，今後の検討が望まれる．

文 献

1) Hamano H, Kawa S, Horiuchi A, et al: High serum IgG4 concentrations in patients with sclerosing pancreatitis. N Engl J Med 344: 732-738, 2001.
2) Zen Y, Kitagawa S, Minato H, et al: IgG4-positive plasma cells in inflammatory pseudotumor (plasma cell granuloma) of the lung. Hum Pathol 36: 710-717, 2005.
3) Zen Y, Fujii T, Harada K, et al: Th2 and regulatory immune reactions are increased in immunoglobin G4-related sclerosing pancreatitis and cholangitis. Hepatology 45: 1538-1546, 2007.
4) Shrestha B, Sekiguchi H, Colby TV, et al: Distinctive pulmonary histopathology with increased IgG4-positive plasma cells in patients with autoimmune pancreatitis: report of 6 and 12 cases with similar histopathology. Am J Surg Pathol 33: 1450-1462, 2009.

症例27 自己免疫性膵炎を合併したIgG4関連肺疾患（結節型）

横山俊秀・望月吉郎
（国立病院機構姫路医療センター）

症　例：66歳，男性

主　訴：微熱，全身倦怠感

既往歴：30歳頃高血圧（カンデサルタン内服中）

家族歴：父；心筋梗塞，兄；糖尿病・白血病

職業歴：事務職

喫煙歴：タバコ4本/日×36年

現病歴：1月に一過性の複視が出現したが，眼科診察・頭部MRIで異常を認めず，複視は2週間後に自然消失した．2月初旬から37℃前半の微熱を認め，全身倦怠感・食欲不振を伴い近医を受診．抗菌薬を投与されるも症状は改善せず，胸部X線にて多発結節影を認め，当院紹介となった．

初診時現症：身長160 cm，体重65 kg，血圧138/70 mmHg，脈拍60/分（整），SpO_2 98%，体温37.1℃，表在リンパ節触知せず．心音異常なし．肺野ラ音なし．腹部異常なし．

胸部X線所見：両肺野に多発する結節影を認めた（図1）．

胸部CT所見：肺門や気管分岐部のリンパ節の腫脹を認める．両側上肺野から下肺野まで辺縁不整の多発結節影をやや末梢優位，胸膜直下優位に認める（図2）．

動脈血ガス所見（室内気）：pH 7.442，PaO_2 83.4 Torr，$PaCO_2$ 34.8 Torr，HCO_3^- 23.4 mEq/L

肺機能検査：VC 2.59L，%VC 79.9%，$FEV_{1.0}$ 1.87L，%$FEV_{1.0}$ 72.2%，$FEV_{1.0}$% 72.3%，

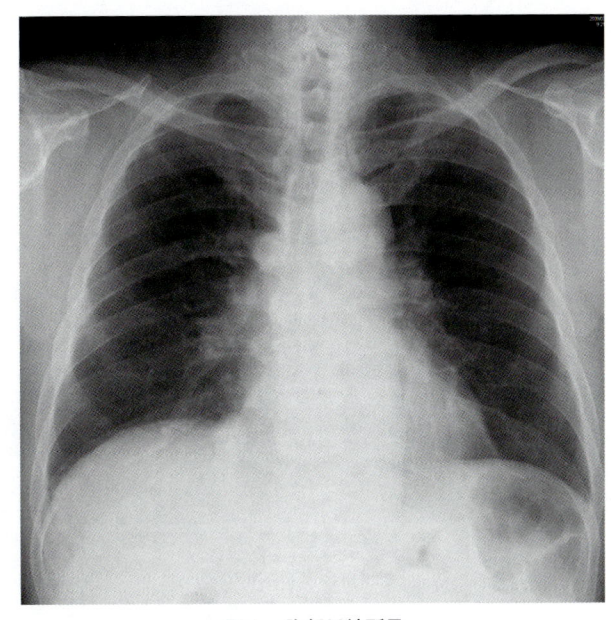

図1　胸部X線所見

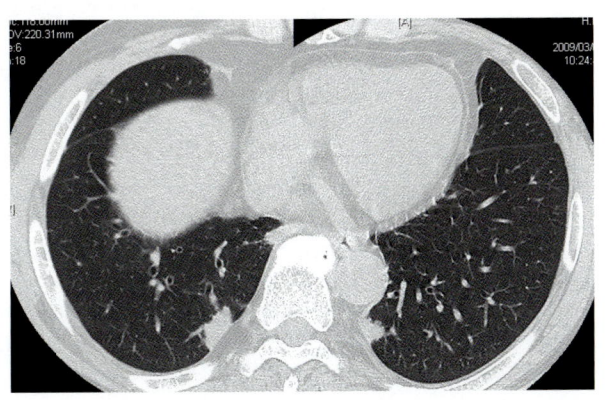

図2　胸部CT所見

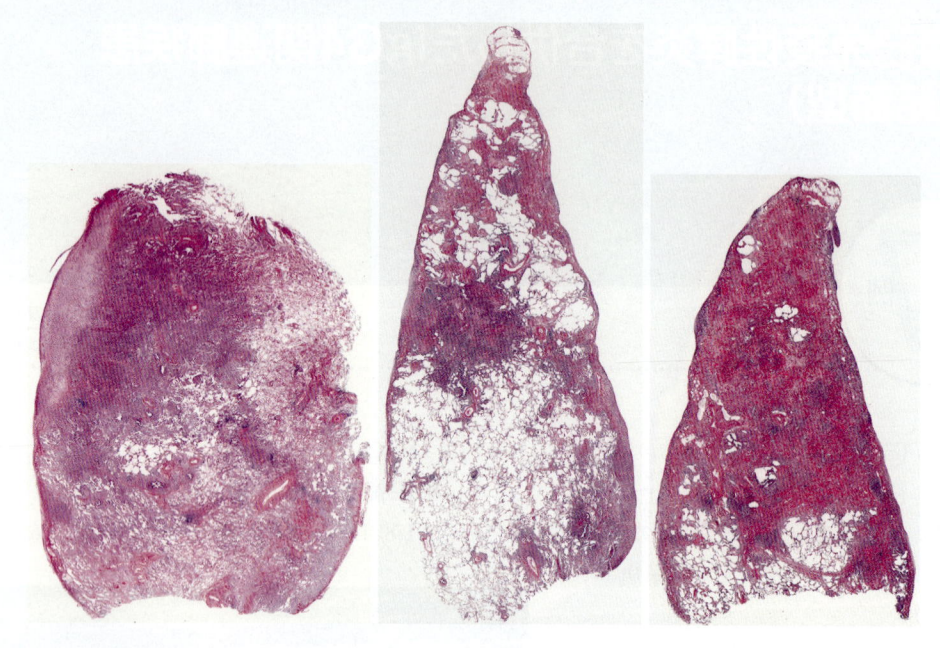

結節状の病変であるが周囲の間質にも炎症細胞の浸潤と線維化がみられ，右の切片では線維化がかなり進行して膠原線維の増量もみられる(HE染色)．

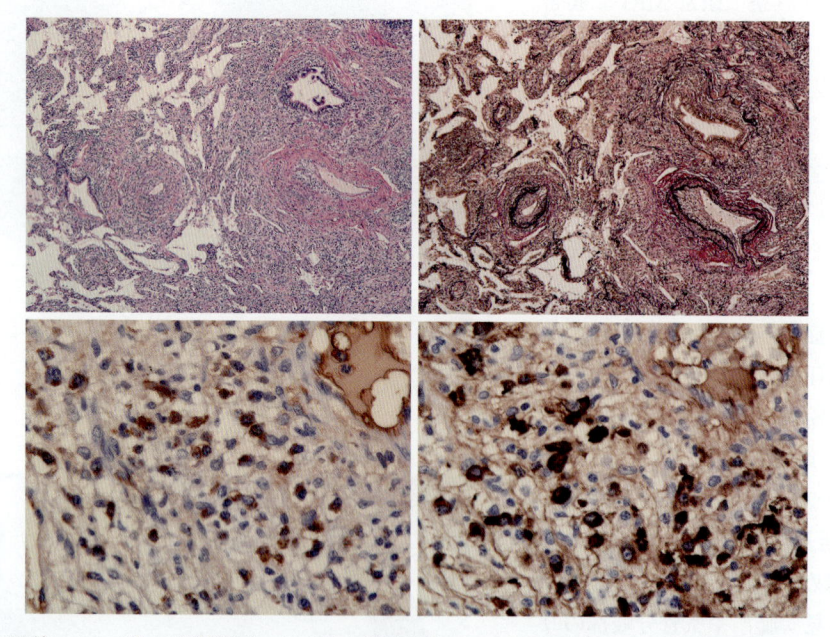

肺胞壁などの間質にリンパ球・形質細胞といった炎症細胞浸潤が目立ち，細気管支の上皮下周囲や伴走する肺動脈の周囲および内腔にも同様にリンパ球・形質細胞の浸潤がみられることで血管内腔が狭小化しているが血管壁の破綻をほとんど認めない．小血管の周囲および内腔に形質細胞の浸潤が目立っており，IgG陽性形質細胞が多く，その大部分がIgG4陽性形質細胞であった(左上：HE染色，右上：EvG染色，左下：IgG免疫染色，左下：IgG4免疫染色)．
(同様の病変は比較的細い血管，細気管支領域の血管にも認められ，周囲および内腔に同様の細胞浸潤がみられるが，弾性線維染色で血管壁の破綻は明らかでなく，壊死性の血管炎とはしがたい所見である．)
(壊死性血管炎ではないことがIgG4の特徴．WGとの鑑別が重要．)

図3　VATSによる病理組織所見(右S10)

DLco 16.89 mL/分/mmHg（98.7% pred）

初診時検査所見：WBC 13,700/μL,（Neu 81%, Eos 4%, Ly 10%, Mo 5%), RBC 436×10⁴/μL, Hb 13.7 g/dL, Plt 29.3×10⁴/μL, TP 7.2 g/dL, T-Bil 0.6 mg/dL, GOT 25 IU/L, GPT 31 IU/L, LDH 183 IU/L, BUN 12 mg/dL, Cr 0.8 mg/dL, CRP 5.25 mg/dL, ANA 80倍, CH50 3.6 U/mL, C3c 36.7 mg/dL, C4 1.1 mg/dL, 免疫複合体17.2 μg/mL, IgG 2,564 mg/dL（IgG4 1,100 mg/dL）, IgA 409 mg/dL, IgM 73 mg/dL, IgE 296 IU/mL, sIL-2R 2,650 U/mL

経　過：入院で静注抗菌薬（MEPM）を投与するも肺野陰影の改善を認めず，3月に胸腔鏡下肺生検を右S¹⁰から採取した．

病理組織所見（図3）：肺胞壁などの間質にリンパ球形質細胞などの炎症細胞浸潤が目立ち，特徴的な所見として，細気管支などの上皮下周囲，またそれに伴走する肺動脈などの周囲および内腔にも同様にリンパ球，形質細胞の浸潤がみられることで，血管内腔は狭小化しているが，弾性線維染色でみても，血管壁の破綻はほとんど認められない．

　小血管壁の周囲および内腔に，形質細胞の浸潤がかなり目立っており，これらは免疫染色では細胞質のκ，λではクロナールな変化は明らかでなく腫瘍性の病変は否定的であるが，IgG陽性形質細胞が多くみられ，その大部分がIgG4陽性形質細胞であった．

診　断：IgG4関連肺疾患

経　過：肺生検1ヵ月後に黄疸が出現し，総ビリルビン値・肝胆道系酵素の上昇を認め，腹部CTで膵・腎病変を認めた．MRCPで主膵管の狭窄を認め自己免疫性膵炎と診断し，IgG4関連硬化性胆管炎・腎病変が疑われた．PSL 30 mg/日で治療を開始し，肺野の陰影や黄疸の改善および肝胆道系酵素の正常化を認めた．PSLを漸減し5 mg/日で維持しているが，診断2年後も肺病変の再燃を認めていない．

解　説

　自己免疫性膵炎において組織でのIgG4陽性細胞浸潤・血清IgG4高値を報告されて以来[1]，膵以外にも肺・胆道・涙腺・唾液腺・後腹膜などにも同様の病変が起こりうることが報告され，血清IgG4高値を示しIgG4陽性細胞の組織浸潤により臓器の腫大や炎症・組織の線維化をきたす全身性疾患としてIgG4関連疾患という疾患概念が提唱された[2]．本疾患は，Mikulicz病やMulticentric Castleman's diseaseなどと類縁の疾患で，いわゆるリンパ増殖性疾患の範疇に入ると考えられる．

　自己免疫性膵炎に合併した間質性肺炎の報告[3]がなされて以来，器質化肺炎[4]，肺炎症性偽腫瘍[5]，リンパ節腫大[6]など多彩な呼吸器病変が自己免疫性膵炎に合併するとされている．Zenらの21例の検討[7]では，肺病変を4つのパターン（nodular, broncho-vascular；interstitial, round GGO type）に分類し，本例のようなnodular typeが最も多いとされている．

　ただし，多臓器病変を有する症例における肺病変は問題ないとして，肺病変限局例をIgG4関連肺疾患としてよいかどうかについては今後の検討を要する．本疾患はステロイドが奏効する症例が多く，治療抵抗例はむしろ他疾患の可能性を検討すべきである．

文　献

1) Hamano H, Kawa S, Horiuchi A, et al: High serum IgG4 concentration in patients with sclerosing pancreatitis. N Engl J Med 344: 732-738, 2001.

2) Kamisawa T, Funata N, Hayashi Y et al: A new clinicopathological entity of IgG4-related

autoimmune disease. J Gastroenterol 38: 982-984, 2003.
3) Taniguchi T, et al: Interstitial pneumonia associated with autoimmune pancreatitis. Gut 53: 770-771, 2004.
4) Duvic C, et al: Retroperitoneal fibrosis, sclerosing pancreatitis and bronchiolitis obliterans with organizing pneumonia. Nephrol Dial. Transplant 19: 2397-2399, 2004.
5) Kamisawa T and Okamoto A: Autoimmunepancreatitis: proposal of IgG4-related sclerosing disease. J Gastroenterol 41: 613-625, 2006.
6) Hilar lymphadenopathy associated with autoimmune pancreatitis. Pancreas 33: 101-102, 2006.
7) Zen Y, et al: IgG4-related Lung and Pleural Disease: A Clinicopathologic Study of 21 Cases. Am J Surg Pathol 33:1886-1893, 2009.

生体片肺移植を行った末梢血幹細胞移植後の閉塞性細気管支炎症例

症例28

大野聖子[1]・伊達洋至[2]・小橋陽一郎[3]
[1]京都第一赤十字病院　[2]京都大学医学部附属病院　[3]公益財団法人天理よろづ相談所病院

症　例：41歳，女性

主　訴：呼吸困難

家族歴：胃癌，脳出血，糖尿病，慢性関節リウマチ，肺結核

既往歴：3歳時；重症肺炎，小児期；低身長にて京大病院小児科にて精査を受けたが原因不明だった．20歳時；肺炎後遺症の気管支拡張症と診断．22歳時；橋本病

生活歴：喫煙歴；なし，飲酒歴；少量のみ

現病歴：2002年3月原発性マクログロブリン血症（白血球減少，肝脾腫，IgM-κ型M成分　IgM 2,810 mg/dL）と診断され加療を受ける．2003年4月より肝脾腫，腹腔内リンパ節腫脹，胸水貯留などで増悪，5月移植目的で当院血液内科に転院となる．6月，BU+CYの前処置で同種末梢血幹細胞移植を施行．腫瘍は完全寛解となった．ヘルペス，出血性膀胱炎，肺炎，喀血が合併した．その後外来で慢性GVHDのコントロールがされていた（PSL 7.5 mgとCsA 50 mg）．2004年6月6日よりPSL 5 mgに，その後PSL 2.5 mgに減量．以前より軽度呼吸困難があったが7月初め頃より労作性呼吸困難が増悪しH-J Ⅲ度となり8月上旬呼吸器科対診された．

紹介時現症：身長126.6 cm，体重33.9 kg，心音整，肺：wheeze Ⅰ度，両肺背部下肺野にcoarse crackles聴取．腹部著変なし，四肢浮腫なし．

血液検査所見：（8月4日）WBC 8,060/μL（Neu. 49.8％，Lym 31.5％，Mono 10.6％，Eos 4.3％，Baso 0.9％），Hb 15.3 g/dL，Ht 47.6％，RBC 4.44×10^6/μL，Plt 21.6×10^4/μL，CRP 1 mg/dL，TP 7.5 g/dL，Alb 4.2 g/dL，GOT 67 IU/L，GPT 49 IU/L，LDH 209 IU/L，ALP 1,249 IU/L，T-Bil 1.5 mg/dL，T-Chol 303 mg/dL，BUN 0.49 mg/dL，Cre 0.47 mg/dL，UA 5.3 mg/dL，Na 139 mEq/L，K 4.5 mEq/L，Cl 99 mEq/L，Glucose 104 mg/dL，Ig-G 1,594 mg/dL，Ig-A 217 mg/dL，Ig-M 159 mg/dL，HBsAg(+)，HBeAb(+)，HBV DNA定量＜2.6 Log copy/mL

血液ガス：（8月4日）安静時，pH 7.386，$PaCO_2$ 43.2 Torr，PaO_2 62.7 Torr，100 m歩行後，pH 7.368，$PaCO_2$ 44.8 Torr，PaO_2 59.5 Torr

呼吸機能検査所見：（9月1日）VC 1.08 L（46.5％），$FEV_{1.0}$ 0.54 L（27.5％），$FEV_{1.0}$/FVC 75％，RV 1.27 L（495％），TLC 2.35 L（104.8％），RV/TLC 54.1％，PF 155 L/M（45.9％），V25 0.14 L/S（6.6％）

経　過：臨床経過と呼吸機能検査より骨髄移植後の閉塞性細気管支炎 bronchioitis obliterans（以下BO）と診断し，2004年9月10日より

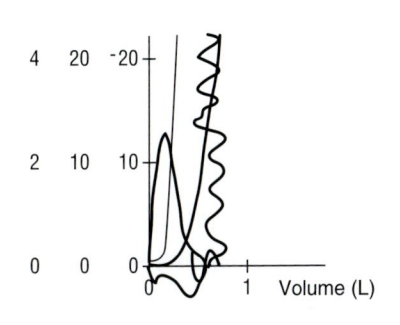

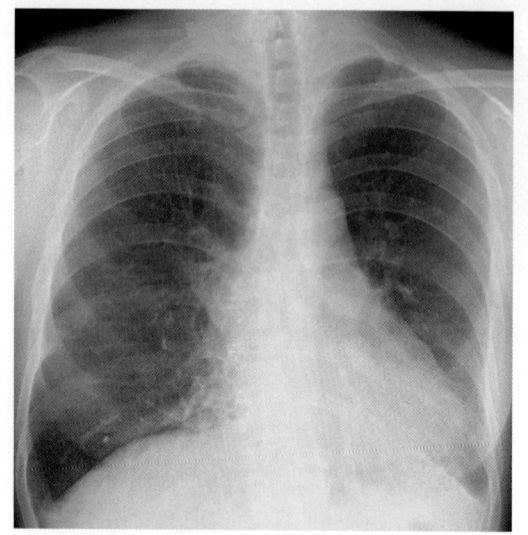

図1　胸部X線，2006年5月17日
右中葉は気管支拡張で収縮．左下葉と右下葉内側にも気管支拡張あり．両肺に過膨張所見がある．

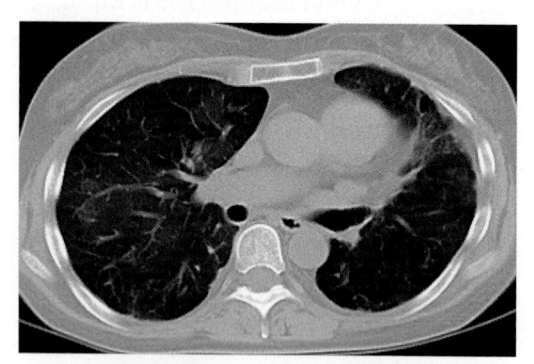

図2．胸部CT，2008年7月30日
1.3mm HRCT．呼気位肺野のモザイク様所見がある．

PSL 10 mg，CsA 25 mgに変更．安静時1.5 L，体動時2 Lの在宅酸素療法を開始した．

2005年3月18日：VC 1.03 L（44.6％），$FEV_{1.0}$ 0.50 L（25.6％），RV 1.21 L
pH 7.45，$PaCO_2$ 56.2 Torr，$PaCO_2$ 74.4 Torr，BE 3.8（O_2 1.5 L nasal）

2005年6月15日：VC 0.91 L（39.8％），$FEV_{1.0}$ 0.44 L（22.7％）
pH 7.35，$PaCO_2$ 71.4 Torr，$PaCO_2$ 85.2 Torr，BE 12.4（O_2 2 L nasal）

2005年7月：緑膿菌による気管支炎で入院．

2007年6月：3日前から呼吸困難出現．pH 7.184，$PaCO_2$ 146 Torr，$PaCO_2$ 58.5 Torr，BE 24．ICUに入院しBiPAP開始．入院後pH 7.283，$PaCO_2$ 85.7 Torr，PaO_2 75.4 Torr，BE 12.4（O_2 3L nasal）と改善し，夜間のみのNIPPVとし在宅酸素安静時3L，労作時4Lで退院．以後外来で$PaCO_2$ 85〜93 Torr程度で経過観察．両親と同居し，家事などサポートを受けながら，子供を育てている状況であった．PSLは2006年1月下旬より7.5 mgに減量．さらに2008年7月よりは5 mgに減量されていた．

2008年9月：$PaCO_2$ 106 Torr，PaO_2 51.8 Torrと増悪し入院したが，安静にて改善し退院．24日右気胸にて緊急入院．7日間ドレナージを行った．軽快後もpH 7.27，$PaCO_2$ 104 Torr，PaO_2 79.5 Torr，BE 3.8（O_2 4L nasal）と高CO_2血症は改善しなかったが，呼吸困難感はなく，意識も清明であった．10月生体片肺移植を提案され，11月肺移植施設へ転院した．

2008年11月下旬：生体片肺移植が施行された．夜間のみ0.5 L酸素吸入ということで2009年10月退院．2009年9月 $PaCO_2$ 45.5 Torr，PaO_2 76.3 Torr，BE 3.8（room air）．2010年9月9日VC 0.94 L（42.2％），$FEV_{1.0}$ 0.82L（41.9％），$FEV_{1.0}$/FVC 91.1％，PF3.10 L/S（57.3％），V25 0.59 L/S（39.6％）

京都大学附属病院で摘出された右肺の病理肉眼所見では，肺は全体に鬱血調で，表面は不整．特に上葉は散在性に陥凹を伴っていた．中葉は萎縮していた．下葉には白色調の引き連れを伴う陥凹性病変が認められた．顕微鏡所見では，比較的太い，気管支に相当するところから，細気管支まで及ぶと思われ，また時間経過としてはかなり時間の経過した病変で，BOと診断した．また背景に少なからず間質性肺炎の所見もみられた．図3，図4参照．（天理よろづ相談所病院　小橋陽一郎先生記載）

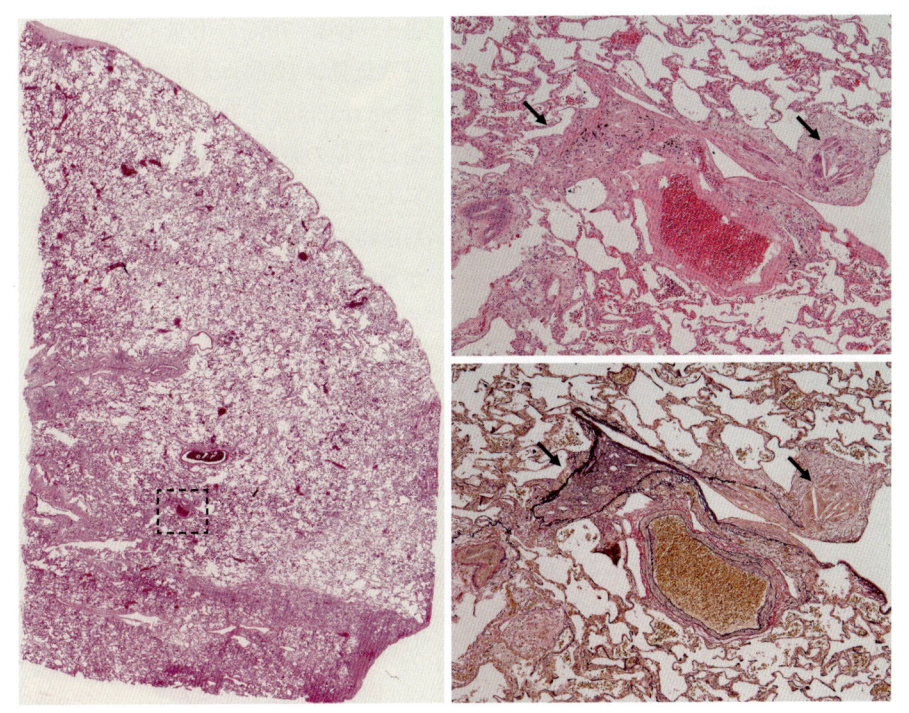

図3
左は代表的ルーペ像HE．数は少ないが，右(囲み内，上HE，下EvG)に示すように，細気管支内腔に器質化病変があり，コレステロール結晶を伴った異物巨細胞の出現(矢印)もみられる．細気管支内腔は狭窄あるいは部分的に内腔閉塞するところもみられる(矢印)．

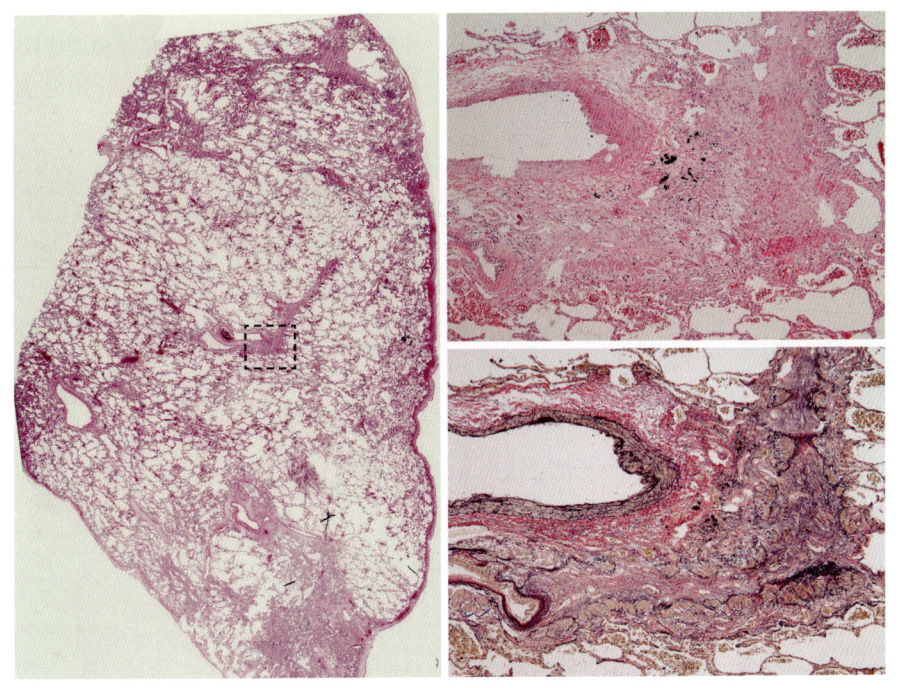

図4
左はルーペ像HE．右は囲み部分のHEおよびEvG．気管支に相当する部分にも内腔を閉塞する器質化病変が少ないながら認められる．器質化病変は膠原線維の増生もあるなど，かなり時間の経過したbronchobronchiolitis obliteransの像と考えられる．

解説

骨髄移植後のBOは骨髄移植患者の2～3%に，GVHDがおこった患者の6%におこる．そして治療を行っても20%が改善するのみで，65%が診断3年以内に死亡すると報告されている[1]．また最初の免疫抑制療法に反応しなかった患者については2年生存率20%，5年生存率13%ときわめて不良であり，これは20年前に疾患が報告されて以来改善されていない．対策としては不可逆性の気道狭窄を起こす前に病気をコントロールできるように早期診断することが，予後を改善させるかもしれない[1]とされている．上田らは「短期間の治療効果と予後を検討すると，症状出現後21日以内に全身性ステロイド療法を開始した症例で予後が良かった．」と報告している[2]．

BOの診断としては肺生検が標準的方法であるが，TBLBの診断率は17%ときわめて低く，さらに気胸，縦隔気腫などの合併症の発生率が13%と高く，結局は肺機能検査が診断のための決定的手段となっている．現在NIHのGVHDによるBOの診断基準のコンセンサス[3]（①呼出障害～一秒率<70%，一秒量<75%，②Air trapping～残気量>120%，③呼気HRCTまたは肺生検でair trappingが存在する，④組織診断が無い場合は他の臓器にGVHDが存在していること．以上の①～④がすべてある場合）が一般的に使用されている．その中で呼出障害とair trappingが重要な要素と強調されており，呼出障害としては図5のAのような一秒量の低下と，さらに特徴的なのは末梢気道の呼出障害で，図5のBのようにPFに比してmidexpiratory flow rateの低下がみられる．Air trappingは図5のAのように残気量の増大が特徴であり，またHRCTでのモザイクパターンとしても検出可能である．しかしNIHの現在の基準値は早期診断としては使いにくいという報告がでており，早期診断のためには，高リスク患者には骨髄移植後3ヵ月に1回肺機能検査を実施し，一秒率が80%未満で，一秒量が年5%以上減少する場合，呼気障害の指標になるかもしれないという報告[4]がある．

肺移植は末期肺疾患の治療法として日本でも定着しつつあり，BOも肺移植適応疾患に含まれている．日本国内で2009年10月までに実施

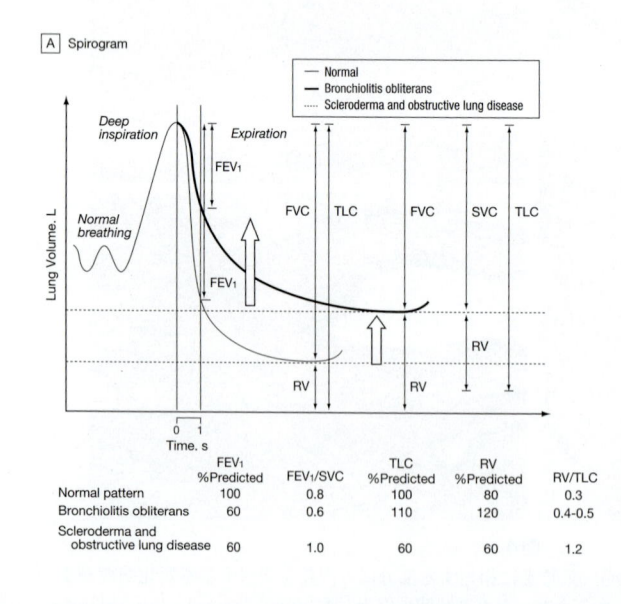

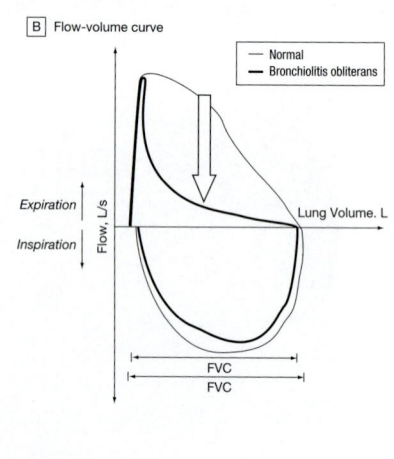

(JAMA, July 15 2009 Vol 302, No 3[4] より引用加筆)

図5　閉塞性細気管支炎の肺機能検査の特徴

表1 肺機能の経過

	2004年9月 診断時	2006年1月25日	2009年9月 片肺移植後
VC	1.08L（46.5％）	1.06L（46.5％）	0.91L（42.2％）
FEV$_{1.0}$	0.54L（27.5％）	0.43L（22.3％）	0.82L（41.9％）
FEV$_{1.0}$/FVC	75％	51.8％	91.1％
PF	155L/M（45.9％）	175L/M（52.6％）	3.10L（57.3％）
V25	0.14L/S（6.6％）	0.08L/S（4.0％）	0.59L/S（39.6％）
PaCO$_2$	43.2Torr	2007年8月〜 2008年8月 85〜93Torr	45.5Torr

された肺移植は，144例（脳死肺移植57例，生体肺移植87例）で，適応疾患で4番目に多いのがBO（20例）であった[5]．原因として多いのが造血幹細胞移植後のBOである．伊達らの自検15例では閉塞性細気管支炎に対する肺移植後の5年生存率は84.4％であった．その多く（15例中14例）が脳死移植を待機できない重症例で生体肺移植が選択されている[5]．最新の日本における肺移植の施行状況と手術成績に関しては，総論を参照いただきたい．

本症例は，骨髄移植1年後に症状が出現し，肺機能と画像によりBOと診断した．そして免疫抑制療法を強化したが，徐々に進行した．2005年6月BOの治療開始後10ヵ月経過時点で最初に脳死肺移植を家族に提案した．しかしこの時点ではまだ骨髄移植後2年で原疾患の再発の可能性があった（3年DFS 31％の基礎疾患）．以後も病状が進行し，本人が将来に強い不安が出た時点で，本人にも肺移植の選択肢を提示した．脳死肺移植は時間的に待てないため，生体肺移植の選択となった．たまたま126.6 cmと低身長であり，骨髄のドナーの右下葉の片肺移植のみでレシピエントの予測肺活量の45％以上と推測され，片肺移植が可能となり，肺移植が施行された．退院後は家庭内復帰が可能となり，さらに社会復帰も考慮できる状態に回復した（表1）．

文　献

1) Williams KM, Chien JW, Gladwin MT, et al: Bronchiolitis Obliterans After Allogeneic Hematopoietic Stem Cell Transplantation. JAMA, July 15 Vol 302 (3): 306-314, 2009.

2) Ueda K, Watadani T, Maeda E, et al: Outcome and treatment of late-onset noninfectious pulmonary complications after allogeneic haematopoietic SCT. Bone Marrow Transplantation 45: 1719-1727, 2010.

3) Filipovich AH, Weisdorf D, Pavletic S, et al: National Institutes of Health consensus development project on criteria for clinical trials in chronic graft-versus-host disease, I: diagnosis and staging working group report. Biol Blood Marrow Transplant. 11 (12): 945-956, 2005.

4) Chien JW, Martin PJ, Gooley TA, et al: Airflow Obstruction after Myeloablative Allogeneic Hematopoietic Stem Cell Transplantation. Am J Respir Crit Care Med; 168 (2): 208-214, 2003.

5) 伊達洋至：肺移植と閉塞性細気管支炎．医学のあゆみ．232(4)：253-256，2010．

胃癌再発に伴ってびまん性肺疾患を発症した anti-synthetase syndromeの一例

症例29

伊藤功朗
(京都大学医学部附属病院)

症　例：60歳，女性

主　訴：労作時呼吸困難感

既往歴：1997年（49歳時），胃癌にて胃部分切除．56歳時，糖尿病．

家族歴：母，姉，叔母に関節リウマチ．

生活歴：25年間，10本/日の現喫煙．電気会社のセールス業．

現病歴：受診の約1年前に右手背のこわばりを自覚したが，自然軽快した．2008年4月より労作時呼吸困難感を自覚し，特に上り坂で顕著であった．深呼吸がしにくい感じがあった．5月末より両手指のこわばりを朝に自覚するようになっていた．2008年6月上旬に受診，胸部X線写真で両側に陰影を認めた．

身体所見：身長165 cm，体重63 kg，血圧116/76 mmHg，脈拍74/min，SpO$_2$ 96％（室内気，安静），体温36.6℃，心音清，両側肺に fine crackles を聴取，上下肢 MMT 5/5．手指は，ばち指なし，両手指に腫脹あり，左第一指に紅斑あり，右第三指に mechanic hands 様所見あり，関節変形なし．皮疹なし

検査成績（2008年6月受診時）：WBC 6,830/mm^3（分画正常），RBC 446×10^4/mm^3，Hb 14.0 g/dL，Ht 41.6％，Plt 34.7×10^4/mm^3，TP 6.9 g/dL，Alb 3.5 g/dL，AST 16 IU，ALT 10 IU，LDH 269 IU，CPK 109 IU（7月27日には1,330 IUに上昇），ALD 48.1 U/L（7月8日），BUN 12.7 mg/dL，Cre 0.57 mg/dL，CRP 0.32 mg/dL，RF 2.3 IU/mL，ANA×160（homogeneous），×160（speckled），抗Jo-1抗体 379 U/mL，KL-6 317 U/mL，動脈血液ガス分析（室内気）pH 7.439，PaCO$_2$ 39.9 Torr，PaO$_2$ 72.2 Torr，HCO$_3^-$ 26.6 mmol/L

肺機能検査所見：VC 1.87 L，％VC 71.9％，FEV1 1.34 L，％FEV1 59.3％，FEV1/FVC 83.2％，TLC 3.65 L，％TLC 88.2％，RV/TLC 42.2％，DLCO 10.47 mL/min/mmHg，％DLCO 53.0％，DLCO/VA 3.81 mL/min/mmHg/L，％DLCO/VA 81.1％

BAL（6月13日）：左B5より88/150 mL回収，細胞数1.25×10^5/mL，Neu 22％，Eos 3％，Ly 40％，Mph 34％），CD4/CD8 0.12

TBLB（6月13日）：左B^{8}a and B^{9}aより採取．幼弱な線維化病変による胞隔炎と末梢気腔内の肉芽組織を認めた．

画像所見：入院時の胸部X線写真と胸部CT写真を示す（図1, 2）．

病理所見（図3）：胸腔鏡下肺生検を7月上旬に施行し，右S^{2}と右S^{9}より肺組織を採取．右S^{9}からの肺組織には，肺内リンパ節への腺癌細胞の転移を認め，右S^{2}では筋性肺動脈やリンパ管内に転移を認めた．胃癌からの転移であることは11年前の胃切除標本と今回の肺組織所見を対比し，肺組織内の異型細胞に対してCK7（+），CK20（+），TTF-1（−）の所見から確定した．右S^9，S^{2}の肺組織では肺胞壁は線維化と軽度のリンパ球浸潤を伴って肥厚しており，肺胞構造の消失を伴う部分もみられた．また，末梢気腔内に肉芽組織形成がみられた．これらより間質性肺病変は

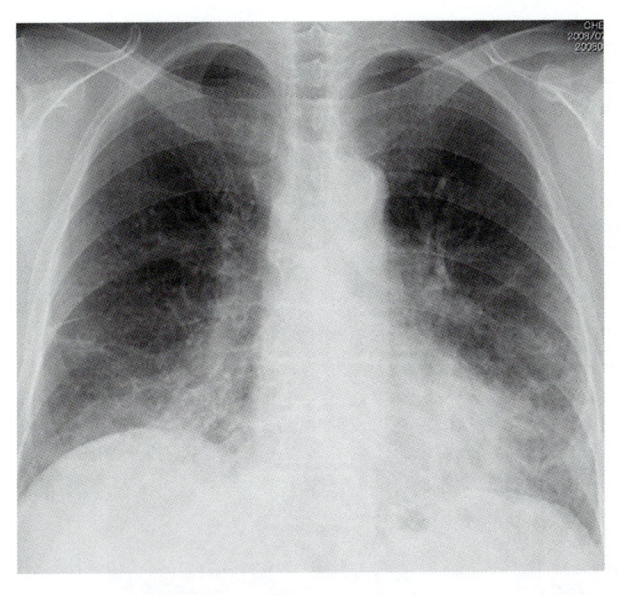

図1　入院時の胸部X線所見
両側中下肺野に線状網状陰影とすりガラス(様)陰影を見る．

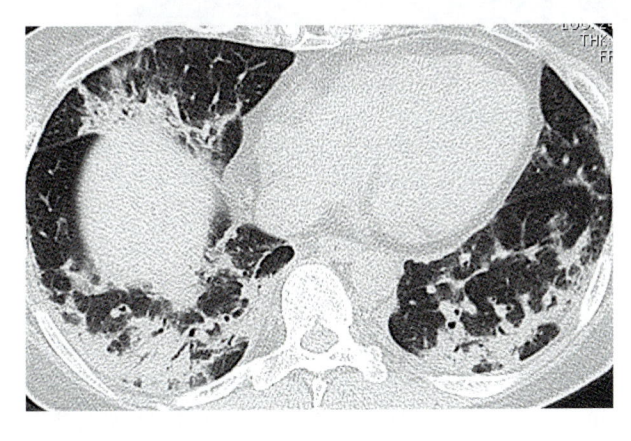

図2　入院時の胸部CT所見
両側中下肺野外側優位に浸潤影，すりガラス(様)陰影を見る．蜂巣肺陰影を見ない．

NSIP, cellular and fibrosing pattern, with multifocal OP pattern の所見と考えた．

臨床経過：胃癌再発とNSIPと診断した．進行性の間質性肺炎についてPSL 50 mgより投与した．肺野の陰影は1ヵ月の治療で改善傾向にあった．ついで胃癌の再発に対して化学療法を施行したが効果は乏しく，癌性リンパ管症へと進行し，2009年5月に永眠した．

診　断：胃癌再発に伴い発症したanti-synthetase syndromeに関係した肺病変（cellular and fibrosing NSIP pattern, with OP pattern）および胃癌肺内転移．

解　説

本例は11年前に外科治療された胃癌の再発に伴い発症したcancer-associated myositis (CAM)である．CAMの定義は，筋炎症状発症3年以内に癌が判明したものとされることが多い[1]．CAMでは通常の抗核抗体は陰性であることが多く，抗p-155/140kDa抗体が多くのCAMに関与することが近年報告された[2,3]．本症例のように抗Jo-1抗体などのanti-aminoacyl-tRNA synthetase antibody（抗ARS抗体）が陽性となるanti-synthetase syndromeにおいても通常はCAMとは関連しにくいとされる．

癌の病勢とPM/DMの病勢については様々

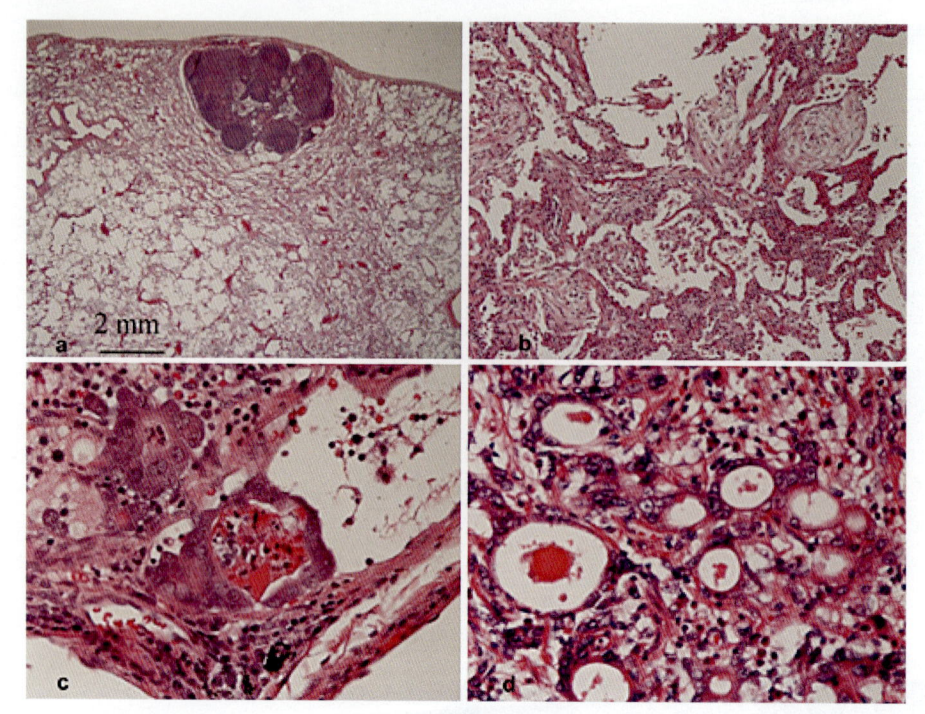

図3 外科的肺生検所見

右S⁹. (a)肺内リンパ節と病期の揃った肺胞領域の病変をみる. Bar=2mm(HE染色, ×1). (b)肺胞領域では肺胞壁の線維化病変による肥厚と末梢気腔内の肉芽組織形成をみる(HE染色, ×10). (c)肺内リンパ節には腺癌の転移をみる(HE染色, ×40). (d)8年前の胃手術検体の腺癌所見(HE染色, ×40). 肺組織内の腺癌に対して免疫染色でCK7(+), CK20(+), TTF-1(-)であった所見と(c), (d)の所見を総合して胃癌からの肺転移と診断した.

なパターンが報告されている．癌の切除や化学療法の奏効とともにPM/DMが改善した報告は多数あり，癌の再発とともに悪化した例も複数報告されているが，本例のように癌の再発とともに初めてPM/DMが発症したという例は少ない．11年前の胃癌手術時に癌細胞に発現したJo-1抗原に対して抗Jo-1抗体産生B細胞が一旦生じたが，胃癌の切除により抗原量が低下したため筋炎発症には至らず，癌再発により再度Jo-1抗体産生が亢進して，類似抗原をもつ臓器(筋肉や肺)において筋炎および間質性肺炎が発症したものと推察した.

謝辞：本症例の診断と治療にご協力いただいた，北市正則先生，田辺直也先生，柴田範仁先生，上野玲先生，岡成光先生，土屋和彦先生に深謝します．

文 献

1) Troyanov Y, Targoff IN, Tremblay JL, et al: Novel classification of idiopathic inflammatory myopathies based on overlap syndrome features and autoantibodies: analysis of 100 French Canadian patients. Medicine (Baltimore) 84: 231-249, 2005.

2) Targoff IN, Mamyrova G, Trieu EP, et al: A novel autoantibody to a 155-kD protein is associated with dermatomyositis. Arthritis Rheum 54: 3682-3689, 2006.

3) Kaji K, Fujimoto M, Hasegawa M, et al: Identification of a novel autoantibody reactive with 155 and 140 kDa nuclear proteins in patients with dermatomyositis: an association with malignancy. Rheumatology (Oxford) 46: 25-28, 2007.

症例30 稀少金属(レア・アース)であるlanthanoidesによるmixed dust fibrosis

三村一行・望月吉郎
(国立病院機構姫路医療センター)

症　例：74歳, 男性
主　訴：咳嗽, 労作時呼吸困難 (H-J Ⅱ度)
既往歴：2歳時に右膿胸手術, 65歳時に胃ポリープ (内視鏡的切除)
生活歴：喫煙歴なし. アルコールは缶ビール1本/日. ペット飼育歴は幼少時にニワトリ数羽を数年間. 常用薬・健康食品摂取歴なし. 築70年の日当たり良好な鉄筋アパートに居住. アレルギー歴はなし
家族歴：特記事項なし
職業歴：写真印刷業 (18〜60歳)
現病歴：2009年9月下旬より咳嗽, 労作時呼吸困難 (MRC Grade2) が出現. 近医受診し, 胸部単純X線にてびまん性粒状影を認め, 胸部CT施行. 粟粒結核が疑われるも喀痰検査にて抗酸菌塗抹・PCRともに陰性であり, 精査目的に紹介となる.
初診時現症：身長163 cm, 体重57 kg, 血圧128/72 mmHg, 脈拍68/分 (整), 体温36.4℃, SpO_2 97％ (room air). 貧血・黄疸なし. 表在リンパ節の腫脹を認めず. 右側胸部に手術痕あり. 心音・呼吸音異常なし. 腹部異常なし. ばち指なし. 皮疹なし
検査所見：血液検査では末梢血好酸球増多 (18％) を認めたが, 生化学検査や尿検査に異常を認めなかった. ツベルクリン反応は中等度陽性であったが, クオンティフェロンは陰性であった. また, リウマトイド因子は30.7 IU/mLと軽度の上昇を認めたが, その他自己抗体, β-D-グルカンは陰性であった. 喀痰検査では抗酸菌を含め病原菌は検出されず, 細胞診も陰性であった. 呼吸機能検査では％VC 75.5％, $FEV_{1.0}$％ 54.5％と混合性障害を認めた. 右B^5aにて気管支肺胞洗浄を行い, 総細胞数は2.5×10^5/mLと軽度増加, 細胞分画でリンパ球32％と上昇を認めた.
画像所見：初診時胸部単純X線では, 膿胸術後によると思われる右胸郭変形と, 両肺野びまん性に粒状影を認めた (図1). 胸部CTでは, 両肺野びまん性に小粒状影を認めた. 粒状影は小葉中心性分布が主体であるが, 一部胸膜にも認められた. また左上葉や右下葉にすりガラス(様)陰影や斑状影を認め, 両側肺門リンパ節や縦隔リンパ節に石灰化を認めた (図2).
臨床経過：気管支肺胞洗浄および経気管支肺生

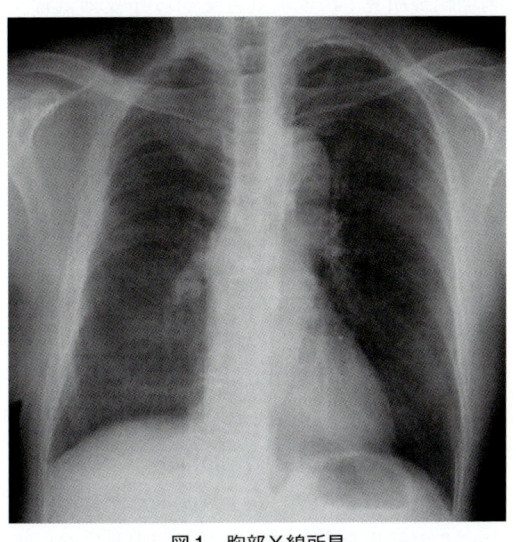

図1　胸部X線所見

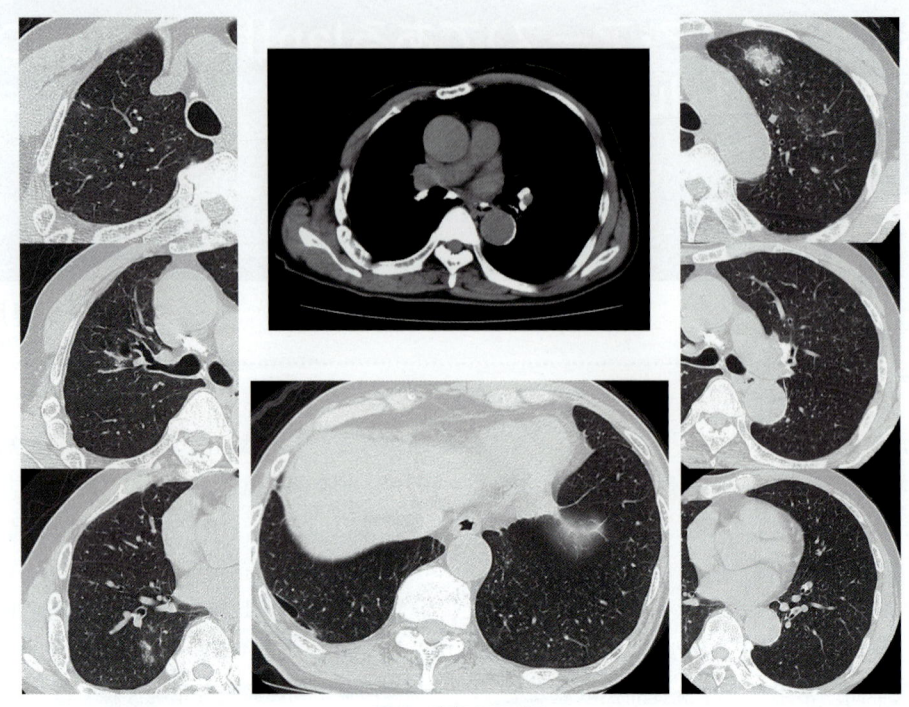

図2　胸部CT所見

検では特記すべき所見を認めず，経過観察方針となった．6週間後の胸部CTでは，左上葉や右下葉のすりガラス（様）陰影や斑状影は消失していたが，両肺野びまん性の粒状影は不変であったため，インフォームド・コンセントを行った上で，胸腔鏡下肺生検（左S^{1+2}，左S^9）を施行した．

病理組織所見：終末細気管支から呼吸細気管支壁に炭粉沈着と線維化を認め，拡大を上げると石灰沈着や弾性線維の変性，棍棒状や円形の結晶性異物も認めた．Mixed dust fibrosisの所見と考えられた（図3）．

病理組織所見より複数の金属によるじん肺症が疑われたため，新潟大学に元素分析を依頼したところ，左肺上葉および下葉において，Al(alminum)やFe(iron)，Si(silicon)以外に，Ce(cerium)，La(lanthanum)，Nd(neodymium)，Sm(Samarium)，Ho(holmium)といったレア・アース（アルカリ希土類元素）が検出された．この結果をもとに再度写真印刷業について調査したところ，18～33歳までの約15年間，湿板写真法による写真印刷を行っており，この作業工程の中で稀少金属（レア・アース）を吸入していた可能性が高いことが判明し，レア・アースによるじん肺症と診断した．

解説

レア・アースはガラスやセラミックの研磨剤，ハイブリッド車や携帯電話，コンピュータのハードディスクに使用される磁石，テレビや照明，光ファイバー通信などのハイテク機器やオフセット印刷に使用するアーク灯，サングラス，花火など様々な分野で使用されており[8]，じん肺の報告も複数認められた[1-6]．写真印刷業においてレア・アースを吸入するプロセスとしては，①アーク灯の使用，②湿板写真法の2つが考えられるが，本症例ではアーク灯を使用しておらず，湿板写真法による吸入の可能性が高いと考えられた．日本においては歴史的に1970年の大阪万博（EXPO70）の頃からカラー写真

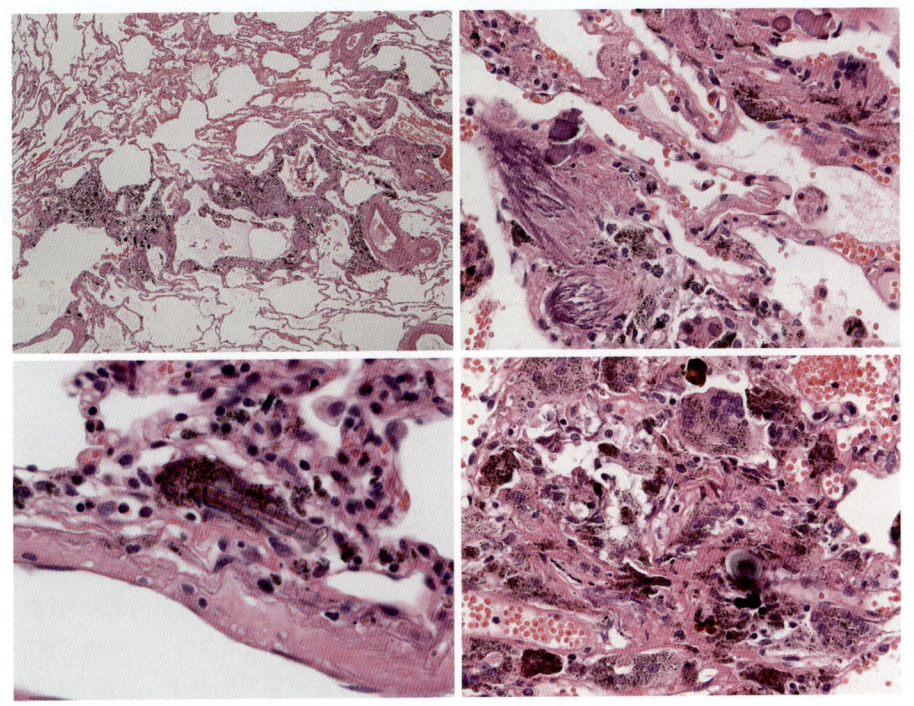

図3　胸腔鏡下肺生検病理組織所見

が主流となったが，それまでは湿板写真法という印刷方法が主流であり，本症例も18〜33歳までの15年間は密閉された部屋の中でこの湿板写真法で写真印刷を行っており，その作業工程では，まずCe, La, Nd, Hoなどを含んだ研磨剤でガラス研磨を行い，その後，AlやFe, Agなどを用いて印刷を行う．本症例の肺組織標本元素分析で検出されたレア・アースは，この研磨作業の際に吸入した可能性が高いと考えられた．

文献

1) Nappee J, Bobrie, Lambard D: Pneumoconiose au cerium. Arch Mal.Prof 33: 13-18, 1972.
2) Husain MH, Dick JA, Kaplan YS: Rare earth pneumoconiosis. J. Soc. Occup. Med 30: 15-19, 1980.
3) Heuck F, Hoschek R: Cer pneumoconiosis. AJR 104: 777-783, 1968.
4) Vacaturo G, Colombo F, Zanoni M, et al: Human Exposure to Heavy Metals. Rare Earth Pneuhmoconiosis in Occupational Workers. Chest 83: 780-783, 1983.
5) Sulotto F, Romano C, Berra A, et al: Rare earth pneumoconiosis: A new case. Am J Industr Med 9: 567-575, 1986.
6) 村田嘉彦，佐藤信英，倉島篤行，他：アーク灯を使用した印刷工にみられた希土類による塵肺症の2例．日胸疾会誌 23(6): 699-698, 1985.
7) 玉虫文一，他編：希土類元素．生化学辞典，第3版，岩波書店：p.300, 1981.
8) Parkes WR: The Rare Earth metase or Lantanides. in: Occupational Lung Disorders 2nd edition. Bufferworths 125, 1982.

症例31 種々の肺病変を認めた喫煙関連びまん性肺疾患の一例

杉本親寿・北市正則・井上義一
(国立病院機構近畿中央胸部疾患センター)

症　例：50歳，女性
主　訴：咳嗽，喀痰，労作時呼吸困難（MRC Grade 2）
既往歴：高血圧症，パニック障害
家族歴：特記すべきことなし
職業歴：食料品店の店員
喫煙歴：30本/日×32年間（18～50歳）
現病歴：2008年頃から咳嗽，喀痰を認めるようになった．2009年4月，発熱を認め，近医受診した．胸部X線写真にて右中肺野に異常影指摘され，当院を紹介され受診した．HRCTにて両側肺野にびまん性陰影を認め，2009年9月精査加療のため入院した．

入院時身体所見：身長167 cm，体重61 kg，体温36.0℃，脈拍70/分（整），血圧113/72 mmHg，SpO_2 97%（室内気），貧血・黄疸なし，口腔内異常所見なし，皮膚異常所見なし，表在リンパ節触知せず，心雑音なし，呼吸音に副雑音なし，肝・脾触知せず，浮腫なし，ばち指なし．

胸部X線所見（図1-A）：右中肺野に右第2弓から連続する索状陰影を認めた．

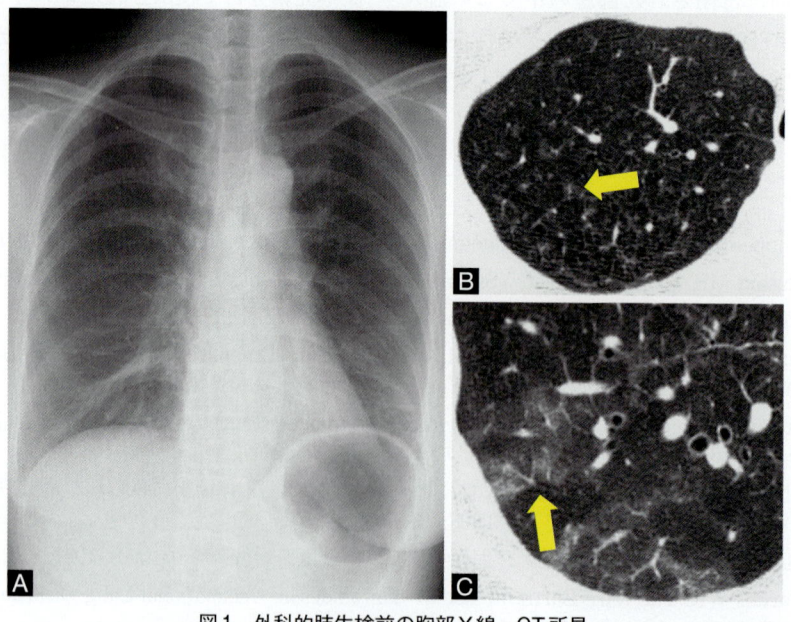

図1　外科的肺生検前の胸部X線・CT所見
A：胸部X線写真．左下肺野に帯状の陰影を認める．
B：HRCT（右上肺野）．小葉中心性の淡いすりガラス（様）陰影をびまん性に認める（矢印）．背景の肺野にはLow attenuation areaを多数認める．
C：HRCT（右下肺野）．非区域性のすりガラス（様）陰影が斑状に認める．

胸部 HRCT 所見（図1-B, C）：両側上肺野にて，びまん性に小葉中心性の淡いすりガラス（様）陰影と低吸収域を認め，下肺野では，非区域性の淡いすりガラス（様）陰影を認めた．

入院時検査所見：血清 KL-6 517 ng/mL，血清 SP-A 76.3 ng/mL，血清 CEA 10.1 ng/mL，CRP 0.64 mg/dL と軽度高値を認めた．その他の血液学的検査，血清生化学免疫的検査では異常所見を認めなかった．RF 3 IU/mL，抗核抗体 40 倍であり，抗 SS-A 抗体，抗 SS-B 抗体，抗 ds-DNA 抗体，抗 Sm 抗体，抗 RNP 抗体，抗 Scl70，抗 Jo-1 抗体，MPO-ANCA，PR3-ANCA の抗体検査は陰性であった．動脈血液ガス分析では PaO$_2$ 71.8 Torr，PaCO$_2$ 39.9 Torr と軽度低酸素血症を認めた．肺機能検査では %VC 68.7%，FEV$_{1.0}$% 94.9%，%DLCO 41.1% であり，拘束性換気障害と拡散能障害を認めた．

気管支肺胞洗浄液所見：TCC 4.36×10^5/mL，Mac 92.6%，Lym 4.2%，Neu 2.6%，Eos 0.6% の所見であり，総細胞数の軽度増加のみで特異的所見を認めなかった．

経気管支肺生検所見：末梢気腔内に褐色調顆粒を細胞質に含むマクロファージと胞隔炎を認めた．

臨床経過：自覚症状のあるびまん性肺疾患であり，喫煙歴，画像所見，気管支鏡所見から喫煙関連肺疾患を強く疑い，禁煙にて経過観察

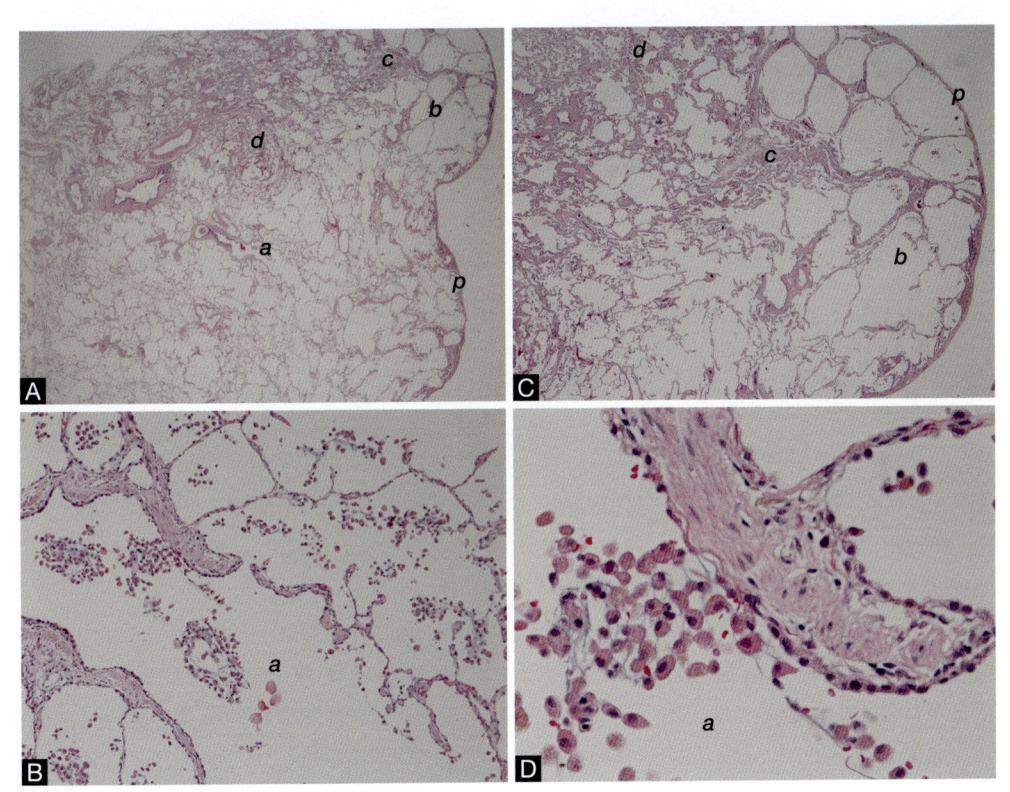

図2 外科的肺生検所見：左肺上葉上大区 S^{1+2}b の病理組織学的所見

A：胸肺組織の肺胞領域の含気は正常の100%程度，正常肺胞壁は肺胞壁の99%程度の所見であった．(a)には呼吸細気管支炎の病変をみる．(b)には小葉中心性肺気腫の病変をみる．(c)には限局性病変として剥離性間質性肺炎をみる．(d)には限局性病変として smoking-related interstitial fibrosis（SRIF）の病変をみる．Pは臓側胸膜を示す．BARは1 mmの長さを示す（HE 染色，×1）．
B：胸Aの一部拡大．小葉中心性肺気腫(b)と限局性病変としての剥離性間質性肺炎の病変部(c)を示す（HE 染色，×2）．
C：胸呼吸細気管支炎（RB）の病変部を示す．呼吸細気管支(a)と隣接の肺胞腔内に褐色調細胞質をもつマクロファージの集簇をみる（HE 染色，×10）．
D：胸Cの一部拡大．呼吸細気管支(a)と隣接の肺胞腔内に褐色調細胞質をもつマクロファージをみる（HE 染色，×40）．

図2

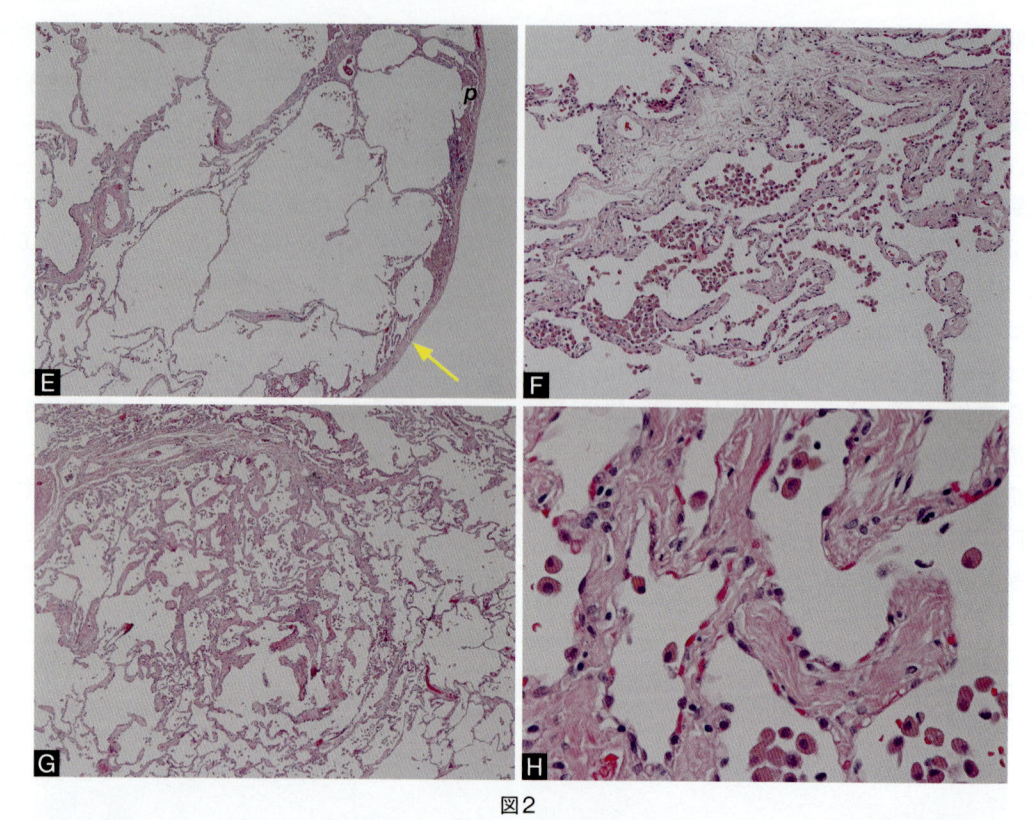

E：小葉中心性肺気腫の病変を示す．臓側胸膜(P)の胸膜下に正常肺胞壁をみる(矢印) (HE染色, ×4).
F：剥離性間質性肺炎(DIP)の病変部を示す．末梢気腔内に褐色調細胞質をもつマクロファージの集簇をみる(HE染色, ×10).
G：smoking-related interstitial fibrosis(SRIF)の病変部を示す．この視野ではびまん性に肺胞壁の硝子様化線維化病変による肥厚をみる(HE染色, ×4).
H：Gの一部拡大．SRIFの病変部では肺胞壁はEvG弾性線維染色で赤褐色調に染色され，線維化病変による肺胞壁肥厚であると考えた(HE染色, ×40).

を行った．約半年間禁煙したが，労作時呼吸困難と画像所見の改善を認めなかった．診断確定のため2010年4月下旬に左肺S^{1+2}とS^{9}から胸腔鏡下肺生検を施行した．

胸腔鏡下肺生検検体の所見（図2-3）：左肺S^{1+2}bからの肺生検検体では，呼吸細気管支炎（respiratory bronchiolitis；RB）病変，限局性の剥離性間質性肺炎（desquamative interstitial pneumonia；DIP）病変，小葉中心性肺気腫を認めた（図2A-F）．さらに，肺胞領域の一部に有核細胞の少ない硝子様化線維化病変による肺胞壁の肥厚を認めた．限局性のsmoking-related interstitial fibrosis（SRIF）の肺病変と考えた[1]（図2 A, G, H）．

左肺S^{9}からの生検検体にはRB病変，DIP病変と小葉中心部の線維化病変を認めた（図3）．

本症例の外科的肺生検検体にはRB，小葉中心性肺気腫，限局性DIP病変，限局性SRIFの病理組織学的所見を認めた．臨床－病理－画像診断ではRB-ILDと診断した．現在，禁煙にて外来経過観察中である．血清KL-6，SP-A，CEAは低下したが，肺機能検査と画像所見は変化ない．

解　説

喫煙習慣に関係した肺疾患の代表は肺癌と肺

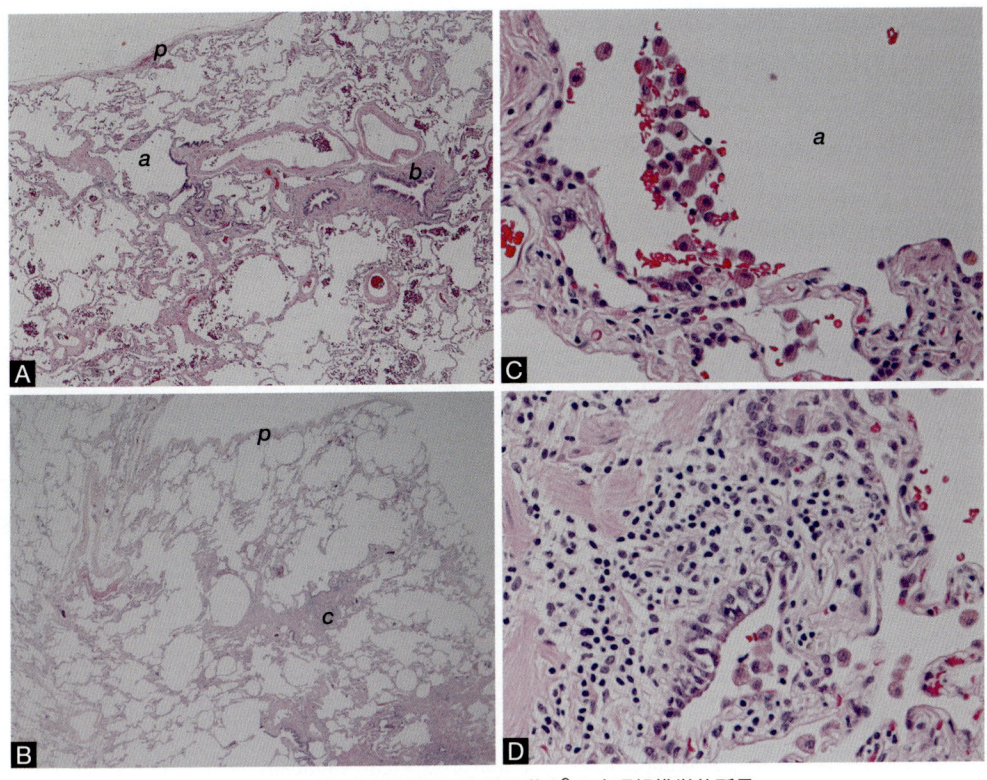

図3　外科的肺生検所見：左肺下葉S⁹の病理組織学的所見

A：肺胞領域の含気は正常の110％程度，正常肺胞壁は肺胞壁の80％程度の所見であった．呼吸細気管支炎の部位(a)を示す．膜性細気管支(b)では上皮下に軽度のリンパ球系細胞浸潤を認めた(BAR=1 mm)（HE染色，×4）.
B：Aの一部拡大．呼吸細気管支内腔(a)に褐色調細胞質をもつマクロファージの集簇をみる（HE染色，×40）.

気腫を含む慢性閉塞性肺疾患である[2-5]．これらに加えてDIP，RB-ILD，肺ランゲルハンス細胞組織球症が喫煙関連肺疾患として認識された．喫煙習慣自体が特発性肺線維症（idiopathic pulmonary fibrosis；IPF）を起こすわけではないが，IPFは非喫煙者より喫煙者に1.6倍多いことから，IPFも喫煙関連間質性肺疾患の一つとして解説された[5]．2010年，Katzensteinらは，胸部CTでびまん性間質性肺病変を指摘されない臨床状況で肺腫瘍のために肺葉切除を受けた23症例を検討して9例にびまん性に肺胞壁にコラーゲン沈着を示し，炎症細胞浸潤増生が軽微な線維化パターンを認めた．9例の全員に16〜60 pack-yearの喫煙歴があったことからこの線維化病変をSRIFと命名した[1]．SRIFは密度の高い，比較的無細胞性のコラーゲン沈着による肺胞隔壁の肥厚に特徴付けられる[1]．

喫煙に関連する肺の線維化については1974年にAuerbachらが1,924例の剖検肺を検討し，1,436例の男性例では喫煙歴の増加に応じて線維化が増加していることを報告した[6]．

Fraigらは連続した156例の外科的生検と肺切除の検体を検討し，喫煙歴のある132例では107例（81.1％）にRB病変を認め，喫煙歴のない24例では2例（8.3％）にRB病変を認めたこと，109例のRB病変例では47例（43.1％）にalveolar septal fibrosisを認めたと報告した．また，9例には細気管支周囲の線維化病変を認めたと報告した[7]．

Yousemは小葉中心部のRB病変に加えて，肺胞壁に有核細胞の少ない密な好酸性コラーゲンによる肺胞壁肥厚を示した9例をRB-ILD with fibrosisの名称で報告した．これらの9例は全例に自覚症状があり，7例には息切れがあ

った.これらの症例の組織学的所見は線維化型の非特異性間質性肺炎との鑑別が問題となっていた.Yousem は RB-ILD with fibrosis の病名を用いて線維化肺疾患の原因として喫煙の役割を指摘した[8].

Kawabata らは 1996 年 4 月から 2004 年 12 月の期間に肺癌のために肺葉切除あるいは片肺全摘を受けた 817 例の観察所見を報告した.小葉中心部の薄壁の含気腔開大病変を air space enlargement with fibrosis(AEF)と表現し,喫煙歴の増加に伴い,6.5%から 21.1% に AEF 所見が増加していると報告した.通常型間質性肺炎(usual interstitial pneumonia ; UIP)病変を欠き,AEF 病変を観察した 31 例では肺手術後に原因不明の急性呼吸不全が観察されなかったが,AEF 病変が無く,UIP 病変ありの 56 例では 11%に,AEF 所見と UIP 病変がともに観察できた 69 例では 6%に肺手術後に原因不明の急性呼吸不全が観察されたと報告した[9].

このように肺組織の検討対象の臨床状況は異なるが,RB-ILD with fibrosis,SRIF,AEF の言葉で喫煙習慣に関係した肺線維化病変が報告されている.本症例は咳,痰と軽度の労作時呼吸困難の自覚症状とびまん性肺野陰影の臨床状況で外科的肺生検が施行された.組織学的所見として RB 病変,肺気腫病変,局所的な DIP 病変と局所的な SRIF 病変を認めた.肺気腫病変との関係も含めて喫煙習慣に関係した肺線維化病変について予後を含めた包括的研究が必要と考える.

文献

1) Katzenstein LA, Mukhopadhyay S, Zanardi C, et al: Clinically occult interstitial fibrosis in smokers: classification and significance of a surprisingly common finding in lobectomy specimens. Human Pathology 41: 316-325, 2010.

2) Snider GL, Kleinerman J,Thurlbeck WM, Bengali ZH: The definition of emphysema. Am Rev Respir Dos 132: 182-185, 1985.

3) Thurlbeck WM, Mueller NL : Emphysema: Definition, imaging, and quantification. AJR 163: 1017-1025, 1994.

4) American Thoracic Society. Cigaretts smoking and health. Am J Respirat Crit Care Med 153: 861-865, 1996.

5) Ryu JH, Colby TV, Hartman TE, Vassallo RV: Smoking-related interstitial lung disease: a concise review. Eur Respir J 17: 122-132, 2001.

6) Auerbach O, Garfinkel L, Hammond EC: Relation of smoking and age to findings in lung parenchyma: a microscopic study. Chest 64: 29-35, 1974.

7) Fraig M, Sheesha U, Savici D, et al: Respiratory bronchiolitis: a clinicopathologic study in current smokers, ex-smokers, and never-smokers. Am J Sur Pathol 26: 647-653, 2002.

8) Yousem SA: Respiratory bronchiolitis-associated interstitial lung disease with fibrosis is a lesion distinct from fibrotic nonspecific interstitial pneumonia: a proposal. Mod Pathol 19: 1474-1479, 2006.

9) Kawabata Y, Hoshi E, Murai K, et al: Smoking-related changes in the background lung of specimens respected for lung cancer: a semiquantitative study with correlation to postoperative course. Histopathology 53: 707-714, 2008.

症例32

肺野のびまん性陰影を呈したdendriform pulmonary ossificationの一例

香川智子・新井　徹
(国立病院機構近畿中央胸部疾患センター)

症　例：37歳，男性
主　訴：乾性咳嗽
既 往 歴：幼少時より斜視，3歳時に肺炎のため入院治療
生 活 歴：健康食品，サプリメント摂取歴なし，ペット飼育歴なし，鳥関係接触歴なし
家 族 歴：兄；喘息，母方の祖母；喘息
職 業 歴：18〜24歳；パチンコ店，25歳；バイト，フリーター，26〜28歳；トラックの出入りが激しい倉庫で警備，以後無職
粉じん曝露歴：明らかなものなし，喫煙歴なし，実家は毛皮の加工，販売
現 病 歴：26〜28歳頃勤務先での健康診断の胸部X線写真でじん肺が疑われると指摘されたが放置していた．以前より腰痛があったが持続するため近医整形外科を受診，腰椎椎間板ヘルニアを指摘された．また，少なくとも5年前より咳が持続していたため同院内科を受診し，胸部X線にて右肺野に腫瘤影・両側びまん性粒状陰影を指摘され，当院を紹介，入院となった．
入院時現症：身長169.4 cm，体重63.7 kg，意識清明，血圧128/92 mmHg，脈拍96/分（整），体温37.6℃，SpO₂ 98%（室内気），眼瞼結膜貧血なし，眼球結膜黄染なし，心音清・心雑音聴取せず，呼吸音ラ音聴取せず，腹部異常所見なし，表在リンパ節触知せず，ばち指なし，皮疹なし，神経学的所見認めず，関節異常および皮膚伸展異常なし
画像所見：図1, 2参照
血液検査：WBC 8,300/μL（Neut 54.2%, Lymph 37.9%, Eos 2.3%, Mono 5.4%, Baso 0.2%），RBC 507万/μL, Ht 43.8%, Hb 14.5 g/dL, Plt 25.6万/μL, TP 7.1 g/dL, Alb 5.3 g/dL, AST 14 IU/L, ALT 22 IU/L, γ-GTP 19 IU/L, T-Bil 0.87 mg/dL, BUN 7.5 mg/dL, Cr 0.66 mg/dL, AMY 57 IU/L, CPK 140 IU/L, LDH 145 IU/L, Na 142 mEq/L, K 3.5 mEq/

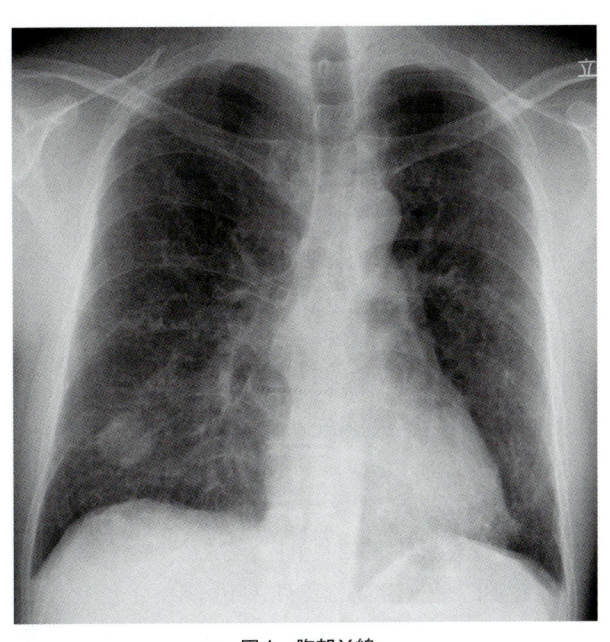

図1　胸部X線
右下肺野に腫瘤影，両側下肺野優位に網状影を認める．

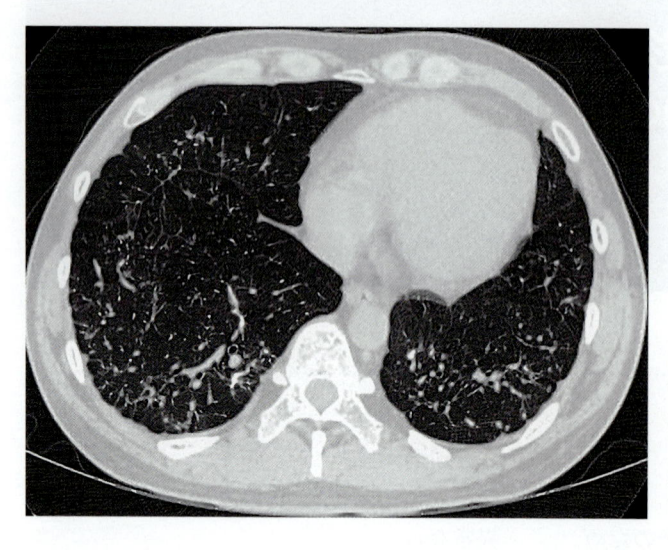

図2　胸部HRCT
下葉優位に多数の粒状影を認める．粒状影は小葉間隔壁，気管支血管束，一部小葉中心にも認め，粒状影が連なって線状影を呈す．小葉間隔壁の肥厚を認める．縦隔条件で粒状影は多くが高吸収域を示す．

L，Cl 105 mEq/L，Ca 8.9 mg/L，PG 88 mg/dL，CRP 0.00 mg/dL，KL-6 365 U/mL，SP-D 17.2 ng/mL以下，SP-A 39.6 ng/mL，HTLV-1陰性，RAPA陰性，抗CCP抗体1.0 U/mL，抗核抗体40未満，抗DNA抗体2.0以下，抗dsDNA抗体10未満，抗RNP抗体7.0以下，抗Sm抗体7.0以下，抗SS-A抗体7.0以下，抗SS-B抗体7.0以下，抗Jo-1抗体陰性，抗Scl抗体陰性，抗セントロメア抗体8.2，PR3-ANCA 10未満，MPO-ANCA 10未満，ACE 9.6 U/L，ProGRP 23.2 pg/mL，CYFRA 0.6 ng/L，CEA 1.8 ng/mL，IgG 1114 mg/dL，IgA 279 mg/dL，IgM 53 mg/dL，IgE 76 mg，血清アミロイドA蛋白 2.5 μg/mL以下（8.0以下），蛋白分画；Alb 64.2%，α1 2.2%，α 29.9%，β 9.8%，γ 13.9%

尿所見：比重1.025，pH 6.0，蛋白(-)，糖(-)，潜血(+)，尿沈渣 赤血球0-1/HPF，白血球0-1/HPF，Bence Jones蛋白を認めず．

動脈血液ガス分析（室内気）：pH 7.466，PaCO₂ 38.2 Torr，PaO₂ 89.8 Torr，HCO₃⁻ 27.2 mmol/L，BE 3.8 mmol/L

呼吸機能検査所見：VC 3.40 L (85.6%)，FVC 3.48 L (87.7%)，FEV$_{1.0}$ 2.72 L (110.4%)，1秒率 80.4%，RV 1.13 L (66.1%)，TLC 4.63 L (73.3%)，RV/TLC 24.4%，FRC 2.16 L (65.7%)，DLco 16.72 mL/M/mmHg (67.7%)，DLco/VA 4.52 mL/M/mmHg/L (83.9%)

キュレット，鉗子捺印細胞診：ヘモジデリン貪食組織球(+)，喀痰培養：抗酸菌一般細菌ともに陰性

経　過：FDG-PETにて右下葉の腫瘤影は取り込みを認めなかったが，腫瘍性病変を鑑別にまずTBBを行った．悪性疾患を疑う所見を認めず，右下葉の腫瘤影は縮小傾向を認めた．肺野びまん性陰影に対して，気管支鏡検査を行ったが，咳嗽反射が強く検査途中で終了とした．初診2ヵ月後，両側肺野びまん性陰影の診断確定を目的に胸腔鏡下肺生検（右S², S¹⁰）を施行した．

病理所見：図3，4参照

診断と経過：上記よりdendriform pulmonary ossificationと診断した．無治療経過観察にて，初診後約1年5ヵ月後において，乾性咳嗽は消失したが，画像上粒状影は軽度増加を認めた．

解　説

肺内の骨化（ossification）とは，しばしば骨髄形成を伴った成熟層状骨形成と定義される[1]．骨化は，気管気管支軟骨輪においては偶

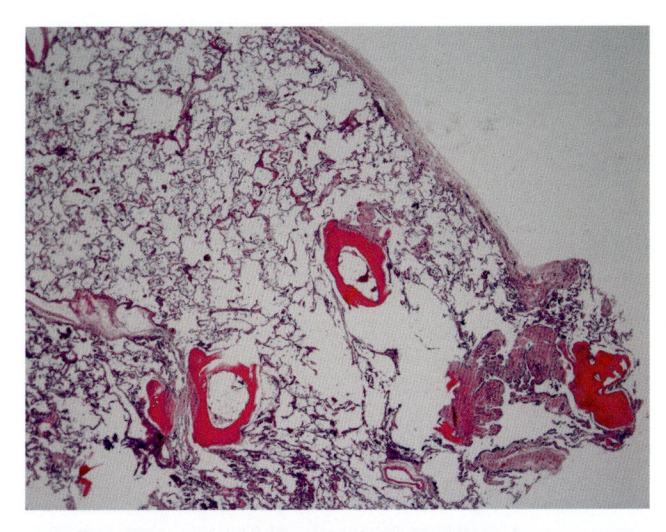

図3 VATS下生検所見
肺胞領域に集簇して骨形成と骨・骨髄形成を認める．空間的には連続した骨・骨髄形成と推定される．骨・骨髄形成から離れた肺胞構造には改変はないが，肺胞マクロファージには軽度のヘモジデリン沈着を認める（右下葉，HE染色×2）．

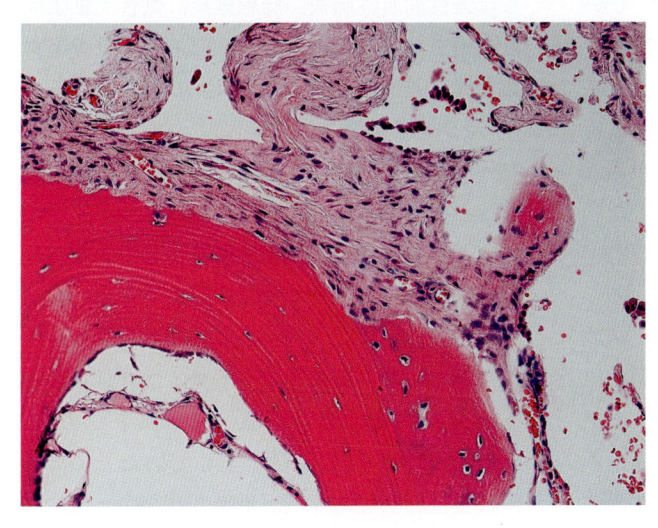

図4 VATS下生検所見
肺胞領域に層状骨の形成を認める．骨・骨髄形成は線維化病変と連続している．末梢気腔内のマクロファージには褐色調細胞質を認める（右下葉，HE染色×20）．

発的な，加齢に伴う化生性変化として発生する．また，慢性壊死性病変[2,3]や緩徐に増大する腫瘍における異栄養状態[3]，肺胞微石症，結節型および気管気管支アミロイドーシス，気管気管支骨軟骨形成症，転移性の骨肉腫や結腸癌などの悪性腫瘍に伴い，局所的に認められる場合もある[3]．

上記とは異なり，肺の気腔内や間質にびまん性に発生する骨化は，びまん性肺骨化症（diffuse pulmonary ossification 以下DPO）とよばれる．Wagnerにより1859年に最初に報告され，Salingerにより1932年に僧帽弁疾患に共通して認められると報告された[1]．DPOはnodular typeとdendriform typeに分類され

る[3,4]．Dendriform typeはbony metaplasia of the lung[5]，pulmonary osteopathia[3,5]，ossifying pneumonitis[3,5,6]，disseminated pulmonary ossification[3]，idiopathic pulmonary ossification[5]などの名称で報告される．当初はdendriform typeの報告が多かったが[1]，その後の検討ではnodular typeが多いことが報告されている．病理組織学的には，いずれのtypeも成熟した層状骨から構成される．造骨細胞および破骨細胞の活動に乏しく，通常，軟骨を含まず，軟骨形成は先行しない[1]．一般的に両側下葉末梢優位に病変が認められる[6,7]．

Nodular typeは通常20～50歳代に認める．基礎疾患に肺静脈圧上昇を伴う僧帽弁狭窄症[3,4]，

僧帽弁輪の石灰化，大動脈弁疾患，虚血性心疾患や心筋の線維化を原因とした左室不全[4]，左房粘液腫[4]，肺性心，収縮性心膜炎など，多くは慢性の肺水腫や肺静脈圧上昇をきたす疾患に合併する．病理組織学的特徴は，肺胞領域[1,2]に2～8mm径の粒状の骨化を有し[1]，通常骨髄組織を含まない[5,7]．慢性的なうっ血に起因して肺胞内出血や肺胞毛細血管の拡張が生じ，しばしばヘモジデリン貪食マクロファージが認められる[3]．

一方 dendriform type は，これまでの報告で無数の肺疾患との関連が指摘されており，主に特発性肺線維症と合併して報告されている[6,7]．その他，ブスルファン長期投与患者[5-7]，嚢胞性線維症[5-7]，アミロイドーシス[5-7]，ヒストプラズマ症[7]，慢性膿瘍[7]，白血病[7]，石綿肺[5-7]および気管支拡張症[8]に認められた報告がある．平均67歳の高齢男性に多く報告されているが，30歳代の報告もある[1]．通常間質，末梢気道[1,2]に線状および樹枝状に骨の沈着を認める[3,5]．骨化部分は肺胞隔壁の線維化領域に関連して認められることが多く[7]，典型的には骨髄組織を含む[5]．

病理学的な発生機序は二つのタイプで異なるとされるが正確には不明である．DPO は慢性の刺激に対する反応として，肺線維芽細胞から骨芽細胞への化生が生じていると考えられている[5-7]．これは酸性や低酸素の内部環境により促進される[7]．また，両方のタイプで化学的および機械的な因子が骨化に関与していると考えられる[9]．nodular type のように慢性の肺静脈圧亢進状態では肺毛細血管内に繰り返し出血が生じ，線維芽細胞の骨芽細胞への変換を促進していると考えられる．その他化学的因子（フィブリン，血小板，線維芽細胞間の相互作用），機械的因子（組織圧の上昇による細胞への機械的なストレス）も影響する．慢性的な肺静脈圧上昇によりヘモジデリンの沈着も生じるが，ヘモジデリン沈着は肺静脈圧上昇に関係なく存在し，骨化に必須の現象ではないと考えられており，その関与は不明である[4]．dendriform typeにおいては，炎症細胞によって産生され，上皮細胞を損傷し，肺の線維化に関与するTGF-βの影響が推定されている．TGF-βは軟骨細胞および骨細胞の増殖を促進させる．さらに肺線維化に伴う異常な機械的圧力も骨化形成を促進させる[9]．

dendriform type のDPOは無症状であることが多く，しばしば診断は困難であり，生検や剖検などで偶然診断される[3]．胸部X線所見からは慢性間質性肺炎，肺線維症，気管支拡張症と診断されることが多く，胸部X線所見を小葉間隔壁の肥厚と誤って判断されることが多い[3]．骨シンチグラムや骨条件のHRCTが診断に有用である[3]．病状は何年にもわたって緩徐に進行し，自然軽快の報告はない[5]．

本症例では病理組織学的所見として骨化部分は末梢気腔に線維化部分に関連して存在し，線維化部分から骨化への移行部分と考えられる所見が認められ，肺の動脈，静脈には有意な狭窄や肺胞壁毛細血管の怒張，うっ血を認めず，dendriform type の特徴を呈していた．また基礎に慢性肺疾患の存在が示唆されたが，慢性間質性肺炎をきたす基礎疾患や生活歴・職業歴を認めず，全身疾患の合併も認められなかった．

本症例の特徴としてヘモジデリン貪食マクロファージをTBB組織でもVATS組織にても認めた．文献的報告と比較すると若年発症であること，初診時に認めた右腫瘤陰影が自然消失した経過を含めて考慮すると，本例に認められた腫瘤は血腫であり，血管の脆弱性から慢性的に肺内での出血・治癒を繰り返す病態が存在する可能性も考えられる．したがって，基礎疾患として血管型Ehlers-Danlos症候群などが認められないか，今後の検索が必要と思われる[10]．

文 献

1) Farver CF, Dail DH : Endogenous Mineralization, Inclusions, and Deposition Disorders. In: Tomashefski, JR. JF, Cagle PT, Farver CF et al. Dail and Hammar's Pulmonary Pathology Volume Ⅰ Nonneoplastic Lung Disease Third ed. New York Springer: 781-783, 2008.
2) Katzenstein AA: Miscellaneous Nonspecific Inflammatory and Destructive Diseases. In: Katzenstein AA. Katzenstein and Askin's Surgical Pathology of Non-Neoplastic Lung Disease 4th ed. Philadelphia SAUNDERS ELSEVIER: 466-467, 2006.
3) Travis WD, Colby TV, Koss MN, et al: Miscellaneous Diseases of Uncertain Etiology. In: Travis WD, Colby TV, Koss MN, et al. Non-Neoplastic Disorders of the Lower Respiratory Tract. Washington, DC American Registry of Pthology: 885-887, 2002.
4) Popelka CG, Kleinerman J: Diffuse Pulmonary Ossification. Arch Intern Med 137: 523-525, 1977.
5) Kanne JP, Godwin JD, Takasugi JE, et al: Diffuse pulmonary ossification. J Thorac Imaging 19: 98-102, 2004.
6) Fraser RS, Muller NL, Neil Colman, et al: Metabolic Pulmonary Disease. In: Fraser RS, Muller NL, Neil Colman et al. Fraser and Pare's Diagnosis of Disease of the CHEST Fourth Edition. Philadelphia: W.B. SAUNDERS COMPANY: 2700, 1999.
7) Joines RW, Roggli VL: Dendriform Pulmonary Ossification. Am J Clin Pathol 91: 398-402, 1989.
8) Kawakami Y, Abe S, Nishimura M, et al: Diffuse Pulmonary Ossification Associated with Chronic Bronchitis. Jpn J Med 26: 409-412, 1987.
9) Chan ED, Morales DV, Welsh CH, et al: Calcium Deposition with or without Bone Formation in the Lung. Am J Respir Crit Care Med 165: 1654-1669, 2002.
10) 河端美則, 渡辺 哲：血管型 Ehlers-Danlos 症候群に見られる胸膜肺病変の病理. 日胸 70：345-356, 2011.

症例33 インジウム肺の一例

飴嶋愼吾[1]・梅田幸寛[1]・梅村朋弘[2]・日下幸則[2]
[1]福井大学医学部附属病院　[2]福井大学医学部

症　例：31歳，男性
主　訴：湿性咳嗽，易疲労感
既往歴：スギ花粉症
家族歴：父；COPD
職業性粉じん曝露歴：1996.4～1997.3 主に硝酸ビスマス取扱，1997.4～1998.9 主に硝酸カルシウム取扱，1998.10～2002.3 酸化インジウム取扱，2002.4～2003.3 硫酸鉄取扱，2003.4～2004.11 酸化インジウム取扱，2004.12～配置転換（粉じん曝露回避）
喫煙歴：なし
現病歴：2003年夏頃より湿性咳嗽と易疲労感を自覚するようになり，この頃からばち指も自認していた．2004年9月および12月の検診で，胸部X線写真で微細粒状影を指摘され近医受診．胸部CTにて両肺びまん性小粒状影と気腫性変化を指摘され，精査目的で2005年3月1日当院紹介入院となった．
現　症：身長176 cm，体重70.0 kg，体温37.2℃，脈拍72/分（整），呼吸数14/分，血圧120/70 mmHg，意識清明，表在リンパ節触知せず，心音・呼吸音に異常なし．腹部に異常なし，両手指にばち指あり，神経学的異常所見なし
胸部X線所見（図1）：両肺びまん性に微細粒状影が認められた．
胸部CT所見（図2）：両肺びまん性に小葉中心性小粒状影が認められ，また，胸膜直下辺縁性に気腫性変化が認められた．両側肺門リン

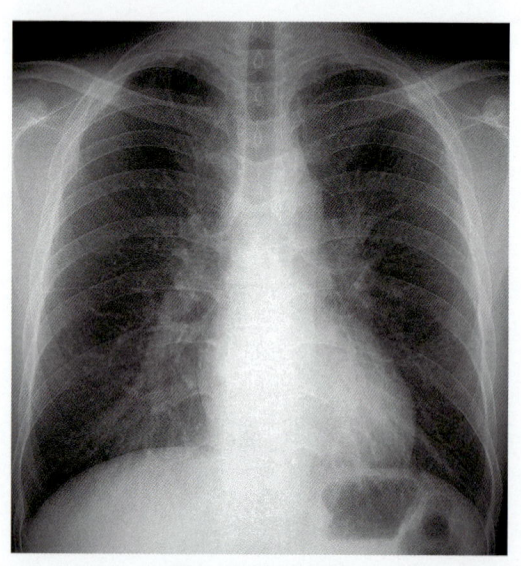

図1　胸部X線所見

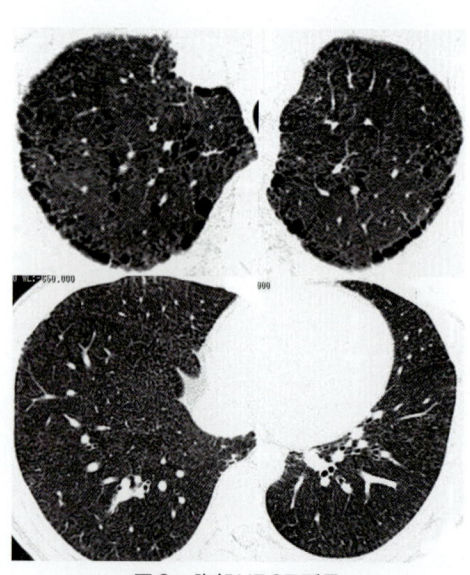

図2　胸部HRCT所見

パ節の軽度腫脹が認められた.

ガリウムシンチグラフィ：両肺びまん性，やや辺縁優位に中等度集積が認められた.

検査所見：WBC9,800/μL（Neu 81%, Ly 13%, Mo 6%），RBC 434 × 10⁴/mm³, Hb 13.2 g/dL, Plt 35.8 × 10⁴/mm³, TP 8.0 g/dL, AST 39 IU/L, ALT 11 IU/L, LDH 551 IU/L, BUN 11 mg/dL, Cr 0.7 mg/dL, CRP 0.21 mg/dL, IgG 1,160 mg/dL, IgA 764 mg/dL, IgM 101 mg/dL, IgE 123 IU/mL, ANA × 80, ACE 17.1 IU/L, KL-6 3,830 U/mL, SP-D 380 ng/mL, SP-A 175 ng/mL, CEA 6.2 ng/mL, CA19-9 49 U/mL, 尿蛋白(−), 尿糖(−), 尿潜血(−)

動脈血ガス所見(room air)：pH 7.42, PaO₂ 94.2 Torr, PaCO₂ 38.5 Torr, HCO₃⁻ 24.5 mEq/L

肺機能検査所見：%VC 76.7%, FEV₁.₀% 88.4%, %DLco 47.2%, RV/TLC 30.0%

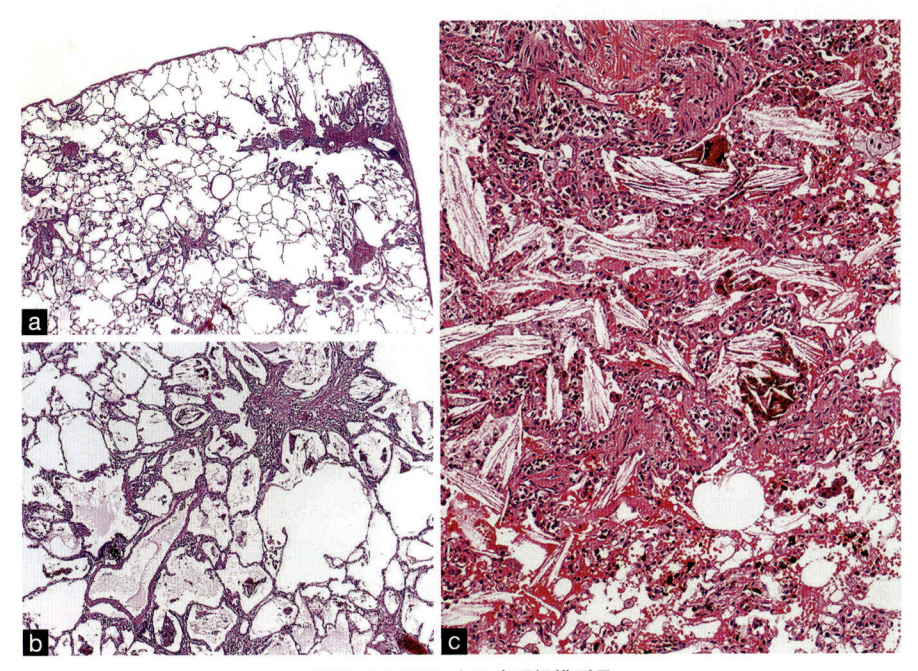

図3 VATSによる病理組織所見

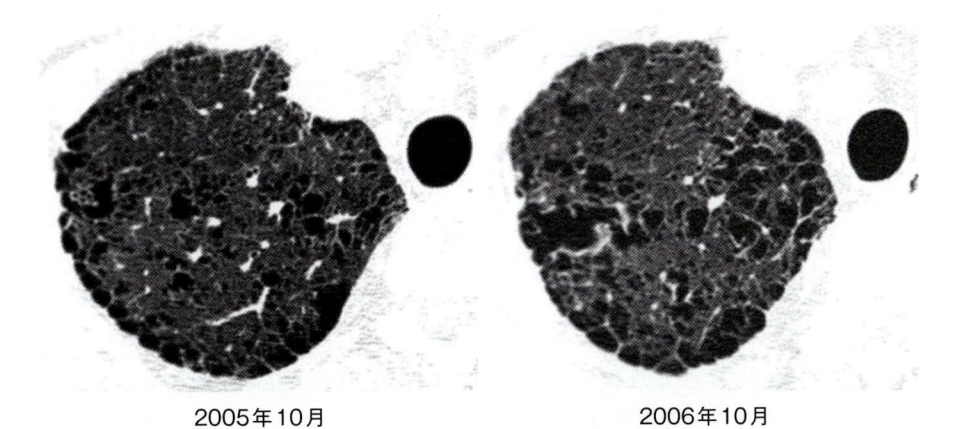

図4 肺尖部気腫性病変の経過（HRCT）

2005年10月　　　2006年10月

BALF所見（rt.B^{5}a）：総細胞数 2.8×10^5/mL，細胞分画（Mφ 67.0%, Ly 20.3%, Neu 12.0%, Eosi 0.7%），CD4$^+$/CD8$^+$ 0.47

胸腔鏡下肺生検（lt. S^{1+2}, S^6）：胸膜下に気腫性変化が認められ（図3a），傍細気管支領域優位の炎症細胞浸潤と線維化が認められた（図3b）．さらに，最も特徴的な所見として，顕著なコレステリン裂隙を伴う肉芽腫が認められ，肺胞腔内には黒色粉じんを貪食したマクロファージや異物巨細胞が認められ（図3c），一部粘液貯留も認められた（図3b）．電顕X線回析により粉じんはインジウムと同定された．

各種検体中インジウム定量分析：肺組織 17.4 ppm（mg/g），全血 78 ppb（ng/mL），血清 71 ppb（生物学的許容値；3 ppb），尿 4 ppb，BALF 60 ppb，毛髪 0.70 ppm．

診断：酸化インジウムの吸入曝露歴と肺および血清インジウム濃度の異常高値，さらに過去のインジウム化合物曝露による呼吸器障害報告例と類似した胸部CT所見（特に胸膜直下の気腫性変化）や肺病理所見（特にコレステリン裂隙を伴う肉芽腫）から，いわゆる「インジウム肺」と診断した．作業場の特性から様々な金属化合物の吸入曝露も考えられたが，他の金属曝露による肺障害では説明困難な病理像と判断された．

経過：入院精査後は対症療法としての鎮咳薬のみで外来経過観察を継続中である．当初の1年半～2年間は粉じん曝露回避を継続していたにもかかわらず，頑固な咳嗽や労作時呼吸困難などの自覚症状は進行性であり，胸部CT（図4）でも辺縁優位の気腫性変化の進展がみられた．また肺機能では，2006年10月の%VCが59.4%まで低下した．2007年10月以降はようやく自覚症状は比較的安定し，胸部CT上の進行も緩やかになり，%VCも65～70%を推移して現在に至っている．しかしながら，インジウム粉じん曝露の回避から6年半経過した現在でも，血清インジウム濃度は50～60ppbという極めて高値が持続しており，血清マーカーであるKL-6が2,000～2,500，SP-Dが400～600という高値を推移している．

解説

インジウムは液晶ディスプレーや青色ダイオードなどの原料となるレアメタルで，最終的に製造されるインジウム・スズ酸化物（ITO；酸化インジウムに数%の酸化スズを化合したもの）が使用される．1990年代からインジウムの使用量は年々増加しており，その大多数はわが国で取り扱われている．近年，ITOの職業性曝露による呼吸器障害がわが国を中心に報告[1,2]されるようになり，インジウム取扱作業工場に注意喚起がなされるようになった．本症例は，ITO取扱は全くなく，その前段階の酸化インジウムのみの曝露によっても肺障害が引き起こされることを示した最初の症例である．病理学的には，コレステリン裂隙（コレステロール結晶）を伴う肉芽腫が過去の報告例[1]との類似性から特徴的である．一方，インジウム化合物を与えた動物に肺胞蛋白症類似の病理像がみられた報告[4]や，米国[3]や中国からインジウム曝露者において抗GM-CSF抗体陽性を示す肺胞蛋白症の症例報告が示されているが，この関与については現時点では不明である．本症例では肺胞蛋白症の病理像は明らかではなく，血清抗GM-CSF抗体も陰性であった．2003年わが国で最初に報告された症例[1]は，両側気胸を合併した唯一の死亡例であり，胸膜直下辺縁優位の気腫の存在とその進展は本疾患の予後とも関わる特徴の一つと考えられる．死亡例では血清インジウム濃度が290 ppbと極めて高値であり，報告例の比較では血清インジウム濃度が高いほど肺障害の程度が強い傾向がみられた．本例でも当初は気腫性変化の進展が速く，その後，進展は緩やかになったものの，血清インジウム濃度や間質性肺炎マーカーの高値は持続しており，

今後も引き続き慎重な経過観察が必要と考えられる．現時点で有効な薬物治療はなく，過去の報告ではステロイドも試されたが効果はなかった．現在，症例報告例は10例にも満たない程わずかであるが，インジウム取扱作業員はわが国を中心に多く存在しており，発見されていない例が多く埋もれている可能性がある．高分解能CTや血清マーカー（KL-6, SP-D）などが早期発見に有用と考えられ[2]，本症例のように経過を追う上でも重要な因子である可能性が高い．一方で，「インジウム肺」の疾患概念の確立には，さらなる症例研究が必要と考えられる．

文献

1) Homma T, Ueno T, Sekizawa K, et al: Interstitial pneumonia developed in a worker dealing with particles containing indium-tin oxide. J Occup Health 45: 137-139, 2003.
2) Chonan T, Taguchi O, Omae K: Interstitial pulmonary disorders in indium –processing workers. Eur Respir J 29: 317-324, 2007.
3) Cummings KJ, Donat WE, Ettensohn DB, et al: Pulmonary alveolar proteinosis in workers at an indium processing facility. Am J Respir Crit Care Med 181: 458-464, 2009.
4) Nagano K, Nishizawa T, Eitaki Y, et al: Pulmonary toxicity in mice by 2- and 13-week inhalation exposures to indium-tin oxide and indium oxide aerosols. J Occup Health 53: 234-239, 2011.

症例34 シェーグレン症候群に伴う慢性下気道炎症性疾患の一例

石本英之・冨岡洋海
(神戸市立医療センター西市民病院)

症　例：61歳, 女性

主　訴：発熱, 喀痰, 労作時呼吸困難

既往歴：53歳, 54歳, 55歳時に肺炎, 58歳時に椎間板ヘルニア

生活歴：アルコール機会飲酒, 喫煙歴なし, ペット飼育歴なし, 粉じん吸入歴なし

家族歴：姉；肺癌

現病歴：2000年に当院初診, 気管支拡張症としてマクロライド療法を行うも気道感染, 肺炎を繰り返していた. 喀痰検査では, 抗酸菌も含めて有意菌の検出は認められなかった. 2010年7月中旬より悪寒, 発熱をきたし, 左肺に新たな浸潤影を認め, 外来での抗生剤投与にも軽快せず, 8月中旬に入院となった. なお, 眼の乾燥感があり, 市販の点眼薬を使用していた.

現　症：身長153 cm, 体重39.9 kg, 表在リンパ節触知せず. ばち指なし. 関節の変形なし. 口腔内は乾燥し, 粘膜にびらんあり. う歯あり. 胸部聴診上, 両肺野にcoarse crackle聴取. 心音清

胸部X線所見：過膨張所見を呈し, 両側中肺野に粒状影, 左上肺野を中心に浸潤影を認め, 右心縁のシルエットサイン陽性で中葉の容積減少がうかがわれた (図1).

胸部CT所見 (抗生剤治療後, 外科的肺生検前)：中葉, 舌区は虚脱し, 内部に拡張した気管支を認める. 肺野には小葉中心性粒状影, 散在性の浸潤影 (コンソリデーション), また気管支壁の肥厚を認め, 両側下葉では気腫性変化を伴っていた (図2). また, 副鼻腔CT所見では, 上顎洞に両側性の副鼻腔炎を認めた.

検査所見：RBC 401万/μL, Hb 11.9 g/dL, Plt 34.0万/μL, WBC 12,790/μL (Neu 77.5%, Ly 15.8%, Mo 5.4%, Eo 0.9%), 総蛋白7.71 g/dL, Alb 3.71 g/dL, AST 28 IU/L, ALT 40 IU/L, CRP 6.1 mg/dL, LDH 141 IU/L, BUN 7 mg/dL, Cr 0.37 mg/dL, KL-6 237 U/mL, SP-D 40.7 ng/mL, 抗核抗体×160 (speckled), 抗RNP抗体(-), 抗SCL-70抗体(-), PR3-

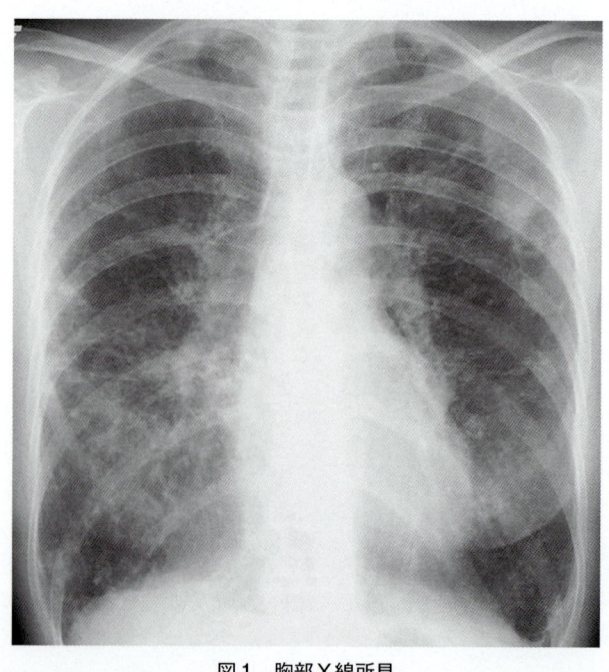

図1　胸部X線所見

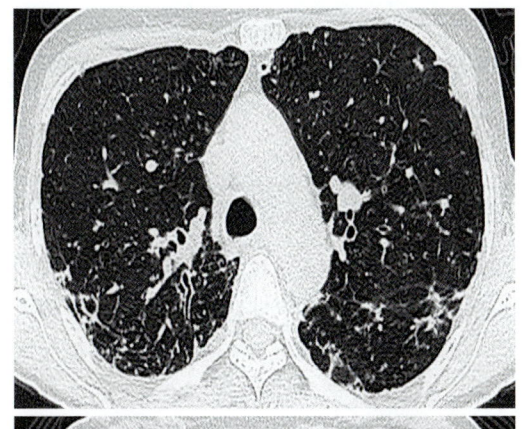

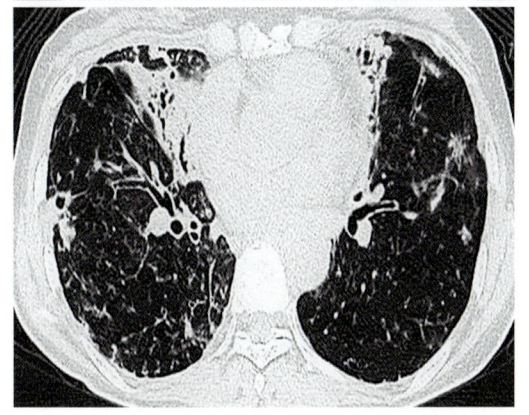

図2　胸部CT所見（抗生剤治療後，外科的肺生検前）

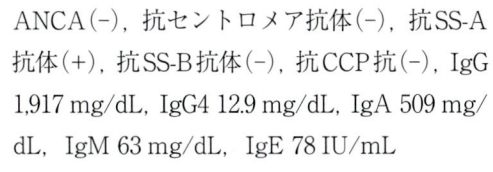

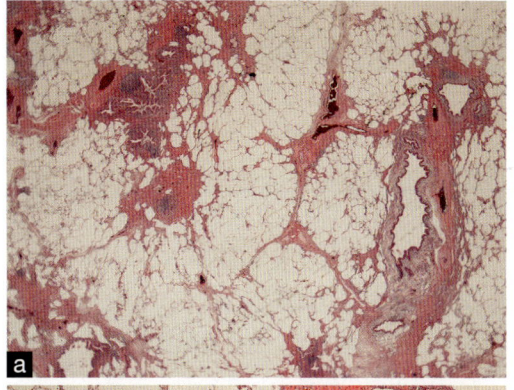

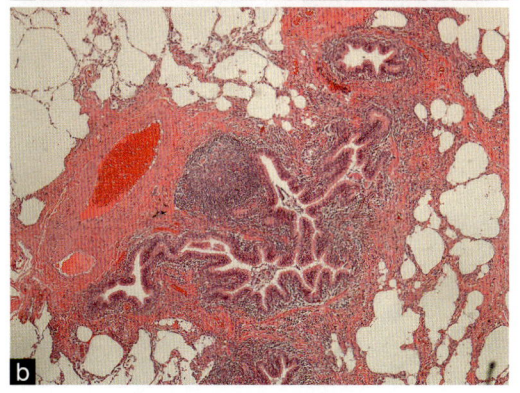

図3　VATSによる病理組織所見
（a：×1，b：×4）

ANCA（-），抗セントロメア抗体（-），抗SS-A抗体（+），抗SS-B抗体（-），抗CCP抗（-），IgG 1,917 mg/dL，IgG4 12.9 mg/dL，IgA 509 mg/dL，IgM 63 mg/dL，IgE 78 IU/mL
HLA抗原：A Locus A24，A26，B Locus B54，B62，DR Locus DR4，DR15
動脈血ガス所見：room air pH 7.409，PaO_2 77.5 Torr，$PaCO_2$ 47.4Torr
肺機能検査所見：VC 1.22L，%VC 46.7%，$FEV_{1.0}$ 0.68L，$%FEV_{1.0}$ 33.7%，1秒率59.1%，%DLco 45.4%，RV/TLC 45.6%
経　過：起炎菌は不明であったが，抗菌薬（TAZ/PIPC）の投与により，胸部X線上の浸潤影は改善傾向を認め，発熱と血液検査での炎症所見も一旦軽快した．本例は，気管支拡張症としてマクロライド療法を行うも増悪を繰り返しており，眼の乾燥症状もあることから，シェーグレン症候群を疑い精査を行った．血液検査上，抗SS-A抗体陽性で，シルマー試験は右9 mm，左7 mmと陰性，ガムテストは10分間で3 mLと陽性であった．Lip biopsyでは導管周囲に軽度の線維化病変とリンパ球，形質細胞の浸潤を認め，シェーグレン症候群に矛盾しない所見であった．唾液腺シンチグラフィでは，右耳下腺，両顎下腺の機能低下を認めた．以上より，シェーグレン症候群と診断した．さらに，胸腔鏡下肺生検（右S^8）を行った．術後，左上葉に肺炎をきたし，CEZ，TAZ/PIPCによる抗菌薬治療では軽快せず，喀痰からNocardia（千葉大学真菌医学研究センターにてN.otitidiscaviarumと同定）が検出されたため，ST合剤とIPM/CSの併用療法を行い，軽快した．
病理所見：小葉中心部に平滑筋増生を伴う線維化病変が認められた．これらの線維化病変は，気道周囲から肺胞領域に拡がっており，細気

管支拡張を伴っている（図3a）．気道壁の上皮下にリンパ球系細胞の集簇と胚中心の形成も認められ，濾胞性細気管支炎（follicular bronchiolitis）と考えられる所見も認めた（図3b）．リンパ球には異型性は乏しく，lymphoepithelial lesionは認められなかった．びまん性汎細気管支炎（DPB）にみられるようなfoamy cellの集簇も認めなかった．以上より本例の肺病変は，濾胞性細気管支炎を伴った気道周囲の慢性炎症性病変，線維化病変が主体であり，気道病変が主体のシェーグレン症候群に伴うものに矛盾しない所見と考えられた．

解説

本例は，気管支拡張症としてマクロライド療法を行うも改善に乏しく，外科的肺生検を含めた精査の結果，シェーグレン症候群に伴う肺病変と診断された．シェーグレン症候群にみられる肺病変の組織型は，通常型間質性肺炎（UIP）パターン，非特異型間質性肺炎（NSIP）パターン，器質化肺炎（OP）パターン，リンパ球性間質性肺炎（LIP）パターン，濾胞性細気管支炎，アミロイドーシス，悪性リンパ腫など多様であり，NSIPパターンの頻度が高いとされている[1,2]．本例の肺病変は多彩であるが，主体は気道病変であり，気管支および細気管支領域での随伴リンパ組織の過形成病変である濾胞性細気管支炎は，関節リウマチ（RA）やシェーグレン症候群などの膠原病に伴う細気管支病変として知られている[3]．

一方，本例は慢性の気道症状を呈し，画像的に副鼻腔炎，肺野の小葉中心性粒状影，気管支拡張所見を認め，さらにHLA-B54も保有しており，DPBとの異同も問題となった．RAに随伴する細気管支病変とDPBでは臨床病理所見ともにオーバーラップする部分があるとされているが，本例のように，マクロライド薬に対する反応性が前者では乏しいことが指摘されている[3]．また，HLA-B54は，東洋人のDPBの30～60%に認められるが，extended haplotypeとして，日本人でRAとの関連が確立されているDR4と関連し[4]，本例でもHLA-DR4陽性であった．

本例ではノカルジアによる肺炎を併発したが，本菌の感染リスクファクターとして，ステロイド治療，COPD，RA，気管支拡張症，Evan's症候群，臓器移植，HIV感染，アルコールなどがある．治療の第一選択は，ST合剤で，第二選択としてカルバペネム，テトラサイクリン，ニューキノロンなどが推奨されている．6ヵ月未満で治療を中止した場合には高率に再燃をきたすため，6～12ヵ月の長期治療が必要とされている．

文献

1) Ito I, et al: Pulmonary manifestations of primary Sjogren's syndrome: a clinical, radiologic, and pathologic study. Am J Respir Crit Care Med 171: 632-638, 2005.
2) Parambil JG, et al: Interstitial lung disease in primary Sjogren's syndrome. Chest 130: 1489-1495, 2006.
3) Hayakawa H, et al: Diffuse panbronchiolitis and rheumatoid arthritis-associated bronchiolar disease: similarities and differences. Intern Med 37: 504-508, 1998.
4) Sugiyama Y, et al: Diffuse panbronchiolitis and rheumatoid arthritis: a possible correlation with HLA-B54. Intern Med 37: 504-508, 1998.

発熱，多関節痛を主訴に来院した サルコイドーシス症例

症例 35

西山　理・山藤啓史
(近畿大学医学部)

症　例：33歳，女性
主　訴：発熱，多関節痛，全身倦怠感，咳嗽

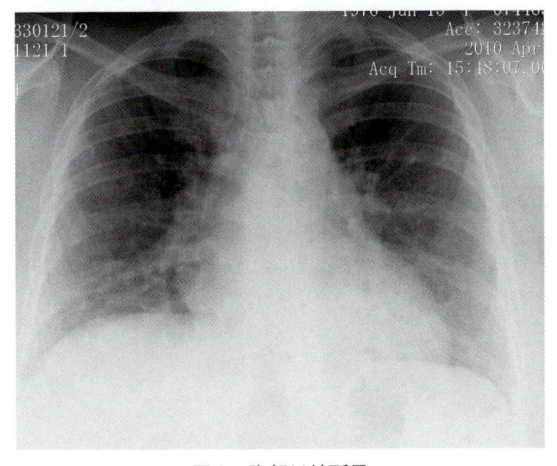

図1　胸部X線所見
肺門部リンパ節腫大を認め，両胸膜下領域に散在する網状影および粒状影を認める．

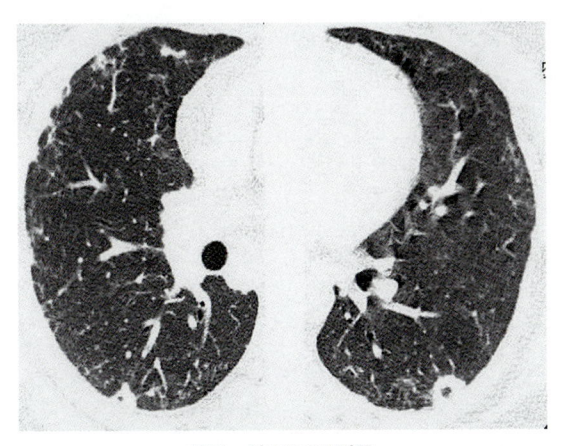

図2　肺HRCT所見
右中下葉および左下葉に小葉間隔壁の肥厚と胸膜直下優位に多発する小葉中心性の粒状影を認め，左右S6には空洞様所見を伴う結節を認める．

既往歴：31歳時に2型糖尿病
生活歴：喫煙歴5本/日×5年（current），機会飲酒，ペット飼育歴なし，羽毛布団使用なし
家族歴：特記事項なし
職業歴：主婦，20歳代に数ヵ月スーパーのレジ打ちに従事したことあり
現病歴：2010年3月初旬より38℃代の発熱と全身倦怠感，両側膝・足関節痛，乾性咳嗽を認め同年4月15日当院受診．胸部X線写真，CTにてびまん性肺疾患を疑われ，同日精査加療目的にて入院となった．
現　症：意識清明，身長151 cm，体重86 kg，血圧122/79 mmHg，脈拍98/分，体温38.3℃，呼吸数20/分，眼球結膜黄染なし，眼瞼結膜貧血なし，体表リンパ節腫脹なし，心音・呼吸音　異常なし，ばち指なし
胸部X線所見：肺門部リンパ節腫大を認め，両胸膜下領域に散在する網状影および粒状影を認めた（図1）．
胸部HRCT所見：右中下葉および左下葉に小葉間隔壁の肥厚と胸膜直下優位に多発する小葉中心性の小結節を認め，左右S6には空洞様所見を伴う結節を認めた（図2）．縦隔および両肺門のリンパ節腫大も認めた．
ガリウムシンチグラフィ：耳下腺，涙腺，肺門部リンパ節，両足関節，膝関節に集積を認めた（図3）．
検査所見：WBC9000/μL (Neu 66.4%, Eos 3.8%, Mon 10.2%, Lym 19.2%), RBC 430×10^4/mL, Hb 12.0 g/dL, Ht 37.2%, Plt 14.6

万，TP 7.8 g/dL，Alb 3.9 g/dL，T-Bil 0.5 mg/dL，ALP 454 IU/L，AST 51 IU/L，ALT 74 IU/L，LDH 244 IU/L，BUN 12 mg/dL，Cr 0.71 mg/dL，Na 137 mEq/L，K 4.9 mEq/L，Ca 8.5 mg/mL，CRP 14 mg/dL，C3 174 mg/dL，C4 39 mg/dL，CH50 78 mg/dL，IgG 1,429 mg/dL，IgA 383 mg/dL，IgM 91 mg/dL，RF<7 U/mL，抗核抗体(-)，ds-DNA抗体(-)，RNP抗体(-)，SS-A抗体(-)，SS-A抗体(-)，SCL-70抗体(-)，P-ANCA<10EU，C-ANCA<10EU，抗CCP抗体(-)，MMP-3 1,204 ng/mL，sIL-2R 3,374 U/mL，Lysozyme 15.4 mg/mL，ACE 15.8 IU/L，SP-D 84.1 ng/mL，KL-6 356U/mL，β-D glucan<7 pg/mL，ESR 73 mm/h

心電図：洞性頻脈

動脈血ガス分析（室内気）：pH 7.438，PaO_2 87.8 Torr，$PaCO_2$ 34.9 Torr，HCO_3^- 23.4 mEq/L

肺機能検査所見：VC 2.07L，%VC 67.6%，FVC 2.07L，%FVC 87%，$FEV_{1.0}$ 1.85L，%$FEV_{1.0}$ 88.7%，$FEV_{1.0}$% 89.4%

気管支鏡検査BALF：T.C.C. $3.2×10^5$ Cells/mL，Mφ 53.0%，Lym 37.0%，Neu 9.2%，Eos 0.9%，CD4/CD8 5.3，細胞診異常なし，抗酸菌塗抹・培養とも陰性，一般細菌塗抹・培養とも陰性

入院後経過：各種抗菌剤（SBT/ABPC，MEPM，LVFX）投与も症状および炎症反応とも改善せず．気管支鏡検査では確定診断に至らず，5月25日にVATSにて左S^6の結節部分および#5リンパ節の生検を行った．病理組織所見よりサルコイドーシスと診断（図4）．結節性紅斑は観察できなかったが，急性の発症，多関節炎の存在などから，急性サルコイドーシスであるLöfgren症候群と診断した．

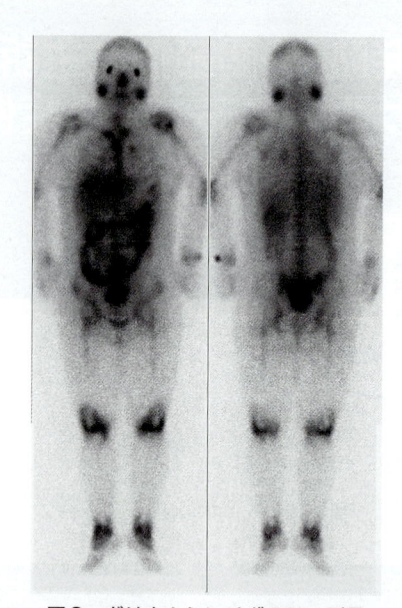

図3　ガリウムシンチグラフィ所見
耳下腺，涙腺，肺門部リンパ節，両足関節，膝関節に集積を認める．

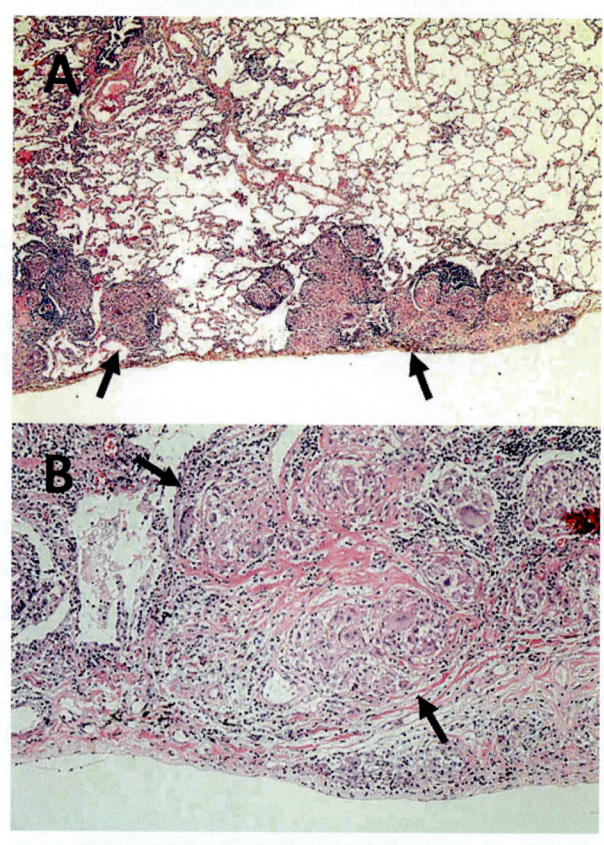

図4　生検肺の病理組織所見（近畿中央胸部疾患センター北市正則先生提供．ともにHE染色）
A（弱拡）：胸膜および胸膜下の結節性病変（→）を認める．
B（強拡）：胸膜および胸膜下に類上皮細胞肉芽腫（→）を認める．

NSAIDsでは発熱のコントロールできず,6月12日よりPSL 20 mg/日内服を開始.翌日より解熱,関節痛も改善した.以後増悪することなく経過し,7月24日退院となった.PSLは以降漸減継続している.

病理所見:組織学的には,線維化を伴う類上皮肉芽腫を認め(図4A, B),気腔内の小肉芽の他,胞隔炎の所見や,ポリープ型気腔内線維化なども認めた.病原体は確認できなかった(Ziehl-Neelsen染色陰性,グロコット染色陰性,AB-PAS染色陰性).

縦隔リンパ節からも,類上皮細胞肉芽腫主体の病変を認めた.

診 断:サルコイドーシス(Löfgren症候群)

解 説

Löfgren症候群とは,急性サルコイドーシスの一型である.両側肺門リンパ節腫脹(BHL),多発関節炎,結節性紅斑を三徴候とする[1].欧米,特に北欧の女性に多く,ヨーロッパ,アメリカではサルコイドーシスの10%とする報告もある.春季に発症が集中し,予後は良好で85%で自然寛解する.日本での発症は稀であり,これまで報告されているものは17例である.このうち三兆候すべて認めた症例は6例,結節性紅斑を伴わない症例は11例であった[2-4].BHL,関節炎のみで,結節性紅斑を認めないサルコイドーシスの症例に対し,Löfgren症候群のvariantと表現する文献もある[5].また結節性紅斑は病初期に消退してしまう可能性もあり,variant typeでは受診前に消失してしまった可能性も考えられる.スウェーデンの報告では結節性紅斑は主に女性に多く,足首などの関節炎は男性に多いとされている[6].HLA-B8,DR3などとの関連が知られているが[7],日本人ではその関連性は報告されていない.

文 献

1) Löfgren S: Primary pulmonary sarcoidosis. I. Early signs and symptoms. Acta Med Scand 145: 424-431, 1953.
2) Sato T, Tsuru T, Hagiwara K, et al.: Sarcoidosis with acute recurrent polyarthritis and hypercalcemia. Intern Med 45: 363, 2006.
3) Ohta H, Tazawa R, Nakamura A, et al: Acute-onset sarcoidosis with erythema nodosum and polyarthralgia (Löfgren's syndrome) in Japan: a case report and a review of the literature. Intern Med 45: 659-662, 2006.
4) Suzuki E, Kanno T, Ohira H: Acute-onset sarcoidosis with polyarthralgia and hilar lymphadenopathy. Mod Rheumatol 20: 188-192, 2010.
5) Caplan HI, Katz WA, Rubenstein M: Periarticular inflammation, bilateral hilar adenopathy and a sarcoid reaction. Arthritis Care Res 13: 101-111, 1970.
6) Grünewald J, Eklund A: Sex-specific manifestations of Löfgren's syndrome. Am J Respir Crit Care Med 175: 40-44, 2007.
7) Hedfors E, Lindstrom F: HLA-B8/DR3 in sarcoidosis. Correlation to acute onset disease with arthritis. Tissue Antigens 22: 200-203, 1983.

症例36 サルコイドーシスに下肺野優位の慢性間質性肺炎を合併し，急性増悪を呈した一例

橘　和延
（国立病院機構近畿中央胸部疾患センター）

症　例：62歳，男性
主　訴：乾性咳，労作時呼吸困難（MRC 2）
既往歴：30歳頃に脂肪肝，高尿酸血症（平成19年よりザイロリック服用）
家族歴：特記すべきことなし
職業歴：18～23歳；バスの車掌，23～27歳；トラック運転と雑貨の積み下ろし，27～37歳；トラック運転，37～62歳；建設業（自営）建物の解体，3年前より家のひび割れの補修で2～3ヵ月に1回，エポキシ系の接着剤を使用（揮発性の接着剤ではなく，またイソシアネートの使用なし）
喫煙歴：30本/日×43年（18～61歳）
生活歴：30年前より羽毛布団使用
初診時現症：身長156.9 cm，体重69.8 kg，体温36.9℃，血圧138/72 mmHg，脈拍84/分（整），表在リンパ節触知せず，呼吸音　両背にfine cracklesを聴取，腹部異常なし，浮腫なし，皮疹なし，ばち指なし，明らかな神経学的所見なし

胸部X線所見（図1）：両肺に辺縁優位に線状影と少量の粒状影を認める．横隔膜わずかに挙上．

胸部CT所見（図2）：縦隔リンパ節腫脹．内部に脂肪濃度あり，悪性は考えにくい．炎症性反応性肉芽腫性が考えられる．HRCTでは胸膜に垂直に線状影が存在．ランダムあるいはリンパ管の分布に沿って小結節影を認める．下肺野背側優位に牽引性気管支拡張，小襄胞を認める．蜂巣肺は認めず．

初診時検査所見：WBC 5,900/μL（Neu 63.4%，Eo 4.9%，Ba 0.5%，Ly 23.1%，Mo 8.1%），

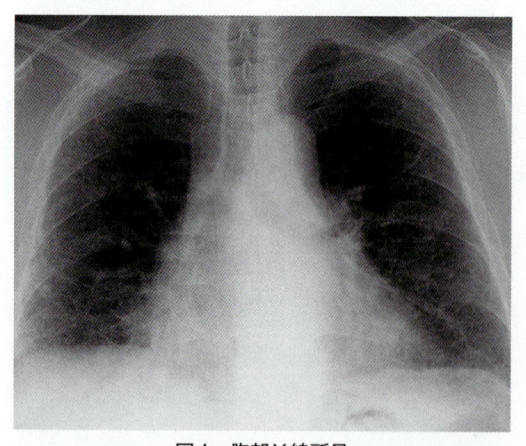

図1　胸部X線所見
両肺に辺縁優位に線状影と少量の粒状影を認める．横隔膜の挙上を認める．

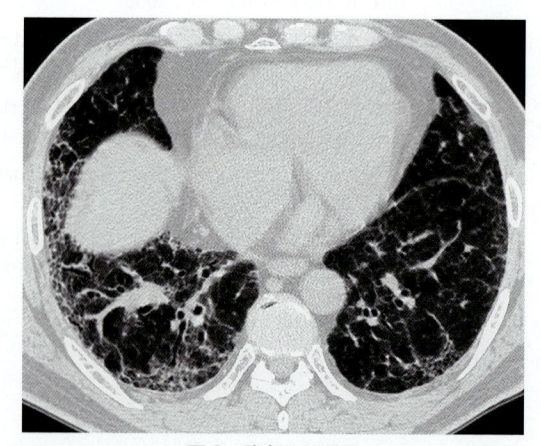

図2　胸部CT所見
下肺野背側優位に牽引性気管支拡張，小襄胞を認める．蜂巣肺は認めず．

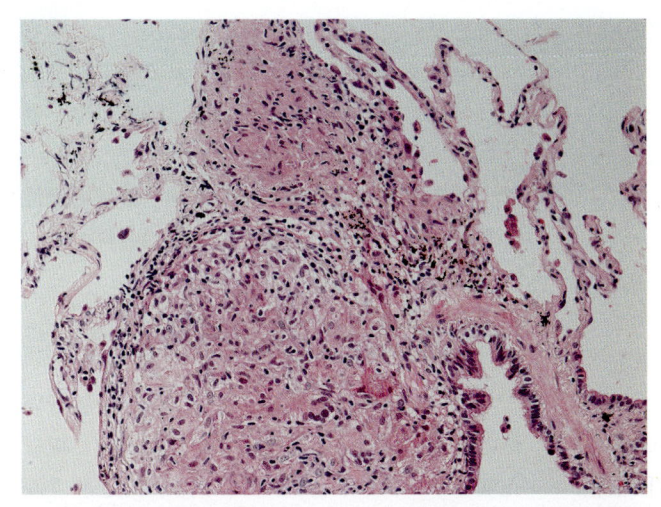

図3 経気管支肺生検
気管支壁に非乾酪性肉芽腫を認める（HE染色）.

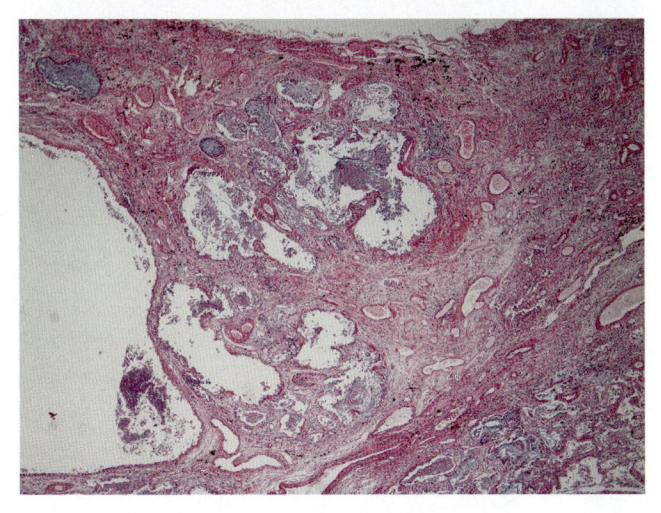

図4 剖検肺所見
UIPパターンを呈する慢性間質性肺炎をベースにびまん性肺胞障害（DAD）を認める（HE染色）.

RBC $479×10^4/\mu L$, Hb 15.8 g/dL, Ht 46.5%, Plt $19.1×10^4/\mu L$, Na 140 mEq/L, K 4.6 mEq/L, Cl 105 mEq/L, Ca 9.6 mg/dL, BUN 19.5 mg/dL, Cr 0.98 mg/dL, TP 7.4 g/dL, Alb 4.1 g/dL（Alb 56.7%, α1 2.9%, α2 9.6%, β 8.7%, γ 22.1%）, AST 23 IU/L, ALT 12 IU/L, LDH 255 IU/L, ALP 220 IU/L, γ-GTP 55 IU/L, UA 8.4 mg/dL, CPK 61 IU/L, ChE 364 IU/L, FBS 85 mg/dL, CRP 0.09 mg/dL, IgG 1,774 mg/dL, IgA 365 mg/dL, IgM 90 mg/dL, IgE 710 mg/dL, RF 0 IU/mL, ANA×160（homogeneous, speckled）, 抗RNP抗体<7U/mL, 抗SM抗体<7U/mL, 抗ds-DNA抗体<5U/mL, 抗SS-A抗体<7U/mL, 抗SS-B抗体<7U/mL, 抗Scl-70抗体(-), 抗Jo-1抗体(-), PR3-ANCA<10EU, MPO-ANCA<10EU, トリコスポロン抗体<×8, ACE 25.1U/L, KL-6 3600 U/mL, SP-D 492 ng/mL, SP-A 143 ng/mL

PPD：0×0/6×5（平成19年6月）

尿検査所見：尿蛋白(-), 尿糖(-), 尿潜血(-), 尿沈渣異常なし

動脈血ガス分析（room air）：pH 7.393, $PaCO_2$ 42.6 Torr, PaO_2 67.3 Torr, HCO_3^- 25.4 mmol/L, BE 0.8 mmol/L

呼吸機能検査所見：VC 1.75 L（53.8%）, $FEV_{1.0}$ 1.55 L（56.4%）, $FEV_{1.0}$% 88.1%, DLco 7.71

mL/min/mmHg（41.7％），DLco/VA3.95mL/min/mmHg/L（85.1％），RV/TLC 23.35（68.5％）

6分間歩行検査所見：開始時 S$_P$O$_2$ 96％，終了時 S$_P$O$_2$ 87％，歩行距離482 m

心電図：W.N.L.

心臓超音波検査所見：正常範囲内（平成19年5月）

BALF所見：rtB^{4}b 回収95/150 mL，総細胞数 3.12×10^5/mL，細胞分画（Mφ 45.8％，Ly1 6.3％，Neu 11.8％，Eo 26.3％），CD4/CD8=7.41

経気管支肺生検（図3）：気道壁内に多核巨細胞を含む非乾酪性類上皮細胞肉芽腫の形成を認める．

臨床経過：平成19年5月気管支鏡検査（BAL，TBLB），平成19年6月縦隔鏡（#4LN）を施行，肉芽腫性肺疾患と診断し，ステロイド，免疫抑制剤を開始するも治療抵抗性に呼吸障害進行．生物学的製剤も効果なく，平成22年8月右肺S^6 に肺癌（腺癌）を併発．平成22年9月，突然の呼吸困難・血痰とすりガラス陰影の出現で入院，人工呼吸管理となり，MEPM，PZFX，ステロイドパルス，エンドキサンパルスに反応せず死亡．

剖検所見（図4）：右肺S^6 からS^{10} にかけて腺癌，慢性肺線維症に加え，びまん性肺胞傷害（DAD）を認める．両側壁側胸膜に胸膜肥厚斑を認めたことから，慢性肺線維症はアスベストーシスの可能性が示唆される．直接死因は慢性肺線維症急性増悪による呼吸不全．剖検時に肉芽腫は認めなかった．

診　断：急性増悪をきたした下肺野優位の慢性間質性肺炎とサルコイドーシスの合併．

解　説

本例は初診時にサルコイドーシスと下肺野優位の慢性間質性肺炎を呈していた．一般に線維化期のサルコイドーシスでは網状影は上肺野優位に認められることが多く，下肺野優位のものは稀である[1-3]．3年後に急性増悪をきたしたこと，線維化に関してサルコイドーシスに特徴的な peripheral lamellar fibrosis[4] を認めないこと，また線維化が気管支血管束に沿って[5]いないことを考え併せると，サルコイドーシスの進行により肺線維症をきたしたものとは考えにくい．むしろ，診断時からサルコイドーシスに加えて慢性間質性肺炎が存在しており，慢性間質性肺炎の急性増悪をきたして死亡したと考えた．慢性間質性肺炎の原因については，職歴と剖検時の胸膜プラークからアスベストの関与も多少あったかもしれない．サルコイドーシスと慢性間質性肺炎の合併の病態を考える上で貴重な症例と考える．

文　献

1) Primack SL, et al: CT findings in 61 patients. Radiology 189: 681-686, 1993.
2) Brauner MW, et al: Pulmonary sarcoidosis: evaluation with high-resolution CT. Radiology 172: 467-471, 1989.
3) Nobata K, et al: Pulmonary sarcoidosis with usual interstitial pneumonia distributed predominantly in the lower lung fields. Intern Med 45: 359-362, 2006.
4) Fraser RS, et al: Fraser and Pare's Diagnosis of Diseases of the Chest. 4th ed. W.B. Saunders, Philadelphia: 1533-1583, 1999.
5) Padley SP, et al: Pulmonary sarcoidosis mimicking cryptogenic fibrosing alveolitis on CT. Clin Radiol 51: 807-810, 1996.
6) Tachibana K, et al: A case of sarcoidosis and usual interstitial pneumonia. Intern Med, in press.

シェーグレン症候群に合併した濾胞性細気管支炎

症例 37

中西正教
(真生会富山病院)

症　例：48歳，女性
主　訴：咳
既往歴：特記すべきものなし
生活歴：特記すべきものなし
家族歴：特記すべきものなし
喫煙歴：なし
現病歴：2002年3月から咳が持続した．4月頃から，時折37℃代の発熱も認めた．5月から8月まで，近医を何度か受診し，気管支喘息と考えられ，気管支拡張剤など投与されたが改善しなかった．咳は増悪し，日常生活や睡眠が障害されるほどとなり，37℃代の発熱も継続するようになり，同年9月当院を受診した．

現　症：身長152 cm，体重48 kg，体温37.6℃，血圧122/73 mmHg，脈拍68/分（整），呼吸数17/分，意識清明，貧血黄疸認めず．表在リンパ節触知せず．皮膚所見認めず．ばち指やチアノーゼ認めず．心音呼吸音異常なし．腹部異常なし．神経学的異常なし．

検査所見：ESR 86 mm/hr，WBC 4,880/μL（Neu 74.1%，Ly 20.1%，Mo 2.2%，Eo 3.2%，Baso 0.4%），RBC 423×10/μL，Hb 12.7 g/dL，Ht 38.9%，Plt 33.6×10^4/μL，TP 6.8 g/dL，GOT 16 IU/L，GPT 13 IU/L，ALP 133 IU/L，LDH 228 IU/L，CPK 58 IU/L，

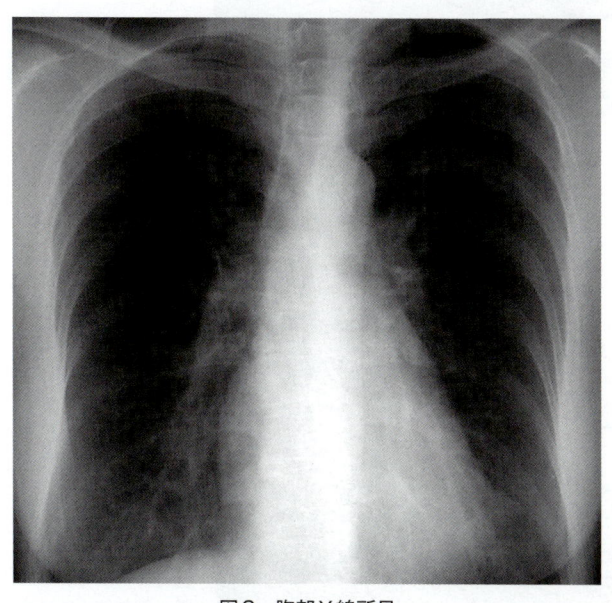

図3　胸部Ｘ線所見
明らかな異常は認められない．

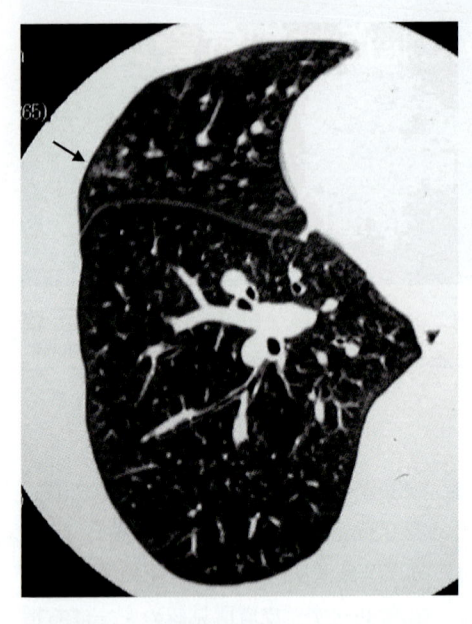

図2 胸部HRCT所見
おびただしい小葉中心性に分布する粒状影を認める．
また，分枝状影も部分的に認める（→）．

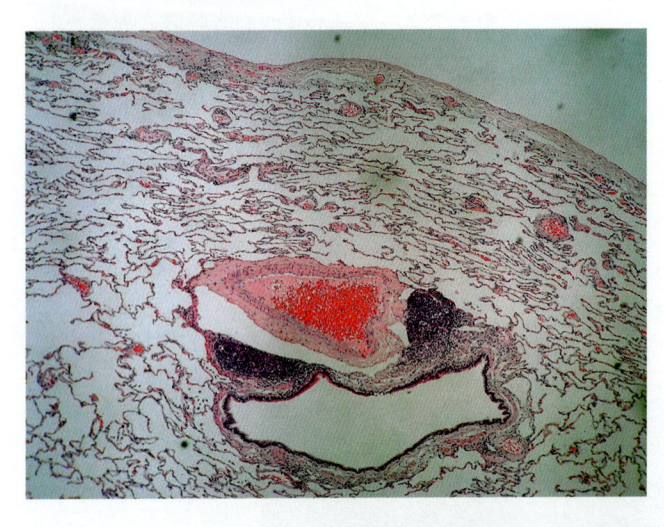

図3
細気管支壁にリンパ球系細胞浸潤とリンパ濾胞
を認める．

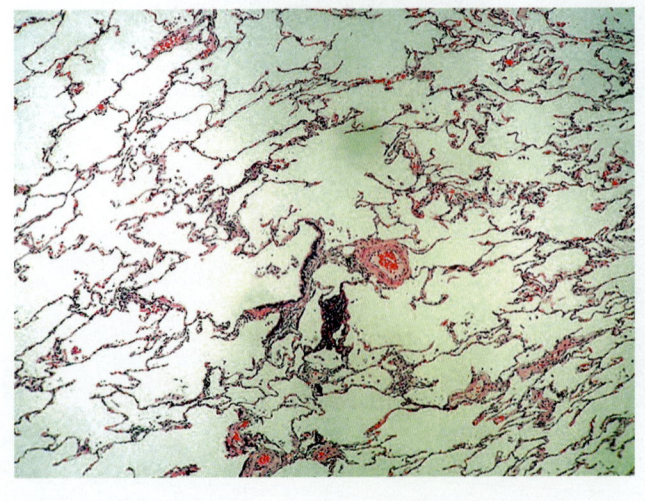

図4
呼吸細気管支壁にリンパ球系細胞浸潤とリンパ
濾胞を認める．

BUN 18.2 mg/dL，Cr 0.8 mg/dv，CRP 1.8 mg/dL，抗核抗体(-)，抗-Ro抗体(-)，抗-La抗体(-)

動脈血ガス所見（room air）：pH 7.42，PaO$_2$ 94.5 Torr，PaCO$_2$ 39.8 Torr

肺機能所見：%VC 92.5%，FEV$_{1.0}$%，79.4%，%DLco 78%

胸部X線所見：明らかな異常は指摘できない（図1）．

胸部CT所見：全肺野に微小な小葉中心性粒状影を認め，部分的に分枝状影を認めた（図2）．また，軽度の胸膜肥厚や小葉間隔壁の肥厚を認めた．

副鼻腔CT所見：両側上顎洞に副鼻腔炎を認める．

BALF（右B^5）：総細胞数 3.5 × 10^5/mL，細胞分画（Mφ 40%，Ly 52%，Neu 8%，Eo 0%）

経　過：入院後，吸入ステロイドとクラリスロマイシンの投与を開始したが，咳の改善は認めなかった．以上の臨床経過と検査所見から，気管支喘息，胃食道逆流，副鼻腔気管支症候群など慢性咳嗽の原因となる疾患は否定的と考えられた．BALFのリンパ球増多が著明で，膠原病，特にシェーグレン症候群に伴った細気管支炎を疑い，こちらから乾燥症状をたずねたところ，約2年前から眼と口腔に軽度の乾燥症状を認めていた．そこで眼科にてシルマーテストと蛍光色素試験を，また，耳鼻科にて小唾液腺生検を施行し，いずれも陽性であり，シェーグレン症候群と診断された．シェーグレン症候群に伴った細気管支炎の診断と病理所見の検討目的に胸腔鏡下肺生検を行った．

病理組織所見：胸腔鏡下肺生検を右S^{1+2}とS^{4}より行った．いずれの標本においても，導管部細気道の壁にリンパ球系細胞浸潤を認め，導管部細気道と呼吸細気管支の壁にリンパ濾胞の形成を認めた（図3, 4）．臓側胸膜は疎な線維化病変で軽度の肥厚を認めた．また，小葉間隔壁の浮腫状の軽度の肥厚を認めた．

経　過：以上から，シェーグレン症候群に伴った濾胞性細気管支炎と診断した．既に，吸入ステロイドとクラリスロマイシンを投与していたが効果が乏しいため，プレドニゾン40 mgの投与を開始した．それにより，咳は徐々に改善し，発熱も消失した．プレドニゾロンは徐々に減量した．5 mgを維持量として，クラリスロマイシン（200 mg）を併用し継続したが，診断時からの3年間の経過観察期間で，症状の増悪は認めていない．

解　説

シェーグレン症候群に合併する呼吸器疾患としては，間質性肺炎，リンパ増殖性疾患，細気管支炎が知られている[1,2]．細気管支炎の病理所見の報告としては，濾胞性細気管支炎，閉塞性細気管支炎，リンパ球性細気管支炎が報告されているが[3-5]，非特異的な慢性細気管支炎の頻度が高い[6]，との最近の報告がある．しかし，その頻度や臨床像や診断法については未だ不明な点が多い．

本症例は，理学所見や胸部X線写真で異常を認めず，長期の咳が継続し，気管支喘息を疑われ治療もされたが無効であった．さらに咳は悪化し，日常生活や睡眠の障害が長く継続した．入院精査によるBALF所見により，ようやくシェーグレン症候群が疑われ診断に至った．患者本人は2年前から軽度の乾燥症状を感じていたにもかかわらず，本人からは訴えなかった．原因不明の長期の咳嗽にはシェーグレン症候群も鑑別診断にいれるべきと思われる．

呼吸機能検査は，シェーグレン症候群の細気道閉塞性病変の検出に有用である[7]．HRCTは細気管支病変を，小葉中心性粒状影や分枝状影として検出し，また，呼気HRCTで検出される細気道病変は，呼吸機能検査上の細気道閉塞性障害によく相関する[6,8]．

シェーグレン症候群における気道過敏性の亢進が報告されているので，吸入ステロイドは有

効かもしれない[9]．また，エリスロマイシンの有効性も報告されている[10]．また，副鼻腔炎も含む気道感染症の合併が認められることもあり[10,11]，臨床像に影響を及ぼすと考えられる．本症例には，当初吸入ステロイドとクラリスロマイシン200mg/日の投与を開始したが，改善を認めず，プレドニゾロン1mg/kgの内服を開始し改善が得られ，徐々に減量することで症状の改善の維持ができた．しかし，治療法については，まだ明らかなことは少ないと思われる．

文献

1) Constantopoulos SH, Papadimitriou CS, Moutsopoulos HM: Respiratory manifestations in primary Sjögren's syndrome. A clinical, functional, and histologic study. Chest88: 226e9, 1985.

2) Lahdensuo A, Korpela M: Pulmonary findings in patients with primary Sjögren's syndrome. Chest 108: 316e9, 1995.

3) Yousem SA, Colby TV, Carrington CB: Follicular bronchiolitis/-bronchitis. Hum Patho l16: 700e6, 1985.

4) Wells AU, du Bois RM: Bronchiolitis in association with connective tissue disorders. Clin Chest Med14: 655e66, 1993.

5) Aerni MR, Vassallo R, Myers JL, Lindell RM, Ryu JH: Follicular bronchiolitis in surgical lung biopsies: clinical implications in 12 patients. Respir Med 102:307e12, 2008.

6) Masanori Nakanishi, Junya Fukuoka, Tomonori Tanaka, Yoshiki DEmura, Yukihiro Umeda, Shingo Ameshima, Satoshi Nishikawa, Masanori Kitaichi, Harumi Itoh, Takeshi Ishizaki. Small airway disease associated with Sjogren's syndrome: Clinico-pathological correlation. Respiratory Medicine 105:1931-1938, 2011.

7) Papiris SA, Maniati M, Constantopoulos SH, Roussos C, Moutsopoulos HM, Skopouli FN: Lung involvement in primary Sjö gren's syndrome is mainly related to the small airway disease. Ann Rheum Dis 58: 61e4, 1999.

8) Arakawa H, Webb WR: Air trapping on expiratory highresolution CT scans in the absence of inspiratory scan abnormalities: correlation with pulmonary function tests and differential diagnosis. AJR 170: 1349e53, 1998.

9) Potena A, Corte RL, Fabbri LM, Papi A, Trotta F, Ciaccia A: Increased bronchial responsiveness in primary and secondary Sjögren's syndrome. Eur Respir J 3: 548e53, 1990.

10) Borie R, Schneider S, Debray M-P, Adle-Biasssette H, Danel C, Bergeron A, et al: Severe chronic bronchiolitis as the presenting feature of primary Sjögren's syndrome. Respir Med 105: 130e6, 2011.

11) Haris SR, Mark EJ: Case records of the Massachusetts general hospital. Weekly clinicopathological exercises: case 17-2001: a 42-year-old man with multiple pulmonary cysts and recurrent respiratory infections. N Engl L Med 344: 1701e8, 2001.

日本語索引

■ あ ■

亜急性過敏性肺炎 460, 462
悪性リンパ腫 193, 288
アザチオプリン 58
アスベストーシス 540
アスベスト小体 39
アスペルギルス 347
アスペルギルスIgG抗体 343
アスペルギルス抗原 347
アスペルギルス抗体 347
アスペルギローマ 343
アダリムマブ 164
アバタセプト 164
アマメシバ 370
網状影 16
アミノアシル転移RNA合成酵素 31
アミロイド 497
アミロイドーシス 14, 179, 194, 325, 477
アミロイド線維蛋白 325
アルミニウム肺 223, 243
アレルギー性気管支肺アスペルギルス症 343
アレルギー性肉芽腫性血管炎 263
安静時低酸素血症 66
アンブリセンタン 60, 393, 395

■ い ■

(1→3)-β-D-glucan 350
1,25-(OH)$_2$ビタミンD 203
胃癌 486, 513
息切れ 13
移植後のBO 369
胃食道逆流 13, 63, 333
異所性石灰化症 24
石綿関連疾患 13, 223
石綿肺 11, 218, 219, 223, 227, 233
イソニアジドの予防内服 63
一酸化炭素拡散能(DLco) 27
一酸化窒素(NO) 395

インジウム・スズ酸化物(ITO) 530
インジウム肺 216, 243, 530
インフォームドコンセント 67
インフリキシマブ 164, 341
インフルエンザ肺炎 345

■ う ■

ウイーズ 14
ウイルス感染 13
ウイルス関連血球貪食症候群 458
ウイルス性肺炎 20, 362
ウェゲナー肉芽腫症 35, 261, 425, 474
右心カテーテル検査 115, 391, 418
運動療法 68

■ え ■

壊死性サルコイド肉芽腫症 364
エタネルセプト 164
エポプロステノール 395
嚥下造影検査 335
エンドセリン 393
エンドセリンⅠ 60
エンドセリン受容体拮抗薬 60

■ お ■

欧州呼吸器学会 5
オキシマイザー 65

■ か ■

開胸肺生検(OLB) 3, 43
咳嗽 13
外層肺 16
外泊試験 471
化学予防 350
核医学 23
喀痰 13
画像検査 16
画像再構成領域(FOV) 17
家族歴 13
合併症 119

下肺野優位 16
過敏性肺炎 11, 40, 209, 364, 471
ガムテスト 477
可溶性IL-2受容体 32, 203
ガリウムシンチグラフィ 23, 24, 465
カリニ肺炎 343
カレー粉 433
換気血流比 25
環境再生保全機構 219
肝血管肉腫 447
間質性肺炎 84
癌性リンパ管症 20, 38, 286, 296
関節リウマチ(RA) 171, 179, 341, 404
感染性心内膜炎 340
乾燥症状 543
乾燥性角結膜炎 191
緩和ケア 55

■ き ■

既往歴 13
気管・気管支型アミロイドーシス 326, 328
気管支 17
気管支拡張症 371
気管支鏡検査 35
気管支血管周囲間質 18
気管支透亮像 439
気管支肺動脈束 18
気管支肺胞洗浄 5
気胸 62
気腔開大性肺疾患 381
起坐呼吸 415
器質化肺炎(OP) 104
気腫合併肺線維症 375
喫煙関連肺疾患 11
喫煙歴 11
気道散布性結核 341
気道性病変 19
木の芽様所見 341
キャッスルマン病 409, 495
急進性珪肺 237

日本語索引

急性間質性肺炎 13, 83, 149
急性好酸球性肺炎 257, 441
急性呼吸不全 257, 272, 484
急性サルコイドーシス 536
急性憎悪 13, 45, 90
吸入抗原 462
胸腔鏡下生検(VATS) 3, 43
強直性脊椎炎(AS) 175
強皮症・全身性硬化症(SSc) 172, 187
胸部X線写真 16
胸部画像診断 16
胸膜炎 179
胸膜プラーク 234, 540
禁煙指導 51, 63, 316
金製剤 250

く

区域性 19
空間分解能 17
空洞影 465
クラックル 14
クリプトコッカス症 343, 358, 361
グルコース代謝 23
グロコット染色 344
クロナリティー 47

け

形質細胞型中心性キャッスルマン病 494
経時変化 16, 27
珪肺結核 240
珪肺症 11, 218, 221, 227, 237, 348
外科的肺生検(SLB) 3, 43, 69
結核 349, 352, 356
結核菌 340
血管影 16
血管炎 260
血管肉腫 447
血球貪食症候群 32, 458
血腫 526
血清ACE 203
血清VEGF-D濃度 323
血清β-D-グルカン値 344
結節性硬化症(TSC) 318
結節性紅斑 537
結節性骨化症 25
結節性肺アミロイドーシス 479
結節性肺実質型アミロイドーシス 326, 328
牽引性気管支拡張 22
牽引性細気管支拡張 22
健康関連QOL 53
顕性誤嚥 333
原発性血管炎 260
原発性肺高血圧症 390
原発性マクログロブリン血症 507
顕微鏡的多発血管炎 266

こ

抗ARS抗体 31, 184
抗CADM140抗体 184
抗estrogen receptor(ER)抗体 320
抗GM-CSF自己抗体 305, 530
抗granulocyte-macrophage colony-stimuating factor (GM-CSF)自己抗体 32
抗HIV治療 353
抗HMB45抗体 320
抗Jo-1抗体 183, 184, 513
抗KS抗体 169
抗progesterone receptor(PR)抗体 320
抗RNP抗体 188
抗核抗体 31
抗核小体抗体 188
広義間質性病変 19, 20
抗凝固療法 71
絞扼性細気管支炎 368
口腔内乾燥症状 191, 476
口腔内ケア 337
口腔内常在菌 337
膠原病 13, 163, 166, 171, 348
膠原病に合併する肺高血圧症(CTD-PAH) 392
硬合金肺 227
好酸球 441
好酸球性細気管支炎 372
好酸球性肉芽腫症(EG) 312
好酸球性肺炎 254, 440, 441
好酸球増多 447
抗線維化薬 120
抗セントロメア抗体 188
梗塞 275
拘束性換気障害 26
好中球エラスターゼ阻害薬 72
抗トポイソメラーゼ抗体 188
抗トリコスポロン抗体 32
高分解アルゴリズム 17
高分解能CT 16
抗リン脂質抗体症候群 179
誤嚥性肺疾患 19, 334
誤嚥の客観的評価 335
呼気CT 19
呼吸困難 13
呼吸細気管支 17
呼吸細気管支炎関連間質性肺疾患 132
呼吸細気管支炎を伴う間質性肺疾患 83
呼吸リハビリテーション 51, 67
骨シンチグラフィ 24
骨髄移植後 508
混合じん肺 223
混合性結合織病(MCTD) 175

さ

細気管支 17
細気管支肺胞上皮癌 38, 285
細菌性肺炎 360
在宅酸素療法 50, 51, 65, 393
サイトメガロウイルス(CMV) 344
細葉中心性肺気腫 381
細葉辺縁性肺気腫 383
サトウキビ肺 209
サブスタンスP(SP) 333
サルコイドーシス 5, 40, 202, 347, 363, 413, 419, 420, 536, 540
サルコイド反応 491
酸化インジウム 530
残気量 27
酸素飽和度 26
酸素療法 65

し

シェーグレン症候群(SjS) 171, 191, 432, 533, 543
自覚症状 13
持久力トレーニング 68
シクロスファミド 58, 189, 475

日本語索引

し（続き）

シクロスフォスファミドパルス	185
シクロスポリン	59
自己抗体	13
自己免疫疾患	11
自己免疫性PAP（APAP）	305
自己免疫性膵炎	505
自然気胸	383
市中肺炎	339
湿板写真法	517
社会歴	11
縦隔・肺門リンパ節腫大	412
縦隔炎	420
縦隔気腫	62
縦隔線維症	420
終末期医療	55
終末細気管支	17
絨毛癌	298
樹枝状骨化症	25
腫瘍塞栓	296
上気道感染	63
常染色体劣性遺伝	329
小児での過敏性肺炎	462
上肺野優位	16
小葉間隔壁	18
小葉中心性肺気腫	22, 382, 429
小葉中心部	18
小葉辺縁構造	19
職業性疾患	226
職業性喘息	216
職業性肺疾患	215
職業歴	11, 215, 216
シリカ	227
シルデナフィル	59, 393, 395
シルマーテスト	431
シロリムス（ラパマイシン）	323
心エコー	115
深吸気位	16
進行期IPF	62
侵襲性肺アスペルギルス症	343, 347
迅速発育抗酸菌	342
身体所見	11, 14
シンチグラフィ	23
伸展固定標本	17
腎の血管筋脂肪腫（AML）	319
じん肺症	11, 217, 364
心原性肺水腫	281

す

ステロイド	58
ステロイド隔日法	58
ステロイド漸減法	58
ステロイド大量療法	58
ステロイド治療	415
ステロイドパルス療法	71, 258
ステロイド薬	51
ステロイド連日静注法	58
スパイロメトリー	26
すりガラス（様）陰影	16, 20, 21

せ

生検部位	44
成人T細胞白血病／リンパ腫	13
生体肺移植	77, 511
生体片肺移植	508
線維芽細胞巣	104
繊維性鉱物	441
潜在性結核菌感染（LTBI）	357
全身性エリテマトーデス（SLE）	163, 172
喘息	3
先天性PAP（CPAP）	305
潜伏結核	356

そ

造影CT	421
挿管人工呼吸（IMV）	70
層状年輪状微石	329
総肺気量	27
続発性PAP（SPAP）	305
粟粒結核	13, 341

た

体位ドレナージ	68
大脳基底核の障害	333
大葉性肺炎	339
多剤耐性結核	360
他臓器不全	283
タダラフィル	393
多中心性キャッスルマン病	409
多発空洞性肺病変	465
多発性筋炎／皮膚筋炎（PM/DM）	173
多発性骨髄腫	497
多発性肺嚢胞	22, 479

弾性線維染色	47

ち

超音波気管支鏡ガイド下針生検（EBUS-TBNA）	40
長期の咳嗽	543
超硬合金肺	224, 244
聴診所見	14
チロシンキナーゼ阻害薬	60
沈降抗体	209

つ

通常型間質性肺炎	113, 117

て

低容量換気	69
定量的評価	374
転移性腫瘍	11
転移性肺癌	296
電顕X線回析	530

と

同種造血幹細胞移植後のBO	369
同種末梢血幹細胞移植	507
ドーパミン	333
鍍銀染色（Gitter）	47
特発性LIP	160
特発性間質性肺炎	4, 5, 6, 82, 89
特発性器質化肺炎	144, 450
特発性肺血鉄症	468
特発性肺線維症（IPF）	5, 6, 50, 83, 85, 89, 100, 113, 348
特発性肺動脈性肺高血圧症	78
特発性非特異性間質性肺炎	83, 123
トシリズマブ	164, 495
ドライアイ	476
鳥飼病	13, 209
鳥関連過敏性肺炎	209, 212

な

内層肺	16
夏型過敏性肺炎	12, 209, 472

に

II型呼吸不全	65
肉芽腫	471
肉芽腫性疾患	202

肉芽腫性縦隔炎 ……………… 420
肉芽腫性肺疾患 ……………… 11
二次小葉 …………………… 17, 18
ニューモシスチス肺炎 ……… 343, 350, 352

■ の ■

脳死肺移植 …………………… 76
農夫肺 ……………………… 12, 209
嚢胞性線維症 ………………… 372
嚢胞性病変 ………………… 347, 477
ノカルジアによる肺炎 ……… 534

■ は ■

肺Langerhans細胞組織球症 ……………… 364
肺アスペルギルス症 ………… 63
肺アミロイドーシス ……… 40, 498
肺移植 …………… 51, 76, 321, 510
肺移植後のBO ……………… 369
肺炎球菌性肺炎 ……………… 339
肺炎クラミドフィラ肺炎 … 339, 340
肺拡散能 ……………………… 27
肺硝子化肉芽腫 ……………… 409
肺癌 …………………………… 63
肺換気シンチグラフィ ……… 23
肺感染症 ……………………… 360
肺気腫 …………………… 374, 380
肺結核症 ……………………… 360
敗血症性肺塞栓 ……………… 340
肺血栓塞栓症 …………… 252, 275
肺血流シンチグラフィ …… 23, 421
肺高血圧症 …… 8, 51, 61, 65, 172, 187, 206, 389, 487
肺骨化症 …………………… 24, 25
肺静脈 ………………………… 17
肺真菌症 ……………………… 63
肺腎症候群 …………………… 272
肺線維症 ……………………… 83
排痰訓練 ……………………… 68
肺動脈 ………………………… 17
肺動脈狭窄 …………… 415, 419
肺動脈塞栓症 ………………… 23
肺内分布 ……………………… 16
肺非結核性抗酸菌症 ………… 63
肺胞管 ………………………… 17
肺胞出血 ……………………… 179
肺胞性パターン ……………… 20

肺胞蛋白症 …………… 40, 305, 530
肺胞嚢 ………………………… 17
肺胞微石症 …………… 329, 330
肺胞毛細血管炎 ……… 272, 468
肺野透過性 …………………… 16
肺容量変化 …………………… 17
肺リンパ脈管筋腫症 ………… 78
剥離性間質性肺炎 ……… 83, 138
ばち指 ………………………… 14
発熱 …………………………… 13
発熱 …………………………… 13
汎細葉性肺気腫 ……………… 382
斑状影 ………………………… 16

■ ひ ■

ピークフロー ………………… 26
非乾酪性類上皮細胞肉芽腫 … 540
非区域性 ……………………… 19
非結核性抗酸菌症 …… 341, 348, 361
非細菌性微生物 ……………… 339
非侵襲的人工呼吸（NIV）…… 70
非定型肺炎 …………………… 339
非特異的間質性肺炎NSIP …… 7
皮膚筋炎/多発性筋炎 ……… 183
びまん性胸膜肥厚 …………… 219
びまん性誤嚥性細気管支炎 … 336
びまん性肺疾患 ……………… 3
びまん性肺胞隔壁型アミロイドーシス …………… 327, 328, 498
びまん性肺胞出血 …… 272, 451, 468
びまん性肺胞傷害 …………… 375
びまん性汎細気管支炎 …… 336, 367
ピルフェニドン …………… 59, 120

■ ふ ■

不顕性誤嚥 ………………… 333
フォスフォジエステラーゼ-5 …………………… 393
フォスフォジエステラーゼ5阻害薬 ……………………… 59
副鼻腔気管支症候群 ………… 367
ブラ …………………………… 383
プレドニゾロン ……………… 454
ブレブ ………………………… 383
フローボリューム曲線 ……… 26
プロスタサイクリン（PGI2）… 393, 395
プロスタノイド ……………… 60

プロファイル型包括的尺度 … 53
粉じん …………………… 12, 14

■ へ ■

β-D-グルカン ……………… 33, 354
米国胸部学会 ………………… 5
閉塞性換気障害 ……………… 26
閉塞性細気管支炎 …… 20, 78, 179, 196, 507
ペニシラミン ………………… 370
ヘモジデリン含有マクロファージ …………………… 273, 468, 526
ベリリウム症 …………… 228, 364

■ ほ ■

包括的呼吸リハビリテーション …………………… 54
蜂巣肺 …………… 22, 90, 115, 374
放射線照射 …………………… 63
ホジキンリンパ腫 …………… 489
ポジトロン断層撮影 ………… 23
ホスピスケア ………………… 55
ボセンタン ………… 54, 60, 393, 395
哺乳類ラパマイシン標的タンパク質阻害剤（mTOR）……… 319
ポリープ型気腔内線維化 …… 537
ポリミキシンB ……………… 72

■ ま ■

マイコプラズマ …………… 371, 405
マイコプラズマ抗体 ………… 404
マイコプラズマ細気管支炎 … 406
マイコプラズマ肺炎 …… 19, 339, 340, 360
末梢型T細胞リンパ腫 ……… 458
慢性GVHD …………… 369, 507
慢性壊死性肺アスペルギルス症 …………………… 343
慢性活動性EBV感染症 …… 458
慢性過敏性肺炎 ……… 364, 460
慢性間質性肺炎 ……………… 540
慢性気管支炎/肺気腫 ……… 3
慢性期の管理治療 …………… 50
慢性好酸球性肺炎 …… 146, 254
慢性閉塞性肺疾患 …… 114, 383
慢性ベリリウム肺 …… 228, 242

み

未分類PAP（UPAP） ········ 305

む

無作為臨床試験（RCT） ········ 69
無症状 ········ 11, 526
無治療 ········ 423, 479, 524

め

免疫不全 ········ 339
免疫抑制剤 ········ 51, 58, 349
メンデルソン症候群 ········ 333

も

問診 ········ 11

や

薬剤性肺炎 ········ 246
薬剤性肺障害 ········ 181, 246
薬剤性ループス ········ 252
薬剤に対するリンパ球刺激試験（DLST） ········ 33
薬剤誘起性ANCA関連血管炎 ········ 252

薬物治療 ········ 57

ゆ

有病率 ········ 83

よ

溶接工肺 ········ 224, 469

ら

ラムダ（λ）サイン ········ 24
ランゲルハンス細胞組織球症 ········ 40, 312
ランダム分布 ········ 21

り

リウマチ因子 ········ 31
リウマチ結節 ········ 179
リザーバーマスク ········ 65
リゾチーム ········ 31
粒状影 ········ 16
良性石綿胸水 ········ 219
リンパ管 ········ 18
リンパ球刺激試験 ········ 436
リンパ球性間質性肺炎 ········ 83, 156, 193

リンパ増殖性肺疾患 ········ 20, 505
リンパ脈管平滑筋腫症 ········ 318, 383
類上皮細胞 ········ 363
類上皮細胞肉芽腫 ········ 413, 418, 432, 440, 489

れ

レア・アース（アルカリ希土類元素） ········ 516
レアメタル ········ 530
レジオネラ肺炎 ········ 339, 340
レフルノミド ········ 181

ろ

6-min walk distance（6MWD） ········ 28
6分間歩行テスト ········ 28
ローズベンガルテスト ········ 431
濾胞性細気管支炎 ········ 179, 194, 288, 534, 543

わ

ワルファリン ········ 393

外国語索引

A

A-aDO2の開大 ········ 28
AL型アミロイドーシス ········ 194, 325, 477, 498
AA蛋白 ········ 325
ABPA（allergic bronchopulmonary aspergillosis） ········ 343
ABVD療法 ········ 489
ACE（angiotensin converting enzyme） ········ 31
acute eosinophilic pneumonia（AEP） ········ 257
acute exacerbations of IPF ········ 151
acute interstitial pneumonia（AIP） ········ 13, 83, 85, 97, 149

acute lung injury（ALI） ········ 278
acute respiratory distress syndrome ········ 278
adenocarcinoma in situ（AIS） ········ 285
adenovirus ········ 362
ADR（adverse drug reaction） ········ 246
adult respiratory distress syndrome ········ 278
adult T-cell leukemia/lymphoma（ATLL） ········ 13
adverse drug reaction（ADR） ········ 246
AEF（airspace enlargement with fibrosis） ········ 385, 522

AEP（acute eosinophilic pneumonia） ········ 257
AF蛋白 ········ 325
AIDS ········ 352
air bronchogram ········ 422
air space enlargement with fibrosis（AEF） ········ 522
air trapping ········ 17, 20, 510
airflow obstruction ········ 383
airspace enlargement with fibrosis（AEF） ········ 383, 385
AIS（adenocarcinoma in situ） ········ 285
ALI（acute lung injury） ········ 278
ALI/ARDS ········ 69, 278

allergic bronchopulmonary aspergillosis(ABPA) 343
alpha-1 protease inhibitor deficiency 382
AL型アミロイドーシス 325, 477, 498
AL蛋白 325
American Thoracic Society(ATS) 5
amiodarone 250
amyloid A protein 325
amyloid light chain protein 325
amyloid protein in familial amyloid polyneuropathy 325
amyopathic DM(ADM) 170, 183
ANCA(antineutrophilic cytoplasmic antibody) 261, 264
ANCA関連血管炎 267
angiosarcoma 447
angiotensin converting enzyme(ACE) 31
anti-aminoacyl t-RNA synthetase antibody(抗ARS抗体) 513
antineutrophilic cytoplasmic antibody(ANCA) 261
anti-synthetase syndrome 513
ARDS 278, 279
atelectrauma 70
ATLL(adult T-cell leukemia/lymphoma) 13
autoimmune featured connective tissue disease 123
autoimmune-featured interstitial lung disease(AIF-ILD) 176, 199

B

BAC(bronchioloalveolar carcinoma) 285
bacterial pneumonia 360
BAL(bronchoalveolar lavage) 5, 36
barotrauma 70
berylliosis 228
BIBF1120 54, 60
Birt-Hogg-Dube syndrome(BHD症候群) 384
bleb 383

BMPR Ⅱ(bone morphogenic protein receptor type Ⅱ) 391
BMPR Ⅱ遺伝子 391
BO(bronchiolitis obliterans) 251, 368
bone morphogenic protein receptor type Ⅱ(BMPR Ⅱ) 391
bronchiolitis obliterans organizing pneumonia(BOOP) 85, 130, 144, 402
bronchiolitis obliterans syndrome(BOS) 369
bronchiolitis obliterans(BO) 179, 251, 368, 507
bronchioloalveolar carcinoma(BAC) 285
bronchoalveolar lavage(BAL) 5
bulla 383

C

CA19-9(Sialyl Lewis a) 32
CADM(clinically amyopathic DM) 183
CAE(centriacinar emphysema) 381
CAM(cancer-associated myositis) 513
cancer-associated myositis(CAM) 513
carcinoembryonic antigen(CEA) 32
Castleman's disease 14, 291
CD1a染色 314
CD30 489
CD4/8比 38
CD4細胞数 352
Ce(cerium) 516
cellular NSIP 128
centilobular emphysema(CLE) 382
centriacinar emphysema(CAE) 381
CFA(cryptogenic fibrosing alveolitis) 83
Chlamydophila pneumoniae 340
chronic bronchitis and emphysema 383

chronic eosinophilic pneumonia(CEP) 254
chronic neocrotising pulmonary aspergillosis 343
chronic obstructive pulmonary disease(COPD) 3, 66, 114, 374, 383
chronic thromboembolic pulmonary hypertension(CTEPH) 389
Churg-Strauss syndrome(CSS) 263, 445
CIBA Guest Symposium 381
clinically amyopathic DM(CADM) 183
CMV pp65抗原 344
CMV(Cytomegalovirus) 357
CO2ナルコーシス 436
coal pneumoconiosis 382
collagen vascular disease(CVD) 171
combined pulmonary fibrosis and emphysema(CPFE) syndrome 62, 375, 378, 384
connective tissue disease(CTD) 171
consolidation 452
constrictive bronchiolitis 196, 368
coronavirus 362
crazy-paving pattern 307
CREST症候群 172, 393
CRP diagnosis 85
Cryptococcus gattii 343
Cryptococcus neoformans 343
cryptogenic fibrosing alveolitis(CFA) 83
cryptogenic organizing pneumonia(COP) 83, 144, 453, 454
CSS(Churg-Strauss syndrome) 263
CT 4
CTアンギオグラフィ 23
cyclophosphamide 71
cyclosporine A(CyA) 71
cyctic fibrosis 372
CYFRA 33
Cytomegalovirus(CMV) 357, 362

外国語索引 | 549

D

DAB (diffuse aspiration bronchiolitis) ……… 336
D-dimer ……… 276
dendriform pulmonary ossification ……… 524
desquamative interstitial pneumonia (DIP) ……… 83, 109, 138, 139, 142, 429, 520
Diff-Quik 染色 ……… 355
diffuse alveolar damage (DAD) ……… 104, 180, 181, 250, 257, 278, 362, 374
diffuse alveolar hemorrhage (DAH) ……… 263, 266, 272, 468
diffuse aspiration bronchiolitis (DAB) ……… 63, 336
diffuse infiltrative pulmonary disease ……… 3
diffuse lung disease ……… 3
diffuse lymphoid hyperplasia ……… 159
diffuse panbronchiolitis (DPB) ……… 367
diffuse pulmonary ossification (DPO) ……… 525
Dirofilaria ……… 362
distal acinar emphysema (DAE) ……… 383
DM/PM ……… 183
drug lymphocyte stimulation test (DLST) ……… 248
drug-induced granulomatous lung disease ……… 364

E

EBV encoded small RNA (EBER) ……… 489
EBV (Epstein-Barr virus) ……… 290
EBV 関連抗体 ……… 458
EB ウイルス慢性活動性感染症 ……… 458
EGFR チロシンキナーゼ阻害薬 (EGFR-TKI) ……… 286
egg shell calcification ……… 238
ELK 分類 ……… 261
emphysema ……… 380

eosinophilic pneumonia (EP) ……… 254, 372
epithelialmesenchymal transition (EMT) ……… 7
epithelioid angiosarcoma ……… 447
epithelioid cells ……… 363
Epstein-Barr virus (EBV) ……… 290, 362
ETA 受容体 ……… 395
ETB 受容体 ……… 395
European Respiratory Society (ERS) ……… 5

F

FDG-PET ……… 23
fibroblast focus (FF) ……… 103
fibrosing alveolitis ……… 84
fibrotic NSIP ……… 128, 450
follicular bronchitis/bronchiolitis (FB) ……… 179, 194, 288, 298, 477, 534
folliculin (FLCN) ……… 384
Fusobacterium ……… 340

G

gastroesophageal reflux (GER) ……… 63, 333
Ga シンチグラフィ ……… 418
gefitinib ……… 251
giant cell interstitial pneumonia (GIP) pattern ……… 228
Giemsa 染色 ……… 355
global initiative for chronic obstructive lung disease (GOLD) ……… 374
granulocyte macrophage colony stimulating factor (GM-CSF) ……… 305, 310
granulocytic sarcoma ……… 446
Grocott 染色 ……… 355
GVHD ……… 78

H

HABA (HTLV-1 associated bronchiole-alveolar disorder) ……… 292
Hamman ……… 83
Hamman-Rich 症候群 ……… 149
Hampton's hump ……… 276
Hand-Sch_ller-Christian 病 ……… 312
hard metal lung disease ……… 227, 244

hepatic angiosarcoma ……… 447
herpesvirus ……… 362
HE 染色 ……… 47
Hight Mobility Group Box 1 (HMGB1) ……… 72
Histiocytosis X ……… 312
HIV 感染症 ……… 352
HLA-B54 ……… 534
HMGB1 (Hight Mobility Group Box 1) ……… 72
Ho (holmium) ……… 516
Hodgkin リンパ腫 ……… 465
hot tub lung ……… 214
HRCT ……… 16, 89
HSP ……… 450
HTLV-1 associated bronchiole-alveolar disorder (HABA) ……… 292
HTLV-1 (human T-cell lymphotropic virus type 1) ……… 292
human T-cell lymphotropic virus type 1 (HTLV-1) ……… 292
hypereosinophilic syndrome ……… 445
hypersensitivity pneumonitis (HP) ……… 364

I

idiopathic interstitial pneumonias (IIPs, IIP) ……… 83
(idiopathic) nonspecific interstitial pneumonia (NSIP) ……… 83
idiopathic plasmacytic lymphadenopathy with polyclonal hyperimmunoglobulinemia (IPL) ……… 291
idiopathic pulmonary arterial hypertension (IPAH) ……… 389
idiopathic pulmonary fibrosis (IPF) ……… 54, 58, 83, 100, 113
idiopathic pulmonary hemosiderosis (IPH) ……… 468
idiopathic pulmonary ossification ……… 525
IgG4 関連疾患 ……… 32, 300, 493, 494, 500, 505
IIP ……… 100
IIPs, IIP (idiopathic interstitial pneumonias) ……… 83
IL-6 ……… 14, 409, 495

influenza ... 362
intravascular large B-cell lymphoma (IVL) ... 290
intravascular lymphomatosis (IVL) ... 304
invasive pulmonary aspergillosis ... 343
IPAH (idiopathic pulmonary arterial hypertension) ... 389
IPF/UIP ... 89, 113
IPFの急性憎悪 ... 150
IPH (idiopathic pulmonary hemosiderosis) ... 468
IPL (idiopathic plasmacytic lymphadenopathy with polyclonal hyperimmunoglobulinemia) ... 291
IPL/MCD ... 291
IVL (intravascular large B-cell lymphoma) ... 290
IVL (intravascular lymphomatosis) ... 304

K

Koch ... 7
Krebs von den Lungen (KL)-6 ... 30

L

La (lanthanum) ... 516
LAM cell cluster ... 468
LAM (lymphangioleiomyomatosis) ... 318, 383, 468
LAM細胞 ... 320
Langerhans cell histiocytosis (LCH) ... 312, 445
Legionella pneumonia ... 360
lepidic growth ... 285
Letterer-Siwe病 ... 312
leukocytoclastic vasculitis ... 451
Liebow ... 84
LMP-1陽性異型リンパ球 ... 458
L_fgren症候群 ... 536
low grade B-cell lymphoma of MALT ... 301
low tidal volume ventilation ... 281
low-grade B-cell lymphoma of MALT ... 289

lung dominant connective tissue disease ... 123, 176, 198
lymphangioleiomyomatosis (LAM) ... 318, 383, 468
lymphangitic carcinomatosis ... 286
lymphocytic interstitial pneumonia (LIP) ... 83, 97, 109, 156, 193, 299
lymphomatiod granulomatosis (LYG) ... 289, 304

M

M. abscessus ... 342
M. avium ... 214
M. avium complex (MAC) ... 341, 342, 357
M. fortuitum ... 342
M. kansasii ... 341, 342
M. szulgai症 ... 342
macroaspiration ... 333
MALT lymphoma ... 289, 482, 498
MCD (multicentric Castleman's disease) ... 291, 409
MCTD-PAH ... 392
MDD (multidisciplinary discussion) ... 85
measles ... 362
metastatic pulmonary calcification ... 24
methotrexate (MTX) ... 181, 250, 364
microaspiration ... 333, 360
microscopic honeycomb ... 375
microscopic polyangitis (MPA) ... 266
mixed dust pneumoconiosis ... 223, 237, 516
mononucelar phagocyte system (MPS) ... 362
MPA (microscopic polyangitis) ... 266
MPO-ANCA ... 475
multicentric Castleman's disease (MCD) ... 291, 409
multidisciplinary discussion (MDD) ... 85
Mycobacterium tuberculosis ... 340
Mycoplasma pneumoniae ... 340, 360

N

Nd (neodymium) ... 516
necrotizing sarcoid granulomatosis (NSG) ... 364, 423, 424
Nocardia ... 533
nodular lymphoid hyperplasia (NLH) ... 288, 481
nonspecific interstitial pneumonia (NISP) ... 83, 85, 92, 104, 123, 130, 192, 250, 501, 513
non-tubercullous mycobacteriosis (NTM) ... 361
nontuberculous mycobacteria (NTM) ... 341

O

occupational lung disease ... 215
organizing pneumonia (OP) pattern ... 104, 180, 250, 435
ossification ... 524

P

PAH (pulmonary arterial hypertension) ... 389
panacinar emphysema (PAE) ... 382
panbronchiolitis ... 367
panda sign ... 422
parainfouenza ... 362
PCR ... 47, 304
PCR検査 ... 355
pentamidine ... 355
perinuclear ANCA ... 263
peripheral T-cell lymphoma ... 403
pleuroparenchymal fibroelastosis ... 109
plexiform lesion ... 390
plumonary ossification ... 25
PMF (progressive massive fibrosis) ... 238
PMX-DHP ... 72, 153
pneumoconiosis ... 217, 364
Pneumocystis jiroveci ... 344, 350, 353, 361
polymyxin B-immobilized fiber column ... 153
positive endexpiratory pressure

外国語索引 | 551

(PEEP) ……… 70
post-transplant lymphoproliferative disorders(PTLD) ……… 292
PR3-ANCA ……… 262, 474
prednisolone ……… 413
prednisolone(PSL) ……… 419
primary lymphoid lung lesion ……… 287
primary pulmonary hypertension (PPH) ……… 390
progressive massive fibrosis (PMF) ……… 238
propionibacterium ……… 7
propionibacterium acnes ……… 425
protracted typeのウェゲナー肉芽腫症 ……… 475
pulmonary alveolar proteinosis (PAP) ……… 305
pulmonary arterial hypertension (PAH) ……… 389
pulmonary capillaritis ……… 272
pulmonary hyalinizing granuloma (PHG) ……… 409
pulmonary hypertension(PH) ……… 389
pulmonary Langerhans cell histiocytosis(PLCH) ……… 312, 364
Pulmonary tuberculosis ……… 360
pulmonary tumor thrombotic microangiopathy(PTTM) ……… 485, 487
pulmonary veno-occlusive disease (PVOD) ……… 468

■ Q ■

QFT検査 ……… 357

■ R ■

RA-PAH ……… 392
respiratory bronchiloitis-associated interstitial lung disease (RB-ILD) ……… 83, 132, 133, 138, 520
RB-ILD with fibrosis ……… 521
reactive lymphoid hyperplasia ……… 287
Reed-Sternberg細胞 ……… 465, 489
residual volume(RV) ……… 27
respiratory airspace enlargement ……… 381
respiratory bronchiolitis(RB) ……… 107, 520
respiratory syncytial virus ……… 362
reversed halo sign ……… 95, 145
Rich ……… 83
rose-bengal試験 ……… 477
Russell小体 ……… 493
RV(residual volume) ……… 27

■ S ■

S100蛋白 ……… 314
Sanropus androgynus ……… 370
sarcoidosis ……… 363
Scadding ……… 84
scleroderma ……… 187
semiinvasive aspergillosis ……… 343
septic emboli ……… 340
severe acute respiratory syndrome (SARS) ……… 362
Shirmer試験 ……… 477
siderosilicosis ……… 227
siderosis ……… 227
sildenafil ……… 54
silent aspiration ……… 333
silicosis ……… 237
simple airspace enlargement ……… 381
Sivelestat ……… 72
Sjögren症候群(SjS) ……… 326, 476
SLC34A2変異 ……… 329
SLE-PAH ……… 392
Sm(samarium) ……… 516
smoking-related interstitial fibrosis (SRIF) ……… 520, 522
soluble interleukin (IL)-2 receptor ……… 32
SP-A ……… 30
Spain ……… 8
spontanous pneumothorax ……… 383
sporadic LAM ……… 318
SSc-PAH ……… 392
St. George's Respiratory Questionnaire(SGRQ) ……… 54
Staphylococcus ……… 340
ST合剤 ……… 63, 534
subacute invasive aspergillosis ……… 343
surfactant protein (SP)-D ……… 30
systemic sclerosis ……… 187

■ T ■

tacrolimus ……… 71
transbronchial lung biopsy (TBLB) ……… 3, 39
TCR γ ……… 402
TDI ……… 12
TNF α 阻害薬 ……… 349
total lung capacity(TLC) ……… 27
transbronchial lung biopsy(TBLB) ……… 3
tree-in-bud appearance ……… 341, 486
trimethoprim-sulfamethoxazole (ST合剤) ……… 355
TSC1遺伝子 ……… 318
TSC2遺伝子 ……… 318
TSC-LAM ……… 318
tyrosine kinase阻害薬 ……… 54
T細胞性リンパ腫 ……… 458

■ U ■

unclassifiable interstitial pneumonia ……… 160
undifferentiated connective tissue disease(UCTD) ……… 123, 169, 176, 198
usual interstitial pneumonia(UIP) ……… 90, 100, 103, 113, 117, 500

■ V ■

varicella-zoster ……… 362
vascular endthelial growth factor (VEGF)-D ……… 32
VEGF-A ……… 487
vesicular emphysema ……… 380
VF(videofluorography) ……… 335
video-assisted thoracoscopic surgery(VATS) ……… 3, 85
videofluorography(VF) ……… 335
viral pneumonia ……… 362
volutrauma ……… 70

■ W ■

WASSOG ……… 6
Wegener肉芽腫症 ……… 40

びまん性肺疾患の臨床
診断・管理・治療と症例

1987年 1 月10日	第 1 版第 1 刷発行
1993年10月20日	第 2 版第 1 刷発行
2003年 3 月20日	第 3 版第 1 刷発行
2004年 3 月25日	第 3 版第 2 刷発行
2012年 7 月25日	第 4 版第 1 刷発行

編　　集	びまん性肺疾患研究会	
編集顧問	泉　　孝英	IZUMI, Takateru
	坂谷光則	SAKATANI, Mitsunori
編集委員	長井苑子	NAGAI, Sonoko
	北市正則	KITAICHI, Masanori
	井上義一	INOUE, Yoshikazu
発 行 者	市井輝和	
発 行 所	株式会社　金芳堂	
	〒 606-8425 京都市左京区鹿ヶ谷西寺ノ前町34番地	
	振替　01030-1-15605	
	電話　075-751-1111（代）	
	http://www.kinpodo-pub.co.jp/	
組　　版	山口美徳	
印　　刷	株式会社　サンエムカラー	
製　　本	新日本製本株式会社	

ⓒ 泉　孝英, 2012

落丁・乱丁本は直接小社へお送りください．お取替え致します．

Printed in japan
ISBN978-4-7653-1532-6

JCOPY ＜(社)出版者著作権管理機構　委託出版物＞

本書の無断複写は著作権法上での例外を除き禁じられています．複写される場合は，そのつど事前に，(社)出版社著作権管理機構（電話 03-3513-6969, FAX 03-3513-6979, e-mail: info@jcopy.or.jp）の許諾を得てください．

●本書のコピー，スキャン，デジタル化等の無断複製は著作権法上での例外を除き禁じられています．本書を代行業者等の第三者に依頼してスキャンやデジタル化することは，たとえ個人や家庭内の利用でも著作権法違反です．